辅助生殖技术

主　编　黄国宁　孙莹璞　孙海翔

副主编　邓成艳　黄学锋　刘　平　周灿权

编　者（按姓氏笔画排序）

王秀霞	王晓红	邓成艳	卢文红	叶　虹	史庆华
冯　云	师娟子	伍琼芳	全　松	刘　平	刘卫卫
刘睿智	江小华	孙正怡	孙青原	孙莹璞	孙海翔
沈　浣	张松英	陈秀娟	邵小光	林　戈	周灿权
郝桂敏	胡　蓉	冒韵东	钟　影	姚　兵	姚元庆
徐　阳	高　颖	黄元华	黄国宁	黄学锋	韩　伟
韩树标	覃爱平	曾　勇	靳　镭	滕晓明	

人民卫生出版社

·北　京·

图书在版编目（CIP）数据

辅助生殖技术 / 黄国宁，孙莹璞，孙海翔主编 . —
北京：人民卫生出版社，2021.11（2023.1重印）
ISBN 978-7-117-32330-7

Ⅰ.①辅… Ⅱ.①黄…②孙…③孙… Ⅲ.①试管婴
儿—技术 Ⅳ.①R321-33

中国版本图书馆 CIP 数据核字（2021）第 220483 号

人卫智网	www.ipmph.com	医学教育、学术、考试、健康，购书智慧智能综合服务平台
人卫官网	www.pmph.com	人卫官方资讯发布平台

辅助生殖技术
Fuzhu Shengzhijishu

主　　编：黄国宁　孙莹璞　孙海翔
出版发行：人民卫生出版社（中继线 010-59780011）
地　　址：北京市朝阳区潘家园南里 19 号
邮　　编：100021
E - mail：pmph @ pmph.com
购书热线：010-59787592　010-59787584　010-65264830
印　　刷：三河市宏达印刷有限公司（胜利）
经　　销：新华书店
开　　本：889×1194　1/16　印张：32
字　　数：860 千字
版　　次：2021 年 11 月第 1 版
印　　次：2023 年 1 月第 2 次印刷
标准书号：ISBN 978-7-117-32330-7
定　　价：318.00 元

打击盗版举报电话：010-59787491　E-mail：WQ @ pmph.com
质量问题联系电话：010-59787234　E-mail：zhiliang @ pmph.com

序 |

历经 40 余年的发展,辅助生殖技术目前已经成为治疗不孕不育的重要医学技术,该技术使得全球上千万人实现了生育自己后代的愿望。自 20 世纪 90 年代,我国首例"试管婴儿"出生以来,辅助生殖技术在中国也获得了蓬勃的发展,目前获批开展该技术的机构逾 500 家,从事辅助生殖技术的医务人员也超过万名。

辅助生殖技术作为一项医疗技术,其治疗过程涉及多个环节,如超促排卵、体外受精,以及胚胎体外培养和移植等。体外受精和胚胎的体外培养作为辅助生殖技术治疗的重要环节,更是离不开与生命科学相关技术的迅速发展。尤其是近年来生命科学中以基因组学、蛋白组学及代谢组学等为代表的新理论和新技术的不断涌现,为辅助生殖技术的发展注入了新的活力,更是推动了辅助生殖技术从以前的不孕不育治疗,向现在的遗传性疾病的阻断等更高层次的治疗深入发展。

辅助生殖技术同时也是一项多学科融合的崭新学科,主要涉及生命科学的生殖生理学、生殖生物学、细胞生物学、分子生物学、发育生物学,以及胚胎工程和医学中的妇产科学、男科学及医学遗传学等诸多学科。其诞生的基础是人们对哺乳动物体外受精机制以及胚胎早期发育分子机制等进行的大量探索和研究。而辅助生殖技术在发展过程中出现的新问题,也在不断丰富着生命科学的理论创新,尤其是近年来,从事辅助生殖技术的医务人员也越来越意识到基础研究与临床结合的重要性,不断地对辅助生殖技术中的新现象和新问题进行深入的探索研究。很多新的理论和观点纷纷涌现,促使生命科学理论也发展到一个新的高度。

《辅助生殖技术》共分为临床技术、实验技术和应用进展三篇。该书在前两篇对临床治疗和实验技术对辅助生殖技术领域的临床经验、实验技巧等进行了系统归纳和总结,为广大从事辅助生殖技术的医务工作者提供了丰富的临床实践和基础理论参考。在第三篇应用进展部分,通过对如人工辅助激活技术、原始卵泡激活、干细胞技术、自动化和人工智能技术等新技术在辅助生殖技术治疗中的临床应用现状和未来发展趋势,勾勒了辅助生殖技术发展的前景蓝图。

该书是由中华医学会生殖医学分会组织相关专家历经三年编写完成。编者均为在生命科学、辅助生殖、遗传学、男科学和胚胎实验室等专业拥有丰富临床实践和科研经验的专家。相信该书的出版对于促进我国辅助生殖技术发展具有积极的作用。

孟安明

中国科学院院士

2021 年 10 月

前 言

1978年，世界首例"试管婴儿"Louis Brown诞生，历经40余年的发展，辅助生殖技术已经成为治疗不育症的重要医学手段。目前，全球约有1 000万名"试管婴儿"诞生。近年来，随着跨学科融合不断增强，生殖医学基础研究不断深入，以及新技术不断涌现，国内外辅助生殖技术水平飞速发展，理论水平取得了新的进展，不断出现的新技术和新方法广泛应用于辅助生殖技术治疗中，临床诊疗成功率显著提升。我国开展辅助生殖技术治疗的机构在不断增加，根据国家卫生健康委公布的数据，截至2020年年底，经批准开展辅助生殖技术的医疗机构生殖医学中心共计536家，精子库27家。每年实施辅助生殖技术治疗周期近100万个，出生"试管婴儿"约50万名。2021年7月20日颁布的《中共中央国务院关于优化生育政策促进人口长期均衡发展的决定》第（十四）条指出：规范人类辅助生殖技术应用；强化规划引领，严格技术审批，建设供需平衡、布局合理的人类辅助生殖技术服务体系；加强人类辅助生殖技术服务监管，严格规范相关技术应用；开展孕育能力提升专项攻关，规范不孕不育诊治服务。这一决定更是将辅助生殖技术提升到关系我国人口发展的高度。这既是对辅助生殖技术的认可和肯定，也是对辅助生殖技术从业人员的鞭策和鼓励。尽管我国辅助生殖技术的发展取得了重大进展，但仍任重而道远。

为了顺应我国辅助生殖技术的发展，中华医学会生殖医学分会组织编写了这本《辅助生殖技术》。本书从临床技术、实验技术及应用进展方面分为三篇，共二十四章。在生殖生理、不育评估、病因与治疗的基础上，详细阐述了辅助生殖技术治疗不育症的过程、并发症及常见问题，并通过阐述新技术，如原始卵泡激活、干细胞、人工智能，以及人工辅助激活等的临床应用现状和未来发展趋势，系统地勾勒了辅助生殖技术的现状和前景蓝图。希望能够为从事辅助生殖技术的医务工作者提供基础理论和临床实践的参考。

本书参编人员多数从事临床一线工作，在繁忙的工作之余完成了本书的编写，难免存在不足之处，恳请广大读者不吝赐教，欢迎发送邮件至邮箱renweifuer@pmph.com，或扫描封底二维码，关注"人卫妇产科学"，对我们的工作予以批评指正，以期再版修订时进一步完善，更好地为大家服务。

黄国宁　孙莹璞　孙海翔

中华医学会生殖医学分会

2021年10月

目　录

第二篇　实验技术篇

第三篇　应用进展篇

二维码视频目录

第一篇

临床技术篇

第一章

人类的生殖生理

第一节 卵泡发育

雌性生殖细胞,即卵母细胞(oocyte),是体内最大的细胞,所含有的遗传信息(包括细胞核基因组信息和线粒体遗传信息)在受精后全部传递给后代个体。卵巢是所有卵母细胞的"储存库",它可以提供特殊的卵泡微环境,确保育龄期能够产生健康的卵母细胞,维持女性生育力。

一、卵巢储备

在妊娠(受精后)约5~6周,胎儿的原始生殖细胞迁至未分化的生殖嵴,进行有丝分裂,16周后开始进入减数分裂,原始卵泡最早出现在该时期的胎儿卵巢中,而原始卵泡的形成在出生前已经完成。妊娠中期(20周)时胎儿卵巢中原始卵泡的数量达到顶峰,约600万~700万个,然后随胎儿发育,卵泡数量开始下降,出生时卵巢中所含的卵泡数量将是其一生之中最多的,约为100万个。出生后卵巢中绝大多数原始卵泡处于"休眠"状态,人们把由原始卵泡所构成的卵泡库(卵泡池)(follicle pool)称作卵巢储备。卵泡池中卵泡数量将随着个体发育和衰老以不同的速度不断减少,在青春期时下降到约20万~30万个,35岁时有不到10万个卵泡,而更年期时卵泡供应将濒临耗竭,绝经期开始时仅剩余约1 000个,绝经后卵巢中不再含有可生长发育的卵泡。出生时所含的原始卵泡数量及其减少的速度快慢决定了女性育龄期的长短。从青春期开始到育龄期结束,一般情况下女性每个月排出1个卵母细胞,一生中仅有

400~500个卵母细胞发生排卵。尽管有报道表明,出生后甚至成体卵巢中可能存在卵原干细胞,它们可分化为卵母细胞或卵母细胞样细胞,但目前尚无有力的证据能够支持,在生理条件下初始卵泡池形成后,新生或成年个体还会再生新的卵母细胞。

二、卵泡的发育过程

卵泡是卵巢的基本功能单位。成体卵巢中有处于不同发育阶段的卵泡。卵泡发育(folliculogenesis)过程包括三个关键的阶段:第一阶段,休眠卵泡库中的原始卵泡初始募集,启动生长,进入腔前卵泡阶段;第二阶段,青春期后每个月经周期一群小有腔卵泡(2~5mm)的周期募集;第三阶段,优势卵泡的选择和发育。整个胎儿期、婴儿期和儿童期,卵巢中都有很多卵泡启动生长,但最多发育到早期有腔卵泡阶段就会退化。青春期后,由于下丘脑-垂体-性腺轴的成熟,促性腺激素FSH和LH从垂体脉冲式释放,可以使直径>2mm的有腔卵泡周期性发育,并出现排卵和月经周期。人的原始卵泡从启动生长到排卵前卵泡经历大约175天。刚进入青春期的前几个月经周期,由于下丘脑-垂体轴没有完全成熟,不能产生足够量的LH,可能不发生排卵。

成体卵巢中大多数是体积非常小的原始卵泡,也称始基卵泡(primordial follicle),直径只有50μm左右。原始卵泡是由卵母细胞和包围在其周围的一层扁平状的颗粒细胞(granulosa cell)构成的,约15个颗粒细胞环绕在卵母细胞周围,其外侧以基膜为界(图1-1-1)。

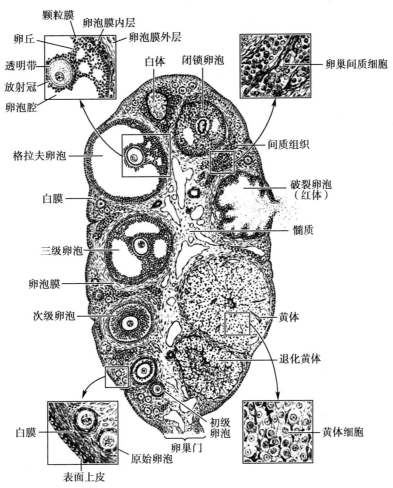

图 1-1-1 成年人卵巢结构
内含各阶段发育卵泡、红体、黄体、白体等

原始卵泡启动生长后,发育形成直径约 100μm 的初级卵泡(primary follicle)。这是卵母细胞体积略微增加以及颗粒层生长的结果。虽然初级卵泡的颗粒层仍是单细胞层,但颗粒细胞形状变为立方形。在该阶段卵母细胞和颗粒细胞之间开始积聚透明带物质。随着卵泡继续生长,颗粒细胞经历有丝分裂,在卵母细胞周围形成多层颗粒细胞,转化为次级卵泡(secondary follicle)。次级卵泡的颗粒层变为 2~6 层细胞。在该阶段来自周围基质的成纤维细胞样前体细胞被募集到外围层,即卵泡膜(follicular theca)。血管侵入卵泡膜层,将血液中的营养成分和其他物质输送到卵泡,而颗粒层是完全无血管分布。卵泡在这个阶段的生长相对缓慢,持续约 4 个月。次级卵泡之前的卵泡统称为腔前卵泡(pre-antral follicle)。

一些没有发生闭锁的次级卵泡继续发育 2~3 个月到达更高级阶段,成为三级卵泡(tertiary follicle),直径约 200μm。三级卵泡具有多层颗粒细胞,卵泡膜分化出卵泡膜内膜和外膜:内膜有参与激素生成的腺细胞和许多小血管,外膜含致密的结缔组织和较大的血管。首先,颗粒细胞分泌的液体在细胞间积聚,然后这些充满液体的腔隙合并,形成卵泡腔,其中的液体称为卵泡液(follicular fluid)。三级卵泡及之后的卵泡,由于其呈有腔窦状,也称有腔卵泡或窦卵泡(antral follicle)。卵泡壁具有一定可渗透性,卵泡膜血管血浆中约 80% 的蛋白质能从血管通过卵泡壁扩散到卵泡腔中。卵泡液含有类固醇和蛋白质类激素、抗凝血剂、酶和电解质(带有正电荷或负电荷的离子)。

在大约三个月经周期(约 3 个月)中,三级卵泡持续生长,并可根据卵泡大小和发育阶段进一步细分。早期三级卵泡已开始积聚卵泡液,但多个腔隙尚未合并成单个卵泡腔。在此阶段,卵泡的直径从小于 1mm 增长到 5mm。晚期三级卵泡具有单个卵泡腔,并继续扩大至直径 10~14mm。而体积较大的三级卵泡也被称为格拉夫卵泡(graafian follicle),直径 15~25mm,卵泡膜血管密集。该阶段颗粒细胞发生分化,卵母细胞及其周围的颗粒细胞,形成卵丘(cumulus),向卵泡腔隆起突入,它与卵母细胞形成卵丘卵母细胞复合物(cumulus oocyte complex,COC),而其他颗粒细胞分布于卵泡壁,称为壁颗粒细胞(mural granulosa cell)。

在每个月经周期中,大卵泡中仅有一个将被优势化"选择"发育为成熟卵泡(mature follicle),也称排卵前卵泡(preovulatory follicle)。当一个卵泡以竞争方式成为优势卵泡(dominant follicle),它会抑制卵泡群中其余卵泡的生长发育,而使之"从属化",从属三级卵泡的生长速度将会变慢,随后发生闭锁而凋亡退化。排卵前卵泡体积很大,以至于其排卵前在卵巢表面形成泡状突出。在排卵时,由靠近卵母细胞的卵丘细胞组成的放射冠(corona radiata)会留在卵母细胞周围,并将伴随卵母细胞一起进入输卵管(图 1-1-2)。

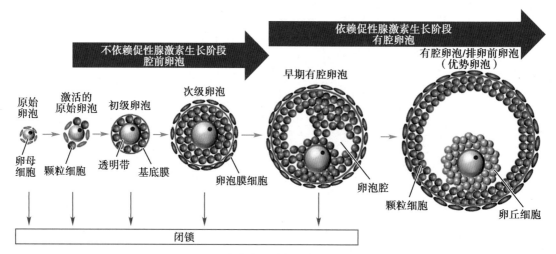

图 1-1-2　卵泡发育的各代表性阶段示意图
包括卵泡类型、结构分化及对于促性腺激素的依赖性

在卵泡生长过程中伴随着内分泌和旁分泌因子的产生,以维持月经周期。原始卵泡激活后早期卵泡生长主要由旁分泌因子调控,而不依赖于卵泡刺激素(follicle-stimulating hormone,FSH)。类固醇激素、抑制素和抗米勒管激素(anti-Müllerian hormone,AMH)是卵泡生长或闭锁的重要调节因子。腔前卵泡向有腔卵泡的转变需要 FSH 的作用,且有腔卵泡的生长也需要 FSH 支持。随着优势卵泡的出现,卵泡生长就不太依赖 FSH 的作用,卵泡分泌 FSH 抑制因子抑制素和雌二醇,降低血液循环中 FSH 水平。优势卵泡最后的排卵主要是由促黄体素(lutropin,LH)峰激发的。

在卵泡的发育生长过程中,伴随着卵母细胞的生长和发育。卵母细胞与其周围的体细胞相互依赖,双向调节,两者之间形成间隙连接,能够使化学

分子进行细胞间双向传递。一方面,卵母细胞分泌的生长因子可以促进相应颗粒细胞增殖分化;另一方面,颗粒细胞也向卵母细胞输送其生长所需的信息和营养物质。相邻的颗粒细胞之间也存在类似的连接:排卵前,在促性腺激素峰的作用下,成熟卵泡中卵母细胞与周围的卵丘细胞之间联系终止,卵母细胞恢复并完成第一次减数分裂而排卵。

(一)原始卵泡的激活和死亡

原始卵泡池中的原始卵泡的命运主要有三种:第一种保持休眠,维持漫长的生育寿命,这个过程在人类最长会持续 50 年以上;第二种从休眠状态中直接死亡,这将导致生育储备的减少并与卵巢衰老直接相关;第三种激活进入生长卵泡状态。卵巢储备随年龄的增长而减少。原始卵泡一则通过闭锁而亡,二则被选择继续生长并进入生长泡池。原

始卵泡的激活生长,也称为卵泡初始募集或启动募集(initial recruitment),但随后大部分激活的卵泡在生长不同阶段死亡,仅有少部分卵泡被周期募集(cyclic recruitment)继续生长,但每个月经周期一般只有一个卵泡优势化,最后发生成熟排卵。原始卵泡位于卵巢皮质的边缘,每日均有少数卵泡起始生长,但导致卵泡初始募集而进入生长期的机制了解很少。一个原始卵泡是发生激活,还是保持静止或死亡,是卵泡发育的第一个重要选择点(图1-1-3)。

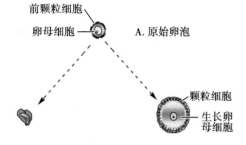

图 1-1-3　原始卵泡的命运决定
A. 大部分休眠;B. 部分凋亡;
C. 小部分激活后进入发育阶段

(二)原始卵泡的激活

在形态特征上,原始卵泡激活表现为卵母细胞的生长,以及其周围颗粒细胞的增殖与分化。卵泡的发育过程是单向的,一旦开始就不可逆转,所以原始卵泡的激活速度必须得到严格的控制,以确保有足够的储备量,维持整个育龄期间的生育力。

原始卵泡激活速率受动态调控,并且从出生到生育期结束不断变化。基于组织学人类卵泡动态模型研究表明,原始卵泡的激活率在出生至 14 岁之间是上升的,随后便一直下降。基于这个预测模型,对于更年期平均年龄为 49 岁的女性来说,14 岁时每个月至多有 900 个原始卵泡发生初始募集,而在 40 岁时,每个月便只有 100 个原始卵泡募集。因此,对于大龄女性来说,激活并构成生长卵泡群的卵泡数量减少了,这可能与卵巢储备的生理性消耗有关。证据表明,这也与卵巢储备的病理性损耗有关。例如,当卵巢暴露于 γ- 射线辐射时,卵巢储备就会显著耗竭。总之,当卵巢储备量减少时,卵泡的激活率就可能会降低,以维持较长时间内的生育力。原始卵泡的选择性激活是如何受到调控的,

目前了解的并不多。

1968 年,Henderson 和 Edwards 提出了"生产线"假说,以解释卵泡激活的差异性选择,以及高龄妇女后代中染色体三体比率增加的现象。该理论认为,在卵巢储备建立之时,第一批进入减数分裂前期的卵母细胞,就是最先被激活并随后发生排卵的卵母细胞;该理论还指出,这些最早进入减数分裂的卵母细胞,其染色体的交叉频率是最高的,因此不易出现染色体分离错误的情况,这意味着"减数分裂的质量"是卵泡是否能够激活的一个选择因素。这个假说是基于实验动物研究提出的:小鼠雌性生殖细胞减数分裂的开始时间与染色体的交叉频率是相关的。然而,在随后的一项研究中却显示,相比于在早期进入减数分裂的卵母细胞,在那些胎儿发育后期才进入减数分裂的卵母细胞中,并没有任何证据表明其交叉频率有所减少。尽管这项研究说明减数分裂的开始时间与卵母细胞的交叉数量无关,但并未排除在人类原始卵泡中交叉数量多的卵母细胞会首先激活的可能性,所以在大龄女性卵巢中存在交叉数量少的卵母细胞。有趣的是,一项针对体外受精女性的小范围研究表明,当女性的卵巢储备较小时,染色体三体妊娠的风险会增加。对于这些数据,最简明的解释是,含有高质量卵母细胞的卵泡会首先被激活。

卵泡在卵巢中所处位置与其激活次序之间的关系,也得到了人们的广泛关注。据 Hirshfield 和 Byskov 报道,在卵巢储备建立后,位于卵巢髓质区中央的卵泡将最先激活。近期的研究也补充了这些早前的观察结果,并提出可能存在两个原始卵泡池。它们的形成时间、功能,以及在卵巢中所处的位置有所不同,分别含有青春期前或青春期后的卵泡。在胎鼠卵巢中,最先被激活的一群原始卵泡位于卵巢的中心区域,在小鼠中进行谱系追踪研究后发现,这群原始卵泡中的大部分将在出生后的 60 天之内得到利用,因此在生命的早期阶段,这群卵泡有助于性成熟和内分泌周期的建立;而在这之后的短时间内,第二群原始卵泡在卵巢皮质区形成,它们的主要作用是供应卵泡,以维持成年阶段的生育力。此外,Anderson 与其同事研究发现,在青春期前女孩的卵巢皮质中,有不健康的原始卵泡存

在,表现为卵母细胞异常增大,而在成人当中并未发现类似的情况。以上结果表明,在成年的生殖能力形成之前,那些含有较差质量卵母细胞的原始卵泡,可能存在一种选择性的过程,从而决定这些卵泡最先发生激活和/或死亡。

近年来,关于卵泡由休眠状态转变为生长状态的调控分子通路研究已取得了重要进展,发现原始卵泡卵母细胞的某些信号分子变化可导致初始募集。特别是在小鼠的研究中,利用条件性基因敲除模型显示,PI3K/PTEN-Akt-FOXO3可级联控制原始卵泡激活。将小鼠卵巢进行体外培养并添加PTEN抑制剂和PI3K激动剂能够促进原始卵泡激活及发育。最近发现,单纯的体外卵巢皮质就可通过干扰Hippo信号通路,导致下游生长因子的表达,促进原始卵泡的生长启动和发育。肝激酶LKB1-AMPK信号通路通过调控卵母细胞中的mTORC1信号通路进而控制原始卵泡的激活。敲除LKB1会导致原始卵泡过度提前激活,发生卵巢早衰。当小鼠的卵母细胞特异性缺失p27、Tsc1和Tsc2时,也将导致所有原始卵泡发生提前募集,这表明mTORC1信号转导在控制原始卵泡激活方面具有作用;此外,卵母细胞特异性表达的转录因子Lhx8、Sohl1与Nobox对于维持卵泡休眠,以及调控其激活是必不可缺的。

除了卵母细胞内的信号通路外,原始卵泡前颗粒细胞的信号通路也参与调节初始募集。在休眠的原始卵泡前颗粒细胞中,mTORC1信号通路处在抑制状态,而上游激活信号可诱导前颗粒细胞mTORC1信号通路活性加强,致使前颗粒细胞发生分化转变为立方颗粒细胞。活化的mTORC1信号通路也使得KIT配体表达上调。KIT配体是一种由颗粒细胞分泌的生长因子,也被称为干细胞因子(stem cell growth factors,SCF)。被分泌至胞外的KIT配体将与休眠卵母细胞表面的KIT受体相结合,进而通过KIT受体诱导卵母细胞内部PI3K信号通路的激活,协同启动休眠卵泡的生长。

尽管我们已经对介导卵泡激活过程的复杂信号网络有了进一步认识,但到底是什么因素引起了部分卵泡的激活,而其他卵泡不激活,这一问题仍不清楚。人们认为,卵巢自身可能以局部旁分泌因子的形式产生刺激信号,如KIT配体。另外,原始卵泡也需要某些局部产生的抑制因子来保持静止状态,例如生长卵泡产生的AMH和激活素,就具有抑制原始卵泡激活的作用。当某一原始卵泡附近存在其他原始卵泡时,则该原始卵泡不大可能生长,这表明了原始卵泡与上述生长卵泡一样,也能分泌某些可扩散的因子,从而抑制邻近原始卵泡的激活。除了特定的生长因子或抑制因子发挥功能外,卵泡之间的空间关系(可使卵巢内形成形态发生素浓度梯度)可能在原始卵泡的选择性激活方面也具有作用。

(三)原始卵泡的死亡

在卵巢储备建立后不久,卵巢中大量的原始卵泡就会消失。在生命早期阶段,因原始卵泡死亡所造成卵巢储备消耗量,要多于激活的卵泡数量。早期卵巢中大量原始卵泡的死亡,有多种可能的解释:例如,若卵泡中的卵母细胞质量较差(如基因组受损或细胞器过少),就可能主动发生死亡;另外,若其颗粒细胞数量不足,也可能会发生死亡;而当生长因子不足时,原始卵泡也可能发生被动死亡。有趣的是,目前已证实青春期也是卵泡发育的一个重要窗口,即在此期间,原始卵泡也会发生大量的丢失。Liew与同事的研究结果显示,在初情期小鼠的卵巢中,有50%的原始卵泡主动发生丢失,并且这一过程由促性腺激素所引发。为何青春期时会有如此庞大的原始卵泡发生死亡呢?其中原因并不清楚,不过目前有一假说对其进行了解释:即在青春期时存在一检验点,发挥着质量控制的作用,确保只有质量好的卵泡可参与成年阶段的生殖过程。在人类,青春期的卵母细胞非整倍性发生比例的确高于成年阶段,其生育力也不及成年女性。

关于原始卵泡的丢失,除了以上由生理过程调节导致的正常丢失外,还有一些外源因素也会加速丢失,例如进行抗癌治疗或接触环境毒物的情况下,原始卵泡会通过细胞凋亡而发生主动的消亡,这是由于这些卵泡中的卵母细胞受到持续性的损伤,这种损伤可能涉及基因组,或某些重要的细胞器,如线粒体。特别需要指出的是,卵母细胞在出生前后形成,在卵巢中长期存在,这个过程在人类可长达50年,因此其基因组必须处于严格的监控之下,以确保损伤的 DNA 可被检测并得以修复,而 DNA 未能成功修复的卵母细胞就将发生消亡,该过程对于防止生殖细胞系引入突变是至关重要的。在此方面,关于原始卵泡质量控制的一个关键因子是转录因子 TAp63,它属于 p53 家族,被称作生殖细胞系的"监护者",TAp63 的异构体在原始卵泡的卵母细胞中高表达,DNA 损伤可通过激活 PUMA

(属于促凋亡 Bcl-2 家族)的转录来诱导卵母细胞死亡,TAp63 异构体则是这个死亡途径中必要的中间物质。最近研究还发现,蛋白磷酸酶 6 是维护卵巢中原始卵泡储备的另一个关键因子,如果在卵母细胞中敲除编码该蛋白的基因,DNA 损伤得不到及时修复而造成 DNA 损伤积累,大量原始卵泡丢失,造成卵巢早衰(图 1-1-4)。

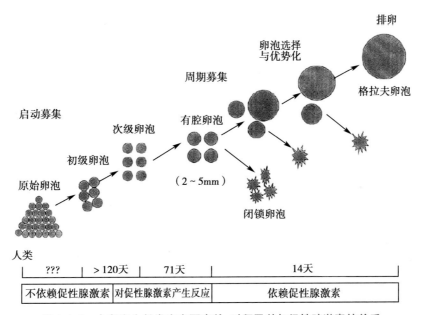

图 1-1-4 人卵泡生长发育主要事件、时程及其与促性腺激素的关系

三、腔前卵泡的生长发育

原始卵泡激活后,卵巢中形成一个生长卵泡池,随后发育至有腔卵泡阶段。腔前卵泡的发育,以及从腔前卵泡到早期有腔卵泡转变期间,可以不依赖于卵泡外部的促性腺激素,主要受旁分泌因子,如类固醇、抑制素及抗米勒管激素等的调节。在小鼠中,敲除 β-FSH 或 FSH 受体(FSHR)基因,卵泡发育将停滞于腔前卵泡阶段;当敲除了 LH 受体基因(LHR)后,卵泡发育会停滞于有腔卵泡阶段。在人类中,FSH 对于发育至有腔卵泡是必需的,例如性腺机能衰退的患者缺乏有腔卵泡。尽管如此,两者在促性腺激素非依赖性阶段卵泡发育中也可能有一定益处。在早期的腔前卵泡中,颗粒细胞表面已表达 FSH 受体,基础水平的 FSH 可通过刺激颗粒细胞的分裂,促进初级和次级卵泡的生长。将人卵巢移植入性腺机能衰退(表现为低

水平 FSH)及重症联合免疫缺陷(severe combined immunodeficiency,SCID)小鼠中,卵泡难以发育超过两层颗粒细胞阶段,然而用 FSH 处理移植组织后,卵泡可发育至有腔阶段;LH 受体表达于腔前卵泡和有腔卵泡的膜细胞表面,研究表明 LH 能够在 FSH 存在下促进卵泡发育。以上研究表明,在卵泡的早期生长阶段,尽管促性腺激素不是必需的,但可能对卵泡发育有一定的益处。

四、有腔卵泡(窦卵泡)生长发育及周期募集

有腔卵泡的发育主要受促性腺激素的调节,而促性腺激素与类固醇激素具有密切的联系。垂体分泌的 FSH 和 LH 促进卵巢中类固醇激素的合成,而性腺分泌的类固醇激素及抑制素对促性腺激素的分泌具有反馈调节作用。"两细胞,两促性腺激素"假说解释了促性腺激素对雌激素生物合成

的调节。在卵巢中,颗粒细胞和膜细胞共同作用,合成类固醇激素:LH 可结合并刺激膜细胞,使之由胆固醇合成雄激素,这些雄激素会扩散至周围的颗粒细胞,在颗粒细胞中,雄激素可调控细胞生长及存活,还可在芳香化酶(由 FSH 诱导激活的一种能将睾酮转化为雌激素的酶)的作用下,转化为雌激素。在有腔卵泡发育阶段,促性腺激素对于卵泡发育是不可缺少的,并且 FSH 促进颗粒细胞合成雌二醇也具有关键作用,共同调节有腔卵泡的生长发育。

有腔卵泡的快速生长是 FSH 依赖性的。在月经周期中的卵泡期早期,FSH 水平上升,促使一波卵泡生长并分化,随着 FSH 浓度升高,有一群能够应答促性腺激素的卵泡最先出现,形成促性腺激素依赖性卵泡池。FSH 可通过 IGF-Ⅰ、IGF-Ⅱ 或雌二醇本身的作用来增强芳香化酶的活性,卵泡中的雌二醇具有旁分泌作用,通过诱导细胞周期蛋白 D2 来促进颗粒细胞增殖,从而促进卵泡生长。大龄妇女在黄体期晚期 FSH 提前升高,导致周期募集提前发生,月经周期时间缩短。此外,LH 脉冲式升高也会促进卵泡的生长发育,并能促进类固醇生成。

雌激素在卵泡发育中也起到了非常关键的作用。雌二醇促进颗粒细胞增殖,从而促进卵泡生长。雌激素还可与 FSH、胰岛素样生长因子 1(IGF-1)共同作用,促进颗粒细胞的增殖与分化。雌激素受体基因(*ERα* 和 *ERβ*)缺失的小鼠,生育力下降,甚至完全不育。将芳香化酶敲除(ArKO)后,由于小鼠缺失芳香化酶,所以不能合成内源雌激素,卵泡会在有腔阶段出现停滞。雌二醇是主要的雌激素,它对 FSH 和 LH 的反馈调节作用已经众所周知,ArKO 小鼠的体循环中,FSH 和 LH 水平是显著增加的。

雄激素除了作为雌激素合成所必需的前体物质外,在卵泡发育中也发挥作用。虽然雄激素对于完整的卵泡发生过程不是必需的,但它在优化卵巢功能方面发挥着重要作用。雄激素受体(androgen recepto,AR)的表达几乎贯穿整个卵泡发育过程,但早期阶段表达量最高,雄激素对早期卵泡发育具有刺激作用。在灵长类卵巢中,睾酮和双氢睾酮这

两种具有生物活性的雄激素,都能够增加腔前卵泡及小腔卵泡的数量。雄激素作用的适度和平衡是维持卵巢最佳功能的关键。若雄激素水平异常升高,则正常发育所需的关键平衡就会被打破,导致卵泡生长出现停滞,这也是女性多囊卵巢综合征的特征之一。

FSH 水平达到阈值后,仅有那些发育晚期的直径 2~5mm 的一群有腔卵泡,对 FSH 发生反应而继续生长,这就是 FSH 依赖性卵泡周期募集。人们提出了两种不同理论解释卵泡的周期募集:持续性募集理论和周期性募集理论。周期性募集理论又包括每个月经周期中 2~5mm 卵泡的单波募集理论和多波募集理论。前者认为,月经黄体期后期或卵泡期早期,出现一波 2~5mm 的卵泡;而后者认为,月经周期中间隔固定时间出现多波同步发育的有腔卵泡,每一波的卵泡直径相似,但并不相同。有人在月经周期 30~35 天卵巢中检测到两个有腔卵泡发育波,而在月经周期 26~30 天卵巢中仅发现一个有腔卵泡发育波。也有报道认为在一个月经周期中,出现 2~3 波直径 >4~5mm、数量 4~14 个的卵泡波,其中 68% 的妇女出现两个卵泡周期募集波,平均月经周期 26 天,其余 32% 的妇女出现 3 个卵泡募集波,其平均月经周期 29 天。有腔卵泡募集波分为主波和次波,前者生长较快,会出现优势卵泡的选择,后者不出现优势卵泡。大多数妇女在卵泡期出现主波,其中一个卵泡优势化而排卵,而在黄体期出现不发生排卵的 2~3 个次波。

五、排卵前优势卵泡的选择

在人体月经周期中,在排卵前两个卵巢中形成约 20 个大的三级卵泡。当然,随着年龄增加和卵巢储备的下降,卵巢中直径 2~10mm 卵泡的数量也随之下降。通常在这些卵泡中,每个月经周期只有一侧卵巢中的一个卵泡发生优势化而排卵,而被周期募集的其他三级卵泡将闭锁退化。决定哪一个卵泡会成为优势卵泡并发生排卵是卵泡发育的第二次重要选择。

在卵泡优势化之前的阶段,卵泡选择过程是存在竞争的,即大卵泡会抑制卵泡群中其余卵泡的生长发育,而使之“从属化”,直到有一个卵泡获得最

终的优势为止，而从属卵泡的生长速度将会变慢，随后退化。卵泡的这种差异化发育一般发生在卵泡期的第6~9天，优势卵泡直径达到10mm的时候。有假说认为，在内分泌和旁分泌环境中，当某一卵泡/卵母细胞单元能够对激素的周期性波动表现出最强的响应，并具备生长优势（该优势体现为卵母细胞的"质量"好），那么这一卵泡/卵母细胞单元就可能在一定程度上满足了质量需求。卵母细胞可通过促进卵泡体细胞增殖并抑制其凋亡来影响卵泡选择。

卵泡优势化相关的研究多是在大型单卵动物（马、奶牛）中开展的，可通过超声影像追踪卵泡的发育，并从悉知生长动态的单个卵泡中采集卵泡液及卵巢细胞进行分析。优势卵泡在被选时形成了更丰富的血管以及血流。实际上，在辅助生殖临床，对卵母细胞进行采集时，可通过多普勒超声影像来评估卵泡中的血液流动情况，来确定哪些卵母细胞具有最大的发育潜力，这是一个很好的替代指标。

目前的研究结果表明，优势卵泡的选择过程主要受FSH、IGF1、雌二醇及抑制素的控制。选择某一卵泡成为优势卵泡时，其最初迹象之一表现为卵泡液中的雌激素水平升高。在此阶段中，雌二醇的产量快速增多，并在排卵前的优势卵泡中达到最大峰值。另外，由FSH刺激产生的体循环中雌二醇和抑制素的水平持续上升，并通过内分泌负反馈作用于垂体，降低FSH分泌水平，从而使FSH对于生长卵泡池的作用逐渐减小；另外，逐渐增多的雌二醇，可作用于下丘脑，使得GnRH的分泌增多并作用于垂体，导致垂体对GnRH的敏感性增强，从而形成排卵所需的LH峰。因此，雌二醇对于促性腺激素分泌量的直接调节发挥关键作用，在优势卵泡早期阶段，通过负反馈作用抑制促性腺激素的水平，而在卵泡发育的最后阶段，转变为正反馈机制，发挥促进作用，提高促性腺激素的水平。

有一种理论认为发生排卵的优势卵泡，是能获得最多FSH来刺激其生长的卵泡；与其他竞争的卵泡相比，它可能体积略大，血管更丰富，颗粒细胞和FSH受体也更多；同时优势卵泡分泌的雌激素通过负反馈调节，抑制垂体分泌FSH，这使其

他三级卵泡缺少FSH，导致了其退化。研究发现，在即将被优势化选择的卵泡中，FSH受体和LH受体表达相对较高，对促性腺激素的敏感性增加，可在FSH刺激减少的情况下得以存活。也有人认为，一群卵泡中，最小的卵泡对FSH反应能力最差，当FSH水平降低时，最先发生闭锁，然后其他卵泡依据其直径大小依次退化，最终只有一个优势化卵泡存活下来。一般认为，优势卵泡的选择在一个月经周期中的卵泡期早期至卵泡期中期只发生一次，这个优势化的卵泡最终发生排卵。但如前面所述，健康的妇女一个月经周期中可出现2~3次的优势卵泡选择，在排卵卵泡选择之前发育的优势化卵泡发生退化，不发生排卵。无论是不排卵还是排卵的优势卵泡选择，都发生在卵泡波出现3天后直径大约10mm的卵泡。无论是主卵泡波还是次卵泡波的出现，之前都会出现FSH水平的升高，同时直径大于5mm的卵泡数量增加。主卵泡波和次卵泡波出现也与雌二醇的水平升高有关。然而，不发生排卵的次卵泡波的优势卵泡与主卵泡波的排卵优势卵泡具有不同的生理特征。辅助生殖临床超促排卵就是通过持续补充外源性FSH，使一批周期募集的三级卵泡都发生优势化，最终发育为可排卵的成熟卵泡。主卵泡波和次卵泡波的发现，这可能对卵巢刺激低反应患者具有重要临床意义，例如对这样的患者可在卵泡期和黄体期两次取卵（图1-1-5）。

一些对血管发育和细胞增殖具有重要作用的因子，例如VEGF、IGF-Ⅰ和雌二醇，在优势卵泡的卵泡液中浓度是增加的。IGF系统在卵泡选择过程可能起到了重要作用：在膜细胞中，IGF-Ⅰ能促进类固醇的合成；而在颗粒细胞中，IGF-Ⅰ则能促进雌二醇的分泌，以及颗粒细胞增殖与分化；此外，IGF-Ⅰ增强小卵泡对于促性腺激素刺激的敏感性。因此，在FSH水平降低时，从属卵泡会失去生长支持，但小卵泡仍能够继续生长。卵泡可分泌两种抑制素（即抑制素A和B），两者都能抑制FSH分泌，但在人类的卵巢中抑制素B可能更具有表达优势，一是由于其表达水平更高，二是其与血液循环中FSH水平具有更强的负相关关系，可使血液中的FSH水平下降。

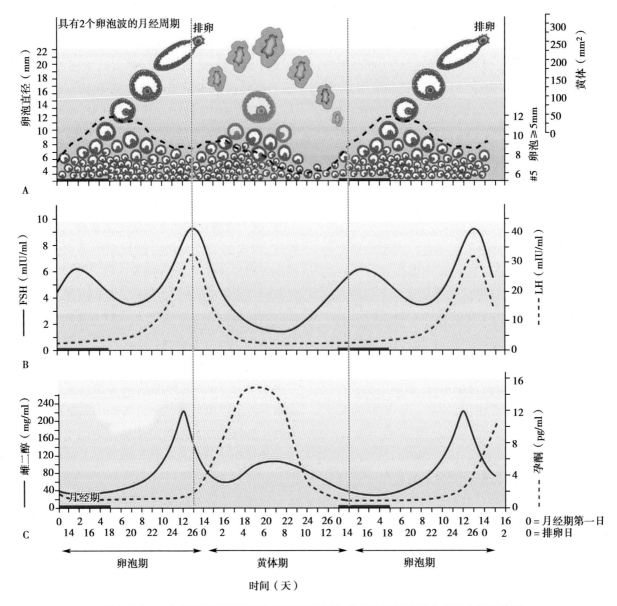

图 1-1-5 一个月经周期出现 2 次优势卵泡选择、命运及其与生殖内分泌之间的关系

六、卵泡发育过程中卵母细胞与体细胞间的相互作用

卵泡中颗粒细胞间及颗粒细胞与卵母细胞间存在广泛的间隙连接,通过间隙连接实现相邻细胞之间离子、营养物、代谢物及小分子的转移。卵泡的发育过程离不开卵母细胞与颗粒细胞之间的相互双向调节作用。颗粒细胞通过间隙连接为卵母细胞提供养分,促进其生长发育,而卵母细胞中产生的因子通过间隙连接传递给颗粒细胞,促进其增殖分化。在间隙连接蛋白家族中,有两种亚型对小鼠卵泡和卵母细胞发育十分重要,分别是连接蛋白

43(Cx43)和连接蛋白 37(Cx37)。一般认为颗粒细胞之间主要通过 Cx43 连接,而卵母细胞与颗粒细胞之间主要通过 Cx37 连接。Cx37 敲除小鼠的卵泡可以正常发育到腔前卵泡后期,但之后卵母细胞和卵泡会停止发育,最终表现为小鼠雌性不育。

外围血管化的膜细胞层与内部的颗粒细胞由一层基底膜隔开。毛细血管内皮、内皮下基底膜、膜间质、卵泡基底膜和壁颗粒细胞,从外到内构成血卵泡屏障,作为血中组分转运到卵泡液的分子筛,一些组分可以通过,而一些更大的组分选择性通过。

卵泡发育过程中,颗粒细胞通过间隙连接向卵

母细胞输送营养和能量成分。研究表明,卵丘卵母细胞复合体中的卵母细胞利用葡萄糖的能力有限,葡萄糖首先进入颗粒细胞/卵丘细胞,转化为丙酮酸后再通过间隙连接进入卵母细胞得以利用。但最近研究表明,小鼠和人卵母细胞也存在葡萄糖代谢,这对于卵母细胞成熟是必要的。卵丘细胞首先摄取葡萄糖,然后通过间隙连接运转入卵母细胞。在卵泡生长发育到达成熟卵泡阶段之前,卵母细胞停滞在第一次减数分裂前期,间隙连接对卵母细胞减数分裂阻滞十分重要。颗粒细胞产生的减数分裂恢复抑制因子(如 cAMP、cGMP),通过间隙连接输送到卵母细胞中,抑制减数分裂恢复。前面提到,充分生长的卵泡中 LH 峰刺激卵母细胞第一次减数分裂恢复、完成和排卵,其主要机制是 LH 导致卵母细胞和其周围的卵丘细胞之间的间隙连接终止,停止向卵母细胞输送 cAMP 和 cGMP,卵母细胞减数分裂恢复。

在腔前卵泡发育过程中,尽管卵母细胞的生长发育依赖其周围的体细胞,但卵泡的发育主要由卵母细胞决定。生长分化因子 GDF9 敲除小鼠呈现不育,其卵泡发育停止在初级卵泡阶段,说明卵母细胞产生的 GDF9 参与了初级卵泡到次级卵泡的发育过程。越来越多的证据表明,卵母细胞并非仅被动地获得来自周围的卵丘和颗粒细胞的调节信息,也会主动发出信号,调控颗粒细胞增殖、卵泡发育和排卵。在卵泡这一功能单位中,卵母细胞会与支持它的体细胞协同作用,来调节卵泡及卵母细胞本身的发育和成熟。很多动物研究表明卵母细胞可以释放某些特定的生长因子,以诱导卵丘或颗粒细胞增殖分化,促进卵泡发育,这种旁分泌调节作用对于卵泡的发育和成熟是必需的。卵母细胞分泌的因子可以促进卵丘细胞和壁层颗粒细胞的 DNA 合成,从而促进细胞增殖。除对颗粒细胞有促分裂作用外,在啮齿类和人中,卵母细胞还能调节颗粒细胞的分化,尤其是可以增强由 FSH 所诱导的类固醇激素生成,但会抑制由 FSH 诱导的 LH 受体表达过程。卵母细胞分泌的 GDF9 和 BMP15,可与垂体来源的促性腺激素一起发挥重要作用,参与调节一些与排卵和黄体化相关靶基因的表达。在人颗粒细胞中,BMP15 通过下调 StAR

表达及减少孕酮合成而实现调节黄体化的作用,TGF-β1 是卵母细胞分泌的另一种生长因子,研究显示它在人颗粒细胞中也具有抑制孕酮合成的作用,如通过 SMAD3 和 ERK1/2 信号通路从而抑制 StAR 表达,由此表明卵母细胞能够有效地抑制卵泡的黄体化。

在排卵前的阶段,卵丘扩展是一个复杂的过程,对于卵母细胞的减数分裂成熟、排出至关重要。在人类中,这一过程高度依赖于两种细胞信号通路之间的协调运作,这两个通路分别由卵母细胞产生的旁分泌因子,以及体细胞产生的 EGF(表皮生长因子)样多肽所诱导。卵母细胞来源的生长因子能够调节周围卵丘细胞对于 EGF 样因子的应答反应,从而促进了某些卵丘扩展相关靶基因,例如透明质酸合成酶 2(HAS2)的表达。在体外对人颗粒细胞研究证实,由卵母细胞产生 GDF9 及卵巢中的 BMP 能够通过上调 HAS2 的表达,从而促进哺乳动物卵巢中透明质酸的合成与分泌。此外,临床资料和体外研究还表明,卵母细胞通过分泌生长因子和细胞因子来调节自身质量,以及卵泡内体细胞的功能,例如颗粒细胞的增殖、分化、凋亡及黄体化。

七、卵泡闭锁

卵泡闭锁(follicular atresia)是卵泡最为常见的命运归宿。每个卵巢都含有大量卵泡,但卵泡的数量在女性不同生命阶段会发生变化。前面提到,在妊娠中期的胎儿卵泡数量达到顶峰,然后随胎儿发育,数量开始下降,并持续到围绝经期。出生时女婴的两个卵巢中都含有约 100 万个卵泡,由于出生后没有新的卵泡形成(尽管最近有研究质疑这一观点),但这基本是一生所拥有的全部卵泡。一般情况下女性每个月排出 1 个卵母细胞,一生中共有 400~500 个卵泡排卵,而绝大多数卵泡(99.9%)发生闭锁而退化死亡。

绝大多数卵泡在闭锁过程中退化死亡,这种细胞死亡方式称为细胞凋亡或程序性细胞死亡。凋亡参与体内多种细胞的选择性清除,特点是先有细胞核的特异性变化,随后发生细胞碎裂。虽然中性粒细胞(白细胞中的"清道夫")能去除颗粒细胞和卵母细胞的细胞残余物,但闭锁卵泡会在卵巢中留下微小的残余。卵泡的凋亡可能发生在卵泡生长的任何阶段。闭锁几乎与卵母细胞在胚胎卵巢中的增殖同时起始，并持续女性的整个生育期。这种雌性生殖细胞的过量产生，随后发生持续性的大规模凋亡的机制，是哺乳动物的典型特征，其存在的意义尚不清楚。

关于原始卵泡闭锁，人们的关注点多在卵母细胞；而处于生长阶段卵泡的闭锁，则主要关注颗粒细胞。有腔卵泡能够进入最后的生长阶段，并转变为优势化排卵卵泡，是由于其具有免于凋亡的性质，而此性质依赖于卵泡局部产生的生长因子及类固醇。优势卵泡能够产生足量的 17β- 雌二醇，从而引发排卵性的 LH 峰，并导致卵母细胞和卵泡体细胞发生一定变化而存活下来。

八、卵母细胞成熟和排卵

（一）卵母细胞成熟

在每个月经周期中，只有一个卵泡会发育成大的格拉夫卵泡。排卵前，来自腺垂体的 LH 分泌量激增，LH 作用于卵泡体细胞，激发成熟卵泡中卵母细胞成熟和排卵。

在讨论排卵过程之前，我们回顾一下卵母细胞成熟过程：卵母细胞成熟的第一步，就是第一次减数分裂恢复，其标志是卵母细胞的细胞核（生发泡）核膜崩解，即生发泡破裂（germinal vesicle breakdown，GVBD）。此后，染色体凝集，在其周围组装第一次减数分裂纺锤体，当染色体整齐排列在纺锤体的赤道板上以后，减数分裂进入后期及末期，同源染色体分离，排出第一极体。实际上，第一次减数分裂的细胞质分配是不对称分裂，由此产生两个大小不等的单倍体，即较大的次级卵母细胞（直径约 190μm）和较小的第一极体。虽然这个极体可能会再次分裂或保持不变，但无论如何，它均将退化。次级卵母细胞很快开始第二次减数分裂，进入中期后发生第二次分裂阻滞，并发生排卵。因此，排卵时的雌性生殖细胞，是处于第二次减数分裂中期阻滞的次级卵母细胞，并没有完成第二次减数分裂。直到受精时精子进入卵子后，第二次减数分裂才会恢复并完成，排出第二极体，这一过程发生在输卵管中。

在人类月经周期中 LH 激增开始后约 9~12 小时，卵母细胞发生第一次减数分裂恢复，即 GVBD。关于 LH 峰刺激第一次减数分裂分裂的机制，已在人类和其他哺乳动物上进行了大量研究。由于卵母细胞缺乏 LH 受体，刺激恢复减数分裂的信号必然从颗粒细胞而来，并以某种方式传递给卵母细胞。卵泡体细胞可能会产生重新启动卵母细胞减数分裂的活跃信号，或会关闭减数分裂抑制信号的产生。卵泡微环境抑制卵母细胞减数分裂恢复的观点，得到了以下观察结果的支持：从卵泡中取出的卵母细胞会自发地重新开始减数分裂。减数分裂抑制信号可能是细胞内信使分子——环磷酸腺苷（cyclic adenosine monophosphate，cAMP）；维持减数分裂阻滞，需要在卵母细胞细胞质中 cAMP 达到一定的阈值水平。因此，高水平 cAMP 可抑制减数分裂，使卵母细胞停滞在第一次减数分裂前期。然而，卵母细胞自身合成 cAMP 的能力非常有限，卵母细胞 cAMP 可能是在颗粒细胞（卵丘细胞）中合成，并通过卵丘细胞 - 卵母细胞间隙连接，转运到卵母细胞。此外，卵丘细胞中产生的环磷酸鸟苷（cyclic guanosine monophosphate，cGMP）也通过间隙连接进入卵母细胞，参与维持高水平的 cAMP。有研究表明，卵泡壁层颗粒细胞分泌 C 型钠肽（NPPC），而卵丘细胞表达其受体 NPR2，NPR2 是鸟苷酸环化酶家族中的成员之一。NPPC 与 NPR2 结合，使卵丘细胞中鸟苷三磷酸（GTP）转化为 cGMP，通过间隙连接进入卵母细胞，抑制磷酸二酯酶 3A（PDE3A）的活性，维持高浓度 cAMP，使卵母细胞减数分裂被阻滞。LH 峰作用的结果之一是卵母细胞与卵丘细胞之间的间隙连接丢失，中断 cAMP 和 cGMP 向卵母细胞的转运。有证据表明，LH 诱导卵母细胞与卵丘细胞之间的间隙连接蛋白 Cx43 特定丝氨酸残基磷酸化，而且这种磷酸化作用依赖于 MAPK 信号通路。LH 引起的 MAPK 通路磷酸化是通过颗粒细胞表皮生长因子受体（EGFR）介导的，在 EGFR 失活的突变小鼠中，LH 诱导的 Cx43 磷酸化水平下降，间隙连接的关闭，造成卵母细胞中 cAMP 水平下降和减数分裂恢复。

cAMP 下降通过激活成熟促进因子（MPF），引起 GVBD 发生。MPF 主要由两部分组成，催化亚基 CDK1(也称为 Cdc2)和具有调节作用的细胞周期蛋白 B1(CCNB1)。CDK1 具有两个重要的磷酸化位点,分别是 14 位的苏氨酸磷酸化位点和 15 位的酪氨酸磷酸化位点。这两个磷酸化位点能被蛋白激酶 Wee1 或 Myt1 磷酸化从而使 CDK1 失活,也能被蛋白磷酸酶 Cdc25 去磷酸化而恢复 CDK1 的活性。调节蛋白 CCNB1 与 CDK1 相互作用来共同调节 MPF 的活性,从而控制卵母细胞减数分裂恢复成熟过程。

APC/Cdh1 也参与调节卵母细胞第一次减数分裂恢复。GV 期卵母细胞内的 Cdh1 水平达到峰值,此时高水平的 Cdh1 与 APC 结合,APC/Cdh1 的活性相对较强,将 APC/C 的底物 CCNB1 持续降解以维持 CCNB1 在卵母细胞中保持较低水平,从而将卵母细胞阻滞在 GV 期。在恢复减数分裂之初,Emi1 增强了对 APC/Cdh1 活性的抑制,使其活性下降,导致 CCNB1 在卵母细胞核中大量累积进而诱发生发泡破裂。将 Cdh1 条件性敲除导致卵母细胞无法正常阻滞在 GV 期。外源性的引入 Emi1 或抑制 Emi1 的体内降解可以有效地抑制 APC/Cdh1 的活性,促进卵母细胞减数分裂的恢复。令人不解的是,有些动粒蛋白如 BubR1、CENP-H、CENP-T 等也可以通过调控 Cdh1 在细胞中的稳定性,调节 APC/Cdh1 的活性、CCNB1 水平和卵母细胞减数分裂恢复。最近发现,CCNB2 可代偿 CCNB1 的作用,*Ccnb1* 基因缺失的小鼠卵母细胞中,CCNB2 代偿性增加,激活 MPF,诱发 GVBD 的发生。

GVBD 发生后,染色体凝集,第一次减数分裂纺锤体组装。卵母细胞中缺乏中心粒,没有典型意义的中心体,微管组织中心(microtubule organizing center,MTOC)可以代替中心体来负责减数分裂纺锤体的组装过程。小鼠和人卵母细胞的 MTOC 包括中心粒周围物质组分 γ- 微管蛋白、NuMA 和 pericentrin 等。目前较为明确的依赖于 MTOC 自组装的减数分裂纺锤体组装模型认为,微管是由 MTOC 发出,核膜破裂后依赖于 Ran 的作用,微管数量开始增加,同时核膜破裂后 Kinesin5 被激活,很多 MTOC 通过复杂的自组装过程形成了纺锤体。开始染色体排列在外周,后来向纺锤体赤道板迁移,进一步重构形成双极纺锤体。纺锤体在染色体分离中发挥重要作用,依靠纺锤体微管的牵引,卵母细胞完成非对称第一次减数分裂,同源染色体分离,排出第一极体,然后卵母细胞很快组装第二次减数分裂中期纺锤体,并再次发生减数分裂阻滞,等待受精的发生(图 1-1-6)。

为了保证卵母细胞减数分裂过程中遗传物质传递的精确性,纺锤体组装检验点(spindle assembly checkpoint,SAC)发挥着监控作用。在很长一段时间里,对于哺乳动物卵母细胞减数分裂过程中是否存在 SAC 机制存在很多争议,但目前的证据支持 SAC 在卵母细胞减数分裂染色体精确分离控制中的发挥作用。在减数分裂前中期,SAC 蛋白聚集到动粒上,监控动粒与纺锤体微管的结合和微管张力。只有纺锤体完成组装,染色体排列到赤道板并与纺锤体微管建立联系后,该复合体解聚,SAC 失活,允许染色体分离,从而保证产生整倍体的卵子。

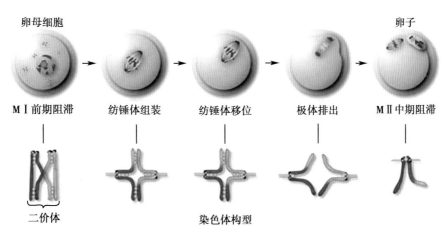

图 1-1-6 卵母细胞成熟过程,包括纺锤体及染色体的变化
M I:第一次减数分裂;M II:第二次减数分裂

SAC 的作用靶标是 Cdc20 蛋白,而后者是后期促进复合体 APC/C 的活性的关键调节因子。人们发现 Mad2、BubR1/Mad3 以及 Bub3 能够和 Cdc20 形成复合体,在 SAC 失活的同时,Cdc20 激活,介导 securin 和细胞周期蛋白 B 的泛素化作用,泛素化的 securin 和细胞周期蛋白 B 被蛋白酶体水解。securin 蛋白是分离酶(separase)的抑制因子,其水解后解除了对分离酶的抑制作用,后者水解切割黏合蛋白复合体中的 Rec8,染色体分离。另外,细胞周期蛋白 B 的降解使 MPF 失活,完成细胞周期由中期向后期的转变。在卵母细胞中,染色体臂和着丝点部位都有黏合蛋白复合体成分的存在,将染色体黏合在一起。在卵母细胞减数分裂成熟过程中时,染色体臂上的黏合蛋白复合体被分离酶切割裂解,同源染色体分离,但染色单体的着丝粒部位仍黏合在一起,直到第二次减数分裂着丝粒部位的黏合蛋白复合体被切割,染色单体分离。

卵子的非整倍性明显高于精子和体细胞。研究表明,卵子中 SAC 对染色体分离的调控作用可能不如其他细胞严格,在少数染色体没有排列到纺锤体赤道板的情况下,SAC 活性就可能会提前失活。最近有人研究了 9~43 岁女性人卵母细胞中的染色体分离情况,发现卵子非整倍性遵循 U 曲线;染色体分离错误类型呈现年龄效应。女性年龄越大,黏合蛋白复合体过早裂解的风险就越大,尤其是着丝粒部位黏合蛋白丢失,染色体散开,导致染色体分离错误的概率增加,这也就解释了为何高龄产妇卵子非整倍性的比例增加,生育力下降,流产和先天性疾病婴儿发病的风险较高。另外,在青春期女性中,卵母细胞成熟期间染色体发生错误的概率也较高,但与大龄女性不同,青春期女性主要表现为染色体不分离现象增加。

卵母细胞成熟一般被认为包含两个不同层面的成熟过程:一是卵母细胞的核成熟,二是卵母细胞的胞质成熟,而胞质成熟则决定了卵母细胞的受精能力及早期胚胎发育的能力。从某种意义上讲,核成熟并不代表卵母细胞的真正成熟,而胞质成熟才意味着卵母细胞真正具备了完成后期发育的潜力。通常在生理状况下卵母细胞的核成熟与胞质成熟是同步发生的。卵母细胞质成熟包括各种细胞学的变化,例如线粒体的迁移、增殖和活性。卵母细胞质中最主要的细胞器是线粒体,它们作为能量工厂,也具有自身的 DNA,并且 mtDNA 系母系遗传,对胚胎发育和后代健康都起到重要作用。线粒体绕核积累是卵母细胞质量的重要信号,预示着 GVBD 能够适时发生。卵母细胞成熟过程中,线粒体提供的 ATP 支持细胞及分子水平的各种变化。在 M Ⅱ 卵母细胞中,线粒体紧密环绕纺锤体。每个细胞含有的 mtDNA 拷贝数为 100 000~200 000 个,该数量与其受精及发育潜能密切相关。卵母细胞质成熟的另一个重要方面就是母源性因子的积累,为早期胚胎发育提供 mRNA 和蛋白质。

除了细胞核成熟和细胞质成熟外,最近有人提出了卵母细胞表观遗传成熟的概念。在卵母细胞生长和成熟过程中伴随着 DNA 甲基化、母本印迹基因的沉默、组蛋白变体的交换、组蛋白修饰等,这些表观变化对于卵子自身染色质结构维持、基因表达和染色体分离具有重要调节作用,并对早期胚胎发育基因表达也起到重要的调控作用,它们的异常可能影响胚胎发育能力和后代健康。

(二) 排卵

排卵(ovulation)是指排卵前卵泡破裂,释放其中卵泡液和卵母细胞的过程。从卵泡液释放到排卵完成,短至 1 分钟即可完成,长至 20 分钟才能完成。排卵的发生需要卵巢中多个生理过程的协同作用,相关的多种因素和过程对于排卵都是必要的,但它们之间必须在时间和空间上相互依赖和相互协调,才能保证排卵的完成。

排卵卵泡受到促性腺激素 LH 与 FSH 峰的刺激,尤其是 LH 峰刺激。LH 作用于颗粒细胞和膜细胞产生雌激素,卵丘细胞与其他颗粒细胞开始分泌大量具有弹性的细胞外基质从而使得卵丘扩展,卵泡液浸入卵丘细胞之间,卵丘与颗粒细胞之间逐渐分离。最终,只有靠近透明带的卵丘细胞得以保留,环绕卵母细胞形成放射冠。LH 主要通过诱导表皮样生长因子的快速表达,实现 LH 信号在卵泡内的传递。由于卵丘细胞和卵母细胞中并没有 LH 受体的表达,LH 通过与壁层颗粒细胞中 LH 受体结合,刺激壁层颗粒细胞表达表皮样生长因子,作用于卵丘细胞中表皮生长因子受体,诱导卵母细成熟和卵丘扩展。

通常认为在排卵前,卵泡表面会出现一个小的苍白(无血管)区域——排卵柱头。该区域卵巢表面上皮和卵泡膜层变得更薄且疏松,卵泡壁的弹性强度降低。此外,颗粒层在这一区域退化。这种在排卵柱头上出现的卵泡壁变薄和稳定性减弱,可能是由雌激素诱导下柱头区结缔组织细胞中酶(胶原酶)产物的刺激引起的。结缔组织破坏后的分解产物,通过这一区域中的白细胞迁移和前列腺素(prostaglandin,PG)分泌,诱发炎症反应,免疫细胞渗透,而 PG 可能通过收缩血管和减少退化组织的血液供应来促进排卵。在卵泡壁变薄后,卵泡腔内的压力导致柱头形成"锥形",进而破裂。在卵泡壁中发现了具有收缩性的平滑肌样细胞,平滑肌收缩可能是排卵的最后触发因素,但尚不清楚什么因素导致平滑肌收缩。卵母细胞从颗粒层分离后,与其卵丘一同在卵泡液中游离,然后随着从卵泡壁的破裂口渗出的卵泡液一同排出,发生排卵。研究表明,排卵过程中 LH 诱导的一系列级联反应导致的排卵类似于炎症反应,但又有所不同,例如这个过程中经历甾体类激素产生和卵母细胞成熟及排放过程。

总之,LH 作用于颗粒细胞和膜细胞,产生甾体类激素、前列腺素、趋化因子和细胞因子等,介导炎症反应发生,激活卵巢的免疫细胞和非免疫细胞,并吸引更多的免疫细胞迁移到卵巢。这些细胞共同调节蛋白降解通路,重构卵泡基质,破坏颗粒细胞基膜层,血管内皮细胞侵入,最终导致排卵的发生。

九、黄体形成及退化

排卵后由于排卵点破裂的血管出血,塌陷的卵泡壁内部充满凝血,称为血体(corpus hemorrhagicum)。由于排卵前优势卵泡的颗粒细胞开始表达 LH 受体,高浓度的 LH 促使颗粒细胞合成一组新的甾体酶,催化黄体酮的分泌,这种转变称为黄素化。排卵后这些黄素化的颗粒细胞侵入塌陷的卵泡腔,形成黄体(corpus luteum)。黄体之所以呈黄色,是由于黄体细胞中色素的存在;另外来自膜层的血管生长,穿入成团的黄体细胞间。黄体细胞分泌高水平的孕酮和一定的雌二醇,这两种激素的分泌依赖于 LH。黄体在月经周期的后半程形成,最大直径可达到 10~20mm,随后在月经前退化。退化的黄体中充满结缔组织,称为白体(corpus albicans)。如果妊娠发生,黄体不发生退化,并在妊娠前 3 个月发挥作用。

(孙青原)

第二节 精子发生、成熟及获能

一、精子发生

生精过程最早开始于胚胎发育阶段:原始生殖细胞(primordial germ cells,PGC)在胚胎期迁入生殖嵴后,性原细胞(gonocyte)进一步增殖,然后进入并保持静息状态;雄性个体出生后,性原细胞恢复增殖,形成精原干细胞(spermatogonial stem cell);精原干细胞通过不对称分裂形成精原细胞,后者经过多次分裂和分化形成精母细胞;进而历经精母细胞减数分裂和精子变态,最终完成整个生精过程,产生精子;精子发生(spermatogenesis)是一个由多个步骤组成的细胞增殖和分化过程,其中任何一步出现异常,都有可能导致精子发生失败。

哺乳动物达到性成熟后,精子发生以生精波的方式周期性进行。人类一个生精波(生精周期)约 64 天,在从 A 型精原细胞到单倍体精子形成的过程中,生殖细胞从曲细精管基底膜的位置逐渐向管腔移动,因此根据曲细精管内各级生精细胞的分布与排列可以把曲细精管划分为 6 个时期(图 1-2-1)。

(一)精原(干)细胞的自我更新和分化

成年个体的精子发生起源于精原干细胞,这类细胞较小,细胞核呈卵圆形,位于曲细精管的基底膜处。不同于小鼠精原干细胞可经多次有丝分裂形成不同类型的未分化的 A 型精原细胞(如 A_{single}、A_{paired} 和 $A_{aligned}$)和分化的 A 型精原细胞($A_1 \sim A_4$),人类等灵长类动物的精原干细胞仅存在 2 种未分化的类型,即 A_{dark} 型和 A_{pale} 型,A_{pale} 型精原细胞直接分化形成 B 型精原细胞。

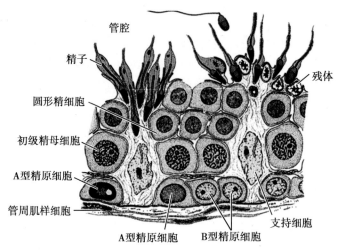

图 1-2-1　人类睾丸切面示意图

成年睾丸中的精原干细胞构成干细胞库，干细胞库的维持依赖于干细胞的自我更新和分化之间的平衡，也保证了一生中大部分时间都有精子发生。当平衡移向分化，干细胞库将最终耗竭，睾丸将不再产生精子；与此相反，当平衡移向自我更新，将导致精原干细胞的累积和精子产生减少。对基因修饰小鼠模型的研究发现 *Id4*、*Zbtb16* 和 *Nanos2* 等对调节精原干细胞自我更新和分化之间的平衡具有重要作用，例如表达于精原干细胞和 A_{paired} 型精原细胞中的 *Nanos2* 基因缺失或过表达可分别导致小鼠未分化精原细胞耗竭或积累；而 *Zbtb16* 缺失会引起未分化精原细胞减少（图 1-2-2）。

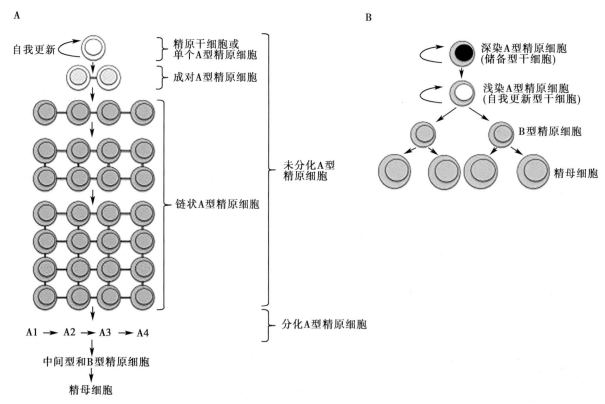

图 1-2-2　精原干细胞的更新和分化
A. 小鼠精原干细胞的更新和分化过程；B. 灵长类精原干细胞的更新和分化过程

睾丸中的支持细胞对生殖干细胞的更新和分化也发挥重要调节作用，其通过一些生长因子或旁分泌分子，如 GDNF、CSF1、SCF、Activin A 和 BMP4 等，调节精原干细胞发育微环境的稳定。另外，由于精原(干)细胞在曲细精管中所处的特殊位置(即血睾屏障外侧)，使其能直接接触来自曲细精管外的睾丸间质和血管中的物质，因此睾丸间质细胞和血管网络等也对精原干细胞微环境维持有重要作用，但这些分泌因子以及它们的信号转导途径还需要进一步阐明。

目前，对人类精原细胞分化启动的信号和机制仍然了解甚少。对小鼠的研究发现维生素 A(可代谢形成视黄酸)缺乏或视黄酸合成相关酶的缺陷可抑制 A1 型精原细胞形成，表明精原细胞的分化依赖于视黄酸。另外，酪氨酸激酶受体 c-KIT 被认为是分化精原细胞的标记物。*c-Kit* 基因或其配体基因 *Scf* 突变均会导致精原细胞分化缺陷。一些精子

和卵子发生特定螺旋 - 环 - 螺旋(SOHLH)蛋白质，也被认为在早期的精原细胞分化过程中起作用，如小鼠 *Sohlh1* 和 / 或 *Sohlh2* 基因缺失后，c-KIT 表达减少，精原干细胞虽存在，但 A1~A4 型精原细胞向 B 型精原细胞的分化有缺陷(图 1-2-3)。

(二)精母细胞减数分裂

精原细胞分化形成精母细胞，后者的 DNA 只复制一次但细胞经历两次分裂(减数分裂 Ⅰ 和 Ⅱ)，形成染色体数目减少一半的单倍体精细胞。通过减数分裂 Ⅰ，来自父方和母方的同源染色体完成分离，而每条染色体的两条姐妹染色单体则通过减数分裂 Ⅱ 完成分离。减数分裂 Ⅰ 和 Ⅱ 都由前期、中期、后期和末期组成(图 1-2-4)。

1. 减数分裂 Ⅰ 前期 减数分裂 Ⅰ 前期特殊的同源染色体行为是减数分裂的最基本特征。B 型精原细胞分化形成前细线期精母细胞，从而启动减数分裂。减数分裂 Ⅰ 前期的起始依赖于 RNA 结合

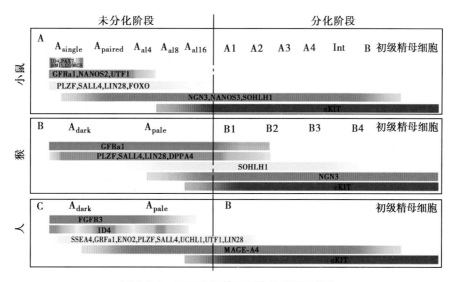

图 1-2-3 不同阶段精原细胞的分子标记物

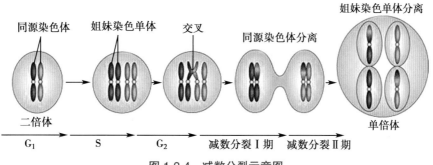

图 1-2-4 减数分裂示意图

蛋白DAZL,其能够确保生殖细胞对维甲酸的应答,表现为STRA8蛋白的表达。STRA8是减数分裂Ⅰ起始和正常进行所必需的,因为*STRA8*基因敲除小鼠睾丸中虽存在精原细胞和前细线期精母细胞,但缺乏前细线期之后的生殖细胞。

减数分裂前期Ⅰ同源染色体间的重组交换是减数分裂的核心事件,重组交换的正常发生确保了减数分裂的正常进行和精子的遗传多样性。减数分裂重组起始于减数分裂Ⅰ前期染色体上大量程序性DNA双链断裂(programmed DNA double strand breaks,DSBs)的产生,这些DSBs的产生是由减数分裂特异的拓扑异构酶复合物Ⅵ催化形成的,同时受到H3K4及H3K36三甲基化酶复合物PRDM9、HELLS和INO80等,以及DSB产生的复合物IHO1、REC114、MEI4和ANKRD31等的调节和辅助。DSBs继而以同源染色体为模板,通过同源重组(homologous recombination,HR)途径进行修复,最终产生交换(crossover,CO)和非交换(non crossover,NCO)产物;这种修复也介导了同源染色体之间的相互识别和配对。

为了确保程序性DSB的正确修复和同源染色体间交换的有效发生,减数分裂前期同源染色体之间将形成一种蛋白复合物,即联会复合体(synaptonemal complex,SC),来固定同源染色体间的距离,利于同源重组修复的进行和交换的正常发生(图1-2-5)。联会复合体是减数分裂的标志性结构,随减数分裂Ⅰ前期的进行,呈现典型的有规律的形态变化,即SC侧轴的形成、SC的组装和解聚。根据SC的这些行为,减数分裂Ⅰ前期可被划分为五个亚期,即细线期、偶线期、粗线期、双线期和终变期。在细线期(leptotene),联会复合体的侧轴(lateral element,LE)在每条染色体的两条姐妹染色单体间沿染色体在多个位点开始组装,形成点状或短片段状的聚集物,随着细胞周期进行,联会复合体侧轴片段逐渐延伸并连接起来而形成完整的贯穿整条染色体的线状结构。随后,同源染色体在不同区段开始配对,并在配对的侧轴之间形成联会复合体的中轴(central element,CE),此时,精母细胞即进入了偶线期(zygotene)。随着同源染色体配对的完成和贯穿染色体全长的中轴逐步形成(除XY染色体不配对区域),减数分裂进入了粗线期(pachytene)。在这一时期,依托联会复合体的参与和调控,联会区域的DSB逐渐完成修复,导致重组互换(crossover,CO)或非重组互换产物(non crossover,NCO)的形成。减数分裂重组修复完成后,联会复合体中轴开始解体,同源染色体逐渐分开,减数分裂即进入双线期(diplotene)。在双线期,同源染色体在未发生重组互换的区域完全分开,

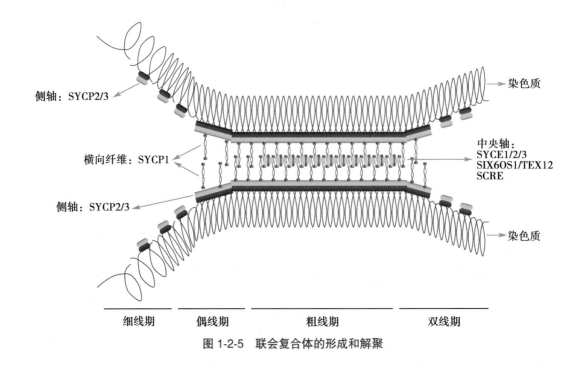

图 1-2-5　联会复合体的形成和解聚

而在染色体互换的位置则形成交叉从而在同源染色体之间形成物理连接。终变期（diakinesis）是减数分裂Ⅰ前期的最后一个时期，在这一时期，联会复合体中轴完全解聚，而侧轴仅在着丝粒区域有残留信号，染色体也在这一时期开始凝集（condensation）并进入减数分裂中期Ⅰ（meiotic metaphase Ⅰ，MM Ⅰ）。

在细线期，染色体的侧轴开始组装；偶线期，同源染色体开始联会，中轴开始形成；粗线期，同源染色体完全联会，形成贯穿染色体全长的中轴；双线期，联会复合体逐渐解聚。其中，SYCP2/3 组成联会复合体的侧轴，SYCP1 形成联会复合体的横向纤维丝，中央轴成分则由 SYCE1/2/3、SIX6OS1 和 TEX12 等组成。

2. 同源染色体分离 进入减数分裂Ⅰ中期，同源染色体借助重组交换形成的交叉和姐妹染色单体间的黏连复合物（cohesin）而排列到细胞分裂纺锤体的赤道板上。在此过程中，纺锤体组装检验点（spindle assembly checkpoint，SAC）通过对同源染色体上着丝粒间及其纺锤体两极间形成张力的感应来调节染色体在纺锤体赤道板上的正确定位和随后的分离。如果同源染色体间在粗线期未能形成重组交换或姐妹染色体间缺少黏连复合物，则会导致同源染色体不能正确排列到减数分裂Ⅰ中期纺锤体上，进而激活纺锤体组装检验点而导致细胞周期停滞，从而给细胞更多的时间来完成染色体在赤道板上的排列。最终染色体都能正确排列到赤道板上，纺锤体组装检验点则失活，从而启动减

数分裂Ⅰ后期。在后期Ⅰ，染色体臂上的减数分裂黏连复合物组分 REC8 被分离酶（separase）切割，从而使同源染色体可以分开，但位于着丝粒区域的 REC8 由于被 Shugosin-2（Sgo2）蛋白保护而不能被切割，从而阻止姐妹染色单体在减数分裂Ⅰ提前分离。此外，与后期Ⅰ同源染色体之间的交叉相似，着丝粒与纺锤体两极的连接以及姐妹染色体上着丝粒间的黏连复合物对确保染色体正确排列到赤道板上从而满足减数分裂Ⅱ纺锤体组装检验点的要求是必需的。等减数分裂Ⅱ染色体都正确地排列到中期赤道板上，纺锤体组装检验点失活，减数分裂Ⅱ后期启动，着色粒区域的黏连蛋白 REC8 失去 SGO 的保护而被分离酶切割，从而允许姐妹染色单体分离和圆形精细胞的产生。

（三）精子变形

精子变形是单倍体圆形精细胞逐步分化而形成具有头部和尾部结构的精子的过程。在这个过程中虽然细胞不再分裂，但细胞核和细胞质却发生了一系列剧烈变化，包括顶体形成、细胞核浓缩、组蛋白被鱼精蛋白替换、尾部鞭毛形成和细胞质残体脱离等生物学过程（图 1-2-6）。

1. 顶体形成 精子顶体是一种呈帽状覆盖于精子头部、由胞吐囊泡融合形成的结构，内含多种用于顶体反应的水解酶。顶体由一层膜包裹，分为顶体内膜和顶体外膜两部分：内膜位于核膜表面，通过细胞骨架将顶体锚定在核膜上，称之为核周膜；外膜靠近精子质膜。在顶体反应过程中，顶体

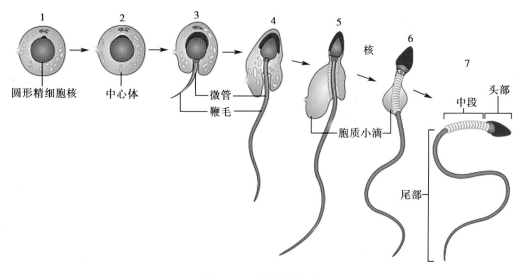

图 1-2-6 精子变形过程

外膜与精子质膜融合,但顶体内膜却保持完整,直到精子与卵子融合。

顶体发育进程分为4个时期:高尔基体期(golgi phase)、顶体帽期(cap phase)、顶体期(acrosome phase)和成熟期(maturation phase)。在哺乳动物中,顶体的形成始于高尔基体,首先含有多种组分如前顶体素的前顶体囊泡在内质网形成后被转运到高尔基体,继而通过高尔基体网络运送到精细胞核周围并呈圆环状排列在顶体的位置,被称之为acroplaxome,随后,多个前顶体颗粒融合形成一个顶体颗粒。同时,高尔基体分泌的多个囊泡与顶体颗粒融合形成顶体泡(acrosomic vesicle)。在顶体帽期,顶体泡逐渐扩大并沿着精细胞核的前端扩散,形成帽状结构。随后这种帽状结构沿着细胞核的背侧继续延伸并形成凸起的结构,该时期被称为顶体期,此时细胞核开始延伸,中心粒迁移至与顶体颗粒相对的细胞核的另一面,远端中心粒上长出鞭毛。在成熟期,顶体的赤道段完全形成(图1-2-7)。

2. 头部塑形　人精子变形中一个最明显的形态学变化是精子头部的形成,它由圆球形的细胞核逐渐转变为长形的梨状细胞核。精细胞头部塑形是精子变形过程的核心事件,头部塑形失败是造成雄性不育的重要原因之一。精细胞头部塑形涉及以下几种特异的结构或生物学过程:

(1)顶体板:顶体板(acroplaxome)是一个主要由F-肌动蛋白和角蛋白5组成的细胞骨架板结构,为前顶体囊泡的聚集和融合提供了支点,并且通过其特有的类似桥粒复合体的边缘环(marginal ring)结构,连接顶体内膜和核纤层,在细胞核变形过程中负责将发育中的顶体锚定在核膜上。

(2)精子领:精子领(manchette)最初由Lenhossek在1898年发现,是一个微管密集聚集的细胞骨架结构。精子领作为一种暂时性的结构,主要由核周环(perinuclear ring)及微管束围绕精细胞的细胞核后半部形成一个栅栏状结构。精子领微管被认为与细胞核骨架通过某种连接蛋白形成联系,随着精细胞发育,精子领逐渐向细胞核后半部移动,通过微管束与细胞核骨架的联系使细胞核头部变为长形。精子头部塑型完毕后,精子领解聚消失。

(3)**染色质重塑**:精子变形涉及染色质的高度重塑,这一过程的核心事件就是鱼精蛋白替代组蛋白。染色质核小体上的经典组蛋白首先被过渡蛋白(transition protein,TP)取代,而过渡蛋白随后又被鱼精蛋白(protamine)所替换。由于鱼精蛋白由大量精氨酸组成,其本身带有正电荷,从而使带有负电荷的DNA高度凝缩。研究发现过渡蛋白TP1和TP2单独缺失的小鼠只显示轻微精子发生异常,而共同缺失则导致小鼠不育,表明TP1和TP2有部分冗余功能。此外,鱼精蛋白1或鱼精蛋白2的单倍剂量不足均可导致雄性小鼠不育(图1-2-8)。

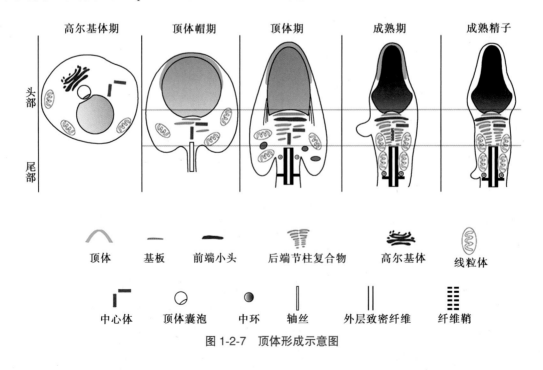

图 1-2-7　顶体形成示意图

够为精子鞭毛提供被动的刚性支持。中段和主段之间存在一个由隔膜蛋白形成的环形结构,称为中环,功能是作为扩散屏障。在主段,部分外部致密纤维被纤维鞘替换,以便为精子鞭毛提供支持,并参与正常鞭毛功能所需的多种信号转导和代谢级联反应。在精子鞭毛末段,只有质膜包被轴丝。

轴丝是精子鞭毛的核心结构,贯穿了精子尾部的全长。轴丝是由外围 9 根微管二联体(microtubule doublets,MTDs)围绕中央两根微管单体形成典型的 9+2 结构。在外围的每一根微管二联体上,都附着有两个手臂样的结构,分别称之为动力蛋白内臂(inner dynein arms,IDAs)和动力蛋白外臂(outer dynein arms,ODAs)。动力臂是轴丝的结构亚基,也是精子鞭毛产生摆动力的基础。每一个臂上都包含一系列的轻链蛋白、至少两个中间链蛋白和重链蛋白,其中重链蛋白能够水解 ATP,为精子的运动提供动力。研究表明,参与轴丝形成蛋白(如 HOP、SPGA6、TEKSTIN-T 和 DNAH17等)的缺失会导致关键轴丝结构缺失和鞭毛运动能力受损;而且轴丝结构缺失除了造成精子不能运动,还常伴随精子头部异常,表明精子头部和尾部的发育是相互关联的(图 1-2-9)。

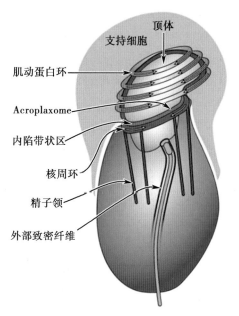

图 1-2-8 精细胞头部塑性相关结构示意图

3. 精子鞭毛 基于精子鞭毛轴丝外围附属结构的不同,精子尾部被区分为 3 个主要的部分:中段(mid-piece)、主段(principal piece)和末段(end piece)。其中,中段最接近精子头部的区域,该段有大量的线粒体形成的线粒体鞘,这些线粒体能够通过糖代谢为精子的运动提供能量;围绕在主段轴丝外围的外部致密纤维(outer dense fiber,ODFs)能

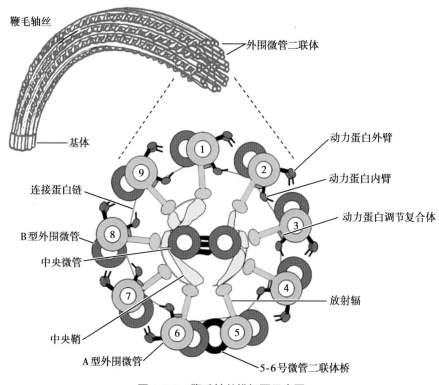

图 1-2-9 鞭毛轴丝横切面示意图

4. 胞质去除 精子发育过程中,细胞质去除包括三个阶段:首先,大部分的细胞质被精细胞头部朝向支持细胞的胞质突起 tubulobulbar 复合物(TBC)去除;随后,通过 CAPZA3 参与去除部分细胞质;最后,剩余的细胞质在排精时以夹断残体和细胞质小滴(位于精细胞颈部附近一个小口袋的细胞质)的形式去除。虽然大多数细胞质通过 TBC 去除,但研究表明残体和细胞质小滴在精子形成中也至关重要。例如 Spem1 突变会造成细胞质残体无法脱离,并伴随严重的精子畸形和雄性不育。

二、精子成熟

在睾丸中发育而成的高度特化的精子,并不具备运动和使卵子受精的能力,需依次经过附睾头、体和尾部后,才能获得运动的能力。精子在附睾中发生的这一系列生理生化变化的过程,称为精子成熟。

曲细精管中形成的精子不具有运动能力,是依赖小管的收缩蠕动而随着支持细胞分泌的液体被运送到睾丸网(rete testis)中,继而经输出小管进入附睾头部。在曲细精管和睾丸网中,精子密度并不高,但进入附睾后,借助附睾的浓缩作用(如水分被附睾管上皮细胞吸收)精子密度增加。另外,附睾内管道在头部较细,尾部变粗。成熟精子储存在附睾尾部。例如人睾丸产生的精子约 70% 储存于附睾,其中一部分最终被吸收,只有少部分随射精排出。

研究认为,睾丸中精子无运动能力可能部分是由于精子质膜不成熟所导致,随着精子在附睾液中穿过附睾不同的区域,其质膜逐步发生转变。精子离开睾丸时,其质膜上既有吸附蛋白,又有膜整合蛋白;在精子成熟过程中,这些蛋白质改变了它们在质膜内外的位置和含量。而一些糖蛋白可位于精子头部,既可以使精子质膜稳定,以避免其在提前发生顶体反应,又能介导后期精子与透明带相互作用或精卵的融合。此外,精子尾部质膜也可吸附和/或整合若干种特殊糖蛋白和多肽,可防止精子在成熟前发生超激活运动。

值得注意的是,人类精子通过附睾获得受精能力可能是一个时间问题。例如,一般在正常附睾头部和体部的人精子并不具备受精能力,只有当它们到达尾部远侧端时才获得这种能力。但当将附睾结扎阻断后,附睾头部精子有时在体外也可使卵子受精,提示人精子获得受精能力可能与其所在附睾的位置无关。

三、精子获能

精子成熟后具备了运动能力,但仍然没有受精能力,还需在通过雌性生殖道中经历一系列生理生化变化才能获得受精能力,这一过程被称为精子获能(sperm capacitation)。这一现象最早由张明觉博士和 Austin 分别发现,他们发现人及哺乳动物精子在离开雄性生殖道时,不能立即使卵子受精,而必须在雌性生殖道内经历一段成熟过程,才能获得受精能力。有趣的是,精子获能是一个可逆过程:已获能的精子与精浆和附睾液接触后,又可去获能(decapacitation);而把去获能的精子转移到雌性生殖道,精子又可重新获能,由此可见精浆和附睾液中存在着一种使精子去获能的因子。

目前的观点认为,精子获能涉及精子头部维持质膜稳定但抑制精子受精蛋白质的去除或蛋白修饰的改变。精子获能过程中,相关抑制因子的改变或去除使精子质膜失去稳定性,从而诱发顶体反应;另外,获能后精子的尾部运动更为剧烈,并能诱发精子超激活运动,以便游向卵子。

对于雌性生殖道能够诱发精子获能,目前有多种解释:一种是排卵后的卵泡液中含有参与诱发精子获能的分子。研究发现卵泡液能够激发精子运动,而且这一过程与 Ca^{2+} 内流有关。另外,钙调蛋白和碳酸氢盐可能通过参与腺苷酸环化酶的激活,进而促进精子内 cAMP 产生和 cAMP 依赖的蛋白激酶的激活,从而促进精子获能。此外,孕酮也可激发人精子 Ca^{2+} 内流,引起胞内 cAMP 水平上升和蛋白酪氨酸磷酸化,从而促进精子的获能(图 1-2-10)。

四、精子发生的激素调节

(一)促性腺激素释放激素

促性腺激素释放激素(gonadotropin releasing hormone,GnRH)是动物生殖过程中重要的激素,是

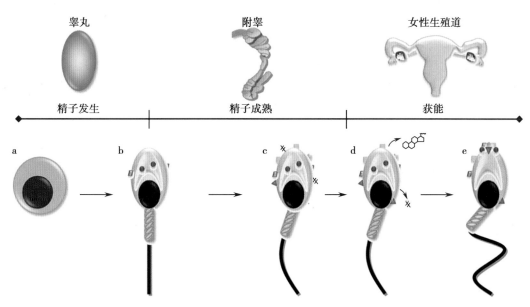

图 1-2-10 精子成熟、获能阶段的表面结构变化

a. 圆形精细胞转变为形态成熟的精子；b. 成熟过程中许多参与精子与卵子透明带作用的蛋白表达；c. 精子随后进入附睾成熟阶段，精子被浸入复杂的附睾微环境使精子表面布满大量蛋白质/分子，这也是成功受精的必要条件，另外表面蛋白的修饰又可阻止细胞过早获能；d. 精子获能发生在女性生殖道内，在获能的初始阶段发生胆固醇外流和去除部分蛋白修饰，从而使得精子超激活和获得结合透明带的能力；e. 精子质膜重塑

下丘脑水平分泌的激素，对生殖过程的神经内分泌调控起着中心作用，是性行为的重要介导者，不同组织中的 GnRH 具有不同的生物学功能。GnRH 以一系列脉冲的方式被释放入门脉血管中，与促性腺激素细胞膜表面的特异受体结合，GnRH 受体位于合成促性腺激素 LH 和 FSH 的垂体细胞的质膜上。随后启动第二信使系统肌醇三磷酸而出现三种反应：首先，在数分钟内存储的 FSH 和 LH 先释放，持续约 30~60 分钟。随着第二次 GnRH 峰的到来，分泌反应要强于第一次反应，这称之为 GnRH 的预激作用。GnRH 的持续作用可以引起 LH 的释放和小的分泌颗粒的显著减少。最后，经过几天后，GnRH 又与促性腺激素细胞继续结合以维持它的分泌状态。

（二）黄体生成素和卵泡刺激素

黄体生成素（luteinizing hormone，LH）和卵泡刺激素（follicle stimulatine hormone，FSH）是垂体水平分泌的调节睾丸功能的激素。LH 作用于睾丸间质细胞，调控睾酮合成与分泌；FSH 主要通过支持细胞与睾酮协同调控精子发生。通过其在睾丸内的特异性受体将激素信息传递至细胞内，促进细胞的活动，潜在调节睾丸的生精作用。LH 结合在睾丸间质细胞，刺激产生睾酮、类固醇激素，扩散到生精小管，在生精小管只有支持细胞具有睾丸激素受体和 FSH 受体。FSH 和睾酮的信号通过 Sertoli 细胞转导到生殖细胞，FSH 对精子的发生具有以下调节作用：①诱导动物和人精子发生的启动或始发；②引起去垂体大鼠与冬眠动物精子发生的再启动；③与睾酮一起参与维持性成年灵长类的精子发生。

（三）睾酮

睾酮（testosterone，T）是一种 C19 类固醇激素，为人体最主要的雄性激素。在男性，睾酮在睾丸及其他组织中被 5α- 还原酶作用，可生成 5α- 双氢睾酮，其活性大大高于睾酮。男性血浆中睾酮 95% 来源于睾丸，成年男性每天分泌睾酮约 4~6mg，肾上腺分泌很少；女性则主要由肾上腺皮质分泌，卵巢分泌很少。血浆中游离睾酮仅占 2%，98% 为结合型，但只有游离态具有生物活性。睾酮分泌主要受 LH 调节，LH 作用于睾丸间质细胞，通过膜受体 cAMP 系统发挥生物学作用，促进睾酮的合成分泌。同时睾酮又可对 LH 的分泌起负反馈作用。睾酮能促进蛋白合成，并对维持性欲有一定的作用。

五、血 - 睾屏障

有学者观察到许多物质注入血液后很快会出现在睾丸的淋巴液中，而睾丸网液中则没有，基于这种观察，形成了"血 - 睾屏障"的概念。超微结构研究显示睾丸内相邻支持细胞间的特异性连接复合物可将生精上皮细胞分为基底层和发育层。另有研究显示，支持细胞间的紧密连接可阻止微小物质从睾丸间质向生精上皮的渗透。睾丸内的血 - 睾屏障有三个不同的水平。主要的水平由支持细胞和不同于其他生殖细胞的减数分裂前的生殖细胞（精原细胞）间的紧密连接形成。另外两个血 - 睾屏障的水平存在于毛细血管的内皮细胞和小管周围的肌样细胞。

血 - 睾屏障可能对减数分裂很重要，因为生殖细胞周围的液体比屏障外更稳定且明显不同，其功能上的意义还有待进一步证实。另外血 - 睾屏障可隔离男性免疫系统，使其无法识别单倍体雄性配子。

（史庆华　江小华）

第三节　受精机制、受精卵运行及胚胎着床

一、受精

受精（fertilization）是指精子与卵子相互融合形成受精卵的过程，一般在排卵后 24 小时内，于输卵管的壶腹部完成。

在排卵前 36~48 小时开始，初级卵母细胞恢复并完成了第一次减数分裂，同源染色体分离并分别进入分裂后的两个子细胞，即次级卵母细胞及第一极体。这样每个次级卵母细胞都含有 23 条染色体，但由于每一条染色体都由两条姊妹染色单体组成，所以含有二倍量的 DNA。次级卵母细胞几乎不经过分裂间期便进入第二次减数分裂，并停滞在分裂中期直到受精发生。

成熟卵泡破裂后，次级卵母细胞从卵泡内被排出进入输卵管内，包绕在卵母细胞周围放射冠和卵丘细胞也一起被排出。排卵时，受高水平雌激素的影响，输卵管伞部的突起伸长，平滑肌呈节律性收缩，在卵巢表面进行扫描样运动，使排出的卵母细胞连同其表面的卵丘进入输卵管内。同时，输卵管上皮表面的纤毛向子宫腔方向快速摆动，输卵管壁上的平滑肌节律性收缩，输卵管腔内的液体向子宫腔方向流动，这些因素使卵母细胞向子宫腔方向运转。当卵母细胞到达壶腹部时，因此处管腔宽大、液流速度慢，其运转速度减缓，受精过程就在此处发生。

通过射精排出的精子是在生精小管内发生并在附睾内完成成熟发育的，这时的精子还不具备使卵子受精的能力，必须经过"精子获能"的过程后才能完成受精。精子获能（capacitation）是指精子在女性生殖管道内，特别是在输卵管内运行时获得受精能力的过程。精子获能的分子机制至今尚不完全清楚，仅已知通过离子通道的变化，尤其是钙离子的转运，以及环磷酸腺苷（cAMP）的信号转导等途径，使得精子表面的一些糖蛋白衣和精浆蛋白从精子头部脱落，顶体表面的细胞膜裸露，从而具有受精的能力。

当获能后的精子遇到卵母细胞周围的卵丘和透明带时，便释放顶体酶，溶解卵丘颗粒细胞之间的基质，穿越透明带，这一过程称为顶体反应（acrosome reaction，AR）。AR 的发生是通过精子膜蛋白与卵子透明带上糖蛋白间的相互识别诱发而完成。研究发现，人类及其他哺乳动物的卵子透明带蛋白（zona pellucida，ZP）由糖蛋白 ZP1、ZP2、ZP3、ZP4（人类）组成，其中 ZP2 和 ZP3 为卵子表面主要的精子受体。首先已获能的精子质膜上特异的配体（初级卵子结合蛋白）与卵子表面的初级精子受体 ZP3 结合，形成受体 - 配体复合物。该复合物使精子附着于透明带上，并释放顶体酶。在顶体酶的作用下，精子穿越透明带与卵母细胞膜接触并融合。精子与卵细胞膜的接触和融合引发了卵浆内皮质颗粒胞吐，改变了透明带的性质，灭活了透明带表面的精子特异性受体，从而阻止了其他精子的穿越，这一过程称为透明带反应（zone reaction）。此外，皮质颗粒胞吐也改变了卵质膜的性质，在质膜水平阻止多精入卵。透明带反应和卵质膜反应使一个精子进入卵胞质后，其他精子不能进入，从

而保证了单精子受精,防止多精受精。由于在 AR 过程中覆盖在顶体外部的质膜已经消失,精子头部与卵膜融合,精子头部的细胞核及头尾部的少量细胞质进入卵细胞质。

精子的进入不仅引发了卵母细胞皮质反应(cortical reaction),而且启动了停止在分裂中期的第二次减数分裂,此时两条姊妹染色单体的连接点——着丝粒分裂,于是两条姊妹染色单体分别进入两个子细胞,生成了一个成熟的女性配子——卵子和一个几乎不含细胞质的极体细胞(第二极体)。这样成熟卵子的细胞核中含有 23 条染色单体,即含有单倍量的 DNA,成为真正的单倍体细胞。卵子的细胞核呈泡状,称为雌原核。精子的细胞核去致密并胀大呈泡状,称雄原核。每个精子细胞也含有 23 条染色单体。这样就形成了一个由精子与卵子融合而成的含有 46 条染色体的二倍体细胞——受精卵。两原核进一步贴近,核膜消失,染色体释放到卵胞质中,来自两个原核的染色体各自形成纺锤体,进入第一次有丝分裂。至此,受精过程完成(图 1-3-1)。

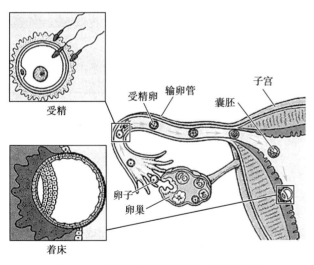

图 1-3-1　受精及受精卵发育、输送与着床

二、受精卵转运和胚胎着床

受精后 30 个小时,受精卵随着输卵管平滑肌的蠕动和输卵管上皮纤毛的推动向宫腔方向移动。除上述的协作运输外,输卵管液也是一个不可忽视的因素。输卵管液是由输卵管上皮细胞分泌和输卵管血管渗透而成的混合液,也可渗入少量的腹腔液、滤泡液和子宫液,平时由输卵管流向腹腔方向,但排卵期却有大部分流向子宫,这样受精卵就可以漂浮在输卵管液中转运到子宫。

受精卵转运的同时进行有丝分裂,形成多个子细胞,称为卵裂球。受精后 72 小时,细胞分裂形成由 16 个细胞组成的实心细胞团,称之为桑椹胚。受精后第四日,桑椹胚增至 100 个细胞,这时胚胎由输卵管内进入宫腔,外层细胞分泌液体形成液腔,内细胞团凸向液腔,滋养细胞形成液腔外层,这时的胚胎称为早期囊胚。约在受精后第 5 天末或者第 6 天初,早期囊胚的透明带开始消失,体积迅速增大,晚期囊胚经过定位、黏附和穿透三个阶段植入子宫内膜,此过程称为胚胎着床。胚胎植入的位置多为子宫的前壁或后壁,少数情况下着床于子宫内的其他位置或者子宫外。

胚胎着床必须具备三个条件:第一,具有着床能力的囊胚,即透明带已经消失,囊胚内滋养细胞分化出合体滋养细胞;第二,与囊胚发育同步且功能协调的子宫内膜,子宫内膜上皮细胞在大多数时候对胚胎起到了屏障的作用,只有一个很短的时期才能接受胚胎的着床,这个时间窗口通常称为"着床窗口期"(window of implantation),一般在黄体生成素(LH)高峰后的 7~11 天;第三,体内适合的内环境。

胚胎的着床是以囊胚在子宫内膜上的定位为标志的,通常为胚胎进入宫腔 2~4 天,这时囊胚已分化为日后发育为胎体的内细胞团和日后发育为胎盘的滋养外胚层两部分。在植入过程中母体子宫发生的第一个变化,即植入部位周围的毛细血管通透性增加,这可能是由于囊胚改变了子宫内膜上皮表面的表皮生长因子(EGF)的表达所致。同时,上皮细胞另一个形态学改变是极性消失和细胞变得扁平,使得这部分上皮变成了子宫内膜中的"薄弱部位"。除此之外,为了响应胚胎的信号,内膜细胞同时改变了聚糖的分布、整合素的排序等,为胚胎着床做好准备。

胚胎通过在宫腔内滚动来确定合适的着床位置,上皮细胞表面的细胞顶端有大量的微绒毛,这些微绒毛被一层厚的多糖所包被,而胚胎中所包含的几种受体或者配体,可以与这些多糖相结合,从而达到黏附的作用。其中胚胎上的 L- 选择素与内膜中的寡糖受体相结合在黏附中发挥重要作用。

胎盘在排卵后第二周开始形成，此时，在植入部位的滋养细胞已分化为细胞滋养层和合体滋养层，并且开始侵入母体血管内。细胞滋养细胞侵入母体子宫螺旋动脉和子宫内膜层，直到肌层的上三分之一均被细胞滋养细胞替代。

胚胎的定位、黏附和穿透是一个复杂、连续的过程，有多个分子或激素参与其中。

（一）L- 选择素及其配体

选择素是细胞黏附分子选择素家族的成员之一，包括 3 个结构类似的分子，即 L- 选择素、P- 选择素和 E- 选择素。在人类母胎界面有选择素黏附系统。当囊胚从透明带释放之后，滋养外胚层 L- 选择素表达增强；同时子宫上皮选择素寡糖配体 MECA-79 或 HECA-452 在着床窗口期表达上调，两者结合可能构成着床起始步骤。MECA-79 在整个月经周期的腔上皮和腺上皮都有表达，但在分泌中期的表达加强，且腔上皮表达能力强于腺上皮。Foulk 等研究了 20 例正常生育妇女和 20 例反复着床失败（repeated implantation failure，RIF）的患者后发现，正常生育妇女均表达 L- 选择素及其配体，但 25% 的 RIF 患者存在 L- 选择素缺失；因此，认为 L- 选择素及其配体在早期胚胎着床中发挥着重要的作用。

（二）黏蛋白 1

黏蛋白 1（MUC1）是位于细胞表面顶端高度糖基化的大分子量 I 型细胞表面糖蛋白。MUC1 蛋白胞外区具有分子量大、结构稳定及带有负电荷的理化特性，使 MUC1 具有保持腔细胞完整性的功能，同时还可抑制许多小分子量的膜结合分子，包括黏附分子如 β- 整合素和 E- 钙黏蛋白之间的相互作用，使 MUC1 有一定的抗黏附性。因此着床窗期母体内膜细胞表面高表达这种糖蛋白是胚胎植入的屏障，从内膜上皮细胞表面清除 MUC1 是有助于胚胎植入的先决条件。研究显示，人的囊胚具有降低内膜 MUC1 表达的能力，当囊胚到达宫腔时，可以使子宫内膜黏附部位的 MUC1 表达下降，抗黏附作用减弱，胚胎滋养层细胞得以黏附并侵入腔上皮细胞间隙。Aplin 等的研究证实了在囊胚下及囊

胚附近的子宫内膜上皮细胞中 MUC1 表达下降，而其他部位的内膜上皮细胞的 MUC1 仍正常表达。Horne 等的研究发现，胚胎诱导子宫内膜接受性是通过白介素 -1 调节 MUC1 表达实现的。

（三）整合素

目前的研究认为，整合素的出现是子宫内膜着床窗口最重要的标志，至少有 3 个整合素基因在子宫腺上皮的共同表达才形成着床窗口。整合素家族是一类普遍存在于细胞表面的跨膜糖蛋白，存在于动物机体的多种组织细胞中，由 α 和 β 两个亚基构成。目前已经发现有 18 种 α 亚基和 8 种 β 亚基，可以组合成 23 种异二聚体分子。在胚胎着床过程中，多种整合素异二聚体发挥重要调节作用。在胚胎、子宫内膜和胎盘中又多种整合素及其配体表达。Lessay 通过检测人子宫内膜上皮细胞整合素的表达，发现 α1、α4、β3 共同表达于内膜上皮细胞只持续 4 天（周期 20~24 天），与"着床窗口"相一致。整合素及其配体分子在子宫内膜的组分改变及重新分布，可使子宫内膜由非黏附状态到黏附状态，即子宫内膜进入接受胚胎的状态。

（四）白血病抑制因子

白血病抑制因子（leukemia inhibitory factor，LIF）是一种具有多种生物学功能的分泌型糖蛋白，为白介素 -6（IL-6）家族的成员。LIF 通过与细胞表面的 LIF 受体及 gp130 受体链组成的复合物结合而发挥作用。子宫内膜的 LIF 锚定在滋养细胞表面，调节滋养细胞的分化。研究表明，LIF 可通过上调整合素 β3 的表达促进胚胎的黏附和植入；分泌期内膜都有 LIF 的表达，且在分泌中期达到峰值；若给予孕激素拮抗剂米非司酮治疗会减少内膜腺上皮 LIF 表达。

（五）前列腺素

胚胎黏附并侵入子宫内膜需要与母体的血管系统相互作用，着床过程可被看作是一种促炎症反应。前列腺素（prostaglandins，PG）作为一种血管活性因子，在排卵、受精、晚期妊娠临产始动中都发挥着重要作用。多个研究表明 PG 是胚胎成功植入的关键因子，在月经周期任何阶段的子宫内膜上都有 PG 的表达，对 PG 合成缺陷的小鼠的研究表明，PG 合成缺陷会导致胚胎植入延迟、妊娠丢失和

产仔数少,但适时注射外源性 PG 即可恢复胚胎正常着床。前列腺素类物质包括 PGE$_2$、PGD$_2$、PGI$_2$ 及 PGF$_{2\alpha}$ 等,它们的结构和功能相似而又有差别。PGE$_2$ 是着床前胚胎滋养层细胞分泌的一种重要的细胞因子,可使蜕膜组织中的纤溶酶原激活为纤溶酶,促进胚胎着床;还能促进血管内皮生长因子(vascular endothelial growth factor,VEGF)的表达,促进着床部位血管的通透性,增加局部的血流量,参与着床过程。PGI$_2$ 参与胎盘形成中血管发生,是早期怀孕小鼠子宫中表达最丰富的前列腺素,其在着床位点的表达远高于非着床位点。RIF 患者可能因为 PG 合成障碍导致内膜容受性下降,进而引起着床失败。

(六) 雌激素和孕激素

子宫内膜是雌激素和孕激素直接作用的靶器官,雌激素和孕激素是囊胚植入过程中起主导作用的激素,两者通过彼此协调实现对子宫内膜的控制,促进子宫内膜和囊胚发育的同步化。

孕激素在胚胎着床中起主导作用,能刺激子宫腔内腺上皮的发育和子宫腺体的分泌,为早期胚胎发育提供营养。同时,孕酮及其代谢物还能抑制妊娠母体的免疫反应,促进着床。妊娠妇女的淋巴细胞可表达孕酮受体,在孕酮作用下诱发封闭因子(progesterone induced blocking factor,PIBF)。PIBF 在体内和体外均有免疫调节作用,对建立母婴免疫耐受,调节妊娠过程十分重要。PIBF 通过产生 Th2 优势细胞因子调节孕酮的免疫作用,通过新型白介素 4 受体信号,激活 Jak/STAT 途径而增加 Th2 型细胞因子;PIBF 抑制磷脂酶 A2 从而降低前列腺素合成;PIBF 抑制蜕膜淋巴细胞释放穿孔素,降低高 NK 细胞的活性对孕鼠的有害作用。

低剂量的雌激素可以延长子宫接受态窗口的开放时间,而相对高剂量的雌激素会令窗口迅速关闭,在高水平雌激素的存在下,子宫向非接受态的转变会发生得更快,甚至在一些情况下很少或不能着床;高剂量雌激素刺激下,囊胚位点处着床特异性基因以及子宫向接受态转化相关基因表达发生畸变,所以高水平雌激素对胚胎着床是有害的。

综上所述,胚胎着床是一个精细调控的过程,包括细胞黏附、侵袭和免疫调节,多种分子参与其

中。在着床的不同时间和空间阶段具有不同的内膜容受性因子,它们共同调控胚胎植入。识别子宫内膜容受性标志物不仅有助于更好地观察人类胚胎植入过程的发生,还能有针对性地进行干预,从而提高 IVF-ET 的妊娠率。

(沈浣)

第四节 妊娠黄体至 胎盘功能的建立

一、妊娠黄体

妊娠黄体分泌雌激素和孕激素维持妊娠。黄体功能于妊娠 10 周后由胎盘所取代,黄体在妊娠 3 个月时开始萎缩。

(一) 黄体的形成

每个月经周期中卵巢都有一个成熟卵子排出,黄体为排卵后由卵泡迅速转变成的富有血管的腺体样结构。排卵后卵泡壁塌陷,颗粒层向内形成皱襞,伴有卵泡膜内层毛细血管出血,破裂口愈合后,卵泡腔封闭,腔内充满浆液性液体及血液,同时卵泡基膜崩塌,结缔组织和血管随之侵入,在颗粒细胞层生长;在黄体生成素作用下,颗粒细胞和卵泡膜内层细胞发生黄素化,分别形成颗粒黄体细胞与泡膜黄体细胞。细胞分裂增生,呈多边形,胞质内有黄色颗粒和脂滴,呈黄色。黄体细胞以颗粒黄体细胞占多数,细胞大,直径 >20μm,着色浅;泡膜黄体细胞小,直径 8~20μm,大部位于黄体外周,细胞较少,细胞核和细胞质都较颗粒黄体细胞深。

与此同时,在卵泡血管内皮生长因子、碱性成纤维细胞生长因子等的作用下,基底膜外的毛细血管、成纤维细胞迅速增殖,并穿入基底膜内,血流速度在各腺体中居首位,大约在排卵后 5 天内先后形成血体及黄体。

(二) 妊娠黄体的功能及黄体的维持与退化

黄体的功能主要是在黄体生成素(luteinizing hormone,LH)的作用下,利用来自血液循环的低密度脂蛋白胆固醇(LDL-C),生成与分泌孕酮(progesterone,P)及雌二醇(estradiol,E$_2$),使子宫内膜由增生期转变为分泌期,为接纳受精卵着床及维

持早期胚胎发育做准备。

两种黄体细胞均能从胆固醇合成类固醇激素，如孕酮。血液循环中的低密度脂蛋白（LDL）与胆固醇结合为 LDL-胆固醇形式，通过受体机制，以胞饮（endocytosis）方式进入细胞内与溶酶体融合。LDL-胆固醇酯水解释放出游离胆固醇后，重新酯化形成脂质小滴进入线粒体内储存。需要时，胆固醇酯立即水解释放出游离胆固醇用于性激素合成。胆固醇经过一系列酶的催化，生成孕烯醇酮，该反应被细胞色素 P450$_{scc}$ 催化，孕烯醇酮再转化为孕酮。

由于信号转导通路的差异，在 LH 的刺激下，黄素化的泡膜细胞较黄素化的颗粒细胞更容易合成孕激素，具体的机制尚不清楚。

排卵后 5~9 天黄体功能最为旺盛，正是胚胎着床的窗口期。LH 刺激对黄体功能的维持至关重要，晚卵泡期卵泡发育是否充分决定了两种黄体细胞膜上 LH 受体的数目，也与排卵后黄体功能密切相关。黄体内毛细血管增殖状况亦能影响黄体功能。妊娠黄体的颗粒黄体细胞还分泌松弛素（relaxin），可使妊娠子宫平滑肌松弛，利于胎儿在子宫内的发育。

若卵子未受精，黄体将逐渐萎缩并退化为白体，黄体的寿命为 14 天 ±2 天，称为月经黄体。如果卵子受精并发生着床，在受精后第 9 天开始，胚泡的合体滋养细胞（由滋胚层发育而来）分泌人绒毛膜促性腺激素（HCG），HCG 刺激黄体继续发育，持续分泌孕酮，以维持子宫内膜蜕膜化，为胚泡发育提供了丰富的营养支持。从这时起，黄体被称为妊娠黄体（corpus luteum graviditatis），直径可达 4~5cm，可保持 6 个月，以后也退化为白体。妊娠 7~9 周时，胎盘开始代替黄体产生黄体酮，该过程称为黄体-胎盘移位。

二、胎盘的形成

根据来源，胎盘由两部分组成：从母体子宫组织形成的母体胎盘（蜕膜）和由胚胎发育而来胎儿胎盘（丛密绒毛膜）。胎盘植入子宫壁，并且从母体的血液获取营养与氧气，排出废物。

（一）蜕膜的发育

蜕膜（decidua）是受精卵着床之后，在孕激素作用下，经历增厚和血供增加过程的子宫内膜。在月经周期的黄体晚期即可见到原始的子宫内膜蜕膜，由基质来源的含糖原细胞组成，并在月经来潮时脱落。囊胚着床处内膜间质明显水肿，毛细血管增多，腺体显著弯曲并分泌大量糖原和黏液。植入完成后，囊胚包埋于子宫内膜致密层的浅表部分，内膜间质细胞变为多边形的蜕膜细胞，胞质内充满糖原及类脂质。蜕膜化过程在包绕囊胚的基质细胞中表现尤为明显。这些细胞形成蜕膜瘤，是一种包裹着入侵囊胚的杯状结构。几个小时之内，蜕膜化即延伸至整个子宫内膜。根据解剖位置可将妊娠蜕膜分为三部分。第一部分，底蜕膜，是位于囊胚与子宫肌层之间的蜕膜，将来发展成为胎盘的母体部分。第二部分，包蜕膜，是将胚胎包埋于子宫内膜、覆盖在囊胚上面的蜕膜，随着囊胚的发育扩展，逐渐突向宫腔。在胚胎发育过程中包蜕膜高度伸展，因缺乏营养来源而逐渐退化。约在妊娠第 12 周，随着羊膜腔的增大，包蜕膜与真蜕膜相贴近，宫腔也就消失，包蜕膜与真蜕膜逐渐融合，分娩时此两层已无法分离。第三部分，真蜕膜，除底蜕膜、包蜕膜外，覆盖子宫腔内的蜕膜统称为真蜕膜或壁蜕膜。

在胎盘形成过程中，来自胚胎的绒毛干末端的细胞滋养层细胞将增殖并穿出绒毛干末端抵达蜕膜并固定到蜕膜上。这些穿出的细胞滋养层细胞还沿蜕膜扩展，形成细胞滋养层壳（cytotrophoblastic shell），使绒毛膜与蜕膜牢固连接。

（二）丛密绒毛膜的形成

在胚胎植入后，滋养层细胞迅速增生并分化为内层的细胞滋养层和外层的合体滋养层。在囊胚植入及此后一小段时间内，合体滋养细胞间出现散在空隙，这些空隙逐渐融合形成互相沟通的较大腔隙，此滋养细胞分化期称为腔隙期。由于腔隙的形成，使合体滋养细胞变成不规则的小梁，即初级干绒毛的前身，在受精后的第 12 天合体小梁和腔隙结构已完成。

腔隙期时，蜕膜化的子宫内膜层着床区域的营养是由子宫内膜螺旋动脉分出的毛细血管网供应，静脉回流是通过紧贴在腺上皮的静脉毛细血管网及小静脉流入基底层的集合静脉。在着床区域，特别是滋养细胞邻近处，子宫内膜毛细血管充血且扩大为互相沟通的血窦，滋养细胞穿破这些内膜血窦，而母体血液则流入正在发育中的滋养细胞腔隙。在滋养细胞和内膜血窦的沟通处，滋养细胞直接和母体血窦相连，但却不发生任何母体组织被破坏的现象，也不发生任何血管内皮细胞对胎儿组织的反应。随着滋养细胞的继续侵入，大量毛细血管被破坏，有些腔隙和血压较高的母体动脉毛细血管和细小动脉贯通，有些腔隙则和血压较低的母体静脉毛细血管或小静脉吻合，使母体血液在滋养细胞腔隙中建立了有方向性的循环。腔隙期血液循环的建立是胎盘形成过程中一个非常重要的阶段。

由于囊胚周围滋养细胞的血供和营养条件不同，其发展往往不均衡，在囊胚种植底部的滋养细胞发展旺盛，绒毛外滋养细胞增生，腔隙数目也多，将发展为丛密绒毛膜，即未来的胎盘部分；而在囊胚种植的表面，滋养细胞得到的营养较差，且受到囊胚逐渐发育增大所产生的压力影响，逐渐萎缩退化，最终发展为平滑绒毛膜。

胚胎发育的第 13~21 天为绒毛膜发育分化最为旺盛的阶段，绒毛逐渐形成。最早从绒毛膜周围的合体细胞长出不规则突起，形成合体滋养细胞小梁，并逐渐排列成放射状，而绒毛膜合体细胞下的细胞滋养细胞也随之生长，成为这些小梁的细胞中心索，形成绒毛雏形，称为初级绒毛（primary villi）。随着初级绒毛的长度增加，其细胞滋养细胞中心索也随之伸展至合体滋养细胞的内层，随后疏松的胚外中胚层组织长入细胞中心索，成为间质中心索，此种具有间质中心索的绒毛称为二级绒毛（secondary villi）。间质中心索由黏液性幼稚结缔组织、散在的星状纤维母细胞及组织细胞或霍夫包细胞（hofbouer cell）组成。最后胚胎的血管长入间质中心索内，形成三级绒毛（tertiary villi）。在妊娠第 3 周中，绒毛内血管形成，胎儿循环开始。胎盘隔把胎盘隔成 15~30 个不规则形的胎盘小叶，每个胎盘小叶内含有 1~4 个绒毛干及其分支，多数绒毛浸于母血中，呈游离状态，称游离绒毛，少数绒毛与底蜕膜融合，起固定作用，称固定绒毛。

（三）胎盘的内分泌功能

除了母胎间营养及代谢物质交换外，胎盘还具有内分泌功能，主要分泌的激素是人绒毛膜促性腺激素（human chorionic gonadotropin，HCG）、孕酮、雌激素和胎盘生乳素（human placental lactogen，hPL）等。

1. 人绒毛膜促性腺激素 胎盘释放的第一种激素为人绒毛膜促性腺激素，HCG 的作用是阻止黄体萎缩，促进月经黄体转变为妊娠黄体，继续分泌孕激素和雌激素，以维持胚胎的发育。HCG 可能还具有抑制免疫的作用，可以保护胚胎免受母亲的排斥。HCG 还通过刺激男性胎儿的睾丸产生睾酮来协助胎儿的发育，睾酮是男性性器官生长所需的激素。

2. 孕酮 在胎盘，母体低密度脂蛋白胆固醇首先被转化为孕烯醇酮，然后迅速并有效地转化为孕酮。孕酮是防止自然流产所必需的，可以防止子宫收缩，并且是胚胎植入必需的激素。在妊娠期间对孕酮合成或作用的任何干扰都可能诱发流产。孕酮还具有免疫抑制作用，抑制与组织排异有关的 T 淋巴细胞介导的免疫应答，并可能使胚胎免受母体免疫系统的排斥。局部（子宫内）高浓度的孕酮可以有效地阻断母体对外来抗原的细胞免疫反应。

3. 雌激素 受孕前及妊娠 6 周前，雌激素主要由卵巢分泌，胎盘形成后，雌激素主要来源于胎儿胎盘单位。所谓胎儿胎盘单位是指胎儿与胎盘共同组成一个功能单位，共同完成某种物质的生物合成。由于滋养层细胞缺少合成雌激素所必需的酶和合成雌激素的前体物，母体内胆固醇在胎盘内转变为孕烯醇酮后，需由胎儿肾上腺转化为硫酸脱氢表雄酮（dehydroepiandrosterone sulpha，DHAS），再经肝脏转化为 16- 羟基硫酸脱氢表雄酮。胎盘产生的雌激素主要是雌酮（estrone，E_1）、17- 雌二醇（17-estradiol，E_2）和雌三醇（estriol，E_3）。孕期不仅雌激素量明显增加，而且雌激素中三种成分的构成与非孕期比也有显著区别，即 E_3 增加程度远大于 E_1 和 E_2。人胎盘雌激素的合成需要胎儿 - 胎盘单位的参与，由于雌三醇的主要前体物质来自胎儿，因此测定雌三醇可以反映胎儿的发育情况。雌激素是细胞增殖过程中的关键激素，妊娠期间雌激素水平不断增高直至分娩。胎盘产生的雌激素多进入母体，刺激宫内膜和子宫肌的进一步增生和肥大,促进其血液供应。

4. 人胎盘催乳素 hPL 在妊娠期有利于胎儿新陈代谢和生长发育。hPL 与生长激素一起刺激胰岛素样生长因子的产生并调节中间代谢。在胎儿中,hPL 作用于胚胎 hPL 受体,以调节胚胎发育、新陈代谢,并刺激产生 IGF、胰岛素、肺表面活性剂和肾上腺皮质激素。妊娠次数增加、完全性葡萄胎、糖尿病和 Rh 不相容等情况下,hPL 水平升高;而全身性感染、绒毛膜癌和胎盘功能不全会导致hPL 降低。

(沈 浣)

第五节 胚胎结局

一、正常妊娠胚胎及胎儿发育

(一)胚胎及胎儿的发育

妊娠是精卵结合成受精卵并成功着床、发育成胚胎、胎儿,直至足月分娩的过程,从受精开始算起,要经历 266 天,如从末次月经第 1 天开始计算,则为 280 天,即 40 周。受精后 8 周(妊娠 10 周)以内称为胚胎(embryo),是器官分化、形成的时期;自受精第 9 周开始(妊娠第 11 周开始)到出生前称为胎儿(fetus),这一阶段是器官生长、成熟的时期。胎儿和胚胎相比,有更可以识别的外观,以及一组持续发育的体内器官。妊娠 24 周以后出生胎儿可能存活,但生存能力极差;28 周以后生存力逐渐增加,37~42 周为足月成熟儿。

(二)胚胎和胎儿发育特征

以下为自末次月经开始计算妊娠周数的胚胎和胎儿的特征:

妊娠 4 周末可以辨认出胚盘和体蒂;妊娠 6 周末,胎囊直径 2~3cm,胚胎长度约 4~5mm。超声最早可在停经 5.5~6 周见到有心脏活动的胎芽,但此时的胎芽过小,不能充分测量。妊娠 8 周末,胚胎长 22~24mm,胚胎初具人形,头大,心脏已形成,能分辨出眼、耳、鼻、口、手指和足趾。

妊娠 10 周末胎儿长度约 4cm,除了肺部主要部分尚未发生外,其他主要器官已形成。妊娠 12 周末,妊娠子宫可以在耻骨联合上触及;胎儿头

臀长 6~7cm,外生殖器已可初辨性别,胎儿四肢可活动。

妊娠 24 周末胎儿身长约 30cm,顶臀长 21cm,体重约 630g。各脏器均已发育,皮下脂肪开始沉积,因皮下脂肪量不多皮肤呈皱缩状,出现眉毛和睫毛。细小支气管和肺泡已经发育。出生后可有呼吸,但生存力极差。

妊娠 28 周末胎儿身长约 35cm,顶臀长 25cm,体重约 1 000g。皮下脂肪不多,皮肤粉红,表面覆盖胎脂。瞳孔膜消失,眼睛半张开。四肢活动好,有呼吸运动。出生后可存活,但易患特发性呼吸窘迫综合征。

妊娠 40 周末胎儿身长约 50cm,顶臀长 36cm,体重约 3 400g。胎儿发育成熟,皮肤粉红色,皮下脂肪多,外观体形丰满。足底皮肤有纹理。男性睾丸已降至阴囊内,女性大、小阴唇发育良好。出生后哭声响亮,吸吮能力强,能很好存活。

(三)早期妊娠的 HCG 变化和超声监测

受精卵着床(排卵后约 6 天)后,HCG 分泌进入母体循环中,这是血清 β-HCG 检测最早可检测到的时间。对于宫内活胎,受精卵着床后 30 日内,β-HCG 浓度每 29~52 小时增加一倍;若浓度上升缓慢提示异常妊娠(异位妊娠或早期胚胎死亡)。β-HCG 的浓度在 8~10 周时达到峰值,平均为 60 000~90 000mIU/ml,但正常范围很宽(5 000~150 000mIU/ml 或以上);因而除妊娠 5~7 周以外,β-HCG 值对估计孕龄没有帮助。妊娠 8~10周以后,β-HCG 水平下降,在 20 周时下降至中位浓度约为 12 000mIU/ml,正常范围较宽:2 000~50 000mIU/ml 或更高。妊娠约 20 周至孕足月期间,β-HCG 水平保持相对恒定。

妊娠早期阴道超声检查首次出现的时间:停经 35 天,宫腔内可见圆形或椭圆形妊娠囊或少量宫腔积液;停经 5~6 周时,可见卵黄囊,持续存在至约 10 周;停经 5.5~6 周可见有心脏活动的胎芽;但此时的胎芽过小,不能充分测量。超声通过测量头臀径(CRL)评估孕龄:妊娠 8+6 周之前测定的CRL 是计算妊娠时间最准确的指标(±5 天),在妊娠 9+0 周至 13+6 周时,CRL 的准确性轻微下降,误差范围 ±7 天;当 CRL<25mm 时,孕龄(天数)=

CRL（mm）+42；如果 CRL>84mm，应使用双顶径（BPD）评估孕龄。

二、自然流产

（一）自然流产的名词及术语

在我国自然流产是指妊娠不足 28 周、胎儿体重不足 1 000g 而自然终止者（关于如何定义妊娠没有加以描述，一般认为是经超声或绒毛组织病理诊断的临床妊娠流产，不包括生化妊娠）。因新生儿监护的水平不一，不同的国家流产定义的孕周有所不同。2011 年英国皇家妇产科学会（Royal College of Obstetricians and Gynaecologists，RCOG）和 2017 年欧洲人类生殖与胚胎协会（European Society for Human Reproduction，ESHRE）将自然流产定义为胎儿在有生存能力之前发生的妊娠自然消亡，包括从妊娠开始到妊娠 24 周，包括生化妊娠；2016 年法国临床实践指南自然流产定义包括生化妊娠和宫内妊娠至妊娠 22 周前的自然妊娠丢失；2020 年美国生殖医学会（ASRM）专家共识定义：自然流产是经超声或病理证实的临床妊娠自然丢失，但未提到孕周。

关于各类自然流产的术语表述，目前尚未达成一致的意见，2017 ESHRE 关于复发性流产的指南推荐应用妊娠丢失（pregnancy loss）作为自然流产的通用术语；根据孕周分为生化妊娠丢失（biochemical pregnancies loss）、早期胚胎丢失（early embryo loss）、早期妊娠丢失（first trimester pregnancy loss）和晚期妊娠丢失（second trimester pregnancy loss）。对复发性的胚胎死亡或妊娠丢失，称为复发性妊娠丢失（recurrent pregnancy loss），而复发性流产（recurrent miscarriage）则用来描述所有确诊为临床子宫内妊娠（经超声或病理组织学证实的妊娠）的复发流产。目前在我国的教科书中，仍然以自然流产作为正式的术语。

2017 ESHRE 指南不推荐使用的术语包括：自然流产（spontaneous abortion）、化学妊娠（chemical pregnancy）、孕卵枯萎（blighted ovum）、临床前自然流产（preclinical miscarriage）等概念模糊的词语。异位妊娠、葡萄胎、胚胎植入失败也排除在自然流产的定义之外。自然流产的定义包含了自然受孕或经人类辅助生殖技术助孕后妊娠者。

因为不同孕周发生的流产在发生机制、病理生理以及处理的方面有所不同，所以自然流产又分为生化妊娠、早期流产、晚期流产和复发性流产。

1. **生化妊娠/丢失的定义** 如果仅通过血清或尿液中的 HCG 诊断妊娠（至少两次血清或尿液中 HCG 阳性），后续系列检测结果降至阴性，未经超声或超声未见的或无病理证据的妊娠丢失，称为生化妊娠/丢失。ESHRE 工作组（2014）建议避免使用"chemical pregnancy loss"，推荐使用"biochemical pregnancies loss"。2016 年法国自然流产实践指南生化妊娠的词语是 biochemical pregnancy：定义为血或尿 HCG 检测阳性后在超声定位妊娠位置之前转为阴性，是一个回顾性诊断。我们国家传统意义上的生化妊娠与法国的概念一致，ESHRE 工作组建议称为生化妊娠丢失。

2. **早期流产** 我国将小于妊娠 12 周的流产定义为早期流产，而 ESHRE 工作组将早期流产（early pregnancy loss）定义为妊娠 10 周以前的流产。2016 年法国自然流产实践指南则将早期流产（early miscarriage）定义为妊娠 14 周以内的宫内妊娠自然流产。

3. **晚期流产** 我国将发生在妊娠 12 周或 12 周之后的流产称为晚期流产。2016 年法国自然流产实践指南晚期流产指的是妊娠 14~22 周前的宫内妊娠自然排出，将妊娠 14~22 周的胎儿心跳自然停止称为胎死宫内（in utero death）。我国则将妊娠 20 周后胎儿在子宫内死亡，称为死胎（stillbirth or fetal death）。

4. **复发性流产** 关于复发性流产（recurrent pregnancy loss/recurrent miscarriage）的定义在流产次数、孕周，以及是否是连续流产方面各国相差较大，具体为：

我国 2016 年《复发性流产诊治的专家共识》定义：通常将 3 次或 3 次以上在妊娠 28 周之前的胎儿丢失称为复发性流产，但大多数专家认为，连续发生 2 次流产即应重视并予评估，因其再次出现流产的风险与 3 次者相近。不再强调是否为同一性伴侣或是否连续发生。

2011 年 RCOG 定义：复发性流产（recurrent

pregnancy loss)指三次或三次以上连续的24周以内自然妊娠丢失。

2016年法国自然流产实践指南关于复发性流产定义(recurrent pregnancy loss):三次或三次以上连续的妊娠14周以内的自然流产。

2017年ESHRE将复发性流产(recurrent pregnancy loss)定义为两次或两次以上的妊娠自然丢失,包括了生化妊娠丢失以及妊娠24周以内的自然流产。认为是否连续发生对诊疗及预后的判断没有帮助。按照是否曾经有超过24周的持续妊娠(活产儿),分为原发复发性流产和继发复发性流产。

2020年ASRM专家共识定义:复发性流产定义(recurrent pregnancy loss)为两次或两次以上连续发生的临床妊娠(经超声或病理证实)自然丢失。但未提到孕周的定义。

(二) 发生率

1. **自然流产发生率**　早期自然流产很常见,绝大部分的染色体异常胚胎在10周前发生自然流产,而正常核型胚胎90%可以继续妊娠。因而自然流产被视为人类质量控制的自然选择。

自然流产发生率报道很不一致,取决于研究的方法。尤其是生化妊娠(或生化妊娠丢失)因为经常未能识别而很难确定其真实发生率,除非每日进行妊娠试验,生化妊娠不容易被发现。一般而言,生化妊娠丢失率为13%~26%;临床妊娠流产率为10%~15%,总自然流产率为31%~35%;异位妊娠发生率为0.3%~2.3%。

Wilcox AJ(1988)每日检测患者尿液中HCG,发现生化妊娠率为22%,总自然流产率为31%;Lohstroh PN(2005)报道生化妊娠率为12.9%(8/62),临床自然流产率为22.6%(14/62),总自然流产率为35%。Wang X(2003)对518例20~34岁未经产的计划妊娠新婚女性每日检测其尿液HCG,共586个周期中生化妊娠占24.6%,临床自然流产占7.9%,总自然流产率(<28周)为32.5%;异位妊娠为0.3%;活产占60.4%。

年龄是发生自然流产最重要的危险因素。Nybo Andersen(2000)对100万例已知妊娠结局的妇女回顾性研究发现,在有意愿达到足月妊娠的妊娠女性中,13.5%会因胎儿丢失而告终,除

胎死宫内、异位妊娠外,临床自然流产的总发生率为10.9%;其中20~24岁妇女自然流产的风险为8.9%,45岁以上妇女自然流产的风险则高达74.7%。并据此推算了不同年龄段自然流产的发生率:12~19岁为13.3%,20~24岁为11.1%,25~29岁为11.9%,30~34岁为15.0%,35~39岁为24.6%,40~44岁为51.0%,45岁或以上为93.4%。

自然流产发生率还与孕周有关:在妊娠极早期,自然流产会更多见:小于孕6周的自然流产风险为22%~57%,孕6~10周为15%,而孕10周以上降为2%~3%。

2. **复发性流产的发生率**　3次以上妊娠20周内的复发性流产发生率为1%~2%;如包括生化妊娠则发生率为2%~3%。在第1次妊娠中,自然流产的风险为11%~13%。发生过1次自然流产后,再次妊娠自然流产风险升高至14%~21%;发生过2次或3次自然流产后,再流产风险分别升至24%~29%和31%~33%。目前普遍认为流产的风险随着自然流产次数增加而增加。

虽然有研究认为,既往自然流产时的妊娠间隔(interpregnancy interval, IPI)可能对复发自然流产的风险有影响,如Roberts CL(2016)在对孕14~19周自然流产女性的研究中发现,在校正了母亲年龄后,与IPI>9~12个月相比,IPI≤3个月的妇女复发性流产率有所增加(21.9% vs. 11.3%)。但大部分作者的研究则认为延长妊娠间隔对降低再次流产的发生并没有益处。如Wong LF(2015)对677例有自然流产史(平均流产孕周8.6周±2周)的女性研究中,早期妊娠自然流产后的IPI不会影响后续妊娠中的活产率;Sundermann AC(2017)一项前瞻性队列研究,妊娠间隔小于3个月与6~18个月相比,再次流产率降低(7.3% vs. 22.1%;RR 0.33;95% CI 0.16~0.71);Kangatharan C(2017)纳入16项研究共1 043 840自然流产女性,发现妊娠间隔小于6个月比大于6个月者,再次流产风险(RR 0.82;95% CI 0.78~0.86)和早产风险(RR 0.79;95% CI 0.75~0.83)显著下降;死产(RR 0.88;95% CI 0.76~1.02);低出生体重(RR 1.05;95% CI 0.48~2.29)和先兆子痫(RR 0.95;95% CI 0.88~1.02)不受影响。

（三）自然流产的原因

自然流产的最常见原因为胚胎染色体异常或暴露于致畸物。病因包括胎儿因素、母体因素、男性因素、环境因素，以及不明原因。

1. 胎儿因素

（1）染色体异常：胚胎染色体异常引起的自然流产约占总数的50%。其中大部分为非整倍体异常，染色体结构异常和嵌合体仅占一小部分。Levy B（2014）研究在2389例自然流产后的妊娠组织检测，使用基于高分辨率单核苷酸多态性（single nucleotide polymorphism，SNP）的微阵列平台进行分析，发现染色体异常率为59%。染色体异常的类型，包括非整倍体（85%）、三倍体（10%）及四倍体（4.2%）。

流产发生越早，染色体异常发生率越高，胎儿染色体核型异常的发生率在空囊妊娠中为90%，妊娠8~11周流产中为50%，妊娠16~19周流产中为30%，>20周为6%~12%。

（2）先天性异常：先天性异常可能由染色体异常或其他遗传学异常、外在因素如羊膜带或暴露于致畸物引起。潜在的致畸因素，包括母体疾病（如未控制的高血糖）、药物、躯体应激（如发热）及环境中的化学物质（如汞）等。

（3）创伤：宫内侵入性操作，如绒毛膜活检或羊膜腔穿刺术，或外伤，都可能会增加流产的风险。

2. 母体因素

（1）子宫结构异常：自然流产患者子宫结构异常发生率高，包括先天性和获得性子宫异常：子宫畸形（子宫纵隔、双角子宫、单角子宫等）、宫腔粘连、黏膜下子宫肌瘤，均可能影响胚胎着床和生长，手术纠正后可以提高活产率，改善妊娠结局。

（2）母体疾病：包括内分泌疾病、遗传性或获得性易栓症、感染性疾病、免疫异常等，均可引起自然流产。

母体内分泌疾病，如甲状腺功能亢进或减退（包括亚临床甲减）、多囊卵巢综合征、黄体功能不足，可影响内分泌环境而引起流产。3%~5%的反复流产夫妇具有染色体异常（平衡易位或倒位）。遗传性易栓症（MTHFR、FVL突变、凝血酶原G20210A、抗凝血酶）和获得性易栓症（如抗磷脂综合征）可引起血液高凝状态，引发自然流产。使机体易发生免疫排斥反应或胎盘损害的免疫系统异常，如系统性红斑狼疮等疾病，也是导致流产的常见原因。

3. 男性因素 精子为胚胎和胎盘提供了50%的基因组物质，精子基因组的完整性对成功怀孕的启动和维持是必不可少的。中等级别证据表明精子质量与流产有关，目前已知的精子DNA碎片与不健康生活方式有关，如吸烟、饮酒、过度运动、不正常BMI。精子DNA碎片检查有助于解释自然流产的原因。

4. 环境因素 外界不良因素（物理和化学因素等）及不良的生活饮食习惯（烟、酒、过量咖啡等）可能影响生殖细胞的功能，受孕后易发生流产、死胎、早产、胎儿畸形等。根据少数小规模的研究，暴露于职业与环境因素（重金属、杀虫剂、缺乏微量元素等）可能与流产风险增加有关。

5. 不明原因 自然流产的原因非常复杂，除了上述的胎儿因素，母体因素如解剖异常、免疫因素、易栓症、遗传因素、内分泌异常、感染因素等，以及环境因素和男性因素之外，仍然有50%患者原因不明。目前尚不确定标准核型检查无法检出的遗传性异常（微缺失、重复和点突变）引起的自然流产所占比例，但随着技术的进步，基因测序技术及芯片技术用于染色体核型分析，可能提高胚胎染色体异常的检出率。免疫因素成为近年来研究的热点，更多的基于证据的研究将会发现更多潜在的原因。

三、胎儿先天畸形

（一）概述及发生率

胎儿先天畸形是出生缺陷的一种，是胎儿在宫内发生的结构异常。潜在病因不明，常与遗传异常和/或环境暴露有关。

据WHO估计，全球低收入国家的出生缺陷发生率约为6.42%，中等收入国家为5.57%，高收入国家为4.72%。2012年我国出生缺陷发生率约为5.6%，与世界中等收入国家平均水平接近，每年新增出生缺陷约90万例。我国先天性发育缺陷总发生率为13.07‰，男性为13.1‰，女性为12.5‰，其缺陷发生顺序为无脑儿、脑积水、开放性脊柱裂、脑脊膜膨出、腭裂、先天性心脏病、21-三体综合征、腹裂、脑膨出。在围产儿死亡中胎儿先天性畸形居第一位，因此及时检测出严重胎儿畸形并进行引产是提高出生人口质量的重要手段之一。临床上常见的严重胎儿畸形有无脑儿、脊柱裂、脑积水。

神经管缺陷（neural tube defect，NTD）包括无脑儿（颅盖和皮肤出现开放性缺损，导致颅神经管暴露）、脑膨出（脑和／或脑膜自颅骨缺损处膨出，但该处颅骨闭合或覆盖着皮肤）和脊髓脊膜膨出（脊柱裂，伴相应部位皮肤缺损，导致脊髓和脊膜暴露）。1991—2001年，美国无脑儿患病率从0.18‰降至0.09‰，无脑儿的出生患病率下降了20%，认为与自1998年开始强制性增加食品中的叶酸有关。美国活产儿中脊柱裂的患病率1991—2001年为0.24‰~0.2‰。据报道，统计单一年度共计4 464 042例围产儿的出生缺陷监测资料，我国出生缺陷总发生率的加权平均数为6.18/万人，明显高于发达国家。

针对NTD的母体血清AFP筛查是在中期妊娠（妊娠15~20周）进行的，主要用于检测开放性脊柱裂和无脑儿。通过筛查母体血清AFP水平来实现产前诊断，并通过超声检查确诊。

（二）胎儿先天畸形的病因

胎儿先天畸形的病因包括遗传性和非遗传性原因。

1. 遗传异常　包括胎儿染色体病（如唐氏综合征）和单基因病（包括常染色体隐性、常染色体显性和X连锁遗传的单基因病）。染色体畸变是由于正常染色体的数目改变（非整倍体）或染色体结构改变（大片段缺失、微缺失、重复、易位和倒位）导致。先天性染色体非整倍体引起的综合征特点如下：超过90%的先天性染色体异常的胚胎／胎儿不能存活到足月（例如，40%的21-三体胎儿在妊娠12周后流产；X染色体单体胚胎和胎儿的流产率更高）；先天性非整倍体综合征往往有多个器官系统受累，特别是中枢神经系统，在存活的婴儿中，智力障碍尤为常见；存在这些异常的个体其寿命和生育力往往降低。

2. 非遗传性原因　致畸物是指可引起发育中的胎儿出现形态或功能异常的物质。致畸物通过引起细胞死亡、改变组织的正常生长或干扰正常的细胞分化或其他形态学过程而发挥作用。这些作用可能会导致胎儿丢失、胎儿生长受限、出生缺陷（如肢体缩短）或神经系统表现受损（如胎儿酒精综合征中CNS的神经连接改变）。

4%~6%的出生缺陷是由暴露于环境中的致畸物引起的。这些非遗传性致畸物包括母亲疾病（如糖尿病或苯丙酮尿症PKU）、感染性病原体［如TORCH感染，即弓形虫病（toxoplasmosis）、其他病原体（others：梅毒、水痘-带状疱疹、细小病毒B19）、风疹（rubella）、巨细胞病毒（cytomegalovirus）和疱疹病毒（herpes）］、寨卡病毒，以及物理因素（如辐射或热暴露）、药物（沙利度胺、抗癫痫药）和化学物质（铅、汞）等的影响。

受精后10~14日发生严重暴露可导致细胞死亡。如果死亡的细胞够多，就可能发生自然流产；如果仅有少数细胞受损，则其作用可能会被其他细胞代偿。这被称为"全或无"理论。例如，早期的严重辐射暴露通常有两种结局：妊娠丢失或无异常。胚胎最容易受致畸物的影响，因为器官分化发育的过程主要发生在胚胎期。在胎儿期，致畸物可以引起细胞死亡、细胞生长迟缓或抑制正常的分化。这可能导致胎儿生长受限或出生时可能并不明显的中枢神经系统疾病。眼、生殖器、中枢神经系统和造血系统在胎儿期继续发育，故仍易受致畸物的影响。

人们认为发生于受精后的致畸作用是由多种不同的机制引起。这些机制包括：细胞死亡（如辐射）；阻断代谢过程（如硫脲类药物、碘化合物）；细胞生长、增殖、迁移及凋亡过程改变（如胎儿酒精谱系障碍）等。

受孕前的不良因素暴露在理论上可能会导致基因突变，称为中毒性诱变，但存在争议。对于女性，DNA复制发生在胎儿阶段的卵子发生时，而排卵则发生在数十年之后。因此随着女性年龄的增加，卵母细胞在受精前暴露于外界不良环境的时间越长，可能会导致卵子本身异常；对男性来说，男性的持续精子发生使其整个育龄期都容易发生突变。例如：精子形成时遭受电离辐射可能对精子造成影响，以及化疗药物可能损害生殖系统等。因而在夫妇备孕期间，应该尽量避免接触可能对生育产生负面影响的因素，从而减少出生缺陷的发生。

（沈　浣）

参考文献

1. 杨增明，孙青原，夏国良．生殖生物学．2 版．北京：科学出版社，2019．

2. 乔竞宜，徐轲，孙青原．卵泡发生与发育的调控．实用妇产科杂志，2019, 35: 321-323.

3. ADHIKARI D, LIU K. Molecular mechanisms underlying the activation of mammalian primordial follicles. Endocr Rev, 2009, 30 (5): 438-464.

4. BROEKMANS FJ, SOULES MR, FAUSER BC. Ovarian aging: mechanisms and clinical consequences. Endocr Rev, 2009, 30 (5): 465-493.

5. DUFFY DM, KO C, JO M, et al. Ovulation: parallels with inflammatory processes. Endocr Rev, 2019, 40 (2): 369-416.

6. GRUHN JR, ZIELINSKA AP, SHUKLA V, et al. Chromosome errors in human eggs shape natural fertility over reproductive life span. Science, 2019, 365 (6460): 1466-1469.

7. HU MW, MENG TG, JIANG ZZ, et al. Protein phosphatase 6 protects prophase I-arrested oocytes by safeguarding genomic integrity. PLoS Genet, 2016, 12 (12): e1006513.

8. JONES RE, LOPEZ KH. Human Reproductive Biology. 4th ed. Academic Press, 2014.

9. KAWAMURA K, CHENG Y, SUZUKI N, et al. Hippo signaling disruption and Akt stimulation of ovarian follicles for infertility treatment. Proc Natl Acad Sci USA, 2013, 110 (43): 17474-17479.

10. LEUNG PCK, ADASHI EY. The Ovary. 3rd ed. Academic Press, 2019.

11. MCGEE EA, HSUEH AJ. Initial and cyclic recruitment of ovarian follicles. Endocr Rev, 2000, 212 (2): 200-214.

12. BART J, GROEN HJ, GRAAF WT. An oncological view on the blood testis barrier. Lancet Oncol, 2002, 3 (6): 357-363.

13. FAYOMI AP, ORWIG KE. Spermatogonial stem cells and spermatogenesis in mice, monkeys and men. Stem Cell Res, 2018, 29: 207-214.

14. GUNES S, SADAAN M, AGARWAL A. Spermatogenesis, DNA damage and DNA repair mechanisms in male infertility. Reprod Biomed Online, 2015, 31 (3): 309-319.

15. HANDEL MA, SCHIMENTI JC. Genetics of mammalian meiosis: regulation, dynamics and impact on fertility. Nature reviews Genetics, 2010, 11 (2): 124-136.

16. INABA K. Sperm flagella: comparative and phylogenetic perspectives of protein components. Mol Hum Reprod, 2011, 17 (8): 524-538.

17. KIERSZENBAUM AL, RIVKIN E, LLJMBOTC T. Acroplaxome, an F-actin keratin containing plate, anchors the acrosome to the nucleus during shaping of the spermatid head, 2003, 14 (11): 4628-4460.

18. KIERSZENBAUM AL, TRES LL. The acrosome acroplaxome manchette complex and the shaping of the spermatid head. Arch Histol Cytol, 2004, 67 (4): 271-284.

19. KIKKAWA M. Big steps toward understanding dynein. J Cell Biol, 2013, 202 (1): 15-23.

20. KITAJIMA TS, KAWASHIMA SA, WATANABE Y. The conserved kinetochore protein shugoshin protects centromeric cohesion during meiosis. Nature, 2004, 427 (6974): 510-517.

21. LIN YF, GILL ME, KOUBOVA J, et al. Germ Cell Intrinsic and Extrinsic Factors Govern Meiotic Initiation in Mouse Embryos. Science, 2008, 322 (5908): 1685-1687.

22. LINDEMANN CB, LESICH KA. Flagellar and ciliary beating: the proven and the possible. J Cell Sci, 2010, 123 (Pt 4): 519-528.

23. MARSTON AL, AMON A. Meiosis: cell-cycle controls shuffle and deal. Nat Rev Mol Cell Bio, 2004, l5 (12): 983-997.

24. O'DONNELL L, RHODES D, SMITH SJ. An essential role for katanin p80 and microtubule severing in male gamete production. PLoS Genet, 2012, 8 (5): e1002698.

25. PETRONCZKI M, SIOMOS MF, NASMYTH K. Un menage a quatre: the molecular biology of chromosome segregation in meiosis　Cell, 2003, 112 (4): 423-440.

26. REID AT, REDGROVE K, AITKEN RJ. Cellular mechanisms regulating sperm-zona pellucida interaction. Asian J Androl, 2011, 13 (1): 88-96.

27. ROBERTS AJ, KON T, KNIGHT PJ. Functions and mechanics of dynein motor proteins. Nat Rev Mol Cell Biol, 2013, 14 (11): 713-726.

28. THACKER D, KEENEY S. Homologous Recombination During Meiosis. In: DNA Replication, Recombination, and Repair. Springer Japan, 2016

29. WU B, GAO H, LIU C. The coupling apparatus of the sperm head and taildagger. Biol Reprod, 2020, 102 (5): 988-998.

30. 蒋涵玮，江小华，叶经纬．联会复合体：减数分裂的结构基础．生理学报，2020, 72 (1): 84-90.

31. 蒋涵玮，李涛，樊岁兴，等．减数分裂染色体的行为及其分子基础．中国科学：生命科学，2017, 047 (001): 16-25.

32. 李和，李继承．组织学与胚胎学．3 版．北京：人民卫生出版社，2015．

33. 黄品秀，韦继红．受精调控机制的研究进展．中华妇幼临床医学杂志, 2014, 10 (1): 116-119.

34. 金海燕, 王自能, 唐薇. 输卵管的结构与功能研究进展. 重庆医学, 2006, 35 (18): 1716-1718.

35. 沈铿, 马丁. 妇产科学. 3 版. 北京: 人民卫生出版社, 2015.

36. ASHARY N, TIWARI A, MODI D. Embryo Implantation: War in Times of Love. Endocrinology. 2018, 159 (2): 1188-1198.

37. LAI TH, SHIH IM, VLAHOS N, et al. Differential expression of L-selectin ligand in the endometrium during the menstrual cycle. Fertil Steril, 2005, 83 (1): 1297-1302.

38. FOULK RA, ZDRAVKOVIC T, GENBACEV O, et al. Expression of L-selectin ligand MECA-79 as a predictive marker of human uterine receptivity. J Assist Reprod Genet, 2007, 24 (7): 316-321.

39. APLIN JD, MESEGUER M, SIMON C, et al. MUC1, glycansand cell surface barrier to embryo implantation. Biochem SocTrans, 2001, 29: 153-156.

40. HORNE AW, LALANI EN, MARGARA RA, et al. The effects of sex steroid hormones and interleukin-1-beta on MUC1 expression in endometrial epithelial cell lines. Reproduction, 2006, 131: 733-742.

41. LESSEY BA. Adhesion molecules and implantation. J Reprod Immunol, 2002, 55 (1/2): 101-112.

42. 王丽, 周剑萍, 张炜, 等. LIF 及其抗体对小鼠胚胎着床影响的体外研究. 现代妇产科进展, 2003, 12 (5): 327-329.

43. HOMBACH KS, KEHLEN A, FOWLER PA, et al. Regulation of functional steroid receptors and ligand-induced responses in telomerase immortalized human endometrial epithelial cells. J Mol Endocrinol, 2005, 34 (2): 517-534.

44. YE X, HAMA K, CONTOS JJ, et al. LPA3 mediated lysophosphatidic acid signalling in embryo implantation and spacing. Nature, 2005, 435 (7038): 104-108.

45. ACHACHE H, TSAFRIR A, PRUS D, et al. Defective endometrial prostaglandin synthesis identified in patients with repeated implantation failure undergoing in vitro fertilization. Fertil Steril, 2010, 94 (4): 1271-1278.

46. 朱桂金, 徐蓓, 李舟. 孕酮调节子宫内膜的容受性. 生殖医学杂志, 2013, 22 (4): 272-275.

47. VEGETTI W, ALAGNA F. FSH and folliculogenesis: from physiology to ovarian stimulation. Reprod Biomed Online, 2006, 12 (6): 684-694.

48. FRIDÉN BE, HAGSTRÖM HG, LINDBLOM B, et al. Cell characteristics and function of two enriched fraction of human luteal cells prolonged culture. Molecular Human Reproduction, 1999, 5 (8): 714-719.

49. GEVA E, JAFFE RB. Role of vascular endothelial growth factor in ovarian physiology and Pathology. Fertility & Sterility, 2000, 74 (3): 429-438.

50. STRAUSS JFI, KALLEN CB, CHRISTENSON LK, et al. The steroidogenic acute regulatory protein (StAR): a window into the complexities of intracellular cholesterol trafficking. Recent Progress in Hormone Research, 1999, 54: 369-394.

51. NISWENDER G. Molecular control of luteal secretion of progesterone. Reproduction, 2002, 123 (3): 333-339.

52. RAPOPORT R, SKLAN D, WOLFENSON D, et al. Antioxidant capacity is correlated with steroidogenic status of the corpus luteum during bovine estrous cycle. Biochimica et Biophysica Acta, 1998, 1380 (1): 133-140.

53. BRANNIAN JD. Progesterone production by monkey luteal cell subpopulations at different stages of the menstrual cycle: changes in agonist responsiveness. Biology of Reproduction, 1991, 44 (1): 141-149.

54. SASANO H, SUZUKI T. Localization of steroidogenesis and steroid receptors in human corpus luteum. Classification of human corpus luteum (CL) into estrogen producing degenerating CL, and nonsteroid-producing degenerating CL. Seminars in reproductive endocrinology, 1997, 15 (4): 345-351.

55. DUNCAN W. The human corpus luteum: remodelling during luteolysis and maternal recognition of pregnancy. Reviews of Reproduction, 2000, 5 (1): 12-17.

56. LARSEN, WILLIAM J. Human embryology. 3rd ed. Health Science Asia, Elsevier Science, 2002.

57. GARY F, WHITRIDGE J. Williams Obstetrics. 25th ed. McGraw Hill Education, 2018.

58. HANDWERGER S, FREEMARK M. The Roles of Placental Growth Hormone and Placental Lactogen in the Regulation of Human Fetal Growth and Development. Journal of Pediatric Endocrinology & Metabolism, 2000, 13 (4): 343-356.

59. STRAUSS R. Barbieri Yen & Jaffe's Reproductive Endocrinology. 7th ed. Elsevier Science, 2009.

60. 中华医学会妇产科学分会产科学组. 复发性流产诊治的专家共识. 中华妇产科杂志, 2016, 51 (1): 3-9.

61. Ruth BA, Bjarne CO. ESHRE guideline: recurrent pregnancy loss. Human Reproduction Open, 2018 (2): 2.

62. Practice Committee of the American Society for Reproductive Medicine. Definitions of infertility and recurrent pregnancy loss: a committee opinion. Fertil Steril, 2020, 113 (3): 533-535.

63. HUCHON C, DEFFIEUX X, BEUCHER G, et al. Pregnancy loss: French clinical practice guidelines. Eur J Obstet Gynecol Reprod Biol, 2016, 201: 18-26.

64. WILCOX AJ. Incidence of early loss of pregnancy. N Engl J Med, 1988, 319 (4): 189-194.

65. LOHSTROH PN, OVERSTREET JW, STEWART DR, et al. Secretion and excretion of human chorionic gonadotropin during early pregnancy. Fertil Steril, 2005, 83: 1000-1011.

66. WANG X, CHEN C, WANG L, et al. Conception, early pregnancy loss, and time to clinical pregnancy: a population based prospective study. Fertil Steril, 2003, 79: 577-584.

67. ANDERSEN AM, WOHLFAHRT J, CHRISTENS P, et al. Maternal age and fetal loss: population based register linkage study. Bmj, 2000, 320: 1708-1712.

68. SALAT-BAROUX J. Recurrent spontaneous abortions. Reprod Nutr Dev, 1988, 28: 1555-1568.

69. WONG LF, SCHLIEP KC, SILVER RM, et al. The effect of a very short interpregnancy interval and pregnancy outcomes following a previous pregnancy loss. Am J Obstet Gynecol, 2015, 212 (3): 375. e1-11

70. ROBERTS CL, ALGERT CS, FORD JB, et al. Association between interpregnancy interval and the risk of recurrent loss after a midtrimester loss. Hum Reprod, 2016, 31: 2834-2840.

71. SUNDERMANN AC, HARTMANN KE, JONES SH, et al. Interpregnancy interval after pregnancy loss and risk of repeat miscarriage. Obstet Gynecol, 2017, 130: 1312-1318.

72. KANGATHARAN C, LABRAM S, BHATTACHARYA S. Interpregnancy interval following miscarriage and adverse pregnancy outcomes: systematic review and meta-analysis. Hum Reprod Update, 2017, 23: 221-231.

73. LEVY B, SIGURJONSSON S, PETTERSEN B, et al. Genomic imbalance in products of conception: single nucleotide polymorphism chromosomal microarray analysis. Obstet Gynecol, 2014, 124: 202-209.

74. KLEIN J, STEIN Z. Epidemiology of chromosomal anomalies in spontaneous abortion: prevalence, manifestation and determinants. In: Spontaneous and recurrent abortion, Bennett MJ, Edmonds DK (Eds), Blackwell Scientific Publications, Oxford, 1987.

75. 孔亚敏, 向坤, 雏瑶, 等. 中国神经管缺陷发生率地区差异及干预对策. 中国实用妇科与产科杂志, 2015, 31: 1110-1116.

第一节 不 育

一、不育

不孕是指不能怀孕(sterility:the female inability to become pregnant or for the male to impregnate a female)仅限于不能妊娠,不包括流产。

WHO 诊断不育的定义:有规律的性生活,未避孕一年而未能怀孕的夫妇称之为"不育"。

受孕能力(fecund ability):每个月经周期内获得妊娠的概率。在无保护性生活的一个月经周期内,一对夫妇受孕的概率为20%~25%。

生育力(fecundity):单一的月经周期内获得活产的概率。由于流产率的存在,生育力低于受孕能力。

不育是指因各种原因不能生育子代,含流产,而不孕仅限不能妊娠,不包括流产(infertility:unable to produce babies)。

未有过妊娠史者称原发不育(primary infertility);曾有过妊娠史者称为继发不育(secondary infertility)。

以前常用不孕不育定义由于各种原因不能怀孕或者生育的人群,这里将不孕不育统一为不育。

二、不育的发生率

《2016 年中国不孕不育现状调研报告》显示,中国的不育率从20年前的2.5%~3%上升至10%~15%,患者人数超过4 000万,即每8对夫妇中就有1对有不育问题。弗若斯特沙利文(Frost & Sullivan)调研数据显示,我国不育症患病率预计将从2018年的16.0%增加至2023年的18.2%。

2018 年中国大约有477 万对不育症夫妇,预期于2023 年将增加至约562 万对夫妇。

三、年龄对生育力的影响

随着年龄的增加,大多数妇女都会经历生理性而非病理性的受孕能力的下降。妇女的受孕能力在30多岁早期即开始下降,并且在30多岁后期和40多岁早期快速下降,反映出卵母细胞数量和质量的降低。在不采取节育措施的人群中,生育高峰在20岁,32岁开始稍有下降,37岁以后迅速下降,45岁以后极少妊娠。<25岁夫妇中不育症的发病率为7%,25~30岁的发病率为8.6%,≥30岁的夫妇中为12.5%。年龄超过35岁以上的不育女性定义为高龄患者。

四、反复妊娠丢失

妊娠丢失,即非意愿性流产,根据每个国家和地区的定义不同而有差别。我国定义的流产指的是从受孕时起至怀孕28周前的妊娠丢失。反复妊娠丢失(recurrent pregnancy loss,RPL)的定义尚未统一,根据欧洲人类生殖与胚胎协会(ESHRE)的最新定义,RPL是指二次或二次以上的临床妊娠(由超声或组织学证实)丢失。而Greentop 2011年的指南则定义为连续三次及以上的妊娠丢失(不局限于宫内妊娠)。RPL可以进一步分为原发性和继发性。原发性是指既往无活产史的患者发生的RPL,继发性是指曾经有过活产史的患者出现RPL,继发性患者的预后可能更好。

约有15%的妊娠女性经历过一次临床妊娠丢失,仅有2%的妊娠女性出现连续两次妊娠丢失,而连续发生三次的女性仅占 0.4%~1%。

（邓成艳）

第二节　病史采集

一、病史采集的要点

1. 不育的年限及既往评估的结果。

2. **月经及孕产史**　包括初潮年龄、周期频率、经期长短及月经量、有无痛经、既往妊娠及结局史等。

3. **既往病史**　包括性传播疾病及盆腔炎性疾病史，手术史，药物治疗或放射性治疗史，内、外科疾病史。

4. **性生活史**　包括性功能障碍和性交频率。

5. **家族史**　包括不育、出生缺陷、遗传疾病或精神发育迟滞史等。

6. **个人史**　包括年龄、职业、运动、压力、饮食及体重改变、吸烟和饮酒史、药物服用史等（表 2-2-1）。

表 2-2-1　男女双方病史采集要点

男性	女性
不育年限	不育年限
家族不育史	既往妊娠史及妊娠结局(包括异位妊娠史和流产史),包括与同一伴侣或其他伴侣
既往病史及手术史,包括睾丸手术史和腮腺炎史	妇科病史,包括盆腔炎,子宫肌瘤,子宫内膜异位症,宫颈病变,宫颈、子宫、附件手术史,宫内节育器放置史,其他避孕药使用史,子宫解剖结构异常,结核病史
	月经史(初潮年龄,周期长度和频率),月经异常表现
	毛发分布异常,体重及 BMI,溢乳
	其他用药史和手术史
药物治疗史	药物治疗史
化学治疗及放疗史	化学治疗及放疗史
吸烟,酒精,大麻和其他药物应用史;环境及职业暴露	吸烟,酒精,大麻和其他药物应用史;环境及职业暴露
性功能障碍或勃起障碍	饮食及运动史
性交频次,润滑剂使用史(可能有精子毒性)	性交频次,润滑剂使用史(可能有精子毒性)深部性交痛(可能提示子宫内膜异位症)
既往不育检查和治疗史	既往不育检查和治疗史
家族性出生缺陷,智力低下或不育史	家族性出生缺陷,精神发育迟滞或不育史
	盆腹腔疼痛,甲状腺疾病症状

二、体格检查

注意性征发育,妇科及全身查体时的特殊体征,计算 BMI 及体脂分布,毛发分布,溢乳等。

（邓成艳）

第三节　女性内分泌评估

世界卫生组织的一项研究纳入了 8 500 对不育夫妇,发现发达国家中女性因素的不育占不育夫妇的 37%,男性因素不育占 8%,而同时存在男性和女性因素不育的占 35%。其余为不明原因不育或于研究期间成功受孕。女性不育中的可识别因素约占 81%,其中排卵障碍占 25%,高泌乳素血症占 7%。因不育而就诊的女性患者,应评估其早卵泡期性激素水平,以评估其卵巢功能以及性激素之间是否协调,如是否存在高泌乳素血症、高 LH 状态、高雄激素或高孕激素水平等。

一、卵巢储备功能的评估

卵巢储备功能下降是指卵母细胞质量、卵母细胞数量或生殖潜能下降。识别卵巢储备功能下降在不育症的初期评估中是重要的步骤。年龄是最重要的评估指标,但尚无评估卵巢储备的最理想的检测方法。目前已有的筛查试验,并不能非常可靠地预测妊娠潜能。因此,多种检测方法相结合的应用是较好的选择。

早卵泡期(月经周期 2~4 天),检测 FSH<10mIU/ml 时提示患者有充足的卵巢储备(注意若有较高的雌二醇水平,会对 FSH 的负反馈抑制而造成假象)。

抗米勒管激素(AMH)是转化生长因子(transforming growth factor,TGF)-β 家族中的一员,由小窦前卵泡(<8mm)和早期窦状卵泡表达。AMH 的水平间接反映了原始卵泡池的大小,目前认为是反映卵巢功能的最佳生化标志物。成年女性随着年龄的增长,AMH 水平逐渐下降,至绝经期则几乎检测不到。

此外,早卵泡期雌二醇的水平,也可以预测卵巢的储备功能。卵巢储备不佳的女性可出现卵泡提早发育,从而导致雌二醇基础水平上升;但是年轻女性基础窦卵泡数量多,基础雌二醇值也会轻度升高,结合超声(计数早卵泡期窦卵泡个数)有助于分辨。

超声计数早卵泡期窦卵泡个数越多,提示卵巢储备功能越好。

二、排卵功能评估

评估排卵功能:BBT(基础体温测定)双相,提供 90% 的准确性;黄体中期的血清孕酮水平检测,在预期的月经前约 1 周时进行检测(若月经周期为 28 天者,检测应在第 21 日进行),孕酮水平 >3ng/ml 是排卵的证据,提供 90% 的准确性;超声监测排卵,准确率可达 100%;子宫内膜活检具有侵入性和费用,提供 90% 的准确性。

使用排卵试纸检测尿液,即 LH 试纸(其实是测定 LH 峰值,并不意味着有孕酮产生,由于排卵前出现 LH 峰值,作为可能会排卵的预测),家用试剂盒有 5%~10% 的假阳性率和假阴性率。

三、其他内分泌疾病的评估

1. **高泌乳素血症** 可能引起排卵障碍。对于存在高泌乳素血症的患者,应注意分辨是否为真性泌乳素升高,应排除诱因后复查泌乳素水平。诊断高泌乳素血症后,应进一步进行头部 MRI 筛查,以排除是否存在垂体瘤问题。并针对高泌乳素血症进行治疗后,方考虑下一步生育。

2. **高 LH 状态、高雄激素水平、高孕酮血症** 注意与肾上腺疾病鉴别及相关治疗。

3. **甲状腺功能减退的评估** 血清游离 T_4 和 TSH 浓度之间存在对数线性反比关系,血清游离 T_4 浓度发生非常微小的变化就可导致血清 TSH 的浓度大幅度反向改变。因此,当机体没有垂体或下丘脑病变时,最适合用来评估甲状腺功能的指标是血清 TSH。几乎所有的(99.97%)血清 T_4 都与甲状腺素结合球蛋白(thyroxine binding globulin,TBG)、甲状腺素运载蛋白(thyroxine binding prealbumin,TBPA)或白蛋白相结合。血清总 T_4 测定的是结合和游离 T_4 的总和,不同实验室的正常参考值范围各异。而游离 T_3 和 T_4 是可被细胞摄取并与核受体产生相互作用的,具有生理意义。

TSH 的检测目前广泛使用的是第三代化学发光分析法,非妊娠期血清 TSH 正常值的适当上限还有很大争议。大多数实验室使用的 TSH 正常值上限约为 4.5~5.0mU/L。一些专家认为,无论有无抗甲状腺抗体,血清 TSH 的数值分布都会随年龄增长而升高。

对于有排卵障碍或不育症女性,可用早期妊娠特定的 TSH 参考范围来界定 TSH 升高。根据美国甲状腺协会(ATA)的指南建议,孕早期(7~12 周)将 TSH 的参考范围下限降低约 0.4mU/L,并将上限降低 0.5mU/L(即 TSH 的参考值为 0.1~4mU/L)。据报道,甲状腺功能正常但血清甲状腺过氧化物酶（TPO）抗体浓度增高的女性中，妊娠丢失、早产、围生期死亡和大于胎龄儿的风险增加。TPO 抗体阳性的甲状腺功能正常女性行体外受精（in vitro fertilization，IVF）后的流产率也较高，约升高一倍。对有排卵障碍 / 不育的女性，亚临床甲减的定义是 TSH 数值超过早期妊娠特定参考值范围，而游离 T_4 水平正常。这部分患者建议进行 T_4 替代治疗。

（邓成艳）

第四节 男方检查

一、性功能检查

性功能异常主要包括阴茎勃起障碍和射精障碍。导致性生活持续失败和无阴道内射精的性功能异常可导致男性不育。轻中度勃起障碍和早泄则可能降低男性生育能力导致致孕时间（time to pregnancy）延长。性功能异常的诊断和严重程度评估通常通过病史询问即可确立。

对阴茎勃起障碍，采用国际勃起功能问卷 -5（international index of erectile function-5，IIEF-5）量表可有助于更准确评估勃起功能障碍的严重程度。一些辅助检查可有助于勃起功能障碍的病因鉴别诊断，也有助于治疗。包括内分泌检查、阴茎夜间勃起试验、阴茎海绵体血管活性药物注射试验、阴茎彩色多普勒超声、神经诱发电位和阴茎海绵体及血管造影等，可酌情予以选择使用。

射精障碍包括不射精、逆行射精和早泄。不射精指性生活中缺乏射精过程，无精液射出，通常患者无性高潮。逆行射精指虽然存在射精过程，但精液未顺行射出而是经膀胱颈进入膀胱。两者可通过性交后尿液检查予以鉴别。性高潮后尿液显微镜下镜检发现精子可确诊逆行射精。早泄的定义现尚无定论，通过病史询问是否存在阴道内射精及发生概率可评估其是否影响男性生育及其影响程度。

二、精液检查

精液检查是男性生育力评估的主要实验室检查手段。为了精液分析标准化，世界卫生组织从 1987 年开始发布了精液分析检查标准程序，2010

年发布了《WHO 人类精液检查与处理实验室手册》第 5 版。遵循第 5 版标准程序进行精液分析可最大限度提高精液分析的准确性和可靠性。

精液分析的主要内容包括：精液常规分析、精子形态分析与其他的精子功能检测。

（一）精液常规分析

精液常规分析的内容包括精液外观、液化、黏稠度、体积、pH、精子凝集、精子活动力、精子存活率和精子浓度等。精液常规指标的检测结果主要取决于患者精液本身的质量，但也可能受从精液收集、转运到分析等各个环节的影响，因此应严格按照标准化程序进行精液收集、转运和分析。

1. 精液收集和转运 应详细告知患者精液收集和转运的注意事项，以减少检测结果的误差。注意事项包括：

（1）精液收集前应禁欲 2~7 天，较短的禁欲时间会使精子浓度下降。

（2）应在实验室周围的独立取精室手淫取精。对于在取精室手淫取精困难的患者，可以在家中等其他场所手淫或采用无毒精子收集套取精。不推荐性交中断法收集精液，但有些患者可能只能通过这种方式才能取出精液。应在检测报告中予以明确记录。

（3）在其他场所取精的精液应在 1 小时内送至实验室，转送过程精液应保持在 20~37℃。

（4）精液应收集完整，不应遗漏在收集容器外。初始射出精液的精子浓度通常较高，富含前列腺液，遗漏可明显影响精液分析结果。为使患者顺利手淫取精，男性实验室应设置和合理布置取精室。

2. 收集精液的容器 应使用清洁并对精子无毒性作用的玻璃或塑料广口容器收集精液。在收集前容器要预先称重，并保持在正常室温。

3. 常规指标分析过程 实验室取得精液标本后，应将其置于工作台面上或水浴箱（37℃）中，待精液液化后进行分析。超过 60 分钟未完全液化的标本，可予以机械混匀或菠萝蛋白酶消化处理。按照《WHO 人类精液检查与处理实验室手册》（第 5 版）的标准程序分析精液液化、黏稠度、体积和 pH 等精液理化性状，以及精子凝集和精子存活率等指标。尽管第 5 版的标准程序分析推荐了显微镜下手工分析精子活动力和精子浓度，但国内大部分实验室采用了计算机辅助精子分析(computer assisted sperm analysis, CASA)。对采用 CASA 分析精子活动力和浓度,建议要建立基于手工分析的 CASA 分析质量控制体系,定期对 CASA 和手工分析的结果进行比对和校准。通常,精子浓度低于 $(2\sim5) \times 10^6/ml$ 或混有较多杂质的精液标本建议采用手工分析。精子浓度大于 $50 \times 10^6/ml$ 需要稀释后行 CASA 分析。

(二)精子形态检查

精子形态与精子体内及体外受精能力相关,是反映精子质量的重要指标。《WHO 人类精液检查与处理实验室手册》第 5 版建议采用严格的形态评价方法(Kruger 标准)进行精子形态评价。不应采用精子湿片行精子形态评价。可采用改良巴氏、Shorr 或 Diff-Quick 染色法。精子形态的特征大小与染色方法有关,需要注明染色方法。在评价精子形态时,一份精液出现较多同一类型的精子形态异常时需要详细注明。大部分精子出现严重的中段异常可能与胚胎卵裂异常有关,而顶体缺乏可导致受精能力下降或缺乏。

(三)其他临床常用精液检查

1. 抗精子抗体检测　镜检发现精子存在凝集提示存在抗精子抗体(ASAB)。此外,输精管结扎复通后、生殖道感染、睾丸损伤等可能破坏血睾屏障而导致 ASAB 的产生。文献报道了大量检测血液和精浆等体液中 ASAB 的方法,一些方法如精子制动试验显示有一定的临床意义,但目前商业化的采用 ELISA 检测总 ASAB 方法的临床意义不明确。目前推荐检测附着于精子表面的 ASAB,因为附着于精子头部的 ASAB 可干扰精子穿透宫颈黏液,干扰配子识别和精卵融合。混合抗球蛋白结合试验(MAR)和免疫珠试验(IBT)可作为检测精子表面 ASAB 的推荐方法。

2. 精浆白细胞检测　精浆通常会存在多核中性白细胞(PMN)。附属性腺感染时白细胞可能增加,并增加精浆活性氧(ROS)影响精子功能和精子 DNA 损伤。由于过氧化物酶阳性的细胞是主要的中性粒细胞,采用邻甲苯胺染细胞内过氧化物酶的方法可作为检测白细胞的初筛方法。进一步可采用针对各种白细胞和精子抗原的单克隆抗体行免疫组化染色以更精确检测各类白细胞。

3. 精浆生化检测　附属性腺分泌物是精液的主要成分。精囊分泌物约占精液的 60%,前列腺液约占 30%,其他还包括附睾液、尿道球腺液。通过分析精浆中附属性腺分泌的标志物可反映附属性腺的功能。这些标志物包括精囊分泌的果糖和前列腺素、附睾分泌的中性 α 糖苷酶和左旋肉碱、前列腺分泌的锌和酸性磷酸酶等。

(四)常用精液分析结果解读

《WHO 人类精液检查与处理实验室手册》第 5 版提供了精液指标的参考值(表 2-4-1)。有关精液体积、精子浓度、活动力和正常形态率的参考值是基于 3 个洲 8 个国家的 400~1 900 份在一年内使女方妊娠男性的精液标本相关指标检测结果的 95% 位数。所以,低于参考值并不一定意味着不具有生育能力,而高于参考值不一定意味着具有正常的生育能力,精液参数需要结合临床情况予以综合评估。表 2-4-1 中其他一些精液指标的参考值则基于既往研究的共识设定。在国人的精液指标参考值的类似研究结果发布前,这些参考值可用于男性不育症中对男性生育力进行基础评估。由于女性因素是影响生育的重要因素,在解读精液分析结果时应结合女性的临床情况。

表 2-4-1　精液指标的参考值下限
(第 5 个百分位数及其 95% 可信区间)

参数	参考值下限
精液体积(ml)	1.5(1.4~1.7)
精子总数(10^6/射精)	39(33~46)
精子浓度(10^6/ml)	15(12~16)
总活动率(PR+NP,%)	40(38~42)
前向活动率(PR,%)	32(31~34)
存活率(活精子,%)	58(55~63)
精子形态(正常形态,%)	4(3.0~4.0)
其他已达共识的阈值	
pH	≥7.2
过氧化物酶阳性白细胞(10^6/ml)	<1.0
MAR 试验(结合颗粒的活动精子,%)	<50
免疫珠试验(结合免疫珠的活动精子,%)	<50
精浆锌(μmol/射精)	≥2.4
精浆果糖(μmol/射精)	≥13
精浆中性葡萄糖苷酶(μmol/射精)	≥20

1. 精液体积 精液体积的参考值下限是 1.5ml。在除外收集过程丢失和射精不全后,精液体积低于参考值常提示射精管梗阻或狭窄、精囊发育不良或缺如、附属性腺功能不良等,精液体积过高可能提示附属性腺存在炎症反应。

2. 精浆 pH 精浆 pH ≥ 7.2,通常为 7.2~8.0。精浆中碱性的精囊腺液比例较高,故精浆 pH 一般偏碱性,精浆 pH 呈酸性时,如 <6.8~7.0,伴或不伴有精液体积、精子计数降低,表明精液中精囊液较少,提示射精管梗阻或精囊发育不良或缺如。

3. 精子浓度、活动率和形态指标 精子浓度、总活动率、前向活动率、正常形态率的参考值下限分别为 15×10^6/ml、40%、32% 和 4%。这些参数是评价精子质量的主要参数,按照《WHO 人类精液检查与处理实验室手册》第 5 版的精液诊断标准,低于参考值应予以相应的精液质量诊断。

4. 精液过氧化物酶阳性 白细胞参考值为 $<1.0 \times 10^6$/ml,检测结果大于参考值可诊断为白细胞精子症。白细胞精子症可能由于输精管道感染或附属性腺炎症导致,可予以精液细菌培养和支原体及衣原体检测。但大部分白细胞精子症的常规细菌培养阴性,也可能检出支原体和衣原体。

5. 精子头附着抗精子抗体 MAR 和 IBT 的参考值都是头部结合抗体的活动精子 <50%。尾部结合的 ASAB 通常没有临床意义。MAR 或 IBT 大于参考值可能影响精子功能,在辅助生殖的受精方式选择上宜选择 ICSI。精液中少量的精子头部结合 ASAB 精子的临床意义不确定,可进一步检测 ASAB 是否影响精子功能。可采用精子宫颈黏液穿透试验确定是否影响了精子穿透宫颈黏液的能力,采用透明带结合试验和顶体反应检测确定是否影响了精子顶体反应和透明带结合能力。

6. 精浆生化指标 常用的生化检测指标是精浆锌、果糖和中性 α 糖苷酶,其参考值分别为每次射精 ≥2.4、≥ 13 和 ≥20μmol。精浆锌的水平反映前列腺的功能,降低提示慢性前列腺炎症可能。测定精浆果糖和中性 α 糖苷酶有助于鉴别梗阻性无精子症和非梗阻性无精子症,判断梗阻性无精子症的梗阻部位。果糖和中性 α 糖苷酶显著降低甚至消失表明梗阻位于射精管(口),果糖正常而中性

α 糖苷酶降低提示两侧输精管或附睾尾部的阻塞,两者都正常提示梗阻位于附睾头部或以上。

(五)精子功能检查

精子需要具有以下功能才能使卵子受精:穿透宫颈黏液、到达卵冠丘复合物周围、获能、结合透明带发生顶体反应、穿透透明带、与卵子融合和激活卵子诱导受精过程。已报道了较多精子功能检测方法,但由于检测的复杂性和临床意义不明确限制了临床应用。随着对精子功能的分子生物学机制的深入了解,新的简便而意义明确的精子功能检测将逐渐进入临床应用(表 2-4-2)。

表 2-4-2 精液质量相关的诊断名称

名称	定义
无精液症	无精液(无精液射出或逆行射精)
弱精子症	前向活动(PR)精子比例低于参考值下限
弱畸形精子症	前向活动(PR)精子和正常形态精子两者比例都低于参考值下限
无精子症	精液中未见精子
隐匿精子症	新鲜精液镜下未见精子,但离心后沉淀物可见精子
血精症	精液中存在红细胞
白细胞精子症	精液中存在超出阈值的白细胞
死精子症	精液精子活精子百分率低,不活动精子百分率高
正常精子症	精子总数(或浓度,取决于报告结果)*,前向运动(PR)和正常形态精子百分率都等于或高于参考值下限
少弱精子症	精子总数(或浓度,取决于报告结果)*,前向运动(PR)百分率都低于参考值下限
少弱畸形精子症	精子总数(或浓度,取决于报告结果)*,前向运动(PR)和正常形态精子百分率都低于参考值下限
少畸形精子症	精子总数(或浓度,取决于报告结果)*,正常形态精子百分率低于参考值下限
少精子症	精子总数(或浓度,取决于报告结果)* 低于参考值下限
畸形精子症	正常形态精子百分率低于参考值下限

* 优先考虑精子总数,其意义优于浓度

1. 精子透明带结合试验 精子结合透明带是精卵识别的第一个重要过程。精子透明带结合试验可检测透明带上结合精子的数量以确定精子与

透明带结合的能力。透明带结合精子数量少或缺失表明精子结合透明带能力低下或缺失。研究发现,透明带结合的精子数量与IVF受精率相关。因此,采用人透明带的精子结合试验可用于不明原因不育、IVF中不受精或低受精患者和畸形精子症患者,以发现潜在的精子功能异常。

2. 顶体反应 透明带是诱导精子发生顶体反应的主要诱导物。精子顶体状态可用FITC-PSA荧光染色法检测。检测采用人透明带诱导的顶体反应,可发现由于精子顶体反应异常导致的不明原因不育。但人透明带获得较为困难。其他的顶体反应诱导剂,如钙离子载体(A23187)是常用的人透明带替代物,可用于诱导顶体反应。但钙离子载体诱发顶体反应与人透明带诱导顶体反应的相关性不强,其临床意义仍需临床证实。

3. 人精子去透明带仓鼠卵穿透试验 发生顶体反应的人精子与去透明带仓鼠卵膜的融合可反映精子膜的融合能力。但由于该试验较实际生物学过程的效率低,两者的机制也可能不同,该试验的假阴性率(试验显示精子缺乏融合能力但可成功使人卵子受精)较高。人精子去透明带仓鼠卵穿透试验(HOPT)的临床应用价值仍不明确。

(六) 精液氧化应激检测

近年来,活性氧(reactive oxygen species,ROS)在男性不育中的作用越来越受到关注。过高ROS可导致精子膜脂质、DNA和蛋白的氧化损伤,减低精子活动能力,影响精子功能,导致精子核和线粒体DNA损伤。研究发现,大约30%~80%不育男性的精浆检测到异常高水平的ROS,提示氧化应激在男性不育中的作用。

文献报道了较多检测精子和精浆氧化应激水平的方法。采用鲁米诺探针行化学发光法可直接检测精子产生的总ROS水平,是较常用的方法。该方法需要专用发光检测仪,灵敏度高,特异性强,但需同时检测白细胞产生的ROS行结果校准,同时ROS水平会随时间延长而迅速减低,故检测结果误差较大。其他的方法还包括通过色度仪检测精浆的总抗氧化能力的总抗氧化能力(TAC)法,通过检测精浆丙二醛(MDA)反映脂质过氧化间接检测ROS作用的MDA法等。

氧化还原电位(oxidative redox potential,ORP)检测是近年来发展起来的检测精浆实时氧化还原平衡电位的方法,可反映氧化物和抗氧化物相互作用后的最终氧化应激状态。检测方便,重复性好。初步研究表明其结果可作为精浆是否存在氧化应激的指标,可用于氧化应激性男性不育的诊断依据,也可作为抗氧化治疗的依据和疗效评价指标。

(七) 精子DNA损伤检测

精子DNA完整性是父源遗传物质正常传递的基础,但精子在发生和运输过程中可发生精子DNA双链或单链断裂而影响DNA完整性。导致精子DNA断裂的因素包括精子发生过程中的凋亡异常、染色质包装异常、精子运输过程中过高的ROS,以及环境、不良生活习惯和医源性因素等。精子运输过程中过高的ROS是精子DNA损伤的主要原因。由于精子不具有DNA损伤的自我修复机制,精子DNA损伤会传递给受精后合子。如果卵子不能完全修复这些DNA损伤,将导致胚胎发育异常,引起男性不育和女方流产。

1. 精子DNA损伤检测方法 精子DNA损伤的检测方法较多,主要分为两类:直接检测DNA断裂的直接法和检测酸或碱变性后DNA断裂的间接法。常用的直接法主要有TUNEL和中性pH彗星试验,间接法主要有精子染色质结构分析(SCSA)、精子染色质扩散(SCD)和碱性pH彗星试验等。这些方法大多可同时检测DNA的单链和双链断裂。尽管检测原理不同,目前的研究表明这些不同的检测方法具有较好的相关性。但目前对不同检测方法的正常参考值仍没有共识。

2. 精子DNA损伤检测的临床意义 精子DNA损伤影响男性自然生育能力,高DNA损伤显著减低了女方12个月内的自然受孕率,也显著延长了致孕时间(TTP)。精子DNA损伤还显著减低了宫腔内人工授精的临床妊娠率。精子DNA损伤对IVF和ICSI临床结果的影响近年来有大量的研究。由于这些研究的异质性较大,目前仍难以得出一致的结论。这些异质性主要包括研究对象(特别是女性)特征、检测方法和研究阈值设定等。但大部分研究显示精子DNA损伤减低了IVF和ICSI的临床妊娠率和活产率,增加了流产率。近来的研究表明卵子质量是决定精子 DNA 损伤是否影响 IVF 和 ICSI 的重要因素，卵巢功能低下和高龄女性等卵子质量较低的 IVF 和 ICSI 患者易受精子 DNA 损伤的影响。

3. 精子 DNA 损伤检测的临床应用　精子 DNA 损伤可应用于：

（1）少弱畸形精子症男性不育患者。精子 DNA 损伤是反映精子遗传完整性的独立精子质量指标，与一些常规精液指标仅具有弱或中度的相关性，因此检测精子 DNA 损伤有助于更全面了解精子异常情况。

（2）精索静脉曲张患者。精索静脉曲张由于静脉反流导致的高 ROS，精子 DNA 完整性易受影响，一部分精索静脉曲张患者精液常规指标正常，仅表现出精子 DNA 损伤。

（3）原因不明性不育症。大约 5% 的精液常规指标正常的男性不育症患者的精子 DNA 损伤增高，可能是原因不明不育症的一个潜在病因。

（4）复发性流产女性的配偶。精子 DNA 损伤增加流产的概率，是复发性流产的一个男方因素。

（5）进行辅助生殖技术治疗前的男性，特别是高龄或卵巢功能低下女性的配偶。辅助生殖技术前精子 DNA 损伤检测有助于治疗预后判断。目前的研究还表明，减低精子 DNA 损伤可以改善 IVF 和 ICSI 的治疗结局。在治疗后难以减低精子 DNA 损伤程度的患者，采用睾丸精子（DNA 损伤程度较低）行 ICSI 治疗可能改善这些患者的治疗结局。

三、男性内分泌评估

性激素检查适用于男性性腺功能低下、性功能异常、严重少精子症或无精子症等怀疑生精功能障碍的患者，检查项目主要包括血清 T、LH 和 FSH，必要时可检查 E_2、PRL 或 INHB 等。T 水平下降伴 LH 和 FSH 下降表明继发性性腺功能低下，而 T 水平下降伴有 FSH 升高表明原发性性腺功能低下。FSH 水平与睾丸中精原细胞数量相关，因此，严重少精子症若出现 FSH 水平升高提示存在生精障碍。FSH 水平还有助于无精子症的鉴别诊断。梗阻性无精子症的 FSH 正常，非梗阻性无精子症

的 FSH 通常升高，但病理类型为生精阻滞的非梗阻性无精子症的精原细胞数量并不减少，故其 FSH 水平可正常。PRL 增高 2 倍以上时可诊断为高泌乳素血症，可伴有性欲、性功能下降或 FSH、LH、T 降低，应考虑垂体微腺瘤的可能性，必要时应建议患者进一步行影像学检查。研究表明，抑制素 B（INHB）由睾丸支持细胞分泌，对生精功能的预测价值比 FSH 高，INHB 降低提示生精功能下降。

（黄学锋）

第五节　遗传筛查

遗传筛查有助于不育症的病因诊断，也有助于选择合适的治疗方案和提供必要的遗传咨询。

一、男性遗传筛查

近年，男性不育诊疗指南及专家共识指出，精液分析异常、配偶反复不良妊娠、行体外受精胚胎移植术（IVF-ET）等不育患者，需进行染色体核型分析；严重少弱精子症及无精子症患者，需同时进行 Y 染色体微缺失检测。《不孕症诊断指南（2019）》指出 CFTR 基因筛查适用于单侧或双侧输精管缺如的无精子症患者，Kal 基因筛查适用于疑似卡尔曼综合征的患者。由此可以看出，不同遗传筛查技术适用于不同的不育患者。

（一）根据临床查体的遗传筛查

1. 染色体核型分析　男性不育患者出现第二性征异常：身材细长或高大、皮肤细腻、喉结不明显、行为举止异常；眼距宽、上眼睑下垂、耳低位、面容呆板，部分患者身材矮小、蹼颈、肘外翻、乳头间距增大；体毛稀少、睾丸小而硬等，应建议患者行外周血染色体核型分析。克氏综合征、超雄综合征、男性特纳综合征、性反转患者可通过染色体核型分析确诊。

克氏综合征（Klinefelter syndrome）在无精子症患者中占 7%~13%。患者儿童期无明显症状，青春期后开始显现症状，可表现为睾丸小而硬、身材细长、皮肤细腻、体毛稀少、喉结不明显，以及由于骨骺关闭较晚而导致的长臂及长腿。部分患者可表现为乳房发育和阴茎短小。患者可因不育、性欲低

下、性功能障碍而就诊。精液分析通常无精子。最常见染色体核型为 47,XXY,少数患者为具有两个以上 X 染色体的变异型,或混合不同比例核型的嵌合体。患者通常表现为高水平的卵泡刺激素(FSH)和黄体生成激素(LH),低水平的睾酮。睾丸组织学检查可发现生精小管透明样变或纤维化、生精细胞萎缩、间质增生。

超雄综合征典型核型为 47,XYY,也可出现多个 Y 染色体的变异型或嵌合型。患者通常身材高大、性腺功能正常、中枢神经系统功能正常,部分患者存在轻度智能障碍或人格发育异常等不良表型,大多数患者外生殖器和第二性征基本正常并可正常生育,部分患者也可见睾丸发育不良,甚至精液检查无精子。

男性特纳综合征又称努南综合征(Noonan syndrome),染色体核型为 45,X,但多数患者核型为嵌合型,如 45,X/46,XY、45,X/47,XXY、45,X/46,XY/47,XXY 等。患者有特殊面容并可伴有智力低下:眼距宽、上眼睑下垂、耳低位、面容呆板,部分患者身材矮小、蹼颈、肘外翻、乳头间距增大等。30%~50% 的患者伴有肺动脉瓣狭窄等心脏畸形,也可见肾盂输尿管梗阻等肾脏畸形。患者生殖系统可表现为阴茎、睾丸小,也常表现为隐睾。

2. 性别决定与分化基因检测 对男性性反转患者、两性畸形患者,除进行染色体核型分析外,还可进行性别决定基因(SRY)检测或性别发育相关基因检测。

男性性反转综合征,核型为 46,XX,也有少数患者为少量含 Y 细胞系的嵌合体核型。患者外阴部呈男性特征、阴茎短小、睾丸小而硬、体毛稀少,也可表现为隐睾和尿道下裂,部分患者具有女性乳房。青春期后血 FSH、LH 升高,睾酮降低,雌二醇升高。精液检查无精子或少精子。这类患者通常是由于位于 Yp11.32 的 SRY 基因易位至 X 染色体上所致(SRY+),或与其他性别分化相关基因(SOX9、DAX1、WNT4 等)突变有关。

两性畸形(hermaphroditism)根据患者体内是否存在两种性腺组织而分为真两性畸形和假两性畸形。真两性畸形具备两种性腺组织,多数患者外生殖器官表现为两性畸形,青春期后也可出现男性

乳房发育或月经。青春期前可通过染色体核型分析和性腺组织穿刺活检确诊,青春期后通过临床表现和染色体核型分析确诊。检测 SRY 基因或其他性别分化基因有助于明确病因。多数真两性畸形患者核型为 46,XX,也可见 46,XY 或嵌合体,性别分化相关基因可易位、缺失或突变。男性假两性畸形患者核型为 46,XY,性腺为睾丸,外生殖器有不同程度的女性化特征,第二性征不明显。染色体核型分析结合临床症状、血清激素水平或影像学检查可确诊。检测雄激素受体基因、5α- 还原酶、LH/HGG 受体基因或睾酮合成相关基因可帮助明确发病原因。

(二) 根据精液检查的遗传筛查

按照《WHO 人类精液实验室检验手册(第五版)》精液参数标准将不育患者分为无精子症、少精子症、弱精子症及畸形精子症等。对于精子参数异常患者,当前临床常用的遗传筛查技术仍是染色体核型分析、Y 染色体微缺失检测。近年来,越来越多的研究发现更多的基因变异与精子参数异常有关。遗传筛查有助于明确精液指标异常不育患者的潜在病因。

1. 无精子症 无精子症可分为梗阻性无精子症(OA)和非梗阻性无精子症(NOA),为明确患者睾丸生精功能情况,需要进行遗传筛查,以便选择后续合适的治疗方式。

(1)梗阻性无精子症:OA 患者,一般可建议行染色体核型分析和 Y 染色体微缺失检测。此类患者精液化验精液量少,pH 低(<6.4),精浆果糖阴性,彩超多提示附睾网格状回声、附睾发育不良、双侧精囊腺发育不良等,少数病例合并肾脏发育畸形或缺如。针对疑似先天性双侧输精管缺如患者,建议行基因检测与遗传咨询,避免子代的遗传风险。

(2)非梗阻性无精子症:NOA 患者有必要行染色体核型分析和 Y 染色体微缺失检测。约 18%~30% 的 NOA 患者存在染色体核型异常和 Y 染色体微缺失,未发现异常者可进一步应用基因芯片技术或测序技术对相关基因和染色体片段进行检测,有助于发现其他潜在的基因突变。

NOA 患者染色体异常的检出率为 10%~15%,主要类型为克氏综合征等性染色体数目异常,也

有少部分患者检测出平衡易位、倒位等结构异常。在 NOA 患者中，AZFc 区缺失最常见（65%~70%），其次是 AZFb 和 AZFb+c 或 AZFa+b+c 区域的缺失（25%~30%），AZFa 区缺失少见（5%）。AZFa 区完全缺失表现为唯支持细胞综合征；AZFb 区完全缺失与生精阻滞有关，表现为初级精母细胞后的精子发生阻滞；AZFc 区缺失的睾丸组织学表现多种多样，可见精子发生停滞于各个阶段的生精细胞。AZFa、AZFb、AZFc 三个区域全部缺失的患者，100% 表现为无精子症，这种情况无法通过任何手段从睾丸中获得精子。

为了明确精子发生障碍的病因，更多基因检测技术受到关注，如单基因测序、基因 panel 检测、全外显子测序等。据预测精子发生涉及 2 300 多个基因相互作用，其中任何一个基因变异都可能导致精子生成障碍。*TEX11* 基因第一个得到验证，是 NOA 患者明确致病的基因，定位于染色体 Xq13.1 上，在睾丸中特异性表达，编码一种调节同源染色体联会、重组和双链 DNA 断裂修复的蛋白质。在动物模型中，*TEX11* 基因突变与无精子症密切相关。在 2%~7% 的 NOA 男性中发现了该基因的突变。有学者基于动物模型或 NOA 患者研究，应用多个与无精子症相关基因（*DAX1*、*TEX11*、*TEX15*、*MAGEB4*、*TAF4B*、*ZMYND15* 等）进行基因 panel 检测，但是所选候选基因尚不可用于睾丸精子获取术后是否存在精子的预测，这些基因的功能仍需要进一步验证。因此，基因芯片技术目前尚处于研究阶段，尚不能应用于男性不育的临床诊断。

2. **少精子症**　少精子症（oligozoospermia）是指临床诊断精子 <1 000 万 /ml，可进行染色体核型分析和 Y 染色体微缺失检测。染色体异常在严重少精症中（<1×10^6/ml）检出率约为 5%；而 Y 染色体微缺失检测在少精子症中常见类型为 AZFc 区缺失。

3. **弱精子症**　弱精子症（asthenozoospermia）伴有少精子症的患者，临床上可行染色体核型分析、Y 染色体微缺失检测。单纯的弱精子症可能与基因变异有关。有研究证明染色体异常会影响精子活力，约 13.5% 的少弱精子症患者存在染色体数量异常或结构变异。部分弱精子症与精子尾部特异性的超微结构异常有关，如原发性纤毛运动障碍（primary ciliary dyskinesia，PCD）、精子鞭毛多发形态异常（multiple morphological abnormalities of the sperm flagella，MMAF）与弱精子症的关系越来越受到学者的关注。进行与 PCD 相关致病基因（*PIH1D3*、*DNAH11*、*DNAJB13*、*CCDC39*、*CCDC40*、*LLRC6*、*DNAI1* 等）、与 MMAF 相关致病基因（*DNAH1*、*CCDC39*、*CFAP43*、*CFAP44*、*CFAP65* 等）的检测有助于临床上解释弱精子症的病因。

4. **畸形精子症**　特定畸形类型的畸形精子症（teratospermia）被认为与基因变异有关，但目前临床上尚无合适的遗传筛查技术。头部畸形有圆头、无定形、双头等；体部畸形有体部粗大、折裂、不完整等；尾部畸形有卷尾、双尾、缺尾等。研究表明多个基因异常或者突变（如 *SEPTIN*、*Fidgetin like1*、*PRM1*）与畸形精子症发病有关。常见特殊类型畸形精子症可能与以下基因变异有关：巨形头精子症（*AURKC*、*DPY19L2*），圆头精子症（*SPATA16*、*PICK1*、*DPY19L2*、*AR*、*PRM1*、*GBA2*、*PCI*、*CREM*）、大头针状精子（*SPATA6*）和精子断头综合征（*CNTROB*、*ODF1*、*OAZ-t*、*HOOK*、*SPEM1*、*GAT1*、*PRSS21*）。此外，精子非整倍体异常、精子 DNA 损伤、DNA 甲基化异常、先天性疾病、生殖激素受体基因、浓度、转化等均不同程度与畸形精子症存在关联。

（三）全身性疾病的遗传筛查

在全身性疾病中，与男性不育遗传因素有关的疾病主要包括卡尔曼综合征、囊性纤维化、常染色体显性多囊肾病等。

1. **卡尔曼综合征**　卡尔曼综合征（Kallmann syndrome）男性发病率约为 1/10 000，可呈家族性发病。临床特征主要表现为先天性性腺功能低下和嗅觉丧失或减退，可伴有一些神经系统症状或躯体发育异常。男性患者表现为第二性征不明显、阴茎短小和睾丸小，还可出现单侧肾发育不全，少数患者可有其他临床特征，包括面部不对称、腭裂、色盲、神经性耳聋等。血清生殖激素检查显示患者的 FSH、LH、睾酮和雌二醇都低于正常。根据典型临床症状和血清生殖激素检查进行临床诊断。通过 PCR 扩增、FISH 技术或基因测序技术对相关遗传区域检测有助于发现相关基因突变,一些患者可出现 X 染色体 Xp22.3 区域缺失或此区域的 *KAL* 基因变异等。

2. 囊性纤维化病 囊性纤维化病(cystic fibrosis disease)可表现为先天性输精管缺如(CAVD),此类患者多因不育而就诊,睾丸正常,单侧或双侧阴囊内精索处不能触及输精管,患者可具有慢性反复性呼吸系统或消化系统病史。双侧输精管缺如(CBAVD)精液检查显示无精子,在梗阻性无精子患者中约占 10%。经阴囊超声及经直肠超声检查有助于发现输精管道的形态学异常,输精管造影可确诊,检测 7 号染色体上的 *CFTR* 基因有助于明确病因。*CFTR* 基因纯合或杂合突变均有可能导致先天性输精管缺如。

3. 常染色体显性多囊肾病 常染色体显性多囊肾病(autosomal dominant polycystic kidney disease,ADPKD)是最常见的遗传性肾病,发病率约为 1/400~1/1 000。ADPKD 伴随附睾囊肿、死精子症、无精子症及少弱精子症等已在多个案例中报道。ADPKD 常累及全身多个脏器,临床表现包括肾脏表现及肾外表现。肾外常表现为肝、胰、精囊、脾及蛛网膜囊肿,以及心脏瓣膜异常、颅内动脉瘤等;肾脏表现为腰痛、腹痛、镜下或肉眼血尿、高血压、肾功能不全等。ADPKD 表现出明显的遗传异质性,位于 16 号染色体的 *PKD1* 基因和位于 4 号染色体的 *PKD2* 基因已被确定为 ADPKD 的重要致病基因。该病为常染色体显性遗传病,子代发病概率为 50%。ADPKD 所致男性生殖障碍可能与精子鞭毛结构异常和精囊囊肿等多种因素相关。透射电子显微镜可见 ADPKD 男性患者精子鞭毛的中央微管缺失和周围双联微管排列不齐,极有可能发生于睾丸精子形成过程中,导致精子活动力下降,造成男性不育。

二、女性遗传筛查

女性不育症病因主要包括排卵障碍和盆腔因素两方面,通过影响卵母细胞的生成、发育、排出、运送、受精,或胚胎的早期发育、着床等过程,进而导致不育。越来越多的遗传因素被证实与早发性卵巢功能不全、多囊卵巢综合征等有关,其中染色体核型分析和相关基因检测是主要的筛查手段。

(一)早发性卵巢功能不全

早发性卵巢功能不全(premature ovarian insufficiency,POI)包括由染色体和基因缺陷的遗传因素、自身免疫性疾病、手术和放化疗导致的医源性因素等。其中遗传学病因包括:

1. 性染色体异常 研究表明,10%~12% 的 POI 患者存在染色体的异常,其中 94% 为 X 染色体异常(X 染色体结构异常或 X 染色体非整倍体)。1 条性染色体全部缺失(45,X)或部分缺失,为特纳综合征;少数患者为多 X 染色体,往往表现为 POI 伴有智力低下;少数 POI 患者存在 Y 染色体,性腺肿瘤的发生风险会增加,应切除性腺。

2. 脆性 X 智力低下基因前突变 脆性 X 智力低下基因(fragile-x mental retardation 1,FMR1)的三核苷酸重复序列 CGG 在正常人群中为 8~50 拷贝数的前突变,当 CGG 达到 200~1 000 拷贝数的全突变时可导致智力障碍,称为脆性 X 综合征。携带前突变为 55~200 拷贝数的女性一般不会有智力异常,但 POI 的发病风险增加 13%~26%。

3. 常染色体异常及相关致病基因 约 2% 的 POI 患者与常染色体重排相关。已发现致病基因包括:卵泡生成的相关基因(如 *NR5A1*、*NOBOX*、*FIGLA*、*FOXL2*)、卵泡发育的相关基因(如 *BMP15*、*GDF9*、*inhibinA*)、激素合成的相关基因(如 *FSH*、*FSHR*、*LH*、*LHR*)、生殖内分泌相关基因(如 *FSHR*、*CYP17*、*ESR1*)、减数分裂和 DNA 损伤修复相关基因(如 *MCM8*、*MCM9*、*CSB-PGBD3*)等。但中国 POI 患者致病基因的突变频率一般 <2%,临床诊断的价值有限。目前并不推荐 POI 患者行常染色体基因突变的筛查,除非有证据支持的特异性突变。

4. 综合征型 POI 的相关致病基因 以 POI 为临床表型之一的遗传性综合征,如睑裂狭小-上睑下垂-倒转型内眦赘皮综合征(BPES)、脑白质发育不良、共济失调-毛细血管扩张症等的候选致病基因包括 *FOXL2*、*EIF2B* 和 *ATM* 等,但具体机制多数不清。

(二)多囊卵巢综合征

多囊卵巢综合征(polycystic ovary syndrome,

PCOS)是一种病因复杂、具有高度遗传异质性和表型多样性的常见妇科内分泌疾病。PCOS 发病常具有家族聚集性，且认为与常染色体有关，在一级亲属中发病率更高，其遗传率高达 70%。研究发现有关类固醇生物合成和作用、促性腺分泌作用、卵泡发生、肥胖和能量调节、胰岛素作用的基因等与 PCOS 的发病密切相关。

利用全基因组关联研究（genome wide association study，GWAS）对中国 PCOS 患者进行遗传分析，研究者发现了 PCOS 全基因组范围内的 11 个易感位点，包括 2p16.3、2p21、9q33.3、9q22.32、11q22.1、12q13.2、12q14.3、16q12.1、19p13.3、20q13.2 和 2p16.3，这些位点指向了一些与性激素功能、胰岛素信号、2 型糖尿病、钙信号传递、内吞作用相关的候选基因。DNA 甲基化被认为是 PCOS 的表观遗传改变潜在的可能原因。研究显示，PCOS 女性的 PPARGC1A 启动子甲基化明显，线粒体 DNA 含量降低，在高代谢风险的 PCOS 妇女中，PPARGC1A 启动子甲基化和线粒体 DNA 含量的差异加剧。由于 PCOS 高度异质性的表型，通常无法由几个主效基因解释，在整个群体中的表现很可能是由多个基因微效变异及环境因素的相互作用共同导致。

（三）Turner 综合征

Turner 综合征（Turner syndrome，TS）的女性通常表现为第二性征发育不全、原发性闭经、身材矮小、躯体畸形、不育等。TS 染色体典型核型为 45，X，也有 45，X 嵌合体、X 染色体缺失和重排、X 染色体 - 常染色体易位和等臂 X 染色体等。约 5% 的 TS 患者存在 Y 染色体物质，3% 的患者存在额外标记染色体（supernumerary marker chromosome，SMC），通常来源于 X 或 Y 染色体的片段。当高度怀疑 TS 而外周血核型正常时，应该对机体其他组织进行染色体核型分析。TS 临床表现为原发性性腺发育不全：女性幼稚外阴，第二性征发育不能正常启动，乳腺及乳头无发育，乳距增宽。无阴毛及腋毛生长，原发性闭经。少数患者可有青春期第二性征发育和月经来潮，多见于嵌合体核型患者，但成年后易发生卵巢早衰。

（四）46，XX 型单纯性性腺发育不全

46，XX 型单纯性性腺发育不全（XX pure gonadal dysgenesis）患者染色体核型正常，为 46，XX，因性腺发育不全而不育。此类患者通常为正常女性体型，身材较高，原发性闭经，卵巢呈条索状纤维组织，内、外生殖器呈女性型。促性腺激素水平高，雌激素水平低。呈常染色体隐性遗传或散发性，部分患者是由于 FSH 受体基因突变而致病。XX 性腺发育不全可导致性腺肿瘤。

随着新的分子遗传检测技术的临床应用，如微阵列比较基因组杂交技术（aCGH）、全外显子组测序（WES）或全基因组测序（WGS），将有更多在女性生殖障碍中发挥作用的基因变异被检出。

三、不明原因不育症的遗传筛查

不明原因不育症属于排除性诊断，是一种生育力低下的状态，可能的病因包括隐性子宫输卵管因素、潜在的卵母细胞或精子异常、受精障碍、胚胎发育阻滞、反复胚胎种植失败、免疫性因素及未知的遗传缺陷等。在临床遗传因素筛查方面，目前尚无检测手段，通常先进行染色体核型分析，必要时行其他遗传学检查。全外显子测序技术和全基因组关联分析也成为筛查不明原因不育症遗传学病因最有希望的方法。特定的基因 panel 可用于不明原因不育症的遗传筛查，从而改善遗传和生殖咨询。

（一）完全受精失败

完全受精失败（total fertilization failure，TFF）的潜在病因比较复杂，主要包括精子因素、卵子数量及质量和细胞周期调控因子异常。精子 DNA 解凝集障碍，导致无原核或异常原核形成、迁移。卵子在受精后不能诱发钙震荡，影响细胞周期调控因子的状态，阻滞卵子激活进程而导致受精障碍。有研究表明，遗传因素可能导致受精失败。TLE6 基因突变可能与早期胚胎致死性有关。WEE2 基因的纯合 / 复合杂合变异，以常染色体隐性遗传模式，可引起受精失败导致女性不育。血管平滑肌细胞特异性 SCAP 基因敲除可引起纯合子胚胎发育障碍导致胚胎致死，其机制可能与 SCAP 的缺失影响脂糖等能量代谢、PPAR 信号通路、血小板活性及凝血功能、炎症反应、固有免疫、胚胎或心脏发育等综合因素有关。

（二）胚胎早期发育阻滞

胚胎早期发育阻滞（retardation of early embryonic development）的原因有很多，如卵母细胞质量问题、胚胎染色体异常、特定基因的缺失、IVF 治疗过程中促排卵用药及胚胎体外培养体系不完善等。此外，男性因素如精子遗传物质损伤等也是造成早期胚胎发育阻滞的重要原因。临床研究报道，行 IVF 或 ICSI 治疗的患者中有 10% 会出现胚胎发生早期发育阻滞的现象。多数学者认为胚胎发育阻滞的原因是由母源基因到合子型基因激活失败造成的。由于合子基因激活是由母源信息控制的，卵母细胞质量对于早期胚胎发育尤为重要。研究发现，卵母细胞胞质的成熟度与随后的胚胎发育阻滞相关，其可能的机制为支持早期胚胎发育的母型 mRNA 的缺乏导致早期胚胎发育阻滞。此外，特定卵源信息的缺失将会直接导致胚胎发育阻滞的发生。有研究显示，IGF2BP2 在卵母细胞中调节基因组的转录活性，从而调节卵母细胞的存活和受精后早期胚胎的发育过程。胚胎染色体异常是造成早期胚胎发育阻滞的另一个重要原因，发生早期胚胎发育阻滞的人类胚胎中约有 50% 为染色体异常。非整倍体是胚胎染色体异常的主要类型，而卵母细胞减数分裂过程中染色体分离异常是造成非整倍体发生的主要原因。卵母细胞质量与成熟度直接影响胚胎质量及妊娠结局。

（三）反复植入失败

反复植入失败（repeated implantation failure, RIF）是困扰健康女性不育病因之一。首先，胚胎染色体异常可直接导致植入失败；其次，子宫内膜容受性的遗传学评估，可通过提供准确移植时间，来提高植入成功率。已有学者研究基因组学评估子宫内膜容受性，建立了内膜数据库，并创建子宫内膜受体芯片（endometrial receptivity array, ERA）。ERA 是一种 cDNA 芯片，由 238 个表达在子宫内膜周期的不同阶段的基因组成，能够识别的接受状态子宫内膜状态并提供个性化植入时机，可作为指导个性化胚胎移植的一种新治疗策略。另有一种基于 NGS 的 RNA-seq 测序技术应用于 RIA 患者的 mRNA 检测，可对 RIA 患者的内膜基因表达进行更深度地分析。基因组学的发展有望阐明许多目前无法解释的不育。

（四）反复自然流产

反复自然流产（recurrent spontaneous abortion, RSA）连续 2 次自然流产的概率为 5% 左右，连续 3 次自然流产的概率则不足 1%。遗传学因素是导致 RSA 的重要原因，包括染色体核型异常、基因突变、遗传多态性等。近年来，通过染色体微阵列分析（CMA）已发现多个与 RSA 相关的拷贝数变异（copy number variations, CNVs），揭示了一些可能与 RSA 发展相关的新基因和致病机制，如可导致 CTNNA3 基因缺失的 CNVs 及包含 GOLPH3 和 PDZD2 基因的 60kb 片段重复。通过 WES 技术已检测出与不明原因复发性流产相关的基因，包含 IFT122、PLCD4、OSBPL5、DYNC2H1、ALOX15、MMP-10、FGA 等。WGS 用于 RSA 的遗传筛查，与复发流产相关的致病基因以 CHRNA1、DYNC2H1、RYR1 研究最多。

遗传筛查在不育诊治中的应用非常重要，开展遗传学筛查，对于指导临床治疗、提高辅助生殖技术的疗效和安全性、开展胚胎植入前遗传学诊断（PGD）等具有重要意义。基因组学的发展有望阐明许多目前无法解释的男性不育症。随着对不育遗传病因研究的迅速发展，遗传咨询和检测对于考虑辅助生殖的患者将会得到改善，并比以往任何时候都具有更大的价值。

（刘睿智）

第六节　输卵管检查

我国不育症发病率为 10%~15%，其中盆腔因素占全部不育因素的 35%。输卵管病变为导致女性不育的主要因素，故临床中对不育症女性输卵管的通畅性检查尤为重要。输卵管通畅度检查适用于：①不育症；②检验或评价输卵管绝育手术、输卵管再通术或输卵管成形术效果。目前临床上有多种检查方法用来评估输卵管的通畅性，常用的包括输卵管通液术（hydrotubation）、子宫输卵管 X 线造影（hysterosalpingography, HSG）、子宫输卵管超声造影（hysterosalpingo contrast sonography, HyCoSy），以及妇科内镜输卵管通畅性检查术。下面对目前临床常用的评估输卵管通畅性的检查方法进行介绍。

一、输卵管通液术

输卵管通液术可用于检测女性输卵管的通畅性，是通过导管向宫腔内注入液体，根据推注液体时阻力的大小、液体反流，以及患者痛感等来判断输卵管是否通畅。如果患者存在输卵管轻度粘连，输卵管通液术有一定的治疗效果。

（一）禁忌证

输卵管通液术前需进行白带常规等检查排除阴道炎症，还需排除：①内外生殖器急性炎症或慢性炎症急性、亚急性发作者；②阴道不规则流血者；③可疑妊娠者；④严重全身性疾病，不能耐受手术者；⑤体温高于 37.5℃者。

（二）操作过程

操作选在月经干净 3~7 天进行，术前禁性生活。术前半小时给予阿托品 0.5mg 肌内注射用于解痉。术前排空膀胱。输卵管通液术的推注液可使用生理盐水，也可另行配制，配制方案为庆大霉素 8 万 U、地塞米松 5mg、透明质酸酶 1 500U、注射用水 20ml，还可加入 0.5% 的利多卡因 2ml 以减少输卵管痉挛。进行操作时，患者取膀胱截石位，常规消毒铺巾，妇科检查了解子宫位置及大小，窥器暴露宫颈，沿宫颈置入通液型管，外接注射器，缓缓推注液体，推注过程观察推注阻力、液体是否回流，以及患者的疼痛反应。

（三）方法评价

输卵管通液术是一种盲性操作，推注者只能根据感觉推注阻力和经验判断输卵管的通畅程度，无直视指标，不能确定是一侧或双侧输卵管病变，也不能准确判定病变的具体部位及是否有粘连，不能代替子宫输卵管碘油造影或腹腔镜检查评价输卵管的结构和功能。研究提示，输卵管通液术与输卵管 X 线造影、输卵管超声造影及腹腔镜下输卵管通液术相比，具有较高的假阴性率和假阳性率。

（四）适用人群

该技术对输卵管的评估存在主观差异。由于准确性低于造影和腹腔镜检术，故在 2013 年的 NICE 指南中指出需要更多的随机对照试验验证

输卵管通液术中使用碘油或液体介质的疗效，不推荐使用子宫输卵管通液术用于评估输卵管通畅度。目前，子宫输卵管通液术更多的是用于输卵管手术后的辅助治疗，可以用于检验和评价输卵管绝育术、输卵管再通术或输卵管成形术的效果。

二、子宫输卵管 X 线造影

子宫输卵管 X 线造影（hysterosalpingography，HSG）是通过导管向子宫腔及输卵管注入造影剂，X 线下透视及摄片，根据造影剂在输卵管及盆腔内的显影情况了解输卵管是否通畅、阻塞的部位，以及子宫腔的形态。该检查损伤小，能对输卵管阻塞的部位做出较正确的判断，同时具有一定的治疗作用。除了判断输卵管的通畅性，HSG 检查还可以了解宫腔形态，初步判断非活动期的生殖器结核。

（一）禁忌证

HSG 不适用于内、外生殖器畸形或亚急性炎症、严重全身性疾病、疑似妊娠者、处于月经期或月经淋漓不净者，另外对于产后、流产、刮宫术后 6 周内以及碘过敏者也同样不适用。

（二）操作过程

HSG 检查时间安排在月经干净 3~7 天为宜，术前禁止性生活。患者需要接受碘过敏实验，阴性者方可进行。术前半小时肌内注射阿托品 0.5mg，并嘱患者排空膀胱。患者取膀胱截石位，常规消毒铺巾，妇科检查了解子宫位置及大小，窥器暴露宫颈外口并包含宫颈阴道部，将通液管沿宫颈管置入宫腔，外接注射器，注入造影剂，在 X 线透视下实时动态观察造影剂流经输卵管及宫腔的情况。同时，在以下四个时间点进行图像采集：①造影剂充盈宫腔的早期，此时宫腔内的充盈缺损如黏膜下肌瘤或内膜息肉最易观测；②造影剂完全充盈宫腔，子宫轮廓显示最好，可以发现子宫畸形如纵隔子宫等；③造影剂充盈整个输卵管并弥散入盆腔，可以评价整条输卵管的形态和功能，发现输卵管的异常如阻塞或积水等；④弥散相：根据造影剂不同，水剂在术后 20 分钟、油剂在术后 24 小时后拍摄盆腔平片，以观察盆腔内造影剂有无弥散，以及弥散是否均匀，判断是否有盆腔粘连。

（三）方法评价

HSG 可以检查输卵管近端和远端的阻塞，显示峡部的结节性输卵管炎，了解输卵管的细节并评估输卵管周围的炎症情况。综合多项大样本研究显示，HSG 对输卵管检查的敏感性波动在 53%~94%，特异性波动在 87%~92%。主要是由于输卵管检查检测远端病变较近端病变更敏感，其中近端病变假阳性更容易发生，如果 HSG 提示输卵管通畅，则输卵管梗阻的可能性很小，同时 HSG 中显示输卵管通畅并不能表明输卵管的拾卵功能正常。如患有子宫内膜异位症的妇女，可能有卵巢粘连于子宫直肠陷窝或输卵管被粘连固定，存在输卵管伞端周围的粘连等，这些 HSG 中并不易被发现。不过，研究显示 HSG 在提高不育女性受孕率方面有一定疗效，HSG 和非 HSG 组相比，HSG 术后 6 个月自然受孕率增加 6%（95% *CI* 1.26~1.73），HSG 术后 24 个月自然受孕率增加 11%（95% *CI* 1.16~1.70）。而油性造影剂的术后妊娠率明显高于水性造影剂。当输卵管出现了结核性炎症时，HSG 的表现非常特殊，常常易于检出可疑人群。

研究提示 HSG 对输卵管近端梗阻诊断敏感性不高。输卵管近端梗阻有两种类型，即输卵管梗阻和输卵管闭塞。前者多为输卵管暂时性痉挛或由黏液栓、非结晶性固体如组织碎片阻塞输卵管引起的可逆性阻塞，通过输卵管加压通液、宫腔镜下插管通液或导丝可解除梗阻。而后者多由结节性峡部输卵管炎或输卵管闭锁性纤维化造成的永久性阻塞，无法通过加压通液的方法进行疏通。数据显示 HSG 诊断近端阻塞的假阳性率为 16%~40%，该类患者在腹腔镜探查时仅有 37%~52% 符合诊断，再次 HSG 时，60% 的病例提示输卵管通畅。真性近端阻塞患者造影片常出现由于造影压力大导致造影剂逆流入宫旁血管或淋巴管，或者输卵管周围造影剂弥散欠佳等病理表现。故当不育症常规检查中发现 HSG 提示的近端输卵管阻塞时，宫腹腔镜的联合检查可以发现导致近端梗阻或闭塞的真正病变。

（四）适用人群

由于 HSG 对评估输卵管通畅性的准确性高，操作后对输卵管有一定的疏通作用，并且 HSG 方便、价格低廉，故目前的中国的专家共识中认为，HSG 是诊断输卵管通畅性的首选检查方法。但 HSG 对输卵管近端梗阻诊断敏感性不高，另外，HSG 具有一定的技术局限性，不能检测出子宫肌层和盆腔病变。临床工作中发现部分患者可能出现碘油造影剂过敏的不良反应，如皮疹、支气管痉挛及喉头水肿等，甚至可能引发肺栓塞。以上不足，需在临床应用中结合患者实际特点加以调整。

三、子宫输卵管超声造影

HyCoSy 即子宫输卵管实时三维超声造影，是近 20 年来新兴的评估输卵管的检查方法。在超声监测下，推注超声造影剂，通过超声观察造影剂在宫腔和输卵管的充盈情况以及推注液在盆腔中的弥散情况，判断输卵管的是否梗阻以及梗阻部位。

（一）禁忌证

和输卵管通液术一样，HyCoSy 前需进行阴道分泌物常规等检查排除阴道炎症，还需排除：①内外生殖器急性炎症或慢性炎症急性、亚急性发作者；②阴道不规则流血者；③可疑妊娠者；④严重全身性疾病，不能耐受手术者；⑤体温高于 37.5℃者。

（二）操作过程

HyCoSy 操作步骤同常规的输卵管通液过程，不过增加了超声监测，医师会将超声诊断仪切换至实时三维造影模式，推注超声造影剂，在实时三维条件下形成集子宫、输卵管、卵巢一体化的可视化动态图像，实时观察子宫、输卵管、卵巢和盆腔病变。

（三）方法评价

HyCoSy 操作过程可视化，实时动态，无辐射，操作简单，检查时间短，患者所承受的疼痛程度轻。与 HSG 相比 HyCoSy 无放射性，可发现子宫和卵巢病变，对子宫黏膜下肌瘤、宫腔息肉、宫腔粘连等病变的诊断有更高的敏感性。

对于输卵管通畅性的评估，多项大样本研究调查提示 HyCoSy 的诊断敏感性和特异性为 92% 及 91%。同时 HyCoSy 检查中对盆腔疾病的检出率明显增加，诊断敏感性为 83.3%，特异性为 60%，准确率为 72%。同样的，HyCoSy 具有治疗作用，研究提示,和 HSG 相比,HSG 术后 6 个月的自然受孕率为 58%(95% CI 0.39~0.85),HyCoSy 术后 6 个月的自然受孕率为 61%(95% CI 0.42~0.89),经 HyCoSy 评估输卵管状态后进行诱导排卵指导同房,患者的活产率和异位妊娠率与 HSG 术后均无统计学差异。并且,HyCoSy 的不良反应发生率(1%)明显低于 HSG 的不良反应发生率(4%)。不过,HyCoSy 检查准确程度对超声检查医生的依赖性很大,且造影剂逆流或者反流造成宫腔压力下降,不足以显示输卵管。研究提示 HyCoSy 中发生无法确定输卵管是通畅还是堵塞的比例较 HSG 更高(HyCoSy:8.8% vs. HSG:0.5%)。

(四)适用人群

目前中国专家共识认为,虽然 HyCoSy 评估输卵管具有一定优势并具有一定实用价值,但该技术的推广尚待进一步验证。对于怀疑有子宫内膜病变的患者,或患者对 HSG 的放射性有顾虑时,以及对碘化造影剂过敏者,可选择有经验的超声医生行 HyCoSy 检查。

四、妇科内镜输卵管通畅性检查

近年来,随着妇产科内镜的大量采用,为输卵管通畅检查提供了新的方法,包括宫腔镜下经输卵管口插管通液术、腹腔镜直视下输卵管通液检查等。但由于内镜手术对器械要求较高,且腹腔镜是创伤性手术,故并不推荐作为常规检查方法。内镜检查的适应证和禁忌证同常规输卵管检查。

(一)宫腔镜下经输卵管口插管通液术

宫腔镜下经输卵管口插管通液术是在宫腔镜下显示双侧输卵管开口端,将输卵管通液导管插入输卵管开口端,注入亚甲蓝液体,观察其是否有反流,阻力如何,从而判断输卵管是否通畅及通畅程度。在操作过程中可以同时进行宫腔形态及宫腔内病变的检查。

1. 方法评价　2015 年 ASRM 关于女性不育诊断的共识中指出:宫腔镜下插管通液可以对 HSG 提示的输卵管近端梗阻进行确认和排除,所以宫腔镜下插管通液可作为排除假性近端梗阻的一种检查方式。宫腔镜可直接观察到患者的宫腔情况,可在检查的同时给予治疗,合并有宫腔病变的

患者选择宫腔镜下插管通液术具有治疗和检查作用。但宫腔镜下插管通液术不能判断输卵管的梗阻部位,故该技术并不能代替子宫输卵管碘油造影或腹腔镜检查评价输卵管的结构和功能。

2. 适用人群　该技术并不能代替 HSG 或腹腔镜检查来评价输卵管的结构和功能,通常可用于对 HSG 和超声检查异常患者的进一步评估和治疗,也可作为排除假性近端梗阻的一种检查方式。

(二)腹腔镜下输卵管通液术

腹腔镜下输卵管通液术是用一种纤维光源内镜进行腹腔检查和治疗,镜体可以置入腹腔,观察部位还具有放大效应,其特点是准确、直观。

1. 方法评价　腹腔镜下输卵管通液后诊断输卵管阻塞的敏感性为 98.3%~100%。并且在操作同时,可以直视检查盆腔解剖结构,弥补 HSG 在检测输卵管功能方面的不足,发现输卵管结构异常如输卵管周围及伞端粘连等,因此在临床实践中被认为是判断输卵管通畅度的金标准。但腹腔镜诊断也有 3% 左右的假阳性率,另外因价格昂贵、需要住院及可能面临手术及麻醉相关的并发症,腹腔镜检查只能作为输卵管性不育的二线诊断方法。

2. 适用人群　根据 2013 年 NICE 临床指南,对于既往合并盆腔炎性疾病、异位妊娠等病史的女性,应该先通过 HSG 术检查输卵管通畅度,当诊断为不明原因不育的妇女伴有子宫内膜异位症体征或症状,或怀疑合并存在输卵管粘连疾病的患者可考虑腹腔镜下输卵管通液术,术中对盆腔疾病可同时进行治疗。根据 ASRM 指南,在下列情况下需要行腹腔镜检查:诊断为不明原因的妇女伴有子宫内膜异位症体征或症状,或怀疑合并存在输卵管粘连的疾病;不明原因不育女性不常规进行诊断性腹腔镜检查。因此,不建议腹腔镜作为输卵管通畅度的首选初筛检查,而是在有指征的情况下选择性进行。

(三)经阴道注水腹腔镜

经阴道注水腹腔镜(transvaginal hydrolaparoscopy, THL)是采用穿刺套管经阴道后穹窿穿刺进入盆腔,以生理盐水作为盆腔膨胀介质,借助微型内镜与器械,进行诊断与治疗的微创内镜技术。

1. THL 适应证

（1）原因不明的原发或继发性不育症，超声未发现明确的盆腔病变，无盆腔手术史。

（2）慢性盆腔痛的定位检查。

（3）HSG/HyCoSy 提示输卵管近端阻塞、不全梗阻、上举及轻度积水。

（4）HSG/HyCoSy 提示输卵管通畅，自然周期或促排卵 6 个周期未妊娠。

（5）PCOS 进行腹腔镜下卵巢打孔术。

（6）早期或者较小的腹膜型或卵巢型子宫内膜异位症。

2. THL 禁忌证

（1）由于各种原因造成子宫直肠陷窝堵塞，包括过度后倾固定的子宫、子宫肌瘤、子宫内膜异位症等。

（2）可疑盆腔中重度粘连。

（3）盆腔急性感染，腹腔内积血。

（4）合并其他全身或生殖器官疾病，不适宜手术者。

3. 相对禁忌证

（1）阴道上端狭窄。

（2）肥胖（BMI>45kg/m^2）。

（3）子宫后倾但不固定。

4. 方法评价　THL 是自然腔道手术，具有评价准确的优点，并且该技术微创，不需要全麻，可门诊手术，患者耐受性好。同时，由于 THL 膨胀介质为液体，更易于发现纤细、薄层的盆腔粘连，尤其适用于发现输卵管伞端的轻微粘连。该方法既有宫腔镜、腹腔镜直视检查的准确性，又有 HSG 和 HyCoSy 检查的简便快捷、经济方便的优点，也可同时在检查过程中对某些病变进行治疗，对于不育症患者的检查与治疗独具优势。

对于输卵管通畅性的检查，THL 和经腹腔镜检查符合率达到81.8%，但 THL 无法探查子宫前壁及子宫前方区域的异常，故在 THL 检查结果正常的患者中，仍有 18.2% 在经腹腹腔镜探查中有病理表现。和 HSG 相比，THL 的检查失败率较高（THL：5.6% *vs.* HSG：0.7%），THL 的并发症如阴道损伤、腹腔脏器损伤等的并发症发生率明显增加（THL：2.8% *vs.* HSG：0.7%）。肠管损伤是 THL 最严重的

并发症，发生率约 0.35%~0.65%，80% 以上的肠管损伤发生在腹膜外的直肠，少数损伤盆腔内的直肠和乙状结肠。当出现肠管损伤，90% 以上可以通过期待治疗获得痊愈。研究发现，经腹超声引导下穿刺可以降低肠道损伤的发生率，同时对后倾子宫可以减少子宫后壁损伤，提高穿刺成功率，并可以通过后穹窿积液情况判断穿刺可行性。故应该选择合适的患者，由有经验的医生进行 THL 的操作（表 2-6-1）。

表 2-6-1　THL 和常规腹腔镜的区别

项目	常规腹腔镜	THL
手术入路不同	由腹壁进入盆腔	由阴道后穹窿进入盆腔
视角不同	视角由上而下观察	视角由下而上观察
膨腹介质不同	由 CO_2 膨腹	生理盐水膨腹
操作环境不同	住院在全身麻醉下实施	门诊局部麻醉下完成
术后留院时间不同	术后需住院观察数日	术后门诊观察 2h 即可离院

适用人群：THL 对不育症患者进行输卵管检查具有独特优势，但存在部分人群不适用，包括盆腔重度粘连、宫体过度后倾、子宫直肠陷窝封闭等。该技术无法探查子宫前方区域，检查失败率较高，并且可有手术并发症的发生。故应该选择合适的患者，由有经验的医生进行 THL 的操作。

（四）输卵管镜

输卵管镜是用于检查输卵管腔的显微内镜，其经过宫腔镜、腹腔镜等的引导，单独进入输卵管内，可检查输卵管管腔是否通畅，可了解输卵管内部的黏膜情况，从而更全面地评估输卵管功能。该技术可作为评估输卵管功能的补充手段，但作为常规诊断手段证据不足。有研究发现输卵管镜检查结果对患者的生育结局有较好的预测，输卵管病损程度的评估方面腹腔镜和输卵管镜检查有很高的吻合度，但因为输卵管镜检查需要腹腔镜配合进行，对设备要求高、价格昂贵，且缺乏统一的对于输卵管镜下输卵管病变程度的评价标准，目前临床应用较少，循证医学证据不足（表 2-6-2）。

表 2-6-2　输卵管通畅性评估检查的优点和缺点

检查方法	输卵管通液术	HSG	HyCoSy	运用内镜技术进行输卵管通畅性检查方法			
				宫腔镜下插管通液术	腹腔镜下输卵管通液术	经阴道注水腹腔镜	输卵管镜
优点	廉价,操作简便,具有一定的治疗作用	准确率高;可定位梗阻部位;可了解宫腔形态;可用于判断输卵管结核;具有一定的治疗作用	准确率高,可定位梗阻部位;可了解宫腔形态;可发现子宫和卵巢病变;具有一定的治疗作用	可对输卵管近端梗阻进行确认和排除;可直接观察宫腔情况;宫腔疾病检查的同时给予治疗	输卵管通畅性检查准确性高,可直视检查盆腔解剖结构不足并予以处理,是判断输卵管通畅度的金标准	评价准确,微创,不需要全麻,可门诊手术;可同时在检查过程中对某些病变进行治疗	可检查输卵管管腔是否通畅,可了解输卵管内部的黏膜情况
不足	准确率低,不能确定输卵管病变的部位	输卵管近端梗阻诊断敏感性不高;不能检测子宫肌层和盆腔病变;可能出现碘造影剂过敏	检查准确程度依赖于超声检查医生;无法确定输卵管是通畅还是堵塞的比例较 HSG 更高	不能判断输卵管远端的梗阻部位;不能评价输卵管的结构和功能	价格昂贵、需要住院及可能面临手术相关的并发症	部分人群不适用(盆腔重度粘连,宫体过度后倾,子宫直肠陷窝封闭等);无法探查子宫前方区域;检查失败率较高;可有手术并发症	需要宫腹腔镜配合进行,设备要求高,价格昂贵,缺乏统一的评价标准
临床使用推荐	不推荐常规使用,可用于输卵管相关手术后效果评价	HSG 是诊断输卵管通畅性的首选	对怀疑有其他盆腔病变时或患者对 HSG 放射性有顾虑时,以及碘化造影剂过敏可选择有经验的超声医生进行	可用于 HSG 和超声异常进一步评估和治疗	可用于不明原因不育者,或伴有子宫内膜异位症体征或症状、怀疑合并存在输卵管粘连、卵巢良性肿瘤的患者	选择合适的患者,由有经验的医生进行操作	临床应用较少,循证医学证据不足

（王晓红）

第七节　腔镜检查

妇科腔镜技术自 20 世纪 90 年代在中国大陆开展以来,已经过近 30 年的持续高速发展。当代腔镜器械的精密度令人叹为观止,结合先进的电子科技和成像技术,现代腔镜已经成为妇科领域不可或缺的诊疗工具。

近年来,随着不育症发病率的持续上升及试管婴儿技术的蓬勃发展,生殖医学成为妇产科学的一个重要分支。在导致不育的所有女性因素中,女性生殖器官异常与排卵障碍平分秋色,宫腔镜、腹腔镜技术在女性生殖器官疾病的诊断和治疗中发挥了不可替代的作用,尤其是宫腔镜对宫腔疾病的诊疗具有里程碑式的重要意义,开启了宫内疾病诊疗的新纪元。

一、腹腔镜检查在不育症诊疗中的应用

腹腔镜检查能够直视盆腔解剖结构,并可同时对病灶行病理检查和治疗,是盆腔检查的金标准。腹腔镜检查需要于术中行输卵管通液检查,因此检查一般于月经周期的卵泡期进行(一般为月经干净 3~7 天)。黄体期由于内膜增厚,可能遮挡输卵管开口造成通液检查的假阳性。此外,黄体期存在妊娠的可能,腹腔镜手术及所需的全身麻醉等将对妊娠结局造成不可预知的影响。

腹腔镜检查的禁忌证,包括生殖道感染、急性盆腔炎、子宫积脓、活动性疱疹及已知妊娠。

（一）腹腔镜在不育症检查中的适应证及效果评价

1. **子宫输卵管造影诊断不清者**　尽管腹腔镜下插管通液检查是诊断输卵管通畅性的金标准，但由于腹腔镜检查的有创性和较高的费用，目前 HSG 检查仍为输卵管通畅性的首选检查方法。然而，与腹腔镜相比，HSG 检查的敏感性较低（65%），例如双侧输卵管通畅的子宫内膜异位症可能因此漏诊。Mol 等人研究了 HSG 和腹腔镜对生育力的预测作用，结果提示，对于 HSG 检查结果而言，单侧输卵管梗阻会使生育力降低 20%（矫正风险比 aFRR：0.8），双侧输卵管梗阻会使生育力降低 51%（aFRR：0.49）；对腹腔镜检查结果而言，单侧输卵管梗阻会使生育力降低 49%（矫正风险比 aFRR：0.51），双侧输卵管梗阻会使生育力降低 85%（aFRR：0.15）。HSG 提示单侧输卵管梗阻或盆腔完全正常者行腹腔镜检查后发现，这些人当中有 5% 的人双侧输卵管梗阻。而在 HSG 提示双侧输卵管梗阻者中复查腹腔镜，提示有高达 49% 的患者双侧输卵管完全通畅，这些人如不接受治疗，累计妊娠率可达 9%；相反，在 HSG 提示双侧输卵管梗阻者中复查腹腔镜结果为单侧或双侧梗阻者，其生育力分别降低 62% 和 81%（aFRR 分别为 0.38 和 0.19）。可见 HSG 检查结果对输卵管通畅性的评估并不十分准确。如果 HSG 检查对输卵管的通畅情况仍不明确，或者 HSG 检查后提示输卵管病变，在没有严重卵巢储备功能下降和严重男性因素不育的前提下则推荐进一步腹腔镜检查。但对于 HSG 提示双侧输卵管通畅者，则不建议直接进行进一步腹腔镜检查，而是在助孕治疗（不包括试管婴儿技术）10 个月后仍未怀孕时再考虑行腹腔镜检查。

2. **不明原因不育者**　腹腔镜检查对不明原因不育者查找病因是有用的，但目前研究并不支持腹腔镜检查能够提高不明原因不育患者的妊娠率。Ochoa Capelo 等对 92 个有排卵、输卵管通畅及男方精液正常的不育症患者行腹腔镜检查，结果提示，仅有 36% 的患者的盆腔完全正常，发现 50% 的患者存在子宫内膜异位，33% 的患者有盆腔粘连，但腹腔镜检查术后并没有患者怀孕。Tanahatoe 等对 495 个准备行 IUI 的不明原因不育患者行腹腔镜检查，结果提示有 25% 的患者因发现盆腔子宫内膜异位症等异常而改为 IVF 助孕。Tanahatoe 等随后进行了一项 RCT 研究，对 154 例不明原因不育患者行腹腔镜检查，提示 48%~56% 的患者存在盆腔异常。在 IUI 之前行腹腔镜检查还是 3 次 IUI 失败之后行腹腔镜检查，两组持续妊娠率并无差异［ORs 1.2（95% CI 0.7~2.3）］。

3. **可疑子宫内膜异位症者**　子宫内膜异位症简称内异症，是育龄妇女的多发病、常见病，为子宫内膜样组织出现在子宫腔以外的身体其他部位，在性激素作用下，病灶发生周期性缺血、坏死、脱落及出血，造成局部慢性炎症反应。盆腔子宫内膜异位症造成盆腔长期慢性炎症，盆腔从分子微环境到大体解剖均可能发生异常，对女性生殖健康造成损伤。研究显示，子宫内膜异位症患者中 40%~50% 合并不育，高于正常人群不育症的发生率。2000 年 Buyalos 等首次提出"子宫内膜异位症相关性不育"的概念，指出不育症与子宫内膜异位症之间是互相影响的，子宫内膜异位症可能通过影响妊娠的各个环节而引起不育或自然流产，反之不育症也是子宫内膜异位症的危险因素之一。不育症患者中子宫内膜异位症的发病率也高于正常人群（25%~50% vs. 10%~15%）。

腹腔镜探查术是诊断盆腔子宫内膜异位症的金标准，适用于伴随子宫内膜异位症相关症状或体征、或超声提示盆腔子宫内膜异位症的不育症患者。子宫内膜异位症相关症状或体征包括：慢性盆腔痛、影响日常活动和生活的痛经、深部性交痛、月经相关或周期性消化道症状特别是肠蠕动时的疼痛、月经相关或周期性泌尿系症状特别是周期性血尿或排尿痛、月经相关或周期性肩痛；触诊发现附件区包块、压痛性结节、盆腔器官活动性差、阴道后穹窿发现触痛结节或肉眼可见内异症病灶。当腹腔镜检查发现肉眼可见病灶时即可诊断内异症。术中可对病灶取材进行病理学检查，尤其对卵巢内 + 异症囊肿强调病理检查的重要性和必要性，一方面可以明确诊断，另一方面可以排除恶性病变。若腹腔镜检查未发现肉眼可见病灶时，则可排除内异症的诊断。

此外，可参考 ASRM 及 EFI 评分评估患者的盆腔状况（表 2-7-1~ 表 2-7-3）。

表 2-7-1 美国生殖医学学会（ASRM）修正的子宫内膜异位症评分

异位病灶		病灶大小				粘连范围		
		<1cm	1~3cm	>3cm		<1/3 包裹	1/3~2/3 包裹	>2/3 包裹
腹膜	浅	1	2	4				
	深	2	4	6				
卵巢	右浅	1	2	4	疏松	1	2	4
	右深	4	16	20	致密	4	8	16
	左浅	1	2	4	疏松	1	2	4
	左深	4	16	20	致密	4	8	16
输卵管	右				疏松	1	2	4
					致密	4	8	16
	左				疏松	1	2	4
					致密	4	8	16
子宫直肠陷窝 部分消失		4			完全消失	40		

注:1. 若输卵管全部包入应改为 16 分。

2. Ⅰ期(轻微度):1~5 分;Ⅱ期(轻度):6~15 分;Ⅲ期(中度):16~40 分;Ⅳ期(重度):>40 分

表 2-7-2 子宫内膜异位症生育指数总评分标准（分）

类别	评分
病史因素	
年龄 ≤ 35 岁	2
年龄 36~39 岁	1
年龄 ≥ 40 岁	0
不育年限 ≤ 3 年	2
不育年限 >3 年	0
原发性不育	0
继发性不育	1
手术因素	
LF 评分 7~8 分	3
LF 评分 4~6 分	2
LF 评分 0~3 分	0
r-AFS 评分(异位病灶评分之和)<16 分	1
r-AFS 评分(异位病灶评分之和) ≥ 16 分	0
r-AFS 总分 <71 分	1
r-AFS 总分 ≥ 71 分	0

注:LF 评分:输卵管最低功能评分标准

表 2-7-3　输卵管最低功能评分标准（分）

部位	描述	评分
输卵管		
正常	外观正常	4
轻度受损	浆膜层轻微受损	3
中度受损	浆膜层或肌层中度受损,活动度中度受限	2
重度受损	输卵管纤维化或轻中度峡部结节性输卵管炎,活动度重度受限	1
无功能	输卵管完全阻塞,广泛纤维化或峡部结节性输卵管炎	0
输卵管伞端		
正常	外观正常	4
轻度受损	伞端轻微损伤伴有轻微的瘢痕	3
中度受损	伞端中度损伤伴有中度的瘢痕,伞端正常结构中度缺失伴轻度伞内纤维化	2
重度受损	伞端重度损伤伴有重度的瘢痕,伞端正常结构大量缺失伴中度伞内纤维化	1
无功能	伞端重度损伤伴有广泛的瘢痕,伞端正常结构完全缺失伴输卵管完全性梗阻或积水	0
卵巢		
正常	外观正常	4
轻度受损	卵巢体积正常或大致正常,卵巢浆膜层极小或轻度受损	3
中度受损	卵巢体积减小在 1/3~2/3,卵巢表面中度受损	2
重度受损	卵巢体积减小 2/3 或更多,卵巢表面重度受损	1
无功能	卵巢缺失或完全被粘连所包裹	0

注:将双侧输卵管和卵巢分别评分,左右两侧相加的分值等于 LF 评分。若一侧卵巢缺如,则将对侧卵巢评分的两倍作为 LF 评分

4. 反复诱发排卵治疗失败者　Ochoa Capelo 等对 92 个经克罗米芬(clomiphene citrate,CC)促排卵治疗至少 4 个周期均未妊娠者行腹腔镜检查,发现仅有 36% 的患者的盆腔完全正常,50% 的患者存在子宫内膜异位症,33% 的患者有盆腔粘连,但腹腔镜术后并没有患者怀孕。提示反复诱发排卵治疗失败者行腹腔镜检查有助于查找妊娠失败的原因,但并不能提高此类患者的妊娠率。然而,针对腹腔镜检查是否能够改善反复 OI 失败者的妊娠结局,目前的研究证据远远不足,未来仍需要更多的临床数据揭示该方面的作用。

5. 怀疑先天性子宫发育异常者　先天性子宫发育异常可能会干扰胚胎着床及胎盘发育而导致不孕、流产或早产。先天性子宫发育异常在不育症人群的发病率因诊断方式不同略有差异。当超声、HSG 或 MRI 等影像学检查提示先天性子宫发育异常时,需行宫腹腔镜联合检查做出正确诊断。当使用宫腔镜、腹腔镜诊断作为诊断方法时,先天性子宫发育异常在不育症人群中的发病率约为 7.3%(95% CI 6.7~7.9),与所有人群中发病率无显著差异,而当仅使用 HSG 诊断时,先天性子宫发育异常在不育症人群的发率为 10.8%,高于所有人群中的发病率,提示 HSG 在诊断先天性子宫发育异常方面存在误诊可能。研究显示,HSG 诊断先天性子宫发育异常的敏感性和特异性分别为 78% 和 90%,但 HSG 在区分不同类型的先天性异常方面的敏感性很低。Alborzi 等人报告 HSG 诊断双角子宫的敏感性只有 25%。此外,Pellerito 等人对 HSG 诊断的先天性子宫发育异常分类时发现所有 20 例接受检查的患者中有 18 例 HSG 报告的结果不准确。虽然宫腔镜检查可直接显示宫颈管、宫腔和输卵管开口,但它不能对子宫的外部轮廓进行评估,因此在

区分不同类型的先天性子宫发育异常往往是不够的。目前认为宫腹腔镜联合手术是评估先天性子宫异常的金标准。

6. 反复 IUI 失败者 根据 Tanahatoe 等的研究,对反复 IUI 失败者行腹腔镜探查术有助于查找原因,但目前尚无研究提示腹腔镜能否改善此类患者的妊娠结局。

7. 反复 IVF 失败者 腹腔镜探查在寻找反复 IVF 失败的原因方面有积极的作用,且研究提示同时清除术中发现的内异症病灶有助于改善妊娠结局。Littman 等发表一项回顾性研究了 29 个 IVF 助孕失败的患者,认为 IVF 失败后行腹腔镜探查术,并同时清除术中发现的盆腔内异症病灶可明显改善患者的妊娠结局。未来需要更多临床数据和 RCT 研究证明 IVF 失败后行腹腔镜探查术,并同时清除术中发现的内异症病灶对妊娠结局的改善作用。

(二) 腹腔镜在不育症治疗中的适应证及效果评价

1. 子宫内膜异位症 盆腔子宫内膜异位症造成盆腔长期慢性炎症,使盆腔从分子微环境到大体解剖均可能发生异常,对女性生殖健康造成损伤。一项包含 22 个非随机对照实验的荟萃分析表明,子宫内膜异位症性不育症性 IVF 治疗的成功率低于管性因素不育者。该研究还表明子宫内膜异位症使 IVF 助孕成功率降低 54%,且子宫内膜异位症严重程度越高,IVF 的助孕成功率越低。然而目前没有 RCT 研究或者荟萃分析证明腹腔镜手术能够改善中重度子宫内膜异位症自然妊娠或 IVF 的助孕结局,仅有三个回顾性研究表明腹腔镜手术能够提高中 - 重度子宫内膜异位症患者自然妊娠的累计妊娠率,但其中只有一项研究的结果具有统计学显著性。

相比之下,卵巢子宫内膜异位囊肿对 IVF 助孕结局的影响更大:①子宫内膜异位囊肿可能影响促排卵;②子宫内膜异位囊肿可能影响取卵手术操作;③子宫内膜异位囊肿可能分泌有害物质影响卵母细胞的成熟,进一步影响受精卵分裂和着床。然而,卵巢子宫内膜异位囊肿剥除术所需手术技巧较高,术中出血较多,对卵巢皮质和卵巢功能有一定

破坏,因此,对卵巢子宫内膜异位囊肿需严格把握手术指征:①不育症患者若卵巢功能正常且卵巢子宫内膜异位囊肿 ≥3cm 者,IVF 前应行腹腔镜下卵巢囊肿内壁完整剥除术,或部分剥除送病理检查并消融其余囊内壁,术中应首先行冲洗液的细胞病理学检查,并行全面盆腔冲洗,术中应注意保护卵巢储备功能;②对于生长速度过快、囊肿过大有破裂可能或囊肿导致取卵困难的原发或复发卵巢子宫内膜异位囊肿,推荐于 IVF 助孕前行腹腔镜下卵巢囊肿剥除术,术中应注意保护卵巢储备功能;③所有进行卵巢子宫内膜异位囊肿剔除的患者,均需被告知手术有降低卵巢储备功能的风险。子宫内膜异位症腹腔镜手术中应遵循"看见病灶即刻治疗"的原则,即对术中肉眼所见病灶及粘连均应给予处理。卵巢表面的浅表病灶可通过电凝或气化去除,卵巢子宫内膜异位囊肿壁的完整剔除可降低复发率并缓解由此引起的疼痛,但术中应注意保护卵巢储备功能,尽可能保留正常卵巢组织,避免卵巢血供损伤,忌大面积电凝、烧灼止血、必要时缝扎止血。

2. 输卵管梗阻 输卵管梗阻行腹腔镜手术的目的是使输卵管恢复通畅,并发挥拾卵、提供受精场所及运送受精卵的生理功能。各类输卵管再通术需要于术中行输卵管通液检查,因此手术一般于月经期的卵泡期进行(一般为月经干净 3~7 天)。

(1) 腹腔镜输卵管伞端粘连分离 / 成形术:适用于输卵管远端梗阻(不包括超声可见的输卵管积水)者。盆腔炎性疾病(pelvic inflammatory disease,PID)是输卵管远端梗阻的最常见原因。常见的输卵管远端梗阻类型有输卵管伞包茎和输卵管伞 / 卵巢周围粘连。当输卵管伞 / 卵巢周围粘连是影响生育的唯一可能原因时,经恢复输卵管正常解剖结构后其自然妊娠率可达到 50%~60%,活产率为 59%(54/92)。输卵管包茎常合并附件区粘连,手术选择经腹腔镜盆腔粘连分离术 + 输卵管伞端成形术。早期研究显示,输卵管包茎术后宫内自然妊娠率约为 40%~50%,活产率达到 48%(19/40)。输卵管伞 / 卵巢周围粘连合并轻度输卵管积水者,术后活产率约为 20%~30%。Gomel 等的研究显示,根据 ASRM 分级标准,轻度输卵管伞 / 卵巢周围粘连

者术后的活产率高于重度者(58.8% vs. 17.8%)。输卵管伞端成形术的手术效果取决于输卵管黏膜纤毛的破坏程度、输卵管肌层瘢痕化程度及手术技巧,因此术前对患者病史的了解及输卵管的前期检查(HSG、腹腔镜探查及输卵管镜等)和评估十分重要。

(2)经腹腔镜输卵管吻合术:此术式适用于因感染性、医源性或先天性原因导致的输卵管峡部及壶腹部梗阻、男方精液正常并希望通过自然方式妊娠者。经腹腔镜输卵管吻合术对腹腔镜显微手术技术的要求极高,要求术者能够在腹腔镜下切除输卵管梗阻部位,精准对合输卵管切除部位的远端和近端及对输卵管壁的逐层缝合。为达到术后恢复生育能力的目的,手术要求除梗阻部位的输卵管完全正常。Victor Gomel 认为,在没有男方不育因素的前提下,影响经腹腔镜输卵管吻合术术后效果的因素有年龄、可用输卵管长度、显微外科技术及患者选择。年龄 35 岁以下者术后活产率可达 70%;35 岁以上者活产率为 50%,宫外孕率约为 2%。根据早期荷兰一项多中心研究,40 岁以上者输卵管吻合术后活产率约为 44%,流产率为 26%($n=78$,最短随访时间为 1 年),研究对象的可用输卵管长度均≥4cm。2010 年的一项研究提示,40 岁以上者机器人辅助输卵管吻合术术后活产率在 29%~47%($n=30$,随访时间为 6 个月至 4 年)。可用输卵管长度也是影响手术效果的重要因素,要求输卵管壶腹部长度不短于 3cm 且峡部长度应不短于 2cm 才能保证受精和运送受精卵的功能。有研究显示,术后可用输卵管长度≥6cm,大多数病例在术后 5 个试孕周期内怀孕,若术后可用输卵管长度≤4cm,术后至妊娠的时间间隔长达 19.1 个月,远远超过平均达怀孕时间的 10.2 个月。因此建议术后最佳试孕时间不超过 12 个月。一项回顾性研究显示,与 IVF 技术相比,单纯输卵管梗阻者输卵管吻合术后累计活产率甚至高于 IVF 助孕组(59.5% vs. 52%),在年龄 <37 岁组,输卵管吻合术的累计活产率高达 72.2%,而 IVF 组仅有 52.4%。因此ASRM 认为,在施术者的腹腔镜显微操作技术非常优秀的前提下,目前有非常好的临床证据支持符合条件的患者选择输卵管吻合术。

(3)宫腹腔镜联合输卵管插管术:该方法对患者的选择具有较高的要求,仅对排除结核的输卵管间质部梗阻、不育年限较短且有强烈自然妊娠意愿的患者可考虑推荐。手术在腹腔镜监视下,将导管在宫腔镜引导下从输卵管开口处插入输卵管,利用机械分离打开输卵管间质部管腔内的纤维粘连带,然后注入亚甲蓝液检查输卵管通畅性。与单纯宫腔镜下输卵管插管相比,该术式的优点是腹腔镜可以同时观察到输卵管远端的情况,以及盆腔的整体环境和其他潜在的疾病,对后期助孕策略选择的指导性更强,并且可以免放射线暴露。例如结节性输卵管炎(SIN)最易发生输卵管间质部梗阻,但 SIN病变可蔓延至输卵管远端,此时如无腹腔镜辅助观察到输卵管远端病变,则很可能对病变误诊,导致达妊娠时间延长及输卵管妊娠的概率增加。该术式的缺点是检查创伤性更大、费用更高且需要承担全麻的风险。Hou 等报告了 168 例宫腹腔镜联合输卵管插管通液术的数据,数据显示双侧近端梗阻 107 例,单侧梗阻 61 例,输卵管再通成功率分别为 54.2% 和 61.9%。对 93 例至少 1 根输卵管成功再通的患者随访 2 年,有 40 例(43.0%)妊娠,其中 35 例(37.6%)宫内妊娠,28 例(30.1%)活产。术后 1 年和 2 年的累计妊娠率分别为 37.6% 和 43.7%。单侧输卵管梗阻插管成功者的累计妊娠率最高(2 年时为 60.7%)。由于该方法同时需要行宫腹腔镜检查,考虑到治疗有一定的有创性以及较大的时间和经济成本,并且随着试管婴儿技术的日臻成熟,该方法的使用率已大大下降。

(4)输卵管积水:因输卵管因素接受 IVF 治疗的妇女有 25% 存在 B 超下可见的输卵管积水。荟萃分析发现,伴有输卵管积水者较无积水者胚胎移植术后临床妊娠率降低 50%、自然流产率增加。有研究发现 B 超下可见输卵管积水者比未见积水者胚胎移植术后妊娠率下降更显著。即使是单侧的输卵管积水,IVF 的妊娠率也下降。超声下可见的输卵管积水多会经宫腔引流,部分患者会出现非月经期阴道排液的症状。输卵管积水影响移植成功率的原因,包括机械冲刷作用、子宫内膜容受性降低和对胚胎的毒性作用。已有较多文献报道输卵管积水者行手术治疗后可提高胚胎移植术后妊娠率和活产率。

1）推荐超声可见的输卵管积水行腹腔镜下输卵管切除术：多个 RCT 研究提示，腹腔镜切除超声可见的输卵管积水有助于提高 IVF 胚胎种植率和临床妊娠率。Strandell 等的研究提示，输卵管积水患者行腹腔镜输卵管切除术后行 IVF 的每周期成功率高于未处理组（27% vs. 17%，无统计学差异）。进一步的研究提示对于超声可见的输卵管积水，腹腔镜输卵管切除术对 IVF 的每周期成功率的提高更显著（40% vs. 17%，P=0.038；RR 2.40；95% CI 1.09~5.28）。腹腔镜输卵管切除超声可见的双侧输卵管积水后，IVF 的每周期成功率的提高最显著（55% vs. 16%，P=0.019；RR 3.48；95% CI 1.15~10.59）。需要注意的是，当卵巢及输卵管伞端粘连明显时，酌情保留少许输卵管伞端组织可避免卵巢血管的损伤，有助于保护卵巢功能。手术若发现盆腔重度粘连，如盆腔腹茧症，可改变手术方式为输卵管近端阻断或栓塞术以保护卵巢功能。

2）腹腔镜下输卵管近端阻断术：输卵管近端阻断术通过离断或者缝扎输卵管间质部与峡部之间以阻断积液反流宫腔，也是常用胚胎移植术前的预处理方式。优点是既达到了阻断的目的，又避免了输卵管切除可能造成的血供影响。输卵管近端阻断术后同样可以提高胚胎移植术后的妊娠率。但单纯阻断后输卵管远端积液仍然存在，患者胀痛的感觉无法消除，理论上近端阻断术后积水无法经宫腔排出，将加重输卵管积水，因此对于有条件的患者可行输卵管近端阻断加远端造口术以减少远端积水的不良影响。多数研究指出，使用结扎和电凝的方法近端阻断对卵巢储备功能都没有影响。目前的证据显示输卵管切除和阻断手术的并发症、术后异位妊娠发生率和远期影响没有显著性差异。

3）腹腔镜下输卵管造口术：输卵管造口术需要于术中行输卵管通液检查，一般于月经期的卵泡期进行（月经干净 3~7 天），黄体期由于内膜增厚，可能遮挡输卵管开口造成假阳性。对于高龄或者生殖预后不好的输卵管积水，美国生殖医学会（American Society for Reproductive Medicine，

ASRM）推荐选择腹腔镜下输卵管造口术，该术式也能够提高随后的 IVF 助孕成功率，并且能够保留患者自然生育的可能性。但该术式的输卵管积水复发率较高，导致二次手术的概率增大。对于生殖预后好的超声可见输卵管积水，应结合循证医学证据和患者意愿选择手术方式。

（5）ART 助孕前卵巢囊肿的处理：对于不育症患者，如发现卵巢实性包块，或囊性包块直径≥5cm 者应行手术治疗。术中去除病灶并行快速冰冻病理检查。对于良性肿块仅作肿块切除术，尽最大可能保护生育功能。对于卵巢交界性肿瘤或恶性肿瘤应根据肿瘤的病理分型、手术病理分期及患者的生育要求进行相应的处置。

1）交界性肿瘤生长缓慢、预后较好，只要对侧卵巢和子宫未受累，无外生性乳头结构和浸润性种植，即使有卵巢外肿瘤种植，也可行保留生育力手术。保留生育力手术是指患侧附件切除，适用于有生育要求且手术病理分期确定为Ⅰ期的单侧卵巢交界性肿瘤患者。术中应仔细探查盆腔及上腹部，留取腹水及腹腔冲洗液行细胞病理学检查。交界性肿瘤保留生育力手术是否需要行对侧卵巢活检目前存在争议。一般做法是进腹后先行患侧附件切除，当术中冰冻病理检查为交界性肿瘤时，应剖视对侧卵巢并送病理检查。有学者认为，若对侧卵巢外观无异常，一般活检组织镜下分析也无异常，因此对于对侧卵巢活检的价值提出疑问。若术中冷冻切片病理检查不能确定交界性或恶性，则一般应进行淋巴结清扫。术前应告知患者术后卵巢功能下降的风险。术后一般不选择辅助性化疗，只有对卵巢外浸润性种植者才考虑化疗。化疗前应行生育力保存咨询。常见的卵巢交界性肿瘤，包括交界性浆液性肿瘤（serous borderline tumor）和交界性黏液性肿瘤（mucinous borderline adenoma）。既往认为卵巢交界性肿瘤患者完成生育后应行根治性手术，但目前认为可继续保留子宫及对侧附件。

2）卵巢癌保留生育功能的手术，即保留子宫和对侧附件，其余手术范围同分期手术，即需行大网膜大部切除、盆腔及腹主动脉旁淋巴结清扫术及阑尾切除术。近年来随着腹腔镜技术的日臻成熟

和广泛普及,腹腔镜手术已成为卵巢癌手术的首选术式;达·芬奇机器人手术也在一些发达地区和城市开展,增加了手术精度并提高了患者治疗体验,但因费用较高并未得到广泛应用。卵巢癌手术属于四级手术,须由有资质的高年资医师完成,因为精准的手术分期对预后有极大影响,并且对于卵巢癌而言,越早期手术切除越彻底。卵巢癌保留生育功能手术的患者应严格选择,尤其对上皮性卵巢癌患者。

上皮性卵巢癌患者保留生育功能的手术原则:①年轻,有生育要求;②ⅠA期高分化者;③对侧卵巢外观正常,活检阴性;④腹腔细胞学检查阴性;⑤高危区,如子宫直肠陷窝、大网膜、肠系膜、结肠侧沟、横膈和腹膜后淋巴结等,探查活检均阴性;⑥可按要求随访。

卵巢恶性生殖细胞肿瘤包括卵黄囊瘤、未成熟畸胎瘤、无性细胞瘤、胚胎癌、原发绒癌及混合型生殖细胞肿瘤。这组肿瘤好发于育龄期女性。对化疗敏感,手术联合化疗后,治愈率不断提高,死亡率稳步下降。人们开始尝试为患者保留子宫和正常卵巢组织,使大多数渴望生育的妇女经治疗后获得了妊娠。目前观点认为,对恶性生殖细胞肿瘤,若患者年轻且有生育要求,无论期别早晚,均可行保留生育能力的手术,但对侧卵巢或子宫受累者除外。手术方式应采取一侧附件切除,而不宜行单纯肿瘤剔除。对于Ⅱ期以上的病例,在切除一侧附件的同时,需行包括大网膜切除和淋巴清扫的细胞减灭术,以求尽可能地将转移瘤切净,为术后化疗提供有利条件。

恶性性索间质细胞肿瘤来源于原始性腺中的性索和间质组织,占卵巢癌的5%~8%。包括颗粒细胞-间质细胞肿瘤(包括颗粒细胞瘤、卵泡膜细胞瘤和纤维瘤)及支持细胞-间质细胞瘤。对年轻有生育要求的ⅠA、ⅠC期恶性性索间质细胞肿瘤可实施保留生育能力手术,手术推荐全面分期手术,但对肉眼观察肿瘤局限于卵巢者,可考虑不进行淋巴结切除术。

有生育要求且合并不育者的单侧卵巢交界性肿瘤患者、Ⅰ期上皮性卵巢癌、ⅠA、ⅠC期恶性性索间质细胞肿瘤及各期恶性生殖细胞肿瘤患者,可

于保留生育力手术中行输卵管亚甲蓝通液术,评估输卵管通畅性,以指导术后助孕方式的选择。若患者卵巢功能差,或想尽可能缩短术后至妊娠时间,可建议患者术后尽快行辅助生殖技术助孕。卵巢恶性生殖细胞肿瘤生育意愿强烈,可于术后尽快行辅助生殖技术助孕,分娩后行卵巢癌根治术。但需告知患者辅助生殖技术是否会促进肿瘤复发或进展的风险尚不明确。卵巢恶性肿瘤患者生育完成后,可根据情况行二次手术切除子宫及对侧附件。

(6)子宫肌瘤:按肌瘤与子宫肌壁的关系,子宫肌瘤分为3类:肌壁间肌瘤(intramural myoma)占60%~70%,肌瘤位于子宫肌壁间,周围均被肌层包围;浆膜下肌瘤(subserous myoma)约占20%,肌瘤向子宫浆膜面生长,并突出于子宫表面,肌瘤表面仅由子宫浆膜覆盖;黏膜下肌瘤(submucous myoma)占10%~5%,肌瘤向宫腔方向生长,突出于宫腔,表面仅为子宫内膜覆盖。黏膜下肌瘤易形成蒂,在宫腔内生长犹如异物,常引起子宫收缩,肌瘤可被挤出宫颈外口而突入阴道。各种类型的肌瘤可发生在同一子宫,为多发性子宫肌瘤。浆膜下肌瘤一般对妊娠结局无不良影响,但可使剖宫产率增加。浆膜下肌瘤如无压迫症状则暂不处理。肌壁间肌瘤的处理比较复杂,需根据肌瘤位置、大小及是否导致宫腔变形个体化选择手术方式。若子宫肌壁间肌瘤已有月经过多、贫血、压迫膀胱或直肠等症状,建议行手术剔除;若无症状,并不推荐积极手术治疗。直径超过5cm的单发性肌壁间肌瘤以及靠近浆膜层的多发性肌壁间肌瘤可通过经腹腔镜子宫肌瘤剔除术去除。此类手术对腹腔镜手术技术的要求比较高,需要由有经验的手术医师完成。此外,由于此类手术可导致子宫瘢痕形成,是妊娠期子宫破裂的高危因素。术后妊娠间隔目前没有定论,需要根据肌瘤部位、是否突破内膜等因素决定术后避孕3个月到1年。

(7)剖宫产切口憩室:剖宫产切口愈合不良会导致切口处形成凹陷,即憩室,月经血容易积聚于憩室内刺激周围组织产生有害炎症因子,降低子宫内膜容受性,还容易合并细菌感染导致子宫内膜炎,破坏子宫内膜,导致胚胎着床失败、流产或胚胎发育中止;憩室内炎性物质还可影响宫颈黏液性质

及局部免疫环境,影响精子穿透及活力,导致不育。憩室周围肌纤维断裂致收缩不良及陈旧积血间断排出还可造成月经淋漓不净或非经期阴道点滴出血。剖宫产切口部位妊娠还存在子宫破裂及大出血的风险。剖宫产切口憩室的发病率占所有剖宫产手术的49%。手术是治疗子宫瘢痕憩室的有效手段。结合子宫瘢痕憩室处子宫肌层的厚度可决定手术方式。若子宫三维超声和/或磁共振检查提示子宫瘢痕憩室处子宫肌层的厚度 <3mm,则妊娠中、晚期子宫破裂的风险较大,此时选择经腹腔镜子宫切口憩室修补术。手术切除瘢痕憩室创建新的子宫切口,再将新的切口重新缝合,可达到加厚子宫切口处子宫肌层厚度、降低子宫破裂风险及改善宫腔环境的目的。一项前瞻性研究结果表明,腹腔镜手术可使剖宫产切口憩室患者非月经期阴道出血时间从9天缩短至2天,使切口憩室深度从9.9mm减至4.2mm。但该术式有一定的失败率,术后有大约10%的患者切口憩室部位子宫肌层厚度可能仍然达不到3mm以上。如果剖宫产切口憩室位置过低还可行阴式手术修补。

(8)残角子宫、双子宫、双角子宫:残角子宫如与其相邻的子宫腔相通,或双子宫之间有窦道相通但引流不佳,则残角子宫腔或双子宫之一的子宫腔内会积累有害炎性物质,这些有害物质可能会渗入发育较好的宫腔内起到杀胚的作用从而导致不孕或流产。手术是针对此类疾病的最佳治疗手段,可经腹腔镜切除残角子宫达到改善发育较好的宫腔环境的目的。此类手术对腹腔镜下的缝合技术要求较高。术后由于子宫瘢痕形成需推迟备孕时间1~2年。双子宫及双角子宫如宫腔容积狭小,易导致胎盘发育异常、流产及早产等不良妊娠结局。此时可行双子宫吻合术或子宫成形术,但此类术式宜开腹进行,腹腔镜下实施难度较大,对术者腹腔镜技术要求较高,发生术中或术后大出血、妊娠子宫破裂、宫腔粘连等并发症风险高。

二、宫腔镜在不育症诊疗中的应用

(一)宫腔镜在不育症检查中的适应证及效果评价

与HSG、子宫输卵管三维超声造影、MRI等无创性间接检查相比,宫腔镜检查能够直视宫腔解剖结构,并可同时对病灶行病理检查和治疗,是宫腔检查的金标准。宫腔镜检查的最佳时间为月经周期的卵泡期(一般为月经干净3~7天),黄体期由于子宫内膜增厚,一些病变会被增厚的子宫内膜覆盖而发生漏诊。此外,黄体期存在妊娠的可能,如行宫腔镜检查将对妊娠结局造成不可预知的影响。

宫腔镜检查的禁忌证包括:生殖道感染、急性盆腔炎、子宫积脓、活动性疱疹、已知妊娠。外生行宫颈癌由于有大出血风险,也不宜行宫腔镜检查。

1. **IVF 治疗前常规检查**　目前尚不推荐宫腔镜检查作为不育症检查的一线选择,而是需要把握一定适应证后进行检查。Smit 等完成的 RCT 研究,比较了阴道超声检查正常的不育症患者在第一个 IVF 周期前进行(n=369)或不进行(n=750)常规宫腔镜检查对 IVF 活产率影响的差异。其中,宫腔镜检查组对发现的任何病变给予治疗。宫腔镜组活产率为 57%(209/369),直接 IVF 组活产率为 54%(200/373),两组活产率无统计学差异(RR 1.06,95% CI 0.93~1.20;P=0.41)。虽然一项荟萃分析显示,对没有宫内异常的不育妇女进行任何(首次或随后的)IVF/ICSI 尝试之前进行宫腔镜检查与没有宫腔镜检查相比,有非常低质量的证据表明宫腔镜检查增加了活产率(RR 1.48,95% CI 1.20~1.81);比较首次 IVF/ICSI 治疗前进行或不进行宫腔镜检查,结果表明宫腔镜检查可轻度提高 IVF/ICSI 治疗的妊娠率(RR 1.55,95% CI 1.26~1.91)。上述研究结果表明,助孕治疗前常规宫腔镜检查对 IVF 助孕结局尚无十分肯定的积极意义。此外,宫腔镜检查是一种有创检查,患者对其具有恐惧心理,且存在出血、感染、子宫穿孔、疼痛、引起肿瘤播散风险、费用高、普及率低等不足。因此,尚不推荐宫腔镜检查作为不育症检查的一线选择,而是需要把握一定适应证后进行检查。

2. **不明原因不育**　不明原因不育患者行宫腔镜检查可发现宫腔一些隐匿性病变。例如利用宫腔镜可诊断子宫内膜炎。慢性子宫内膜炎(CE)是一种以浆细胞浸润于子宫内膜间质为特征的持续性轻度炎症性疾病。子宫内膜炎往往无症状或仅表现出轻微症状,普通超声或 HSG 无法发现这些病变。研究表明子宫内膜炎对生育有潜在的不良影响,例如导致不孕、反复胚胎种植失败或复发性流产。子宫内膜活检是诊断子宫内膜炎的金标准,但盲目子宫内膜活检存在漏诊可能。Cicinelli 等人提出了子宫内膜炎宫腔镜诊断标准,即草莓样子宫内膜(白色点状腺体周围血管聚积充血,子宫内膜表面状如草莓,呈点、片状分布于整个宫腔)、间质水肿(增殖期出现苍白和增厚的子宫内膜)和微小息肉(<1mm),符合以上特征之一即可诊断子宫内膜炎。Cicinelli 等人的研究认为,与子宫内膜活检相比,宫腔镜诊断子宫内膜炎的灵敏度和特异性均较高(分别为 93.7% 和 89.2%)。他们的前瞻性研究提示宫腔镜检查与组织学检查对子宫内膜炎的诊断符合率达 93.4%。其中微小息肉对子宫内膜炎诊断的阳性预测值和阴性预测值均较高。一项研究表明,在 96 例宫腔镜发现微小息肉的患者中有 90 例(93.7%)经组织学证实为子宫内膜炎,而在宫腔镜未发现微小息肉组,子宫内膜炎的确诊率仅为 10.8%。但也有研究提示宫腔镜检查对子宫内膜炎诊断的敏感性较低,宫腔镜诊断的敏感性与临床医生的经验有关。综上,宫腔镜可作为子宫内膜活检的辅助手段共同诊断子宫内膜炎。

3. 影像学检查提示宫腔异常者　Shiva 等人的研究提示,普通经阴道超声(transvaginal ultrasound,TVS)对宫腔疾病的漏诊率达到 15%(120/799),与宫腔镜检查相比,TVS 对宫腔异常的诊断准确率为 70.69%。与病理检查相比,宫腔镜诊断子宫内膜息肉的敏感性为 94%,特异性为 95%,阳性预测值(positive prognostic value,PPV)为 62%,阴性预测值(negtive prognostic value,NPV)为 99%;诊断子宫黏膜下肌瘤的敏感性、特异性、PPV、NPV均为 100%;而 TVS 诊断肌瘤的敏感性为 50%,特异性为 98%;诊断子宫内膜息肉的敏感性仅为 54%,特异性为 80%。文献报道经阴道三维超声(3D-transvaginal ultrasound,3D-TVS)与宫腔镜相比,诊断准确率为 84.1%,敏感性为 68.2%,特异性为 91.5%,PPV 为 79%,NPT 为 86%,阳性似然

比为 8.01,阴性似然比为 0.3。3D-TVS 能够 100%发现子宫黏膜下肌瘤,但诊断子宫内膜息肉的敏感性仅为 61.1%,特异性为 91.5%,准确率为 83.1%。研究显示 HSG 诊断宫腔异常的敏感性及特异性更低,分别为 21.56%~44.83% 和 83.76%~86.97%,阳性预测值为 55.26%~56.52%,阴性预测值为 70.75%~80.25%,假阴性率为 78.43%,假阳性率为 16.23%。HSG 和宫腔镜的诊断符合率为 68.9%~75%。且随着患者年龄的增加和不育持续时间的延长,宫腔镜检查发现宫腔异常的风险增加。因此,当超声或 HSG 等影像学检查提示子宫内膜息肉、子宫黏膜下肌瘤、胚物残留,以及超声提示异常内膜增厚或怀疑先天子宫发育异常者,均应进一步行宫腔镜检查明确诊断。其中怀疑先天子宫发育异常者,应行宫腹腔镜联合检查以鉴别不同种类的子宫发育异常。

4. 可疑宫腔粘连　任何宫内操作(如刮宫、宫腔镜手术)或宫内感染(如结核性子宫内膜炎)在造成子宫内膜基底层损伤的情况下,伤口愈合的炎症反应可导致子宫腔内纤维化改变和粘连带形成,称为宫腔粘连(intrauterine adhesion,IUA)。粘连和/或纤维化改变可沿子宫内膜表面发生,或深入子宫肌层,和/或在两个相对的表面之间产生纤维粘连带,使宫腔容积受限从而引发流产或胚胎发育中止,中至重度宫腔粘连还会降低子宫内膜容受性而导致胚胎着床失败,宫角部位的粘连可能导致输卵管近端梗阻而不育。因此对有刮宫史、结核病史、流产/引产史、异常分娩史、子宫介入手术史、宫腔镜手术史者,以及排除内分泌原因的月经量减少者应行宫腔镜检查,发现宫腔粘连者应予以治疗。

5. 异常阴道流血　对于异常阴道流血(abnormal uterine bleeding,AUB)原因的排查,育龄妇女应首先排除妊娠,然后从妇科检查开始,排除宫颈癌和其他原因的阴道出血。国际妇产科联合会(International Federation of Gynecology and Obstetrics,FIGO)发表了一个新的 AUB 分类系统,即"PALM-COEIN"分类系统。一般来说,PALM组(子宫内膜息肉、子宫腺肌病、平滑肌瘤、恶性肿瘤和增生)是器质性病变;COEIN 组(凝血障碍、排

卵功能障碍、子宫内膜增生症、医源性出血、未分类者)是非器质性病变,COEIN组很难通过影像学或组织病理学诊断。由于引起AUB的病因可能来自多种器官,对AUB原因的排查需要综合运用多种检查手段,其中超声检查是首选。

如果无创检查提示病变位于子宫腔内或子宫内膜,宫腔镜将是确诊和进一步评估的首选工具。一项对AUB患者的研究发现,所有年龄组的局灶性宫内病变发生率为52%,75%的经期大出血(heavy menstrual bleeding,HMB)患者有局灶性病理改变。研究显示,宫腔镜对宫内病变诊断的敏感性和特异性高于经阴道超声及子宫内膜活检。与宫腔镜相比,经阴道超声的敏感性和特异性分别为0.60和0.88;而子宫内膜活检的敏感性和特异性分别为0.04和0.83。相反,对宫腔镜检查准确性的系统评价显示宫腔镜诊断子宫内膜癌的总体敏感性为86.4%(95% CI 84.0%~88.6%),特异性为99.2%(95% CI 99.1%~99.3%)。宫腔镜检查对子宫内膜增生症及其他良性病变的敏感性分别为78.0%(95% CI 76.3%~79.6%)、特异性为95.8%(95% CI 95.6%~ 95.1%)。宫腔镜检查对子宫内膜癌的诊断准确率高于盲目的分段诊刮。一项系统回顾显示,宫腔镜查阳性时的患病率似然比为71.8%(95% CI 67.0%~76.6%)(分段诊刮仅为3.9%),宫腔镜查阴性时的患病率似然比为0.6%(95% CI 0.5%~0.8%)。但宫腔镜检查也有4.7%的概率无法获得合格的标本,在标本获取失败的病例中,子宫内膜癌检出率为0.8%,提示对怀疑子宫内膜癌者应密切随访。

提示子宫内膜病变的宫腔镜特征包括:子宫内膜表面不平整、子宫内膜腺体不规则、息肉样变、乳头状瘤样变等。子宫内膜癌常伴随异常血管增生,宫腔镜发现异常血管增生诊断子宫内膜癌的敏感性为93.6%。血管特征与临床严重程度相关,研究发现突出于子宫内膜表面的肾小球样血管增生与高级别子宫内膜样腺癌相关,提示预后不良。

宫腔镜检查引起医源性肿瘤细胞腹腔扩散的问题一直是争论的焦点。研究指出,宫腔镜检查可导致腹腔冲洗液细胞学阳性率明显高于分段诊刮;但另外一些研究显示,宫腔镜检查并没有使腹腔冲洗液细胞学阳性率显著升高。有研究发现,尽管宫腔镜检查可增加腹腔冲洗液细胞学阳性的风险,但不会增加附件、腹部或腹膜后淋巴结转移的风险,也没有证据表明医源性肿瘤细胞腹腔扩散与肿瘤预后恶化有关。研究显示90%的健康妇女月经反流是一种生理现象。医源性子宫内膜细胞腹腔溢液可归因于宫腔镜膨宫液的腔内压力。一项输卵管水动力学研究发现,输卵管内染料溢出的中位阈值为100mmHg,在<70mmHg的压力下没有液体溢出。因此,目前建议常规宫腔镜检查的腔内液体压力限制在70mmHg以下,同时可预防经尿道前列腺电切术(trans urethral resection prostate,TURP)综合征的发生。

6. 反复胚胎种植失败 与反复胚胎种植失败相关的子宫因素,包括子宫内膜息肉、黏膜下肌瘤、宫内粘连、子宫中隔或子宫内膜炎。在排除胚胎因素后,反复胚胎种植失败的患者应接受宫腔镜检查,并对发现的病变进行治疗。Demirol等人通过对210例对至少有两次胚胎移植失败的患者行宫腔镜检查,发现大约30%的宫腔异常,其中0.4~2cm的子宫内膜息肉33例(15.7%),18例膜性或轻度宫腔粘连,5例宫颈管粘连。所有宫腔异常均给予治疗后再次行IVF助孕。结果显示,宫腔镜检查提示正常宫腔组(组Ⅱa)、宫腔镜检查提示异常宫腔(组Ⅱb)和未行宫腔镜检查组(组Ⅰ)的临床妊娠率分别为32.5%、30.4%及21.6%。组Ⅰ和组Ⅱa及组Ⅱb临床妊娠率差异均有统计学意义(P=0.044),组Ⅱa及组Ⅱb临床妊娠率差异无统计学意义。另一项系统综述提示至少有两次胚胎移植失败的患者行宫腔镜检查能够将随后IVF的临床妊娠率提高近1倍(RR 1.7;95% CI 1.5~2.0)。Taşkın等人的研究建议对35岁以上有两次及两次以上ART失败的患者即使HSG检查结果正常也应行宫腔镜检查。综上,临床推荐对反复胚胎种植失败行宫腔镜检查,并对发现的异常进行治疗后再行下一次IVF助孕。

7. 复发性流产 与同一性伴侣连续发生3次及3次以上的流产为复发性流产。但如果已经连续发生2次流产就应引起临床重视。流产发生在妊娠12周以前称早期流产,发生在12之后称为晚期流产。育龄妇女中不到 5% 的妇女会经历 2 次连续的早期流产,1% 的妇女会经历 3 次或 3 次以上的早期流产。早期流产往往与胚胎染色体异常、免疫功能异常、黄体功能不全、甲状腺功能异常等有关,晚期复发性流产的常见原因为子宫解剖异常、自身免疫异常、血栓前状态等。研究表明,4.3% 的正常育龄妇女和 12.6% 的复发性流产患者存在先天性子宫解剖结构异常。另一项研究对 200 名有复发性流产的患者进行宫腔镜检查,结果提示 58.5% 的患者存在宫腔异常,子宫解剖结果异常占 21%(其中 12.5% 为子宫中隔和宫腔粘连),子宫内膜息肉占 8.5%,双角子宫占 4.5%,单角子宫占 4.5%,黏膜下肌瘤占 7.5%。因此,对复发性流产患者行宫腔镜检查有助于查找病因。

8. 宫腔治疗后随访　如前所述,宫内操作(刮宫或宫腔镜手术)造成子宫内膜基底层损伤时易发生宫腔粘连。造成宫腔内对侧伤口并突破子宫内膜基底部的手术(如经宫腔镜子宫中隔电切术或宫腔粘连松解)或进入子宫肌层的手术(如经宫腔镜子宫肌瘤切除术)发生 IUA 的风险较大;宫腔浅层手术(如 0 型子宫黏膜下肌瘤)和高于子宫内膜基底部的手术(如子宫内膜息肉切除术)发生 IUA 的风险最低。一项研究发现,子宫中隔电切术、粘连松解术和肌瘤切除术后 IUA 发生率分别为 88%、76% 及 40%,而息肉切除术后没有新生 IUAs。为有效防止宫腔粘连的发生,术者应在手术开始时即谨慎选择手术方式,提高预防宫腔粘连的意识,同时可通过术后给予外源性雌激素促进内膜生长、宫内放置防粘连屏障(如放粘连凝胶、Foley 导管、宫腔留置球囊或羊膜等)等辅助措施预防术后宫腔粘连的发生。此外,根据创面修复和再生的过程,胶原和纤维连接蛋白大约在 10 小时到 3 天之间开始沉积,并在 13 周内达到稳定状态。早期的膜状粘连可通过检查镜的轻触轻易分离,当创面修复晚期形成致密粘连,此时需要行锐性分离术,并有可能导致子宫穿孔。因此,目前的指南建议术后早期宫腔镜复查(术后 7 天内)有助于通过术后随访发现早期 IUA 的形成,并在粘连带仍然松散和呈膜状时进行早期干预,而不是在几个月后发展成致密和广泛粘连时再进行。

(二) 宫腔镜在不育症治疗中的适应证及效果评价

宫腔镜手术是治疗宫内疾病的金标准。

宫腔镜手术需预防子宫穿孔、大出血、气体栓塞及过度水化综合征的发生,术前利用超声、MRI 等影像学手段充分评估宫腔,术中行超声监护是预防子宫穿孔的有效措施。气体栓塞及过度水化综合征为宫腔镜手术的致死性并发症。发生气体栓塞时,大气泡阻塞右室流出道导致呼吸衰竭,术前排空膨宫管内气体、减少手术镜进出宫腔、降低膨宫压力、头高脚底体位及严密术中监护是预防气体栓塞的有效手段;发生过度水化综合征时,患者循环超负荷导致急性左心衰和肺水肿,局部麻醉、术中严密监测生命体征、控制膨宫压力、控制液体入量和手术时间是预防及过度水化综合征的有效手段。

1. 子宫内膜息肉　子宫内膜息肉,尤其是多发性子宫内膜息肉会通过分泌炎症因子及物理性干扰(类似节育器的作用)导致胚胎着床失败、流产或胚胎发育中止。研究发现,宫腔镜下子宫内膜息肉切除术能够改善不育患者的妊娠结局。Pérez-Medina 等完成的 RCT 研究宫腔镜子宫内膜息肉切除术对 IUI 助孕结局的影响。研究纳入 204 例超声检查提示子宫内膜息肉的不育症患者,随机分为宫腔镜息肉切除组($n=101$)和宫腔镜检查 + 息肉活检组($n=103$),结果表明经宫腔镜息肉切除组 IUI 妊娠率为 63%(95% *CI* 50%~76%),显著高于宫腔镜检查 + 息肉活检组 28%(*RR* 2.1,95% *CI* 1.5~2.9)。另一项 Cochrane 系统综述表明经宫腔镜息肉切除术能够显著提高 IUI 临床妊娠率(*OR* 4.41,95% *CI* 2.45~7.96,*P* < 0.000 01)。结合以上证据,目前临床推荐不育症患者如宫腔镜发现子宫内膜息肉,应行宫腔镜下子宫内膜息肉切除术后再行助孕治疗。

2. 子宫肌瘤　子宫肌瘤的分类如前所述。黏膜下肌瘤可影响受精卵着床,导致早期流产,文献报道显示黏膜下子宫肌瘤可降低 ART 过程中的种植率、临床妊娠率、继续妊娠率 / 活产率,增加流产率,因此,在不育相关的系列检查中,排除其他不育原因后,对黏膜下肌瘤的处理应持积极态度,可作为子宫肌瘤剔除术的手术指征。

肌壁间肌瘤过大可使宫腔变形或内膜供血不足引起流产,肌壁间子宫肌瘤对 ART 的影响存在一定的争议,但目前倾向于可明显降低种植率、临床妊娠率和活产率、增加流产率。生长位置较低的肌瘤可妨碍胎先露下降,使妊娠后期及分娩时胎位异常、胎盘早剥、产道梗阻等。胎儿娩出后易因胎盘附着面大或排出困难及子宫收缩不良导致产后出血。靠近宫腔导致宫腔变形的肌壁间肌瘤可选择经宫腔镜切除,达到恢复宫腔形态,改善宫腔环境的目的。

直径过大的黏膜下子宫肌瘤或者多发黏膜下子宫肌瘤所需手术时间较长,为预防过度水化综合征,需分次手术彻底去除。

3. 子宫中隔 美国生殖医学会(American Society for Reproductive Medicine,ASRM)指南推荐认为尚无充分证据说明单纯子宫中隔因素可导致不育,但 B 级推荐认为有一些证据表明子宫中隔可能增加不良妊娠结局的风险,如流产、异位妊娠、宫内生长受限、胎盘早剥和围产儿死亡。Elsokkary 等人对 200 名有复发性流产的患者进行宫腔镜检查,发现子宫中隔在所有宫腔异常中的占比最高。ASRM 指南还表明没有充分的证据证明子宫中隔的类型和长度与产科结局相关。推荐认为通过一些观察研究表明,宫腔镜下子宫中隔切除术能够提高不育症妇女的临床妊娠率。B 级推荐认为有充分的证据表明宫腔镜子宫中隔电切术有助于降低流产率和早产率;因此,目前推荐对不孕、有流产史或不良妊娠史的患者应考虑行宫腔镜下子宫中隔电切术;对于没有不育或不良孕产史的患者,在咨询手术的潜在风险和获益后也可以考虑行宫腔镜下子宫中隔电切术。宫腔镜下子宫中隔电切术应在超声监护下实施,以避免子宫穿孔,术后应采取预防宫腔粘连的各种措施。

4. 宫腔粘连 宫腔镜下宫腔粘连松解术是治疗宫腔粘连的最佳选择。为避免能量源器械对残存子宫内膜的损伤,使用冷剪刀进行手术更为有利。松解粘连时通常从下到上开始,一直到子宫结构正常为止,一般以见到双侧输卵管开口作为解剖恢复的指标。一般来说,膜状和中心状的粘连较易分离;致密和边缘状的粘连较难分离。宫腔粘连松解术后再粘连的发生率很高。即使有预防措施,术后粘连松解的发生率也从 6.5% 到 62.5% 不等,重度 IUA 的复发率尤其高。术后妊娠率随着 IUA 严重程度的增加而降低(轻度:60.7%;中度:53.4%;重度:25%)。宫角部位、子宫峡部及大面积 IUA 者术后的复发高。年龄也是粘连复发的重要独立因素。如前所述,术后应积极采取早期宫腔镜复查、外源性给予雌激素、宫内放置防粘连屏障等措施预防再粘连的发生。

5. 剖宫产切口憩室 若子宫三维超声和/或子宫磁共振检查提示子宫瘢痕憩室处子宫肌层的厚度 ≥3mm,则怀孕后期子宫破裂风险小,此时选择宫腔镜下子宫瘢痕憩室整形术,通过宫腔镜切除子宫瘢痕憩室周围的活瓣组织,使陈旧积血顺利流出,达到改善宫腔环境的目的。一项随机对照研究表明,宫腔镜术后 6 个月内剖宫产切口憩室患者非月经期阴道点滴出血天数从 8 天减少到 4 天。

6. 胚物残留 人工流产或自发性流产不完全致妊娠物长期残留于宫腔,导致继发不育、月经淋漓不净或异常子宫出血、慢性盆腔痛、阴道分泌物增多及骨组织异位。其中继发不育的发生率最高(62.5%),可能由于宫内残留胚物起到节育器样作用,干扰胚胎着床所致;也可能通过刺激内膜产生炎症反应,从而降低子宫内膜容受性导致不育。如患者有既往人流病史,后继发不明原因不育时,应怀疑宫内胚物残留并给予影像学检查,宫腔镜可诊断大部分宫内残留,如发生残留胚物(如骨组织)异位,需联合超声、CT 或 MRI 等影像学手段诊断。宫腔镜直视下宫内胚物残留清除术,较盲目清宫更易彻底清除残留胚物,如有残留骨组织异位至肌壁间,可在超声引导下进一步处理。文献报道,64.6% 的患者术后症状可以得到完全缓解。

7. 反复胚胎种植失败 为了解决反复 IVF 治疗失败的问题,人们在提高胚胎质量和子宫内膜容受性方面做了许多努力。宫腔镜下子宫内膜刮伤(对子宫内膜的故意损伤)在接受 ART 治疗的妇女中是试图改善子宫内膜容受性的一种方法,但现有证据尚未完全肯定其疗效。Cochrane 回顾发现,有 2 次以上胚胎着床失败的患者如在前一周期的第 7 天和胚胎移植(ET)周期的第 7 天之间进行宫腔镜下子宫内膜刮伤治疗,其活产率和临床妊娠率较无内膜刮伤治疗的妇女有所提高(RR 1.34,95% CI 1.21~1.61)。且该操作没有增加流产、多胎妊娠或出血的不良事件发生率。然而,一项 RCT 发现,在取卵当天子宫内膜刮伤与未刮伤相比,活产率(RR 0.31,95% CI 0.14~0.69)和临床妊娠率(RR 0.36,95% CI 0.18~0.71)显著降低。Sar-Shalom Nahshon 等共选择了 10 项研究将 1 260 名患者纳入荟萃分析。针对总体人群的研究显示,子宫内膜损伤组的临床妊娠率和活产率较未损伤组高。但进一步行亚组分析后显示,子宫内膜刮伤疗法并未改善有 2 个或 2 以上失败 IVF 周期患者,以及年龄大于 30 岁患者的临床妊娠率和活产率。子宫内膜刮伤疗法未改变多胎妊娠发生率,少数研究显示治疗组的流产率有所改善。

8. 子宫内膜癌保留生育力 近 5% 的子宫内膜癌妇女年龄在 40 岁以下,她们大多数为分化良好的子宫内膜样雌激素依赖性肿瘤。如果强烈希望保留生育能力,可考虑采用保守治疗方法,保留子宫和卵巢。目前国内外指南一致认为,只有高度分化的子宫内膜样腺癌、MRI 检查或经阴道超声检查发现病灶局限于子宫内膜,影像学检查未曾发现可疑的转移病灶子宫肌层未受累的有强烈生育要求的患者可考虑行保守治疗。我国指南指出,保育治疗的子宫内膜癌患者应 ≤ 40 岁。子宫内膜癌治疗的首选方案为高效孕激素甲羟孕酮或甲地孕酮。但最近的一项荟萃分析发现,先行宫腔镜切除术,再行孕激素治疗的子宫内膜癌患者的完全缓解率最高,为 95.3%(95% CI 87.8%~100%),明显高于仅口服孕激素的患者(76.3%;95% CI 70.7%~81.1%)和宫内激素治疗的患者(76.3%;95% CI 70.7%~81.1%)。该研究比较宫腔镜手术组、宫内孕激素治疗组和单纯口服孕激素组子宫内膜癌的复发率分别为 14.1%、11.0% 和 30.7%,提示单纯口服孕激素组子宫内膜癌的复发率高,该组患者在妊娠成功前需密切随访。宫腔镜具有侵入性小、能直接看到癌组织活检等优点,因此宫腔镜比分段诊刮在子宫内膜癌治疗后的随访中更有优势。一项系统回顾表明,大约一半(46.2%)的完全缓解者的中位复发时间为 24 个月(4~72 个月)。因此,建议子宫内膜癌保守治疗期间每隔 3 个月进行一次复查,持续 2 年后每 6 个月复查一次。

(王晓红)

参考文献

1. Practice Committee of The American Society For Reproductive Medicine. Definitions of infertility and recurrent pregnancy loss: a committee opinion. Fertil Steril, 2020, 113 (3): 533-535.

2. DEWAILLY D, ANDERSEN CY. The physiology and clinical utility of anti-mullerian hormone in women. Hum Reprod Update, 2014, 20 (3): 370-385.

3. HE X, WANG P, WANG Z, et al. Thyroid antibodies and risk of preterm delivery: a meta analysis of prospective cohort studies. Eur J Endocrinol, 2012, 167 (4): 455-464.

4. TOULIS KA, GOULIS DG, VENETIS CA, et al. Risk of spontaneous miscarriage in euthyroid women with thyroid autoimmunity undergoing IVF: a meta-analysis. Eur J Endocrinol, 2010, 162 (4): 643-652.

5. 陈振文. 辅助生殖男科技术. 北京: 人民卫生出版社, 2016.

6. ROSEN RC, RILEY A, WAGNER G, et al. The international index of erectile function (IIEF): a multidimensional scale for assessment of erectile dysfunction. Urology, 1997, 49 (6): 822-830.

7. COOPER TG. World Health Organization reference values for human semen characteristics. Human Reproduction Update, 2010, 16 (3): 231-245.

8. World Health Organization. WHO Laboratory Manual for the Examination of Human Semen and Sperm-Cervical Mucus Interaction. 5th ed. Cambridge: Cambridge University Press, 2010.

9. ESHRE. Guidelines on the application of CASA technology in the analysis of spermatozoa. Human Reproduction, 1998, 13: 142-145.

10. CISSEN M, WELY MV, SCHOLTEN I, et al. Measuring Sperm DNA Fragmentation and Clinical Outcomes of Medically Assisted Reproduction: A Systematic Review and Meta-analysis. PLoS ONE, 2016, 11: e0165125.

11. SIMON L, ZINI A, DYACHENKO A, et al. A systematic review and meta-analysis to determine the effect of sperm DNA damage on in vitro fertilization and intracytoplasmic sperm injection Outcome. Asian Journal of Andrology, 2017, 19: 80-90.

12. KRAUSZ C, RIERA-ESCAMILL AA. Genetics of male infertility. Nat Rev Urol, 2018, 15 (6): 369-384.

13. QIN Y, JIAO X, SIMPSON JL, et al. Genetics of primary ovarian insufficiency: new developments and opportunities. Hum Reprod Update, 2015, 21 (6): 787-808.

14. THIRUMAVALAVAN N, GABRIELSEN JS, LAMB DJ. Where are we going with gene screening for male infertility？Fertil Steril, 2019, 111 (5): 842-850.

15. KRAUSZ C, CIOPPI F, RIERA-ESCAMILL AA. Testing for genetic contributions to infertility: potential clinical impact. Expert Rev Mol Diagn, 2018, 18 (4): 331-346.

16. HARPER JC, AITTOMÄKI K, BORRY P. Recent developments in genetics and medically assisted reproduction: from research to clinical applications. Eur J Hum Genet, 2018, 26 (1): 12-33.

17. GUO W, ZHU X, YAN L. The present and future of whole-exome sequencing in studying and treating human reproductive disorders. J Genet Genomics, 2018, 45 (10): 517-525.

18. 欧阳海，谢胜，康照鹏，等 . 15 例 47, XYY 综合征患者的医学助孕研究及相关文献复习 . 生殖医学杂志 , 2016, 25 (8): 701-706.

19. OPERTO FF, PASTORINO GMG, AMADORI E, et al. Cognitive Profile, Emotional-Behavioral Features, and Parental Stress in Boys With 47, XYY Syndrome. Cognitive and Behavioral Neurology, 2019, 32 (2): 87-94.

20. MAO XB, TAO L, WEI Y. Chromosome polymorphisms and their influence on semen quality and sperm DNA integrity in males undergoing IVF/ICSI.. Zhonghua nan ke xue National journal of andrology, 2019, 25 (3): 223-230.

21. 华咏，杨建华 . Kallmann 综合征的研究进展 . 中国男科学杂志 , 2005, 19 (4): 64-66.

22. 施炜慧，刘雪丽，叶木槿，等 . 常染色体显性多囊肾病致男性生殖障碍的机制及辅助生殖治疗结局分析 . 上海交通大学学报 (医学版), 2019, 39 (7): 744-749.

23. MADAN DHBP. Permanent embryo arrest: molecular and cellular concepts. Molecular Human Reproduction, 2008, 14 (8): 445-453.

24. MURRAY KS, JAMES A, MCGEADY JB, et al. The effect of the new 2010 World Health Organization criteria for semen analyses on male infertility. Fertility & Sterility, 2012, 98 (6): 1428-1431.

25. BROEZE KA, OPMEER BC, VAN GELOVEN N, et al. Are patient characteristics associated with the accuracy of hysterosalpingography in diagnosing tubal pathology？An individual patient data meta-analysis. Hum Reprod Update, 2011, 17: 293-300.

26. MAHEUX-LACROIX S, BOUTIN A, MOORE L, et al. Hysterosal-pingosonography for diagnosing tubal occlusion in subfertile women: a systematic review with meta-analysis. Hum Reprod Update, 2014, 29: 953-963.

27. 陈航，黄晓武 . 输卵管镜临床应用进展 . 国际生殖健康 / 计划生育杂志 , 2017, 36 (3): 213-218.

28. 张馨雨，马彩虹 . 经阴道注水腹腔镜在生殖医学中的应用 . 国际生殖健康 / 计划生育杂志 , 2017, 36 (3): 185-225.

29. 谢幸，孔北华，段涛 . 妇产科学 . 9 版 . 北京 : 人民卫生出版社 , 2018.

30. 丰有吉，沈铿，马丁 . 妇产科学 . 3 版 . 北京 : 人民卫生出版社 , 2018.

31. 林小娜，黄国宁，孙海翔，等 . 输卵管性不孕诊治的中国专家共识 . 生殖医学杂志 , 2018, 27 (11): 1048-1056.

32. CHRISTIANSON MS, LEGRO RS, JIN S, et al. Comparison of sonohsterography to hysterosalpingogram for tubal patency assessment in a multicenter fertility treatment trial among women with polycystic ovary syndrome. J Assist Reprod Genet, 2018, 35 (12): 2173-2180.

33. SINGH V, MISHRA B, SINHA S, et al. Role of saline infusion son hysterography in infertility Evaluation. J Hum Reprod Sci, 2018, 11 (3): 236-241.

34. 中华医学会放射学分会介入专委会妇儿介入学组 . 子宫输卵管造影中国专家共识 . 中华介入放射学电子杂志 , 2019, 6 (3): 185-187.

35. TROS R, VAN KESSEL MA, VAN KUIJK SMJ, et al. The capacity of transvaginal hydro laparoscopy versus hysterosalpingography to diagnose tubal pathology in the work-up of subfertility women, a randomized clinical trial. Eur J Obstet Gynecol Reprod Biol, 2019, 236: 127-132.

36. MARDANIAN F, ROUHOLAMIN S, NAZEMI M, et al. Evaluation of efficacy of transvaginal sonography with hysteroscopy for assessment of tubal patency in infertile women regarding diagnostic laparoscopy. Adv Biomed Res, 2018, 7: 101.

37. CARRETTI M, SIMOES R, BERNARDO WM, et al. Accuracy of ultrasonography in the evaluation of tubal sterilization micro insert positioning: systematic review and meta-analysis. J Ultrasound Med, 2019, 38 (2): 289-297.

38. 杨一华，黄国宁，孙海翔，等 . 不明原因不孕症诊断与治疗中国专家共识 . 生殖医学杂志 , 2019, 28 (9): 984-992.

39. 边锦霞，侯静，王胜利 . 输卵管通畅性检查方法的临床进展 . 国际妇产科学杂志 , 2020, 47 (1): 111-114.

40. BOSTEELS J, D'HOOGHE T. The position of diagnostic laparoscopy in current fertility practice. Hum Reprod Update, 2007, 13 (5): 477-485.

41. CAPELO FO, KUMAR A, STEINKAMPF MP, et al. et al. Laparoscopic evaluation following failure to achieve pregnancy after ovulation induction with clomiphene citrate. Fertil Steril, 2003, 80 (6): 1450-1453.

42. TANAHATOE S, HOMPES PG, LAMBALK CB. Accuracy of diagnostic laparoscopy in the infertility work-up before intrauterine insemination. Fertil Steril, 2003, 79 (2): 361-366.

43. TANAHATOE SJ, LAMBALK CB, HOMPES PG. The role of laparoscopy in intrauterine insemination: a prospective randomized reallocation study. Hum

Reprod, 2005, 20 (11): 3225-3230.

44. BUYALOS RP, AGARWAL SK. Endometriosis-associated infertility. Curr Opin Obstet Gynecol, 2000, 12 (5): 377-381.

45. SARAVELOS SH, COCKSEDGE KA, Li TC, et al. Prevalence and diagnosis of congenital uterine anomalies in women with reproductive failure: a critical appraisal. Hum Reprod Update, 2008, 14 (5): 415-429.

46. ALBORZI S, DEHBASHI S, KHODAEE R. Sonohysterosalpingographic screening for infertile patients. Int J Gynaecol Obstet, 2003, 82 (1): 57-62.

47. PELLERITOR JS, MCCARTHY SM, DOYLE MB, et al. Diagnosis of uterine anomalies: relative accuracy of MR imaging, endovaginally sonography, and hysterosalpingography. Radiology, 1992, 183 (3): 795-800.

48. LITTMAN E, GIUDICE L, LATHI R, et al. Role of laparoscopic treatment of endometriosis in patients with failed in vitro fertilization cycles. Fertil Steril, 2005, 84 (6): 1574-1578.

49. BARNHART KR, DUNSMOOR SU, COUTIFARIS C. Effect of endometriosis on in vitro fertilization. Fertil Steril, 2002, 77 (6): 1148-1155.

50. ADAMSON GD, HURD SJ, PASTA DJ, et al. Laparoscopic endometriosis treatment: is it better?Fertil Steril, 1993, 59 (1): 35-44.

51. GUZICK DS, SILLIMAN NP, ADAMSON GD, et al. Prediction of pregnancy in infertile women based on the American Society for Reproductive Medicine's revised classification of endometriosis. Fertil Steril, 1997, 67 (5): 822-829.

52. OSUGA Y, KOGA K, TSUTSUMI O, et al. Role of laparoscopy in the treatment of endometriosis-associated infertility. Gynecol Obstet Invest, 2002, 53 (1): 33-39.

53. GOMEL V. An odyssey through the oviduct. Fertil Steril, 1983, 39 (2): 144-156.

54. GOMEL V. The place of reconstructive tubal surgery in the era of assisted reproductive techniques. Reprod Biomed Online, 2015, 31 (6): 722-731.

55. TRIMBOS-KEMPER TC. Reversal of sterilization in women over 40 years of age: a multicenter survey in The Netherlands. Fertil Steril, 1990, 53 (3): 575-577.

56. GOMEL V. Microsurgical reversal of female sterilization: a reappraisal. Fertil Steril, 1980, 33 (6): 587-597.

57. BOECKXSTAENS AN, DEVROEY PAUL, COLLINS JOHN A, et al. Getting pregnant after tubal sterilization: surgical reversal or IVF?Hum Reprod, 2007, 22 (10): 2660-2664.

58. HOU HY, CHEN YQ, LI TC, et al. Outcome of laparoscopy-guided hysteroscopic tubal catheterization for infertility due to proximal tubal obstruction. J Minim Invasive Gynecol, 2014, 21 (2): 272-278.

59. DÉCHAUD H, DAURÈS JP, ARNAL F, et al. Does previous salpingectomy improve implantation and pregnancy rates in patients with severe tubal factor infertility who are undergoing in vitro fertilization?A pilot prospective randomized study. Fertil Steril, 1998, 69 (6): 1020-1025.

60. STRANDELL A, LINDHARD A, Waldenström U, et al. Hydrosalpinx and IVF outcome: a prospective, randomized multicenter trial in Scandinavia on salpingectomy prior to IVF. Hum Reprod, 1999, 14 (11): 2762-2769.

61. GOMEL V. Reconstructive tubal microsurgery and assisted reproductive technology. Fertil Steril, 2016, 105 (4): 887-890.

62. LF VDV, AM BDV, VEERSEMA S, et al. Long term complications of caesarean section. The niche in the scar: a prospective cohort study on niche prevalence and its relation to abnormal uterine bleeding. Bjog, 2014, 121 (2): 236-244.

63. BHAGAVATH B, LINDHEIM SR. Optimal management of symptomatic cesarean scar defects. Fertil Steril, 2018, 110 (3): 417-418.

64. GLEN N, TANYA L, BEMBR Y, et al. Cesarean Scar Ectopic Pregnancy: Current Management Strategies. Obstet Gynecol Surv, 2018, 73 (5): 293-302.

65. VERVOOR T, AJM W, VISSER S, et al. The effect of laparoscopic resection of large niches in the uterine caesarean scar on symptoms, ultrasound findings and quality of life: a prospective cohort study. Bjog, 2018, 125 (3): 317-325.

66. SMI T, JANINE G, KASIU S, et al. Hysteroscopy before in-vitro fertilization (insight): a multicenter, randomized controlled trial. Lancet, 2016, 387 (10038): 2622-2629.

67. ATTILIO DSS, COSTANTINO DC, SILVIA M, et al. Efficacy of hysteroscopy in improving reproductive outcomes of infertile couples: a systematic review and meta-analysis. Human Reproduction Update, 2016, 22 (4): 479-496.

68. YEN CF, CHOU HH, WU HM, et al. Effectiveness and appropriateness in the application of office hysteroscopy. J Formos Med Assoc, 2019, 118 (11): 1480-1487.

69. KIMURA F. Review: Chronic endometritis and its effect on reproduction. J Obstet Gynaecol Res, 2019, 45 (5): 951-960.

70. ETTORE C, LEONARDO R, ROBERTO N, et al. Endometrial micro polyps at fluid hysteroscopy suggest the existence of chronic endometritis. Hum Reprod, 2005, 20 (5): 1386-1389.

71. GUO GL, CHEN SY, ZHANG W, et al. Diagnosis value of hysteroscopy for chronic endometritis. Clin Exp Obstet Gynecol, 2013, 40 (2): 250-252.

72. SHIVA M, AHMADI F, ARABIPOOR A, et al. Accuracy of Two-Dimensional Transvaginal Sonography and Office Hysteroscopy for Detection of Uterine Abnormalities in Patients with Repeated Implantation Failures or Recurrent Pregnancy Loss. Int J Fertil Steril, 2018, 11 (4): 287-292.

73. WADHWA L, RANI P, BHATIA P. Comparative Prospective Study of Hysterosalpingography and Hysteroscopy in Infertile Women. J Hum Reprod Sci, 2017, 10 (2): 73-78.

74. TAŞKIN EA. Comparison of hysterosalpingography and hysteroscopy in the evaluation of the uterine cavity in patients undergoing assisted reproductive techniques. Fertil Steril, 2011, 96 (2): 349-352.

75. MUNRO MG, CRITCHLEY HOD, BRODER MS, et al. FIGO classification system (PALM-COEIN) for causes of abnormal uterine bleeding in nongravid women of reproductive age. Int J Gynaecol Obstet, 2011, 113 (1): 3-13.

76. ARMSTRONG SC, MARIAN S, STEWART EA, et al. Baseline anatomical assessment of the uterus and ovaries in infertile women: a systematic review of the evidence on which assessment methods are the safest and most effective in terms of improving fertility outcomes. Hum Reprod Update, 2017, 23 (5): 533-547.

77. PAL L, LAPENSEE L, TOTH TL, et al. Comparison of office hysteroscopy, transvaginal ultrasonography and endometrial biopsy in evaluation of abnormal uterine bleeding. Jsls, 1997, 1 (2): 125-130.

78. CLARK TJ, VOIT D, GUPTA JK, et al. Accuracy of hysteroscopy in the diagnosis of endometrial cancer and hyperplasia: a systematic quantitative review. Jama, 2002, 288 (13): 1610-1621.

79. POLYZOS NP, MAURI D, TSIORAS S, et al. Intraperitoneal dissemination of endometrial cancer cells after hysteroscopy: a systematic review and meta-analysis. Int J Gynecol Cancer, 2010, 20 (2): 261-267.

80. SELVAGGI L, CORMIO G, CECI O, et al. Hysteroscopy does not increase the risk of microscopic extrauterine spread in endometrial carcinoma. Int J Gynecol Cancer, 2003, 13 (2): 223-227.

81. TAKAC I, ZEGURA B. Office hysteroscopy and the risk of microscopic extrauterine spread in endometrial cancer. Gynecol Oncol, 2007, 107 (1): 94-98.

82. HALME J, HAMMOND MG, HULKA JF, et al. Retrograde menstruation in healthy women and in patients with endometriosis. Obstet Gynecol, 1984, 64 (2): 151-154.

83. BAKER VL, ADAMSON GD. Threshold intrauterine perfusion pressures for intraperitoneal spill during hydrotubation and correlation with tubal adhesive disease. Fertil Steril, 1995, 64 (6): 1066-1069.

84. DEMIROL A, GURGAN T. Effect of treatment of intrauterine pathologies with office hysteroscopy in patients with recurrent IVF failure. Reprod Biomed Online, 2004, 8 (5): 590-594.

85. JAN B, STEVEN W, PATRICK P, et al. The effectiveness of hysteroscopy in improving pregnancy rates in subfertility women without other gynecological symptoms: a systematic review. Hum Reprod Update, 2010, 16 (1): 1-11.

86. SARDO ADS, BETTOCCHI S, SPINELLI M, et al. Review of new office-based hysteroscopic procedures 2003-2009. J Minim Invasive Gynecol, 2010, 17 (4): 436-448.

87. ELSOKKARY M, ELSHOURBAGY M, LABIB K, et al. Assessment of hysteroscopic role in management of women with recurrent pregnancy loss. J Matern Fetal Neonatal Med, 2018, 31 (11): 1494-1504.

88. REINKE JM, SORG H. Wound repair and regeneration. Eur Surg Res, 2012, 49 (1): 35-43.

89. JOHARY J, XUE M, ZHU X, et al. Efficacy of estrogen therapy in patients with intrauterine adhesions: systematic review. J Minim Invasive Gynecol, 2014, 21 (1): 44-54.

90. AAGL practice report: practice guidelines on intrauterine adhesions developed in collaboration with the European Society of Gynaecological Endoscopy (ESGE). Gynecol Surg, 2017, 14 (1): 6.

91. Pérez-Medina T. Endometrial polyps and their implication in the pregnancy rates of patients undergoing intrauterine insemination: a prospective, randomized study. Hum Reprod, 2005, 20 (6): 1632-1635.

92. BOSTEELS J, VAN WESSEL S, WEYERS S, et al. Hysteroscopy for treating subfertility associated with suspected major uterine cavity abnormalities. Cochrane Database Syst Rev, 2018, 12 (12): Cd009461.

93. RIKKEN JFW, KOWALIK CR, EMANUEL MH, et al. The randomized uterine septum transection trial (TRUST): design and protocol. BMC Womens Health, 2018, 18 (1): 163.

94. NAHSHON SS, LENA S. The impact of intentional endometrial injury on reproductive outcomes: a systematic review and meta-analysis. Human Reproduction Update, 2018, 25 (1): 95-113.

95. CHEN L, ZHANG H, WANG Q, et al. Reproductive Outcomes in Patients with Intrauterine Adhesions Following Hysteroscopic Adhesiolysis: Experience from the Largest Women's Hospital in China. J Minim Invasive Gynecol, 2017, 24 (2): 299-304.

96. YANG JH, CHEN CD, CHEN SU, et al. The influence of the location and extent of intrauterine adhesions on recurrence after hysteroscopic adhesiolysis. Bjog, 2016, 123 (4): 618-623.

97. MIRIAM MF, VAN DER MEIJ. Results of centralized A sherman surgery, 2003-2013. Fertil Steril, 2015, 104 (6): 1561-1568.

98. VERVOORT AJMW, VAND VLF, HEHENKAMP WJK, et al. Hysteroscopic resection of a uterine caesarean scar defect (niche) in women with postmenstrual spotting: a randomized controlled trial. Bjog, 2018, 125 (3): 326-334.

99. KIRAN TS, BHAL PS. The potential consequence of early recognition and treatment of retained fetal bony fragments. J Obstet Gynaecol, 2002, 22 (4): 443-444.

100. NASTRI CO. Endometrial injury in women undergoing assisted reproductive techniques. Cochrane Database Syst Rev, 2015 (3): Cd009517.

101. KARIMZADE MA, OSKOUIAN H, AHMADIS DE, et al. Local injury to the endometrium on the day of oocyte retrieval has a negative impact on implantation in assisted reproductive cycles: a randomized controlled trial. Arch Gynecol Obstet, 2010, 281 (3): 499-503.

102. GUNDERSON CC, FADER AN, CARSON KA, et al. Oncologic and reproductive outcomes with progestin therapy in women with endometrial hyperplasia and grade 1 adenocarcinoma: a systematic review. Gynecol Oncol, 2012, 125 (2): 477-482.

第三章
不育的病因与治疗

第一节　阴　道

一、概述

　　阴道和宫颈因素约占不育症的 1%~5%。阴道和宫颈是精子进入宫腔的必经通道，是生殖功能的重要组成部分。先天性发育异常或后天各种病变（损伤）可改变正常解剖结构，阻碍精子路径，导致不育。同时，阴道和宫颈中多种微生物构成的微生态平衡是保护机体、减少外界病原体感染的重要屏障，微生态失衡也是造成不育、妊娠丢失、异位妊娠等不良结局的重要因素。

　　生殖道感染等因素还可能诱发自身免疫反应，导致抗精子抗体等产生，是免疫因素不育的原因之一。恶性肿瘤患者的生育要依据病理类型、期别等综合考虑。

二、先天性发育异常

　　此类疾病主要改变阴道及宫颈正常解剖结构，一方面阻碍精子进入宫腔，另一方面若经血排出受阻可继发感染和子宫内膜异位症，两方面协同导致不育。阴道及宫颈闭锁、阴道完全性横隔、阴道斜隔等通道完全不通主要表现为原发性闭经、周期性腹痛及经血逆流引起的子宫内膜异位症，通常在青春期出现症状，一经确诊应及时手术；阴道通道部分受阻或宫颈形态异常时，可因性交困难或不适就诊，或因不育或分娩困难查体时发现，需视情况选择合适治疗方案。

（一）处女膜发育异常

　　阴道板腔化成一孔道，下端有一层薄膜称处女膜，胎儿 28 周后贯穿成孔，阴道与前庭相通，未贯穿则形成处女膜闭锁。一经确诊应尽快行处女膜切开成形术。术前应排除阴道闭锁或 MRKH 综合征、完全雄激素不敏感综合征等先天性畸形。其他处女膜异常还包括微孔处女膜、分隔处女膜、筛孔处女膜、处女膜坚韧等，可视情况行局部扩张或处女膜切开整形术。

（二）阴道发育异常

　　阴道由副中肾管（又称米勒管）和泌尿生殖窦发育而来，上 1/3~4/5 起源于副中肾管，下 2/3~1/5 起源于泌尿生殖窦。副中肾管的形成、融合及泌尿生殖窦异常均可引起阴道发育异常。副中肾管发育异常可合并宫颈、宫体及泌尿、骨骼等多系统发育异常。二维经阴道超声（TVS）结合阴道查体为首选诊断方法，染色体及性激素检查可协助诊断，必要时行盆腔磁共振成像或腹腔镜检查。泌尿系超声及 X 线、CT 对于发现泌尿、骨骼系统异常有益。

　　1. 先天性无阴道　先天性无阴道又称 Mayer Rokitansky Kuster Hauser 综合征（MRKH 综合征），因双侧副中肾管未发育或其尾端发育停滞而未向下延伸所致，发病率为 1/5 000~1/4 000。主要表现为先天性无阴道或阴道上 2/3 缺失，伴先天性无子宫或始基子宫，极少数存在有功能的子宫内膜，染色体、性腺、第二性征及阴道前庭均为正常女性特征。可合并泌尿、骨骼等多系统发育异常，特别是肾脏发育异常或肾脏移位。治疗上，可采用顶压法或人工阴道成形术满足性生活意愿。对于少数存在功能性子宫内膜者，因较早期即可出现周期性下腹痛症状，普遍的学术观点是及时切除子宫，但也有学者尝试保留患者生育潜能,切除闭锁宫颈同期行人工阴道及子宫吻合术,但长期效果和生育结局有待观察。

2. 阴道闭锁　阴道闭锁为泌尿生殖窦及副中肾管末端发育异常而未形成贯通的阴道所致,分别形成阴道下段闭锁(即Ⅰ型)和阴道完全闭锁(即Ⅱ型)两类。前者无阴道上段及宫颈、宫体畸形;后者多合并宫颈发育异常,宫体发育正常或虽有畸形但子宫内膜有功能,亦可合并泌尿等系统畸形。阴道下段闭锁者直接行闭锁段切开,阴道上段开放,一般术后性生活及妊娠不受影响;阴道完全闭锁者中宫颈发育较好、无宫体畸形、不合并或仅合并轻中度盆腔子宫内膜异位症的患者,可行保留生育功能手术,但术中留置的宫颈支持物可增加宫腔及盆腔感染风险,术后再次粘连风险较高,必要时需借助辅助生殖助孕,妊娠结局有待进一步评估。

3. 阴道横隔　阴道横隔为由向下生长融合的副中肾管尾端与向上生长的泌尿生殖窦相接处未贯通或部分贯通所致,发生率约为1/2 100~1/72 000。横隔可位于阴道内任何部位,但以上、中段交界处为多见,很少合并泌尿系统和其他器官异常。阴道横隔可分为无孔型(也称完全性横隔)和有孔型(也称不完全性横隔),前者一经确诊应尽快手术;后者若伴痛经及性交困难等也需要手术治疗。一般选择行阴道横隔切开术,术后定期扩张,防止阴道狭窄,处理后一般不影响妊娠结局。

4. 阴道纵隔　阴道纵隔为两侧的副中肾管融合时尾端中隔未消失或部分消失所致,根据中隔消失的程度,可分为阴道完全纵隔和阴道不全纵隔。纵隔多位于阴道正中,也可偏于一侧,并可伴有双子宫、双宫颈、同侧肾脏发育不良等情况。阴道完全纵隔多无临床表现,但当其合并双子宫时,因一侧宫体发育常优于另一侧,若总是在发育不良侧宫体的阴道内性交,则可能引起不育或反复流产;阴道不全纵隔可因性交困难或不适就诊。这些情况下应行阴道纵隔切除术。若于分娩过程中因先露部下降受阻发现阴道纵隔,可于先露部压迫纵隔时切断纵隔。

5. 阴道斜隔综合征　阴道斜隔综合征又称

Herlyn Werner Wunderlich 综合征(HWWS),是副中肾管垂直 - 侧面融合异常导致的双子宫(偶有完全纵隔子宫)、双宫颈及阴道斜隔的先天性畸形,常合并斜隔侧的泌尿系统畸形,以肾缺如多见。阴道斜隔的两面均覆盖阴道上皮组织,起源于两侧子宫颈之间,斜行附着于一侧阴道壁,遮蔽该侧子宫颈,隔的后方与斜隔侧子宫颈之间形成"斜隔后腔"。可分为Ⅰ型(即无孔斜隔型)、Ⅱ型(即有孔斜隔型)和Ⅲ型(即无孔斜隔合并子宫颈瘘管型),以Ⅱ型最为常见。一经确诊应尽早手术,推荐行阴道斜隔切除术,对于斜隔侧宫颈闭锁者,应同时行闭锁侧子宫全切术。手术后妊娠结局较好,两子宫均可正常妊娠、分娩,但以斜隔对侧子宫妊娠多见。

(三) 宫颈发育异常

先天性宫颈发育异常较为罕见,可能由宫颈分化和腔化过程缺陷导致,主要包括宫颈未发育、宫颈残迹、条索状宫颈、宫颈完全闭锁、宫颈外口闭塞等,其输卵管和宫体发育良好且有功能性子宫内膜,常合并阴道闭锁或子宫畸形,也可合并其他器官或系统的发育异常。可表现为闭经、不同程度的周期性腹痛及经血逆流症状。超声结合查体为首选诊断方法,染色体及性激素检查可协助诊断,MRI 为评估畸形最准确的影像学方法。泌尿系超声及 X 线、CT 检查对于发现泌尿、骨骼系统异常有益。宫颈发育异常者保留生育功能手术的具体术式应根据宫颈发育异常类型、有无合并畸形及严重程度等综合考虑,但这些手术往往需宫颈成形和 / 或贯通,术后存在吻合口粘连再狭窄、瘢痕挛缩、感染、反复出现的盆腔内异症等并发症风险,术后自然妊娠率极低。借助辅助生殖技术经子宫肌层行胚胎移植可能为改善妊娠结局提供新希望,但这项技术还需进一步探索和优化。

三、下生殖道感染

(一) 阴道炎

正常女性阴道内包含以乳杆菌为优势菌的多种厌氧菌和需氧菌,共同构成阴道微生态平衡系统。阴道鳞状上皮细胞内的糖原经乳杆菌作用可分解成乳酸,使阴道局部形成弱酸性环境(pH ≤ 4.5,多在 3.8~4.4),抑制其他寄生菌的过度生长。同时,乳杆菌还可分泌过氧化氢、细菌素、类细菌素和生物表面活性剂等,抑制致病微生物生长,从而维持阴道微生态环境的平衡。各种原因造成的内源微生态失衡或外源病原体入侵时,可表现为阴道炎症。

阴道炎症既可能直接影响精子存活或功能,也可能通过上行至宫腔、输卵管,引起子宫内膜炎、盆腔炎而间接影响受精、胚胎种植等生殖过程的多个环节,造成不孕、妊娠丢失、异位妊娠等。妊娠期阴道炎症还可能造成绒毛膜羊膜炎、胎膜早破、早产等不良结局。

建议有症状者及时检查治疗,治疗后再计划妊娠。

1. 细菌性阴道病 细菌性阴道病(bacterial vaginosis,BV)是最常见的阴道炎症。BV 为乳酸杆菌减少及厌氧病原菌增加(例如阴道加德纳菌等)所导致的一种阴道菌群失调状态,并不具有传染性,临床及病理特征也无炎性改变。大部分患者无明显症状,症状典型者可表现为均质稀薄的阴道分泌物,伴腥臭味。推荐应用 Amsel 标准行临床诊断,革兰染色诊断标准是实验室诊断 BV 的金标准,其中最为常用的是 Nugent 评分法。

BV 可上行至宫腔、输卵管而影响妊娠结局。BV 患者输卵管因素不育的发生率增高。在辅助生殖助孕中,BV 患者和非 BV 患者的胚胎种植率相似,但前者早孕期流产率增高。

及时治疗 BV 还可降低感染某些性传播疾病的风险,包括衣原体、淋病、滴虫、HIV 和 HSV-2 型。首选甲硝唑治疗。

2. 外阴阴道假丝酵母菌病 外阴阴道假丝酵母菌病(vulvovaginal candidiasis,VVC)主要由白假丝酵母菌引起。妊娠、免疫力下降、长期抗生素治疗等是 VVC 的易感因素。典型症状是严重的外阴瘙痒和白色凝乳状或豆渣样阴道分泌物。10% 的氢氧化钾湿片显微镜检见芽生孢子和假菌丝可诊断,真菌培养法常用于复发性或耐药性 VVC 的诊断。目前未发现 VVC 导致不育的确切证据。治疗首选咪唑类药物。

3. 滴虫阴道炎 滴虫阴道炎(trichomonal vaginitis,TV)是由阴道毛滴虫感染而引起的阴道炎症。

经性交直接传播或间接传播,属于性传播疾病。阴道毛滴虫最适宜生活的 pH 为 5.5~6.6,pH 在 5 以下或 7.5 以上时则不能生长。月经前后阴道 pH 发生变化时,隐藏在腺体及阴道皱襞中的滴虫常得以繁殖,引起炎症发作。感染初期可无症状,此后出现外阴瘙痒及 TV 典型的稀薄脓性、黄绿色、泡沫状有臭味的分泌物。生理盐水悬滴法为简便检测方法,培养法是诊断金标准。TV 患者应同时行包括 HIV 在内的其他性传播疾病检测。

阴道毛滴虫能吞噬精子,并阻碍乳酸生成,直接引起不育;TV 可使 HIV 感染、早产、胎膜早破等不良妊娠结局的发生风险增加 2~3 倍。首选甲硝唑治疗,常规性伴侣同治,治疗结束后 3 个月内应复查,复查阴性后方可考虑妊娠。

4. 需氧菌性阴道炎 需氧菌性阴道炎(aerobic vaginitis,AV)是近年来认识到的一种疾病。病因和发病机制不明。AV 主要由需氧菌增加引起,常导致明显的阴道黏膜炎症性改变,从而表现为外阴阴道的刺激症状,如阴道分泌物增多、性交痛,间或有外阴阴道瘙痒、灼热感等。目前,尚没有规范化的公认的诊断标准,也无标准有效的治疗方案。与不育的关系不明确。

(二) 宫颈黏膜炎

最常侵及宫颈的病原体为淋球菌、沙眼衣原体和生殖支原体,它们可累及子宫颈黏膜的腺体,沿黏膜表面扩散蔓延。急性感染时症状明显,但很多情况下临床过程隐匿,感染轻微,无明显症状,形成长期携带的慢性炎症状态。大量白细胞浸润、宫颈腺体异常分泌使宫颈微环境发生明显变化。这些改变可能影响精子进入宫腔的数量、运动力及存活时间,还可能诱发自身免疫反应,产生抗精子抗体等,影响生殖过程。此外,感染上行可造成盆腔炎性疾病,使输卵管性不育和异位妊娠的发生率增高。

1. 淋球菌 淋球菌对柱状上皮及移行上皮有特殊的亲和力。在女性,淋病奈瑟菌首先侵犯宫颈管、尿道、尿道旁腺及前庭大腺,也称为无并发症淋病。随后沿生殖道黏膜上行,引起子宫内膜炎、输卵管炎、盆腔腹膜炎及播散性淋病。脂多糖为淋球菌内毒素,与体内补体协同作用,介导免疫反应,共同引起局部炎症反应,导致局部中性粒细胞浸润、黏膜细胞脱落溶解,形成脓液。宫颈黏膜炎表现为阴道脓性分泌物增多,外阴瘙痒或灼热感,偶有下腹痛。细菌培养是诊断的金标准。目前选用的抗生素以第三代头孢菌素为主。

2. **沙眼衣原体**　沙眼衣原体(chlamydia trachomatis,CT)多发生在性活跃人群,高乳酸菌阴道环境对感染沙眼衣原体有保护作用。它主要侵犯人体黏膜的柱状上皮及立方上皮,宫颈管是衣原体最常见的感染部位。世界范围内女性沙眼衣原体感染的患病率约为8.85%,感染最高的年龄阶段为15~20岁。我国沙眼衣原体感染率约为5%~10%。沙眼衣原体常表现为慢性、隐匿性、持续性及反复感染,病程迁延造成组织损伤、粘连及瘢痕形成。70%~90%的衣原体宫颈黏膜炎并无明显临床症状,部分患者可见宫颈管黏液脓性分泌物。合并尿道感染时可出现尿路刺激症状。取分泌物拭子行免疫学检查是目前临床最常用的诊断方法。沙眼衣原体培养为金标准,但方法复杂、不常用。建议同时检测其他可能存在的性传播疾病的病原体感染。

女性生殖道沙眼衣原体感染可导致盆腔炎性疾病、不孕、异位妊娠和慢性盆腔痛等。沙眼衣原体可刺激机体产生高水平的热休克蛋白cHSP60,诱导炎性免疫反应,沙眼衣原体上行至输卵管时导致输卵管纤维化和管腔闭塞。而持续反复感染引起的免疫应答反应可导致不可逆的输卵管损伤。孕妇沙眼衣原体感染可致新生儿结膜炎和肺炎等不良结局。男性生殖道沙眼衣原体感染还可能降低精子质量,影响精子的游走和定植能力,增加男性不育的概率。

治疗首选阿奇霉素或多西环素。建议所有衣原体感染的妇女在治疗后3个月进行复查。建议对医院就诊的不育症夫妇常规筛查沙眼衣原体。

3. **支原体**　支原体是一种条件致病微生物,常见与泌尿生殖道感染有关的支原体有解脲脲原体(*U. urealyticum*,UU)、人型支原体(*M. hominis*,Mh)和生殖支原体(*M. genitalium*,Mg)。支原体有较高的生殖道携带率,无症状人群中UU检出率为60%左右,2/3的BV患者可检出Mh,说明

Mh可能与其他细菌处于共生状态。部分患者可出现阴道分泌物增多、红肿、尿路刺激症状等。支原体的培养是目前国内进行支原体检测的主要手段。

支原体感染对生殖的影响尚无定论,但多数学术观点认为支原体感染与不育相关。Mg是宫颈炎、子宫内膜炎、盆腔炎、输卵管性不育和男性生殖道疾病的重要病因。生殖道支原体感染者不孕、自然流产、早产的风险可增加约2~3倍。

治疗首选大环内酯类、四环素类、喹诺酮类等。存在疾病的症状体征是判断感染存在的前提,否则宜作为携带者,不宜使用抗生素过度干预。应该对有症状的高危妇女进行生殖支原体检测及治疗。

四、宫颈黏液异常

宫颈黏液是宫颈黏膜腺细胞的分泌物,其状态受雌、孕激素的影响。正常的宫颈黏液为精子的存活和筛选提供良好条件。宫颈黏液异常则影响精子活力,导致不育。正常情况下宫颈黏液理化性质随激素水平波动而发生周期性变化,排卵期在体内高水平雌激素的作用下,宫颈黏液稀薄、透明、拉丝度可达10cm以上,适宜精子通过。体内雌激素水平过低时,或先天性宫颈发育不良、宫颈管黏膜雌激素受体缺乏时,或宫颈管损伤破坏腺体结构时,均可导致宫颈黏液分泌过少、黏稠,影响精子通过。生殖道感染或宫颈损伤诱导产生抗精子抗体也是宫颈黏液异常导致不育的重要原因。

性交后试验(postcoital test,PCT)即评估性交后宫颈黏液样本中精子的运动情况,曾是不育症评估的重要组成部分,但已有多项研究表明PCT对妊娠能力的预测价值有限。目前PCT不再推荐为不育症常规评估的一部分。怀疑宫颈黏液异常者行宫腔内人工授精(IUI)可显著改善宫颈黏液对妊娠的不利影响。

五、下生殖道病变或损伤

(一)宫颈息肉

宫颈息肉为宫颈管腺体和间质局限性增生形成的赘生物,是慢性宫颈炎的一种病理表现,一般

与炎症长期刺激、慢性感染或雌激素水平过高有关。宫颈息肉的发病率约为2%~5%，极少恶变，最常见的症状是异常子宫出血，也可无明显症状。宫颈息肉可阻塞颈管并激活炎症反应导致不育。体积大些的宫颈息肉可暴露出宫颈口，查体时发现表面光滑、质软、有蒂的舌状物可初步诊断，确诊需行组织病理学检查。无症状且完全隐藏于宫颈管内的息肉可由TVS偶然发现。一般的宫颈息肉可直接行宫颈息肉摘除术，体积巨大或完全位于宫颈管内的息肉可行宫腔镜下息肉电切术。

（二）宫颈肌瘤

子宫肌瘤按肌瘤部位不同可分为宫体肌瘤和宫颈肌瘤，前者约占90%~96%，后者仅占2.2%~10%，宫颈和宫体同时存在肌瘤约占1.8%。宫颈肌瘤的临床表现以经量过多为常见，肌瘤体积过大时可出现膀胱、输尿管或直肠压迫症状。宫颈肌瘤可造成宫颈管变形、狭窄，影响精子进入宫腔。可视肌瘤大小、位置、嵌入肌层深度等行宫腔镜下宫颈肌瘤切除术或经腹宫颈肌瘤剥除术。

（三）下生殖道结核

下生殖道结核多由子宫内膜结核下行蔓延，或经血行播散形成。宫颈结核约占盆腔结核的5%~15%，外阴阴道结核更为少见，约占1%。病灶表现为宫颈上乳头状增生或溃疡，阴道局部单个或数个浅表溃疡，久治不愈可形成窦道。取病灶行组织病理学检查可确诊。因大部分病变继发于子宫内膜结核，可参照内膜结核治疗。

（四）下生殖道损伤

宫腔操作、宫颈物理治疗可造成宫颈管粘连、狭窄，影响妊娠，可采用宫颈扩张器扩张宫颈治疗。阴道损伤后形成粘连瘢痕性狭窄，可行阴道扩张治疗或阴道成形术。

六、总结

不育的外阴阴道、宫颈因素种类繁多，并可与宫腔因素共同存在或相互影响，应该引起足够重视。某些因素的研究相对透彻，某些因素对生殖的影响和不同治疗方式对妊娠结局的改善情况并非十分明确，需要进一步深入研究。

（郝桂敏）

第二节　子宫因素

一、概述

不育的子宫因素主要包括先天性子宫畸形（先天性无子宫、始基子宫、幼稚子宫、单角子宫、残角子宫、双角子宫、弓形子宫、双子宫、纵隔子宫、己烯雌酚所致子宫发育异常等）、子宫内膜良性病变或损伤（炎症、增生、息肉、结核、宫腔粘连等）、子宫肌层病变或损伤（子宫肌瘤、子宫腺肌病、剖宫产术后子宫切口憩室）和宫腔内异物等，这些疾病主要改变宫腔正常解剖结构或影响内膜功能，从而影响胚胎着床或导致着床后妊娠丢失。

还有一些子宫因素较为特殊。各种原因诱发体内免疫环境改变时，激活免疫系统引起损伤性效应，在子宫内膜处可表现为子宫内膜细胞生化代谢及生理功能的损害，作为免疫性不育中的子宫内膜环节参与不育的形成。子宫内膜癌等肿瘤患者的保育要依据病理类型、期别等综合考虑。免疫性不育和肿瘤患者的助孕在其他章节有详细介绍，本节不做赘述。

二、先天性子宫畸形

正常子宫的分化、形成需要历经两侧副中肾管形成、融合和纵隔的吸收。当副中肾管在胚胎发育过程中受各种因素的影响，发育停滞在不同阶段时，可发生先天性子宫畸形（congenital uterine anomalies，CUAs）。子宫畸形是较常见的影响女性生殖健康的疾病，在不同人群中的发病率存在差异，普通人群为5.5%~6.7%，不育人群为7.3%~8.0%，复发性流产患者为13.3%~16.7%。

子宫畸形可存在肌层发育不良、组织血供少、纤维组织成分多、宫腔容积偏小或子宫形态不规则，以及部分覆盖的内膜发育不良、对雌激素的反应差等，这些因素可影响胚胎的着床和发育，导致不孕及流产、早产等不良妊娠结局，具体临床表现因子宫畸形的类型和程度而异。此外，子宫畸形常伴有其他系统发育异常，其中合并泌尿系畸形最为常见。

子宫畸形有多种分类系统,其中以美国生育协会(AFS)分类和欧洲人类生殖与胚胎学会-欧洲妇科内镜学会(ESHRE-ESGE)分类系统应用最广。AFS 分类系统是传统而经典的分类方法,将子宫畸形分为七类:第Ⅰ类为子宫发育不全或缺失;第Ⅱ类为单角子宫(残角子宫);第Ⅲ类为双子宫;第Ⅳ类为双角子宫;第Ⅴ类为纵隔子宫;第Ⅵ类为弓形子宫;第Ⅶ类为己烯雌酚相关子宫畸形等。

准确评价子宫内外轮廓是正确诊断 CUA 和分类的关键。应用 TVS 和子宫输卵管造影(HSG)有助于筛查子宫异常,而三维 TVS 和 MRI 能基本准确地对 CUA 进行分类。宫腹腔镜联合是子宫畸形诊断的金标准,但两者均为侵入性操作,可作为必要时的确诊方式和治疗方案。因 CUA 合并泌尿系畸形常见,建议根据临床需求行泌尿系超声或造影检查。

(一) 子宫发育不全或缺失

子宫发育不全按程度可分为始基子宫和幼稚子宫。前者又称痕迹子宫,子宫极小,多无宫腔或为一实体肌性子宫,常合并无阴道。子宫缺失和始基子宫者多因闭经就诊,无症状可不予处理;偶有始基子宫有宫腔和内膜,宫颈闭锁,青春期后可因月经潴留或经血倒流出现周期性腹痛,需手术切除。这两种子宫畸形者不具备自然生育能力。近年来,随着子宫移植技术逐步发展,子宫移植与辅助生殖技术结合应用为这些患者的生育带来希望。我国首例子宫移植于 2019 年获得活产。但此项技术尚在探索阶段。幼稚子宫有宫腔及内膜,主张雌孕激素序贯周期治疗,可使子宫体积及功能接近正常,有自然生育的可能。

(二) 副中肾管融合障碍导致的子宫畸形

此类子宫畸形包括 AFS-Ⅱ~Ⅳ类,在一般人群中发生率约为 0.8%。这些子宫畸形在不育人群中发生率增加,但其受孕能力与正常人群差别不大,其对生殖最明显的影响是增加妊娠期不良结局风险,风险大小取决于子宫畸形的类型。正确诊断、分类有助于评估风险。行辅助生殖技术助孕时,应限制胚胎移植数量,以降低早产率。

1. 单角子宫(残角子宫) 单角子宫(unicornuate uterus)指仅一侧副中肾管正常发育,另一侧副中肾

管完全未发育或发育不良。副中肾管完全未发育时同侧输卵管、卵巢、肾脏往往同时缺如;发育不良时即形成残角子宫(rudimentary uterine horn),输卵管和卵巢可发育正常,但常伴同侧泌尿器官发育异常。单角子宫约占 CUA 的 1%~2%,其发生率在一般人群中约为 1/4 020~1/1 000,在不孕或流产人群中升至 1/200,在与不孕相关的流产人群中可高达近 1/30。单角子宫者早期流产、早产、胎位不正风险均为正常人群的 2~3 倍。

残角子宫根据有无宫腔及与发育侧子宫相通情况,可分为三种类型:a 型有宫腔、相通;b 型有宫腔、不通;c 型无宫腔、不通。临床症状因类型而异。a 型及 c 型多无明显症状;b 型因经血不能排出,可有周期性一侧腹痛,经血向宫壁延伸或逆流到腹腔,可发生子宫腺肌病或子宫内膜异位症,导致不孕。

单角子宫无须处理。c 型残角子宫可不处理;有宫腔的残角子宫,为减少宫腔积血、残角子宫妊娠及子宫破裂的风险,需行残角子宫全切术,同时切除同侧输卵管。合并子宫内膜异位症者,同时进行相应的手术治疗。

2. 双角子宫与双子宫 双角子宫(bicornuate uterus)指两侧副中肾管未完全融合而连于一个宫颈,根据融合不全的程度可分为完全双角子宫和不全双角子宫。双角子宫约占 CUA 的 25%,其发生率在一般人群中约为 1/250,在不孕或流产人群中升至 1/50~1/100,在与不孕相关的流产人群中可高达近 1/20。

双子宫(didelphic uterus)指两侧副中肾管未融合,形成各自的宫体与宫颈,一侧宫颈可发育不良、缺如,常合并阴道纵隔或斜隔。双子宫发生率在一般人群中约为 1/330,在流产人群中升至 1/170,在与不孕相关的流产人群中可高达近 1/50。

双角子宫与双子宫最常见的临床症状为经量过多,并伴有不同程度的痛经。双子宫合并一侧阴道闭锁时,可有阴道积脓、慢性盆腔炎与子宫内膜异位。

双角子宫妊娠结局较差,流产率为 28%~61%,早产率为 14%~30%,活婴率为 31%~61%,足月分娩率为 40%。既往无不良孕产史者,可先试孕;有

不孕、不良产史者,可行宫腹腔镜联合下双角子宫矫形手术。双子宫生殖结局相对良好,一般不作矫形术。伴有阴道闭锁或纵隔时,可建立宫腔与阴道相通的人工通道;当有反复流产,应排除染色体、黄体功能及免疫等因素后行矫形术。但矫形手术尚存在争议,有宫颈机能不全、宫颈管狭窄等并发症风险,且目前仍缺乏足够证据来支持子宫矫形手术对生殖结局的改善。

(三)副中肾管融合后吸收障碍导致的子宫畸形

纵隔子宫(septate uterus)指双侧副中肾管融合后、纵隔吸收的某一过程受阻,形成不同程度的纵隔。纵隔由宫底到宫颈内口或外口为完全纵隔子宫,纵隔终止于宫颈内口以上的任何部位为不全纵隔子宫。纵隔子宫在 CUA 中最常见,约占50%~60%,一般人群中发病率为2.3%,在不育人群中为3%,流产人群中升至5.3%,在与不孕相关的流产人群中可高达15.4%。

在子宫畸形中,纵隔子宫者生殖结局最差,自然受孕率降低,临床妊娠率和活产率仅为正常人群的1/2和1/3。完全纵隔子宫较不完全纵隔子宫妊娠结局更差,原因在于纵隔不仅破坏了子宫正常的宫腔形态,其平滑肌、纤维组织及血管数量的构成比也存在异常,无法支持胚胎的着床和发育;纵隔子宫还存在宫颈肌肉与结缔组织比例失衡,宫颈功能不全的发生率高,增加早产机会。

纵隔子宫多因不孕或不良妊娠结局就诊。HSG 下与双角子宫不易区分,可行三维 TVS 检查,必要时宫腔镜结合腹腔镜可明确诊断。对于既往无不良孕产史者,可先试孕。有不孕、不良产史者,可在腹腔镜或超声监护下行宫腔镜子宫纵隔切除术,可明显改善妊娠结局。

(四)弓形子宫

弓形子宫(arcuate uterus)又称鞍状子宫,宫底中央有凹陷宫壁向宫腔突出,约占子宫发育异常的20%。与一般人群相比,不孕及流产者中弓形子宫的发生率并无明显增加。诊断上注意与不全纵隔子宫相鉴别,也有 Buttram 分类法直接将其归类为轻度的纵隔子宫。弓形子宫对妊娠结局的影响较小,一般不予处理。怀疑弓形子宫导致反复流产

时,可行手术治疗,治疗方法与纵隔子宫相同。

(五)己烯雌酚相关子宫畸形

己烯雌酚相关子宫畸形多因副中肾管形成时期己烯雌酚(DES)暴露而导致,也有部分患者无 DES 暴露史,称为 DES 样子宫,发生原因尚不明确。这类子宫畸形宫腔内有条索状突起、下端较宽,形似 T 形,可导致不孕、复发流产、早产等。多项研究认为,宫腔镜 T 形子宫畸形矫正术可以改善不孕或不良孕产史者的生殖结局。

三、子宫内膜病变(损伤)与治疗

常见的子宫内膜病变(损伤)包括子宫内膜炎症、增生性病变、结核、宫腔粘连等。它们的临床表现有各自的特点,但均可通过影响宫腔形态、干扰内膜蜕膜化和/或改变内膜免疫微环境等导致不孕或妊娠丢失。正确的诊断并及时治疗可在不同程度上改善妊娠结局。

(一)子宫内膜炎

子宫内膜炎在年轻性活跃人群中发生率高,经期性交、流产、阴道分娩、妇科手术操作等是常见的发病诱因。急性子宫内膜炎多有明确的发病诱因和明显的炎症反应症状(如发热、子宫压痛),易于诊断;慢性子宫内膜炎(chronic endometritis,CE)由急性迁延而来,是子宫内膜间质内异常浆细胞渗出的局部炎性疾病,表现具有多样性和非特异性,易被忽视。

CE 可产生炎症因子等改变内膜免疫微环境和干扰内膜蜕膜化,使得不孕、复发性流产及反复胚胎种植失败发生率明显增高。对这类患者,应行宫腔镜结合组织病理检查以明确诊断。CE 在宫腔镜下可表现为内膜充血、间质水肿,病理诊断金标准为浆细胞浸润,通过免疫组化检测浆细胞表面特异抗原 CD38/CD138 可更准确地对浆细胞进行标记。抗生素治疗可改善不孕及不良孕产史者的生殖结局。详细内容参见"子宫内膜炎的诊断及治疗"章节。

(二)子宫内膜增生性病变

良性的子宫内膜增生性病变包括子宫内膜增生和子宫内膜息肉(endometrial polyp,EP)。前者是指内膜腺体的不规则增殖和腺体结构(形状和大

小)的改变,同时伴有腺体/间质比例的增加;后者是指子宫内膜的局灶性过度增生。2014年,WHO将子宫内膜增生分为无不典型性的子宫内膜增生(EH)和子宫内膜不典型增生(AH),癌变倾向分别为 <5% 和 14%~30%。

不孕,尤其是排卵障碍性不孕(如多囊卵巢综合征),是子宫内膜增生的高危因素。不孕者 EP 的发病率明显增高,16.5%~32% 的不明原因不孕者同时合并 EP。排卵障碍使卵巢分泌雌激素占优势,一方面引起子宫内膜的过度增生,另一方面反馈抑制腺垂体分泌 FSH,卵泡闭锁,雌激素急骤下降,增生的子宫内膜坏死脱落,引起子宫不规则出血。这种出血是此类疾病最常见的临床症状,可表现为月经不规律和异常子宫出血,如月经过多、经期延长、经间期出血等。

也有部分患者无明显症状,因生育问题就诊时发现此类疾病。它可通过机械性干扰胚胎着床以及改变子宫内膜微环境等,引起不孕和妊娠丢失。持续存在的 EP 即使体积很小,同样影响生殖结局。

及时诊治此类疾病对于减少恶变、改善妊娠结局至关重要。TVS、三维 TVS 可初步判断,宫腔镜直视下活检或诊断性刮宫获取内膜标本做组织病理学检查可确诊。约 52% 的 EP 可合并子宫内膜增生,需注意两种增生形式同时存在的情况。治疗上:

1. EH 首选药物治疗,以口服孕激素和局部治疗(LNG-IUS)为主,可完全逆转约 80%~100% 的子宫内膜,每 3~6 个月内膜取样评估疗效,治疗时间至少应达到 6 个月才能够获得组织学缓解。子宫内膜逆转(至少一次内膜活检转阴)后需积极辅助生殖助孕。

2. AH 者在充分告知风险的基础上,首选大剂量孕激素治疗,每 3 个月行内膜取样评估疗效,内膜完全逆转的中位时间是 6~9 个月,逆转后尽快辅助生殖助孕。辅助生殖不增加疾病复发率。产后长期随访或切除子宫。

3. EP 自然消退率高达 25%,小的息肉特别是直径 <10mm 者更容易自发消退,可以期待治疗。持续存在的 EP 首选宫腔镜下 EP 切除术,可以降低流产率,提高临床妊娠率和活产率。对于 EP 数目多或复发的不育者,可在术后尽快辅助生殖

助孕。

(三)子宫内膜结核

女性生殖系统结核主要由结核分枝杆菌引起,常继发于肺或其他器官的结核,经血液、淋巴途径或直接蔓延而来。子宫内膜结核约占生殖结核的 50%~60%,仅次于输卵管结核。子宫内膜结核多发生于 20~40 岁生育年龄的妇女,除低热、盗汗等全身表现,最常见的妇科表现是月经失调和不育。病程早期,因子宫内膜充血而表现为经量过多、经期延长或不规则阴道出血;病程晚期,内膜可出现干酪样坏死而呈表浅的溃疡,形成粘连或瘢痕,致使内膜不同程度被破坏,功能受损,而表现为经量过少,甚至闭经。有些患者症状不明显,仅因不育行诊断性刮宫经病理组织学检查才证实为子宫内膜结核。

生殖结核严重影响生殖能力,其自然受孕率约为 19.2%,活产率仅为 7.2%。对不育患者行子宫内膜活检,可发现 5% 患有子宫内膜结核。子宫内膜结核对胚胎植入存在不利影响:一方面使内膜形成粘连或瘢痕而被破坏,宫腔有效面积减小;另一方面内膜功能受损,对激素反应不良,干扰内膜蜕膜化,导致内膜容受性下降;结核病变还会诱发 Th1/Th2 细胞免疫过程失衡,炎症反应过度而杀伤胚胎。

子宫内膜结核需要结合病史、症状、全身检查(以明确原发灶)、细菌学或免疫学检查及妇科相关检查作出诊断。常用的妇科相关检查包括 HSG、诊断性刮宫或宫腔镜直视下获取内膜样本行组织病理学检查。在 HSG 下典型的子宫内膜结核表现为宫腔变形狭窄,边缘锯齿状;组织病理学检查时可发现结核结节、干酪样坏死,因内膜定期脱落可能无法形成典型的干酪样上皮样肉芽肿、上皮样细胞和特殊的朗格汉斯细胞。HSG 或宫腔操作均有致结核扩散的风险,围术期需预防性使用抗结核药物。

治疗首选抗结核药物。生殖结核无专门的药物治疗方案,一般遵循肺结核治疗方案,近年推荐标准短程药物治疗。手术治疗一般只用在药物治疗无效、病变严重及宫腔粘连的患者。这些治疗可取得良好疗效,但对自然受孕率提高有限,必要时

借助辅助生殖助孕；然而，因内膜受损，辅助生殖中子宫内膜结核患者受精率、胚胎着床率和累计妊娠率仍显著降低。

结核的活动期应避免妊娠，因妊娠期免疫力改变可引起结核复燃、播散，造成不良结局，在计划妊娠前有必要重新评估病情，并行宫腔镜检查以明确宫腔形态及子宫内膜情况。

(四) 宫腔粘连

宫腔粘连(intrauterine adhesions，IUA)又称Asherman综合征，常见于人工流产术、刮宫术等各种宫腔手术或操作后，也可见于子宫内膜结核和宫腔感染病程中。这些原因可使子宫内膜基底层损伤和脱落，肌层裸露而宫壁相互粘连。多次人工流产、刮宫所致的IUA发生率高达25%~30%。IUA可引起经量减少、下腹痛等，是继发不育、反复妊娠丢失的重要原因。在不育患者中IUA约占4.8%~22.0%。

宫腔镜检查是宫腔粘连的首选诊断方法，国内目前采用宫腔镜下诊断分级评分标准评估病情。条件不具备时，HSG可判断宫腔封闭程度而辅助诊断，但准确性相对低且不能提示粘连的坚韧度和类型。

一般的宫腔粘连无须治疗，当合并不孕、反复妊娠丢失或伴有严重临床症状时，首选宫腔镜下宫腔粘连分离术(transcervical resection of adhesion，TCRA)。但TCRA后粘连复发很常见，轻、中度IUA再粘连率约为30%，重度则高达62.5%，妊娠率仅为22.5%~33.3%。TCRA后使用雌激素/雌孕激素、粘连屏障等可短期内抑制宫腔粘连进展，减少粘连复发率。然而，这些措施对改善妊娠结局的效果尚不明确。

TCRA后对子宫内膜修复及宫腔形态进行二次评估，是指导受孕及辅助治疗的重要依据。目前对二次评估时机未作明确规定，常于术后2~3个月行二次评估，具体视病情而定。轻度IUA者可于术后3个月后开始试孕，合并其他不育因素时应及早辅助生殖助孕；中、重度IUA者行辅助生殖助孕，原则上增殖晚期子宫内膜厚度达到7mm以上时行胚胎移植，但内膜损伤严重时厚度很难达标，因此应适当放宽要求，遵循个体化原则。

四、子宫肌层病变(损伤)与治疗

(一) 子宫肌瘤

子宫肌瘤又称子宫平滑肌瘤，是女性生殖器官中最常见的良性肿瘤。子宫肌瘤是一种性激素依赖性肿瘤，临床数据发现育龄妇女的患病率约为20%~25%，因很多患者无症状或肌瘤较小而未被发现，实际患病率应更高。根据肌瘤与子宫肌壁的关系分为：肌壁间肌瘤(约占60%~70%)、浆膜下肌瘤(约占20%~30%)和黏膜下肌瘤(约占10%)。肌瘤的部位与临床表现密切相关，也是决定治疗方式的重要因素。

月经改变是子宫肌瘤最常见的症状。肌壁间肌瘤和黏膜下肌瘤最常表现为经量增多及经期延长，有时可继发贫血；黏膜下肌瘤还可表现为阴道不规则出血；浆膜下肌瘤很少出现月经改变。肌瘤体积较大时可出现腹部包块、压迫症状等。也有很多患者无临床症状。

子宫肌瘤部位血供较差、局部激素环境异常，可以明显降低胚胎着床率和临床妊娠率，增加流产率，导致不孕和妊娠丢失。同时，黏膜下肌瘤可机械性阻碍胚胎着床；肌壁间肌瘤可改变宫腔形态，进一步影响胚胎着床和/或后期发育。浆膜下肌瘤对生殖能力几乎没有影响。

TVS是肌瘤的主要诊断方法，必要时可结合宫腔镜，一般无须应用MRI等方法即可临床诊断。伴不育者肌瘤的治疗首选肌瘤切除手术。黏膜下肌瘤需要处理，一般可行宫腔镜下肌瘤切除术，直径>5cm或肌瘤外表面距子宫浆膜小于1cm的Ⅱ型(即瘤体超过50%子宫肌层)黏膜下肌瘤需经腹(开腹或腹腔镜)切除。肌壁间肌瘤的处理原则尚存在争议。浆膜下肌瘤不常规处理。对于不明原因不育者，切除黏膜下肌瘤或造成宫腔扭曲的肌壁间肌瘤可以明显提高临床妊娠率，但切除其他类型的肌瘤对妊娠结局的改善缺乏足够的循证证据。子宫动脉栓塞术可导致卵巢储备功能下降，比肌瘤切除术后妊娠率低、流产率高，有更多不良妊娠结局，不应用于计划妊娠者。

(二) 子宫腺肌病(瘤)

子宫腺肌病(瘤)是指子宫肌层内存在子宫内

膜腺体和间质,在激素的影响下发生出血、肌纤维结缔组织增生,形成的弥漫性病变或局限性病变。一般认为妊娠、刮宫术、人工流产手术及分娩可能是损伤子宫内膜基底层,导致其直接侵入子宫肌层内生长的主要原因。继发性痛经且渐进性加重、经量过多、经期延长或不规则出血是子宫腺肌病(瘤)最常见的临床表现。TVS 结合 CA125 可初步诊断,必要时行 MRI 检查,组织病理为诊断金标准。子宫腺肌病(瘤)可导致不育,合并不育者首选药物治疗(GnRH-a)或保守性手术加药物治疗后积极行辅助生殖助孕。详细内容参见"子宫内膜异位症"章节。

(三)剖宫产术后子宫切口憩室

剖宫产术后子宫切口憩室(previous cesarean scar defect,PCSD)是指子宫下段剖宫产术后由于切口愈合不良导致切口分离而形成的凹陷,发生率报道不一,约占剖宫产术者的 24%~84%。经血积聚在凹陷内,切口下缘由于活瓣作用而阻止了凹陷内的经血顺利流出,宫颈部位存在积血可影响宫颈黏液的质量妨碍精子穿透宫颈管,积血还可能引起慢性炎症,同时凹陷内再生的子宫内膜可能与宫腔内膜发育不同步,这些均可能导致经期延长或经间期出血、痛经、不孕等症状。

TVS 是诊断 PCSD 最简单、经济和便捷的方法,可测量残存肌层厚度,在此基础上联合宫腔镜检查能够直观地探查憩室局部创面的情况,有助于进一步确定治疗方案。PCSD 的治疗尚无统一标准,目前最常用的治疗方法是宫腔镜下剖宫产切口憩室切除术和腹腔镜下剖宫产切口憩室修补术或峡部成形术。手术方式的选择无确切标准。有观点认为,宫腔镜切除切口憩室所需要的残存肌层厚度至少 2~3mm,否则有子宫穿孔和 / 或膀胱损伤的可能;切口憩室上方残存子宫肌层厚度 ≤2.5mm 或憩室深度 ≥80% 邻近子宫肌壁厚度为腹腔镜修补的手术治疗指征。部分研究发现宫腔镜后子宫出血改善率为 59%~100%,妊娠率可达77.8%~100%,腹腔镜后子宫出血改善率为 86%,妊娠率为 44%~86%,但缺乏足够的循证证据。

五、宫腔内异物

宫腔内异物包括残留机化的绒毛或胎盘、胎儿骨片、宫内节育器片段、线结、输卵管复通术的支架、断裂的宫颈扩张棒等。临床症状可表现为异常子宫出血、不孕和妊娠丢失。首选宫腔镜下子宫异物取出术,可在超声或腹腔镜监测下进行。

六、总结与展望

引起不孕的子宫因素很复杂,它们的发生率、病因、临床表现、作用机制、诊断及治疗方法等具有各自的特点。相关的研究很多,但有些因素对妊娠的影响程度、治疗指征和治疗方式的选择、治疗后的生殖结局和相关辅助生殖的助孕指征等并没有定论,还有涌现了一些新技术新方法,这些均需要在临床实践中逐步探索总结。以循证证据为基础的个体化治疗,给我们提出了更高的目标和要求。

(郝桂敏)

第三节　输卵管因素

一、病因

女性输卵管长 8~14cm,由内向外分为间质部、峡部、壶腹部和漏斗部(伞部)四部分。输卵管外观柔软,有一定的活动度,管腔通畅,但管径粗细不均。输卵管输送精子、卵子和受精卵,并提供精子贮存、获能、顶体反应和受精的场所。输卵管功能和结构受损均可导致不育,称为输卵管性不育(tubal factor infertility)。输卵管性不育约占女性不育原因的 25%~35%。

导致输卵管受损的病因包括感染、手术、子宫内膜异位症、输卵管先天发育异常及输卵管微小病变等。

(一)感染

盆腔炎症性疾病(pelvic inflammatory disease,PID)引起的盆腔粘连是导致输卵管性不育的主要原因。PID 是一组女性上生殖道的感染性疾病,包括子宫内膜炎、输卵管炎、输卵管卵巢脓肿及盆腔腹膜炎。病原菌通过侵袭输卵管及其周围组织,破坏输卵管正常的组织结构及其与周围组织的解剖关系,影响其通畅程度及活动度。炎症也可损伤输卵管黏膜,导致输卵管拾卵障碍,最终影响配子的运输。即使经正规抗生素治疗后,PID仍会导致不育,发生一次PID引起输卵管损害而导致不育的概率为8%~12%,若有2次或3次PID史,则发生不育的概率分别增加至24%和54%。性传播疾病(sexually transmitted disease,STD)的高发病率导致PID发病率增加。

沙眼衣原体(chlamydia trachomatis,CT)所致生殖道感染是世界上发病率最高的STD。女性生殖道感染CT会导致宫颈炎,如果上行感染可能会导致严重的后遗症,如PID、输卵管炎和输卵管因素不育。CT阳性率在女性人群中高达29.5%,在年轻女性(<30岁)中感染率更高。CT阳性者PID发生率较CT阴性者高近4倍,不育发生率高6倍。CT慢性持续性感染或反复感染可导致机体免疫应答引起慢性炎症,炎症后的纤维化,以及盆腔粘连会损害输卵管正常功能,甚至引起输卵管梗阻。

解脲支原体(ureaplasma urealyticum,UU)是常见的生殖道感染病原体,通过性生活传播,寄生于人的泌尿生殖道,黏附于细胞表面。不育患者中UU阳性率达30%~50%。宫颈UU感染可累及输卵管,造成输卵管性不育。

淋病奈瑟菌(neisseria gonorrhoeae)感染女性生殖道黏膜可直接损伤或通过继发炎性反应上行感染输卵管,导致输卵管瘢痕、闭锁及纤毛细胞受损,增加异位妊娠和不孕风险。近年来,淋病奈瑟菌感染导致的急性PID约占20%,较之前有所减少。随着感染次数的增加,不育症发生率升高,感染淋病3次以上的妇女,不育症发生率可高达70%。

女性生殖器结核(female genital tuberculosis,FGTB)是发展中国家常见的不育原因。其中90%表现为输卵管结核,70%为子宫内膜结核,10%为卵巢结核。结核分枝杆菌可损伤输卵管黏膜及浆膜,使输卵管管壁增厚、弯曲,在腹腔镜下表现为输卵管积水、积脓、串珠样改变,导致输卵管梗阻。

(二)手术

盆腹腔手术如异位妊娠、子宫肌瘤剥除、剖宫产、阑尾切除及卵巢囊肿剥除等,均可能导致输卵管性不育。

异位妊娠以输卵管妊娠最为常见,既是输卵管病变的结果,又可直接加剧输卵管病变程度,表现为继发输卵管性不育和再次输卵管妊娠。输卵管妊娠术后2年再次异位妊娠率为6.3%~16.7%,术后5年再次异位妊娠风险达18.9%。输卵管妊娠单次甲氨蝶呤(MTX)肌内注射后再次异位妊娠的发生率为8.1%。节育手术如双侧输卵管结扎术,是医源性输卵管性不育的原因。

其他部位的盆腹腔手术也可导致输卵管性不育。盆腔手术后有60%~90%的患者会形成盆腔粘连,接受1次以上开腹手术后粘连发病率可达93%。手术中出血、缺血、异物刺激等可引起输卵管炎症,加之手术创面愈合时引起的腹膜及盆腔器官间粘连会改变输卵管正常形态,这些均可影响输卵管捡拾、运输卵子等功能。人工流产手术后,约62.3%的女性发生输卵管病变,输卵管梗阻的风险增加1.6倍。术后继发盆腔感染是导致输卵管梗阻的重要原因。

(三)子宫内膜异位症

子宫内膜异位症(endometriosis,EMT)是育龄女性的常见病,且发病率呈逐年上升趋势。EMT的临床症状主要包括慢性盆腔疼痛、包块及不育。已生育女性中EMT发病率仅为0.5%~5%,不育患者中发生率可高达25%~40%,远高于平均水平。

EMT导致不育的机制复杂。EMT可产生大量炎症因子积聚在盆腔,引起局部炎症,继而形成输卵管卵巢周围广泛粘连,造成生殖器官结构和功能的破坏,影响卵子排出、捡拾及运输。除此之外,EMT还可能导致卵巢功能下降,影响卵母细胞质量和子宫内膜容受性等。

(四)输卵管先天发育异常及输卵管微小病变

输卵管先天发育异常比较罕见,可能由于副中肾管头端发育受阻所致,常与子宫发育异常同时存在。单侧输卵管畸形的发病率为1:11 240。输卵管缺失或输卵管发育不全导致不育。

输卵管微小病变指输卵管解剖结构的微小变化,在腹腔镜下可观察到输卵管伞端缩窄、输卵管副伞、附属输卵管、输卵管憩室、输卵管副开口、输卵管卷曲、输卵管系膜囊肿等。以往认为输卵管微小病变是输卵管先天性变异所致,但后来研究发现不育症患者输卵管微小病变发生率较正常人高,且常与盆腔子宫内膜异位症同时存在,故认为可能与子宫内膜异位症相关。大多数输卵管微小病变并不改变输卵管通畅程度,主要通过干扰输卵管的正常蠕动或拾卵功能而影响正常受孕。

二、治疗

(一)治疗方法

1. 辅助生殖技术 以体外受精胚胎移植术(invitro fertilization embryo transfer, IVF-ET)为代表的辅助生殖技术近年快速发展,逐渐趋近成熟。女方各种因素导致的配子运输障碍是 IVF 的主要适应证。2017 年,中华医学会生殖医学分会全国数据显示:新鲜取卵周期妊娠率为 52.63%,活产率为 43.03%;冻胚移植周期妊娠率为 50.8%,活产率为 40.19%。

IVF 技术的优点是临床妊娠率高、至活产所需时间短、创伤小、可以同时解决男方因素不育问题。但存在卵巢过度刺激、多胎妊娠、费用相对较高、需要注射的药物较多等弊端。

2. 手术 手术是早年治疗输卵管性不育的主要手段。手术可分解盆腔粘连和疏通输卵管。腹腔镜手术与开腹手术相比较,两者输卵管复通率、术后临床妊娠率相似,但腹腔镜术后并发症更少。输卵管远端梗阻腹腔镜手术治疗后的总体妊娠率约为 25%~29%、异位妊娠率约为 9%~11%、活产率约为 22%~28%,累计妊娠率在 1 年内上升最快,2 年内到达平台期。输卵管插管疏通术可在 X 线透视下、超声引导下或宫腹腔镜联合下完成。经 X 线透视下插管疏通术后妊娠率为 23%~29%,而腹腔镜直视下插管疏通损伤较小,可同时处理盆腔及输卵管远端病变,妊娠率可提高至 26%~37%;累计妊娠率在术后 6 个月进入平台期。

手术治疗的优点是患者术后可以自然试孕,但其缺点是临床妊娠率较低、异位妊娠率高,存在出血、感染、脏器损伤和麻醉反应等相关手术并发症风险,且手术医生的技术水平与治疗后妊娠结局密切相关。此外,手术至活产所需时间较长,对于卵巢储备功能下降、高龄女性或合并其他不育因素者不适宜。

(二)治疗策略

选择治疗方案之前,应全面评估夫妻双方生育能力。首先考虑男方精液质量是否达到自然受孕标准,其次评估卵巢储备功能,还应全面了解是否存在其他不育因素。应使患者夫妇充分知情同意,尊重患者意愿。医疗单位及医生的技术特长也应考虑在内。

输卵管病变的部位与妊娠结局相关,可根据输卵管梗阻部位不同选择最优的治疗方案。其中输卵管近端梗阻的常见原因为 PID、子宫内膜异位症、结节性输卵管峡炎、闭塞性纤维化;输卵管中段梗阻的常见原因为既往手术史,包括绝育手术、异位妊娠手术;输卵管远端梗阻的常见原因为 PID、手术后粘连、子宫内膜异位症(图 3-3-1)。

1. 双侧输卵管近端梗阻 荟萃分析显示,输卵管峡部结节性输卵管炎和输卵管纤维化性梗阻的患者 93% 无法再通。即使输卵管复通后,临床妊娠率也较低。经子宫输卵管造影术确诊的输卵管近端梗阻行插管术后,术后 6 个月临床妊娠率为 22.3%,宫外孕率为 4%,活产率为 22%。此后累计妊娠率进入平台期,1 年后累计临床妊娠率为 27%。

中国专家共识推荐:双侧输卵管近端梗阻的患者直接 IVF;若选择输卵管插管疏通术治疗,术后 6 个月未达妊娠,推荐 IVF;1 年未孕,强烈推荐 IVF。

2. 双侧输卵管远端梗阻 输卵管远端梗阻手术治疗后的妊娠率与病变严重程度密切相关。目前,输卵管病损的严重程度分级主要依据术中所见。常用的是美国生殖医学会提出的输卵管远端梗阻评分系统,该评分系统根据腹腔镜所见对输卵管远端病变和盆腔粘连情况进行评分。轻度输卵管远端梗阻腹腔镜下表现为输卵管轻度积水、输卵管管腔扩张轻微(≤3cm)、管壁柔软、黏膜皱襞存在且输卵管内膜丰富、周围粘连疏松的轻度损害。轻度输卵管周围粘连或伞端缩窄经粘连分离和伞端整形手术后自然妊娠率可达 50%。因此,输卵管远端轻度病变可采用输卵管伞端整形术。重度输卵管远端梗阻腹腔镜下表现为输卵管管腔明显扩张、管壁增厚纤维化、伞端纤毛缺失和管周广泛致密粘连,术后宫内妊娠率为 0~22%。这类患者可建议行输卵管切除或近端阻断后 IVF。

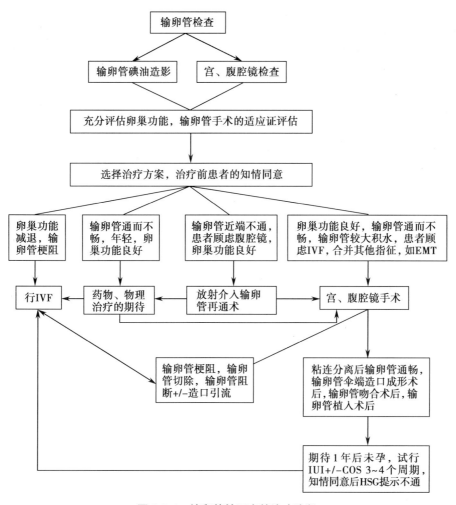

图 3-3-1 输卵管性不育的治疗流程

总之,输卵管病损程度及手术技巧与愈后相关。术前综合评估至关重要,专业的医生选择合适的患者可以达到比较理想的术后妊娠率。输卵管手术后累计妊娠率在 1 年内上升最快,2 年内到达平台期,因此国内专家共识认为,术后尝试自然妊娠最佳时机为 1 年内,超过 1 年仍不育可推荐 IVF,2 年仍不育者强烈推荐 IVF。

3. 双侧输卵管中段梗阻 双侧输卵管中段梗阻常见于双侧输卵管绝育手术后。输卵管吻合术后临床妊娠率达 42%~69%,异位妊娠率为 4%~13%。术后妊娠率与女性年龄、绝育方式及吻合后的输卵管长度均有关。随着年龄的增长,术后妊娠率下降,高龄女性建议直接 IVF 治疗。输卵管长度 <4cm 或有明显输卵管周围粘连或合并 Ⅲ~Ⅳ 期子宫内膜异位症者,复通后的妊娠率仍低,可术后选择 IVF 治疗。输卵管吻合术要求医生具备娴熟的手术技巧,术前应该充分告知患者输卵

管吻合手术和 IVF 各自的成功率及风险。

4. 输卵管近端梗阻合并远端梗阻 导致输卵管双向梗阻的病因复杂,手术复通后妊娠率低。一项早期研究提示输卵管双向梗阻腹腔镜手术后临床妊娠率为 12%,活产率为 0。因此,输卵管双向梗阻的患者推荐行 IVF 治疗。

5. 既往输卵管手术史或输卵管妊娠史 复发性输卵管梗阻推荐 IVF 治疗,有输卵管妊娠病史且输卵管梗阻的患者建议行 IVF。队列研究发现二次输卵管整形手术后患者的临床妊娠率仅为 10%,明显低于初次手术者。输卵管梗阻治疗术后输卵管积水复发率较高,可达 19%~70%,故不建议患者反复进行输卵管整形术。

有输卵管妊娠史的患者行输卵管整形术后妊娠率较低,术后再次异位妊娠发生率达 10.5%。而此类患者 IVF 助孕后临床妊娠率与其他人群相似,早产及低体重儿发生率也无差异,并且前次输卵

妊娠的治疗方案(输卵管切除术、输卵管开窗术或药物保存治疗)不影响 IVF 妊娠结局。因此,建议此类患者行 IVF 治疗。

6. 单侧输卵管梗阻 单侧输卵管梗阻患者的治疗方案尚无定论。研究显示,经子宫输卵管造影术诊断的单侧输卵管近端梗阻患者,促排卵后宫腔内人工授精(controlled ovarian stimulation/intrauterine insemination,COS/IUI)治疗后的临床妊娠率与双侧输卵管通畅患者并无差异。单侧输卵管近端梗阻行 COS/IUI 治疗的妊娠率高于单侧输卵管远端梗阻,单周期 COS/IUI 妊娠率为 25% 及 13.9%,3 个周期累计妊娠率为 38.2% 及 19%。因此,卵巢储备功能正常、不合并其他不育因素的单侧输卵管近端梗阻患者可考虑先行促排卵治疗,当位于健侧输卵管的卵巢排卵时行 IUI。综合评估患者个体情况,若 3 个周期未妊娠者推荐行 IVF。单侧输卵管远端梗阻患者 IUI 妊娠率低,若卵巢储备功能正常、不合并其他不育因素建议行输卵管整形手术或 IVF 治疗。

7. 输卵管积水 输卵管积水是一种由浆液或透明液体填充的远端梗阻和扩张的输卵管性疾病,占输卵管因素不育的 10%~30%。因输卵管积水手术治疗后积水复发率高,故输卵管积水患者首选 IVF 治疗。但因输卵管积水的机械冲刷作用、炎性因子对胚胎的毒性作用及降低子宫内膜容受性等原因影响,输卵管积水患者 IVF 助孕后临床妊娠率下降 50%,自然流产率增加。输卵管积水者行手术治疗后再行 IVF 可提高临床妊娠率和活产率。

输卵管积水 IVF 前手术治疗包括输卵管近端结扎、输卵管切除术、输卵管栓塞术和输卵管积液抽吸术。输卵管近端结扎与输卵管切除术是首选方法。阻断输卵管积水反流宫腔或去除输卵管积水可减少对胚胎着床的影响,但手术中应减少对卵巢血供的影响,尽量行冷刀操作,减少电凝使用,以免影响卵巢功能。对卵巢储备功能下降患者,可选择周期分割方案,先行 IVF 治疗冻存胚胎,后行输卵管手术,最后行冻融胚胎移植。输卵管栓塞术利用栓子封堵输卵管间质部,阻断积水反流。因其损伤小,较易被患者接受。栓塞术后 IVF 临床妊娠率为 34%~36%,高于输卵管积水未治疗者,低于输卵管切除手术后,但流产率达 25%~38%,因此不作为首选。当患者不能或不愿接受腹腔镜手术时,可以考虑行栓塞术。输卵管积水抽吸术为在 B 超引导下经阴道后穹窿穿刺吸出输卵管腔内液体,可提高临床妊娠率,但术后感染风险高,积水复发率高。术后 2 周积水复发率为 20%~30%,积水复发病例的临床妊娠率低。仅针对那些对手术有顾虑、胚胎又较多的患者可先尝试输卵管积水穿刺抽吸术。

8. 输卵管微小病变 输卵管微小病变多在腹腔镜术中发现,常与盆腔子宫内膜异位症同时存在。我国学者为 21 例微小病变患者采用输卵管整形术后,临床妊娠率为 66.7%,可能与手术去除子宫内膜异位病灶有关。有关输卵管微小病变治疗方法及评价证据有限,需要继续积累诊疗经验并给予关注。

(师娟子)

第四节　排卵障碍

一、多囊卵巢综合征与不育症

多囊卵巢综合征(polycystic ovary syndrome,PCOS)是生育年龄女性最常见的妇科内分泌疾病和代谢失调。约 5%~10% 的育龄期女性患 PCOS。PCOS 以高雄激素、排卵障碍和多囊卵巢为临床特征,多伴有胰岛素抵抗、肥胖和促性腺激素分泌异常等的多系统生殖 - 代谢失调。PCOS 是排卵障碍不育症的主要原因,约 80% 的排卵障碍不育症是 PCOS。约 40% 的 PCOS 患者为不育症。排卵障碍是 PCOS 不育的基本原因,高雄激素和胰岛素抵抗等内分泌和代谢异常对卵母细胞及子宫内膜的作用也是影响生育力的重要因素。

(一) 多囊卵巢综合征病理生理与不育症

PCOS 的发生是一个复杂和多因素的病理生理过程,涉及内分泌、代谢、遗传等因素的相互和综合作用。PCOS 与这些病理生理基础密切相关。

1. 多囊卵巢综合征的病理生理

(1)下丘脑和垂体神经内分泌异常:垂体促性腺激素的分泌异常是 PCOS 排卵障碍的主导环节,具有三个主要特征:① LH 水平增高;② FSH 水平正常或降低;③ LH/FSH 比例升高。还有一个重要特征是 LH 的分泌失去了正常的脉冲节律波动。LH 和 FSH 分泌的变化与下丘脑的促性腺激素释放激素(GnRH)的脉冲增加相关。下丘脑 GnRH 的分泌异常,可能与下丘脑的功能不全相关,或是外周的异常反馈造成。胎儿期、青春期或是成年后的各种原因造成的雄激素过多都可能诱导 GnRH 分泌异常反馈。

(2)胰岛素抵抗和高胰岛素血症:胰岛素抵抗的定义是胰岛素促进葡萄糖摄取和利用的效率下降,机体代偿性分泌过多胰岛素,产生高胰岛素血症。PCOS 多伴有胰岛素抵抗。PCOS 脂肪和肌肉组织的胰岛素受体信号通路异常可能与 PCOS 胰岛素抵抗的形成相关。胰腺 β 细胞功能不全和肝脏清除胰岛素能力下降也是 PCOS 高胰岛素血症的重要原因。高胰岛素血症通过刺激卵巢雄激素生成和抑制肝脏合成 SHBG,在 PCOS 高雄激素形成的病理生理中起重要作用。

(3)雄激素过多和高雄激素血症:雄激素过多是 PCOS 发生和病理生理机制的关键特征和核心环节。卵巢卵泡膜细胞合成雄激素增加是 PCOS 雄激素过多在细胞水平上的病理生理机制。垂体分泌过量 LH,直接作用于卵泡膜细胞,产生过量雄激素。胰岛素抵抗和高胰岛素血症是 PCOS 高雄激素的另一个重要机制。高水平胰岛素作用于卵泡膜细胞,产生过多雄激素。高水平胰岛素抑制肝脏合成 SHBG,造成游离睾酮增加。部分 PCOS 患者的肾上腺皮质来源的脱氢表雄酮(DHEA)及硫酸脱氢表雄酮(DHEAS)增加也是 PCOS 高雄激素血症的形成原因之一。其机制可能与肾上腺皮质雄激素合成的关键酶 17α- 羟化酶的活性增加相关。

(4)卵巢多囊样改变:任何因素造成长期或慢性排卵障碍(chronic anovulatory)都可能导致卵巢多囊性改变。卵巢的多囊形态主要是雄激素过多造成,高 LH 和高胰岛素也通过雄激素水平增加参与了多囊卵巢的形成。卵巢局部的过量雄激素抑制卵泡发育,形成大量 2~10mm 直径的不成熟卵泡,小卵泡的颗粒细胞分泌大量 AMH,抑制 FSH 对卵泡的生长作用和芳香化酶的作用。而正常水平或略低的 FSH 对这些小卵泡具有一定的维持作用,但是并不能抵消高雄激素和 AMH 的作用,从而不能促使卵泡的进一步生长和优势卵泡的形成。最终,卵巢内有大量小卵泡形成和维持,发生多囊样改变。

(5)排卵障碍:PCOS 卵泡发育阻滞,缺少发育成熟的优势卵泡。但是,仍有大量小卵泡维持生长,并持续分泌雌激素,雌激素对垂体的负反馈持续降低,LH 水平持续处于无周期性变化的较高水平,不能形成 LH 峰。因此,PCOS 缺少发育成熟的优势卵泡和 LH 峰这两个正常排卵所需的基本条件,结果导致排卵障碍。

(6)遗传因素、精神因素和环境因素在多囊卵巢综合征发病中的作用:PCOS 的家族聚集性倾向、单卵双生姐妹的发病率显著高于异卵双生、患者母亲和姐妹等一级亲属的发病率高或是出现高雄激素和胰岛素抵抗的比例较高等现象,均显示遗传因素在 PCOS 发病中的可能作用。目前,采用候选基因与表型或是数量性状相关研究,发现了 100 余个 PCOS 的易感基因。包括 *CYP11* 和 *CYP17* 等雄激素合成相关基因、胰岛素受体基因 *INSR*、促黄体生成素受体基因 *LHCGR* 等。这些候选基因涉及神经内分泌、性激素合成、胰岛素代谢等通路。近年来,全基因组关联分析(GWAS)应用于 PCOS 发病相关基因的研究,发现了一批新的相关基因,进一步的基因表达和功能研究也验证了部分基因与 PCOS 相关,这些基因也包括了 *INSR* 等基因。但是,由于种族的不同,诊断标准和临床表现的异质性,研究样本数量不足等原因,目前 PCOS 遗传相关研究处于瓶颈状态,大部分的研究结果不一致或无法获得重复。这一方面反映了 PCOS 的发病和病理生理的复杂性和多重性,也亟待创新技术和思路在 PCOS 的遗传学研究上取得突破。

2. 多囊卵巢综合征不育的病理生理

(1)排卵障碍和卵母细胞异常:排卵障碍是 PCOS 不育的病理生理基础。PCOS 患者卵泡发育阻滞和 LH 峰缺失,造成卵母细胞不能成熟和释放,导致不育。此外,一系列的研究发现,PCOS 的内分泌和代谢异常影响卵母细胞的减数分裂、受精和胚胎发育的能力,这可能与 PCOS 患者生育能力下降、流产和不孕的病理生理机制相关。有研究发现,高雄激素阻碍卵母细胞的减数分裂恢复,引起卵母细胞线粒体功能异常和氧化应激。高胰岛素水平直接影响纺锤体和中心粒功能相关的基因表达。PCOS的胰岛素敏感性改变影响卵巢颗粒细胞葡萄糖转运蛋白表达,减少卵母细胞的葡萄糖摄入,影响卵母细胞功能。Jennifer等采用基因表达谱芯片研究了PCOS卵母细胞与正常卵母细胞的基因表达谱差异,发现PCOS卵母细胞的有丝分裂和减数分裂过程中的染色体排列和分离、雄激素受体和过氧化物酶体增殖受体结合位点等相关基因差异表达。启动子分析显示,雄激素和其他核受体激活剂可能在PCOS卵母细胞的差异基因表达中起作用。上述研究结果揭示了PCOS对卵母细胞功能影响及其分子机制。

(2)子宫内膜异常:PCOS的高雄激素、高胰岛素、高LH水平,以及无孕激素对抗的雌激素持续刺激影响子宫内膜的基因表达和容受性,有可能与生育能力下降、流产、胚胎种植失败或不孕相关。研究发现,PCOS内分泌和代谢异常造成雌激素受体ER在子宫内膜持续表达,雄激素受体表达增高,整合素、glycodelin、HOXA10、选择素胚胎植入相关因子的表达下降。上述分子机制的变化导致子宫内膜的蜕膜化和容受性改变,最终可能影响胚胎种植。

(二)多囊卵巢综合征及其不育症的临床表现和特征

1. 月经失调 PCOS持续无排卵的临床表现是月经失调。约有60%~80%的PCOS患者月经失调。绝大部分表现为月经稀发,月经周期延长至35天到6个月不等。约有20%的PCOS患者出现闭经。也有PCOS患者表现为不规则子宫出血。有部分PCOS患者的月经规律,但存在排卵障碍。约5%~10%的PCOS患者有正常排卵。

2. 卵巢多囊样变化 卵巢的多囊样变化是PCOS的重要临床特征,也是诊断标准之一。约80%的雄激素过多的PCOS患者卵巢发生多囊样改变,其主要超声影像特征是卵巢体积增大（≥10ml）,间质增宽,小卵泡增加,并围绕卵巢皮质边缘,单侧卵巢的小卵泡（直径2~9mm）平均数量

超过12个。但是,一定数量的正常女性（8%~25%）和口服避孕药的女性（14%）的卵巢也有小卵泡数增加的改变。部分青春期少女也可能有卵巢多囊样改变。在临床上,这些情况需要仔细鉴别。

3. 雄激素过多临床表现和高雄激素血症 PCOS雄激素过多的主要临床表现是多毛、痤疮和雄激素性脱发等皮肤变化。所有这些变化都与雄激素对皮脂腺单位的作用有关。PCOS患者出现不同程度的多毛,毛发分布呈男性倾向。雄激素刺激皮脂腺分泌旺盛,造成痤疮,约有15%~25%的PCOS患者出现痤疮。雄激素脱发是女性仅限于冠状,不涉及额发的头皮脱发。约少于5%的PCOS患者有这一临床表现。由于每个人的皮脂腺单位对雄激素的敏感性差异很大,多毛和痤疮等皮肤表现有较大的个体差异,与雄激素检测水平的相关度不大。此外,种族对雄激素过多的皮肤变化有影响。欧美白人女性多毛的发生明显高于东南亚的女性,而亚洲女性发生痤疮的比例则高于欧美女性。

约有50%~75%的PCOS患者的总睾酮（TT）、游离睾酮（FT）和硫酸脱氢表雄酮（dehydroepiandrosterone sulfate, DHEAS）升高。总睾酮检测是临床最常用的检测方法。约有22%~85%的PCOS患者总睾酮升高。大多数PCOS患者总睾酮水平轻度升高,一般不超过1.5ng/ml。在外周循环中,部分睾酮与性激素结合球蛋白（SHBG）结合,不具有生物学活性;因此,具有生物学活性的游离睾酮水平检测是最敏感的高雄激素血症的检测指标。但是,目前的放射免疫法、酶联免疫法、电化学发光法等免疫检测方法的准确性仍待确定,基于质谱分析的方法则过于复杂和昂贵,难以在临床实际应用。因此,采用TT和SHBG计算获得的游离雄激素指数（free androgen index, FAI）成为反映游离睾酮水平的一个指标。DHEAS是肾上腺来源雄激素水平变化的指标。约有50%的PCOS患者的DHEAS轻度升高。如果DHEAS水平显著升高则要考虑肾上腺来源的肿瘤。

4. 内分泌变化和特征 PCOS患者的促性腺激素具有特征性的变化,LH水平升高,但是不出现排卵前的LH高峰;FSH处于正常或偏低水平;LH

和 FSH 的比值升高,可以达到或超过 2。LH/FSH 比值升高多见于非肥胖 PCOS 患者。肥胖患者的 LH 水平升高因受到中枢抑制,所以 LH/FSH 比值升高不显著。

大部分 PCOS 患者的血清 AMH 水平升高,可以达到正常人的 2~3 倍,但是变化范围较大。AMH 水平与患者的窦卵泡数目密切相关。AMH 是 TGF-β 家族的糖蛋白因子。在胚胎性别分化中起关键作用。在女性,从妊娠 36 周开始至绝经,卵巢窦前卵泡和小窦卵泡(直径 2~9mm)的颗粒细胞分泌 AMH。大窦卵泡、优势卵泡和闭锁卵泡分泌 AMH 显著下降。在卵泡直径大于 10mm 时,几乎检测不到 AMH。血清 AMH 水平与小直径的卵泡数量成正相关。AMH 的主要生理作用是抑制原始卵泡进入卵泡生长池(卵泡募集)和抑制卵泡生长。其可能的机制是抑制 FSH 诱导的芳香化酶表达,降低颗粒细胞对 FSH 的敏感性,从而抑制雄激素转化为雌激素。LH 直接降调颗粒细胞 AMH 的受体。PCOS 患者的 AMH 水平显著升高,并与临床表现的严重程度相关。PCOS 小窦卵泡数目与 AMH 水平相关,AMH 的水平可能反映了 2~5mm 直径卵泡的数量。有研究认为 AMH 参与 PCOS 的病理生理机制。PCOS 患者颗粒细胞 AMH 表达水平增高几十倍。因此,PCOS 患者高水平 AMH 不仅是窦前卵泡和小窦卵泡数量增加的原因,也是颗粒细胞本身产生 AMH 增加的原因。雄激素、LH 和胰岛素被发现能够增加颗粒细胞 AMH 的表达或与之相关。AMH 主要采用酶联免疫(ELISA)技术进行检测。目前,这一技术仍然需要对人工技术和自动化技术之间的差异、检测中心之间的差异进行标准化和规范化研究。虽然,目前的研究结果显示 PCOS 患者 AMH 升高与疾病程度和病理生理机制相关,但是 AMH 在 PCOS 诊断和治疗中作为标志分子的作用和意义仍然有待研究。

约有 20%~35% PCOS 患者的血清泌乳素轻度升高。其机制尚不清楚,可能与下丘脑-垂体的多巴胺水平变化或是高雌激素水平相关。

5. 胰岛素抵抗和高胰岛素血症 胰岛素抵抗是指各种原因使胰岛素促进葡萄糖摄取和利用的效率下降,机体代偿性地分泌过多胰岛素产生高胰岛素血症,以维持血糖的稳定。PCOS 患者发生胰岛素抵抗和代偿性高胰岛素血症的比例约为 50%~75%。肥胖患者发生胰岛素抵抗较非肥胖患者为多。高胰岛素正常血糖钳夹试验(the hyperinsulinemic euglycemic clamp)是检测胰岛素敏感性的金标准。但是由于检测方法的复杂性和有创性,不是临床常规的检测方法。临床上常用空腹血糖和胰岛素检测并计算两者的比值初步了解 PCOS 患者的胰岛素敏感性。当比值小于 4.5 时考虑为胰岛素抵抗。此外,还可通过胰岛素抵抗 HOME 指数(the homeostatic model assessment of insulin resistance,HOMA-IR)评估 PCOS 患者的胰岛素敏感性。HOME 指数的计算公式:空腹血糖(mmol/L)× 空腹胰岛素(mU/ml)/22.5。有研究显示,HOME 指数与钳夹试验结果的相关性较好,是评估胰岛素敏感性的有效指标。HOME 指数大于 3.2~3.9 时考虑为胰岛素抵抗。糖耐量试验也可用于 PCOS 患者的胰岛素敏感性的检测。约有 35% 的患者存在糖耐量受损,10% 的患者被诊断为糖尿病。

黑棘皮症是胰岛素抵抗造成的皮肤病变,由表皮过度角化和真皮成纤维细胞增殖引起。其表现是皮肤表面出现绒毛状灰棕色色素沉着,多发于皮肤弯曲处,例如颈部、腋窝、腹股沟等处。约 50% 的肥胖 PCOS 患者患黑棘皮症。非肥胖 PCOS 患者黑棘皮症发生率约为 5%~10%。

6. 肥胖 约有 35%~60% 的患者肥胖(体重指数 ≥25kg/m²)。PCOS 患者是中心性肥胖,内脏脂肪增加比外周脂肪显著,即使是非肥胖患者的体脂比例也偏高。但是肥胖与 PCOS 的相关性是复杂的。两者是否存在相关性仍然存在争议。美国一项基于非选择性人群的研究显示,PCOS 患者的肥胖发生率与正常人群比较无差异。从病理生理的角度来看,胰岛素抵抗和雄激素过多与肥胖相关,而肥胖又进一步加重了胰岛素抵抗和雄激素过多的程度。

7. 其他临床表现和远期影响

(1)脂代谢异常:约有 70% 的 PCOS 患者存在至少 1 项脂代谢指标异常。大量临床研究发现,PCOS 患者多有高密度脂蛋白下降,甘油三酯和低密度脂蛋白升高。这些脂代谢异常可能和高胰岛素血症或高雄激素血症相关。遗传因素和饮食因素也是 PCOS 脂代谢异常的可能原因。

(2)情绪障碍：近年来，PCOS 患者的情绪障碍情况受到关注。几个荟萃分析和系统综述均显示，PCOS 患者发生抑郁症和焦虑症的概率较对照人群高。基于人群的队列研究也发现，在诊断为抑郁症和焦虑症的人群中 PCOS 的比例高于匹配的非 PCOS 人群。PCOS 的内分泌和代谢特征可能引起情绪变化，诊疗的长期和复杂性也可能对情绪有负面影响。多毛症、痤疮、肥胖和不育在某种程度上与严重的情绪困扰有关。抑郁评分似乎与胰岛素抵抗程度显著相关。但是 PCOS 情绪问题的确切影响因素和机制仍有待研究。

(3)产科并发症：PCOS 患者在妊娠期间发生并发症的风险较高。一项基于人群的研究显示，PCOS 患者的子痫前期、早产和妊娠糖尿病的发病率显著高于非 PCOS 人群。PCOS 患者所生新生儿的低体重、胎粪吸入综合征、低 Apgar 评分的发生率较高。这些 PCOS 产科并发症和新生儿不良结局的发生除了与高雄激素、胰岛素抵抗、肥胖等因素相关外，也与年龄、受孕方式、孕产期监护等因素相关。

(4)心血管风险：PCOS 患者心血管疾病发生的风险增高，其主要的临床依据来自与心血管疾病相关的指标变化。研究发现，PCOS 患者的冠状动脉钙化发生率高于非 PCOS，PCOS 患者的颈动脉壁内膜层的厚度增大，中动脉狭窄更为普遍。但是 PCOS 患者的实际心血管事件发生率是否增高仍然存在争议。小样本的随访研究和住院数据分析发现，生育年龄后期的 PCOS 患者发生心血管事件的数量大于年龄匹配的对照人群。小样本历时 20 年的回顾性队列研究发现，心肌梗死发生风险增加。然而也有研究认为 PCOS 患者的心血管事件与对照无差异。Mayo 临床人群研究没有发现 PCOS 患者的心血管发病率增加。瑞典的一个历时 21 年的研究显示，PCOS 患者的心血管事件发生率与对照人群比较无差异。上述研究存在种族、诊断标准、研究设计等多方面的差异和偏倚，因此所获得的结论需谨慎诠释。

PCOS 发生血栓栓塞风险显著增加，特别是服用避孕药的患者。一项在美国完成的基于匹配人群的大样本队列研究发现，PCOS 患者发生静脉血栓的风险高于对照人群 1.5 倍，口服避孕药的 PCOS 患者发生静脉血栓的风险高于不服用避孕药的对照人群 2 倍。

(5)恶性肿瘤风险：PCOS 患者的子宫内膜受到雌激素持续刺激，缺少孕激素对抗和保护，发生内膜癌的风险与非 PCOS 人群比较，增加 2~6 倍，相关的风险因素包括肥胖、代谢综合征、糖尿病和不育等。PCOS 患者发生乳腺癌和卵巢癌的风险尚不明确。

8. 多囊卵巢综合征不育症临床特征 PCOS 是排卵障碍不育的最常见原因。约 70%~80% 的 PCOS 患者发生排卵障碍。PCOS 患者不育症发生率超过 70%，较非 PCOS 育龄女性增加 15 倍。PCOS 不育的主要原因是排卵障碍，持续雌激素刺激对子宫内膜容受性的影响也是造成胚胎种植失败或流产的原因。PCOS 内分泌和代谢异常对卵母细胞受精和胚胎发育潜能的影响也是 PCOS 不育的可能原因及机制。

(三)多囊卵巢综合征诊断和鉴别诊断

1. 诊断标准 国际上，关于 PCOS 的诊断有 3 个重要的诊断标准，分别是美国国立卫生院(NIH)1990 年发表的诊断标准、美国生殖医学会(ASRM)和欧洲人类生殖与胚胎学会(ESHRE)2003 年在荷兰鹿特丹发表的诊断标准，以及美国雄激素过多和多囊卵巢综合征学会(AE-PCOS)2006 年发表的诊断标准。目前，国际上普遍接受和采用的是 PCOS 的鹿特丹诊断标准。鹿特丹标准：①稀发排卵或无排卵；②高雄激素临床表现和/或高雄激素血症；③卵巢多囊改变；④前 3 项中符合 2 项，并排除其他高雄激素病因。鹿特丹标准将 PCOS 分成四个表型。表型 A：包括排卵障碍、高雄激素和多囊卵巢所有表现；表型 B：排卵障碍 + 高雄激素；表型 C：高雄激素 + 多囊卵巢；表型 D：排卵障碍 + 多囊卵巢。

我国卫生部于 2011 年颁布了由我国妇科内分泌专家制定的中国 PCOS 诊断标准。具体如下：月经稀发，闭经或不规则子宫出血是必要条件。同时,符合下列 2 项中的 1 项,并排除其他引起高雄激素和排卵障碍的疾病即可诊断为 PCOS:①高雄激素的临床表现或高雄激素;②超声表现为卵巢多囊。

2. 诊断方法

(1)排卵障碍的诊断:PCOS 排卵障碍主要通过月经稀发或闭经病史,基础体温测定、血清孕激素水平检测、超声排卵检测、子宫内膜活检、尿 LH 检测等做出诊断。基础体温测定是方便、费用低和无创的方法。基础体温双相变化是排卵的诊断依据。但是,基础体温变化有时不典型,难以确定是否排卵。血清孕激素检测是客观、可靠、简单和常用的排卵指标。检测时间通常为月经来潮前 1 周。孕激素大于 3ng/ml 可以确定为排卵。经阴道盆腔超声检查通过排卵后卵泡塌陷、边缘模糊和内回声增强等征象判断排卵。此外,除了确定排卵,系列的超声检查还能够监测卵泡的发育情况,但是需要多次超声检查。在月经来潮后 12 小时内做子宫内膜活检,进行病理检查,子宫内膜没有分泌期变化,是无排卵的诊断依据。子宫内膜活检是确定排卵的准确有效的方法,但这是一种有创的检查方法,同时有一定的局限性。临床上,排卵障碍的诊断方法应根据患者的情况和意愿,结合检查方法的特点加以选择和个体化处理。

(2)雄激素过多的诊断:多毛、痤疮和雄激素脱发等是 PCOS 患者雄激素过多的主要临床表现,可以作为雄激素过多的诊断依据。改良 Ferriman Gallwey 评分系统(mFG)用于多毛的诊断。这一系统根据毛发特征将全身分为上唇、下颏、胸、背上部、背下部、上腹部、下腹部、臂、腿 9 个部位,对每个部位的毛发情况做 1~4 级评分。多毛特征存在明显的种族差异。有研究认为白种女性 mFG 评分大于 3,汉族女性大于 5,可诊断为多毛。根据欧洲人类生殖和胚胎学会(ESHRE)和美国生殖医学会(ASRM)等制定的 PCOS 国际循证医学诊疗指南建议,mFG 评分大于 4~6 分诊断为多毛。多毛是高雄激素的重要诊断依据。通常,痤疮和脱发不能单独作为雄激素过多的诊断依据。

血清雄激素检测是高雄激素血症的诊断依据。总睾酮水平超过 0.55ng/ml 可以诊断高雄激素血症。大多数的 PCOS 患者睾酮水平仅轻度升高。如果睾酮水平超过 1.5ng/ml 需考虑分泌雄激素的肿瘤和 21- 羟化酶缺陷症等疾病。游离睾酮水平是直接反映雄激素过多的指标。但是由于直接检测游离睾酮技术的复杂性,不能常规临床应用。在临床上,通过检测性激素结合球蛋白(SHBG)并计算游离雄激素指数(FAI)间接了解游离睾酮水平。计算公式:TT(ng/ml)/SHBG(nmol/L)×100。总睾酮水平的检测能够对 20%~30% 的 PCOS 高雄激素血症作出诊断。采用游离睾酮检测和计算可以对 50%~60% 的 PCOS 高雄激素血症作出诊断。约 50% 的 mFG 评分 3~5 分的患者雄激素水平升高,约 70%~90% 的 mFG 评分大于 5 分的患者雄激素水平升高。

(3)多囊卵巢的诊断:经阴道超声是诊断多囊卵巢的最常用诊断方法。典型的多囊卵巢的超声征象包括:①双侧卵巢均匀性增大。根据 PCOS 鹿特丹会议建议的多囊卵巢体积增大的标准是卵巢体积 ≥ 10ml,计算公式 = 0.5 × 最大纵径 × 前后径 × 横径。②卵巢皮质内大量小卵泡存在。卵巢包膜下方的卵巢皮质内规律排列大量小卵泡,呈项圈征 / 栅栏状,鹿特丹会议建议的诊断标准是任一侧卵巢直径 2~9mm 卵泡数目 12 个以上。③卵巢包膜增厚和间质回声增强。间质回声增强与局部组织的充血水肿和细胞增生相关。

(4)胰岛素抵抗的诊断和糖尿病筛查:胰岛素钳夹技术是诊断胰岛素抵抗的"金标准"。但是技术的复杂性和有创性造成这一技术不能常规应用于临床。临床常用空腹血糖与胰岛素比值和 HOME-IR 指数作为胰岛素抵抗的诊断依据。当空腹血糖与胰岛素比值 <4.5 时考虑为胰岛素抵抗,当 HOME-IR 指数 >3.2~3.9 时考虑为胰岛素抵抗。

在 PCOS 患者中,糖耐量受损和 2 型糖尿病的发病率明显增高,因此有必要进行糖耐量试验。口服葡萄糖耐量试验(OGTT)是一种葡萄糖负荷试验,用以了解胰岛 β 细胞功能和机体对血糖的调节能力,是诊断糖尿病的确诊试验。OGTT 也可用于 PCOS 患者的胰岛素敏感性的检测。当静脉空腹血糖 ≥7.0mmol/L 或 OGTT 2 小时血糖 ≥11.1mmol/L 时,可以确诊糖尿病。当静脉空

腹血糖 <7.0mmol/L，并且 OGTT 2 小时血糖介于 7.8~11.1mmol/L 时，可以诊断糖耐量减低。

3. 鉴别诊断　鉴别诊断在 PCOS 的诊断中具有重要意义。只有排除了其他造成高雄激素、排卵障碍及胰岛素抵抗的原因，才能做出 PCOS 的诊断。临床通常必须排除有可能造成排卵障碍的原发性甲状腺功能异常、高泌乳素血症等，也必须排除肾上腺皮质增生、分泌雄激素的肾上腺肿瘤或卵巢肿瘤等可能引起高雄激素的病变。

4. 多囊卵巢综合征不育症的诊断和评估　PCOS 患者不育症诊断和不育原因评估仍遵循不育症诊疗基本原则，除了排卵障碍的诊断外，也要通过对输卵管通畅性、子宫形态和男方精液的检测，评估是否合并其他的不育因素。

PCOS 不育患者是否进行输卵管通畅检查需根据是否存在输卵管因素等情况，个体化确定是否进行输卵管通畅检查。有盆腔手术、盆腔炎、宫外孕和子宫内膜异位症等病史的患者是输卵管因素不育的可能性大，应进行输卵管通畅检查。子宫输卵管造影和腹腔镜检查是输卵管通畅检查的两个最常用的方法。子宫输卵管造影相对腹腔镜检查创伤小，但是出现假阳性，特别是诊断近端输卵管阻塞的特异性低，不能全面了解盆腔情况。腹腔镜检查是输卵管通畅检查的"金标准"，同时能够全面检查盆腔情况，对于盆腔粘连和内膜异位症等有诊断和治疗作用；但是腹腔镜检查具有手术风险。PCOS 患者腹腔镜检查同时对有适应证的患者行卵巢打孔术也是可以考虑的临床策略。因此 PCOS 不育患者输卵管通畅检查的方法应根据患者情况和意愿进行个体化选择。PCOS 不育患者也应通过盆腔超声检查、子宫输卵管造影和腹腔镜联合宫腔镜检查评估是否存在先天性子宫畸形、子宫肌瘤、子宫腺肌病、宫腔粘连、子宫内膜息肉等可能造成不育的子宫因素。精液检查是排除 PCOS 患者不育男性因素的常规和必要的步骤。

对于其他不育因素的评估在 PCOS 不育的治疗方法的选择上具有重要意义，将决定 PCOS 不育的临床治疗策略。对于排除了其他不育因素的 PCOS 不育的治疗可以根据 PCOS 分阶段治疗的原则进行。对于合并输卵管因素、子宫因素或是男方

因素的 PCOS 不育患者，则根据不同的病因，结合 PCOS 不育治疗原则，制订治疗方案。

（四）无生育要求的多囊卵巢综合征的处理和治疗

无生育要求 PCOS 患者的处理和治疗原则是月经不调、多毛和痤疮等近期临床问题的纠正和处理，以及子宫内膜病变、糖尿病和心血管疾病等远期影响的预防。

1. 生活方式的调整　以低热量饮食和增加运动为主的生活方式调整是肥胖型 PCOS 患者的首选治疗措施。通过体重控制，增加 SHBG 水平，降低游离睾酮水平，减轻高雄激素引起的多毛和痤疮等临床表现，恢复排卵和改善月经周期规律性，提高自然妊娠概率。体重下降还将改善胰岛素抵抗和糖耐量，降低发生糖尿病和心血管疾病的风险。有研究显示，体重下降 2%~5% 就能有效改善 PCOS 排卵障碍、高雄激素和代谢失调等表现。

2. 口服避孕药和孕激素　口服避孕药是无生育要求 PCOS 患者调整月经的常用药物治疗方式。避孕药物是雌激素 - 孕激素复合制剂。通过雌孕激素周期性作用于子宫内膜，恢复月经周期规律。雌激素促进肝脏产生 SHGB，降低游离睾酮，孕激素通过负反馈抑制 LH 分泌，减少卵泡膜细胞合成雄激素。因此，口服避孕药对抗雄激素的作用还能改善 PCOS 患者的多毛和痤疮症状。环丙孕酮（cyproterone，17- 羟孕酮衍生物）具有与睾酮竞争受体的作用，有很强的抗雄激素作用。因此高雄激素表现明显的 PCOS 患者可以选用含环丙孕酮的口服避孕药。孕激素的另一个重要作用是改变 PCOS 患者子宫内膜受雌激素持续和单一刺激的状态，预防子宫内膜异常增生和癌变。

口服避孕药通常使用 3~6 个周期。对于有家族和个人血栓史、吸烟史、高血压和心血管病史和高龄的患者，在用药前充分评估发生血栓的风险。不宜使用口服避孕药的患者，可以考虑单一孕激素的周期治疗。可于月经周期的第 15 天起采用微粒化孕酮或甲羟孕酮，连用 10~14 天，可用 3~6 个周期。

3. 二甲双胍　二甲双胍是双胍类胰岛素增敏剂，广泛应用于糖尿病的治疗。二甲双胍通过肝脏

和骨骼肌中单磷酸腺苷激活的蛋白激酶途径的激活,降低肝脏葡萄糖产生和肠内葡萄糖摄取,增加外周胰岛素敏感性,并抑制脂解降低外周循环游离脂肪酸浓度,进一步减少肝脏葡萄糖异生作用。大量临床研究显示,PCOS 患者使用二甲双胍可显著改善胰岛素抵抗、体重指数下降,发生糖尿病和心血管事件的风险降低。但是单独使用二甲双胍在PCOS 患者恢复排卵、调整月经周期和缓解高雄激素临床表现上的效果仍有待循证医学证据确定。口服避孕药时联合使用二甲双胍也可能有助于避免口服避孕药降低胰岛素敏感性和损害糖耐量的作用。二甲双胍的常用剂量是每次口服 500mg,每日 2~3 次,通常服用 3~4 个月。

4. 其他药物治疗 PCOS 患者还可以使用一些其他药物治疗。对于口服避孕药仍不能有效改善多毛或痤疮等高雄激素表现的患者,可以考虑加用醛固酮竞争性受体抑制剂螺内酯,其主要作用通过竞争性受体结合,降低外周组织的雄激素敏感性。其他用于治疗糖尿病的口服降糖药物,例如格列酮类(thiazolidinediones)和肌醇(inositol isomers)等,也应用于 PCOS 患者治疗胰岛素抵抗,但是这些治疗糖尿病的药物应用,在疗效和副作用等方面存在争议,尚不是常规应用的药物。

5. 远期影响的预防 预防和降低 PCOS 患者的子宫内膜病变、糖尿病、心血管疾病的远期风险是 PCOS 处理的重要环节。长期排卵障碍的 PCOS患者必须通过口服避孕药或周期性使用孕激素对抗持续雌激素刺激,保护子宫内膜,避免子宫内膜癌的发生。PCOS 患者发生胰岛素抵抗、糖尿病和心血管疾病的风险较高。对于胰岛素抵抗或糖尿病风险较高的 PCOS 患者,建议 3~5 年进行 1 次糖耐量试验,诊断为糖耐量受损的患者,可通过低脂饮食和增加运动,口服二甲双胍等预防和降低糖尿病的发生。控制体重和饮食及戒烟等生活方式的调整可降低 PCOS 肥胖患者发生心血管疾病的风险,有研究显示二甲双胍可以改善血管内皮细胞功能,但其是否可降低心血管事件的发生仍有待临床研究证实。

(五)多囊卵巢综合征不育症的治疗

1. 治疗原则 PCOS 不育的主要病理生理机制是排卵障碍,促排卵是基本治疗原则。氯米芬或来曲唑促排卵等口服药物是一线治疗,促性腺激素和腹腔镜卵巢打孔促排卵是二线治疗,IVF/ICSI 辅助生殖技术或未成熟卵体外培养是用于促排卵未成功患者的三线治疗。调整生活方式、控制体重、二甲双胍等可以作为辅助治疗方法,改善内分泌和代谢紊乱,提高促排卵和辅助生殖技术的临床效果。

2. 促排卵

(1)枸橼酸氯米芬

1)药理作用:枸橼酸氯米芬(clomiphene citrate,CC)促排卵是 PCOS 不育治疗的一线药物。CC 是非甾体三苯乙烯衍生物,选择性雌激素受体调节因子,在结构上与雌激素相似,与雌激素受体竞争性结合,具有雌激素受体拮抗剂和激动剂的双重作用。但是,CC 的弱雌激素作用仅在体内雌激素水平很低的情况下显示。CC 通过肝肠代谢排出,半衰期 5~7 天。在下丘脑,CC 占据雌激素受体干扰着内源性雌激素的负反馈,促使 FSH 和 LH 分泌增加,刺激卵泡生长,卵泡成熟后,雌激素的分泌增加,通过正反馈激发排卵前 LH 峰,促使排卵。

2)适应证:CC 主要应用于雌激素水平正常(>40pg/ml)、泌乳素水平正常、甲状腺功能正常,或是有孕激素撤退出血(WHO Ⅱ型排卵障碍)的排卵障碍不育患者的促排卵。CC 对于低促性腺素性功能低下(hypogonadotropic hypogonadism,HH)的促排卵是无效的。这是因为 HH 的下丘脑和垂体功能障碍,不能正常释放 GnRH 或 FSH,失去了对雌激素负反馈的反应。

3)用药方案:CC 促排卵通常从月经周期或是孕激素撤退出血第 2~5 天开始,每天 50mg,连用 5 天。CC 的起始剂量是 50mg/d,如果未能成功促排卵,下个周期可以增加剂量到 100mg/d。如果仍然未能成功排卵可以依次递增剂量至最大剂量 250mg/d。但是一般情况下,剂量不超过 150mg/d,过高的剂量并不能提高排卵成功率。少数对 CC敏感或是治疗后出现卵巢囊肿的患者,可以考虑 12.5~25mg/d 的较低剂量。由于 CC 不在脂肪细胞内储存,无须根据患者的体重调整用药剂量。CC 用药起始时间不影响促排卵的效果。对于促排卵未成功的患者,也可以尝试将 CC 治疗的时间延长到 7~10 天。

4)辅助用药:CC 促排卵时,当阴道超声显示优势卵泡直径达到 18~20mm,内源性 LH 水平不高或是不能确定 LH 峰的患者,可以给予 5 000~10 000U 的 HCG,起诱导排卵和黄体支持的作用。一般在 HCG 注射后的 34~46 小时排卵。虽然尚无循证医学证据显示 HCG 能够提高妊娠率,但是 HCG 可能有助于防止未破裂卵泡黄素化综合征(luteinized unruptured follicle syndrome,LUFS)的发生。有研究显示,CC 促排卵增加 LUFS 的发生。

CC 促排卵的受孕率只有排卵率的 50%。其主要原因可能是 CC 局部的抗雌激素作用造成宫颈黏液黏稠不利于精子穿过。其对子宫内膜的影响,不利于胚胎着床。针对 CC 的抗雌激素作用,可以在 CC 停药后补充小剂量雌激素,如戊酸雌二醇 0.5~1.0mg/d,直至排卵前。但是效果仍存在争议。

CC 与地塞米松或是强的松联合用药促排卵被用于 DHEA-S 升高的 PCOS 或 CC 抵抗的患者。糖皮质激素通过抑制高雄激素促进 FSH 分泌,降低 LH 水平,促进卵泡生长和排卵。用法:月经周期的第 5~14 天,地塞米松 0.5~2mg/d 或强的松 5mg/d。2016 年发表的 Cochrane 荟萃分析显示,CC 联合地塞米松增加了促排卵的临床妊娠率。因此建议对于 CC 促排卵失败的患者可以联合使用地塞米松。

5)排卵监测:排卵监测是促排卵治疗中的重要环节,基础体温测定、孕激素检测和超声卵泡检查是临床上监测排卵情况的主要方法。基础体温测定双相变化,可以确定为排卵。血清孕激素检测是可靠的排卵监测指标,血清孕激素水平 >3ng/ml 显示排卵。在月经周期的第 22~25 天或月经来潮前 1 周进行孕激素检测能够较为准确地判断排卵情况。经阴道盆腔超声能够在促排卵过程中准确测量卵泡大小的变化,并直接判断排卵情况,广泛应用于卵泡和排卵的监测。尿 LH 检测作为无创的方法可以确定 LH 峰,预测排卵时间,了解黄体期长度。在 CC 促排卵周期,LH 峰在 CC 停药后的第 5~12 天出现,大部分在周期的第 16~17 天出现,排卵多在 LH 峰后的 48 小时内发生,但是必须注意尿 LH 检测的准确性。

6)受孕措施和临床效果:PCOS 患者 CC 促排卵成功率可以达到 70%~80%。对于没有其他不育因素的 PCOS 患者,可以在 CC 促排卵时尝试自然受孕(timed intercourse)。CC 促排卵成功者的每个周期的自然妊娠率可以达到 15%。3 个 CC 促排卵周期的累计自然妊娠率为 50%,6~9 个周期的累计自然妊娠率可以达到 70%~75%。此后,CC 促排卵的自然妊娠率就显著下降,因此特别是对于年龄超过 35 岁的患者,CC 促排卵 3~6 个周期未受孕者是采用辅助生殖技术治疗的适应证。

7)并发症和风险:CC 促排卵发生卵巢过度刺激综合征(OHSS)的概率并不高。但是 PCOS 患者容易发生 OHSS,因此必须谨慎对待。CC 促排卵应该从 50mg 的小剂量起始,后续周期如需增加剂量,要严密观察患者的反应,必要时及时调整剂量。

CC 促排卵发生二胎的比例为 5%~7%,三胎的比例为 0.3%。促排卵的理想目标是单个优势卵泡生长和排卵,避免多卵泡生长。如果有多于 3 个 17mm 以上的生长时,为避免多胎发生,应取消该促排卵周期或是改行体外受精胚胎移植术。

8)CC 抵抗:CC 促排卵时,50mg/d 用药 5 天,如果没有卵泡发育或排卵,下个周期增加剂量至 100mg/d,用药 5 天,如果仍然没有排卵,再增加剂量至 150mg/d,用药 5 天,如果仍然没有排卵,可以诊断为 CC 抵抗。大样本临床试验和荟萃分析数据显示,CC 50mg/d、100mg/d、150mg/d 分别用药 5 天,排卵率分别约为 45%、70% 和 75%。临床上约有 20%~25% 的 PCOS 患者为 CC 抵抗。高 BMI、高雄激素、闭经和卵巢体积大的 PCOS 患者对 CC 的反应性较差,容易发生 CC 抵抗。对于 CC 抵抗的患者,可以 CC 联合二甲双胍或是地塞米松用药促排卵,也可以进一步采用来曲唑促排卵,或是采用促性腺激素或腹腔镜卵巢打孔(LOD)等二线治疗方法。

(2)来曲唑

1)药理作用:来曲唑是三唑衍生物(抗真菌药),可作为竞争性的非甾体芳香酶抑制剂。通过抑制芳香化酶的作用,阻止雄激素转化为雌激素,降低雌激素水平,解除雌激素对下丘脑和垂体的负反馈作用,垂体促性腺激素合成和分泌增加可促进卵泡发育和排卵。来曲唑不干扰雌激素的作用,因此不影响子宫内膜。来曲唑的这一药理特征与CC不同。临床研究也证实来曲唑促排卵时的内膜厚度显著高于CC促排卵。来曲唑的半衰期与CC比较明显短,只有约40小时。对于来曲唑是否有致畸作用,存在争议。有动物实验显示来曲唑使胎儿畸形率轻度增加,但是近年来大量临床研究并没有发现来曲唑增加流产率、胎儿畸形率和出生缺陷。

2)用药方法:来曲唑促排卵的用药方式是从月经周期或是孕激素撤退出血的第3~7天开始,每天2.5mg,共5天。如果排卵成功,但是未获得妊娠,下一个促排卵周期使用相同剂量的来曲唑。如果未排卵,下一个周期增加来曲唑剂量至每天5mg,最高剂量可到每天7.5mg。

3)临床效果:近年的一些临床研究显示,来曲唑有较好的促排卵效果。2014年,《新英格兰医学杂志》发表了由美国国立卫生院儿童健康和人类发育研究所领导的大样本、多中心、双盲、随机对照临床试验,比较PCOS患者来曲唑与CC促排卵的效果。结果发现来曲唑的累计排卵率、妊娠率和活产率分别是61.7%、41.2%及27.5%,显著高于CC促排卵的48.3%、27.4%和19.1%。还有研究发现,与CC比较,来曲唑促排卵单卵泡率较高、多胎率较低。目前,来曲唑作为PCOS不育促排卵治疗的一线用药已经获得了广泛的专家共识。2018年,美国生殖医学会(ASRM)和欧洲人类生殖与胚胎学会(ESHRE)等多个国际学会联合发表的PCOS国际循证医学诊疗指南,明确建议来曲唑为PCOS排卵障碍不育的促排卵一线治疗药物。

(3)促性腺激素

1)适应证:促性腺激素(Gn)促排卵的主要适应证是CC抵抗或CC促排卵未孕的PCOS不育患者,是PCOS不育治疗的二线治疗药物。Gn诱导排卵的目标是单卵泡生长和排卵,避免多卵泡发育、多胎妊娠和OHSS发生。PCOS患者通常对Gn的反应性高,反应窗口窄,Gn剂量的控制和调整以及Gn用药期间的卵泡监测极为重要。

2)促性腺激素的种类:目前Gn制剂主要有三种类型,包括人类绝经期促性腺激素(human menopausal gonadotropins,HMG)、尿源FSH(uFSH)和重组FSH(rFSH)。1支HMG内含75IU FSH和75IU LH。1支uFSH含纯化的75IU FSH及少量的LH。随着纯化技术的发展,1支uFSH制品中LH的含量从小于1IU下降至小于0.1IU LH、0.001IU水平,甚至0.000 1IU水平。rFSH则不含LH和其他来源的蛋白,没有批次间的差异。与uFSH比较,rFSH含有更少的酸性FSH,活性更强。目前,重组LH制剂和重组HCG制剂已应用于临床。

3)用药方法

低剂量递增方案:PCOS不育患者的Gn促排卵多采用低剂量递增方案,FSH阈值理论认为,FSH达到阈值水平或超过这一水平的10%~30%可以刺激卵泡正常发育,超过这一水平过多则会刺激卵泡过度生长。低剂量递增方案是根据这一理论基础,在不对卵巢降调节的情况下,通过Gn低剂量逐步增加,达到单卵泡发育的阈值,实现单卵泡发育的目的。低剂量递增方案是在月经周期或是孕激素撤退性出血的第3~5天起,Gn 37.5~75U/d启动促排卵,肥胖患者可以75IU/d为起始剂量。通过超声监测卵泡发育,根据卵泡发育情况调整Gn剂量。如果卵泡以每天1~2mm的速度生长,卵泡直径达到10mm,则维持原剂量;如果Gn用药14天后卵泡仍生长缓慢,则以每3~7天37.5U/d或每次增加50%的剂量递增剂量,直至优势卵泡直径大于18mm。第一个周期起始剂量Gn的维持时间可延长至14天,以确定Gn起始剂量的单卵泡发育实际阈值,降低OHSS的发生风险,并为后续周期的起始剂量的确定提供依据。剂量递增时,最大Gn剂量可以达到225U/d。该方案一般不超过3~6个周期。

递减方案:Gn递减方案是Gn促排卵的另一个常用方案。主要是依据FSH窗口理论,强调在早卵泡期,FSH水平在一个短时间内达到卵泡发育的阈值,并不增加优势卵泡的数量。递减方案的Gn起始剂量是150U/d,当优势卵泡直径达到10mm时,将Gn剂量降至75U/d,当优势卵泡直径达到14mm时,将Gn剂量降至37.5U/d,直至优势卵泡直径大于 18mm。

Gn 和 CC 联合用药：目前在临床上较常应用 Gn 与 CC 联合用药成为一个较多临床应用的促排卵方案。用药方法变化较多，尚无统一方案，从月经周期或孕激素撤退出血第 3~5 天开始，CC 50~100mg/d，共 5 天；CC 用药的最后一天或是第二天，每天 Gn 75U，用药 3~7 天或直至卵泡成熟。Gn 的使用也可以在周期的第 3 天与 CC 同步用药，CC 停药后，Gn 继续用药 2~5 天停用，或是用到卵泡成熟。Gn 也可以与来曲唑联合用药，用药方法类似 CC。

4）卵泡监测：Gn 促排卵时的卵泡监测是保证单卵泡发育的重要环节，经阴道盆腔超声和雌激素水平检测是主要的方法。一般在 Gn 用药后的 4~5 天开始监测，根据卵泡生长情况，可每 2~4 天进行监测检测。在自然周期中，第 5~7 天窦卵泡募集，第 8~12 天优势卵泡形成，此后卵泡直径每天增加 1~3mm，当达到 LH 峰时，成熟卵泡直径达到 20~24mm。外源性 Gn 促排卵时，成熟卵泡直径达不到自然周期的水平，其变化的范围较大。排卵时，约 70% 的卵泡直径达到 17~18mm，直径小于 14mm 的卵泡仅偶尔排卵。在自然周期中，LH 峰前，E_2 水平通常为 200~400pg/ml。外源性 Gn 促排卵时，E_2 峰值在 500~1 500pg/ml 是较为理想的水平，低于 200pg/ml 时获得妊娠的概率极低。卵泡超声监测时子宫内膜的厚度测量能够在一定程度上反映体内雌激素水平。HCG 日子宫内膜厚度小于 7mm，Gn 促排卵成功受孕的可能性很低。

5）临床效果和风险：Gn 促排卵的成功率可达 70%~90%。PCOS 患者的 Gn 促排卵的每周期妊娠率（cycle fecundity）为 5%~15%，累计妊娠率为 30%~60%。Gn 促排卵常与 IUI 联合治疗，但是目前尚无循证医学证据显示，IUI 能够改善 Gn 促排卵的临床结局。Cochrane 系统综述荟萃分析了 14 个 RCT 的 1 726 个 CC 促排卵失败或 CC 抵抗的 PCOS 病例，结果显示：未发现各类 Gn 包括 HMG、UFSH、rFSH 等在促排卵的排卵率、临床妊娠率、活产率和 OHSS 发生率等重要指标上有差异。

Christin Maitre 和 Andoh 分别报道的 RCT 比较了递增方案和递减方案，结果均显示递增方案的

单卵泡发生率显著高于递减方案，OHSS 和多胎的风险增高。然而两者的排卵率、临床妊娠率、活产率、OHSS 发生率等无差异。但是递增方案的 Gn 用药时间长于递减方案。因此为降低多卵泡发育、OHSS 和多胎的风险，临床上多采用小剂量递增方案。也可以在第一个周期采用小剂量递增方案，在后续周期根据递增方案周期确定的起始阈值剂量作为启动剂量，采用递减方案促排卵。

Ghanem 等报道的 CC 抵抗的 PCOS 患者促排卵 RCT 显示，Gn 联合 CC 方案与单用 Gn 比较，提高了促排卵率，Gn 用量和用药时间显著减少，分别下降 50% 和 30%，有统计学差异。临床妊娠率和活产率则无变化。该研究也显示，Gn 联合 CC 方案的中等大小卵泡（12~15mm）生长数量减少，OHSS 的风险较低。也有 RCT 研究显示，Gn 联合来曲唑方案与单用 Gn 方案比较，降低了 Gn 用量和 OHSS 风险。这些临床研究显示了 Gn 联合 CC 或来曲唑在促排卵上的有效性和安全性。因此，Gn 联合 CC 或来曲唑方案在临床的应用越来越广泛。

（4）二甲双胍

1）药理作用：胰岛素抵抗和高胰岛素血症与 PCOS 的高雄激素的病理生理机制相关，参与 PCOS 排卵障碍的发生。因此，有学者建议二甲双胍可以通过改善胰岛素抵抗和高胰岛素血症单独用于促排卵。

2）用药方法：二甲双胍用药剂量一般为每天 1 500~2 000mg，用药时间为 2~4 个月。为避免患者对药物的胃肠道反应不耐受，初始用药可以每天 500mg，用 1~2 周时间过渡到治疗剂量，直至确定妊娠后停药。

3）临床效果：对于二甲双胍能否作为 PCOS 不育症一线促排卵药物，尚存在不同意见。2019 年发表的 Cochrane 系统综述显示，二甲双胍单独促排卵的排卵率、临床妊娠率和活产率高于安慰剂。在这一系统综述中，与 CC 比较，肥胖 PCOS 患者二甲双胍促排卵的排卵率、临床妊娠率、活产率低于 CC，非肥胖 PCOS 患者二甲双胍促排卵的临床妊娠率、活产率高于 CC。发表于《新英格兰医学杂志》的 RCT 比较了 PCOS 不育患者二甲双胍与 CC 促排卵效果，结果显示二甲双胍促排卵的活产

率是 7.2%，CC 促排卵的活产率是 22.5%，差异有统计学意义。ASRM 和 ESHRE 等制定的 PCOS 国际循证医学诊疗指南建议，二甲双胍可以作为单独促排卵的选择。同时，患者需被告知使用其他促排卵药物的可能性。2017 年 ASRM 发表的 PCOS 不育二甲双胍促排卵指南根据则认为，CC 和来曲唑比二甲双胍有更好的促排卵效果，不建议二甲双胍作为一线的促排卵药物。

二甲双胍在其他药物促排卵时可以作为联合用药。Cochrane 荟萃分析显示，CC 与二甲双胍联合用药促排卵能够提高排卵率和临床妊娠率。因此 CC 抵抗患者在采用进一步其他治疗前，CC 与二甲双胍联合促排卵可以作为一种治疗选择。Palomba 等荟萃分析了 7 个 RCT 的 1 023 个 Gn 促排卵周期发现，二甲双胍与 Gn 联合用药可增加妊娠率和活产率。

（5）腹腔镜卵巢打孔术

1）作用机制和手术方法：在药物促排卵应用于 PCOS 治疗之前，卵巢楔形切除术是 PCOS 的经典治疗方法，在恢复排卵和获得妊娠上有较好的疗效。其可能的机制是通过切除卵巢增生的间质，减少卵巢的雄激素合成，激活卵巢内的生长因子，促进卵泡的生长。但是卵巢楔形切除是有创方法，存在手术并发症、盆腔粘连和术后卵巢功能受损的较大风险。因此这一手术逐渐被 CC 等促排药物所替代。此后，随着腹腔镜技术的发展和广泛应用，腹腔镜卵巢打孔（laparoscopic ovarian drilling，LOD）手术开始应用于 PCOS 的治疗。LOD 通过腹腔镜手术，采用电灼或激光气化技术，在双侧卵巢上打 4~6 个深度 4~10mm 的孔。为避免影响排卵和降低粘连风险，打孔位置应避开输卵管 - 卵巢交界表面。

2）适应证和临床效果：大量临床研究显示，LOD 术后，40%~90% 的 PCOS 患者恢复排卵，其中约 50% 获得妊娠。CC 抵抗的 PCOS 患者，如果没有其他的不育因素，LOD 术后的妊娠率可以达到 80%。一系列的 RCT 研究显示，LOD 促排卵与 CC、来曲唑和 Gn 等药物促排卵比较，排卵和妊娠结局均无显著差异。高 LH 的 PCOS 的 LOD 促排卵效果较好。肥胖 PCOS 患者，特别是 BMI>30kg/m² 的患者，LOD 效果不好。LOD 的主要优点是多胎的发生率低。但是仍然存在手术并发症、术后粘连和卵巢功能受影响等风险。ASRM 和 ESHER 等发表的国际指南建议，LOD 可以作为 CC 抵抗的 PCOS 的二线促排卵治疗方法。如果 PCOS 不育患者有其他指征行腹腔镜手术，也可以考虑同时 LOD。Gn 也是 PCOS 的二线促排卵方法，对于由于各种原因不愿意 Gn 促排卵的患者，也可以考虑 LOD。

3. **辅助生殖技术**　辅助生殖技术是不育症治疗的重要方法。宫腔内人工授精、常规体外受精 / 卵细胞质内单精子注射和卵母细胞体外成熟等辅助生殖技术在 PCOS 不育的治疗中同样具有重要作用。

（1）宫腔内人工授精：宫腔内人工授精（intrauterine insemination，IUI）主要应用于不明原因不育症、轻度子宫内膜异位症和轻度男性因素不育症患者。IUI 的主要目的是通过增加与卵子相遇的精子数量，提高受孕的概率。IUI 治疗的前提是双侧或至少一侧输卵管通畅，并且精液处理后的活动精子达到一定数量。

PCOS 不育患者 CC 促排卵后，多采用适时同房（timed intercourse）的自然受孕方式。考虑到 CC 促排卵对于宫颈黏液的抗雌激素作用，IUI 能够克服宫颈黏液的影响，有可能提高 CC 促排卵的 PCOS 患者妊娠率。Gn 和来曲唑促排卵与 IUI 联合应用，期望提高妊娠率。但是目前的循证医学研究结果，并不能支持 IU 能够改善 PCOS 不育药物促排卵的妊娠结果。Weiss 等发表在《柳叶刀》上的一项多中心、大样本、前瞻性 RCT 显示：6 个周期 CC 促排卵 +TI 的累计活产率是 38.6%，CC 促排卵 + IUI 的活产率是 44.2%，两者无统计学差异；6 个周期 Gn 促排卵 + 同房的累计活产率是 47.9%，6 个周期 Gn+IUI 的累计活产率是 54.3%，两者无统计学差异。这一高质量的循证医学研究结果显示 IUI 并没有显著提高药物促排卵的妊娠成功率。因此对于 PCOS 促排卵患者，IUI 应用的临床意义仍然有待确定。但是由于 IUI 费用不高且技术简单，故仍然在 PCOS 的治疗上获得广泛应用。

（2）常规体外受精 / 卵细胞质内单精子注射

1)适应证:PCOS 不育患者如果促排卵失败或未受孕,或是伴有其他不育因素,例如输卵管因素或男方因素,建议采用常规体外受精/卵细胞质内单精子注射(IVF/ICSI)治疗。PCOS 不育患者行 IVF 有较好的治疗效果。但是面临的问题是费用较高,存在 OHSS 和多胎妊娠的风险。因此,国内外的 PCOS 诊治指南均建议 IVF 为 PCOS 不育症的第三线治疗方法。

2)控制性卵巢刺激中降调节方案的选择:IVF 治疗 PCOS 不育症的要点是减少 OHSS 的发生。因此 IVF 时的控制性卵巢刺激(controlled ovarian stimulation,COS)的降调节方案、Gn 种类及扳机等的选择是关键环节。荟萃分析 8 个 PCOS IVF 临床研究,比较 GnRH 拮抗剂方案与 GnRH 激动剂长方案,结果显示拮抗剂方案的 OHSS 发生率低于激动剂方案,差异有统计学意义。两个方案的 IVF 临床妊娠率、流产率等无统计学差异。与激动剂长方案比较,拮抗剂方案较小的 Gn 用量、较短的用药时间和 HCG 日较低的 E_2 水平,可能是 OHSS 发生率下降的原因。因此,拮抗剂方案是 PCOS 患者 IVF COS 降调节的推荐方案成为共识。

3)控制性卵巢刺激中 Gn 种类的选择:不同 Gn 制剂对于 COS 的结果有无影响是重要的临床问题。2011 年的 Cochrane 综述对 42 个比较不同 Gn 制剂的 IVF 结果进行了荟萃分析,发现 rFSH 与尿源性 Gn 比较,在 IVF 的活产率和 OHSS 发生率上无差异。有前瞻性随机对照临床研究比较了 PCOS 患者 HMG 与 rFSH 长方案 IVF 结果,活产率和 OHSS 发生率未见差异。上述临床研究结果显示,不同类型 Gn 的 IVF 结果无差异,Gn 的选择取决于可用性、便利性和成本。

4)控制性卵巢刺激中的扳机:OHSS 的发生机制尚未阐明。但是 COS 时外源性 HCG 是主要原因。COS 扳机时常规采用 HCG,其半衰期达 12 个小时,可持续作用超过 6 天以上,持续刺激卵巢分泌 VEGF 等血管活性物质引起毛细血管渗透性增加,这在 OHSS 的发生中可能起关键作用。虽然拮抗剂方案可以降低 OHSS 的发生,但是拮抗剂方案 COS 时采用 HCG 扳机,仍可能引起早发 OHSS。采用 GnRH 激动剂扳机,则能避免 HCG 引起的

OHSS。在拮抗剂方案中卵泡发育成熟后采用 GnRH 激动剂扳机,GnRH 激动剂与垂体 GnRH 受体的结合能力大于拮抗剂,GnRH 激动剂与受体结合,产生"flare up"效应,引起内源性 LH 和 FSH 峰,促使卵泡成熟。GnRH 激动剂激发 LH 峰的维持时间只有 12~36 小时,不会诱发 OHSS。

GnRH 激动剂扳机常用曲普瑞林(triptorelin)。在拮抗剂方案降调节时,主导卵泡直径 ≥ 18mm 时注射曲普瑞林 0.2mg,34~36 小时后取卵。曲普瑞林 0.1~0.4mg 的剂量均能有效扳机。目前,GnRH 激动剂扳机的适应证并没有统一标准,通常用于具有 OHSS 高风险因素的 COS 患者,例如大于 12mm 的卵泡数大于 12 个,E_2 水平 ≥ 4 000pg/ml 等。大量临床研究和 Cochrane 综述的荟萃分析显示,与 HCG 扳机比较,GnRH 激动剂扳机几乎完全避免了由外源性 HCG 扳机引起的早发型 OHSS。GnRH 激动剂扳机 COS 周期的获卵数、MⅡ卵数、优质胚胎数无差异,OHSS 发生率显著降低。上述结果显示 GnRH 激动剂扳机对于卵的成熟和质量与 HCG 扳机比较没有差异。并且从理论上讲,GnRH 激动剂能够同时诱发 LH 峰和 FSH 峰,更符合卵成熟和排卵的正常生理状态。ASRM 和 ESHRE 等发表的 PCOS 诊治国际循证医学指南建议将 GnRH 激动剂扳机用于 OHSS 发生风险高的 PCOS IVF 患者。

一系列的临床研究显示,GnRH 激动剂扳机的 IVF 新鲜胚胎移植的临床妊娠率和活产率显著降低,流产率增高。GnRH 激动剂扳机黄体期平均时间是 4 天,而 HCG 扳机是 13 天。GnRH 激动剂扳机激发的 LH 峰时间短,黄体支持不足,造成黄体功能不全,随后垂体抑制,导致早期黄体溶解。GnRH 激动剂扳机的黄体期 E_2 和 P 水平下降。GnRH 激动剂扳机后的黄体功能不全可能是 IVF 新鲜胚胎移植的临床妊娠率和活产率下降及流产率升高的原因。

目前,解决 GnRH 激动剂扳机后的黄体功能不全的主要对策是加强黄体支持。加强黄体支持的方法有两个:一是雌孕激素强化黄体支持(intensive luteal support),二是小剂量 HCG 黄体支持。前者被称为"美国方法",后者被称为"欧洲方

法"。强化黄体支持是通过黄体期雌孕激素补充结合雌孕激素水平检测，以外源性雌孕激素替代自身黄体功能，纠正 GnRH 激动剂扳机后的黄体功能不全的方法。这个方法将黄体期雌孕激素保持在一定水平（$E_2>200pg/ml$，$P>20ng/ml$），支持子宫内膜容受性和胚胎种植，直到胎盘发育成熟。黄体强化支持用药从取卵日开始，维持到孕 7~10 周，孕激素采用肌内注射 50mg/d 剂量，可以增加到 75mg/d，雌激素隔日采用 0.3mg E_2 透皮贴，可以增加到隔日 0.4mg。Engmann 等报告，强化黄体支持方案在 GnRH 激动剂扳机拮抗剂方案中，IVF 新鲜胚胎移植达到 53% 临床妊娠率。由于没有 HCG 的应用，雌孕激素补充的强化黄体支持不会诱发 OHSS。

小剂量 HCG 黄体支持是通过 HCG 刺激自身黄体功能，纠正 COS 的黄体功能不全。具体用法是在 GnRH 激动剂扳机后，注射 1 000~2 500IU 小剂量 HCG，或是 HCG 与 GnRH 激动剂同时注射（dual trigger，双扳机）。临床研究发现，GnRH 激动剂扳机后联合小剂量 HCG 黄体支持，在卵泡数小于 25 个的患者或扳机日 E_2 水平小于 4 000pg/ml 患者中，获得了与 HCG 单独大剂量（5 000~10 000IU）扳机同等水平的临床妊娠率和活产率，OHSS 发生率显著低于 HCG 扳机。考虑到小剂量 HCG 仍有诱发 OHSS 的可能性，小剂量 HCG 黄体支持需要注意的是剂量和患者选择，在有效的黄体支持和避免 OHSS 发生之间掌握平衡。

上述 GnRH 激动剂扳机后黄体支持方案的有效性仍然需要更多的循证医学研究提供证据、最佳方案和适应证选择。GnRH 激动剂扳机后，对于获卵数超过 15 个或 25 个，扳机日 E_2 水平大于 4 000pg/ml 的 OHSS 发生高风险的患者是否行新鲜胚胎移植，以及这些患者新鲜胚胎移植后晚发型 OHSS 发生的风险等需全面分析和评估。

5）预处理：口服避孕药预处理被用于 PCOS 不育症 IVF 治疗，其目的是调整 LH/FSH 比例，降低雄激素水平，同步化卵泡和安排 COS 启动。但口服避孕药的预处理对于 PCOS 不育症 IVF 临床结局的影响仍存在争议。Wei 等的多中心 RCT 研究显示：PCOS 不育症拮抗剂降调节 IVF 患者，OC 预处理的新鲜胚胎移植临床妊娠率和活产率下降；

OC 预处理的冷冻胚胎移植，临床妊娠率和活产率与对照组比较无差异，但是流产率较高。分析提示 OC 对子宫内膜的影响可能是造成 IVF 临床结局差的原因，而 FET 流产率高的结果提示 OC 预处理可能对卵子的质量也有一定影响。Pan 等报告回顾性研究采用各类降调节方案的 PCOS 不育症患者 OC 预处理的临床结局，发现与非 OC 预处理比较，IVF 临床妊娠率和胚胎种植率增高，流产率下降。2017 年的 Cochrane 综述的荟萃分析显示，OC 预处理拮抗剂方案的 IVF 临床妊娠率和活产率下降，OC 预处理对其他降调节方案的临床结局则无影响。因此，PCOS 不育症 IVF 的 OC 预处理需根据 PCOS 患者的内分泌和代谢特征及所选用的方案等进行全面评估和个体化选择。

有研究发现二甲双胍能够降低 PCOS 患者 COS 时的雌激素和 VEGT 水平。因此二甲双胍作为辅助用药应用于 PCOS 患者的 COS。2014 年，Cochrane 综述的荟萃分析显示，二甲双胍提高 IVF 临床妊娠率，降低 OHSS 发生率。ASRM 和 ESHRE 等发表的 PCOS 诊疗国际循证医学指南建议二甲双胍可以在 COS 前或同时服用，作为 PCOS 患者 COS 的辅助用药。

6）全胚冷冻：虽然选择拮抗剂方案，采用 GnRH 激动剂扳机能够避免 PCOS IVF 患者发生外源性 HCG 诱发的早发型 OHSS。但是对于 OHSS 高风险的 PCOS 患者，如果新鲜胚胎移植成功后，内源性的 HCG 还有可能诱发晚发型 OHSS。因此，对于获卵多，扳机日 E_2 水平高的 OHSS 高风险患者，为了避免 OHSS 的发生，目前的临床策略是放弃新鲜胚胎移植，全胚冷冻，进行冻融胚胎移植（FET）。一系列的临床研究，包括 2016 年发表在《新英格兰医学杂志》的多中心 RCT 显示：与新鲜胚胎移植比较，PCOS 患者 FET 的临床妊娠率和活产率较高，流产率较低，OHSS 发生率显著下降。同时，临床数据也显示 FET 的子痫前期发生率较高，具有统计学差异（FET 发生了 2 例死产和 5 例新生儿死亡，而新鲜胚胎移植未发生，P 值分别为 0.50 和 0.06）。对此，FET 的安全性也是需要进一步关注和研究的问题。

7）临床效果：IVF 治疗 PCOS 不育的临床效

果,特别是与一线或二线促排卵治疗比较,尚没有RCT提供循证医学证据。PCOS的高雄激素和胰岛素抵抗等内分泌和代谢异常对卵子质量和功能的影响,PCOS患者对Gn卵巢刺激的反应,PCOS患者IVF临床结果和并发症风险与非PCOS不育患者是否存在差异等问题,均是受到关注的临床问题。2020年发表的最新系统综述分析了29个PCOS患者IVF和非PCOS IVF患者的临床比较研究,荟萃分析结果显示PCOS患者IVF的临床妊娠率、多胎率与非PCOS IVF比较没有差异。PCOS IVF的活产率、流产率和OHSS发生率高于非PCOS IVF。而2006年发表的系统综述和荟萃分析则显示PCOS IVF与非PCOS IVF比较,Gn用量无差异,Gn用药时间较长,获卵数量更多,受精率较低,临床妊娠率、活产率无差异。结合近期和早年的这两个系统综述,我们可以得出结论,PCOS不育患者IVF治疗可以获得与其他指征IVF患者相同,甚至更好的疗效。IVF作为PCOS不育的三线治疗方法是合适的。2006年的荟萃结果分析显示在PCOS获卵更多的情况下,IVF临床妊娠率和活产率无差异。而2020年的荟萃分析结果则显示PCOS IVF的临床妊娠率和活产率均高于非PCOS患者。这一变化也反映了十余年来IVF技术的发展。但是,我们仍然必须看到,PCOS IVF面临OHSS等相关并发症的问题。此外,上述系统综述和荟萃分析所纳入临床研究多数为回顾性、非随机的研究。对于IVF治疗PCOS不育的效果,以及CC或来曲唑促排失败后,是采用Gn促排卵还是采用IVF治疗这样的临床问题,需要进一步的循证医学研究以指导PCOS不育治疗的临床实践。

(3)卵母细胞体外成熟

1)概念:卵母细胞体外成熟(in vitro maturation,IVM)是将未成熟卵母细胞在体外培养成为成熟卵母细胞的辅助生殖技术。IVM的要点是采集的卵母细胞尚未成熟,处于GV期或MⅠ期,这些未成熟卵母细胞生发囊泡破裂、减数分裂恢复、完成第一次减数分裂和进入MⅡ期的成熟过程在体外完成。

2)方法:IVM主要步骤包括超声引导下卵巢小卵泡穿刺,采集GV期或MⅠ期的未成熟卵母细胞,未成熟卵母细胞体外培养获得MⅡ成熟卵母细胞,ICSI或IVF体外受精,体外胚胎培养,胚胎移植等。

理论上,IVM在取卵前不使用外源性激素。但是小剂量75~150IU HMG或FSH,2~5天短时间用药仍然用于IVM临床实践中,其目的是增加卵泡直径,易于穿刺获卵,增加获卵数。也有研究报告取卵前使用HCG。HCG启动的结果是获得的卵母细胞不但有未成熟GV期和MⅠ期卵母细胞,也可能包含MⅡ期成熟卵母细胞。IVM时应用外源性Gn,特别是应用HCG,未成熟和成熟卵母细胞同时获得及其处理,在理论概念上及临床实践和效果上仍然存在一定争议。

超声引导卵巢小卵泡穿刺采用双腔或单腔的16或17号穿刺针。抽吸压力在52.5~200mmHg。未成熟卵母细胞的体外成熟培养是通过含有FSH和LH或HCG的培养液完成。培养液中的FSH浓度为0.075~0.1IU/ml,LH或HCG浓度为0.1~0.75IU/ml。培养液通常加入人血清或人血清蛋白作为蛋白质来源。体外培养时间是24~48小时。目前,已有各类商业化的IVM培养液。卵母细胞体外培养成熟后的体外受精和胚胎培养与常规方法相同。通常采用ICSI作为受精方式。临床研究显示,IVM新鲜胚胎移植的临床妊娠率很低,其原因可能与子宫内膜的同步化和容受性及黄体功能相关。因此,目前多采用全胚冷冻和冻融胚胎移植临床策略。

3)指征:PCOS不育是IVM的主要临床应用指征,其主要目的是预防和避免OHSS的发生。IVM不需要Gn用药或用小剂量的Gn,可以不用HCG扳机,避免OHSS的发生,同时不会引起体内雌激素大幅升高,极大降低由于超生理水平雌激素升高造成的血栓形成风险。IVM在药物费用上有较大的降低,也是一些患者选择IVM的因素之一。

IVM也应用于肿瘤患者的生育力保存。肿瘤患者的化疗或放疗有可能造成卵巢功能的损害或丧失,肿瘤患者可以在月经周期的任一时间取卵,获得的未成熟卵可以通过IVM成为成熟卵后冷冻保存。这对于必须马上开始肿瘤治疗而没有时间COS或是不能通过COS获得成熟卵的雌激素敏感肿瘤患者保留生育功能具有实际意义。

4）临床效果：目前没有 RCT 比较常规 IVF 与 IVM 治疗 PCOS 不育的临床效果。Walls 等的回顾性临床研究显示：与常规 ICSI 比较，IVM 的新鲜胚胎移植周期的临床妊娠率和流产率无差异，活产率下降，冷冻周期的临床妊娠率、流产率和活产率无差异。Roesner 等的回顾性病例对照研究也显示 IVM 的临床妊娠率和活产率与常规 ICSI 比较无差异。

考虑到体外成熟培养对卵母细胞透明带的可能影响，IVM 的受精方式通常采用 ICSI。但是也有采用常规 IVF 的受精方式。一个回顾性对照研究报告了 8 个 PCOS 患者的 IVM 周期，每个患者的 IVM 卵子均分成两组，分别采用 ICSI 和 IVF 受精方式，结果发现两种受精方式的受精率、囊胚形成率无统计差异。IVM 的受精方式选择仍然需要更多的临床和实验研究提供理论及循证医学依据。

至今尚未见 IVM 发生 OHSS 的临床报告。因此 IVM 在预防 OHSS 的发生上是有效的，为 OHSS 发生风险高的 PCOS 患者提供了治疗方法的新选择。

5）安全性：从 1991 年首例 IVM 婴儿出生至今，已有约 5 000~6 000 个 IVM 的新生儿出生。近 30 年来，IVM 出生子代的安全性一直受到关注。已有的临床报告显示，IVM 出生新生儿的先天性出生缺陷率是 0~7.9%，与常规 IVF 比较，IVM 的先天性出生缺陷发生率无差异。IVM 出生儿童的神经和身体发育特征的随访研究也没有发现与自然出生儿童比较存在差异。一些表观遗传学研究未发现 IVM 脐带血和绒毛或卵子的发育相关基因甲基化模式或印记基因表达与常规 ICSI 有区别。但是，仍然需要更多 IVM 出生后代的大样本、远期随访研究来提供 IVM 安全性的证据。

（姚元庆）

第五节　子宫内膜异位症

子宫内膜异位症（endometriosis，EMT）是指具有生长功能的子宫内膜组织出现在子宫腔以外的其他部位。内异症是育龄女性常见的妇科疾病，在育龄妇女中的发病率达 10%~15%，在不育症妇女中的发病率高达 40%~50%。内异症患者每月受孕率仅为正常女性的 1/3，30%~50% 的内异症患者伴有不育，由内异症引起的不育也被称为内异症相关不育（endometriosis associated infertility）。

一、内异症相关不育的发病机制

在重度内异症患者其不育很显然与病变导致的严重盆腔粘连、盆腔的正常解剖结构和微环境的改变密切相关。但在轻中度内异症患者其生育力的下降，目前认为可能涉及以下多方面的机制：

（一）慢性盆腔炎症导致盆腔机械粘连

由于异位病灶生长、反复出血，刺激周围组织发生炎性反应，形成盆腔粘连，继而导致输卵管伞端粘连、输卵管阻塞，还可因粘连带的牵拉使输卵管蠕动异常，影响配子和受精卵的输送。而卵巢周围的盆腔粘连可形成机械性包裹，影响卵母细胞从卵巢中排出。

（二）免疫反应异常导致盆腔微环境改变

免疫反应异常在内异症相关不育中的作用越来越引起重视。内异症患者盆腔微环境内多种免疫细胞，包括巨噬细胞、NK 细胞、T/B 淋巴细胞等，数量、比例异常，多种细胞因子、炎症因子分泌异常；免疫反应异常不仅促进内异症的发生发展，还与不育高度相关。腹腔内增多的巨噬细胞可直接吞噬精子，抑制精子活力，干扰精卵结合。巨噬细胞吞噬逆流的子宫内膜，通过抗原提呈至 T、B 淋巴细胞，激活体内免疫系统，产生抗子宫内膜自身抗体，影响受精卵的着床和胚囊的发育。Th1/Th2 淋巴细胞比例异常，调节性 T 淋巴细胞（Treg）比例上升，NK 细胞活性下降等；各种促炎症细胞因子，如 TNF-α、IL-1β、IL-6、IL-8、IL-10、IL-17、IL-33、IP-10、MCP-1 和 RANTES 表达增加，可直接损害或通过产生过多的活性氧损害配子和胚胎质量。

（三）子宫内膜容受性改变

研究发现，内异症患者的正位子宫内膜组织与健康女性相比，在表观基因组、转录组及蛋白质组学的分子水平上都有异常改变。例如 *Hoxa10/HOXA10* 基因，其直接参与胚胎发育过程中子宫发生，并参与每个月经周期的子宫内膜再生；而且在胚胎种植过程中也发挥关键性作用的。靶向敲除 *Hoxa10* 基因的小鼠,其子宫内膜容受性完全丧失。同样,HOXA10 表达水平较低的女性的胚胎种植率也较显著降低。在健康女性月经周期中,该基因表达在雌孕激素作用下于种植窗期达到峰值。但是,内异症相关不育患者黄体中期 HOXA10 表达峰缺失,可能会影响内膜容受性。然而,在 IVF/ICSI-ET 治疗中,有研究显示内异症患者的胚胎种植率并不差于其他非内异症患者,内异症是否会导致子宫内膜容受性下降仍需要进一步探讨。

(四)卵泡发育及排卵异常

有报道内异症黄素化未破裂卵泡综合征(LUFS)的发生率可高达 13%~79%。内异症发生 LUFS 的原因可能与高泌乳素血症、卵泡黄体生成激素受体降低、内源性阿片肽升高、内异症病灶机械影响等有关。LUFS 下的不排卵除导致不育外,还可能导致腹腔内孕酮水平下降,促进内异症病灶的发生和发展。内异症病灶被认为可直接或诱导产生过多的炎症因子、活性氧等损害卵泡质量,阻碍卵泡生长发育。不过近年来的研究却提示内异症患者获取的卵子,其质量及发育潜能与非内异症患者相较并无差异,胚胎种植率、每移植周期妊娠率也无显著差异。此外,内异症患者存在高泌乳素血症、卵泡黄体生成素受体不足及下丘脑-垂体-卵巢轴紊乱还可能导致黄体功能不足,导致不育。

二、内异症相关不育的治疗

内异症相关不育的治疗需要根据患者的年龄、病变严重程度、卵巢储备功能、既往手术病史及男方生育能力,选择和制订个性化治疗方案。治疗方法有期待疗法、药物治疗、手术治疗、辅助生殖技术治疗等。内异症相关不育的诊治流程,见图 3-5-1。

(一)期待治疗

内异症自然妊娠率与病变严重程度密切相关。在轻度内异症患者中,约 50% 无须干预可自然受孕;在中度内异症患者,自然受孕的概率下降至 25%;而在重度内异症患者就很少有能自然妊娠者。因此,对轻度内异症患者可以进行期待治疗,如果经短期观察(6~18 个月)仍未妊娠,则应采取其他治疗措施。对于严重子宫内膜异位症患者期待治疗无效且推迟有效治疗的开始,从而影响其他治疗的助孕结局,不适合期待治疗。

(二)药物治疗

治疗内异症的药物主要有促性腺激素释放激素激动剂(gonadotropin releasing hormone agonist,GnRH-a)、口服避孕药(oral contraceptive pills,OCPs)、孕激素类、达那唑等。药物能够有效地治疗 EMs 相关疼痛、减少术后复发,但是目前尚无证据证实

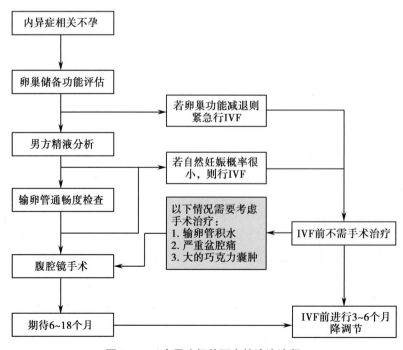

图 3-5-1 内异症相关不育的诊治流程

增加妊娠概率。一项系统评价将 23 个随机对照试验,共纳入 3 043 例患者的荟萃研究结果显示:药物治疗,包括达那唑、GnRH-a、孕三烯酮、OCPs 等,对内异症相关不育患者的妊娠结局无明显改善,反而延误了自然妊娠的时机。而其他药物如芳香化酶抑制剂、选择性雌激素受体调节剂、选择性孕激素受体调节剂等,尚无足够临床证据证实其有效性。因此,目前各国指南均不推荐单纯药物治疗内异症相关不育。

内异症手术前用药可能减轻盆腔充血和缩小异位症病灶,以利于减少卵巢损伤、降低手术难度和减少术中出血。术后用药可以根除残留的病灶,治疗微小的病灶,预防复发。但荟萃研究表明,手术联合药物不增加自然妊娠概率。2014 年的欧洲人类生殖与胚胎学会指南明确指出:内异症相关不育者不建议术后处方任何辅助激素药物。

(三) 手术治疗

腹腔镜手术能够明确诊断,确定病变的类型及程度,进行分期,还能去除病灶,纠正盆腔异常解剖关系,改善盆腔微环境。在腹腔镜手术的同时还可进行输卵管通液术和宫腔镜检查术,了解输卵管通畅度及宫腔情况。内异症手术前应按照不育症的诊疗路径进行全面的不育症检查,排除其他不育因素。由于手术治疗有可能对卵巢储备功能产生损害,术前需对患者的卵巢储备功能进行评估,尤其是年龄 >35 岁、双侧卵巢内异症囊肿、月经紊乱等高危因素的患者,如已有卵巢储备功能低下者,不宜手术,应直接行体外受精胚胎移植术。

1. Ⅰ~Ⅱ期内异症 Ⅰ~Ⅱ期内异症手术治疗对改善自然妊娠率效果是肯定的。2014 年 Cochrane 荟萃分析发现在轻中度内异症实施腹腔镜手术可显著降低疾病相关疼痛的严重程度,提高活产率和继续妊娠率(OR 分别为 1.94 和 1.89)。因此国内外多个指南均推荐:Ⅰ~Ⅱ期内异症相关不育患者行腹腔镜病灶清除术可明显改善生育力。腹腔镜切除病灶可明显提高术后采用 ART 的周期妊娠率及活产率。根据目前的研究观察,绝大多数患者的妊娠发生在术后 1 年内,尤其是术后半年内,因此要特别注意术后的生育指导。

2. Ⅲ~Ⅳ期内异症 对Ⅲ~Ⅳ期内异症相关不育,由于内异症病变程度广泛,引起不育因素复杂,术后自然怀孕概率低,因此,国内外指南均推荐术后直接进行 IVF-ET。特别是对于生育指数评分 ≤4 分,有高危因素者(年龄在 35 岁以上、不育年限超过 3 年,尤其是原发性不育者;重度内异症、病灶切除不彻底者;输卵管不通畅者),男方因素不育,以及促排卵加 IUI 治疗 3~4 个周期未孕者,更应建议直接行 IVF-ET。

3. 特殊情况下的内异症手术处置

(1)复发性卵巢内异症囊肿:此时手术不能提高患者的生育能力,反而有可能加重卵巢储备功能的损害,因此不主张反复手术。对复发性卵巢内异症囊肿在评估无恶变的前提下,可考虑经 B 超引导下穿刺治疗、GnRH-a 2~3 个月预处理及 IVF-ET。但若出现疼痛症状严重、可疑恶变、囊肿过大无法穿刺或穿刺无效、IVF-ET 治疗反复失败者,仍应行腹腔镜手术。

(2)深部浸润型内异症:对此类患者合并不育的,手术可能不会增加术后妊娠率,且创伤大、并发症多,如疼痛症状不明显的患者,首选 IVF-ET 治疗不育,手术可作为 IVF-ET 失败的二线治疗方法。

(四)辅助生殖技术

1. 卵巢刺激 + 宫腔内人工授精 卵巢刺激 + 宫腔内人工授精(OS+IUI)适用于 Ⅰ~Ⅱ期内异症患者。研究显示,IUI 可明显提高 Ⅰ~Ⅱ期内异症不育患者的妊娠率,且卵巢刺激周期优于自然周期。现行指南推荐对轻度(Ⅰ~Ⅱ期)内异症相关不育患者术后立即或期待半年未孕时进行 OS+IUI。

2. IVF/ICSI-ET 重度内异症、高龄卵巢储备功能下降及输卵管不通者,首选 IVF-ET。其他方法失败者(包括自然妊娠、诱导排卵、人工授精、手术治疗后)也应及时进行 IVF-ET。对于 IVF 的卵巢刺激方案,目前的研究显示采用激动剂或拮抗剂方案的妊娠率无差异。但也有研究显示:特别是在中重度内异症患者,在进行卵巢刺激前延长垂体降调节时间可以提高 IVF 率。内异症无论期别和类型,对 IVF 结果的妊娠率和活产率均无影响,但其获卵数下降。在 IVF 失败的情况下,手术可能会改善 IVF 的效果。另外,IVF 并不会加重内异症相关症状,加速疾病进展或促进其复发。

内异症相关不育的发病机制复杂,许多患者同时合并有其他复杂的因素,如患者的年龄、不育年限、病情的严重程度、输卵管及子宫情况、男方精液情况等,因此针对患者的治疗方案很难有统一的答案,需要根据患者的具体情况选择个体化的方案,同时疾病的长期管理、生育指导都非常重要。

(高　颖)

第六节　性功能及射精功能障碍

男性性活动是一个极度复杂的生理过程。人体需要多系统(神经系统、内分泌系统、血管系统和生殖系统)协调一致,才能维持正常的性生活。正常的性生活中,有一系列的生理反应,包括性唤起、阴茎勃起、插入阴道、维持勃起和射精。当上述系统发生改变,生理反应出现异常时,正常的性生活就难以维持,影响性生活质量,表现出性功能障碍。性功能障碍包括性欲障碍、勃起功能障碍、插入障碍和射精障碍等。由欧洲泌尿外科协会颁布的最新男性不育治疗指南显示:性功能障碍(勃起或射精)所致不育占到了不育人群的 2.4%。性功能及射精功能障碍引起男性不育的共同特征:夫妇在性生活时无或几乎无精子进入女性生殖道。

性欲减退、勃起功能障碍、射精障碍是不育症的常见原因。除部分器质性原因外,大部分通过性咨询可以治愈。尿道下裂等解剖学异常由于射出精液距宫颈过远可导致不育。糖尿病、膀胱尿道炎症、膀胱颈部肌肉异常、尿道下裂、手术或外伤损伤神经也可导致不射精或逆行射精。不良的性习惯,如性交过频,应用兴奋剂、润滑剂等也会影响生育。

性功能障碍治疗时,详细问诊、明确诊断是治疗根本。在明确的定位诊断和病因诊断的基础上,制订相应的治疗方案,才可能获得满意的疗效。

一、性欲低下

性欲低下是指持续或反复地对性生活的欲望不足或完全缺乏。大多数完全性性欲低下者每月仅性生活一次或不足一次。虽然部分患者,在配偶要求性生活时可被动服从,但这将严重影响配偶妊娠。生育期男性性欲低下主要与患者的情绪、不良习惯、疾病,以及服用药物等因素有关,针对不同原因导致的性欲障碍可采取相应的治疗方法。

二、勃起功能障碍

(一) 定义

阴茎勃起功能障碍(erectile dysfunction,ED)是男性不能持续获得和保持足够的阴茎勃起从而进行直至完成满意的性生活,发病时间不少于 3 个月。ED 是男性常见的性功能障碍之一,是一种影响身心健康的慢性疾病,不仅影响患者及其伴侣的生活质量,也可能是心血管疾病(cardiovascular diseases,CVD)的早期症状和危险信号。

(二) 病因

勃起是阴茎海绵体平滑肌松弛、阴茎动脉扩张、血流增加和静脉回流受阻等神经支配的血流动力学过程。在这一过程中,任何功能障碍或勃起相关解剖结构的缺陷均可能导致 ED 的发生。ED 的病理生理类型包括心理性、血管性、神经源性、内分泌性、代谢性、解剖、激素、药物等。不同于既往认为 ED 是心因性为主的疾病,目前研究者认为,ED 多是混合性的,部分是心理性因素为主、部分是器质性因素为主。

1. **心理性阴茎勃起功能障碍**　中枢性神经系统异常是心理性 ED 的常见因素。正常骶髓以上中枢的抑制作用被扩大,如 5- 羟色胺等物质,引起大脑对脊髓勃起中枢的直接抑制。外周神经异常也逐渐受到学者重视。交感神经过度活动或外周儿茶酚胺水平增高,增加了阴茎平滑肌的张力,从而影响了海绵体的松弛。

2. **血管性阴茎勃起功能障碍**　根据阴茎勃起的动脉灌注机制和闭塞性机制,将血管性 ED 分为动脉性 ED 和静脉性 ED。动脉粥样硬化会导致阴茎血流灌注障碍,并引起两侧阴部内动脉、阴茎海绵体动脉和阴茎动脉弥漫性病变,导致血管结构阻力增加,细胞外基质增加,从而影响阴茎组织间质和神经结构。高血压引起动脉基础张力水平和肌源性张力水平的增加,提示交感活性增强,引起的动脉狭窄病变会导致 ED。不能达到适度的静脉闭塞(静脉性)是最常见的血管性 ED 的病因。静脉闭塞功能障碍可由多种病理生理过程引起,如白膜退化改变、纤维弹性结构改变、小梁平滑肌松弛缺陷和静脉分流。

3. 神经性阴茎勃起功能障碍 勃起是神经血管性反应,阴茎勃起神经主要分为中枢神经系统和外周神经系统。中枢神经包括脊髓水平和脊髓上神经两个部分。通常触觉诱发的或反射性勃起由脊髓水平的反射弧独立完成,心理性勃起由视觉、幻想或嗅觉刺激引起,涉及脊髓上神经中枢活动。外周神经主要包括骶副交感神经(盆神经)、胸腰段交感神经(腹下神经和腰交感神经链)及体神经(阴部内神经),由副交感神经、交感神经及躯体神经三条通路协同发挥作用。任何影响大脑、脊髓、海绵体和阴部神经功能的疾病或功能障碍都可引起 ED。

4. 内分泌性阴茎勃起功能障碍 各种导致下丘脑 - 垂体 - 性腺激素功能异常的因素,均会导致内分泌性 ED,包括原发性性腺功能减退和继发性性腺功能减退。原发性性腺功能减退是指睾丸功能衰退导致的性腺功能低下,包括克氏综合征、双侧睾丸缺失、创伤、肿瘤、手术、放化疗等先天和后天性因素。继发性性腺功能减退包括特发性性腺功能减退、选择性黄体缺失、高催乳素血症、甲状腺功能等因素。

5. 代谢性阴茎勃起功能障碍 糖尿病是最常见引起 ED 的代谢性疾病。糖尿病通过血管、神经、内皮和心理性并发症而非激素缺乏引起 ED 的发生。糖尿病患者伴神经系统病变者更易发生 ED,此外糖尿病患者冠状动脉粥样硬化(20%)和周围血管病变(5%)的发病率明显比一般人群高,这些也是引起 ED 的诱因。在 12% 的糖尿病男性,性功能损害是首先出现的症状。血脂代谢异常,也是引起 ED 的重要危险因素。

许多药物可引起勃起功能损害和性欲、性兴奋和性欲高潮相关的症状。这些药物包括抗高血压药、精神性药物、抗雄激素药物等。

(三)诊断

1. 病史采集 详细而准确的病史采集在 ED 的诊断和评估中具有重要意义。不仅要详细询问患者的阴茎勃起功能情况,还应尽可能询问患者是否存在导致 ED 的可能病因和相关危险因素,为后续 ED 慢病管理奠定基础。性生活史是问诊的重中之重,包括发病与病程,阴茎勃起状况,婚姻、性伴侣及性交频率,精神、心理、社会、家庭等因素,伴发疾病情况(如全身性疾病、神经系统疾病、生殖系统疾病、内分泌疾病和精神心理疾病等),手术史、药物史和不良生活史等。

2. 勃起功能量表评估与分级 国际勃起功能问卷 -5(IIEF-5)和勃起硬度评估(EHS)是 ED 诊断的重要工具。根据评估结果,ED 的严重程度可分为轻度、中度和重度。

3. 体格检查 除一般体格检查外,常规进行血压、心率及体重检测。体格检查的重点为第二性征、生殖系统及局部神经系统检查。同时,需要进行心血管系统评估与分级和精神心理评估。

4. 实验室检查 实验室检查必须根据 ED 的危险因素和患者的病情进行个性化选择。对一般患者,建议行空腹血糖、血脂、总睾酮等检查。必要时可行黄体生成素、卵泡刺激素、泌乳素、游离睾酮、血常规、血生化、糖化血红蛋白、甲状腺功能等检查。实验室检查可能会发现引起男性 ED 的部分原因及并存疾病。

5. 特殊检查与评估 对于 ED 初诊患者,通过详细地询问病史、体格检查和基本的实验室检查,大多可明确诊断而实施治疗。在下述情况下,可根据具体病情选择特殊检查:常规检查原因不明者;盆腔或会阴部外伤病史;伴阴茎畸形、阴茎硬结症等,可能需要手术矫正;严重的精神性障碍;内分泌疾病;神经系统疾病;医学伦理及司法鉴定需要者;拟行阴茎助勃器植入者。

(四)治疗

治疗 ED 前应对患者进行相应的医学检查,以评估器质性和 / 或心理性因素,尽可能明确 ED 的病因,并采取适合的治疗方法。同时注意患者的心理咨询和心理疏导。

改变患者不良生活方式,是 ED 治疗的首要治疗方法。建立良好的生活习惯,戒烟酒、适度体育运动和规律生活,是接受 ED 治疗的首要前提。同时,全身性疾病的治疗和改善,有助于 ED 的改善和缓解。

药物治疗是 ED 治疗的最简单、最容易接受的方案,也是大多数患者的首选方法。一线治疗首选口服药物为磷酸二酯酶抑制剂(PDE-5i)。国内目前常用的 PDE5 抑制剂包括西地那非、他达拉非和伐地那非,这三种 PDE5 抑制剂的药理作用机制相似,口服后在性刺激状态下能诱发有效勃起,对 ED 患者总体有效率在 80% 左右。PDE5 抑制剂的使用方法包括按需治疗和规律治疗。雄激素替代疗法主要用于内分泌性勃起功能障碍的治疗。雄激素可维持正常男性性欲,同时与男性阴茎夜间勃起有关。各种原因所致的原发性或继发性性腺功能减退症患者往往合并 ED,对这类患者给予雄激素治疗可以增强性欲,同时可以改善勃起功能。睾酮水平较低的 ED 患者,雄激素治疗能改善对 PDE5 抑制剂无反应患者的勃起功能,与 PDE5i 合用可能有协同效应。如效果不理想再考虑逐步升级为二线治疗,甚至三线治疗。非手术治疗效果无效时,也可以选择适当的外科治疗手段,主要包括血管手术和阴茎支撑体植入术。

三、射精障碍

射精障碍包括早泄、不射精症和逆行射精。

(一) 早泄

2013 年,国际性医学学会(International Society for Sexual Medicine,ISSM)关于早泄(premature ejaculation,PE)的定义:①原发性早泄:从初次性交开始,射精往往或总是在插入阴道前或插入阴道后大约 1 分钟以内发生;继发性早泄:射精潜伏时间显著缩短,通常小于 3 分钟。②总是或几乎总是不能控制或者延迟射精。③消极的身心影响,如苦恼、忧虑、沮丧和 / 或躲避性生活等。

1. 病因　经典理论认为 PE 具有心理因素或人际关系基础,很大程度上是由于焦虑或早期仓促性经验导致的调节性改变。目前解释 PE 的多种生物因素包括:中枢神经系统 5-HT 神经递质紊乱、阴茎头敏感性过高、遗传变异、勃起功能障碍与前列腺炎、甲状腺疾病、心理因素等。

2. 诊断

(1)病史及检查:PE 的诊断主要依据病史和性生活史。包括:阴道内射精潜伏时间(IELT)、PE 发生的时间(从第一次性生活开始一直都 PE 或某个时间点后出现 PE)和是否为境遇性(在某种特定环境下或和某一特定伴侣)。IELT 即阴茎插入阴道到射精开始的时间,可以通过秒表测量。此外,还应注意射精的控制力、双方的满意度、性刺激程度、药物的使用和滥用的情况。体格检查的重点是男性外生殖器和第二性征检查,包茎、包皮过长、包皮炎、生殖器畸形等异常。还应该包括全身性疾病评估,如血管、内分泌和神经系统等。

(2)评估问卷量表:为了客观评估 PE,已设计了多种基于患者报告结果的问卷。目前常用的有三种量表,分别是早泄简表(the premature ejaculation profile,PEP)、早泄指数(the index of premature ejaculation,IPE)及早泄诊断工具(premature ejaculation diagnostic tool,PEDT)。

(3)实验室检查:包括性激素检查、前列腺液检查和甲状腺激素(thyroid hormone,TH)检查等。

(4)辅助检查:阴茎神经电生理检查较为客观准确,可区分早泄的神经敏感是来自于交感神经中枢还是外周的阴茎背神经及其分支。使用阴茎神经电生理检查可以测定会阴部各类感觉阈值、诱发电位、阴茎交感神经皮肤反应。

3. 治疗　包括药物治疗、行为心理治疗、外科手术治疗和中医治疗等方法,手术治疗仍属于探索阶段,选择要慎重。

一般情况下,能够在阴道内射精的早泄,对生育影响不大,但是可能降低夫妻性生活质量,可按照早泄指南的诊疗原则进行处理。以五羟色胺再摄取抑制剂为主的药物治疗是 PE 治疗的首选。尽管目前尚无使用 SSRI 类药物引起生育问题的报道,但在使用该类药物治疗期间需密切监测精液参数或用药期间避孕。如持续性严重早泄,尚未插入阴道即射精,治疗效果欠佳时,可选择人工授精先解决生育问题。

(二) 不射精症

不射精(anejaculation,AE)是指患者性生活时完全不能射出精液,出现性交时间的过度延长,往往存在性高潮困难,或者是无高潮、无快感,但这类患者阴茎常能正常勃起和进行性交。

1. 病因　不射精的病因主要分为解剖异常和

器质性因素。解剖结构异常,包括输精管先天性缺损、输精管闭锁、尿道异常。器质性因素是导致不射精症的主要原因,包括脊髓、交感神经损伤,糖尿病及其他神经性疾病。另外,一些药物如 α 肾上腺素阻断剂、镇静药物等也可导致不射精。

2. 诊断 诊断需要依据详细的病史和体检。病史包括性交时有无高潮或射精感、遗精情况,以及既往性生活经验。详细询问患者身体和心理情况,包括手术、服药史和其他系统疾病,特别是有无糖尿病、神经系统疾病等,以及患者的性心理状态。体格检查应关注患者的第二性征,包括睾丸、附睾、输精管、前列腺、精囊等有无异常情况。其他检查还包括内分泌检测、尿流动力学检查、射精后尿液分析、经直肠超声、膀胱镜、CT 等,以及性心理评估。对于神经系统疾病导致的不射精,需要掌握患者神经系统的功能,同时进行阴茎的神经电生理检查。

3. 治疗 不射精症的治疗主要包括病因治疗和对症治疗两种。对不射精症患者的治疗,需要对原发病进行治疗,如脊髓疾患或脊柱损伤、交感神经节损伤、糖尿病、饮酒或服用镇静安定药物等。对症治疗具体方法包括心理及性教育、性行为、药物及中医治疗。

阴茎震动器(penile vibration)也可用于这类患者的治疗。如果有生育需要,可通过电刺激诱导射精收集精液,然后行人工授精。对药物治疗或刺激取精无效时,可选择经皮穿刺附睾取精术(percutaneous epididymal sperm aspiration,PESA)或经皮穿刺睾丸取精术(transepithelial sperm aspiration,TESA)获取精子 ART 治疗解决生育问题。

（三）逆行射精

逆行射精(retrograde ejaculation)是指精液不从尿道外口射出,而是逆行射入膀胱,但阴茎可勃起,也存在性高潮感和射精动作。逆行射精所导致的不育症,约占所有不育症患者的 0.3%~2%。

1. 病因 包括解剖结构异常或先天性疾病、尿道病变、手术损伤、神经因素、药物因素、特发性因素。其中,经尿道前列腺切除术导致逆行射精发生的频率较高。

2. 诊断 射精后取尿液检查精子是诊断的金标准。另外通过询问手术、外伤、服药,以及有无糖尿病史可寻找发病原因。

3. 治疗 积极控制原发性疾病,或停用容易导致逆行射精的药物,是治疗的首要选择。逆行射精的药物治疗尚不明确,包括左旋多巴、麻黄素、伪麻黄碱、丙咪嗪等。对于明确存在解剖异常的逆行射精患者,需要进行手术治疗。

对于有生育需求的患者,可收集碱化的性交后尿液(pH 在 7.6~8.0 之间,渗透压在 300~500mOsm/l 之间),获取精子 ART 治疗。对于排出尿液中精子无法满足 ART 所需也可以通过插入导尿管从膀胱尿液中获取,或者用培养液冲洗膀胱获取。尽量缩短精子准备的时间可能提高精子质量。必要时,可手术从睾丸或附睾中获取精子进行 ART 治疗。

(卢文红)

第七节 精子功能异常

男性不育症的精液常表现为少、弱、畸形精子症(oligozoospermia,asthenozooapermia,teratozoospermia,OAT),约 10%~15% 表现为无精子症(azooseprmia)。少、弱、畸形精子症分别指精子浓度、活动率和正常形态率低于《WHO 人类精液分析与处理实验室手册》第 5 版设定的相应参考值下限。少、弱、畸形精子症很少单独存在,当三者同时出现时,称少弱畸形精子综合征(oligoasthenoteratozoospermia syndrome,OAT syndrome)。无精子症指精液中未发现精子。《WHO 人类精液分析与处理实验室手册》第 5 版建议,精液离心(3 000g × 15 分钟)后在显微镜高倍视野下未见精子确定为无精子症。通常需要至少 2 次精液分析,才确定少、弱、畸形精子症和无精子症。

一、少、弱、畸形精子症和无精子症的病因诊断

通过病史询问、体格检查、实验室检查和其他辅助检查,大约 40%~60% 的少、弱、畸形精子症和约 30% 的无精子症可发现致病因素。未能发现明确致病因素的为特发性 OAT 和特发性无精子症。

（一）年龄

从 37~40 岁开始，男性精子活动率、精液量、浓度、正常形态率逐渐下降，而精子 DNA 损伤则逐渐升高。因此，男性高龄可导致 OAT。

（二）生活和环境因素

肥胖、药物滥用、吸烟和酗酒等不良生活方式和环境毒物等可导致精液质量下降，但较少导致无精子症。

（三）全身系统性疾病

全身性疾病可直接影响精子发生和副性腺功能导致 OAT，包括糖尿病、甲状腺功能亢进和肝、肾衰竭等消耗性疾病。发热超过 38.5℃可抑制精子发生，最长可达 6 个月，甚至会出现短暂的无精子症。因此 6 个月内有过高热需要考虑其可能是导致 OAT 甚至无精子症的原因，应在 6 个月后再次复查精液检查以确认或排除精子异常是由高热所致。

（四）医源性原因和药物

药物、放化疗和手术因素可能导致精子异常。影响精子发生的药物，包括西米替丁、柳氮磺胺吡啶、螺内酯、呋喃妥因、秋水仙碱，以及高剂量的类固醇、雄激素和抗雄激素、孕激素、雌激素和 LHRH 拟似剂或拮抗剂等激素类药物。这些药物对精子的影响取决于药物类型、使用剂量和时间，通常大部分仅引起可逆性的 OAT，少有导致无精子症。化疗和生殖器官范围的放疗则可能导致不可逆的睾丸生精障碍，导致严重 OAT 或无精子症。

疝气修补手术特别是年幼时手术可能误伤输精管，导致输精管部分或完全梗阻。其他累及生殖器官的手术也应考虑是否会导致输精管道异常。部分梗阻可导致 OAT，而完全的梗阻则导致梗阻性无精子症。

（五）精索静脉曲张

临床型精索静脉曲张是导致 OAT 的常见原因之一。严重的可导致无精子症。通过阴囊体检可发现临床型精索静脉曲张，怀疑亚临床型精索静脉曲张可予以阴囊超声检查，但亚临床型精索静脉曲张是否引起 OAT 仍无定论。

（六）睾丸损伤

睾丸扭转和外伤可导致单侧或双侧睾丸萎缩而影响精子生成导致 OAT，严重的双侧睾丸萎缩可导致无精子症。

（七）生殖器官和生殖道炎症

睾丸炎可导致睾丸萎缩而导致 OAT 或无精子症。附属性腺感染可通过病原体、ROS 和炎症介质及其继发的附属性腺分泌异常和输精管道梗阻导致 OAT，严重的可导致梗阻性无精子症。

（八）睾丸下降不全

睾丸下降不全是先天性异常，单侧多见。由于睾丸位于阴囊以外部位，较高的温度可导致睾丸萎缩、曲细精管退化导致 OAT 或无精子症。睾丸下降不全可有既往睾丸下降固定术病史或体检发现一侧或两处阴囊空虚。通过体检，必要时行腹股沟和盆腔 B 超可明确诊断。

（九）内分泌异常

下丘脑 - 垂体 - 性腺轴异常导致的继发性性腺功能低下和高泌乳素（PRL）血症，可引起 OAT，甚至无精子症，可有性功能和射精异常表现。继发性性腺功能低下的内分泌特征是 T 水平低伴有正常或低 FSH 水平，少数表现为单独的 FSH 或 LH 缺乏。头颅 CT 或 MRI 检查可发现部分患者有垂体肿瘤、囊肿、垂体柄异常或空蝶鞍等下丘脑病变，为获得性 HH。大部分患者未能发现影像学异常，为特发性 HH（IHH），包括有嗅觉异常的 Kallmann 综合征和不伴有嗅觉异常的 IHH。高 PRL 血症可导致 HH，可以是特发性的，也可以是由于垂体瘤或微腺瘤分泌 PRL 所致。甲状腺功能亢进和减退也可能导致 OAT。

（十）遗传异常

染色体数目或染色体结构异常，可引起 OAT。累及 Y 染色体的染色体结构异常可引起生精功能障碍，导致无精子症。Y 染色体微缺失（AZF）可引起生精功能障碍，AZFa 和 b 缺失通常导致支持细胞综合征和生精阻滞，AZFc 缺失对生精功能的影响可为生精低下、生精阻滞和支持细胞综合征。因此，AZFa 和 b 缺失临床表现为无精子症，而 AZFc 缺失可表现为少精子症或无精子症，有时甚至表现为正常精子。重度少精子症（<5×10⁶/ml）和无精子症应常规行染色体核型分析和 Y 染色体微缺失检测，确定是否存在染色体核型异常和 AZF 缺失。

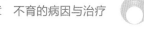

（十一）输精管道梗阻

输精管道梗阻可为双侧完全性梗阻或不完全性梗阻。完全性梗阻表现为无精子症，主要见于先天性输精管道发育异常，如先天性附睾发育异常、先天性双侧输精管缺如、较大的前列腺囊肿，以及较严重的睾丸网、附睾、输精管、精囊和射精管炎症和手术损伤。不完全性梗阻则表现为少精子症，可见于睾丸网、附睾、输精管和射精管轻度或较短时间的炎症或射精管较小囊肿。体检可发现附睾和输精管的异常。直肠超声检查有助于梗阻部位的诊断，可发现射精管囊肿或精囊增大或发育不良。阴囊超声可发现附睾结节和附睾网扩张等梗阻迹象。精浆生化检查对确定梗阻部位也有一定帮助，α 中性糖苷酶下降提示梗阻部位在附睾尾部以下或输精管，低果糖和低 pH 提示射精管梗阻，血清 FSH 通常正常。

体检、精液检查和超声等检查提示有输精管道梗阻，精液指标为 OAT 但有较大波动，有时甚至为正常，可考虑不完全输精管道梗阻性 OAT。精液检查为无精子症可考虑梗阻性无精子症。通常诊断的确立需要睾丸活检提示正常生精功能。输精管造影也有助于诊断，但由于其医源性损伤可能导致继发梗阻，故现已少用。

二、少弱畸形精子症的治疗

OAT 的治疗应首先考虑病因治疗，未能行病因治疗的 OAT 和特发性 OAT 常采用经验性药物治疗，ART 可作为最后的治疗手段。应注意的是，在对男性 OAT 进行治疗前，需要对女性进行生育力评估。这应作为选择 OAT 治疗方案及其治疗疗程的重要参考。

大量研究已表明，肥胖、药物滥用、吸烟和酗酒等不良生活方式等可导致 OAT。尽管没有直接的研究证据表明改变生活方式可以纠正 OAT，仍建议 OAT 患者在进行不同治疗的同时，应纠正这些不良因素。对于各种药物引起的 OAT，应与原发病治疗医生协作，在不影响原发疾病治疗的前提下，停用或换用对精子影响小的药物。

（一）针对病因的手术治疗

手术治疗主要针对由于精索静脉曲张和前列腺囊肿导致的射精管部分梗阻所致的 OAT。精索静脉曲张手术适用于临床型精索静脉曲张和伴有睾丸萎缩的青少年精索静脉曲张患者。不推荐对亚临床型精索静脉曲张行手术治疗。手术可改善临床型精索静脉曲张患者的精液常规指标和精子 DNA 完整性，也可提高自然妊娠率。WHO 组织的一项多中心前瞻随机研究表明，中度精子异常的 II 和 III 度精索静脉曲张术后显著提高了妊娠率和获得妊娠时间（TPP）。精索静脉曲张手术的方式有多种，显微外科精索静脉结扎术可能治疗效果更佳。

前列腺囊肿导致的 OAT 可通过经尿道囊肿去顶术或囊肿切除术而改善精液指标。非交通性囊肿还可以在超声下行囊肿穿刺或硬化治疗，也有助于纠正 OAT。

成年后行睾丸下降手术对睾丸下降不全导致的 OAT 没有明显效果，但可减少隐睾恶变风险。

（二）针对病因的药物治疗

内分泌因素导致的 OAT 可采用相应的内分泌药物治疗。HH 可以采用 HCG 和 HMG 或 FSH 序贯治疗。常用的方案是先采用 HCG 2 000~5 000IU 每周 2 次肌内注射，4~8 周后在间质细胞恢复睾酮分泌并在睾酮水平达正常近上限时加用 HMG 150IU，每周 2 次肌内注射。每 3~6 个月复查精液。通常大部分患者会出现精液指标改善。HH 治疗后精液指标即使未达参考值以上也有较大自然妊娠机会。因此如女方检查正常，应鼓励试孕 1 年以上。

高泌乳素血症可以采用溴隐亭治疗。甲状腺功能异常应予以相应的药物治疗。

（三）经验性药物治疗

经验性药物治疗主要针对特发性 OAT。未能予以有效病因治疗的 OAT，如隐睾和慢性生殖道炎症等，也可予以经验性药物治疗。经验性治疗药物较多，但大部分药物的临床治疗效果未获循证医学证据支持。在采用经验性药物治疗时应注意：医生在采用这些治疗时，应告知患者其治疗效果的局限性。很多药物是超适应证（off-label）用药，应知情告知患者；应选择轻中度 OAT 进行治疗，严重 OAT 的治疗效果差；合理选择经验性治疗药物，不应盲目联合使用过多药物。疗程通常应在 3~6 个月，不应长期盲目治疗,特别在女方存在生育力低下的情况下。注意疗效随访,精液指标可作为 OAT 治疗的疗效评估指标,但自然生育是最佳评估指标。建议将精子 DNA 损伤也作为疗效评价指标,因为即使常规精液指标改善,精子 DNA 完整性未获明显改善也将提示自然生育概率较小。

1. 抗氧化制剂 大约 30%~80% 的男性不育患者精浆存在氧化应激异常,这是采用抗氧化治疗的理论基础。文献报道了很多抗氧化制剂,包括锌、硒、叶酸、辅酶 Q_{10}、维生素 C 和维生素 E、谷胱甘肽、N- 乙酰半胱氨酸、左卡尼汀、番茄红素和虾青素等。大部分上述抗氧化剂为活性氧清除剂,而左卡尼丁和辅酶 Q_{10} 的抗氧化机制则为改善线粒体功能,减少活性氧产生。活性氧清除剂结合减少活性氧产生的抗氧化剂可能会产生较好的抗氧化作用。临床上可联合使用番茄红素每天 20~40mg 或虾青素每天 4~8mg 和左卡尼汀每天 2~3g 进行抗氧化治疗。建议在抗氧化治疗前测定精浆的氧化应激水平,对异常增高的 OAT 予以抗氧化治疗。研究表明,抗氧化治疗可改善精子活力,对减低精子 DNA 损伤作用更为显著。最近的 Cochrane 综述和荟萃分析表明,抗氧化治疗男性不育症可以提高精子活力,改善活产率,但纳入研究的证据级别较低。因此,需要更多的研究证实抗氧化制剂在男性不育症中的临床应用价值。

2. 促性腺激素 常用方法是尿源或重组 FSH 或 HMG 每次 150IU,每周 2 次,持续 3 个月以上。最近的一项荟萃分析纳入 15 个研究,FSH 治疗组和对照组各 614 和 661 例,发现 FSH 提高了自然妊娠率和 ART 的妊娠率,尿源或重组 FSH 显示同样的结果。但需要更多的前瞻随机研究证实。

3. 抗雌激素类药物 抗雌激素类药物包括克罗米芬和他莫西芬,是临床上最常用的治疗少精子症的药物。其机制是结合下丘脑雌激素受体,减低雌激素对下丘脑 GnRH 的负反馈抑制,增加 GnRH 脉冲和垂体分泌 FSH 和 LH。最近的一项荟萃分析,纳入了 11 项随机对照研究,发现抗雌激素治疗显著提高了特发性 OAT 的精子浓度和活动率,也提高了自然妊娠率。这项研究还发现,克罗米芬 25mg 每天无明显作用。故建议方案为克罗米芬 50mg 每天或他莫西芬 20~30mg 每天,连续治疗 3~6 个月。

4. 雄激素 雄激素也是既往常用的治疗特发性 OAT,特别是少精子症的药物。但目前的研究结果显示其未能改善精液质量,因此单独雄激素治疗现已少用。一些研究采用小剂量雄激素结合他莫西芬认为可提高精子浓度和活力,但需要更多研究证实。

5. 芳香化酶抑制剂 芳香化酶抑制剂可抑制芳香化酶活性,减少雄激素向雌激素转化,降低雌激素对垂体分泌 FSH 和 LH 的负反馈抑制,增加垂体分泌 FSH 和 LH。常用的芳香化酶抑制剂是来曲唑,使用方法是每天 2.5mg,共 3 个月。一些研究发现血睾酮 / 雌激素比例下降的 OAT 患者使用来曲唑可显著改善精液指标。

6. 中药 在辨证论治的情况下,中药可能改善 OAT 的精液指标和提高自然妊娠率。

(四) OAT 的辅助生殖技术治疗

辅助生殖技术是 OAT 的最后治疗手段。在女方年龄小于 35 岁并不伴有影响生育力因素的情况下,可以在一定时间内尝试非辅助生殖技术的治疗。但当女方年龄大于 35 岁或伴有卵巢功能下降趋势,应尽早考虑采用辅助生殖技术。根据精液指标、精子 DNA 损伤程度和女方配偶的检查情况,选择 IUI、IVF 或 ICSI 治疗。

有报道 OAT 在采用精液精子 ICSI 多次失败的情况下,特别是精子 DNA 损伤增高时,采用睾丸精子行 ICSI 可以获得更高的临床妊娠率和活产率。研究表明,睾丸精子的精子 DNA 损伤程度通常低于精液精子。目前,仍缺乏设计良好的前瞻性随机对照研究证实这一治疗方法的效果。但对反复 ICSI 治疗失败又未能发现明显其他失败原因的 OAT 患者,可尝试采用 TESE 获取睾丸精子行 ICSI 治疗。

三、特殊类型 OAT 的诊断和治疗

(一) 完全无活动精子症和死精子症

常规精液检查发现无活动精子需要采用精子低渗肿胀试验或伊红染色鉴别完全无活动精子症和死精子症。通常需要进行多次的精液检查,对短

时（2~4 小时）禁欲后的精液进行精液分析有时会发现少量的活动精子。

纤毛不动综合征是一种常见的完全无活动精子症，是一种常染色体隐性遗传病。临床有慢性鼻窦炎、支气管炎等呼吸道纤毛功能缺失的表现，部分患者可有内脏翻转。精液检查可为 100% 无活动精子症，但存活率正常。根据临床表现和精液检查结果，诊断并不困难。精子透射电镜检查可明确发现鞭毛 9+2 结构异常。死精子症的可能病因较多，可能与输精管道感染、附睾运输异常、精浆活性氧、毒性物质和代谢异常有关。其病因诊断则较为困难。

完全无活动精子症和死精子症通常需要 ICSI 治疗。治疗前建议行精子 DNA 损伤检测，死精子症会有严重的精子 DNA 损伤。精子 DNA 损伤正常的完全无活动精子症，可以采用精液精子行 ICSI，可通过精子低渗肿胀试验、乙酮可可碱激活、激光或偏振显微镜选择活精子行 ICSI 治疗。高精子 DNA 损伤的死精子症则需要采用睾丸精子行 ICSI，但可以先尝试短时取精在精液中寻找活动精子。纤毛不动综合征在 ICSI 治疗前应予以遗传咨询。

（二）遗传异常导致的特殊畸形精子症

圆头精子症（globozoospermia）是一种较为少见的特殊类型的畸形精子症。精子形态分析可发现精子头为圆形和顶体缺乏，部分伴有中段异常。精子形态分析可予以确诊。圆头精子症是遗传异常所致，可能与 SPATA16、PICK1 和 DPY19L2 基因突变或缺失有关。大头精子症（macrozoospermia）指大部分精子的精子头体积增大，常伴多尾。大头精子症精子常为二倍体。目前，发现其与 AURKC 基因突变有关。圆头精子症只能行 ICSI 治疗，但通常 ICSI 受精率较低，需要行卵子人工激活。一些圆头精子症可能存在正常头部形态精子，仔细寻找正常形态精子行 ICSI 可以提高受精率和临床妊娠率。大头精子症如找到正常头部形态精子，同时精子 FISH 表明存在较大比例的单倍体精子，可行 ICSI 结合 PGS 治疗。否则不建议行 ICSI 治疗。

四、无精子症不育的治疗

对于手术解除梗阻、恢复输精管道通畅成功率较高的梗阻性无精子症（obstructive azoospermia, OA），应首选手术治疗。梗阻多发、范围较广导致手术复通率较低和手术复通失败的 OA 可采用睾丸或附睾取精结合 ICSI 的治疗。非梗阻性无精子症（non-obstructive azoospermia, NOA）的睾丸可能存在局灶的正常生精组织，因此可采用睾丸取精行 ICSI 治疗。目前，文献报道除 AZFa 和 b 缺失及累及 Y 染色体的染色体结构异常外的各种原因的 NOA 都有机会通过外科取精获取精子。

（一）梗阻性无精子症的手术治疗

OA 手术治疗的术式根据梗阻部位和原因而定。输精管结扎和误扎后复通可采用输精管吻合术。附睾获得性梗阻可采用输精管附睾吻合术，射精管囊肿可采用经尿道射精管切开术或囊肿切除术，射精管狭窄或梗阻可采用经尿道射精管切开术。

1. 外科取精方法 外科取精可采用经皮穿刺或开放的方式行附睾或睾丸精子获取。外科取精可在预定取卵日前一日或取卵日进行。外科获取精子行 ICSI 后多余精子可予冷冻保存。

（1）经皮附睾穿刺（percutaneous epididymal aspiration, PESA）：适用于不能行外科修复手术或手术失败的附睾有肿大的 OA。PESA 操作简单，手术时间短，一侧附睾可多次重复手术。但有潜在附睾损伤导致医源性梗阻可能，对于有可能将来行手术复通的梗阻性无精子症不建议首选。

（2）显微外科附睾精子获取术（microsurgical epididymal sperm aspiration, MESA）：是在手术显微镜下切开附睾管，抽吸管内附睾液，获得的附睾液血细胞较少，精子质量较好，ICSI 后多余精子冷冻效果较好。对输精管结扎或附睾炎症梗阻患者，MESA 可同时行显微外科重建手术。MESA 适用于 OA，但由于 OA 通过 TESA 就可以简单方便地获得睾丸精子，此手术方法现已少用。

（3）经皮睾丸精子抽吸术（testicular sperm aspiration, TESA）：是最常见的睾丸取精方法，操作简单，术时短，可重复使用。文献报道了各种经皮睾丸精子获取术，主要差别在于采用穿刺针的直径大小不同或采用可特制的活检取材针。通常 OA 患者仅行单侧 1 个穿刺点就可获得足够的睾丸组织和精子行 ICSI。但 NOA 采用 TESA 的精子获取率较低。

(4) 睾丸切开精子获取术(testicular sperm extraction,TESE):取精有两种方式,常规 TESE 的手术过程类似开放睾丸活检手术,切开白膜后切取睾丸组织。另一种是在显微外科手术镜下获取睾丸组织,称为 Micro-TESE(microsurgical TESE)。由于局灶的有精子生成的曲细精管直径较粗、透明度较低,在显微外科手术镜下获取这样的曲细精管提高了 NOA 的精子获取率。近年来,Micro-TESE 已广泛用于 NOA 的睾丸精子获取。由于在显微外科手术镜下分离曲细精管,术后并发症较少。

(二) 非梗阻性无精子症取精前药物治疗

文献报道,NOA 行显微外科手术的精子获取率虽达 35%~77%,但仍有较多精子获取失败的 NOA。最近有研究发现血清 FSH 正常的 NOA 在术前使用 FSH 可以将精子获取率从 34% 提高到 64%。也有报道采用来曲唑提高了 NOA 睾丸取精的精子获取率。对于 NOA,可在患者知情同意下尝试这些治疗以提高精子获取率。

(黄学锋)

第八节 免疫因素

一、自身免疫

自身免疫是指机体免疫系统针对自身抗原产生免疫应答的现象。生理状态下,自身免疫通过生成低水平的抗体和致敏淋巴细胞,协助清除和降解体内衰老、凋亡或畸变的自身抗原,并调节免疫应答平衡,维持机体内环境的稳定。一旦自身免疫发生异常,产生自身抗体滴度超过一定水平,就会诱发一系列的自身免疫疾病,造成病理性改变和功能障碍。胚胎是一种同种半异体移植物,母体免疫系统对胚胎抗原的精密调控是妊娠建立和维持的基础。近年来的研究也表明,自身免疫性疾病与复发性流产(recurrent miscarriage,RM)、反复种植失败(repeated implantation failure,RIF) 等不良妊娠结局存在密切的相关性,如抗磷脂抗体综合征(antiphospholipid syndrome,APS)、系统性红斑狼疮(systemic lupus erythematosus,SLE)、自身免疫性甲状腺病(autoimmune thyroid disease,AITD)等。自身抗体异常与不良妊娠结局的相关性和潜在致病机制也逐渐阐明。自身抗体可分为非器官特异性抗体和器官特异性抗体,前者主要包括抗磷脂抗体(antiphospholipid antibodies,aPL)、抗核抗体(antinuclear antibody,ANA),后者主要包括抗甲状腺抗体(antithyroid antibody,ATA)等。

(一) 抗磷脂抗体

1. 抗磷脂抗体种类 抗磷脂抗体种类是一类针对各种带负电荷磷脂及其结合蛋白成分而产生的异质性自身抗体的总称。磷脂主要包括心磷脂、磷脂酰乙醇胺、磷脂酰肌醇、磷脂酸、磷脂酰甘油、磷脂酰丝氨酸等。磷脂结合蛋白主要包括 β_2 球蛋白 I(β_2-glycoprotein I,β_2-GPI)、凝血酶原、蛋白 C、胎盘抗凝蛋白(placental anticoagulant protein)及血小板和内皮细胞抗原等。目前发现的 aPL 有 20 余种,最常见的 aPL 抗体检测目标包括狼疮抗凝物(lupus anticoagulant,LA)、抗心磷脂抗体(anticardiolipin antibody,ACA)、抗 β_2 糖蛋白 I 抗体(anti-β_2 glycoprotein I antibody,a-β_2GPI)和抗磷脂酰丝氨酸抗体(antiphosphatidylserine antibody,aPS)等。

2. 抗磷脂抗体的临床意义 目前关于 aPL 与不良妊娠结局的相关性存在着一定的争议。不明原因的不育症、RIF、RM、胎儿生长受限(fetal growth restriction,FGR)、先兆子痫(preeclampsia,PE)、死产及栓塞性疾病等患者的 aPL 阳性率显著高于可孕女性。但也有一些研究报道,aPL 阳性率与 IVF 的临床妊娠率、活产率及 PE 的发生无明显相关性。aPL 与生殖障碍存在的争议主要与 aPL 的检测标准有关,有些研究主要检测 ACA、LA,而另一些研究则纳入了更广泛的 aPL 检测指标。此外,不同试剂盒和方法学对 aPL 检测结果影响较大。aPL 可见于恶性肿瘤、感染性疾病和某些药物使用后,甚至部分健康人群中亦可出现。根据最新的 aPL 检测国际共识指南:aPL 的阳性结果需至少两次检测为阳性方可确认,且每次需要至少间隔 12 周,aPL 持续阳性是 APS 重要的实验室诊断标准。约 50% 的 APS 孕妇可出现妊娠并发症。因此,在生殖障碍患者中检测血清 aPL 对 APS 等自身免疫性疾病的预警、早期诊断与鉴别诊断、病情评估等有着重要的价值。

3. 抗磷脂抗体导致不良妊娠结局的可能机制 经典的理论认为,aPL 主要通过蜕膜血管病变和胎盘血栓形成,使胎儿缺血死亡而流产。aPL 能够从多条途径诱发血栓的形成:①aPL 能够与内皮细胞表面的 β₂-GPI 结合,干扰 β₂-GPI 的抗凝血功能,诱导内皮细胞向促凝和促炎性的表型转化;②aPL 能够上调内皮细胞和血液中单核细胞的组织因子(tissue factor)的表达,促进白细胞和血管内皮细胞的黏附,促进细胞因子的释放以及前列腺素 E_2(PGE₂)合成;③aPL 能够识别血小板上的磷脂结合蛋白,在其他激动剂的诱导下,加剧血小板聚集、黏附和活化;④aPL 能够通过抑制抗凝物的活性、影响纤维蛋白溶解、损伤 annexin V 的结构,影响血液中涉及凝血级联反应的物质。

"二次打击(two hit)"假说认为,上述因素是血栓形成的必要非充分条件,从而解释部分患者血液中高滴度 aPL 阳性但长期无症状的现象。具体而言,血栓形成需要两步:aPL 抗体阳性提供了"第一次打击(first hit)",使血液处于高凝状态;其他促凝因素(通常是一些炎症反应事件,如高雄激素状态、外科手术、感染或补体的激活等)提供了"第二次打击(second hit)"。内皮细胞的损伤和血栓形成,导致排卵期子宫或胎盘的血氧供给不足,从而引起种植失败或早期流产(图 3-8-1)。

此外,aPL 还可能通过直接干扰滋养层细胞的功能,诱发不良妊娠结局。aPL 与滋养层细胞表面 β₂-GPI 糖蛋白结合,扰动滋养层细胞的细胞膜,导致滋养层细胞功能发生改变,诱导滋养层细胞损伤和凋亡,抑制滋养层细胞的增殖和合体滋养细胞的形成,降低人绒毛膜促性腺激素(human chorionic gonadotropin,HCG)的分泌,干扰生长因子的分泌,降低滋养层细胞的侵袭能力等。此外,aPL 还可能与蜕膜细胞结合诱发炎症反应,aPL 与胎盘结合后,活化经典的补体途径产生 C5a 和 C5b,C5a 能够招募并活化中性粒细胞、单核细胞和血小板,促进凝血级联反应,同时释放促炎介质,对滋养层细胞直接造成损伤。C5b 结合于细胞表面形成膜攻击复合物,直接导致细胞膜受损(图 3-8-2)。

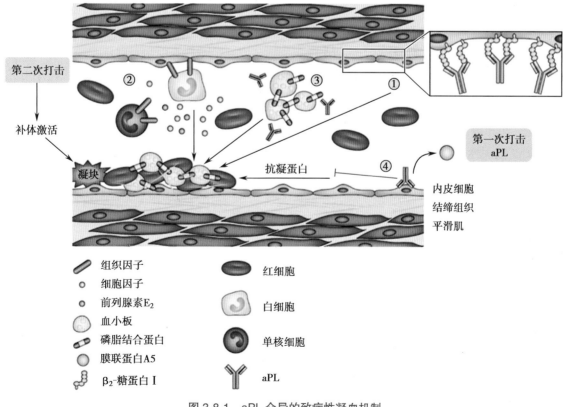

图 3-8-1 aPL 介导的致病性凝血机制

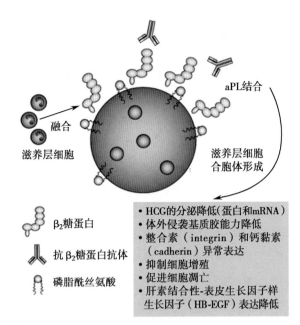

图 3-8-2 aPL 对滋养层细胞的影响

（二）抗核抗体

1. 抗核抗体种类 抗核抗体（antinuclear antibodies，ANA）的传统定义是一组针对自身细胞核内脱氧核糖核酸（DNA）、核糖核酸（RNA）、蛋白质或这些物质的分子复合物的抗体总称。现代定义为抗细胞内所有抗原成分的自身抗体的总称,涉及的 ANA 靶抗原包括细胞核、细胞浆、细胞骨架、细胞分裂周期蛋白等整个细胞成分。

常见的 ANA 包括抗 SSA 抗体、抗 La/SSB 抗体、抗 Sm 抗体、抗 RNP 抗体、抗 Scl-70 抗体、抗 Jo-1 抗体、抗 DNA 抗体、抗组蛋白抗体和抗着丝点抗体。显微镜下 ANA 的核型包括均质型、颗粒型、核膜型、核仁型和着丝点型等。ANA 在风湿病学研究中受到广泛关注,在多种不同的自身免疫性疾病中呈现不同程度的阳性率。最常出现 ANA 升高的疾病包括 SLE、类风湿性关节炎、干燥综合征等,但上述自身免疫性疾病的诊断还需要结合临床资料综合分析。最近在生殖免疫学领域中的研究表明 ANA 可能与女性不育有关。

2. 抗核抗体的临床意义 抗核抗体在普通人群中主要见于低滴度,且阳性率约为 5%~24%。不育症患者的 ANA 阳性率显著升高,约为 28%~40%,并且高滴度患者（滴度 ≥ 1∶320）约占 1/3。Cavalcante 等的荟萃分析总结了采用间接免疫荧光法测定 ANA 的研究,发现 RM 患者（$n=1\,400$）的 ANA 阳性率显著高于对照组（$n=1\,080$）。Zeng 等则分析了 11 篇 IVF/ICSI 患者 ANA 阳性与临床结局的相关性,发现 ANA 阳性患者临床妊娠率和胚胎种植率低于 ANA 阴性患者,流产率则高于 ANA 阴性患者。子宫内膜异位症患者中,ANA 阳性率约为 29%~47%。卵巢早衰（premature ovarian failure,POF）患者的 ANA 阳性率约为 10%~40%。在行辅助生殖治疗的患者中,ANA 阳性的患者促排卵过程中总 Gn 药物剂量明显增加的同时,M Ⅱ 卵子比例、2PN 胚胎比例、卵裂率和可利用胚胎以及优质胚胎数量降低,且流产率显著提高。也有一些研究表明,不育患者的 ANA 阳性率与不良妊娠结局无关。Qing Z 等发现抗核抗体滴度 ≤ 1∶320 与滴度 > 1∶320 患者的胚胎种植率、临床妊娠率及早期流产率相似。Chen S 等发现 RM 患者的 ANA 阳性率显著高于对照组,但是低滴度的 ANA 与 RM 关系不大。

值得注意的是,ANA 的形成是机体活跃的自身免疫状态所致。感染、外伤、流产等原因导致免疫屏障破坏,淋巴细胞活化,形成抗核抗体的靶标抗原,因此在几乎所有的自身免疫性疾病或自身免疫活跃相关状态下都可以发现,这种自身免疫异常不一定导致流产,与胎儿安危无明显相关。因此 ANA 并非是 RM 的适宜筛查指标。

由于 ANA 的复杂性和多样性,抗核抗体的实验性检测往往需要多种方法进行结合。ANA 常用的测定方法包括放射免疫法、免疫印迹法、酶联免疫吸附试验法（enzyme linked immunosorbent assay,ELISA）和间接免疫荧光法（indirect immunofluorescent assay,IFA）。

3. 抗核抗体导致不良妊娠结局的可能机制 抗核抗体可能是通过干扰卵子成熟或细胞的新陈代谢而影响妊娠的。抗着丝粒抗体（anticentromere antibody）能够干扰卵细胞的成熟,损伤胚胎卵裂潜能,进而降低胚胎质量影响胚胎早期发育。此外,ANA 中的抗 DNA 抗体和抗核酸核蛋白抗体能穿过细胞膜进入活细胞中,干扰细胞的新陈代谢,进而影响 IVF-ET 过程中胚胎的着床能力,导致着床失败或着床后早期妊娠丢失。ANA 还可与 RNA 相关抗原结合引起 RNA 转录障碍,并影响 DNA

复制。ANA 与抗原产生的免疫复合物可沉积于蜕膜血管,使蜕膜血管受损,引起胎盘炎症,包括绒毛炎、绒毛间质炎和蜕膜炎,而导致流产(图3-8-3)。

(1)生理状态下母体 IgG 能够穿过胎盘屏障。

(2)胎盘 IgG 依赖 Fc 受体(fcreceptors,FcR)发生转胞吞作用。

(3)母体 IgG 必须穿过合胞体滋养层,才能到达胎儿的血管内皮处,进入胚胎循环系统。

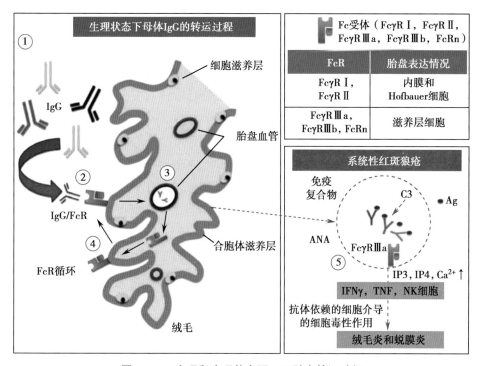

图 3-8-3　生理和病理状态下 IgG 胎盘转运过程

(4)当 FcR 将 IgG 转运穿过胎盘屏障后,FcR 能够再循环,形成新的 IgG/FcR 复合物。

(5)系统性红斑狼疮(SLE)免疫复合物(immune complex,IC)能够在 FcγRⅢa 介导下沉积于胎盘,并且诱导信号转导,增加细胞内 Ca^{2+}、IP_3(inositol-1,4,5-triphosphate)、IP4(inositol-1,4,5-phosphatidylinositol)的水平,进而促进 IFN-γ(interferon-γ,IFN-γ)和 TNF(tumour necrosis factor)的激活,导致绒毛炎和蜕膜炎的发生。

(三)抗甲状腺抗体

1. 抗甲状腺抗体种类　抗甲状腺抗体(antithyroid antibody,ATA)是一组以自身甲状腺组织作为靶抗原的自身抗体,主要包括抗甲状腺过氧化物酶抗体(thyroid peroxidase antibody,TPO-Ab)和甲状腺球蛋白抗体(thyroglobulin antibody,TG-Ab)。甲状腺过氧化物酶(TPO)是甲状腺激素合成过程中的关键酶,是甲状腺微粒体的主要成分,具有特殊的免疫学活性。当甲状腺发生病变时,滤泡细胞结构受到破坏,TPO-Ab 由甲状腺滤泡细胞边缘向外周溢漏,作为自身免疫性甲状腺疾病(AITD)的一种重要的自身抗原,刺激补体和抗体依赖性细胞介导的细胞毒性作用,对甲状腺造成免疫性损伤。甲状腺球蛋白(TG)抗原由甲状腺上皮细胞产生并贮存于甲状腺滤泡中,正常情况下 Tg 在甲状腺细胞内循环,病理状态下分泌或溢漏到血液中产生 TG-Ab。甲状腺自身免疫(thyroid autoimmunity,TAI)是女性常见的自身免疫紊乱,影响 5%~20% 的育龄女性。但是 TAI 与不育女性之间的临床相关性仍存在争议。

2. 抗甲状腺抗体的临床意义　在普通育龄妇女中,ATA 阳性率约为 5%~15%,而不育症患者中 ATA 阳性率约为 10%~31%,其阳性率较普通人群升高。但是目前 ATA 与辅助生殖妊娠结局治疗后的相关性仍存在一定争议性。Chen L 等的荟萃分析指出 ATA 阳性是自发性流产的风险性因素。Zhong Y 等的队列研究表明 ATA 阳性的女性与 ATA 阴性的女性相比,其受精率(64.3% *vs.* 74.6%)、种植率(17.8% *vs.* 27.1%)和妊娠率(33.3% *vs.* 46.7%)显著降低,同时流产率(26.9% *vs.* 11.8%)显著升高。与此相对的是,Tan S 等及 Unuane D 等的研究表明,甲状腺功能正常的女性,TPO-Ab 和 / 或 TG-Ab 阳性对 IVF-ICSI 的单次以及累计妊娠结局的影响并不显著。HeH 等的荟萃分析指出,单纯的 ATA 阳性与否与甲状腺功能正常患者的辅助生殖临床妊娠率、流产率和活婴出生率无关,但对于甲状腺功能未知的患者,ATA 阳性患者的流产率显著高于 ATA 阴性患者。其他研究也发现,临床甲减患者具有更高的流产率,提示 ATA 可能通过影响甲状腺功能导致流产率升高,因而对于 ATA 阳性的患者应密切监测其甲状腺功能。但也有研究发现,ATA 阳性患者在 IVF 助孕过程中所需 Gn 剂量增加、获卵率和优质胚胎率下降。因此,ATA 对不育及助孕结局的影响仍需要进一步研究。

对于 ATA 阳性且甲状腺功能异常的患者,必须在助孕前进行治疗,纠正甲状腺功能异常的情况。对于这部分患者除了要关注临床型甲状腺功能亢进的情况,还要关注是否存在亚临床型甲状腺功能减退的情况。亚临床型甲状腺功能减退的患者在补充左旋甲状腺素片后,可以明显改善妊娠结局。对于甲状腺功能正常的患者,不推荐使用甲状腺片治疗,可以采取硒元素补充治疗,能有效降低 TPO-Ab 的水平,同时可予以小剂量糖皮质激素治疗。

3. 抗甲状腺抗体导致不良妊娠结局的可能机制　目前 ATA 导致的机制尚不清楚,其与反复流产相关机制存在两种假说。其一是人的胎盘产生多种促甲状腺素样激素,诱导自身免疫系统激活,作用于透明带、HCG 受体或其他胎盘抗原上影响成功妊娠。有研究表明 ATA 阳性患者 T 细胞功能异常,子宫内膜 T 细胞数比正常对照妇女多,分泌较多的干扰素 -γ(interferon-γ,IFN-γ),故检测 ATA 可作为 T 细胞功能异常的外周血标志物,ATA 也可能直接作用于胎儿组织而造成流产。其二是认为 ATA 是自身免疫亢进的继发标志,而不是导致妊娠失败的直接因素,ATA 是反映妊娠失败的异常免疫因素。现第二种假说被多数学者所接受,并且认为

ATA 的存在标志着流产的危险性增加,ATA 是检测 RM 女性妊娠结局的有效标志。

二、同种免疫

(一) 外周免疫

1. 外周血 Th 因子　在人体内,辅助性 T 淋巴细胞(T helper,Th)主要通过分泌细胞因子实现免疫调节和免疫活化功能。初始 CD4⁺ T(naive CD4⁺ T)细胞被激活可分化成 Th1、Th2、Th17 和 Treg 细胞,这些细胞分泌的细胞因子和行使的生理功能都有所不同。目前的研究认为,妊娠中母体内 Th1/Th2 和 Treg/Th17 型细胞因子的改变和新的动态平衡的建立,对于正常妊娠的建立和维持是非常重要的,一旦出现失衡将导致妊娠失败。

随着对生殖免疫的探究不断深入,人们逐渐认识到妊娠的不同时期对细胞因子的需求是不同的,在正常妊娠的过程中,Th 细胞分泌细胞因子呈现一个动态平衡。无论是何种细胞因子,当它发生异常变化时对当下妊娠阶段的细胞因子平衡都可能产生不利影响。以 Th1/Th2 的平衡为例,Th1 型细胞因子有利于妊娠初期胎儿滋养层细胞迅速侵入子宫壁中,破坏子宫螺旋动脉使其转化成窦状有利于供养。Th2 型细胞因子在妊娠早期和中期,有利于母胎免疫耐受的形成,避免母体对胎儿 / 胚胎的排斥。在胚胎种植和妊娠早期,Th1 型细胞因子的过量表达会导致滋养层细胞的侵入不受限制进而造成严重的后果,Th2 型细胞因子的过量表达如白介素 -10(interleukin-10,IL-10)的过度活动限制了滋养层细胞的侵入;反之,Th1 型细胞因子的表达不足,则会导致胎盘和血管生成受限,Th2 型细胞因子的表达不足,则会导致母胎界面的细胞活化,攻击和杀伤滋养细胞,使母体对胎儿产生免疫排斥。可见,妊娠过程中 Th1/Th2 之间的动态平衡在维持母胎免疫耐受中起重要作用,打破这种平衡将会导致各种各样的病理性妊娠。

有研究证明与正常可孕女性相比,RM 和 RIF 患者的外周血 Th1 细胞因子升高,推测这是导致种植失败或早期流产的病因;随后,有研究者认为环孢素 A、他克莫司、静脉用免疫球蛋白(IVIg)等药物可以治疗因 Th1/Th2 失衡而导致的 RM 或 RIF。

目前临床上一般使用流式分析技术对胞内细胞因子进行检测,包括 Th1 细胞因子 TNF-α(tumour necrosis factor-α)、IFN-γ 和 Th2 细胞因子 IL-4、IL-10 等。

2. 外周血 NK 细胞毒性 自然杀伤细胞(natural killer cell,NK 细胞)属于淋巴细胞谱系的细胞群,也称大颗粒淋巴细胞。人类 NK 细胞主要分布在外周血中,占外周血淋巴细胞数量的 10%~15%。外周血 NK(peripheral NK,pNK)细胞 90%~95% 为 CD56^{dim}CD16$^+$ NK,主要发挥细胞毒性作用,10% 为 CD56^{bright}CD16^{dim}NK,主要发挥分泌细胞因子的作用,产生 IFN-γ、TNF-β、IL-10、IL-13、GM-CSF 等细胞因子。若 pNK 细胞毒性过高,可能把胎儿细胞当成靶细胞进行杀伤,从而导致不良妊娠结局。

已有研究证明不育或 RM 女性的 pNK 细胞比率显著升高,表明 NK 细胞可能在其中发挥致病作用。孕前 pNK 细胞比例及其分泌的细胞因子表达异常与 RM、RIF 的发生密切相关。有学者报道妊娠早期 pNK 细胞数量或活性升高可能是 RM 的原因,但并不是预测不育女性或 RM 患者妊娠结局的一个可靠指标。目前对于 pNK 细胞数量对妊娠的影响仍存在一定的争议,这可能与不同实验室采用的 NK 细胞检测标记不一致有关,所以 pNK 的数量检测需要统一标记分子和所测亚群。

临床上常用 K562 细胞与女性患者 pNK 细胞共培养,通过 K562 细胞的死亡比例评估 NK 细胞的杀伤毒性。

(二)子宫内膜免疫细胞

子宫内膜作为胚胎种植位点,其容受性的高低是影响妊娠结局的关键因素。不良的子宫内膜容受性是辅助生殖中胚胎着床失败的重要原因之一。近年来对于子宫内膜容受性的检测主要通过子宫内膜厚度、形态及动脉血流情况等指标来进行评估,但子宫内膜容受性的评定标准尚未完全统一,对妊娠结局的预测价值也仍有待商榷。子宫内膜免疫细胞(NK 细胞、巨噬细胞等)作为子宫内膜的重要组成部分,参与胚胎植入的母胎免疫耐受调节,目前已有研究开始探讨子宫内膜免疫细胞作为容受性评估指标的价值。

与外周血 NK 不同,子宫 NK 细胞(uterine NK cell,uNK 细胞)主要为 CD56^{bright} CD16$^-$ 的 NK 细胞亚群。CD56^{bright}CD16$^-$NK 细胞被视为 NK 细胞源性的细胞因子的主要来源,也是重要的炎性和调节性亚群,然而,当 uNK 的数量或功能发生异常时,其可能会发挥其细胞毒性作用,进而导致不育或流产等不良妊娠结局。有临床证据表明,uNK 细胞的数量和功能异常与 RIF 和 RM 的妊娠结局具有一定相关性。

巨噬细胞(macrophage cell,Mφ 细胞)具有非常重要的生物学作用,不仅参与非特异性免疫防御,还是特异性免疫应答中一类关键的细胞,广泛参与了免疫应答、免疫效应及免疫调节。巨噬细胞的极化分型按照功能不同分为 M1 型和 M2 型巨噬细胞。以分泌促炎因子为主,发挥促炎功能的巨噬细胞称为 M1 型巨噬细胞;以抑制促炎反应,发挥组织修复功能为主的巨噬细胞称为 M2 型。研究证明,子宫内膜中的巨噬细胞以 M2 型为主。此外,M2 型巨噬细胞上调 IL-1R 拮抗物的分泌进而参与妊娠过程的组织重构和免疫耐受形成。Gorczynski 等报道,巨噬细胞表面协同刺激分子 CD80、CD86 表达上升,抗原呈递能力增加,可刺激 Th1 型细胞介导的细胞免疫,引发母胎间免疫攻击,导致流产概率增加。巨噬细胞过度活化和功能异常是导致母胎耐受失常,发生 RM 的重要原因之一。

目前,对于子宫内膜免疫微环境的检测手段主要是流式细胞术、免疫组化、转录组学和蛋白质组学评价等。子宫内膜免疫细胞的数量及功能对妊娠结局是否有预测价值,既往研究也多为基础科研研究,尚缺乏大样本及多中心的随机对照临床研究。而且子宫内膜免疫细胞检测方法的可行性和可靠性,以及不同月经周期或同一月经周期的不同阶段子宫内膜免疫微环境的变化也是限制其临床应用和推广的重要因素。

三、免疫因素不育的治疗策略

(一)环孢素 A

环孢素 A(cyclosporine A,CsA)是一种临床上广泛用于防治器官移植后排斥反应和治疗某些自身免疫性疾病的强效免疫抑制剂。其主要通过抑制效应 T 细胞的钙离子转运进而抑制效应 T 细胞的激活,同时能提高母胎界面滋养细胞的增殖、迁移和侵袭能力,具有双向调节作用。这为 CsA 作为潜在的新型保胎药提供了重要理论依据。研究指出,当 Th1/Th2 的比值偏向 Th1 时,可考虑使用 CsA 进行免疫调节,有利于母胎界面形成对妊娠维持有利的 Th2 型免疫优势,可以降低不明原因 RM 患者外周血 IFN-γ、TNF-α 的表达水平。2017 年的一篇队列研究中使用低剂量的 CsA(口服 100mg/d,30 天)治疗不明原因的 RM,结果发现 CsA 的治疗可以提高 RM 患者的活婴出生率。一项关于环孢素 A 治疗难治性 RM 的 RCT 研究指出,CsA 组患者从月经结束起至妊娠第 10 周止,服用 CsA 每日两次,剂量 2~4mg/kg,能够显著增加患者的妊娠成功率,降低流产率。

(二) 糖皮质激素

妊娠过程中,外周血免疫细胞和内膜免疫细胞存在两种异常状态,即炎性反应过度和炎性反应低下。针对不同免疫状态应采用不同的干预措施。基于本身已经是广泛使用的免疫抑制剂和抗炎药,糖皮质激素是治疗免疫性不育的可选药物,临床主要用于治疗炎性反应过度,也可用于治疗免疫性疾病或自身抗体阳性。

对于炎性反应过度、uNK 细胞数量高于正常可孕女性检测值 95 分位数(P_{95})、NK 细胞毒性较高和炎性细胞应答较高的患者,在筛查其他已知因素和实施其他已知治疗方案后仍未见效时,可考虑糖皮质激素治疗方案。孕前检查促炎性指标升高,服用地塞米松 2~3 周(口服,0.75mg/d),停药时间:自然妊娠排卵日停药、IVF 黄体酮转化日或排卵日停药,改用泼尼松(5~20mg/d)或甲泼尼龙(4~12mg/d)。根据外周血免疫指标的监控结果、临床医生的临床经验或胎儿发育情况而决定停止治疗时间,异常降低时亦停用糖皮质激素。

除了口服这一给药途径外,还可以采取宫腔灌注局部给药方式。例如地塞米松宫腔灌注,药物可直接在黏膜系统中被吸收,对于治疗 uNK 细胞异常活跃状态具有独特优势。uNK 细胞数量高于 P95 的患者避孕情况下,可于月经来潮后 7 天左右,即月经干净后开始治疗,每次给予 400μl 地塞米松(约 2mg)悬液宫腔内灌注,间隔 3~4 天进行一

次宫腔灌注,根据下一次内膜活检结果、临床医生的临床经验决定停止治疗时间。

研究显示,经糖皮质激素干预后,患者的 NK 细胞数量和毒性、促炎因子水平回落,机体免疫状态恢复平稳。但是糖皮质激素对妊娠率的治疗效果在不同的研究中结果不一致,这有可能与免疫检测指标的单一性、诊断不明确、治疗人群不一致等有关。同时由于糖皮质激素较多地用于自身免疫性炎症疾病,在生殖免疫上目前还缺乏明确用药指征,因此需谨慎使用糖皮质激素。

(三) 抗凝药物

抗凝药物主要针对抗磷脂抗体阳性等高凝状态患者,通过改善其凝血状态从而改善其妊娠结局。目前在辅助生殖领域中应用较成熟的抗凝药物主要有低分子肝素和阿司匹林。对于 RM 患者,根据疗程中抗磷脂抗体和血凝指标的变化,通常联合使用抗凝药物和免疫抑制剂,制订小剂量、短疗程、个体化疗法,具体如下:

阿司匹林适用于血小板激活状态者(血小板聚集试验和 / 或 α- 颗粒膜蛋白水平增高)。用药时间一般从孕前 1 个月月经干净开始使用,根据既往流产史、妊娠期间胎儿发育情况、指标情况决定是否停药,不同病情使用时长不同,如易栓症患者会使用至满 34 孕周。药物起始剂量为 25mg/d,后续用量根据控制血小板聚集试验在 35%~75%/ml 之间所需要的剂量进行调节,一般用量在 25~75mg/d。低分子肝素适用于 D- 二聚体水平 ≥ 1.0μg/ml 的高凝状态者,用药时间从确定妊娠开始至产前 3 天,妊娠期间密切监测 D- 二聚体水平变化,药物起始剂量为 5 000U/d,后续剂量根据 D- 二聚体水平维持在 0.2~0.4μg/ml,进行剂量调整,一般用量为 5 000U/d,每 8 小时一次,皮下注射。根据临床情况进行具体调整,建议如下:①抗心磷脂抗体(aCL)偶发阳性和 / 或伴有血小板聚集性增高:应用阿司匹林;②aCL 偶发阳性伴有高凝状态:应用低分子肝素;③aCL 偶发阳性伴有血小板聚集性增高和高凝状态:应用阿司匹林和低分子肝素;④aCL 频繁阳性或持续阳性并伴有血小板聚集性增高:应用强的松和阿司匹林;⑤aCL 频繁阳性或持续阳性并伴有高凝状态:应用强的松和低分子肝素;⑥aCL 频

繁阳性或持续阳性并有伴血小板聚集性增高和高凝状态：应用强的松、阿司匹林和低分子肝素。

根据2018年《低分子肝素防治自然流产中国专家共识》有如下建议：

1. 对合并典型APS的RM或既往有≥孕10周自然流产、胎死宫内、子痫前期、胎儿生长受限等胎盘功能不全病史者，应联合使用低剂量阿司匹林（50~75mg/d）和低分子肝素。建议计划受孕当月月经干净开始给予预防剂量低分子肝素，并持续整个孕期（分娩前24~48小时停药）。分娩后12~24小时继续给药至少至产后2周，期间可根据D-二聚体水平调节低分子肝素用量。

2. 既往有动静脉血栓史的APS患者，建议计划受孕当月月经干净后使用治疗剂量的低分子肝素联合低剂量阿司匹林，检测到成功妊娠后，持续用药至分娩前24~48小时停药，分娩后12~24小时继续给药至产后6周。

3. 原发性抗磷脂综合征患者通常可不联合使用糖皮质激素或免疫抑制剂，只有在血小板减少时使用，建议在无临床禁忌的情况下使用羟基氯喹治疗，并监测眼底状况。

4. 对于继发性抗磷脂综合征患者，其低分子肝素的使用方案与原发性抗磷脂综合征相同，但同时要根据原发病情联合使用糖皮质激素、免疫抑制剂和免疫调节剂，并建议与风湿免疫科共同管理。

5. 妊娠期间发生静脉血栓栓塞（venous thromboembolism，VTE）合并APS的RM患者建议使用治疗剂量低分子肝素，并根据血栓形成部位与血管外科、心胸外科等相关学科共同管理，给药至少至产后6~12周或更长时间（依据血栓情况决定），产后用华法林。

（四）静脉注射免疫球蛋白

静脉注射免疫球蛋白（intravenous immunoglobulin，IVIG）可用于治疗外周血免疫细胞数量功能异常升高，如NK细胞比例（TBNK检测）及毒性升高和Th1/Th2比例升高，即Th1细胞占优势的情况，可有效改善免疫细胞水平及功能；以及用于治疗生殖障碍人群自身抗体持续高滴度，进而改善患者的妊娠结局。有研究报道了在一组合并HLA相容性过高的RIF患者中给予2次30g IVIG注射（1

次在卵泡募集前，1次在B超探及胎心时），能明显提高再次移植新鲜胚胎的妊娠率。IVIG（含有多效价的免疫球蛋白）含有抗胎盘滋养层抗原的独特性抗体，可弥补RM患者保护性抗体的不足。但目前临床上IVIG的使用尚存争议，IVIG作为一种血液制品，价格昂贵且存在感染和过敏等风险，有效性和安全性仍值得商榷。因此IVIG不作为调节免疫的常规用药，需用药时应告知患者相关风险和签署相应的治疗知情同意书。

（五）人绒毛膜促性腺激素灌注

人绒毛膜促性腺激素（human chorionic gonadotropin，HCG）是由滋养层细胞分泌的促进胚胎种植的胎盘激素，HCG通过激活基质金属蛋白酶促进了滋养层细胞对子宫内膜的侵袭，有利于早期胎盘的形成。一些观察性研究发现HCG宫腔灌注有利于改善子宫内膜中NK和Treg细胞过低的情况。如Schumacher A等人的观察性研究发现在早孕期hCG可以诱导Treg细胞向母胎界面募集；Sha J等人也发现hCG和免疫球蛋白联用可以显著下调外周血中Th17/Treg比例。综上可知，HCG可以募集子宫内膜免疫细胞到胚胎种植位点发挥作用。因此，宫腔灌注HCG可适用于子宫内膜免疫细胞数量偏低的患者。

（六）自体外周血单核细胞灌注

自体外周血单核细胞（peripheral blood mononuclear cell，PBMC）灌注目前在辅助生殖方面属于经验性治疗方案，暂无明确指征，其临床应用效果也不明确，且作用机制也有待进一步研究。可能的机制是PBMC促进滋养细胞的迁移侵袭能力，启动和控制胚胎着床并参与调节母胎界面的免疫耐受，同时可增强子宫内膜中有利于胚胎种植的细胞因子的表达，改善子宫内膜容受性。林奇等研究发现，自体PBMC宫腔内灌注可提高RIF患者的临床妊娠率及胚胎种植率，但对单周期婴儿活产率无明显影响。但在不同的研究中，宫腔灌注PBMC的时机、次数、用量及对应的RIF人群均存在差异，仍需要大样本量的随机对照研究进一步证实宫腔灌注PBMC的治疗效果以及对妊娠结局的影响。

（曾　勇）

第九节　不明原因性
不育症的诊治

一、不明原因性不育症概况

不明原因性不育症(unexplained infertility, UI)是指符合不育症的诊断标准,并且通过临床常规的不育症检查手段如输卵管通畅度检查、排卵功能评估、精液分析之后仍未能发现明显的不育原因。在临床上,基于上述基本检查的局限性,针对不育症的评估还包括了女性年龄、卵巢储备功能、窦卵泡数、子宫及内膜情况、遗传因素、免疫因素等。但这些并不是诊断不明原因不育症的必要条件。UI的发病率约占不育症的10%~30%。不明原因性不育症作为不育症分类中的一种,作为一种排除性诊断,其诊断和治疗方法存在争议性。

不明原因性并不是指没有任何原因,而且可能存在一些目前暂未更深入认知及确切的因素。很多研究提示不明原因性不育症可能与以下因素相关:某些生殖内分泌功能障碍、配子功能障碍、隐匿性输卵管因素、子宫内膜容受性异常、免疫因素、遗传缺陷等。近年来有学者提出针对UI患者采取蛋白组学预测模型进行早期临床监测及干预来提高妊娠率及降低治疗成本,并且研究这些蛋白质的功能、基因调控及其相关途径将有助于进一步阐明UI的分子和生理基础。

二、不明原因性不育症的诊断

(一)输卵管通畅度检查

临床上检查输卵管通畅度主要采取以下几种方法:子宫输卵管通液术、子宫输卵管造影、腹腔镜下行输卵管通液术、超声子宫输卵管造影、宫腔镜下插管通液。2013年的美国生殖医学会指南已经不主张将子宫输卵管通液术作为检查输卵管通畅度的方法。X线下子宫输卵管造影目前被认为是评估输卵管通畅性首选的检查,应用最广泛,相比腹腔镜更为经济、创伤少。腹腔镜手术兼有诊断和治疗的作用,在怀疑患者合并子宫内膜异位症的情况下可考虑行腹腔镜手术,但并不作为常规检查输卵管通畅度的手段。超声下子宫输卵管造影检查的准确性在一定程度取决于超声医师的水平,因此也存在一定的局限性。宫腔镜可以清晰反映宫腔内的情况,术中对宫腔粘连、息肉、黏膜下肌瘤等病变进行处理,因此欧洲生殖医学会提倡可以行宫腔镜下插管通液对输卵管近端梗阻进行诊断。

(二)排卵功能评估

评估排卵的手段有月经周期规律性的评估、基础体温的测定、尿黄体生成素试纸测定、黄体中期孕酮水平测定、子宫内膜活检。对于有规律的月经周期的患者,大多数是有正常排卵的,而不排卵只是少部分。因此生殖医师应当详细询问并记录患者的月经情况、基础体温的测定、尿黄体生成素试纸测定需要患者有良好的依从性,对于指导同房有一定的意义,但相关的指南并未推荐。子宫内膜活检作为一种有创性检查,一般用于诊断黄体功能不全,目前已不作为常规的不育症检查手段。对于年龄超过35岁的不育患者,应当及早进行卵巢储备功能评估,其中包括基础血清抗米勒管激素(AMH)、卵泡刺激素(FSH)和雌二醇(E_2)水平、B超监测窦卵泡数量、克罗米芬兴奋试验等。对于免疫检查,欧洲生殖医学会并不主张免疫检查作为不育症的常规检查手段。

(三)精液检查

目前,临床上对于男性精液检查的标准绝大多数均参照世界卫生组织(world health organization, WHO)第5版标准。精液分析只能反映精液数量、活率、形态等情况,但并不能反映精子的受精功能。性交后试验(postcoital test, PCT)评估了性交后宫颈黏液样本中精子的运动情况,曾被认为是不育症评估的常规方法。然而相关研究显示,性交后精子活力和妊娠结局之间无明显相关性。因此,PCT不再推荐为常规不育症评估的一部分,因此也不纳入诊断UI的常规检查方法范畴中。此外,有相关研究提示男方精子顶体酶活性低下导致的受精率低,这可能是造成女性不育的主要原因和潜在因素,但是否需要对所有男性伴侣常规行精子顶体酶活性检测,国内外相关指南并未明确推荐。

三、不明原因性不育症的治疗

作为一种排除性诊断,不明原因性不育症的治疗仍然以经验治疗为主。需遵循个体化助孕策略。治疗的选择往往是先从最经济、侵入性最少的方法开始,然后逐步到采取复杂、昂贵的方法。如何缩短不明原因性不育症患者获得妊娠的时间,而又避免过度治疗,是治疗 UI 的临床目标。因此,对于不明原因性不育症的治疗包括期待治疗(expectation treatment)和积极治疗,其中积极治疗又包括了腹腔镜手术(laparoscopy)、诱发排卵(ovulation inducton,OI)联合或不联合宫腔内人工授精(intrauterine insemination,IUI)、常规体外受精胚胎移植术(in vitro fertilization embryo transfer,IVF-ET)或卵细胞质内单精子注射-胚胎移植(intracytoplasmic sperm injection,ICSI-ET)。

女性的年龄和不育年限是决定治疗方案和治疗时限的重要因素,无论是自然受孕还是进行助孕治疗。随着年龄的增长,卵巢储备功能下降及胚胎非整倍体率上升。研究表明,当女性年龄超过 35 岁,妊娠率和活产率均明显下降。回顾性研究表明,2 年内 UI 的年轻女性累计妊娠率可达 72%,而 35 岁以上则下降至 45%。因此对于不明原因不育症的患者来说,治疗方案的选择和女性年龄、不育年限息息相关,建议以女性年龄 35 岁,不育年限 2 年为界限进行判断。

(一)期待治疗

期待治疗一直以来是不明原因性不育症治疗方法中最经济、简单、创伤最小的一个方法。为了避免过度治疗,对于年轻、不育年限短的患者应当首选期待治疗 6~12 个月,如未妊娠再考虑行积极治疗。2018 年的一项荟萃分析表明:对于年轻、不育年限短的不明原因不育症患者,期待治疗比口服克罗米芬促排卵、宫腔内人工授精治疗更有效。期待治疗包括定时规律的无保护性交和任何可以提高怀孕概率的生活方式的改变,但不包括临床治疗和干预措施。对于年龄小于 35 岁的不明原因女性,可优先选择期待治疗 2 年。有学者主张采取 Hunault 模型预测 UI 患者自然怀孕的概率,如果根据模型计算出不明原因性不育症患者 1 年内自然

妊娠的概率若大于 30%,则说明与期待治疗相比,积极治疗并没有表现出更高的妊娠率。但这个模型可行性有待更多的研究样本来支持。然而很多 UI 的患者在未采取积极治疗之前,在寻求医学帮助的过程中,已经在期待治疗中。在临床工作中基于对 UI 患者病情的充分评估,生殖医师应当充分告知患者期待治疗的时限,给了其改善生活方式和行为的指导、心理的疏导。

(二)腹腔镜手术

腹腔镜手术作为一种昂贵、有创、兼有诊断和治疗作用的方法,从患者的心理接受程度来说,也存在一定的顾虑,因此并不建议对所有 UI 的患者进行腹腔镜手术。由于腹腔镜手术可以在术中发现某些如超声检查、造影检查等不能发现的隐匿性的盆腔输卵管病变,并且术中直接对病变进行处理,因此可以改善 UI 患者和轻度子宫内膜异位症患者的妊娠结局。因此对于不育年限超过 3 年的 UI 患者,根据病史和临床症状,怀疑有子宫内膜异位症或者盆腔输卵管问题的不明原因性不育症患者,可以建议行腹腔镜手术,并且相关的证据表明 UI 和Ⅰ~Ⅱ期的子宫内膜异位症患者经过腹腔镜手术治疗能够提高妊娠率,并且建议患者在术后半年内积极尝试怀孕,若仍未孕者可考虑行辅助生殖助孕技术。

(三)宫腔内人工授精

宫腔内人工授精是生殖领域中部分不育症或生育力低下夫妇最常采用的治疗方法。根据美国生殖医学会指南,所有诊断为不明原因不育的夫妇在接受其他形式辅助生殖技术之前,应该先接受宫腔内 IUI。IUI 可以采取自然周期和诱发排卵周期。诱发排卵周期中可以使用口服促排卵药物、注射类的促性腺激素类、促性腺激素释放激素类似物。对于 UI 患者,单独口服促排卵药物或者单纯的 IUI 并没有比期待治疗更有效。诱发排卵联合宫腔内人工授精在 UI 患者治疗中的优点在于诱发排卵可获得更多的成熟卵子数,弥补一些隐匿性排卵缺陷,加上通过将洗涤后的精子注入宫腔中增加精子的密度而提高妊娠率。因此对于年龄小于 35 岁,如行期待治疗后仍未孕的夫妇可以考虑 OI 联合 IUI 治疗 3~6 个周期,但是 OI 在表现为更高的

妊娠率和活产率的同时，也导致多胎妊娠和卵巢过度刺激综合征的风险却是不容忽视的。2019 年的一项随机对照试验中比较了采取单纯来曲唑递增方案和来曲唑联合 Gn 方案在 UI 患者的 IUI 周期中的效果，表明即使不添加 Gn，单纯来曲唑递增方案也能达到相似的妊娠率，并且更加经济、简单。因此在对 UI 患者进行 OI 联合 IUI 的治疗中，临床医师应当充分考虑到安全性、有效性及经济成本效益。

（四）常规体外受精胚胎移植术或卵细胞质内单精子注射 - 胚胎移植

IVF/ICSI-ET 是所有不育症治疗的最终选择，一方面表现出良好的妊娠率和活产率，另一方面也伴随着昂贵、有创、多胎妊娠等问题。因此在经过期待治疗或者其他积极治疗方法仍未获得妊娠的 UI 患者可以考虑行 IVF-ET 助孕。对于年龄大于35 岁，不育年限超过 3 年的 UI 患者或者年龄大于40 岁的 UI 患者，可主张直接行 IVF-ET 助孕，为了避免多胎妊娠带来的一系列风险，应当提倡行选择性单胚胎移植。由于有一部分的 UI 患者存在不明原因受精障碍，因此在常规 1 个周期的 IVF-ET 受精失败后可以开始考虑实行 ICSI-ET。但 2019 年一项纳入 685 例年龄大于等于 40 岁 UI 患者的回顾性研究表明，40 岁以上的 UI 患者采取 IVF-ET和 ICSI-ET 在临床妊娠率、累计妊娠率、活产率、累计活产率和流产率方面没有差异。因此根据目前的研究总结，并非支持所有 UI 患者都行 ICSI-ET。

四、小结

不明原因性不育症是一种排除性诊断，随着检测手段的日益发展和成熟，未来将会对不育症的原因进行更深入的探索，比如蛋白组学、生物信息学等相关研究。对 UI 患者的治疗，2019 年的一项荟萃分析表明没有足够的证据表明期待治疗和积极治疗之间的活产率存在差异。因此生殖医师需要详细询问病史，根据女方年龄、不育年限及 UI 夫妇生育需求的迫切性等情况进行个体化助孕策略，尽量给予患者适当期待治疗的机会而又恰当地采取积极治疗的方法。从简单到复杂，从无创到有创，循序渐进，争取用经济、简单、用时少的方法帮助

UI 患者获得成功妊娠。

（覃爱平）

参考文献

1. AZZIZ R, CARMINA E, CHEN Z, et al. Polycystic ovary syndrome. Nat Rev Dis Primers, 2016, 2: 16057.
2. PALOMBA S, DAOLIO J, SALA GB. Oocyte Competence in Women with Polycystic Ovary Syndrome. Trends Endocrinol Metab, 2017, 28 (3): 186-198.
3. WOOD JR, DUMESIC DA, ABBOTT DH. Molecular abnormalities in oocytes from women with polycystic ovary syndrome revealed by microarray analysis. J Clin Endocrinol Metab, 2007, 92 (2): 705-713.
4. GIUDICE LC. Endometrium in PCOS: Implantation and predisposition to endocrine CA. Best Pract Res Clin Endocrinol Metab, 2006, 20 (2): 235-244.
5. ZAWADZKI JK, DUNAIF A. In Polycystic Ovary Syndrome. Blackwell Scientific, Boston, 1992.
6. AZZIZ R, CARMINA E, DEWAILLY D. Positions statement: criteria for defining polycystic ovary syndrome as a predominantly hyperandrogenic syndrome: an Androgen Excess Society guideline. J. Clin. Endocrinol. Metab, 2006, 91 (11): 4237-4245.
7. 陈子江. 多囊卵巢综合征的诊断标准与治疗规范. 北京 : 清华同方光盘电子出版社 , 2012.
8. TEEDE HJ, MISSO ML, COSTELLO MF. International PCOS Network. Recommendations from the international evidence-based guideline for the assessment and management of polycystic ovary syndrome. Fertil Steril, 2018, 110 (3): 364-379.
9. DIAMANTI-KANDARAKIS E, ECONOMOU F, PALIMERI S. Metformin in polycystic ovary syndrome. Ann N Y Acad Sci, 2010, 1205: 192-198.
10. SHARP A, MORLEY LC, TANG T. Metformin for ovulation induction (excluding gonadotrophins) in women with polycystic ovary syndrome. Cochrane Database Syst Rev, 2019, 12 (12): CD013505.
11. BROWN J, FARQUHAR C. Clomiphene and other anti-estrogens for ovulation induction in polycystic ovarian syndrome. Cochrane Database Syst Rev, 2016, 12 (12): CD002249.
12. WANG R, KIM BV, VAN WELY M. Treatment strategies for women with WHO group II anovulation: systematic review and network meta-analysis. BMJ, 2017, 356: 138.
13. LEGRO RS, BRZYSKI RG, DIAMOND MP. Letrozole versus clomiphene for infertility in the polycystic ovary syndrome. N Engl J Med, 2014, 371 (2): 119-129.
14. WEISS NS, KOSTOVA E, NAHUIS M. Gonadotrophins for ovulation induction in women with polycystic ovary

syndrome (Review). Cochrane Database Syst Rev, 2019, 16: 1 (1): CD010290.

15. CHRISTIN-MAITRE S, HUGUES JN, RECOMBI-NANT FSH STUDY GROUP. A comparative randomized multicentric study comparing the step-up versus step down protocol in polycystic ovary syndrome. Hum Reprod, 2003, 18 (8): 1626-1631.

16. ANDOH K, MIZUNUMA H, LIU X. A comparative study of fixed dose, step down, and low dose step up regimens of human menopausal gonadotropin for patients with polycystic ovary syndrome. Fertil Steril, 1998, 70 (5): 840-846.

17. GHANEM ME, EIBOGHDADY LA, HASSAN M. Clomiphene Citrate co-treatment with low dose urinary FSH versus urinary FSH for clomiphene resistant PCOS: randomized controlled trial. J Assist Reprod Genet, 2013, 30 (11): 1477-1485.

18. LEGRO RS, BARNHART HX, SCHLAFF WD. Clomiphene, Metformin, or Both for Infertility in the Polycystic Ovary Syndrome. N Engl J Med, 2007, 356 (6): 551-566.

19. Practice Committee Of The American Society For Reproductive Medicine. Role of metformin for ovulation induction in infertile patients with polycystic ovary syndrome (PCOS): a guideline. Fertil Steril, 2017, 108 (3): 426-441.

20. PALOMBA S, FALBO A, SALA GB. Metformin and gonadotropins for ovulation induction in patients with polycystic ovary syndrome: a systematic review with meta-analysis of randomized controlled trials. Reprod Biol Endocrinol, 2014, 12: 3.

21. WEISS NS, NAHUIS MJ, BORDEWIJK E. Gonadotrophins versus clomiphene citrate with or without intrauterine insemination in women with norm gonadotropic anovulation and clomiphene failure (MOVIN): a randomized, two by two factorial trial. Lancet, 2018, 391 (10122): 758-765.

22. VAN WELY M, KWAN I, BUET AL. Recombinant versus urinary gonadotrophin for ovarian stimulation in assisted reproductive technology cycles. Cochrane Database Syst Rev, 2011,(2): CD005354.

23. TURKCAPAR A, SECKIN B, ONALAN G. Human Menopausal Gonadotropin versus Recombinant FSH in Polycystic Ovary Syndrome Patients Undergoing In Vitro Fertilization. Int J Fertil Steril, 2013, 6 (4): 238-243.

24. YOUSSEF MA, VAN DER VEEN F, INANY HG. Gonadotropin releasing hormone agonist versus HCG for oocyte triggering in antagonist-assisted reproductive technology. Cochrane Database Syst Rev, 2014,(10): CD008046.

25. ENGMANN L, BENADIVA C, HUMAIDAN P. GnRH agonist trigger for the induction of oocyte maturation in GnRH antagonist IVF cycles: a SWOT analysis. Reprod Biomed Online, 2016, 32 (3): 274-285.

26. WEI D, SHI Y, Li J. Effect of pretreatment with oral contraceptives and progestins on IVF outcomes in women with polycystic ovary syndrome. Hum Reprod, 2017, 32 (2): 354-361.

27. PAN JX, LIU Y, KE ZH. Successive and cyclic oral contraceptive pill pretreatment improves IVF/ICSI outcomes of PCOS patients and ameliorates hyperandrogenism and antral follicle excess. Gynecol Endocrinol, 2015, 31 (4): 332-336.

28. FARQUHAR C, ROMBAUTS L, KREMER JAM. Oral contraceptive pill, progestogen or estrogen pretreatment for ovarian stimulation protocols for women undergoing assisted reproductive techniques (Review). Cochrane Database Syst Rev, 2014,(5): CD006109.

29. TSO LO, COSTELLO MF, AIBUQUERQUE LE. Metformin treatment before and during IVF or ICSI in women with polycystic ovary syndrome. Cochrane Database Syst Rev, 2014, 2014 (11): CD006105.

30. CHEN ZJ, SHI Y, SUN Y. Fresh versus Frozen Embryos for Infertility in the Polycystic Ovary Syndrome. N Engl J Med, 2016, 375 (6): 523-533.

31. SHA T, WANG X, CHENG W. A meta analysis of pregnancy-related outcomes and complications in women with polycystic ovary syndrome undergoing IVF. Reprod Biomed Online, 2019, 39 (2): 281-293.

32. HEIJNEN EM, EIJEMANS MJ, HUGHES EG. A meta analysis of outcomes of conventional IVF in women with polycystic ovary syndrome. Hum Reprod Update, 2006, 12 (1): 13-21.

33. WALLS ML, HUNTER T, RYAN JP. In vitro maturation as an alternative to standard in vitro fertilization for patients diagnosed with polycystic ovaries: a comparative analysis of fresh, frozen and cumulative cycle outcomes. Hum Reprod, 2015, 30 (1): 88-96.

34. ROESNER S, DIETRICH JE, WEIGERT J. Time lapse imaging reveals differences in growth dynamics of embryos after in vitro maturation compared with conventional stimulation. Fertil Steril, 2017, 107 (3): 606-612.

35. WALLS M, JUNK S, RYAN JP. IVF versus ICSI for the fertilization of in vitro matured human oocytes. Reprod Biomed Online, 2012, 25 (6): 603-607.

36. ROESNER S, VON WOLFF M, ELSAESSER M. Two year development of children conceived by IVM: a prospective controlled single blinded study. Hum Reprod, 2017, 32 (6): 1341-1350.

37. WILLETS AE, CORBO JM, BROWN JN. Clomiphene for the treatment of male infertility. Reproductive Sciences, 2013, 20 (7): 739-744.

38. CUI D, HAN G, SHANG Y, et al. Antispam antibodies in infertile men and their effect on semen parameters: a

systematic review and meta-analysis. Clinica Chimica Acta, 2015, 444: 29-36.

39. KATHRINS M, NIEDERBERGER C. Diagnosis and treatment of infertility-related male hormonal dysfunction. Nature Reviews Urology, 2016, 13 (6): 309-323.

40. 孙颖浩，吴阶平. 泌尿外科学. 北京：人民卫生出版社，2009.

41. HONG K, ZHAO LM, XU SX. Multiple factors affecting surgical outcomes and patency rates in use of single armed two-suture microsurgical vasoepididymostomy: a single surgeon's experience with 81 patients. Asian J Androl, 2016, 18: 129-133.

42. 陈振文. 辅助生殖男性技术. 北京：人民卫生出版社，2016.

43. 郭应禄，胡礼权. 男科学. 北京：人民卫生出版社，2004.

44. 中华医学会. 临床诊疗指南：辅助生殖技术与精子库分册. 北京：人民卫生出版社，2009.

45. LI HJ. More attention should be paid to the treatment of male infertility with drugs testosterone: to use it or not？ Asian Journal of Andrology, 2014, 16 (2): 270-273.

46. 李宏军，李汉忠. 男科学：男性生殖健康与功能障碍. 北京：北京大学医学出版社，2013.

47. 中华医学会男科学分会. 中国男科疾病诊断治疗指南与专家共识 (2016 版). 北京：人民卫生出版社，2017.

48. COLPI GM, FRANCAVILLA S, HAIDL G, et al. European Academy of Andrology guideline Management of oligoasthenoteratozoospermia. Andrology, 2018, 6 (4): 513-524.

49. World Health Organization. WHO Laboratory Manual for the Examination of Human Semen and Sperm Cervical Mucus Interaction. 5th ed. Cambridge: Cambridge University Press, 2010.

50. MARMAR JL, AGARWAL A, PRABAKARAN S, et al. Reassessing the value of varicocelectomy as a treatment for male subfertility with a new meta-analysis. Fertil Steril, 2007, 88: 639-648.

51. DOHLE GR, DIEMER A, GIWERCMAN A, et al. Guidelines on Male Infertility. European Association of Urology, 2010.

52. WORLD HEALTH ORGANIZATION. WHO Manual for the Standardized Investigation and Diagnosis of the Infertile Couple. Cambridge: Cambridge University Press, 2000.

53. ABOU NASSAR K, CARRIER M, RAMSAY T, et al. The association between antiphospholipid antibodies and placenta mediated complications: a systematic review and meta-analysis. Thrombosis research, 2011, 128 (1): 77-85.

54. HORNSTEIN MD, et al. Antiphospholipid antibodies and in vitro fertilization success: a meta-analysis. Fertility and sterility, 2000, 73 (2): 330-333.

55. DREYFUS M, et al. Antiphospholipid antibodies and preeclampsia: a case control study. Obstetrics & Gynecology, 2001, 97 (1): 29-34.

56. MERONI PL, et al. Pathogenesis of antiphospholipid syndrome: understanding the antibodies. Nature Reviews Rheumatology, 2011, 7 (6): 330-339.

57. CAVALCANTE MB, et al, Antinuclear antibodies and recurrent miscarriage: systematic review and meta-analysis. American Journal of Reproductive Immunology, 2019: 83 (3): e13215.

58. ZENG M, WEN P, DUAN J. Association of antinuclear antibody with clinical outcome of patients undergoing in vitro fertilization/intracytoplasmic sperm injection treatment: A meta-analysis. American Journal of Reproductive Immunology, 2019, 82 (3): e13158.

59. IBORRA A, et al. Autoimmune response in women with endometriosis. American journal of reproductive immunology, 2000, 44 (4): 236-241.

60. ISHIZUKA B, et al. Antinuclear antibodies in patients with premature ovarian failure. Human Reproduction, 1999, 14 (1): 70-75.

61. YING Y, et al. Antinuclear antibodies predicts a poor IVF-ET outcome: impaired egg and embryo development and reduced pregnancy rate. Immunological investigations, 2012, 41 (5): 458-468.

62. SHIROTA K, et al. Involvement of anticentromere antibody in interference with oocyte meiosis and embryo cleavage. Fertility and sterility, 2011, 95 (8): 2729-2731.

63. ZHU Q, et al. A retrospective study on IVF/ICSI outcome in patients with antinuclear antibodies: the effects of prednisone plus low dose aspirin adjuvant treatment. Reproductive Biology and Endocrinology, 2013, 11 (1): 98.

64. CHEN S, et al. Antinuclear antibody positivity as a risk factor for recurrent pregnancy loss: a meta-analysis. Semin Arthritis Rheum, 2020, 50 (4): 534-543.

65. ALJARAD M, et al. Prevalence of Thyroid Autoimmune Antibodies in Women Seeking Fertility Care in Damascus, Syria. Cureus, 2019, 11 (8): 5315.

66. CHEN L, HU R. Thyroid autoimmunity and miscarriage: a meta-analysis. Clinical endocrinology, 2011, 74 (4): 513-519.

67. ZHONG Y, et al. Relationship between antithyroid antibody and pregnancy outcome following in vitro fertilization and embryo transfer. International journal of medical sciences, 2012, 9 (2): 121-125.

68. TAN S, et al. Thyroid autoantibodies per se do not impair intracytoplasmic sperm injection outcome in euthyroid healthy women. Eur J Endocrinol, 2014, 170 (4): 495-500.

69. HE H, et al. Effect of thyroid autoimmunity per se on assisted reproduction treatment outcomes: A meta analysis. Taiwanese Journal of Obstetrics and Gyne-

cology, 2016, 55 (2): 159-165.

70. CHAN S, BOELAERT K. Optimal Mangement Of Hypothyroidism. Clinical endocrinology, 2015, 82 (3): 313-326.

71. YOCKEY LJ, Iwasaki A. Interferons and Proinflammatory Cytokines in Pregnancy and Fetal Development. Immunity, 2018, 49 (3): 397-412.

72. KWAK-KIM JY, et al. Increased T helper 1 cytokine responses by circulating T cells are present in women with recurrent pregnancy losses and in infertile women with multiple implantation failures after IVF. Hum Reprod, 2003, 18 (4): 767-773.

73. AHMADI M, et al. Effect of Intravenous immunoglobulin on Th1 and Th2 lymphocytes and improvement of pregnancy outcome in recurrent pregnancy loss (RPL). Biomed Pharmacother, 2017, 92: 1095-1102.

74. AZIZI R, et al. Cyclosporine A improves pregnancy outcomes in women with recurrent pregnancy loss and elevated Th1/Th2 ratio. J Cell Physiol, 2019, 234 (10): 19039-19047.

75. NAKAGAWA K, et al. Immunosuppression with tacrolimus improved reproductive outcome of women with repeated implantation failure and elevated peripheral blood TH1/TH2 cell ratios. Am J Reprod Immunol, 2015, 73 (4): 353-361.

76. TRIGGIANESE P, et al. Peripheral blood natural killer cells and mild thyroid abnormalities in women with reproductive failure. Int J Immunopathol Pharmacol, 2016, 29 (1): 65-75.

77. KATANO K, et al. Peripheral natural killer cell activity as a predictor of recurrent pregnancy loss: a large cohort study. Fertility and sterility, 2013, 100 (6): 1629-1634.

78. FUKUI A, et al. Uterine and circulating natural killer cells and their roles in women with recurrent pregnancy loss, implantation failure and preeclampsia. J Reprod Immunol, 2011, 90 (1): 105-110.

79. SESHADRI S, SUNKARA SK. Natural killer cells in female infertility and recurrent miscarriage: a systematic review and meta-analysis. Hum Reprod Update, 2014, 20 (3): 429-438.

80. NAKASHIMA A, et al. Granulysin produced by uterine natural killer cells induces apoptosis of extravillous trophoblasts in spontaneous abortion. Am J Pathol, 2008, 173 (3): 653-664.

81. QUENBY S, et al. Prednisolone reduces preconceptual endometrial natural killer cells in women with recurrent miscarriage. Fertil Steril, 2005, 84 (4): 980-984.

82. TUCKERMAN E, et al. Prognostic value of the measurement of uterine natural killer cells in the endometrium of women with recurrent miscarriage. Hum Reprod, 2007, 22 (8): 2208-2213.

83. TUCKERMAN E, et al. Uterine natural killer cells in peri-implantation endometrium from women with repeated implantation failure after IVF. J Reprod Immunol, 2010, 87 (1-2): 60-66.

84. BROWN MB, et al. M1/M2 macrophage polarity in normal and complicated pregnancy. Front Immunol, 2014, 5: 606.

85. GORCZYNSKI RM. Control of the immune response: role of macrophages in regulation of antibody and cell mediated immune responses. Scand J Immunol, 1976, 5 (9): 1031-1047.

86. NAGAMATSU T, SCHUST DJ. The contribution of macrophages to normal and pathological pregnancies. Am J Reprod Immunol, 2010, 63 (6): 460-471.

87. 张涛. 环孢素 A 对不明原因复发性流产患者外周血 IFN-γ、TNF-α 的调控. 生殖医学杂志, 2017, 26 (03): 244-248.

88. LING Y, et al. Low dose Cyclosporin A treatment increases live birth rate of unexplained recurrent abortion initial cohort study. Clin Exp Obstet Gynecol, 2017, 44 (2): 230-235.

89. 付锦华. 环孢素 A 治疗难治性免疫性复发性流产随机对照研究. 中国实用妇科与产科杂志, 2016, 32 (05): 441-445.

90. ELRAM T, et al. Treatment of recurrent IVF failure and human leukocyte antigen similarity by intravenous immunoglobulin. Reprod Biomed Online, 2005, 11 (6): 745-749.

91. SCHUMACHER A, et al. Human chorionic gonadotropin attracts regulatory T cells into the fetal-maternal interface during early human pregnancy. J Immunol, 2009, 182 (9): 5488-5497.

92. SHA J, et al. Alteration of Th17 and Foxp3 (+) regulatory T cells in patients with unexplained recurrent spontaneous abortion before and after the therapy of hCG combined with immunoglobulin. Exp Ther Med, 2017, 14 (2): 1114-1118.

93. CAVALANTE MB, et al. Lymphocyte immunotherapy in the treatment of recurrent miscarriage: systematic review and meta-analysis. Arch Gynecol Obstet, 2017, 295 (2): 511-518.

94. 林奇. 外周血单个核细胞宫腔内灌注治疗对反复种植失败患者妊娠结局的影响. 生殖医学杂志, 2013, 22 (12): 922-926.

95. BLACKER CM, GINSBURG KA, LEACH RE, et al. Unexplained infertility: evaluation of the luteal phase; results of the National Center for Infertility Research at Michigan. Fertility & Sterility, 1997, 67 (3): 437-442.

96. ZEGERS-HOCHSCHILD F, ADAMSON GD, DYER S, et al. The International Glossary on Infertility and Fertility Care, Fertility and Sterility, 2017: S0015028217304296.

97. 杨一华, 黄国宁, 孙海翔, 等. 不明原因不孕症诊断与治疗中国专家共识. 生殖医学杂志, 2019, 28 (09):

984-992.

98. 蒋励, 陈耀龙, 罗旭飞, 等. 中国高龄不孕女性辅助生殖临床实践指南. 中国循证医学杂志, 2019, 19 (03): 253-270.

99. ISAKSSON R, TIITINEN A. Present concept of unexplained infertility. Gynecological Endocrinology, 2004, 18 (5): 278-90

100. 孙琴, 李鸿儒, 梁元姣, 等. 精子顶体酶检测对不明原因不孕夫妇助孕治疗方案选择的临床意义. 中华男科学杂志, 2017, 23 (02): 152-156.

101. KAUR J, SURI V, GAINDER S, et al. Prospective randomized trial comparing efficacy of letrozole step-up protocol with letrozole plus gonadotropins for controlled ovarian stimulation and intrauterine insemination in patients with unexplained infertility. Archives of gynecology and obstetrics, 2019, 300 (6): 1767-1771.

102. WANG RUI, DANHOF NORA A, RAISSA I, et al. Interventions for unexplained infertility: a systematic review and network meta-analysis. The Cochrane database of systematic reviews, 2019, 05: CD012692.

第四章

人工授精

人工授精是以非性交方式将精子送入女性生殖道，以达到受孕目的的技术。根据送入部位的不同分为宫腔内人工授精、宫颈内人工授精、阴道内人工授精等，目前常用的是宫腔内人工授精（intrauterine insemination，IUI）。根据精液来源不同分为夫精人工授精和供精人工授精。

第一节　适应证和禁忌证

人工授精前必须确保女方至少一条输卵管通畅；男方精液优化后精子的密度和活力具有受精的能力。但是目前关于人工授精的精液阈值尚无统一标准，有研究认为洗涤前的前向运动精子总数 $>10 \times 10^6$ 时，可获得较高的临床妊娠率，洗涤后的前向精子总数达 $0.3 \times 10^6 \sim 20 \times 10^6$ 时，行 IUI 都可获得较好的妊娠率。但也有研究认为处理前的精子密度 $>2 \times 10^6/\text{ml}$、总精子数 $>6 \times 10^6$、有活力精子 $>20\%$、总活精子数 $>2 \times 10^6$ 者，IUI 治疗是有效的。

一、适应证

1. 夫精人工授精（artificial insemination by husband，AIH）适应证

（1）轻中度少弱畸形精子症［精子密度 $(5\sim15) \times 10^6/\text{ml}$，精子活率 a 级 $<25\%$ 或 a+b$<40\%$，正常形态精子 $<4\%$］、精液液化异常。

（2）男性勃起功能障碍或生殖器畸形导致的同房障碍。

（3）逆行射精。

（4）排卵障碍；轻度子宫内膜异位症手术治疗后未孕者。

（5）宫颈因素不育（宫颈黏液栓或免疫因素）。

（6）女性阴道痉挛或心理因素导致的性交障碍。

（7）不明原因不育。

2. 供精人工授精（artificial insemination by donor，AID）适应证

（1）不可逆的非梗阻性无精子症。

（2）男方和/或家族有不宜生育的严重遗传性疾病。

（3）治疗无效的严重母儿血型不合。

二、禁忌证

1. AIH 禁忌证

（1）一方患有生殖泌尿系统急性感染或性传播疾病。

（2）一方患有严重的遗传、躯体疾病或精神心理疾病。

（3）一方接触致畸量的射线、毒物、药品，并处于作用期。

（4）女方因输卵管因素造成的精子和卵子结合障碍。

2. AID 禁忌证

（1）女方患有生殖泌尿系统急性感染或性传播疾病。

（2）女方患有严重的遗传、躯体疾病或精神心理疾病。

（3）女方接触致畸量的射线、毒物、药品，并处于作用期。

（伍琼芳）

第二节　人工授精方法

人工授精术

人工授精分为自然周期人工授精和促排卵周期人工授精。自然周期人工授精仅适用于月经周期规律者,促排卵周期人工授精常用于排卵障碍、月经周期延长或有卵泡发育异常史的患者,有文献报道对于不明原因不育患者促排卵周期人工授精的成功率显著高于期待治疗组,推荐促排卵周期人工授精作为不明原因不育的一线治疗。

一、人工授精准备

人工授精前男女双方均需要进行体格检查和实验室检查,以确定人工授精的适应证并排除不适合妊娠的相关疾病。

1. **女方检查**　主要检查项目包括体格检查和妇科检查、输卵管通畅度检查(子宫输卵管碘油造影或超声子宫输卵管造影或腹腔镜检查)、血常规、尿常规、血型、肝肾功能、TORCH、凝血功能、甲状腺功能、肝炎病毒、梅毒、人免疫缺陷病毒、胸片、心电图等,遗传性疾病者需排除外周血染色体的异常。

2. **男方检查**　主要检查包括体格检查和男科检查、精液常规及精子形态学检查、肝炎病毒、梅毒、HIV、血型、血常规、精液微生物检查等。

3. 行 AID 者须有男方无法生育正常血亲后代相关疾病的证据。

4. **证件准备**　结婚证、二代身份证(外籍人士护照),并符合国家生育政策。

5. **告知治疗程序及签署知情同意书**　在行人工授精前,必须详细告知不育夫妇双方人工授精的适应证、可以选择的其他治疗方法、可能出现的并发症和随访的要求等,并签署人工授精知情同意书。

二、人工授精时机的选择

1. **自然周期人工授精**　月经周期规律的患者

于月经周期的第 10~12 天开始监测卵泡发育,当卵泡直径在 16~20mm 时,肌内注射 HCG 5 000~10 000U 扳机后 24~48 小时内行人工授精术。如有条件,从卵泡直径达 15mm 以上时开始通过检测血或尿的 LH 水平来监测 LH 峰值,当卵泡直径达 16~20mm 且血 LH 水平 >10U/L 或尿 LH 试纸出现强阳性,则可以在 24~48 小时内或者立即 HCG 5 000~10 000U 扳机后 24~48 小时内行人工授精术。

2. **促排卵周期人工授精**　月经第 3~5 天开始给予口服来曲唑(LE)每天 2.5~5.0mg 或克罗米芬(CC)每天 50~100mg,连用 5~7 天后 B 超监测卵泡发育情况;单纯使用 CC/LE 无优势卵泡发育者可在使用 CC/LE 后或同时联合使用促性腺激素(Gn)促排卵,隔日或每日注射 Gn 75~150U,根据卵泡发育调整 Gn 剂量;WHO 的 Ⅰ 型排卵障碍患者根据窦卵泡数(AFC)及 AMH 水平隔日或每日注射 HMG 75~150U 促排卵,当卵泡直径在 16~20mm 时,肌内注射给予 HCG 5 000~10 000U 扳机后 24~48 小时内行人工授精术。如有条件,从卵泡直径达 15mm 以上时通过检测血或尿的 LH 水平来监测 LH 峰值,当卵泡直径达 16~20mm 且血 LH 水平 >10U/L 或尿 LH 试纸出现强阳时给予 HCG 5 000~10 000U/GnRH-a 0.1~0.2mg 诱发排卵,扳机后 24~48 小时内行 IUI 术。需要注意的是 WHO 的 Ⅰ 型排卵障碍患者不宜使用 CC/LE 促排,优势卵泡≥3 枚的患者为了避免多胎妊娠及减少 OHSS 发生的风险,建议患者本周期取消手术。

三、精液采集及处理

1. **夫精人工授精**　人工授精当日取精(取精前建议禁欲 2~7 天)。常规采用手淫取精,精液可按照密度梯度离心法或上游法优化处理。逆行射精患者需在取精前 3~7 天口服碳酸氢钠片碱化尿液,射精后,立即将尿液排入盛有 10ml 精子洗涤液的取精杯内,并尽快送实验室处理。

2. **供精人工授精**　供精人工授精采用的冷冻精液必须来自卫生行政部门批准的人类精子库。按照卫生部门技术规范要求,解冻后精液用于宫腔内人工授精治疗时,要求复苏后精液前向运动精子

总数不得低于 $10 \times 10^6/ml$,前向运动的百分率不得低于 40%。

四、人工授精手术

1. 宫腔内人工授精 患者取膀胱截石位,给予生理盐水冲洗外阴,将装有精子悬液的注射器接人工授精管缓慢送入宫腔,距宫底 1~2cm 处将精液缓慢注入宫腔,停留 1 分钟后取出,注入后抬高臀部静卧 30 分钟。

2. 阴道内人工授精 精液可以不经洗涤处理,直接将精液注入阴道穹窿部。

3. 宫颈内人工授精 将洗涤处理后的精液缓慢注入宫颈管内。主要适用于宫腔内人工授精困难患者。

五、黄体支持

自然周期人工授精可以不给予黄体支持;促排周期人工授精建议术后或排卵后常规使用孕激素或联合雌激素进行 14 天的黄体支持。可选择:地屈孕酮 10mg,口服,每天 2 次;黄体酮胶囊 50~100mg,口服,每天 2 次;黄体酮软胶囊 200mg,口服或阴道给药,每天 1 次。内膜厚度 <8mm 患者可口服补佳乐,每天 2~4mg。

六、妊娠确定及随访

IUI 术后 14 天检测血或尿 β-HCG 确定是否生化妊娠,术后 4~5 周 B 超检查确定是否临床妊娠。实施供精人工授精技术的机构应建立严格的保密措施,确保患者的个人隐私安全;应建立切实可行的随访机制,确保随访率 100%,保证及时准确地向精子库反馈妊娠及子代情况,严格控制每一位供精者的冷冻精液最多只能使 5 名妇女受孕。

(伍琼芳)

第三节　人工授精的并发症

人工授精操作可能引起的并发症有腹痛、感染及少量阴道出血,促排卵周期人工授精使用促排卵药物后可能引起卵巢过度刺激综合征(OHSS)、多胎妊娠、宫外孕等。

1. 腹痛 术中腹痛一般为宫颈牵扯或精液注入速度过快导致,一般在操作停止后,腹痛可自行缓解。极少数发生剧烈腹痛者,可给予阿托品 0.5mg 肌内注射。

2. 感染 IUI 术后感染者较少见,术前需检查白带常规,排除细菌性阴道炎;操作时应严格无菌操作,避免细菌逆行性感染引起急性子宫内膜炎或盆腔炎。

3. 卵巢过度刺激综合征 使用促排卵药物时应严格控制 Gn 剂量,多个优势卵泡发育时建议取消治疗。

4. 多胎妊娠 严格控制 Gn 剂量,避免多卵泡发育,优势卵泡 ≥3 个建议取消手术,发生三胎及三胎以上妊娠者,应实施减胎术。

5. 异位妊娠 输卵管通而不畅或单侧输卵管患者发生异位妊娠的可能性大,IUI 术后 14 天 HCG 值低的患者需要警惕异位妊娠的可能,出现剧烈腹痛需及时就诊。

(伍琼芳)

―――― 参考文献 ――――

1. VAN WEERT JM, REPPING S, VAN VOORHIS BJ, et al. Performance of the postwash total motile sperm count as a predictor of pregnancy at the time of intrauterine insemination: a meta analysis. Fertil Steril, 2004, 82 (3): 612-620.

2. MILLER DC, HOLLENBECK BK, SMITH GD, et al. Processed total motile sperm count correlates with pregnancy outcome after intrauterine insemination. Urology, 2002, 60 (3): 497-501.

3. 刘成, 吴宜澄, 李萍, 等. 宫腔内人工授精妊娠与所需精子质量的临床探讨. 中国医刊, 2006,(12): 43-44.

4. FARQUHAR CM, LIU E, ARMSTRONG S, et al. Intrauterine insemination with ovarian stimulation versus expectant management for unexplained infertility (TUI): a pragmatic, open-label, randomised, controlled, two-centre trial. Lancet, 2018, 391 (10119): 441-450.

5. 中华医学会. 临床诊疗指南 - 辅助生殖技术与精子库分册. 北京: 人民卫生出版社, 2009.

第五章

体外受精胚胎移植术

第一节　药物刺激卵巢

2001 年卫生部颁布《人类辅助生殖技术管理办法》,2003 年重新修订了《人类辅助生殖技术规范》《人类辅助生殖技术和人类精子库伦理原则》。《人类辅助生殖技术规范》对开展体外受精胚胎移植术(in vitro fertilization and embryo transfer,IVF-ET) 及其衍生技术和人工授精(artificial insemination,AI)的医疗机构及人员资质、病历管理方面都做了规定;医疗机构必须按《医疗机构病历管理规定》严格管理实施 ART 的病历及其相关记录,建立包括使用促排卵药物在内的特殊药品管理等工作制度和各项技术操作常规。开展 ART 的临床医师须掌握女性生殖内分泌学临床专业知识,特别是促排卵药物的使用和月经周期的激素调控,并具备卵泡超声监测等能力。

控制性卵巢刺激(controlled ovarian hyperstimulation,COS) 是 IVF-ET 重要环节之一,与治疗结局密切相关。近年来,促排卵药物种类和产品质量趋于稳定,生殖临床医生为获得更多的高质量卵子,提高种植率和临床妊娠率,合理选择促排卵方案,其中正确使用促排卵药物是关键。

一、促排卵药物的适应证及禁忌证

(一)诱导排卵

1. **适应证**　有生育要求但持续性无排卵或稀发排卵的不育患者,常见为多囊卵巢综合征(polycystic ovary syndrome,PCOS)及下丘脑垂体性排卵障碍患者;排卵障碍导致的不育;黄体功能不足;其他如配合宫腔内人工授精治疗的卵巢刺激、不明原因不育症、轻型子宫内膜异位症等。

2. **慎用情况**　原发或继发性卵巢功能低下;血栓栓塞家族史或血栓形成倾向;患有性激素相关恶性肿瘤治疗前后。

3. **禁忌证**　高促性腺激素性无排卵:FSH值 ≥ 40U/L 时提示卵巢功能低下,包括性腺发育障碍 / 切除 / 损伤等,卵巢早衰或卵巢促性腺激素抵抗综合征;先天性生殖道畸形或发育异常,如先天性无阴道、无子宫或始基子宫等;双侧输卵管阻塞 /缺失;急性盆腔炎症或者严重全身性疾病不适合妊娠者;对卵巢刺激药物过敏或不能耐受者;妊娠或哺乳期妇女;男方无精子症,非供精助孕。

(二)控制性卵巢刺激

1. **适应证**　具备实施 IVF-ET 及其衍生技术指征并排除禁忌证的患者。

2. **慎用情况**　同诱导排卵。

3. **禁忌证**　严重的精神疾病;泌尿生殖系统急性感染期;性传播疾病活动期;有吸毒等严重不良嗜好或接触致畸量的射线;毒物、药品并处于作用期;子宫不具备妊娠功能或严重躯体疾病不能承受妊娠;原因不明的子宫出血;对 COS 药物过敏或不耐受者。

二、促排卵药物的分类

(一)口服促排卵药物

1. **枸橼酸氯米芬**　枸橼酸氯米芬(clomiphene citrate,CC)能有效地诱发无排卵不育患者排卵。CC 是一种白色或淡黄色无味粉剂,在空气和光线下稳定性差,因其含有二氢枸酸盐成分而被命名为枸橼酸氯米芬。它的甾体构型与己烯雌酚类似,能与雌激素受体有效结合,有弱雌激素及抗雌激素活性。

CC通过占据下丘脑和垂体雌激素受体从而解除内源性雌激素的负反馈,增加下丘脑分泌促性腺激素释放激素(gonadotrophin releasing hormone,GnRH)的释放频率,使垂体FSH和LH水平升高,启动卵巢内卵泡的募集和促进卵泡生长。值得注意的是,CC促排卵作用需要有正常的下丘脑-垂体-卵巢轴(hypothalamic pituitary ovarian axis,HPO)反馈机制。其主要适应证是无排卵性不育。低促性腺激素性腺功能减退患者用CC治疗无效。

CC是最早出现的口服促排卵药物,1967年美国食品与药品管理局批准了其作为治疗不育的药物。因其方便和价廉一直都是治疗排卵障碍的一线药物。CC促排卵有效性约为70%~92%,但妊娠率仅为10%~40%。高排卵率和低妊娠率的不一致性可能与CC对子宫内膜的抗雌激素效应、对宫颈黏液的抗雌激素效应、影响子宫内膜的血流及输卵管的运输、胎盘蛋白合成减少、亚临床妊娠流产等相关。

2. 他莫昔芬 他莫昔芬(tamoxifen,TMX)为选择性雌激素受体调节剂,结构类似CC,同为三苯乙烯类衍生物。TMX最早用于治疗绝经后中晚期乳腺癌,是乳腺癌、卵巢癌、子宫内膜癌患者术后的辅助用药。TMX促排卵的机制与CC类似,其在不同靶组织中依据细胞种类和激素环境不同,可表现为雌激素激动剂或拮抗剂的效应。使用TMX早期,血FSH和LH升高,刺激卵泡发育。

TMX主要用于无排卵或对CC无反应的患者,用法与CC类似。2005年的一项荟萃分析认为TMX与CC的排卵率和妊娠率相似,是一种有效的促排卵药物。TMX排卵率约为60%~80%,妊娠率为10%~56%,流产率无明显增加。而TMX诱发的同步发育卵泡数少,卵巢过度刺激综合征(ovarian hyperstimulation syndrome,OHSS)发生风险小,对于CC抵抗者效果更好。

3. 来曲唑 来曲唑(letrozole,LE)是一种人工合成三苯三唑类衍生物,具有高度特异性的非甾

体类第三代芳香化酶抑制剂,被批准用于治疗绝经后乳腺癌患者。1999年Mitwally等首次将LE用于促排卵治疗。LE与内源性底物竞争芳香化酶位点,可逆地抑制该酶的活性,阻断雄烯二酮及睾酮向雌激素转化,抑制雌激素合成。它在不影响其他甾体激素合成的情况下,升高血浆和卵泡内雄激素水平,选择性地降低雌激素水平,不消耗雌激素受体,不影响体内孕激素水平。LE诱导排卵有中枢性和外周性两种机制。中枢方面,由于体内雌激素合成减少,使血清雌激素水平下降,通过其对下丘脑、垂体的负反馈作用,促进内源性促性腺激素(gonadotrophin,Gn)分泌,刺激卵泡发育。外周方面,在卵巢水平阻断雄激素向雌激素转化,导致卵巢内雄激素短暂蓄积,促进卵泡FSH受体的表达,使卵泡对FSH的敏感性增强,同时刺激胰岛素样生长因子-1(insulin like growth factor-1,IGF-1)增加及其他自分泌和旁分泌因子的表达,与FSH产生协同作用提高卵巢对激素的反应性。应用LE时需HPO轴反馈机制健全。

2001年Vitally和Casper开展来曲唑诱发PCOS患者排卵的临床试验时发现,来曲唑诱发排卵率可达75%,妊娠率为25%,能避免抗雌激素制剂促排卵中常见的对子内膜的不良反应。此后,有许多关于用芳香化酶抑制剂治疗不育患者的报道。多数研究表明,LE可达到与CC相似的促排卵效果,克服CC对宫颈黏液及子宫内膜的负性影响。

LE和TMX均是CC治疗反复失败患者的可选药物,LE现在被视为PCOS的一线促排卵药物。两者安全、方便、价廉,但药物说明书中均无用于促排卵的适应证,选择这两种药时,应与患者沟通并知情同意。

4. 溴隐亭 溴隐亭为多巴胺受体激动剂,通过与多巴胺受体结合,抑制垂体前叶分泌泌乳素,降低血泌乳素水平,从而解除高泌乳素血症对GnRH脉冲式分泌的抑制,恢复排卵。对于有生育要求的高泌乳素血症的无排卵患者及垂体微腺瘤行保守治疗患者,溴隐亭治疗后大部分患者催乳素降至正常,能够恢复月经周期和排卵,甚至妊娠,因此常作为促排卵的首选治疗。

临床应用溴隐亭初始剂量一般为每日 2 次,每次 1.25mg,餐中服;若无不适,可增加剂量为 2.5mg,每日 2 次,能够适应以后再加量至每日 3~4 次。根据血催乳素下降情况调整最佳剂量。溴隐亭不仅可降低垂体微腺瘤患者的催乳素水平,还可明显缩小瘤体。常见的副反应为胃肠道不适和恶心,剂量大时可出现食欲减退与胃痛,用药时间长者可出现便秘。

卡麦角林和诺果宁(又名喹高利特)均为具有高度选择性的多巴胺 2 受体激动剂,抑制 PRL 的作用更强大而不良反应相对减少,作用时间更长。对溴隐亭抵抗或不耐受溴隐亭治疗的泌乳素腺瘤患者,改用卡麦角林或诺果宁后有效率达 50% 以上。

5. 二甲双胍 胰岛素抵抗及高胰岛素血症常见于 PCOS 患者,是导致高雄激素血症及慢性无排卵的重要原因。胰岛素过多可通过多种途径促进卵巢和肾上腺分泌过多雄激素,进而加重排卵功能障碍。这类患者常出现 CC 抵抗。肥胖可加重这一病理变化。

二甲双胍是双胍类口服降糖药,能降低体内肝糖原合成,减少胃肠道对葡萄糖的吸收,增强外周组织对葡萄糖的摄取利用。二甲双胍可降低糖尿病患者体内血糖水平;而在非糖尿病患者,二甲双胍仅使血胰岛素水平下降。通过降低血胰岛素水平,改善胰岛素抵抗状态,从而逆转高雄激素血症,解除其对生殖轴的抑制,恢复排卵。几乎所有的肥胖 PCOS 患者及存在胰岛素抵抗的非肥胖 PCOS 无排卵患者,可考虑应用胰岛素增敏剂以促进排卵功能的恢复。常用的方案为二甲双胍起始剂量从 500mg 每天 2 次到 850mg 每天 3 次不等,使用时间通常到 HCG 日。副反应主要为胃肠道反应,如恶心、呕吐、腹泻等,因此应餐中或餐后即服。乳酸酸中毒为极其罕见的并发症。二甲双胍应用于胰岛素抵抗患者,胰岛素下降至正常时常可恢复排卵;此外,二甲双胍可协同增强 CC 的敏感性,联合应用后其促排卵成功率较单独应用 CC 增加 4~9 倍。

(二)注射用促排卵药物

1. 外源性促性腺激素 1927 年,Aschheim 和 Zondek 发现孕妇的尿中存在一种与垂体前叶促性腺因子作用相似的物质。他们把这种物质称为"促性腺激素"。1937 年,Cartland 和 Nelson 提纯了这种激素。它能提供更完善的卵泡发育生理环境,不影响宫颈黏液及子宫内膜,可获得高质量成熟卵母细胞,但易诱发多卵泡发育从而导致 OHSS 及多胎妊娠。

临床使用的 Gn 药物分为 2 大类:天然 Gn 和基因重组 Gn。

(1)天然 Gn:主要包括人绝经期尿促性素(HMG)、尿中提炼并纯化的人 FSH(uFSH)、高度纯化的人 FSH(uFSH-HP)、人绒毛膜促性素(uHCG)。

HMG 中含有等量的 FSH 和 LH,体内生物活性均为 75U。Cook 等人证实,HMG 制剂中含有 5 种以上的 FSH 异构体及 9 种以上的 LH 异构体。应用不同批次的制剂时,这些差异偶尔可能造成患者反应的不一致。HMG 制剂中含有的其他蛋白成分包括肿瘤坏死因子结合蛋白 -1、转铁蛋白和尿激酶等。尽管 HMG 制剂有效,相对安全,但常有局部疼痛及变态反应的报道。

HMG 的进一步纯化,即商品化的 uFSH 和 uFSH-HP,通过免疫亲和层析法去除了 HMG 中的 LH 成分,在制剂中大大减低了 LH 样活性。

HCG 是与垂体分泌的 LH 结构、活性相似的糖蛋白激素,从早孕妇女尿中提取。促排卵治疗中主要利用其模拟 LH 促排卵峰,与 FSH 联合使用诱发排卵。

(2)基因重组 Gn(rFSH,rLH,rHCG):随着高纯尿 FSH 的发展,技术的改进促进 FSH 和 LH 的分离和基因产物的诞生。人促性腺激素的结构复杂,需要翻译后的加工如蛋白折叠和糖基化,难在原核生物中产生。因此,人们建立了哺乳动物细胞培养体系,在中国仓鼠卵巢细胞中产生了这种功能分子。1988 年生产了第一个 rFSH 制剂(促卵泡素 α)、1995 年欧盟批准注射用重组人促卵泡激素 α 上市。1996 年生产上市了另一种 rFSH 制剂(促卵泡素 β)。

其他的一些促性腺激素基因也被转染至哺乳动物细胞系中。目前重组人 LH 和人 HCG 已上市。

2. 促性腺激素释放激素 促性腺激素释放激素是下丘脑肽能神经元脉冲式分泌的十肽激素，是神经、免疫、内分泌三大调节系统相互联系的重要信号分子，调控 Gn 的释放。

1971 年 Shally 和 Guillenmin 从猪下丘脑首先分离出 GnRH，并由此获得诺贝尔生理学或医学奖，至今已有 40 年的历史，期间合成了大量 GnRH 类似物，包括促性腺激素释放激素激动剂（gonadotropic hormone releasing hormone agonist，GnRH-a）和促性腺激素释放激素拮抗剂（gonadotrophin releasing hormone antagonist，GnRH-A）。

（1）GnRH-a：天然的 GnRH 为十肽，可迅速被酶切激活，血浆半衰期很短。GnRH 化学结构被发现后合成的，通过改变 GnRH 第 6 位和第 10 位氨基酸得到，这种结构可减慢肽的降解，生物效应较天然 GnRH 提高 50~100 倍。有长效和短效两种剂型。

GnRH-a 首次给药初期具有短暂刺激 FSH 和 LH 升高的激发作用，即 flare-up 效应。药物持续作用 7~14 天后，垂体表面的 GnRH 受体被全部占满或耗尽，对 GnRH-a 不再敏感，即垂体 GnRH-a 受体脱敏，FSH 和 LH 大幅下降，导致体内雌二醇水平明显下降至卵泡早期，甚至绝经期水平。此时应用外源性 Gn 可以诱导多个卵泡同步发育，可避免 LH 分泌异常升高、睾酮升高的异常内分泌环境的干扰，且避免出现卵泡黄素化。这是一种可逆的垂体降调节作用，可防止月经中期早发 LH 峰。常用制剂有布舍瑞林、组氨瑞林、亮丙瑞林、曲普瑞林等。

（2）GnRH-A：GnRH-A 由于改变了第 1、2、3、5、6、10 位氨基酸，其与 GnRH 受体亲和力更强，没有 flare-up 作用，通过竞争性结合 GnRH 受体而即时抑制内源性 GnRH 对垂体的兴奋作用，降低垂体 FSH、LH 及卵巢性激素水平而不产生受体脱敏效应。

GnRH-a 能可逆性地直接抑制垂体 Gn 的分泌。拮抗剂竞争性占据垂体 GnRH 受体，从而阻断了外源性 GnRH 与受体的结合和刺激作用。GnRH-A 的抑制作用是直接的，无激发作用和受体的丢失，需要持续用药确保 GnRH 受体被持续占

据。因此，与激动剂相比，拮抗剂需要使用更大剂量才能达到有效的垂体抑制。第三代拮抗剂副作用及过敏反应最小。常用药物有西曲瑞克、伊妥瑞克、普拉瑞克、加尼瑞克、阿巴意瑞克和安雷利克斯等复合物。

（三）促排卵药物使用的安全性

1. 短期副反应 促排卵药物的不良反应人多与雌激素有关，如血管舒缩症状，其他副反应有恶心、头晕、头痛、腹部不适、乳房胀痛、脱发、抑郁及失眠等。还包括对子宫、卵巢、肝脏的损伤及血液系统的影响等，一般症状较轻能够耐受。

OHSS 是促排卵治疗引起的严重并发症，年龄 <35 岁、低 BMI、PCOS、血清 E_2 水平较高（>15 000pmol/L）或优势卵泡数较多（>15 个）是发生 OHSS 的高危因素。根据文献报道，约 20%~33% 的 IVF 周期发生轻度 OHSS，约 2%~6% 发生中度 OHSS，约 0.1%~0.2% 发生重度 OHSS。OHSS 根据发生时间可分为早发型及晚发型。早发型与卵巢刺激相关，发生在 HCG 注射后 9 天内；晚发型与早期妊娠的内源性 HCG 及黄体支持的外源性 HCG 有关，发生在 HCG 注射 9 天后。早发与晚发并存时，临床症状更严重。以卵巢增大、血管通透性增加、第三体腔积液及相关的病理生理过程为主要特征，临床表现为腹痛、腹胀、体重增加、少尿，严重时出现呼吸困难、消化道症状等并伴有肝肾功能损害及血栓形成，严重时甚至威胁生命。由于 OHSS 为医源性疾病，因此预防是关键。临床医生对患者的准确评估、选用适当的 Gn 剂量和个体化促排卵方案、取消周期、coasting 疗法、减少 HCG 的"扳机"剂量、联合 GnRH-a 扳机和全胚冷冻等是可供选择的有效的预防措施，可减少 OHSS 特别是重度 OHSS 的发生。一旦发生中重度 OHSS，应及时住院治疗，并严密监测生命体征。

2. 妊娠期并发症及出生缺陷 1996 年的一项大规模前瞻性观察发现，CC 诱导排卵后妊娠与自然妊娠相比自然流产率略高。LE 用于促排卵时基本不干扰胚胎对植入窗期子宫内膜的黏附和侵入。与 CC 相比，LE 可降低 ART 流产率。

统计资料显示，ART 后妊娠者临床流产发生率为 15%，而自然妊娠人群临床流产率为 12%。此差

异可能与接受 ART 者年龄较大、不同 COS 降调方案、ART 致非整倍体胚胎数增多、黄体功能缺陷、多胎妊娠、不育状况等多因素有关。

口服药物诱导排卵人群及在 IVF-ET 过程中使用促排卵药物的人群与正常人群出生缺陷的发生率并无差异,先天畸形的种类也无相关性。既不增加出生缺陷的总体发生率,也不与某一特定类型出生缺陷相关。

多胎妊娠也是促排卵的不良结果之一,可增加母儿并发症,导致不良妊娠结局。多胎妊娠属高危妊娠,对母儿均不利,常并发妊娠期高血压疾病、贫血、前置胎盘、羊水过多及产后出血等产科合并症,以及流产、早产、低体重儿等严重危及母儿生命,故 2 胎以上应行减胎术。

3. 促排卵药物与肿瘤 诱导排卵药物,高雌激素水平可能增加子宫内膜癌的风险,因排卵使卵巢表面上皮不断损伤与修复,反复修复过程中卵巢表面上皮可能发生突变而发生卵巢癌,该假说尚有待进一步研究证实。实际上助孕治疗若获妊娠,可对子宫内膜和卵巢起到保护作用。用药后是否远期发生卵巢癌的安全性还需要长期、前瞻性的观察来明确是否存在因果关系。

促排卵药物与乳腺癌的关系目前仍有争议。促排卵药物与子代恶性肿瘤发生关系的研究多为经验性观察,诱导排卵后妊娠出生的儿童恶性肿瘤发生率并没有增加,但结果并非确切的证据,仍需进行长期随访和深入研究,以明确相关性。

三、促排卵药物治疗方案

(一)口服促排卵药物方案

1. 克罗米芬诱导排卵方案 克罗米芬诱导排卵妊娠多发生于治疗最初 3~6 个月,治疗超过 6 个月不推荐再用 CC,CC 成功诱导排卵 3~4 个周期仍未妊娠,建议进一步检查或治疗;合并轻微男方因素时,建议诱导排卵配合宫腔内人工授精(intrauterine insemination,IUI)治疗;对于排卵障碍的黄体功能不足患者可试行 CC 诱导排卵。其他不明原因不育症、I 期或 II 期子宫内膜异位症(endometriosis,EMs)等,CC 有益于患者获得妊娠;有其他排卵障碍的相关内分泌及代谢因素需要先纠正。

自月经周期第 2~6 天开始,推荐起始剂量为 50mg/d,连用 5 天,如卵巢无反应,第二周期逐渐增加剂量(递增剂量 50mg/d,最大剂量为 150mg/d)。单纯使用 CC 内膜薄而未妊娠者,可考虑加用少量雌激素或 HMG,以抵消 CC 抗雌激素的不良作用。单用 CC 诱发排卵失败时,可根据患者情况应用 CC 合并外源性 Gn 或合并二甲双胍等来诱发排卵。

2. 来曲唑诱导排卵方案 来曲唑诱导排卵方案主要用于 PCOS,现有的研究结果显示 LE 诱导排卵,每患者活产率、排卵率、单卵泡发育率优于 CC,多胎妊娠率低于 CC,出生缺陷无统计学差异。来曲唑是 PCOS 患者一线卵巢刺激药物。

LE 自月经第 2~6 天开始使用,推荐起始剂量为 2.5mg/d,连用 5 天;如卵巢无反应,第二周期逐渐增加剂量(递增剂量 2.5mg/d),最大剂量为 7.5mg/d。LE 可合并 Gn 使用。①单剂量方案:月经周期第 3 天单次口服 LE 20mg;②多剂量方案:月经周期第 3~5 天起,口服 LE 2.5~5.0mg/d,共 5 天;③联合应用方案:与外源性 Gn 联合用药。

3. 促性腺激素用于促排卵 主要用于下丘脑/垂体中枢性排卵障碍患者,建议 FSH 与 LH 同时诱导排卵,推荐 HMG 作为下丘脑/垂体中枢性排卵障碍的首选用药;Gn 作为 PCOS 二线诱导排卵方案药物,用于 CC 抵抗患者,及 CC 或 LE 后续的联合用药,可以增加卵巢对 Gn 的敏感性,降低 Gn 用量,控制募集卵泡数目,可有效减少卵巢过度刺激;因排卵障碍导致的不育,建议先纠正引起排卵障碍的相关内分泌及代谢因素;应用 Gn 可有效改善排卵不良,但需充分评估患者的风险与获益后选择适宜的卵巢刺激药物剂量。不明原因不育及 I 期或 II 期 EMs,配合 IUI 治疗有益于妊娠结局。

根据病因、患者年龄、血清抗米勒管激素(AMH)水平、基础窦卵泡数(AFC)选择适宜的启动剂量,隔日或每日肌内注射用药;根据卵巢反应性逐渐调整剂量,如有优势卵泡发育,保持该剂量不变。Gn 可合并 LE 或 CC 使用。

4. 诱导排卵取消标准 诱导排卵的目标是获

得一枚优势卵泡,配合性生活或人工授精而得到活产,因此,如多卵泡发育需及时取消周期,以降低多胎妊娠及卵巢过度刺激发生。如果诱导排卵时有超过3枚优势卵泡(卵泡直径≥14mm),建议取消周期,同时严格避孕,或改行IVF治疗。

(二)COS方案

控制性超促排卵是指通过合适的方案和药物控制,使机体在尽可能接近生理排卵情况下,以获得卵泡的发育和排卵,同时有效避免多胎妊娠和OHSS的发生。因此,充分评估不育患者卵巢反应性相关指标,选择个体化促排卵方案才能达到最佳结局和最少并发症。COS方案大致分为GnRH-a方案、GnRH-A方案、微刺激方案、黄体期促排卵方案。四类方案根据药物作用时限和用药时机不同又细分为多个不同方案,如GnRH-a方案又分为长效和短效激动剂方案、黄体期和卵泡期激动剂方案等;GnRH-a方案分为灵活和固定方案;黄体期促排卵方案分为自然黄体和人工黄体方案等。

1. GnRH-a方案

(1)长方案:常用方案,于黄体中期开始注射短效GnRH-a,降调14天后,经B超检查和激素检测判断到达降调节标准(LH<5IUL,E_2<50ngL,内膜<4~5mm,无功能性囊肿),给予Gn促排卵。用药过程中根据卵巢反应性和激素水平调整Gn用量,若为短效制剂通常同时持续GnRH-a直至HCG日。

(2)短方案:利用GnRH-a的激发作用,协同Gn募集卵泡,仍可抑制自发LH峰,多应用于卵巢反应不良的患者,通常周期第2日开始使用短效激动剂直至HCG日,第3日用Gn促排卵。

(3)超短方案:也是利用GnRH-a的激发作用,大多应用于卵巢反应不良的患者,通常第2日开始使用短效激动剂,第3日用Gn促排卵,使用Gn的第4日停用短效激动剂。

(4)超长方案:主要适用于EMs患者,但卵巢反应不良患者取消周期增加。自月经第2~4日注射长效GnRH-a全量或半量,4周后酌情注射第2次全量或半量,再经2周后根据FSH、LH和E_2水平、卵泡直径/数量及子宫内膜厚度/形态启动Gn,但较其他方案Gn用量和时间适当增多。根据患者情况,长效GnRH-a可使用3~6次。

2. GnRH-A方案

在卵泡中晚期采用GnRH-A抑制内源性LH峰的COS方案,无"flare up"效应,不会产生囊肿,保留垂体反应性,在PCOS及高反应患者,联合GnRH-a扳机可显著降低OHSS发生率。两种用药方案:①固定给药方案,在使用Gn促排卵第6~8日加用GnRH-A至HCG日;②灵活给药方案,根据卵泡的大小/数目和LH水平加用GnRH-A,一般当主导卵泡直径达14mm或者LH≥10U/L时加用GnRH-A。

3. 微刺激方案、自然周期、黄体期促排卵方案

适用于因病不能进行卵巢刺激者,或常规超促排卵方案卵巢低反应,反复胚胎质量差,基础FSH 15~25U/L甚至更高,AFC较少的患者。①微刺激、温和刺激:CC 50~100mg(或来曲唑2.5~5mg)可加用Gn,GnRH-a或HCG扳机,酌情可用COX-2抑制剂(非甾体消炎药)预防卵泡提前破裂;②自然周期:根据月经周期的长短可选择在早卵泡期开始监测,同时监测性激素LH、E_2、P,以决定是否注射GnRH-a扳机及取卵时机;③黄体期促排卵:排卵后1~3天内卵巢内有8mm的卵泡者,可尝试黄体期促排卵。可用Gn和来曲唑2.5mg/d,当主导卵泡达12mm时停用来曲唑(如果排卵后12天卵泡直径未达14mm,需口服黄体酮胶囊来预防出血),GnRH-a或HCG扳机,32~36小时后取卵,冷冻胚胎后择期再解冻移植。

4. 个体化的COS方案

在开始ART前,对患者的卵巢情况进行评估,选择最合适的卵巢刺激方案。目前主要根据年龄、卵巢储备功能,以及既往促排卵周期中是否存在OHSS病史或卵巢低反应(poor ovarian response,POR)史,综合评估卵巢反应性。

卵巢高反应指卵巢对Gn敏感,在促排卵过程中易发生超多卵泡发育,高雌激素水平,甚至发生OHSS。卵巢高反应人群包括单侧或者双侧卵巢呈多囊样改变、PCOS、年龄<35岁、抗米勒管激素(anti Mullerian hormone,AMH)>4ng/ml、体型偏瘦,以及既往促排卵过程中曾经发生过中/重度OHSS病史等。对于卵巢高反应患者,GnRH-A方案是首选,理想的获卵数是8~15枚,选择垂体降调

节方案时,发生 OHSS 的风险高于前者。降调节方案可以获得足够数量、同步发育的卵泡,子宫内膜容受性更好,但是 OHSS 风险相对偏高。近年来随着胚胎玻璃化冷冻技术的实施,全胚胎冷冻保存也是一个降低 OHSS 风险的策略。

POR 指卵巢对 Gn 刺激不敏感,主要表现为卵泡发育少、Gn 用量多、周期取消率高、临床妊娠率低。随着生育年龄的推迟,POR 的发生率有升高的趋势,是目前生殖医学临床研究的难点和热点。POR 诊断标准目前大多数采用博哥尼亚标准,满足以下 3 条中的 2 条即可诊断为 POR:①高龄(年龄 >40 岁)或存在卵巢反应不良的其他危险因素;②前次体外受精周期 POR,常规方案获卵 ≤3 个;③卵巢储备下降[卵巢窦卵泡计数(antralfollicular count,AFC)<5~7 个或 AMH<0.5~1.1ng/ml]。如果年龄或卵巢储备功能检测正常,患者连续 2 个周期应用最大化的卵巢刺激方案仍出现 POR 也可诊断。POR 患者的主要目标是得到尽可能多的获卵数。POR 人群如果基础 AFC 为 5~7 个,首次助孕周期可以考虑选择降调节方案,足量 Gn 启动,以获得尽量多的卵子和胚胎及容受性更好的子宫内膜,从而保证临床妊娠率。如果基础 AFC<5 个,从时间和经济方面考虑,可以使用 GnRH-A 方案、微刺激方案或者黄体期方案,使用 CC、LE 或者黄体期方案,会影响子宫内膜容受性,需要将胚胎冷冻保存后择期解冻移植。患有雌激素相关的恶性或交界性肿瘤的患者,如果有生育要求,可以采用微刺激或者 GnRH-a 方案,联合使用来曲唑,以降低雌激素水平。

卵巢正常反应人群指介于卵巢高反应和 POR 之间的群体。正常反应患者 COS 的目标是获得 8~15 枚高质量卵子,尽可能新鲜周期胚胎移植,争取在最短时间获得临床妊娠。垂体降调节方案在正常反应人群中的临床结局优于其他方案,卵泡同步化生长发育,有利于增加高质量卵子数目及提高子宫内膜容受性,从而达到理想的临床妊娠率和持续妊娠率。该群体可以选择早卵泡期长效长方案或黄体中期长效 / 短效长方案。如合并子宫内膜异位症可以考虑超长方案或改良超长方案。

(孙莹璞)

第二节 卵泡发育监测

经阴道超声卵泡监测

IVF 的重要环节之一就是控制性促排卵(COS),即采用外源性促性腺激素(Gn)、克罗米芬(CC)及来曲唑(LE)等促排卵药物促进多卵泡发育。常用 COS 方案包括 GnRH 激动剂(GnRH-a)方案和 GnRH 拮抗剂(GnRH-A)方案,使用 GnRH-a 或 GnRH-A 目的是抑制早发内源性促黄体生成激素(LH)峰,以期一次 COS 周期获得尽可能多的健康成熟卵子,增加可利用胚胎数,使 IVF 助孕者新鲜胚胎移植后还有剩余胚胎冷冻备用,以增加 IVF 助孕有效性。基于这样的理念,在 IVF 助孕成功足月分娩前,应尽可能将 COS 次数降低到最少。大数据分析清楚表明,在一次 COS 周期中获得高质量的胚胎越多,妊娠机会就越大。因此,为了使 COS 获益最大化,COS 监测目的包括:评估卵巢反应性,了解垂体降调节效果,监测卵泡发育,调整 Gn 剂量,尽可能避免卵巢过度刺激综合征(OHSS),确定扳机时机等。

过去在诱导排卵(OI)中,卵巢反应性的监测主要是通过检测卵巢激素来判断 Gn 促排卵治疗并发症。后来 Klopper 和他的同事们发现,Gn 治疗带来的并发症的发生率并不取决于监测本身,而取决于所采用的治疗方案。OI 中 Gn 剂量越大,妊娠成功概率越大,但同时 OHSS 及多胎等并发症也随之增加。OI 治疗带来的这些风险在 IVF 助孕中是可以克服的,如多胎可通过单胚胎移植减少发生率,严重 OHSS 可通过取消胚胎移植来减少发生。所以,IVF 中卵巢刺激监测的目的与 OI 治疗是不一样的。随着 IVF 周期数的快速增多,各种 COS 方案应用于临床,不同的监测方法也大量出现,在所有描述的监测方法中超声影像学是最有用的方法,它可以准确监测子宫 - 卵巢对 Gn 的反应。超声影像学监测卵泡发育最早是用在自然周期的卵泡发育监测,但很快就应用在卵巢刺激周期的监测中,只是由于成熟卵泡的直径和容积变异性较大,单一超声监测较难准确判断,有研究推荐刺激周期中超声结合血清雌二醇(E_2)水平来判断卵泡成熟情况。超声结合血清激素 LH、E_2、孕酮(P)监测对 CC 促排卵或单纯 Gn 促排卵检测有无内源性 LH 峰出现极为重要,但采用 GnRH 类似物(GnRH-a/GnRH-A)联合 Gn 进行 COS 出现早发内源性 LH 峰的概率很低,似乎检测这些血清激素的意义就很有限。仅用超声监测或结合 1~2 次血清 E_2 检测就足以满足大多数 IVF 周期。目前,大多数 IVF 中心已将超声影像学作为监测卵泡发育的主要手段。

1979 年 Hackeloer 和 Robinson 首先将超声引入卵泡发育的监测中,他们首先提出卵泡的大小和血清 E_2 呈线性关系。之后,经阴道超声(TVS)就广泛应用于自然周期、OI 及辅助生殖 COS 的卵泡发育监测。TVS 较经腹部超声监测卵泡发育有更清晰的图像和更高的准确性,推荐选择 TVS 用于 COS 监测。在一些特殊情形,如卵巢易位超出盆腔,TVS 不能探及,可采用经腹部超声进行监测。超声不仅可监测卵泡发育,还可检查子宫及附件病理、卵巢形态、卵巢储备和血流,子宫内膜厚度、形态和血流,确定扳机时间,指导取卵时机及经阴道超声引导下取卵术等。同时,彩色多普勒可提供血流定性信息,能量多普勒可提供定量信息,3D 超声联合能量多普勒不仅可显示还可定量卵巢、整个子宫内膜和局部子宫血流情况。

一、自然周期卵泡发育和监测

自然周期卵泡发育早期超声下可见卵巢内有直径 2~5mm 的小窦卵泡簇,这群小窦卵泡是从始基卵泡池中完成第一次非 FSH 依赖的募集后,经历 80~90 天的发育被选择进入对 FSH 敏感的第二次募集期的卵泡,即超声所见的小窦卵泡簇。在早卵泡期,随着促卵泡生成激素(FSH)水平升高,这群小窦卵泡开始生长,随着卵泡的发育,卵泡分泌的 E_2 水平升高,负反馈调节 FSH,使 FSH 水平生理性下降,对 FSH 最敏感的一个卵泡被选择继续发育优势化,其余卵泡则走向闭锁。当被选择的优势卵泡直径达 12~14mm,生长速度加快至 1.5~2.0mm/d 至卵泡直径达 18~24mm 排卵。自然

周期血清 E_2 水平随卵泡增长而增长,排卵前卵泡分泌的 E_2 达峰值,约 300pg/ml。子宫内膜是子宫的最内层,分为紧贴子宫肌层的基底层和含有腺体组织的功能层。在行经年龄的妇女中,每个月经周期内子宫内膜功能层都有明显变化。子宫内膜随卵泡的发育而增厚,卵泡早期内膜极薄,成一条强回声线,厚度 ≤ 5mm。随卵泡的发育,E_2 分泌增加,子宫内膜逐渐增厚,于排卵前达最厚值,可达 14mm,边缘呈细线状强回声,低回声区中央有一条强回声线通过(宫腔线)形成三条平行的强回声线,即"三线"征,排卵后子宫内膜受孕酮的影响,"三线"征消失,内膜回声变强,中心区为低回声,内膜线不连续,层次不清(图 5-2-1)。

自然周期超声监测可以鉴别是否为排卵周期;发现正常月经周期(28~30 天)有无排卵延迟致黄体期缩短;显示子宫内膜生长情况;诊断卵泡黄素化不破裂(LUF)等。

自然周期卵泡发育第 1 次监测时间通常在月经第 2~4 天,推荐超声检查了解盆腔有无异常,子宫及卵巢是否静止状态,计数基础窦卵泡(AFC);条件允许也可检测生殖激素及抗米勒管激素(AMH),协助超声判断卵巢储备和有无排卵障碍等情况。月经周期 28~30 天者,M9~10 天进行第 2 次监测,主要是超声监测卵泡和子宫内膜发育情况,然后每 48 小时超声监测 1 次,当主导卵泡直径达 14mm,监测频率为每 24 小时超声监测 1 次,主导卵泡直径 ≥ 16mm 有随时排卵可能,建议同时查血清 E_2、P、LH、FSH 确定 LH 峰出现时间或确定扳机时间,适时行取卵术。若排卵,超声征象表现为卵泡缩小或突然消失,卵泡边界模糊呈锯齿状,卵泡内出现较多等回声区,少量液体积聚在子宫直肠凹陷内。

LUF 是指优势卵泡形成后卵泡持续增大达排卵前卵泡直径时,卵泡不能破裂,即不能排卵,卵子在卵泡腔中老化,失去受精能力。LUF 超声表现为排卵前卵泡未破,卵泡的包膜增厚或边界模糊,囊内渐变为不均质低回声,常常呈网格状,也可表现为囊壁薄,张力大,内部呈典型的无回声区,子宫直肠凹无积液。LUF 通常持续存在至黄体末期,于下次月经来潮后消失,少数也可持续 3~6 个月才逐渐消失。LUF 者月经周期可能正常或稍短,基础体温(BBT)呈

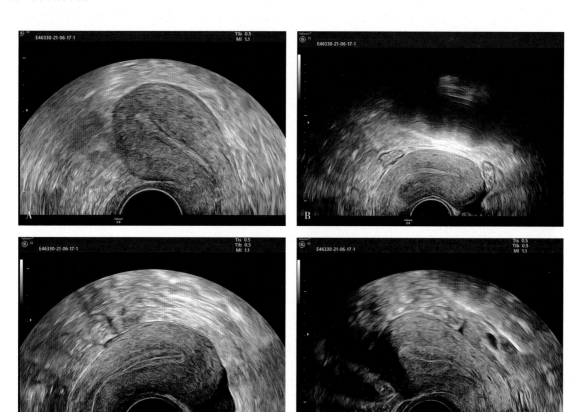

图 5-2-1　月经周期不同阶段的子宫内膜声像

A. 月经期声像图显示宫腔内凝血块(箭头)和液体(*),内膜(箭号)非常薄;B. 增生早期内膜显示为强回声线条;C. 增生晚期内膜显示为典型"三线征";D. 分泌期内膜显示为一层厚厚的回声,这是功能层回声增强并与相同回声的基底层合二为一的结果

双相,黄体中期血清 P 水平也在正常范围内。LUF 是无排卵月经的一种特殊类型,除超声检查可发现无排卵征外,其他检测排卵的参考指标(如月经特点、BBT、血清激素变化、宫颈黏液变化等)均可示有排卵征,因此,超声监测是诊断 LUF 的主要手段。

二、COS 前卵巢反应性预测

COS 前预测卵巢反应性有助于选择最适宜的 COS 方案和确定 Gn 启动剂量。预测卵巢反应性的指标,常规包括年龄、前次卵巢反应、卵巢储备(AMH、AFC、bFSH、bLH、bE$_2$ 及抑制素 B)状况等,其中 AMH 和 AFC 是最主要的预测指标。2019 年,欧洲人类生殖与胚胎学会(ESHRE)COS 指南中强烈推荐采用 AMH 或 AFC 用于卵巢反应性预测。通常卵巢反应分为正常反应、高反应和低反应。2011 年 ESHRE 共识中对卵巢低反应(POR)定义提出了 Bologna 标准:①年龄≥40 岁或存在其他 POR 的风险;②前次 POR 史(常规

刺激方案,获卵数≤3 个);③卵巢储备检测指标提示异常(AFC<5~7 个或 AMH<0.5~1.1ng/ml)。以上 3 点至少符合 2 点可定义为 POR。如果患者不属于高龄或者卵巢储备功能检测结果正常,最大刺激后发生两次卵巢低反应的患者也可定义为低反应患者。高反应是指在 COS 中对外源性 Gn 反应特别敏感的女性,表现为大量卵泡募集、发育及雌激素的快速上升。目前没有对高反应的统一判断标准,常见的诊断标准:在 COS 中发育卵泡数>20 个,E$_2$ 峰值>4 000pg/ml(14 640pmol/L),和/或获卵数>15 个。易发生卵巢高反应的人群特点:妇女年龄<35 岁;瘦小体型;PCOS;卵巢多囊样改变;AMH>4.5ng/ml,既往有 OHSS 发生史等。正常反应人群是基于排除低反应患者和高反应患者,而非应用具体标准进行定义;主要根据年龄、卵巢储备功能,以及既往促排卵周期中是否存在卵巢低反应或高反应史,综合评价卵巢是否属于正常反应。一般认为符合卵巢正常反应的标准为:年龄<35

岁；卵巢储备功能正常（1~1.4ng/ml<AMH<3.5~4.0ng/ml；6<AFC<15；基础FSH<10U/L）；既往无卵巢低反应或高反应的IVF周期取消史。

三、垂体降调监测

COS常用方案是垂体降调的GnRH-a长方案，该方案是需Gn促卵泡发育前确定垂体是否达降调。抽血查垂体和卵巢激素，结合超声检查子宫内膜厚度和双卵巢，即可反映垂体降调情况。通常GnRH-a降调14~28天，血清LH<5mIU/ml、E_2<50pg/ml、P<1.0ng/ml，子宫内膜线状，双卵巢静止（无发育卵泡）确定达降调标准。

四、卵泡发育监测

COS中Gn促卵泡生长发育过程监测，可适时调整Gn剂量，获得最适卵巢反应及确定扳机时间等。超声监测卵泡直径和子宫内膜厚度是一种无创方法，可给临床医生提供发育卵泡数目和大小，同时，子宫内膜厚度可反映卵泡分泌的E_2水平。经阴道超声监测子宫-卵巢对Gn的反应已成为COS监测卵泡发育的最重要方法。血清E_2的检测对OHSS或低反应的评估、扳机时机确定和扳机药物选择等起协助作用。另外，卵泡发育晚期及扳机日血清P水平也是评估是否为新鲜胚胎移植的指标之一。Gn促卵泡生长发育期，超声监测的频率无统一标准。通常Gn刺激第6天开始监测，然后依卵泡生长速度和数量决定监测频率，当目标卵泡直径达12~14mm，可适当增加监测频率。Gn剂量的增减依据目标卵泡群生长的速度和数目及参考E_2水平决定。采用GnRH-a长方案或GnRH-A方案时，通常Gn刺激第6天卵泡直径可达10~12mm，之后生长速度为1.5~3.0mm/d。

（一）慢反应

在常规COS方案中，若在Gn刺激的第6~8天至少6个卵泡直径>5mm但没有直径超过10mm的卵泡，血清E_2浓度<200pg/ml；或卵泡发育慢，即3天内增长<2mm，即使维持原FSH剂量情况下E_2及卵泡直径不再增加，定义为慢反应。慢反应不同于低反应和正常反应，该类患者往往卵巢储备功能正常，Gn刺激之初卵泡募集和发育正常，卵

泡发育中期出现卵泡发育速度减缓或停滞现象，若不及时处理，最终可演变成低反应致妊娠率下降，取消周期增加。

（二）低反应

指在常规COS方案中，对常规卵巢刺激反应的减弱，其特征是出现少量卵泡和/或卵母细胞。通常低反应者，扳机日卵泡≤3个或获卵≤3个，称为低反应。低反应虽然与高龄和卵巢低储备相关，是卵巢老化的第一个征兆，但低反应并不等同于卵巢低储备，低反应还与FSH和LH基因多态性等遗传因素、COS方案和Gn剂量等相关。该类患者取消率高，妊娠率低，属于低预后人群。

（三）高反应

高反应无标准定义，表现为对常规卵巢刺激（150~225IU FSH）的过度反应，其特征是出现比预期更多的卵泡和/或卵母细胞。通常高反应者，扳机日有直径≥11mm的卵泡超过18个和/或获卵超过18个；或发育卵泡（卵泡直径10mm以上）数>20枚、E_2峰值>4 000pg/ml和/或获卵数>15枚。其特征是OHSS风险增加，该类患者往往年轻，卵巢高储备，是OHSS高危人群。

（四）亚正常反应

亚正常反应是以获卵数作为分类基础，该类患者未达到ESHRE低反应标准，对于刺激的反应并非最佳，但与正常反应相差甚远。亚正常反应人群属于低预后人群，与年龄相匹配的获卵10~15枚正常反应患者相比活产率较低。2016年POSEIDON工作组将常规COS方案中发育卵泡数和获卵数在4~9枚之间，称为亚正常反应。亚正常反应可在高龄、低龄、卵巢低储备和正常储备等发生，原因可能与卵泡对Gn敏感性较低致卵泡输出率下降、Gn剂量不足、卵巢低储备和高龄等相关。

（五）卵泡周围血流的监测

采用3D超声联合能量多普勒可监测卵泡周围血流信号。卵泡周围血流信号分为四级：1级：卵泡周围血流<25%；2级：卵泡周围血流25%~<50%；3级：50%~<75%；4级：卵泡周围血流≥75%。卵泡早期卵泡周围血流丰富与卵泡晚期卵泡周围血流丰富相关，并预示高妊娠率。供卵周期研究发现，高度血管化卵泡获得的卵子较低度

血管化卵泡获得的卵子 IVF 妊娠率明显升高(34% *vs.* 13.7%)。也有观察发现低反应患者子宫和卵泡周围血流阻力较正常反应者高。有研究显示,克罗米芬降低卵巢尤其是卵泡周围血管化;同时该研究观察到 PCOS 患者口服二甲双胍并 CC 诱导排卵,卵巢血流与健康妇女相似。来曲唑不影响卵泡周围血流;含 LH 活性的尿源性 Gn 可较 rFSH 产生更高的卵泡周围血流。一项小样本的研究发现,注射尿源性 Gn 进行 COS 的高卵泡周围血流者较注射 rFSH 者具有更高的临床妊娠率。

五、子宫内膜的超声评估

成功着床的前提是子宫内膜与胚胎发育的同步化。因此,监测卵泡发育的同时监测子宫内膜的变化就显得比较重要。子宫内膜的变化与血清 E_2 和孕激素(P)水平密切相关,超声检查子宫内膜是一种无创评价子宫内膜接受性的方法,常用的评价子宫内膜接受性的指标,包括内膜厚度、形态、子宫内膜血供和子宫蠕动等。

(一) 子宫内膜厚度

荟萃分析显示,子宫内膜厚度对着床的阴性预测价值高于阳性预测价值。不同研究预测成功着床的内膜厚度切割值不同,如 ≥6mm、≥10mm、≥13mm 等均有报道。2019 年,ESHRE 在 COS 指南中提到仅需在扳机日或取卵日监测内膜厚度一次即可,目的是对有潜在低妊娠机会的患者知情告知。通常认为扳机日最适子宫内膜厚度在 8~14mm 范围。尚无增厚的子宫内膜对 IVF 着床、妊娠及流产率的负面影响报道。

(二) 子宫内膜形态

子宫内膜回声类型与血清 E_2 和 P 水平相关。月经周期的不同时期内膜形态是不同的,呈现周期性变化。月经期内膜显示薄回声,随卵泡发育,E_2 分泌增加,内膜逐渐增厚,至排卵前呈典型"三线征"内膜回声,排卵后由于血清 P 升高,引起内膜基质水肿和螺旋小动脉的生长,致内膜回声增强,呈现典型的分泌期子宫内膜回声。常见的子宫内膜回声类型分为 A、B 及 C 三型。A 型:内膜表现为"三线征",在基底层与宫腔线之间的内膜功能层为低回声;B 型:内膜表现为功能层回声增加;C 型:整个内膜包括基底层均为等回声区(图 5-2-2)。IVF 妊娠妇女 80% 取卵日内膜表现为"三线征"回

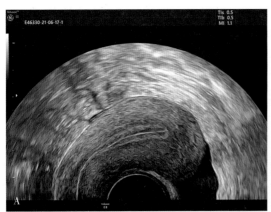
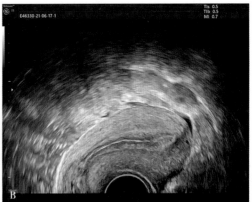
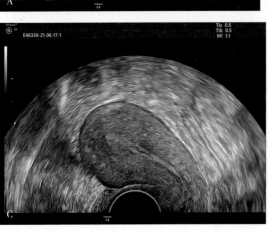

图 5-2-2 三种子宫内膜回声类型

声。总体上,目前认为内膜形态对 IVF 结局的阳性预测价值较低。

(三) 子宫内膜血供

着床的基本需要是内膜要有充足的血供。采用 3D 超声联合能量多普勒可以提供整个内膜和内膜下 5mm 范围内血供信息,但是否能预测 IVF 妊娠价值尚存争议。生理情况下,内膜和内膜下血供高峰是在排卵前 3 天,低谷在排卵后 5 天,然后在黄体期再次升高。在晚卵泡期和黄体早期内膜血供是减少的。在人绒毛膜促性腺激素(HCG)扳机日和胚胎移植日之间评估子宫内膜和内膜下血流变化比率对预测 IVF 结局可能有帮助。

(四) 子宫蠕动

HCG 扳机后持续存在的子宫内膜 - 宫颈蠕动(收缩)波将降低妊娠率。COS 高 E_2 水平增加子宫蠕动,负面影响着床。自然月经周期子宫蠕动频率和类型:卵泡期:每分钟 4~5 次收缩并渐减弱;黄体 - 卵泡转换期:每分钟 2~3 次收缩并渐增强;黄体期:每分钟低于 2.5 次收缩。胚胎移植日频繁子宫收缩将负面影响 IVF 结局,随收缩频率减少或消失,妊娠率增加。

(叶　虹)

第三节　扳　机

自然月经周期中卵母细胞的最后成熟和成熟卵子的排出依赖于内源性 LH 峰的激发。LH 峰是自然月经周期促进卵母细胞成熟、排卵和黄体形成的必需条件。虽然自然月经周期 LH 峰同时伴 FSH 峰出现,但 FSH 峰的确切作用仍有待充分研究阐明,FSH 峰可能并非扳机必需的,已知 FSH 峰的作用包括促进卵丘扩张、核成熟、诱导颗粒细胞 LH 受体形成、维持黄体功能等。COS 中采用人绒毛膜促性腺激素(HCG)扳机目的是替代内源性 LH 峰促进卵母细胞最终成熟。卵母细胞的成熟过程称为减数分裂或成熟分裂,即:含 46 条(23 对)染色体的卵母细胞变为只含 23 条染色体(46 条的一半)的成熟卵母细胞。人类卵母细胞在第一次减数分裂的前期停滞,当内源性 LH 峰或外源性给予 HCG 扳机后,充分发育的优势卵泡中的

卵母细胞恢复并完成第一次减数分裂,进入第二次减数分裂中期,排出第一极体,成为具备受精能力的成熟卵子,即 M Ⅱ 卵。因此,第一极体的排出是显微镜下见卵母细胞成熟的标志。卵母细胞减数分裂恢复并形成成熟卵子约需 24~36 小时,排卵通常发生在 LH 峰或 HCG 扳机后 38~42 小时。人类的繁衍生存完全取决于减数分裂的有序发生,含 23 条染色体的成熟卵子与含 23 条染色体的成熟精子受精形成含 46 条染色体的正常整倍体胚胎(正常的人类基因组组成),即新的生命开始诞生。

一、HCG 扳机

HCG 是 COS 中常用的扳机药物,生理情况下由妊娠后的胎儿胎盘绒毛产生,HCG 药物是从孕妇尿液中提取或通过基因重组技术获得。HCG 分子结构和生物学特性与 LH 高度同源,作用于同一受体,即 LH 受体。HCG 与 LH、FSH、甲状腺刺激激素(TSH)等均属糖蛋白激素家族,所有糖蛋白激素均含有相同 α 亚单位,但 β 亚单位各不相同。HCG 与 LH 分子结构的主要区别在于 HCG 具有独特的 β 亚单位结构,是糖蛋白激素中最大的 β 亚单位,含 145 个氨基酸,前 121 个氨基酸与 LH 的亚单位相同,后增加的 24 个氨基酸是含有独特的羧基末端,这就是 HCG 半衰期长的分子结构基础。与其他促性腺激素一样,HCG 的亚单位提供特异性的受体结合位点,发挥其生理作用,糖基化程度决定了其半衰期和亲和力,HCG 的亲和力和半衰期与 LH 不同,HCG 与 LH 受体的亲和力是内源性 LH 的 2~4 倍,半衰期是 LH 的 20 多倍,因此,如果给予同等剂量的 LH 和 HCG,HCG 的作用比 LH 更强,作用时间比 LH 更长。HCG 应用于扳机已有 50 多年历史,COS 中 HCG 扳机目的是促进卵母细胞最终成熟和形成功能黄体。给予扳机剂量的 HCG 可诱导排卵前卵泡上的 Gn 受体、类固醇生成基因、表皮生长因子等基因表达发生急剧变化。在灵长类动物排卵前卵泡研究中发现,促性腺激素受体表达开始衰退之后,LH 受体 mRNA 在排卵后 36 小时再现,为支持黄体做准备。

HCG 半衰期明显长于 LH（>24 小时 *vs.* 60 分钟），正是由于 HCG 半衰期长的特点，持续刺激促黄体活性和血管通透性介质，使 OHSS 的发生率明显增加；即使没有达到诊断 OHSS 标准，黄体期的卵巢由于 HCG 过度刺激也是引起生理性不适的原因。

（一）HCG 扳机时机

最佳扳机时间的确定是获得足够数量和良好质量的卵子，乃至是整个助孕过程成功的关键。若扳机时间过早，卵丘小而紧附卵泡壁，直接影响卵子的回收率，且回收的卵子还不成熟，受精率低；若扳机时间过晚，卵子受内源性 LH 峰等影响，过早恢复了有丝分裂，所获的卵子已错过受精的最佳时机，以后的受精、卵裂和移植后成功率也将受到影响。然而，至目前最佳扳机时机的确定尚无统一标准，往往是基于经验，比较随意。临床主要用于扳机评估的指标是超声测量卵泡大小和数量。一项 IVF 全球网站的全球调研，收集到来自 6 大洲的 71 个国家的 261 300 个 IVF 治疗周期的共计 359 份调研报告，关于扳机最佳主导卵泡直径和数目的调研，47% 的医师认为扳机时最佳卵泡直径是 19~20mm，46% 的医师认为是 16~18mm；关于达扳机标准的主导卵泡数目，48% 的医师认同至少 3 个，33% 的医师认同至少 2 个。Mitchell P 等对 235 个周期收集的 2 934 个卵母细胞分析卵泡直径与卵母细胞的成熟和受精成功率关系，结果发现：>18mm 卵泡中获得的成熟卵子占 90%，正常受精率为 67%；16~18mm 卵泡获得的成熟卵子占 79%，正常受精率为 60%；13~15mm 卵泡获得的成熟卵子占 73%，正常受精率为 48%；10~12mm 卵泡获得的成熟卵子占 53%，正常受精率为 31%；<10mm 卵泡获得的成熟卵子占 48%，正常受精率为 27%。结果提示，卵泡直径 ≤18mm 时，随卵泡直径变小，成熟卵率及正常受精率降低。另一个早期大样本的 RCT 研究，目的在于评价 GnRH-a 长方案的扳机时机与 IVF 结局关系。该研究分为三组：一组是 1 枚主导卵泡直径达 18mm，另 2 枚卵泡直径达 14mm，当日给予 HCG 扳机，另两组延后 24 小时和 48 小时扳机，结果发现，获卵率、受精率和妊娠率三组相似。总之，扳机的确定主要依赖于超声评估主导卵泡的大小和数量。大多认可扳机标准为 2~3 枚主导卵泡直径 ≥ 17~18mm（16~20mm），次级卵泡大多 >14mm。

（二）HCG 扳机与取卵间隔时间

HCG 扳机与取卵的最佳间隔时间应为接近排卵的时间，理论上此时的卵母细胞成熟度应该最佳。

确定扳机与排卵的间隔时间有利于指导扳机与取卵的间隔时间。一项前瞻性研究采用克罗米芬诱导排卵，当主导卵泡直径达 18mm，给予 HCG 6 000IU 肌内注射扳机，连续超声监测确定排卵时间，结果发现平均排卵时间在 HCG 扳机后 38.3 小时。Fischer 等类似的随机研究，同样采用克罗米芬诱导排卵，分别采用 HCG 10 000IU 肌内注射或 HCG 500IU 静脉注射扳机，结果发现平均排卵时间在 HCG 注射后 40.4 小时，范围 36~48 小时内。

COS 周期 HCG 扳机与取卵的间隔时间决定了卵母细胞成熟情况和获卵率。如果 HCG 扳机后取卵时间过早，大量卵母细胞不成熟，处于 GV 期或 M I 期，而 HCG 扳机后取卵时间过晚，可能取卵前已排卵或卵母细胞过熟致回收的可利用卵子数减少。HCG 扳机与取卵的间隔时间取决于 HCG 触发最终卵母细胞成熟所需要达到的足够生物利用浓度的时间范围，以及给药途径和吸收速度。关于 HCG 扳机与取卵间隔时间的 IVF 全球网上调研结果显示，88% 医师认同 34~37 小时。Nargund G 等对 IVF 患者进行的大样本非随机观察性研究，常规 COS 并 HCG 10 000IU 肌内注射扳机，根据 HCG 扳机与取卵的间隔时间的不同分为三组：33~<36 小时，36~<38 小时，38~<41 小时，结果显示，三组获卵率、受精率及妊娠率相似。作者认为，HCG 扳机与取卵的间隔时间窗较大，范围可在 34~40 小时。

（三）HCG 扳机的最低有效剂量及给药途径

HCG 药物分为尿源性 HCG（uHCG）和基因重组 HCG（rHCG）两种。uHCG 1948 年上市，rHCG 2001 年上市。后者不需从尿液中提取，避免了尿源性的潜在污染和疾病的传播；去除了尿源性蛋白所引起的局部副反应；同时由于基因重组技术优势，使得基因重组制剂较尿源性制剂的批间更稳定、剂量更准确。目前 rHCG 已逐渐取代 uHCG 成为扳机的主要药物。

uHCG 与 rHCG 分子结构和药理特性相同,后者可皮下注射,前者为肌内注射。皮下注射可患者自己注射,耐受性更好。有研究显示,皮下和肌内注射同等剂量 HCG 5 000IU,24 小时后血中 HCG 水平相似。目前,所有数据均支持 HCG 肌内注射和皮下注射途径给药等效。

通常 uHCG 扳机剂量 5 000~10 000IU,rHCG 扳机剂量 250~500μg,rHCG 扳机常规推荐剂量 250μg。rHCG 250μg 相当于 uHCG 6 750IU。至于 HCG 扳机的最低有效剂量,有研究证实,常规 IVF 给予 HCG 5 000IU 和 10 000IU 扳机促卵母细胞最后成熟作用等效。大量研究显示,HCG 5 000IU 和 10 000IU 扳机,在获卵数、受精率和妊娠率等无明显差异。有研究提到,HCG 扳机剂量低于 2 000IU 会减少获卵数。值得注意的是,肥胖女性(尤其是 BMI ≥ 30kg/m²)HCG 的生物利用度较低,可能需要较高的药物剂量扳机,通常需选择 uHCG 10 000IU 或 rHCG 500μg 扳机。

二、GnRH-a 扳机

促性腺激素释放激素(GnRH)是下丘脑分泌产生的神经激素,是由 10 个氨基酸组成的肽类激素,主要生理作用是使黄体生成素(LH)释放,也能使促卵泡激素(FSH)释放。促性腺激素释放激素激动剂(GnRH-a)是一类 GnRH 的十肽类似物,可与垂体 GnRH 受体结合,促进 FSH 及 LH 释放,持续作用抑制垂体促性腺激素和卵巢性腺激素的合成和释放。所有 GnRH-a 的作用都分为两个阶段:激发效应阶段和降调节效应阶段,GnRH-a 与 GnRH 受体结合,首先引起垂体 FSH 和 LH 的大量释放,上调 GnRH 受体量,该作用约发生在给予 GnRH-a 12 小时内,称为激发效应阶段,随后持续 GnRH-a 刺激则引起降调节效应,即垂体 FSH 和 LH 合成与释放抑制,垂体 GnRH 受体量下调,卵泡发育停滞,性激素水平下降至绝经期水平,造成卵巢暂时性去势。

由于 hCG 扳机可能会增加 OHSS 风险,在非 GnRH-a 降调周期(如 GnRH 拮抗剂周期、微刺激周期等)OHSS 高危者可以使用 GnRH-a 替代 hCG 扳机,显著降低血管内皮生长因子水平,明显降低 OHSS 发生率。GnRH-a 可特异性的与 GnRH 受体结合,在 GnRH 拮抗剂方案中给予 GnRH-a 扳机,GnRH-a 可将 GnRH 拮抗剂从 GnRH 受体中置换出来,自身占据 GnRH 受体,诱导 GnRH-a 起始阶段的激发效应,即:12h 内诱发类似自然周期的 FSH 峰、LH 峰,促进卵母细胞的最后成熟。但 GnRH-a 诱导垂体释放形成的 LH 和 FSH 峰较自然周期的 LH 和 FSH 峰特点有所不同,持续时间更短。自然周期的 LH 峰持续时间约 48~50 小时,其中上升支 14 小时、高峰平台期 14 小时、下降支 20 小时。GnRH-a 诱导的 LH 峰持续时间短,约 24~36 小时,其中上升支 4~12 小时,无高峰平台期,下降支约 20 小时。因此,GnRH-a 扳机分泌释放的 Gn 总量少于自然周期,尽管由 GnRH-a 扳机诱发的 LH 峰可确保最终卵母细胞成熟和排卵,但黄体早期低血清 LH 水平将导致黄体过早溶解,黄体期缩短,负面影响生殖结局。HCG 扳机与 GnRH-a 扳机原理不同,HCG 不诱导内源性 LH 和 FSH 峰,仅替代 LH 活性,HCG 峰持续时间 >120 小时。因此,HCG 扳机较 GnRH-a 扳机后的黄体功能延长,黄体期血清 E₂ 和 P 明显高于 GnRH-a 扳机,对黄体功能的负面影响明显低于 GnRH-a 扳机。

循证证据显示,GnRH 拮抗剂方案中选择 GnRH-a 扳机明显降低 OHSS 发生率。与 HCG 扳机比较,获卵数和卵子质量不受影响,如果采用 HCG 扳机相同的常规黄体支持,新鲜周期继续妊娠率、活产率下降,早期流产率增加,其原因与 GnRH-a 扳机致黄体功能不足有关。有研究采用取卵日给予 HCG 1 500IU 进行改良黄体支持,显示可降低早期流产率,继续妊娠率有增加趋势。其他改良黄体支持方法还包括给予雌、孕激素强化黄体支持,黄体期给予短效 GnRH-a 等,采用各种黄体支持的强化措施目的是期望改善 GnRH-a 扳机带来的低妊娠结局。不管怎样,目前 GnRH-a 扳机总的妊娠结局仍低于 HCG 扳机 7% 左右,GnRH-a 扳机后的最佳黄体期支持方法尚未完全得到证实,建议在维持低 OHSS 风险同时进一步研究最适黄体支持方法。目前,GnRH-a 扳机仅作为 OHSS 的紧急制动措施,主要用于 GnRH 拮抗剂方案中的 OHSS 高风险人群(如卵泡直径 ≥11mm 的卵泡数 ≥18 枚),常用的处理策略为 GnRH-a 扳机 + 全胚冷冻。GnRH-a 扳机也可用于一些非鲜胚移植周期,如供卵周期、生育力保存的冻卵、冻胚周期等。

用于扳机的 GnRH-a 均为短效 GnRH-a。关于 GnRH-a 扳机剂量,不同 GnRH-a 制剂及不同给药途径其扳机剂量不同。常用扳机剂量:曲普瑞林 0.1~0.4mg,亮丙瑞林 1~1.5mg,布舍瑞林 0.5mg 或 0.2mg 喷鼻。GnRH-a 扳机时机及与取卵间隔时间均与 HCG 相同。

三、其他扳机药物

(一)基因重组 LH

理论上采用最天然的 LH 模拟内源性 LH 峰进行扳机促进卵母细胞的最后成熟有利于降低 OHSS 发生。基因重组 LH(rLH)上市后曾有研究 rLH 扳机在 GnRH-a 长方案应用的有效性,该研究对 rLH 扳机剂量在 5 000~30 000IU 之间进行了探索,结果发现,rLH 扳机不但药物昂贵,而且着床率低,OHSS 发生率高达 12%。2019 年欧洲人类生殖与胚胎学会(ESHRE)COS 指南中强烈反对采用 rLH 作为卵母细胞成熟的扳机。目前 rLH 未作为扳机药物用于临床。

(二)Kisspeptin

Kisspeptin 是一种神经肽,由下丘脑分泌,并与下丘脑 Kisspeptin 受体结合发挥效应,在调节下丘脑 - 垂体 - 性腺轴中起关键作用。给予外源性 Kisspeptin 药会刺激下丘脑释放内源性 GnRH,从而促进垂体释放 LH 和 FSH。2014 年,Bachem Holding AG 等首先将 Kisspeptin 用于常规 GnRH 拮抗剂方案中扳机诱导卵母细胞成熟,结果发现可明显降低 OHSS 发生率,尤其是 OHSS 高危人群。Kisspeptin 扳机剂量 6.4~12.8nmol/kg 一次,皮下注射;或 19.2nmol/kg 分 2 次注射,间隔 10 小时。早期研究显现出 Kisspeptin 在预防 OHSS 上可能有价值,目前 kisspeptin 扳机用于 OHSS 高危人群刺激卵母细胞最终成熟处于研究阶段,需大样本 RCT 验证。

四、扳机后不良情况

(一)卵巢过度刺激综合征

卵巢过度刺激综合征(OHSS)是潜在威胁妇女生命的严重医源性并发症,确切病因和发病机制尚不清楚,但已知人绒毛膜促性腺激素(HCG)是关键诱因。证据显示,GnRH 拮抗剂方案中选择 GnRH-a 扳机可明显降低 OHSS 发生率。但在 GnRH-a 方案中一旦 COS 反应过度是无法用 GnRH-a 代替 HCG 扳机,取消扳机可使 OHSS 发生降为零,但该周期也随之被完全放弃,对患者而言是难以接受的一种方法,通常患者不愿意放弃该周期,那么减少 HCG 剂量扳机是否可减少 OHSS 同时又挽救该周期呢?目前涉及 HCG 扳机剂量与 OHSS 关系方面有一些报道,但结果矛盾。如:针对 OHSS 高危患者 100 例的 RCT 研究,对比 5 000IU 与 10 000IU HCG 扳机,结果发现 5 000IU 与 10 000IU 的 OHSS 发生分别为 2% 及 8.3%,但无统计学差异(P>0.05)。另一篇报道 HCG 4 000IU 与 6 000IU 扳机比较,其 OHSS 发生率分别为 3.6% 与 4.9%,无统计学差异;获卵、受精及妊娠率两组也无差异。目前关于减量 HCG 扳机是否能减少 OHSS 发生,证据尚不充分,不建议常规选择。因此,OHSS 高危患者推荐采用 GnRH 拮抗剂方案并 GnRH-a 扳机,可明显减少 OHSS 发生。

(二)未成熟卵

正常情况下,扳机后 34~37 小时卵母细胞成熟。达 M Ⅱ 期,即卵母细胞恢复并完成第一次减数达第二次减数分裂中期,显微镜下见第一极体排出,卵丘细胞成熟、黄素化分泌孕酮。当扳机时机不恰当(如卵泡 <14mm);颗粒细胞 LH 受体缺乏;血清 / 卵泡液 LH 未达阈值;卵泡内 HCG 作用时间不足等情况下,可致卵细胞质不成熟和第一次减数分裂不能完成,使获得的卵子不成熟,表现为 GV 期和 M Ⅰ 期卵。与卵母细胞成熟负相关的可能因素,包括卵巢功能失调、BMI ≥30kg/m²、HCG 注射时机不恰当、卵泡发育不同步、LH 受体基因突变等。

IVF 中当获得的未成熟卵率 ≥25% 会降低妊娠率,高比例未成熟卵的发生率并不清楚,卵母细胞成熟障碍的原因复杂,至今尚无有效治疗方法。通常对未成熟卵高危者的扳机选择需考虑可能发生的原因进行相应处理,如 BMI≥30kg/m²,增加 HCG 扳机剂量;卵巢功能失调者,治疗基础疾病;卵泡发育不同步者,改善卵泡同步化;不明原因前次 M Ⅱ卵率低者,排卵监测,确定 HCG 扳机时间、扳机后延迟取卵时间、HCG 联合 FSH 扳机、GnRH 拮抗剂方案 HCG 联合 GnRH-a 扳机等多种方法供选择。另外,OHSS 高风险者也可尝试未成熟卵母细胞体外成熟(IVM)的方法以降低 OHSS 发生。

理论上,排卵前取卵可最大限度地获得成熟卵,目前,最佳扳机后取卵间隔时间仍然存在争议。Nargund G 等研究显示,HCG 注射扳机后 31~41 小时获卵率、受精率及妊娠率等 IVF 结局相似。另有一些研究认为扳机后间隔 38 小时取卵增加获成熟卵数。荟萃分析显示,扳机后延迟取卵时间无明显改善受精率、着床率和妊娠率。总之,扳机后延迟取卵时间似乎并不改善妊娠结局,但不管怎样,是增加获成熟卵的一种方法。

自然周期 LH 峰同时伴 FSH 峰出现,虽然 FSH 峰可能并非扳机必需的,但 FSH 峰有促进卵丘扩张、核成熟、诱导颗粒细胞 LH 受体形成维持黄体功能等作用。HCG 扳机仅替代 LH 峰作用,无 FSH 峰作用,理论上,HCG 联合 FSH 扳机可同时替代 LH 峰和 FSH 峰,可能改善卵母细胞成熟。Lamb JD 等 RCT 研究显示,HCG 联合 FSH 扳机改善 IVF 受精率,但妊娠率无明显改善。

GnRH-a 扳机诱导内源性 LH 和 FSH 峰促进卵母细胞成熟,卵巢颗粒细胞存在调节排卵作用的 GnRH 受体,LH、FSH 和 GnRH 共同作用可能有利于改善前次获成熟卵率低的患者增加获成熟卵数。由于单一 GnRH-a 扳机存在黄体功能不足,导致妊娠率下降,流产率增加,联合 HCG 扳机可能改善黄体功能提高妊娠率。因此,HCG 联合 GnRH-a 扳机用于 GnRH 拮抗剂方案可能有利于改善卵母细胞成熟和黄体功能。有研究对前次获未成熟卵率 >25% 者,再次 COS 采用 GnRH 拮抗剂方案,HCG 5 000 或 10 000IU+GnRH-a 扳机,获 M Ⅱ卵率明显增加。还有报道,GnRH 拮抗剂方案 HCG 10 000IU+GnRH-a 扳机改善低反应人群获卵率和获成熟卵率。IVM 一般仅用于为降低 OHSS 风险的 PCOS 患者和生育力保存者。

(三)空卵泡综合征

空卵泡综合征(empty follicle syndrome,EFS)是指在 COS 中见多卵泡生长,且卵泡生长发育速度正常,伴血清 E₂ 增长,但取卵手术时无卵子从卵泡中获得。临床上,获卵数少于取卵卵泡数是比较常见的现象,因为一些发育的卵泡不含卵子。因此,一定比例的空卵泡在 IVF 中十分常见,但完全不能从卵泡中获得卵子的情况仅在一些案例中发生。统计调查显示:EFS 发生率仅为 0.59%~1%,复发率占 15.8%~31%,且随着年龄的增加而增加:年龄 35~39 岁妇女复发率为 24%;大于 40 岁妇女复发率为 57%。EFS 分为真性 EFS 和假性 EFS。真性 EFS 往往与患者自身原因相关,如高龄、卵巢功能失调、卵母细胞发育障碍及 LH 受体基因异常等。真性 EFS 发生率约占 EFS 的 23%,相对假性 EFS 少见,但再发率高,治疗需对因,补救措施有限。假性 EFS 主要与扳机药物相关,约占 EFS 的 67%,常见,采取补救措施可挽救大部分治疗周期,假性 EFS 实际上是可以避免的,并不代表患者本身有潜在的病理因素,往往与扳机时间不正确、扳机药物剂量不足、注射药物错误、药物未达诱导卵子成熟阈值等致卵子未从卵泡壁脱落而不能获卵。此外,在假性 EFS 中,也存在取卵技术错误所致,如吸引器负压过低或取卵医师经验不足、卵泡液未完全吸净、卵子遗留在未抽净的卵泡液中。

1. HCG 或 GnRH-a 扳机失败的预测和处理 HCG 扳机者,HCG 注射后 12~14 小时,血或尿 HCG 阴性;GnRH-a 扳机者,GnRH-a 注射后 8~12 小时,血清 LH 和孕酮(P)水平低于阈值,但具体阈值无统一标准,有报道 LH<15mIU/ml,血清 P<3.5ng/ml;提示可能扳机失败,存在 EFS 可能,需采取再次扳机的补救措施。HCG 阴性者,换不同批号或不同来源 HCG 再次扳机,GnRH 拮抗剂方案者,也可换 GnRH-a 再次扳机,34~37 小时取卵;GnRH-a 扳机失败者,换 HCG 再次扳机,34~37 小时取卵。

2. 扳机后延迟取卵时间 若取卵时出现不明原因一侧卵巢卵泡中无卵子获得,建议另一侧卵巢延迟 6 小时再取卵,可使部分患者获卵。

3. 换不同来源 HCG 有报道,不明原因 EFS 患者一例,在前两个周期分别使用了不同批次的 uHCG,发生了两次 EFS,第三个周期使用了 rHCG,获卵 5 枚。

4. HCG 联合 FSH 扳机 当卵泡发育不同步或 HCG 扳机需提前时,可以考虑使用该方法。有研究将 IVF 患者扳机随机分组为 FSH 450IU + HCG 组,和 HCG+ 安慰剂组,结果发现,FSH 450IU + HCG 组的受精率增加(63% *vs.* 55%,*P*=0.01),获卵率增加(70% *vs.* 57%,*P*=0.04),两组临床妊娠率分别是 57% *vs.* 46%(*P*=ns)。

5. HCG 联合 GnRH-a 扳机 个案报道:GnRH 拮抗剂方案,COS 反应正常,扳机后血清 HCG 有升高,前 3 次均 HCG 扳机,有 2 次未获卵,1 次获未成熟卵,第 4 次采卵前 40 小时给予 GnRH-a 扳机,34 小时前再给予 HCG 扳机,获卵 18,M Ⅱ 16,鲜胚 ET 获单胎妊娠。有研究显示,HCG+GnRH-a 双扳机明显改变颗粒细胞上双调蛋白和表皮调节素的 mRNA 表达,这可能是改善卵子质量的原因,需进一步研究证实。

总之,IVF 中 EFS 的发生率虽然不高,但很难预测,负面影响肯定。处理需对因,不明原因 EFS 者可能存在真性 EFS,处理上更是凭经验。目前,由于报道的病例存在异质性,样本量少,很难总结出最佳治疗方法,希望今后在该领域有更多的研究。

(叶 虹)

第四节 精子收集

在辅助生殖技术(assisted reproduction technology,ART)实施过程中,精子收集和处理非常重要。其目的是收集到一定数量具有受精潜能的活动精子用于体外受精。对于大部分男性不育患者,可通过手淫法从射出的精液中收集精子。但对无精子症或有射精功能障碍(如不射精症和逆行射精等)等的男性不育患者,可能需要通过从睾丸 / 附睾或者其他特殊方法获取精子。对少部分严重精子异常和不可逆的无精子症患者,最后可能需要使用供精来助孕。

一、常规精子收集方法

大部分男性可在禁欲 2~7 天后,在女方取卵日采用手淫法收集射出精液于一干净无毒无菌容器,待精液液化后,根据精子浓度、活力选择直接上游法、密度梯度离心法或一步离心法进行的活动精子收集。

(一) 直接上游法

上游法常用于精液参数基本正常的样本处理,是利用精子自身的运动能力将活动精子从精浆中分离出来。该方法简单、经济、实用。对精子数量和活动力正常的标本,很容易获得足够数量的活动力好的精子。

(二) 密度梯度离心法

该方法能很好地将精子和其他细胞成分及碎片分开,是分离高质量精子的最佳方法,比上游法更易于标准化,结果也更稳定。目前较常用的是非连续密度梯度离心法,常用于 IVF 和卵细胞质内单精子注射(intracytoplasmic sperm injection,ICSI)中的精子制备。对于严重少弱畸形精子症,采用此方法可回收到更多的活动精子。目前最常用的是由 40% 密度梯度液(上层)和 80% 密度梯度液(下层)组成的双层密度梯度液离心法。

(三) 一步离心法

该方法程序简单,更常用于严重少弱畸形精子症或附睾睾丸精子行 ICSI 时,可回收最多的精子。

1. 将培养液按一定比例加入精液标本(1∶2),吹打混匀后,200g 离心 5 分钟,弃上清。

2. 加入一定体积的培养液重悬精子沉淀,200g 离心 5 分钟,弃上清,再加 1ml 培养液重悬沉淀。

二、其他精子收集方法

(一) 冷冻精液的精子收集

冻存精液使用前要先进行复苏,即将液氮中的精液冻存管取出,稍微拧松管盖,放出管中负压气体后,投入 37℃水浴 10 分钟。精液融解后根据精子浓度、活力及受精患者的 ART 治疗方案等,采取一步离心法或密度梯度离心法等对精液进行精子收集。应按照精液原质量或解冻后质量选择以下处理方法。

1. 宫颈管内人工授精 冷冻精液经复苏后直接用于宫颈管内人工授精（intracervical insemination，ICI）。

2. 宫腔内人工授精 用于宫腔内人工授精（intrauterine insemination，IUI）的精液经复苏后通常采用一步离心法进行收集。Karamahmutoglu H 等研究认为使用密度梯度离心法结合上游法收集精子，可以提高 IUI 的妊娠成功率。Xue X 等认为密度梯度离心法结合上游法有助于畸形精子症患者收集形态正常、DNA 完整的精子。密度梯度离心法结合上游法，即在非连续密度梯度离心后再增加一个上游法收集精子，两种方法的优点相结合，使精子的回收率及质量大大提高。

3. 输卵管内精液灌注 用于输卵管内精液灌注（fallopian tube sperm perfusion，FSP）的精液经复苏后先用一步离心法处理，再用相应的培养液稀释至 3~4ml，放置于 5%CO$_2$ 培养箱内培养 30~60 分钟。Peivandi S 等报道，与 IUI 相比，在提高不明原因不育患者妊娠率方面，FSP 所使用的输卵管精子转移（fallopian sperm transfer，FAST）系统并未显示出优势。

4. 体外受精胚胎移植术 通常采用密度梯度离心法收集精子。对于不可逆的无精子症、极严重的少弱畸形精子症及伴有不宜生育的严重遗传性疾病者的治疗，可能需行供精人工授精（artificial insemination with donor sperm，AID）或供精体外受精（in vitro fertilization with donor sperm，D-IVF）。

（二）不射精症的精子收集

除常见的不射精症之外，临床上有极少部分平时射精正常的患者，在女方取卵日当天，可能由于精神紧张和焦虑，出现暂时的境遇性射精障碍，发生率占不射精患者的 0.4%~0.5%。两者均可通过阴茎振动刺激（penile vibratory stimulation，PVS）和电刺激采精（electroejaculation，EEJ）采集精液，再用密度梯度离心法收集精子。

（三）逆行射精症的精子收集

逆行射精（retrograde ejaculation，RE）可从尿液中收集精子。采精前服用碳酸氢钠可碱化尿液，改善维持进入尿液的精子活力。

患者取精前先排一部分尿液，但不完全排空膀胱；通过手淫法达到射精，如有精液排出，收集于一干净无毒无菌容器，立即排尿至另一个盛有培养液的容器，使其进一步碱化。排出的精液和尿液均检查有无精子。将尿液以 500×g 离心 8 分钟进行浓缩。浓缩后的尿液沉淀和精液（如果有的话），通过密度梯度离心法进行精子收集。

（四）无精子症的精子收集

无精子症患者需要通过手术从睾丸组织或附睾中获取精子。

1. 附睾精子 由于附睾穿刺的适应证是梗阻性无精子症，相对而言能获得较多的精子，且附睾穿刺所获得样本中红细胞和非精子细胞的污染通常极少，活动精子的分离和优选相对简单。一般采用密度梯度离心法收集精子，如果精子的数目较少，则采用一步离心法进行收集。

2. 睾丸精子 睾丸精子可通过开放式睾丸活检（testicular sperm extraction，TESE）、经皮睾丸穿刺（testicular sperm aspiration，TESA）或睾丸切开显微取精（microdissection testicular sperm extraction，Micro-TESE）来获取。这三种活检方法比较起来，Micro-TESE 可以在手术显微下将睾丸曲细精管放大几十倍，获取可能具有生精功能的相对饱满的曲细精管，对于非梗阻性无精子症患者来说，获得睾丸精子的可能性更大。睾丸标本常带有非生殖细胞和大量红细胞，因此需要通过额外的酶学或机械方法来分离精子。由于从睾丸获得的精子数量少、活力差，只能用于 ICSI。

（1）酶法：向睾丸组织中加入胶原蛋白酶，37℃孵育 1.5~2 小时，每 30 分钟涡旋振荡一次。再以 100×g 离心 10 分钟，收集精子沉淀团。

（2）机械法：在体视显微镜下使用 1ml 注射器针尖小心地剥开曲细精管或者用 90° 弯曲的 1ml 注射器针把精子从曲细精管里挤压出来。如果还是不能查见任何精子，可以用眼科剪把曲细精管剪碎，在倒置显微镜下仔细观察和寻找精子。有的非梗阻性无精子症患者通过睾丸获取的标本可能只有几个精子，因此，对于此类标本，实验室技术人员需要心细和耐心。

（钟 影）

第五节 取 卵 术

经阴道超声引导下穿刺取卵术

一、概述

Edwards 在 1965 年报道了对人类卵母细胞进行体外成熟的初步研究,卵母细胞是从开腹手术中得到卵巢组织中获取的。1970 年,Steptoe 和 Edwards 利用腹腔镜技术从 Graafian 卵泡中抽吸卵母细胞,获卵率可以达到 30% 左右。20 世纪 80 年代初有了重大进展,经阴道超声引导的取卵术开始被采用。与经腹或腹腔镜取卵术相比,超声引导下经阴道取卵具有以下优势:超声可以提供良好的视野;操作技术容易被掌握,卵子回收率高,并发症少;对于患者来讲,手术风险降低,费用减少,恢复快;麻醉方式由镇静麻醉取代全身麻醉。因此已被广泛应用。

二、取卵术操作及流程

(一) 环境与设备

1. 在具有层流的手术室中进行,与胚胎培养室通过传递窗传递卵泡液。抽吸系统由真空泵、连接管、收集管、取卵针构成。手术室应配备复苏设备、麻醉药品和急救设备。

2. **取卵手术所需物品** 包括:洗手物品、阴道消毒包、温热生理盐水、穿刺物品(取卵针、阴道探头套、吸引管、一次性塑料无菌接头、14ml 试管、穿刺支架、恒温试管架、5ml 注射器);手术灯、吸引器、B 超仪、手术床、座椅等。

(二) 穿刺取卵手术操作步骤

1. 取卵术于 HCG 注射后 36 小时左右进行。术前、术中及术后需要反复核对患者信息。

2. **术前准备** 准备好所用物品。打开 B 超机,调试穿刺线。OPU 使用的超声波频率在 5~7MHz,以获得足够的分辨率和深度。打开恒温试管架,校准于 37℃,预温试管。指导患者排空膀胱,取膀胱截石位于手术床上,用预热的生理盐水冲洗外阴、阴道。根据情况选择麻醉方式(静脉麻醉、镇静剂、局部麻醉或不麻醉)。

3. 常规铺巾,术者再次用生理盐水擦洗阴道,并用干纱布将阴道擦干。护士负责连接并检测抽吸系统。OPU 常用的穿刺针是 17G 或 18G 单腔针,也有术者喜好使用双腔针。将穿刺针与负压吸引管连接,调负压至 110~120mmHg。手术过程中压力保持稳定,避免引起湍流。通知胚胎实验室做好准备后可开始卵泡穿刺。

4. 阴道 B 超扫描盆腔,评估有无盆腔的异常情况。应特别注意识别盆腔髂血管,以避免误认为是卵泡。将卵泡固定于穿刺线上,穿刺针插入穿刺架针导中,迅速刺入卵泡中心,此时 B 超下可见针尖影像,同时开始负压吸引。收集卵泡液及卵丘复合体,立即放到恒温试管架上。胚胎实验室人员将其取走,在显微镜下捡卵,并告知临床医生卵母细胞和颗粒细胞情况,及时发现获卵异常并予以处理。对于没有获到卵的患者,需在另一侧卵巢取卵之前测定 HCG 或 LH(HCG 扳机或 GnRH-a 扳机),如果发现患者没有接受扳机,则在重新扳机后 36 小时重复 OPU。若卵巢不利于取卵,可采取以下方法避免经子宫穿刺:腹部按压、改变探头方位、牵拉宫颈。若上述措施无效,需经子宫穿刺,但应避免经过内膜。取卵完毕后,观察盆腔积液及阴道出血情况。如果怀疑有腹腔内出血,应在患者离开前进行超声检查。阴道穿刺点活动性出血,首选压迫止血,必要时进行止血缝合。

5. 手术结束后,护士监测患者的生命体征,如无异常,将患者送至休息室休息。术者负责填写取卵手术记录并开医嘱。患者离院前可以进食、饮水和排尿。

(三) 取卵术并发症及处理

ESHRE IVF 监测(EIM)的最新数据显示,在 776 556 个周期中,共报告 1 328 个周期(0.17%)发生 OPU 并发症,其中出血 919 例(0.11%)、感染 108 例(0.013%)、其他并发症 301 例(0.038%)。

1. **出血** OPU 术后腹腔内出血被定义为血红蛋白降低 >2g/d,盆腔游离液体增加 >200ml 或计

算失血量 >500ml。患者往往出现腹痛、头晕、心慌,有血压下降、心率增快等失血表现。如果怀疑有腹腔内出血,应行超声检查,开放静脉,完善实验室检查,必要时收入院进一步诊治。

2. 感染　OPU 手术阴道穿刺会导致阴道内微生物污染到盆腹腔内。但在大多数情况下,感染被认为是由于慢性炎症的再激活,如既往存在的潜在盆腔感染、输卵管积水或盆腔子宫内膜异位等。在某些困难的情况下,手术过程中发生肠管损伤,也可能导致严重的盆腔感染。存在盆腔粘连的患者,损伤和感染的风险增高,应给予积极预防感染治疗。

3. 脏器损伤　OPU 术中容易损伤的脏器有髂血管、肠管和膀胱。因此术中应注意:

(1)熟练掌握超声技术,熟悉盆腔的解剖结构。

(2)要求患者术前排空膀胱,必要时导尿。

(3)必须确保穿刺针在屏幕指示线的引导下进行操作,且手术全程针尖在超声下是可视的。

(4)存在盆腔粘连的患者,损伤的风险增高。

三、取卵手术的麻醉

(一)无痛取卵手术的特点

1. 因手术时间较短,平均 5~20 分钟,要求麻醉实施简单、快捷,既要快速入睡又要快速清醒。

2. 属门诊日间手术,无须住院。

3. 女性年龄 25~50 岁,身体条件一般良好,少有基础疾病。

4. 患者常伴有焦虑情绪,担心能否受孕而相应产生的心理特质会对围术期处理产生一定影响。

5. 此类女性患者更怕疼。据资料显示,除男性泌尿系统和女性妇科疼痛外,在相同疾病的病程中,女性疼痛的严重程度、发作频率、扩散范围和持续时间均高于男性。在一项研究两性间对疼痛刺激反应性差异的荟萃分析中发现,女性较男性的痛敏感性更高、痛阈更低,对伤害性刺激的耐受性更低。

(二)操作手术间的麻醉配置要求

1. 无菌手术间中需配备的麻醉相关用品及监护设备

(1)氧气、麻醉机(可加压给氧)、吸引器、心电监护仪〔包括心电图(ECG)、血压(BP)、动脉血氧饱和度(SpO_2)〕。

(2)麻醉抢救设备:喉镜、气管导管、喉罩、牙垫、加压呼吸囊、吸痰管、一次性呼吸回路及吸氧面罩等。

(3)常用麻醉药物及抢救药物。

(4)靶控输注泵及静脉输液相关用品。

2. 因为是日间手术,手术间外要设置麻醉恢复室。

(三)术前麻醉评估

所有自愿要求做无痛取卵的患者,要在医院设立的麻醉评估门诊进行术前评估,目的是了解患者的详细病史,必要时建议内科医师协同会诊,对并存的疾病进行治疗和纠正。对患者的情绪、顾虑及恐惧心理应尽量开导,以消除对麻醉手术的影响。麻醉医师应了解手术的目的、方式、范围和涉及的其他组织器官和特殊体位等问题,同时面对女性患者,特别是患者可能敏感的问题,应掌握谈话的技巧,以增进患者对麻醉手术的信心,不能因为性别和隐私问题而增加患者麻醉手术前的焦虑和恐惧。

1. 心脏功能的术前评估　患者心功能能否承受麻醉与手术,主要取决于心血管病变的严重程度和代偿功能,以及其他器官受累情况和需要手术治疗的疾病等,需要对患者作全面了解与评估。心功能分级通常采用纽约心脏病协会(New York Heart Association,NYHA)四级分类法。无痛取卵女性要求心功能为Ⅰ~Ⅱ级,对一般麻醉与手术安全性应有保障。心电图检查为必做项目,不仅可作为术前准备与治疗的依据,且有助于术中、术后处理和鉴别因代谢、电解质紊乱以及其他系统病变引起心电图改变的参考。若有先天性心脏病史、瓣膜性或缺血性病史建议再做超声心动图检查。

2. 肺功能的术前评估　术前应全面细致地复习病史,了解疾病的诊治过程。特别注意以下几点:①咳嗽:是否长期咳嗽,咳嗽的性质及咳嗽的昼夜变化。②咳痰:了解痰量的多少、颜色、黏稠程度,是否易于咳出,改变体位对于排痰有无帮助,痰中是否带血,若有咯血应了解咯血量多少。③呼吸困难:呼吸困难的性质(吸气性、呼气性、混合性),静息时是否有呼吸困难发生。静息时有呼吸困难发生提示心肺代偿差,对麻醉、手术耐受均不佳。④疾病诱发、缓解因素:如哮喘患者是否有特异的致敏原。⑤治疗史:抗生素、支气管扩张剂及糖皮质激素的应用,包括具体用药及患者对药物的反应,因呼吸系统疾病入院治疗的次数。

在对患者进行体检时应该注意以下征象,可能构成手术和麻醉的危险因素:①体型及外貌:肥胖、脊柱侧弯可引起肺容积[功能残气量(functional residual capacity,FRC)和肺总容量(total lung capacity,TLC)]减少和肺顺应性下降,易出现肺不张和低氧血症。营养不良、恶病质的患者呼吸肌力量弱,免疫力下降,易合并感染。观察口唇、甲床有无发绀。②呼吸情况:呼吸频率大于 25 次 /min 是呼吸衰竭早期的表现;呼吸模式:呼气费力提示有气道梗阻;随着膈肌和肋间肌负荷加重,辅助呼吸肌的作用增强,出现反常呼吸时提示膈肌麻痹或严重功能障碍。

实验室检查包括血常规、胸部正侧位 X 线检查及心电图检查,动脉血气分析是评价肺功能的有价值的指标。术前呼吸功能存在问题的女性,不建议在门诊手术室做无痛取卵术。

(四) 麻醉方法的选择及实施流程

"只有小手术,没有小麻醉"这句话是对无痛取卵手术的真实写照。麻醉方式的选择取决于手术性质和要求、手术时间、麻醉药的药代动力学特点、麻醉方法本身的优缺点、麻醉者的理论水平和技术经验,以及设备条件等,同时还要尽可能考虑手术者对麻醉选择的意见和患者自己的意愿。各种麻醉都有各自的优缺点,可因麻醉医生的操作熟练程度和经验的差异,而出现效果上、程度上甚至性质上的巨大差别。

1. 无痛取卵术属择期全身麻醉,要求术前禁食 8 小时、禁水 6 小时以上。签署麻醉知情同意书。

2. **术前准备** 麻醉医生负责打开并检查氧气、麻醉机及心电监护仪处于正常工作状态,备好常用麻醉药品、抢救药品及气管插管、喉罩、口咽通气道、一次性呼吸回路及吸氧面罩等物品。术前开放静脉。

3. **麻醉药物的选择与剂量** 一项荟萃分析显示,单纯的镇静或镇痛不是最佳选择,要兼顾镇静和镇痛效能。丙泊酚是一种新型短效静脉麻醉药,具有起效快而平稳、苏醒迅速而安全、无明显蓄积、作用时间短、麻醉深度易控制的优点。但它对呼吸、循环系统有明显的抑制作用,可引起血压下降、心律减慢。其机制是丙泊酚降低外周阻力和直接抑制心肌及心血管神经反射,且呈剂量与血药浓度依赖性。同时,丙泊酚镇痛效果差,一般需辅助应用其他强效镇痛药。芬太尼、舒芬太尼、瑞芬太尼等阿片类镇痛药可明显增强丙泊酚的麻醉效能,减少丙泊酚的用量,减轻血流动力学不良反应,术毕清醒快。但给药速度过快时对呼吸抑制作用较强,常需辅助呼吸。氯胺酮或新药 S-氯胺酮镇痛效果好,且可兴奋交感神经,升高血压,加快心率,能有效对抗丙泊酚引起的循环抑制。丙泊酚与氯胺酮联合用于静脉麻醉,有利于维持血流动力学稳定。呼吸抑制作用比丙泊酚与芬太尼等阿片类联合应用时轻,苏醒质量较后者差,术后完全清醒时间长。

呼吸道条件好、对麻醉镇痛药物敏感的患者,一般给药量少,不需或仅需少量辅助呼吸即可完成手术。而肥胖、鼾症等呼吸道条件差的患者,麻醉尚浅时就发生上呼吸道梗阻,需搁置口咽通气道甚至喉罩来保持呼吸道通畅。使用喉罩的优点除了可靠的呼吸道安全保证外,还包括可以使用呼吸机、采用吸入麻醉维持等,以避免麻醉偏浅,在手术刺激时发生体动反应影响手术操作。

临床上一般丙泊酚负荷剂量为 1~2mg/kg,芬太尼、舒芬太尼采用单次追加法,瑞芬太尼采用持续输注法,速度一般为 0.1~0.2μg/(min·kg)或者 2~3ng/ml 靶控输注。氯胺酮一般首剂可给予 0.5~1mg/kg,后采用小剂量单次追加,每隔 10~15 分钟左右给予 10~20mg。为加快苏醒,应逐渐加大氯胺酮给药间隔时间,最后一次给氯胺酮时间离术毕时间最好在 15 分钟以上。临床上患者个体差异较大,需根据具体情况灵活应用。

4. 所有患者要在恢复室观察半小时以上,待患者完全清醒,无任何不适感,需有人陪同下方可离开医院,但不允许驾驶交通工具。

(徐 阳)

第六节　体外受精

一、IVF 的适应证

体外受精胚胎移植术（in vitro fertilization and embryo transfer，IVF-ET）最早用于不能纠正的输卵管因素不育的女性。1978 年报道了人类首例通过 IVF 获得的婴儿诞生，至今已跨越了 40 余年。随着技术日臻成熟以及经验的积累，成功率逐渐上升，治疗的适应证也逐渐增多。

（一）输卵管因素

女方各种因素导致的配子运输障碍是 IVF 的主要适应证。输卵管性不育约占女性不育的 25%~35%，包括输卵管近端梗阻、远端梗阻、全程阻塞、输卵管周围炎、输卵管功能异常和先天性输卵管畸形。对于此类的助孕治疗选择，《输卵管性不孕诊治的中国专家共识》给出了具体建议：

1. 对于双侧输卵管梗阻的患者，如存在高龄、卵巢储备功能低下或合并其他不育因素时推荐直接 IVF；双侧输卵管近端梗阻时推荐直接 IVF；双侧输卵管远端梗阻者，在充分考虑患者的年龄、卵巢功能、男方精子质量、是否合并其他不育因素、输卵管病变位置及程度、手术医生的经验，以及每种治疗的并发症、成功率、异位妊娠的风险、费用及患者意愿的基础上，可选择 IVF 或手术治疗。

2. 既往有输卵管手术史，再次发生输卵管梗阻者推荐直接 IVF。有输卵管妊娠病史的输卵管梗阻者推荐直接 IVF。

3. 单侧输卵管近端梗阻的患者，如卵巢储备功能正常、不合并其他不育因素的可先促排卵 + 人工授精，综合患者个体情况，1~3 个周期未妊娠者推荐行 IVF；单侧输卵管远端梗阻的患者，如卵巢储备功能正常、不合并其他不育因素的建议手术治疗，否则可选择 IVF 治疗。

4. 输卵管绝育术后的患者，可选择输卵管吻合术或 IVF。若术中发现输卵管长度 <4cm 或有明显的输卵管卵巢粘连或合并Ⅲ~Ⅳ期子宫内膜异位症，可放弃手术直接 IVF。高龄、合并其他不育因素者推荐直接 IVF。

5. 因输卵管因素接受 IVF 治疗的妇女有 25% 存在 B 超下可见的输卵管积水。荟萃分析发现，伴有输卵管积水者较无积水者胚胎移植术后临床妊娠率降低 50%、自然流产率增加。有研究发现 B 超下可见输卵管积水者比未见积水者胚胎移植术后妊娠率下降更显著。即使是单侧的输卵管积水，IVF 的妊娠率也下降。已有较多文献报道输卵管积水者行手术治疗后可提高胚胎移植术后妊娠率和活产率。

（二）排卵障碍（经一般促排卵治疗未受孕者）

WHO 将与 HPO 轴相关的排卵障碍分为三型，其中以 PCOS 为代表的Ⅱ型排卵障碍约占 70%~85%。当 PCOS 患者存在以下几种情况时，应该考虑三线治疗策略，即 IVF：①在控制体重、改善生活方式的基础上，6~9 个自发排卵周期试孕失败；②经过一线诱导排卵治疗恢复排卵 6~9 个周期，但试孕失败；③经过二线诱导排卵治疗恢复排卵 6 个周期，但试孕失败；④经过二线诱导排卵治疗未恢复排卵。如果患者符合人工授精的适应证，在上述治疗中也可以结合人工授精。

（三）子宫内膜异位症

1. Ⅰ~Ⅱ期子宫内膜异位症、内异症生育指数（endometriosis fertility index，EFI）≥ 5 分，年龄 >30 岁、不育年限 >3 年、合并轻中度男方因素不育者，在接受 COH/IUI 治疗 3~4 个周期失败后，建议行 IVF。

2. 年龄 >35 岁、EFI ≤ 4 分、合并男方因素不育者，首选 IVF。

3. 复发性卵巢子宫内膜异位囊肿伴不育者不主张反复手术，在临床评估无恶变的前提下，GnRH-a 预处理 2~3 个月进行 IVF。

4. Ⅲ~Ⅳ期子宫内膜异位症，或深部浸润型内异症合并不育的患者，首选 IVF。

5. 子宫腺肌病患者如有生育要求，可直接给予 4~6 个月的 GnRH-a 治疗，在停药后可直接行 IVF。

（四）男方轻度少弱畸形精子症引起的不育，经其他助孕技术如 AIH 等未获成功者

（五）不明原因不育症经其他助孕技术如 AIH 等未获成功者

女方年龄 <35 岁的 UI 患者，经过期待治疗、

OI+IUI 3~6 个周期治疗仍未受孕时，推荐进行 IVF；女方年龄 ≥ 35 岁且不育年限较长（>3 年）的 UI 患者可尝试 OI+IUI 治疗或直接行 IVF。目前无足够的证据显示 UI 患者各年龄组选择 IVF-ET 治疗的年龄界值，建议个性化管理。

（六）卵巢储备功能低下

当前尚无公认的卵巢储备功能低下（diminished ovarian reserve，DOR）的诊断标准，推荐按年龄、激素水平、抗米勒管激素（anti-mullerian hormone，AMH）、B 超显示的窦卵泡数等方面对卵巢储备功能进行综合评估。有生育需求的 DOR 患者需要尽量缩短获得妊娠的时间。目前尚无对年轻 DOR 患者的助孕方法推荐。但有文献报道，年龄大于 38 岁的 DOR 女性，直接开始 IVF 治疗能够缩短获得妊娠的时间。

（七）女性高龄

女性年龄是影响生育力及妊娠结局的独立危险因素。40 岁以上的女性接受人工授精治疗的成功率显著下降。一项针对 38~42 岁不育患者的 RCT 研究显示：经过 2 个周期的治疗，CC/IUI 组、FSH/IUI 组、直接 IVF 组的临床妊娠率分别为 21.6%、17.3% 及 49%，活产率分别为 15.7%、13.5% 及 31.4%。提示直接接受 IVF 治疗较 IUI 治疗具有更高的临床妊娠率与活产率。故对于 ≥40 岁女性不建议行 IUI 治疗，而应该直接进行 IVF 以提高妊娠机会。

二、ICSI 的适应证

卵细胞质内单精子注射（intracytoplasmic sperm injection，ICSI）于 1992 年由 Palermo 等人首先报道，被用于严重的男性因素不育症。目前，全球使用 ICSI 的适应证已经大大增加，不仅涉及男性因素，还涉及非男性因素，其中部分应用指征尚存有争议，不予推荐。

（一）男方因素

1. 严重的少弱畸形精子症。

2. 不可逆的阻塞性无精子症或严重生精障碍（排除遗传缺陷疾病所致）但睾丸活检有精子者。

3. 精子顶体异常。

4. 用于男性生育力保存的精子。

5. 射精障碍、逆向射精。

（二）非男方因素

1. 常规 IVF 受精失败者。

2. **需行植入前胚胎遗传学检查** 使用 ICSI 的基本原理是确保单精子受精并消除附着在透明带上的外来精子引起的潜在父本污染。

3. **IVM 之后的 ICSI** IVM 的过程可能会导致透明带的改变，降低常规 IVF 卵母细胞的受精能力。有研究显示，ICSI 可以提高 IVM 卵母细胞的受精率。

4. **用于冷冻保存的卵母细胞受精** 卵母细胞冷冻保存涉及在冷冻之前除去卵丘细胞，这可能导致透明带的变化，降低常规受精的受精率。因此，ICSI 已成为使冷冻保存的卵母细胞受精的首选方法。

5. **女方高龄** ICSI 不能改善高龄女性辅助生殖的结局，选择 IVF 还是 ICSI 与患者年龄无关；对于非男性因素导致不育的患者，ICSI 与 IVF 相比，并没有改善受精后的妊娠结局，而相同周期 ICSI 费用比 IVF 高，故不建议使用。

6. **不明原因不育** 因 UI 的夫妇可能存在潜在的受精障碍，故有学者将 ICSI 常规用于此类人群。但现有的证据并未显示 ICSI 可以改善临床结局，故不建议使用。

7. **卵母细胞质量差** 没有证据显示在此类情况下使用 ICSI 可以改善临床结局，故不建议使用。

8. **获卵数少** 根据目前的证据，使用 ICSI 并不能显著提高受精率、胚胎数量和质量以及妊娠率，故不建议使用。

（徐 阳）

第七节 胚胎移植术

胚胎移植术

IVF 治疗过程中关键的步骤之一就是胚胎移植。本节将围绕胚胎移植讨论如下问题：胚胎移植时机、胚胎移植数目及胚胎移植的规范操作流程。

一、胚胎移植时机

IVF 后的胚胎移植可以在受精后 2~3 天的卵裂期或在 5~6 天的囊胚期进行。在自然发生的妊娠中，输卵管内的胚胎在第 3~4 天通过子宫 - 输卵管交界，因此，囊胚期胚胎移植可能会更类似于自然妊娠的状态。因此胚胎囊胚期移植可能具有更高的植入潜能。这在减少多胎妊娠，选择性单胚胎移植策略中尤为重要。

尽管延长体外培养时间具有上述潜在优势，但在理论上也存在一些劣势。第一，体外环境不如体内环境好，可能导致某些胚胎无法形成囊胚，但如果在卵裂期移植，这些胚胎可能成功植入。第二，体外培养时间超出胚胎基因组激活的时间可能会损害胚胎，故造成胚胎的损失。

一项系统评价和荟萃分析，纳入了 12 项 RCT 研究，包括 1 200 名接受囊胚移植的妇女和 1 218 名接受卵裂期胚胎移植的妇女。在比较活产 / 持续妊娠、临床妊娠、累计妊娠、流产等方面，囊胚移植没有显示出优势。虽然 Cochrane 的数据认为在新鲜周期中进行囊胚移植是有利的，但证据等级低，且不会提高累计妊娠率。因此还需要更多的高质量研究结果为临床提供治疗决策。

在某些特殊情况下，囊胚移植是具有优势的，如进行种植前遗传学检查、单囊胚移植可以显著降低高序多胎妊娠的发生率。与卵裂期移植或自然受孕相比，囊胚移植不会增加先天性异常的风险。

二、胚胎移植数目

自然情况下，多胎妊娠的发生率为 $1:89^{n-1}$（n 代表妊娠的胎儿数）。随着 IVF-ET 及其衍生技术的广泛开展以及相关技术水平的不断提高，全球的多胎妊娠发生率明显高于自然妊娠。多胎妊娠及分娩给母婴健康带来极大风险，给医疗健康体系和家庭带来巨大的经济负担。为此，很多国家根据本国的情况对胚胎移植的个数进行了明确规定。根据中华医学会生殖医学分会数据上报系统统计，我国每移植周期的平均移植胚胎数从 2013 年的 >2 枚降低至 2016 年的 <2 枚，而 2016 年的多胎妊娠率仍在 30% 左右。我国卫生部 2003 年制定的《人类辅助生殖技术规范》根据当时辅助生殖技术条件与水准，对每周期胚胎移植数目有所限定。随着胚胎着床率及临床妊娠率的显著提高，需要减少胚胎移植数目，才能减少多胎妊娠的发生，规避母婴风险。我国《关于胚胎移植数目的专家共识》中提出，临床医生有必要根据患者的具体情况，包括年龄、孕产史、健康情况、子宫病理情况以及胚胎质量（胚胎的挑选方法：形态学、Time lapse、PGS 等）与胚胎发育时期（卵裂期胚胎或囊胚）等，个体化地选择恰当的移植胚胎数目。共识建议：

1. 对于胚胎移植数目，需由医生与患者夫妇进行充分沟通，告知多胎妊娠的母婴风险及预防的重要性并签订知情同意书。

2. 在辅助生殖助孕过程中减少移植胚胎数目是降低多胎妊娠的最有效措施，无论任何年龄、移植周期次数，建议每周期胚胎移植数目均 ≤ 2 枚。

3. 通过选择性单胚胎移植（elective single embryo transfer，eSET）策略，持续关注减少多胎妊娠。存在以下情况时建议 eSET，包括卵裂期胚胎或囊胚：

（1）第 1 次移植，没有明显影响妊娠因素的患者。

（2）子宫因素不宜双胎妊娠者，例如瘢痕子宫、子宫畸形或矫形手术后、子宫颈机能不全或既往有双胎妊娠 / 流产 / 早产等不良孕产史者。

（3）全身状况不适宜双胎妊娠者，及身高 <150cm、体重 <40kg 等。

（4）经过 PGD/PGS 检测获得可移植胚胎者。

（5）经卵子捐赠的受卵者胚胎移植周期。

4. 在基本不影响胚胎着床率与累计妊娠率的基础上，减少胚胎移植数目，通过一个阶段努力及临床实践，争取尽早将我国 IVF-ET 的多胎率降低至 20% 以下。

三、胚胎移植的规范操作流程

多项研究发现，IVF 成功率与临床操作直接相关。因此规范操作至关重要。移植技术的细节问题也需要根据每位患者的自身情况进行调整。

1. 移植术前必须反复核对患者信息，签署胚胎移植知情同意书。

2. 移植手术在层流间内进行。术者常规更衣、洗手、戴手套。

3. 指导患者充盈膀胱，取膀胱截石位躺于移植手术床上。

4. 术者常规铺巾，置窥器暴露宫颈。用生理盐水棉球轻轻擦拭阴道、宫颈，拭去分泌物，用棉拭子拭去宫颈黏液。基于一项 RCT 和一项前瞻性队列研究的良好证据表明，去除宫颈黏液有益于改善临床妊娠率和活产率。

5. 在腹部 B 超引导下进行移植操作。有充分的证据表明，经腹超声引导胚胎移植能够提高临床妊娠率和活产率。

6. 经宫颈置入移植管外套管，顶端至宫颈内口上方。如果置入困难，可使用宫颈钳固定宫颈，再置管。极少数困难移植时，可能会使用探针和宫颈扩张棒，在这种情况下需用药物避免子宫肌受激惹。

7. 有充分的证据推荐使用柔软的移植导管，可以提高 IVF 的妊娠率。

8. 将移植管内芯顶端放置在子宫腔上部或中部（中央）区域内，据宫腔底部 1cm 以上的位置处推出胚胎，可以优化妊娠率。推出胚胎后立即撤回移植导管。移植管触及宫底或创伤性移植都会降低移植的成功率。

9. 胚胎学家在镜下检查移植管内是否有胚胎滞留。如果有，将胚胎重新吸入移植管，再次行移植操作。有证据显示：滞留在移植管的胚胎立即再次移植不影响种植率、临床妊娠率或自然流产率。

10. 取出窥器，移植手术结束后不推荐卧床休息。

（徐 阳）

第八节 黄体支持

一、黄体功能概述

育龄期女性卵巢周期性变化对于女性生育至关重要，其过程包括卵泡发育和成熟、排卵、黄体形成与退化。黄体形成及其正常的黄体功能对胚胎着床和早期妊娠至关重要。

黄体是排卵后卵泡壁内陷形成富含血管的暂时性内分泌腺体，是甾体激素——孕激素和雌激素的主要来源。排卵后卵泡内膜细胞和颗粒细胞在 LH 排卵峰的作用下进一步黄素化，分别形成颗粒黄体细胞及卵泡膜黄体细胞。在血管内皮生长因子作用下颗粒细胞血管化，孕酮由此进入体循环中。

孕激素是妊娠建立和维持必不可少的甾体激素，在黄体期对下丘脑 - 垂体 - 卵巢轴有负反馈作用，抑制促性腺激素分泌，抑制排卵；孕激素使增殖期子宫内膜转化为分泌期内膜，为胚胎着床做好准备；诱导内膜间质细胞增生、分化，促进子宫内膜蜕膜化；妊娠过程中孕激素可通过与 Ca^{2+} 结合，提高子宫平滑肌兴奋阈值，降低子宫平滑肌兴奋性及其对缩宫素的敏感性，抑制子宫收缩从而维持妊娠；除了内分泌效应外，孕激素还具有免疫效应，可直接参与调解母 - 胎界面微环境促进母 - 胎耐受。

雌激素并不是维持妊娠所必需的激素，但黄体雌激素分泌对维持孕酮、促进正常子宫内膜分泌转化有重要作用，黄体雌激素分泌不足，可引起不育或早期妊娠流产。

黄体期的长短不一，平均为 14 天，间隔 11~13 天被认为是正常的，但 10 天或更短被认为是短黄体期。黄体及黄体分泌的激素支持妊娠至孕 8~12 周，随后这个功能将被胎盘接管。

正常的黄体功能对维持妊娠是必不可少的。黄体功能不全（luteal phase deficiency，LPD）是指排卵后黄体分泌孕酮不足或黄体过早萎缩致子宫内膜发育延迟，临床以子宫内膜与胚胎发育不同步导致着床障碍或流产为表现。在自然月经周期，LPD 被定义为黄体中期孕激素水平低于 10ng/ml（31.8nmol/l）或三个随机血清 P 测量值之和低于 30ng/ml（95.4nmol/l）。育龄期女性黄体功能不全发病率为 3%~10%；在超促排卵周期，其发生率几乎为 100%。

二、体外受精胚胎移植术周期黄体功能不全产生的原因

在辅助生殖的早期阶段，黄体功能是不足的，但是其潜在的机制尚不清楚。目前人们提出了几

种理论来解释 ART 中的黄体缺陷：

1. 最初认为卵母细胞提取使部分颗粒细胞层丢失，从而导致黄体期缺陷，特别是类固醇的分泌。Kerin 不赞同这一观点，其研究指出单个卵泡的抽吸不会导致类固醇功能受损，需要注意的是取卵过程中卵泡壁破坏严重可能影响黄体微血管的形成。

2. 促性腺激素释放激素（GnRII）激动剂联合治疗导致垂体恢复时间延长，导致 LH 缺失造成黄体发育不完全。此外大量 HCG 作用于卵母细胞成熟后，其短程负反馈引起黄体生成素缺乏。也有学者反驳了此观点，研究指出卵巢雌激素的长程负反馈对 LH 水平有更大的影响。另外，Tavaniotou 指出 HCG 不会降低未受刺激的正常排卵期妇女的 LH 分泌。

3. 高类固醇水平是 LH 降低的主要原因。ART 周期中比自然排卵者有更多的卵泡，取卵后形成更多的黄体，急剧增加了类固醇水平，这将引起下丘脑垂体的负反馈，降低 LH 水平。通过这种方式，黄体期缩短（称为过早的黄体溶解），怀孕的机会减少。

目前对其可能的机制更加倾向于第三种假说，即 IVF 早黄体期黄体（继发于受控的卵巢刺激）数量增多，导致类固醇浓度升高，从而导致黄体提前溶解，进而通过负反馈直接抑制 LH 的释放。

三、适应证

1. 应用超促排卵方案行体外受精/卵细胞质内单精子注射-胚胎移植（IVF/ICSI-ET）等助孕治疗，ET 后存在一定程度的内源性黄体功能不足。

2. 自然周期排卵后实施冻融胚胎移植（FET）时，部分妇女存在自身黄体功能不全的可能。

3. 促排卵周期实施 FET 时，存在潜在的内源性黄体功能不足。

4. 雌、孕激素药物替代周期（人工周期）FET，完全使用外源性雌、孕激素药物替代黄体功能。

四、禁忌证

1. 对药物制剂成分过敏者。

2. 乳腺恶性肿瘤或生殖器激素依赖性肿瘤有明确孕激素治疗禁忌证者。

3. 存在或疑似发生动、静脉血栓的患者，有静脉炎、脑卒中等既往病史患者应慎用。

五、黄体支持常用药物

（一）黄体酮类

黄体酮（孕酮）是由卵巢黄体和胎盘分泌的一种天然孕激素。孕激素类药物分为天然孕激素和合成孕激素，合成孕激素多为孕酮或睾酮衍生物。黄体酮是黄体支持最重要的激素类药物。常用给药途径有肌内注射、经阴道及口服。

1. 肌内注射黄体酮 油剂型黄体酮肌内注射后吸收迅速，无肝脏首过效应，生物利用度高，价格低廉。但注射本身引发的局部疼痛、过敏等都是患者难以长期接受的原因，严重者可出现无菌性脓肿、嗜酸性肺炎。

2. 经阴道黄体酮 经阴道途径给予黄体酮后，阴道上皮细胞迅速吸收并扩散至宫颈、宫体，并完成从子宫内膜向肌层的扩散，即"子宫首过效应"。经阴道途径给予黄体酮，由于靶向作用于子宫，子宫局部孕酮浓度高，可减少全身的不良反应。但黄体酮阴道给药可能带来阴道瘙痒、分泌物增多等副反应，同样可降低患者的耐受性（阴道出血多时不能使用）。剂型主要有黄体酮缓释凝胶和微粒化黄体酮胶囊。近期国外有使用阴道子宫托来进行黄体支持，并指出含 400mg 孕激素的子宫托能给 ART 患者提供有效、安全和可耐受的黄体支持。

3. 口服黄体酮 相较于其他两种给药途径，口服黄体酮更方便，耐受性更好，患者依从性更高；但存在肝脏首过效应，生物利用率低，药物剂量较大，且有劳累、头痛、尿频、肝损等不良反应。剂型包括微粒化黄体酮胶囊和地屈孕酮。相较于微粒化黄体酮胶囊，地屈孕酮平均生物利用率更高，副作用小。目前，不建议单独使用口服药物来进行黄体支持，临床工作中口服药物多以联合用药为主。

（二）人绒毛膜促性腺激素

人绒毛膜促性腺激素的作用模式、生理效应和分子结构与 LH 相似，不同之处在于 HCG 拥有更多的唾液酸残基，导致其血清半衰期和效力的延长。HCG是黄体支持的一种间接形式,不但可以刺激黄体产生雌激素和孕激素,还可在胚胎植入时增加子宫内膜的胎盘蛋白、整合素和松弛素而有利于胚胎种植。然而它在LH受体数量不足或黄体功能失调时无效;对于排卵后黄体生成素分泌或滋养细胞产生HCG有特殊缺陷时,HCG是有效的。

有研究表明,在ART黄体支持中,HCG在临床妊娠率、继续妊娠率、出生率和流产率上与黄体酮无差异,没有优越性,反而可增加高雌激素或多获卵者发生卵巢过度刺激综合征(OHSS)的风险,而且会干扰妊娠试验结果,需至少停药5~7天后进行妊娠试验。因此,HCG不再推荐作为ART促排卵周期中黄体支持的常规用药。

(三)雌激素

目前国内可用于生育相关治疗的雌激素类药物主要有戊酸雌二醇及17β-雌二醇,并可经口服、经阴道及经皮3种不同方式给药。

1. 戊酸雌二醇 戊酸雌二醇是人体天然雌激素17β-雌二醇的前体,口服吸收迅速而且完全,在首次经过肝脏过程中分解为E_2和戊酸。戊酸雌二醇经阴道给药不能脱戊酸,吸收少,因此不推荐其经阴道给药。口服给药方便,吸收完全,持续给药血药浓度稳定,但生物利用度不高,主要经肝脏代谢,肝功能异常者不建议使用。

2. 17β-雌二醇

(1)口服给药:可在胃肠道中迅速吸收,主要代谢产物为雌酮和硫酸雌酮,代谢产物本身或转化为E_2后发挥雌激素效应。

(2)经阴道给药:有研究支持阴道给药无肝脏首过效应,吸收效果好。

(3)经皮给药:E_2贴片和凝胶经皮给药通过皮肤吸收良好。经皮给药避免了口服用药肝脏首过效应使肝脏负荷加重;1周内多次使用未见E_2或E_1的蓄积。相应地,这2种物质的血清稳态水平与单次用药后所见相似。

是否添加雌激素是近年来黄体支持讨论的热点,对于IVF助孕雌激素水平正常,甚至过高的情况下继续添加雌激素是否有益仍存在争议。对于高龄患者有血栓形成风险,大剂量使用有肝功能异

常的报道。有研究支持,没有明确证据表明添加雌激素对ART结局有益:黄体酮联合口服雌激素行黄体支持不增加活产率和持续妊娠率;经阴道补充雌激素的结局是相悖的;建议经皮或口服+经皮补充雌激素。此外,拮抗剂方案在黄体期雌激素水平更低,雌激素的添加在拮抗剂方案中可能作用更大,但还需要更多数据支持。

(四)GnRH-a

近年来GnRH-a也逐渐地应用于黄体支持,但其结论仍存在争议。其可能的作用机制:刺激垂体使之加大分泌LH进行黄体支持;通过局部表达的GnRH受体作用于子宫内膜,或直接作用于胚胎,或通过这些可能性的某些组合来支持黄体。目前国内常用的GnRH-a代表药有醋酸曲普瑞林、醋酸布舍瑞林、醋酸亮丙瑞林等。在皮下单次注射0.1mg短效醋酸曲普瑞林后,生物有效性可持续24小时,血浆半衰期约3小时,给药后1~24小时血浆水平波动在0.28~1.28mg/L。相关研究指出,GnRH-a通过单次给药或多次给药都能有效地提高ART结局。

六、黄体支持常用药物的用法

(一)黄体酮的用法

1. 常规IVF或卵细胞质内单精子注射(ICSI)治疗后,新鲜胚胎移植周期的孕激素补充时机和原则:

起始时间和剂量:取卵当日开始补充孕激素。阴道用黄体酮一般是黄体酮阴道缓释凝胶每日90mg加地屈孕酮10mg,每日两次,或微粒化黄体酮每日600mg分3次给药,加地屈孕酮10mg,每日两次,肌内注射黄体酮的常规推荐用法是每日20mg,可根据监测血清激素水平调整用药量,常用最大剂量为每日40~60mg。

2. 自然周期冷冻胚胎移植的孕激素使用方法 起始时间和剂量:自然排卵或使用HCG诱发排卵者,均可在排卵后开始使用孕激素。推荐肌内注射黄体酮每日20~40mg,根据监测血清激素水平调整用药量,移植后可选择继续肌内注射黄体酮20~40mg或黄体酮阴道缓释剂凝胶每日90mg,或口服地屈孕酮每日20mg,分2次给药。

3. **激素替代周期冷冻胚胎移植的孕激素补充** 起始时间和剂量：使用雌激素＋孕激素替代周期行胚胎移植者，孕激素使用的起始时间为胚胎移植前 4 天（D3 胚胎）或 6 天（D5 或 D6 胚胎），推荐每日肌内注射黄体酮 20mg，最多用至 40~60mg。移植后可口服地屈孕酮 10mg，每日两次，加黄体酮阴道缓释凝胶每日 90mg 或微粒化黄体酮每日 600mg，分 3 次给药，或肌内注射黄体酮每日 20mg，最多用至 40~60mg，根据监测血清激素水平调整用药量。

4. **促排卵周期冷冻胚胎移植的孕激素补充** 可参考取卵后新鲜胚胎移植周期的孕激素使用方法。

5. **停药时机** 妊娠检测阴性则停药，阳性者继续使用，移植后 30 天确定宫内妊娠后逐渐减量。期间有出血者，可适量增加孕激素剂量；如必要黄体酮可维持至孕 8~12 周。

（二）HCG、雌二醇、GnRH-a 相关用法

黄体酮作为最传统的黄体支持药物，目前仍是最重要、应用最多的黄体支持药物。而 HCG、雌二醇、GnRH-a 作为黄体支持药物仍有争议，常在黄体酮的基础上联合应用，同时没有统一的用药标准。

1. **HCG 推荐使用方法** 诱发排卵后第 3 日、第 6 日和第 9 日用 HCG 1 500~2 500IU，或隔天使用。因其会增加 OHSS 风险，多数已被孕酮替代。

2. **GnRH-a 推荐使用方法** 在常规黄体酮使用的基础上在取卵后第 6 日加用 GnRH-a 0.1mg。

3. **E_2 的使用方法** 不推荐新鲜周期、自然周期 FET 及自然妊娠患者应用雌激素行黄体支持治疗，除非有明确的使用指征。

对于黄体支持药物的用法及用量等，目前尚无统一标准和最有力证据，国内生殖中心多采取以上所述药物的联合应用。此外，中药保胎药物的应用也有可能起到黄体支持的作用，但机制尚不清楚。同时，对于那些反复种植失败、免疫检查异常的患者，在常规黄体支持的基础上，也有联合抗坏血酸、阿司匹林、类固醇或西地那非等药物来改善子宫内膜血流及容受性。

（伍琼芳）

第九节 复苏胚胎移植周期子宫内膜准备

冻融胚胎移植（frozen thawed embryo transfer，FET）是辅助生殖技术的重要衍生技术，它有助于提高单个取卵周期的胚胎利用率和累计妊娠率，节省患者的治疗费用，降低卵巢过度刺激综合征的发生率，并在生育力保存中发挥重要作用。胚胎植入是胚胎和子宫内膜相互识别、相互容纳、相互作用的过程，在此过程中胚胎和子宫内膜都处于交互动态过程。只有在胚胎发育到胚泡阶段，且子宫内膜处于容受状态时方能允许胚胎植入，故两者的同步性胚胎成功植入的必要条件。因此，FET 中子宫内膜准备中的一个关键点是提供高容受性的子宫内膜，使之与移植的胚胎发育同步。FET 子宫内膜准备方案包括自然周期方案、促排卵周期方案、激素替代周期方案（hormone replace treatment，HRT）及降调节联合激素替代周期方案。从目前的研究结果来看，尚未发现各子宫内膜准备方案间 FET 妊娠结局存在明显差异。

一、子宫内膜准备方案

（一）自然周期方案

自然周期方案适用于平素月经周期规律、自然周期监测有排卵者。根据患者既往的月经周期，在月经周期第 8~12 天左右开始 B 超监测卵泡和子宫内膜生长情况。可以同时检测血黄体生成激素、雌二醇及孕酮水平。若子宫内膜厚度 <7mm，则酌情添加戊酸雌二醇 1~4mg/d。当优势卵泡 ≤14mm 时，隔日监测；当优势卵 ≥15mm，每日监测。B 超监测至排卵，排卵后行黄体支持，并于排卵后 3 天行第 3 天（D3）卵裂期胚胎移植或排卵后 5 天行囊胚移植。自然周期的优点是无须补充雌激素，缺点是需要更频繁的卵泡发育监测，周期控制性和灵活性较差，周期取消风险较高（最高可达 6%）。自然周期后是否应该进行黄体支持存在一定的争议。先前的研究认为即使在有正常排卵的女性，仍有约 8% 的患者存在黄体功能不足（黄体中期 $P<10$ng/ml）。2011 年的一项 RCT 研究发现，在 FET 移植日开始

给予微粒化黄体酮可以改善妊娠结局。但多数回顾性研究并未发现在自然周期 FET 中使用黄体支持或不使用者间妊娠结局存在差异。若进行黄体支持，其开始的时间亦缺乏统一的共识，许多研究中认为在出现 LH 峰值或给予 HCG 扳机的同时，进行黄体支持可能过早，并有降低子宫内膜容受性的风险。

（二）改良自然周期方案

改良自然周期方案适用证、监测方案同自然周期方案。在卵泡成熟（直径 ≥ 16mm）或经连续测定血（或尿）LH 监测到 LH 峰值，注射 HCG 诱导排卵，隔日复查 B 超了解是否排卵，若排卵记为（P0），胚胎移植时机同自然周期方案；若仍未排卵则等一天后再次复查 B 超，无论有无排卵均可开始黄体支持（P0）。

（三）激素替代周期方案

激素替代周期方案适用于所有 FET 患者，尤其是月经不规则及子宫内膜过薄者。于月经周期或撤退性出血的第 3~5 日起使用戊酸雌二醇片或 17β- 雌二醇进行激素替代治疗。用药剂量依据既往患者子宫内膜生长情况、有无宫腔粘连病史及对药物反应性等调整，一般建议雌激素起始剂量 2~4mg，每日剂量最好不超过 10mg。用药时间多数中心凭经验选择应用雌激素 10~14 天以模仿自然周期，但也有研究认为 5~7 天就足以使子宫内膜充分增殖。缩短雌激素应用时间有利于节省费用和时间，值得在未来的研究中进一步探讨。然而，必须谨慎，因为有研究报道较短的雌激素补充时间与流产率升高相关。此外，若有必要也可以适当延长补充雌激素的时间，其对妊娠结局尚无影响。雌激素可以口服，阴道和肠胃外给药（经皮途径），天然和合成雌激素均可使用。荟萃分析结论表明，补充雌激素的类型和给药途径对 IVF 妊娠率没有影响。不同补充方法之间的转化：0.75mg 微粒化雌二醇（口服）=1.25g 雌二醇凝胶（透皮给药）=1mg 戊酸雌二醇（口服或阴道给药）。雌激素应用方法可采用剂量递增或固定方案，前者更符合生理状态，后者简单易行更适合患者掌握。服用雌激素后定期 B 超监测子宫内膜生长情况，若子宫内膜厚度 ≥ 7mm 或所能达到的最大厚度时，使用孕激素

（黄体酮注射液、阴道用黄体酮凝胶、地屈孕酮等）进行内膜转化。内膜转化后第 3~4 天移植 D3 胚胎或第 5~6 天移植囊胚。HRT-FET 周期中的最佳子宫内膜厚度常被认为是介于 8~14mm 之间。因为荟萃分析发现新鲜胚胎移植周期中 HCG 日子宫内膜厚度 ≤ 7mm 妊娠率降低，此界值是否同样适用于 HRT-FET 周期仍需要进一步研究。

对于 HRT 方案准备子宫内膜是否需检测激素水平的证据有限，因为晚卵泡期雌二醇、黄体生成素水平并不能预测妊娠结局，所以不推荐测定这两项激素。但是在未行降调节的 HRT 方案中有 1.9%~7.4% 患者在内膜转化前出现孕激素水平升高，影响子宫内膜的容受性及种植窗，因此，测定孕激素似乎是必要的。雌激素准备子宫内膜达标后，需要使用孕激素进行子宫内膜转化。目前的研究并未发现子宫内膜转化中用不同孕激素制剂应用效果间存在差异。鉴于 HRT-FET 周期中由于不存在黄体，不存在内源性孕激素的产生，研究表明胎盘类固醇生成发生在妊娠的第 5 周，因此，妊娠患者何时停止黄体支持尚未达成共识，HRT-FET 周期中最佳的黄体支持时间尚待阐明。

（四）促排卵周期方案

促排卵周期方案适用于月经不规律、排卵障碍或既往人工周期中对外源性雌激素反应较差的患者。可采用克罗米芬、来曲唑、尿促性腺激素等行卵巢刺激。促排卵过程中进行监测，若优势卵泡直径 ≥ 18mm、血 E_2 ≥ 200pg/ml，注射 HCG 6 000~10 000IU 或 GnRH-a 0.1~0.2mg 诱导排卵。于排卵后 3 天行 D3 胚胎移植或排卵后 5 天行囊胚移植，同时行黄体支持。有研究者采用促排卵方案代替 HRT 方案，其目的是希望通过增加血雌激素水平促进子宫内膜生长及其容受性。最近的一项荟萃分析，并未发现与自然周期相比，促性腺激素或克罗米芬促排卵方案能提高活产率。

（五）降调节联合激素替代周期方案

降调节联合激素替代周期方案适用于子宫腺肌病、子宫内膜异位症、巨大子宫肌瘤或其他内膜准备方案 FET 失败的患者。具体方法：于月经周期的第 2~3 天，注射长效 GnRH-a 3.75mg（必要时每间隔 28 天再次注射，共 1~5 次）。在最后一次注

射长效 GnRH-a 后的 28 天,给予外源性雌激素(用药方案同激素替代周期方案)促进子宫内膜增殖、生长。对于在无指征患者中采用降调节 +HRT 方案进行子宫内膜准备的价值尚有争议。2004 年的一项 RCT 研究结果显示,降调节 +HRT 方案,较常规的 HRT 方案拥有更高的临床妊娠率,但作者推测其原因可能与降调节后周期取消率降低有关。随后的荟萃分析并没有发现降调节 +HRT 可以提高 FET 的临床妊娠率和周期取消率。

二、不同子宫内膜准备方案的移植时间

不同子宫内膜准备方案胚胎移植时间,见图 5-9-1。

三、不同子宫内膜准备方案对妊娠结局的影响

2017 年,Cochrane 系统综述数据库对来自 18

项 RCT 研究共 3 815 名有规律排卵患者,比较不同子宫内膜准备方案对 IVF 结局的影响,结果显示:改良自然周期方案(采用 hCG 扳机)较常规自然周期方案具有更高的持续妊娠率(OR 2.44 ;95% CI 1.03~5.76);HRT 方案较降调节 +HRT 方案的活产率显著降低(OR 0.10 ;95% CI 0.04~0.30),但两组患者流产率上并无显著差异;单用 HMG 促排卵方案较 CC+HMG 促排卵方案拥有更高的活产率(OR 2.49 ;95% CI 1.07~5.80)。但作者强调由于纳入分析的文献所提供的证据等级均很低,目前尚无足够的证据来支持在有排卵周期的女性中应首选哪一种子宫内膜准备方案。

Saito K 等通过回顾性分析比较了自然周期和 HRT 两种方案 FET 的妊娠结局,结果发现采用 HRT 方案组的妊娠率、活产率显著低于自然周期组;多元回归分析显示采用 HRT-FET 组患者的前置胎盘(OR 1.43 ;95%CI 1.14~1.80)、妊娠期高血压

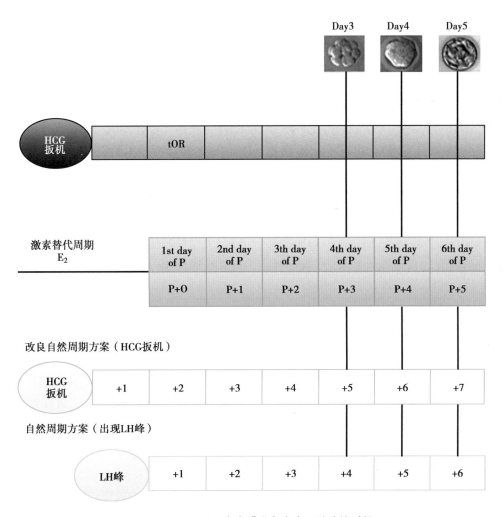

图 5-9-1　不同子宫内膜准备方案胚胎移植时间

（*OR* 6.91；95% *CI* 2.87~16.66）风险显著增加，而妊娠糖尿病发生率下降（*OR* 0.52；95% *CI* 0.40~0.68）。由于该研究为回顾性研究，不能排除可能存在混杂因素的影响，故不同的子宫内膜准备方案对产科结局是否产生差异性影响仍需要进一步的研究。

（高 颖）

第十节　选择性单胚胎移植

一、移植胚胎数与 IVF 结局

ART 助孕治疗的目的是单胎、足月、健康的活产，尽量减少双胎妊娠，杜绝三胎妊娠分娩，而减少移植胚胎数目是减少多胎妊娠发生的最有效措施。在过去的 40 年中，世界各国通过辅助生殖技术而产生的多胎妊娠率都随着胚胎移植数目的减少而逐渐下降。1998—2011 年，美国三胚及三胚以上移植从 79% 降至 24%，双胚移植从 16% 升至 55%，单胚移植从 6% 升至 21%，对应的三胎及以上妊娠率下降了 79%，而单胎妊娠率上升了 29%。2016 年 ESHRE 的数据显示，欧洲在 ART 中推行选择性单胚胎移植（elective single embryo transfer，eSET）后，IVF/ICSI 周期的多胎出生率从 2005 年的 21.8% 下降到 2012 年的 17.9%，可见胚胎移植的数目是影响多胎妊娠最关键的因素。

对于 IVF/ICSI 成功的评判标准应该综合临床妊娠率、医源性并发症和围产期结局。在目前的技术条件下，无论是对特定患者的选择性单胚胎移植，或者双胚胎移植，都可以获得了令人满意的妊娠率，移植更多数目的胚胎可提高临床妊娠率，同时带来了多胎妊娠尤其是三胎以上妊娠的概率显著增加，以及引发围产期并发症和子代不良结局的巨大风险。在 IVF/ICSI 中减少移植胚胎数目，推行 eSET 是降低多胎妊娠率最根本有效且可行的措施。

二、选择性单胚胎移植的临床应用

（一）选择性单胚胎移植的人群选择

实施 eSET 的标准尚在逐步完善中，目前实施 eSET 考虑的因素，包括年轻、首次助孕、胚胎质量好、有剩余冷冻胚胎、PGS/PGD 筛选有整倍体胚胎的患者。一项根据 2012 年美国 CDC 数据进行的分析研究表明，多胎活产的近一半来源于以下类型：小于 35 岁预测良好或一般的患者经行双新鲜囊胚移植；受卵周期中双新鲜囊胚移植及 <35 岁行双胚冷冻胚胎移植（FET）的患者，在小于 35 岁的预测良好或一般的患者和受卵者行单囊胚移植会大幅降低双胎及三胎以上的发生率。SART 数据显示在小于 38 岁患者中实施选择性单胚胎移植显著降低了多胎妊娠率，但对于同一取卵周期的累计活产率却无影响。

对于移植胚胎数目与围产期结局之间的关系，美国国家 ART 监督组对 2011 年的数据分析显示：以孕周 ≥37 周、出生体重 2 500g 及以上、单胎活产作为好的围产期结局标准。预后好的 35 岁以下的年轻患者，与移植 2 枚胚胎相比，无论是 1 枚 D5 囊胚移植（43% *vs.* 27%）还是 1 枚 D3 胚胎（36% *vs.* 30%），获得好的围产期结局比率更高；一般预后的 35 岁以下年轻患者和 35~37 岁患者，移植 1 枚囊胚亦优于 2 枚，好的围产期结局的比率分别是 35% 对比 26%、39% 对比 28%；小于 40 岁一般预后的患者和小于 35 岁的预后较差的患者，移植 2 枚 D3 胚胎会获得比较好的围产期结局。关于 eSET 人群的选择标准，美国生殖医学协会（American Society of Reproductive Medicine，ASRM）在其 2017 年关于胚胎移植数目的协会意见中提出：①经过 PGT 筛查的整倍体胚胎；②年龄小于 38 岁；③有一个或以上质量好的冷冻胚胎；④在以往的 IVF 周期中已获活婴出生；⑤冷冻周期中移植的是高质量的囊胚。近年来，PGS/PGD 在辅助生殖领域已大量应用，ESHRE 公布的 2011 年欧洲 62 家中心共 2 979 例 PGS/PGD 周期的数据，主要指征包括高龄 36%、反复种植失败 15%、反复自然流产 14% 和严重的男性因素 9%，其他指征还有不良孕产史、染色体异常等。PGS/PGD 检测后整倍体胚胎，在所有年龄的患者中都应考虑单囊胚移植，在小于 42 岁患者中，移植 1 枚 PGS/PGD 检测过的整倍体囊胚可以获得与移植 2 枚未行 PGS/PGD 检测的囊胚相当的妊娠率，同时又可有效降低多胎妊娠率。在大于 35 岁的高龄女性人群中，结合囊胚培养后 PGS/PGD

检测的 eSBT 策略降低多胎妊娠率而不影响累计妊娠率。

(二) 选择性单胚胎移植面临的挑战

在临床实践中,影响 eSET 的实施有不少,包括医生和患者对于每移植周期高妊娠率的追求,对于多胎妊娠危害的认识程度,机构是否有一个稳定高效的胚胎冷冻复苏程序,还包括患者的经济状况、宗教信仰等。新近的荟萃分析纳入 8 项针对 eSET 的随机对照研究,共 1 367 例行卵裂期胚胎移植的患者,随机进行 eSET 和双胚胎移植,结果 eSET 组的出生率显著低于移植 2 枚胚胎的患者(27% vs. 42%),多胎妊娠率也显著低于后者(2% vs. 29%),若将后续的冷冻胚胎复苏移植周期的结局纳入统计分析,两组的累计妊娠率差距明显缩小(38% vs. 42%)。在 eSET 周期中,其妊娠结局与所选择胚胎的着床能力和发育潜能关系最大,然而,基于目前胚胎选择技术上存在局限性,不能准确选出具有最好着床能力和发育潜能的胚胎,加之临床上根据患者情况也不能完全预测是否能妊娠或是否会多胎妊娠,提示临床选择进行 SET 的患者和实验室选择进行 SET 的胚胎均有待深入研究,积累数据资料与经验。

实施 eSET 最关键一步是选择最具有着床能力、发育潜能的胚胎。目前常用的评估胚胎质量、发育潜能的方法仍然是显微镜下胚胎的形态评分,胚胎学家也致力于通过胚胎实时动力学观测系统、PGS/PGD、代谢组学等技术来评估胚胎质量,并以此来选择高质量的胚胎用于 eSET。近年来,囊胚培养技术日益成熟,囊胚培养可以通过培养过程中胚胎自身的筛选和修复,囊胚的非整倍体率较卵裂期胚胎下降,在大于 35 岁的患者中,D3 优质胚胎中有 59% 是非整倍体,D5 优质囊胚中这个比例降到 35%。囊胚培养选择了更有着床能力、发育潜能的胚胎,从而有更高的着床率和临床妊娠率,故在囊胚移植中可以减少移植数目,改善 eSET 的结局。目前开展 eSET 的生殖医学中心以选择性单囊胚移植(eSBT)为主,选择性单卵裂期优胚为辅。

(三) 国外胚胎移植数目的法规、指南和实施情况

随着人们对降低多胎妊娠的重视程度不断提高,加之许多国家制定 SET 的法规,许多国家的专业学会或协会制定了 SET 的指南与共识,使得 SET 在很多国家都有了越来越多的应用。然而,单胚胎移植政策在各国的执行力度是不同的,从严格的管理条例到弹性较大的专业指导意见。澳大利亚行业建议小于 35 岁第一次移植建议 eSET,小于 40 岁不超过 2 枚;加拿大有指南建议小于 35 岁第一和第二周期建议 eSET,在 36 岁和 37 岁预后好的患者考虑 eSET;魁北克省 2010 年立法除不理想状态和有其他临床因素外都需行 eSET。法国限于 2 胚胎移植(DET),移植 2 枚以上胚胎需有临床理由。日本自 2008 年起,日本妇产科协会建议最多移植 2 枚胚胎,新西兰政府资助的 IVF 周期,小于 35 岁第一和第二周期需 eSET,小于 40 岁者移植不超过 2 枚胚胎。2009 年 ESHRE 提出应该对胚胎移植的数目进行限制。英国 HFEA 目前提出,小于 40 岁不超过 2 枚胚胎,大于或等于 40 岁最多可移植 3 枚胚胎,同时将多胎率的目标定在 10% 以下。ASRM 对移植胚胎个数进行了详细的建议,对于预后良好的患者,无论什么年龄,只要是整倍体胚胎都建议移植 1 枚胚胎;35 岁以下患者无论胚胎质量如何,都建议移植 1 枚胚胎,35~37 岁患者,强烈建议移植 1 枚胚胎。英国 BFS 和 ACE2015 年公布了 eSET 的指南:多胎妊娠是生育治疗中最大风险之一,机构须应用有效、灵活的 eSET 策略,持续关注减少多胎妊娠;不推荐单纯关注多胎妊娠率的 eSET 策略;胚胎质量差时,考虑移植 2 枚胚胎;机构应根据自己的 eSET 成功率和整体多胎率及时修改 eSET 策略,至少每年一次;关注优化促排方案,提高卵子和胚胎质量是施行有效的 eSET 策略的关键;患者应知晓囊胚移植可较快获得妊娠,但是可能降低整体的成功率;有效的 eSET 方案应包括新鲜周期和后续的冷冻周期,即"完整周期"方案;机构应优化冷冻方法以保证复苏存活率等。英国国立卫生保健研究所(The National Institute for Health and Care Excellence,NICE)建议:小于 39 岁前两个周期有一个优质胚胎者 SET,没有优质胚胎者 DET,其中小于 37 岁均 SET,第三周期以上与大于 40 岁者,均 DET,移植胚胎数不能超过 2 枚。

选择单胚移植率在许多国家得到提高,2013—

2017 年 ESHRE 公布了欧洲 2009—2013 年 ART 报告,从 2009 年至 2013 年,新鲜移植周期单胚胎移植周期比例从 24.2% 上升至 31.4%,冷冻胚胎移植周期中单胚胎移植周期比例从 14.4% 上升至 43.8%,其中北欧国家单胚移植周期的比例都占到 50% 以上。美国的辅助生殖数据,从 2006 年到 2015 年,美国每新鲜移植周期中,单胚胎移植周期从 10.6% 增至 33.5%。早在 2012 年,Elizabeth 等通过大量澳大利亚及新西兰数据已证明,eSET 移植应该用于一线 ART 治疗,可以预防由于多胎妊娠而引起的不良围产期结局。澳大利亚及新西兰没有发表关于胚胎移植数目的指南或共识,但通过国家流行病统计组织颁布的 2012—2015 年澳大利亚及新西兰的数据表明,目前两国的主流趋势已经是单胚胎移植,从 2012 年到 2015 年,单胚胎移植周期比例从 76.3% 上升至 85.7%,双胚胎移植周期比例从 23% 下降至 14%,各年龄段的多胎妊娠率都控制在 10% 以下。日本单胚胎移植周期的占比从 2007 年的 55% 上升至 2013 年的 80%。加拿大魁北克 2009 年 SET 政策执行后,单胚胎移植周期占比从 2004 年的 18% 上升至 2013 年的 55.2%,拉丁美洲单胚胎移植周期的占比从 2008 年的 10% 上升至 2013 年的 19.9%。

(四) 我国关于选择性单胚胎移植的专家共识

从上报中华医学会生殖医学分会数据库的数据资料获悉,2016 年 IVF/ICSI 的多胎妊娠发生率仍在 30% 左右。为降低多胎妊娠的发生率,中华医学会生殖医学分会组织专家撰写胚胎移植数目的中国专家共识,经过多次讨论、反复修改,该共识于 2018 年发表在生殖医学杂志上,其中关于选择性单胚胎移植的建议如下:"通过选择性单胚胎移植(elective single embryo transfer,eSET)策略,持续关注减少多胎妊娠,存在以下情况时建议 eSET,包括卵裂期胚胎或囊胚:①第一次移植,没有明显影响妊娠因素的患者;②子宫因素不宜双胎妊娠者,如瘢痕子宫、子宫畸形或矫形手术后、子宫颈机能不全或既往有双胎妊娠 / 流产 / 早产等不良孕产史者;③全身状况不适宜双胎妊娠者,如全身性疾病未得到有效控制,尚包括身高 <150cm,体重 <40kg 等;④经过 PGD/PGS 检测获得可移植胚胎者;⑤经

卵子捐赠的受卵者胚胎移植周期。期待关于胚胎移植数目的中国专家共识对广大生殖医师推行 eSET 具有指导作用,并在临床实践中加以落实,同时作为对患者进行 eSET 知情告知的依据,从而提升单胚胎移植周期占比,有效降低我国的 IVF/ICSI 的多胎妊娠发生率。

(冯 云)

第十一节　囊胚移植

伴随着序贯培养液的出现,胚胎体外培养时间从受精后第 3 天(D3)延长至受精后第 6 天(D6)是 IVF 历史上的一个里程碑。1995 年,Edwards 团队成功获得了世界首例囊胚移植的妊娠。胚胎移植时期的选择成为诸多研究关注的热点,也仍然存在许多争论。囊胚移植仍然存在诸多利弊权衡。

一、囊胚移植的优势与争议

(一) 囊胚移植的优势

1. 对胚胎发育潜能的进一步选择　囊胚已发育至胚胎体外发育的终末阶段,从卵裂期到囊胚期,合子基因启动,一部分发育潜能差的胚胎进一步被淘汰掉,囊胚培养被认为是进一步筛选优质胚胎的手段,增加的培养时间为胚胎的形态学评价提供了更多的客观指标,使胚胎学家可以更精准地选择高发育潜能的胚胎,在一个促排周期中更快地获得妊娠。很多研究支持囊胚的着床率显著高于卵裂期胚胎,荟萃分析显示新鲜周期中囊胚移植后临床妊娠率和出生率都高于卵裂期胚胎。囊胚的高着床率使选择性单囊胚移植(eSBT)应用于临床从根本上降低多胎妊娠率得以实现。

另外,经过发育中的修复,囊胚较早裂期胚胎非整倍体率下降,卵裂期形态正常的胚胎中有相当大比例是染色体异常的,甚至有研究表明有 59% 的优质胚胎存在遗传学的异常,而在囊胚期中这个数字降低为 35%,在卵裂期移植中移植入更多的胚胎可以提高移入正常胚胎的概率,而在囊胚期进行移植,移植入异常胚胎的概率大为降低。

2. 内膜与胚胎的同步性更好　在自然生理状况下,胚胎在受精后第 4 天(D4)桑葚期的时候进

入子宫腔。而在促排卵周期中,体内的高激素环境影响了内膜的正常发育和其与胚胎发育的同步性,受精后第三天(D3)宫腔的环境并不适合 D3 的胚胎发育,从而降低胚胎着床率,导致妊娠率降低。另外,随着子宫内膜进一步发育,卵泡晚期高孕激素升高对内膜的影响可能被逐步修复,D5 天移植入宫腔的囊胚与内膜的协调性更好。

(二)囊胚移植的争议

1. 体外培养环境对胚胎发育潜能的影响 尽管囊胚移植有以上的优势,很多研究者仍然认为延长了体外培养的时间会给胚胎造成很多未知的影响。辅助生殖技术的体外培养环境在尽力模仿体内环境,但是不可否认仍然不能和体内环境完全一致,可能导致原本在体内可以正常发育的胚胎在体外并不能获得同样的发育潜能而不能到达囊胚阶段。

2. 无胚胎移植的风险增加 随着胚胎体外培养时间的延长,在对胚胎进行进一步筛选的同时,D3 到 D5 的可用胚胎数目减少,尽管很多研究从 D3 胚胎形态和发育潜能方面研究来获得预测囊胚形成的指标,但是目前仍然没有可靠指标预测囊胚的形成,并且囊胚形成的能力在不同患者之间差异巨大,选择进行囊胚移植必然要承担更高的无胚胎可移植冷冻而取消周期的风险,囊胚移植并不能常规应用于所有人。囊胚移植对辅助生殖技术实验室也提出了更高的要求,必须有稳定高效的囊胚培养系统才能保证囊胚移植的实施。

3. 累计妊娠率 累计妊娠率是指在一个促排周期中通过新鲜移植和冷冻胚胎的移植使夫妇获得妊娠的概率。荟萃分析显示,卵裂期胚胎移植和囊胚移植的累计妊娠率并无明显差异,甚至有研究认为实行卵裂期胚胎移植累计妊娠率会更高一些。尤其是对于高龄人群来说,卵裂期胚胎移植会获得更高的累计妊娠率。

4. 围产期结局 有研究显示囊胚移植的早产率(不足 37 周)和极早产率(不足 32 周)都显著增高,推测与囊胚移植延长了体外培养时间,造成胚胎滋养层遗传学和表观遗传学的改变有关。也有研究认为在年轻患者中围产期结局包括早产率、出生体重和其他产科并发症并无增高。

5. 囊胚移植的其他争议 很多研究表明,囊胚移植和单卵双胎的发生率增加相关,可能和延长了培养时间导致透明带结构和胚胎孵出过程改变有关。研究证实在 ART 周期中单卵双胎的发生率是自然妊娠的 2.25 倍,而在自然妊娠中这个概率只有 1/330,单卵双胎与流产、双胎输血综合征和先天出生结构缺陷的增加相关。但也有研究认为与单卵双胎并无相关性。另外,囊胚移植出生的婴儿被认为男女比例失调,男性婴儿的出生比例高于自然妊娠出生的婴儿,美国生殖技术协会(Society for Assisted Reproductive Technology,SART)的一项对 5 773 个体外助孕出生婴儿的观察数据显示,囊胚移植的出生婴儿男性占比显著高于 D3 移植的出生婴儿(54.9% *vs.* 49.5%),其中的机制考虑一方面与卵巢刺激、卵子透明带改变和培养液成分组成相关,另一方面男性胚胎发育较快,更易被胚胎学家选择进行移植。

二、囊胚移植人群的选择

如上所述,囊胚移植有着明显的优势,但是也存在不可否认的争议和短板。囊胚移植并不适用于任何人,对囊胚移植的人群进行选择会减少意料之外的周期取消,随机对人群进行囊胚移植会导致周期取消率增高(卵裂期移植 2.8% *vs.* 囊胚移植 8.9%),而选择性在预后好的患者中进行囊胚移植,取消率并未增加。研究者对于患者的临床和周期信息进行研究,包括年龄、卵泡数目、受精方式、胚胎数目和质量等,来确定能从囊胚移植获益的人群。

在小于 36 岁的患者中,移植单枚囊胚比单枚卵裂期胚胎获得更高的出生率(32% *vs.* 21.6%)。选择性的单囊胚移植可以显著降低胚胎移植数目,降低多胎妊娠发生率(35% *vs.* 19%),但是整体妊娠率没有受到影响。预后好的患者,囊胚培养可提高移植周期临床妊娠率,在玻璃化冷冻复苏周期中可提高累计妊娠率,而对于高龄、没有好的预后因素的人群,囊胚移植并未显示更高的出生率,但是周期取消率升高,囊胚培养可能无益处。

ASRM 在其关于囊胚移植在临床中应用的协会意见指出:在预后好的人群中,囊胚移植在相同胚胎数目的情况下可以获得较卵裂期胚胎更高的出生率,移植超过一枚囊胚会导致更高的多胎率;在非选择的人群中实施囊胚移植,并不能获得比卵裂期胚胎更高的出生率;建议给预后好的患者进行 eSBT 以降低多胎率,而在非选择的或预后差的患者,可选择囊胚移植和卵裂期胚胎移植,但是囊胚移植会有更大的取消周期的风险。

(冯　云)

第十二节　辅助孵化

卵子和早期胚胎包裹有糖蛋白组成的透明带,胚胎发育至囊胚阶段,随着囊胚腔及囊胚体积不断增大,透明带逐渐变薄,囊胚由透明带内孵出。胚胎从透明带中孵化而出是受精卵着床的首要条件,囊胚的孵出失败被认为是自然妊娠和辅助生殖技术中妊娠失败的原因之一。而这个正常的生理过程可能会因女方年龄增大、体外培养环境、胚胎冷冻复苏过程而受到损害。

一、辅助孵化方法

辅助孵化是采用机械、化学及激光的方法在胚胎透明带上开凿一个孔,或者是将一部分透明带削薄,来帮助胚胎从透明带中脱离出来以着床。最早使用的辅助孵化技术是机械法,使用显微操作针将胚胎的部分透明带切开,后续又有化学法、激光辅助法等出现。

通过人工辅助的方法来帮助胚胎从透明带中孵出,理论上可以提高胚胎的着床率和临床妊娠率,而辅助孵化的有效性一直以来都存在争议。另外,辅助孵化的操作过程,包括机械、化学和激光可能会给胚胎卵裂球造成损伤。美国生殖医学协会的指南认为辅助孵化和多胎妊娠相关,与单卵双胎无关,在整个 IVF 中单卵双胎的发生率是 1%。

二、辅助孵化技术应用人群的选择

辅助孵化在临床中应用的有效性一直以来都存在争议,各项研究因患者选择和研究设计的不同而导致很难将其结果进行比较。一个大型的包含了 31 篇随机对照研究的荟萃分析,纳入了 2 933 例实施了辅助孵化的周期和 2 795 例未实施辅助孵化的周期,结果显示辅助孵化能改善临床结局,但是纳入的研究有很高的异质性,提示综合这些研究得出结论不合适,其中数据量最大的一个研究认为辅助孵化对临床妊娠率并无帮助。虽然辅助孵化已经在临床应用了很长时间,但是针对出生率的研究数据并不多,是否能够提高出生率并无足够数据支持。目前认为辅助孵化技术在以下人群中应用是有意义的:①预后差,或既往有 IVF 失败史;②胚胎质量差,或透明带增厚;③年龄大,基础 FSH 增高;④解冻胚胎。

在预后差人群中使用三种辅助孵化方法得到了相同的结局,都增加了妊娠率,三种方法之间没有显著性差异。对于既往有 IVF 失败史的患者使用辅助孵化,可以提高其临床妊娠率,但是在不加选择的人群中使用并无效果。前述大型荟萃分析中对于有既往 IVF 失败史的患者的分析表明辅助孵化能提高其临床妊娠率。对于高龄人群来说,除了卵母细胞核型异常率增高以外造成的卵母细胞质量下降以外,体内激素环境的改变和内源性细胞溶解酶的减少造成透明带的增厚和硬化,可能也是造成其妊娠率下降的原因之一。对于辅助孵化技术在高龄人群中应用各项研究的结论也有比较大的差异。胚胎的冷冻过程中透明带糖蛋白会发生改变,从而造成透明带硬化,在冷冻胚胎复苏周期中使用辅助孵化技术可能会改善临床结局。但是在辅助孵化技术应用于冷冻复苏胚胎周期中的结局,各项研究也存在比较大的争议,尚没有统一的结论。

有学者研究复苏周期中辅助孵化时激光削薄透明带的尺寸不同对结果的影响($40\mu m$ $vs.$ $80\mu m$),发现当激光孵化透明带 $80\mu m$ 的时候,着床率和妊娠率都有显著提高。同样另一项研究对复苏周期中的胚胎分别激光孵化 1/4 和 1/2,发现孵化 1/2 可以显著提高临床结局,提示在上述有透明带硬化指征的人群中是可能提高妊娠率的。

美国生殖医学协会在 2014 年发布的关于辅助孵化的指南中建议,辅助孵化技术不应不加选择地应用于助孕人群。对于预后差、既往有 IVF 失败史的患者,还是有比较充足的证据认为辅助孵化可以提高临床妊娠率,但是辅助孵化也会增加多胎妊娠的发生率,在临床应用中,还是应根据患者的具体情况进行个体化选择。

(冯 云)

第十三节　胚胎植入前遗传学诊断/筛查

自 1990 年国际首例植入前性别诊断婴儿出生开始,胚胎植入前遗传学诊断(preimplantation genetic diagnosis,PGD)和胚胎植入前遗传学筛查(preimplantation genetic screening,PGS)被逐步广泛地应用于单基因病、染色体病等遗传性疾病的预防,为高龄和反复流产患者带来了希望。PGD 主要用于检测植入前胚胎是否有某种明确的遗传性疾病,而 PGS 则用于筛查胚胎是否为非整倍体,其染色体的数目、结构是否存在异常。2017 年发布的国际不育与生育保健术语汇编用 PGT 取代了 PGD 和 PGS,具体分为三部分:非整倍体检测(PGT for aneuploidies,PGT-A)、单基因遗传病检测(PGT for monogenic/single gene defects,PGT-M),以及染色体结构变异检测(PGT for chromosomal structural rearrangements,PGT-SR)。

遗传性疾病是导致新生儿出生缺陷的重要原因之一,然而目前绝大部分遗传性疾病仍缺乏有效的治疗方法。我国出生缺陷发生率约为 5.6%,每年新增出生缺陷约 90 万例,其中包括单基因病和染色体病的新生儿,给患者家庭造成了极大的负担。PGT 在体外受精胚胎移植术的基础上,对具有遗传风险或染色体非整倍性风险的胚胎进行活检和遗传检测,选择不携带致病基因和异常染色体的整倍体胚胎移植,以期提高妊娠率,降低流产率,阻断遗传性疾病向子代传递。传统的产前诊断技术如孕妇血清学检测、羊膜穿刺、绒毛膜取样等,虽可避免患儿出生,但反复流产、被迫终止妊娠给母体带来的生理及精神创伤不可小觑。PGT 可从源头阻断遗传病的垂直传递,目前被更多患者所接受。

一、非整倍体检测

染色体数目或结构异常引起的疾病称为染色体病。染色体是遗传信息的载体,染色体上的基因

或基因群的增减或变位导致众多基因表达异常,进而影响人体相关器官的分化发育,造成机体形态和功能的异常。据统计自发性流产胎儿中约有一半为染色体异常所致。新生儿染色体异常发生率波动于 4.7‰~8.4‰,主要限于 13- 三体、18- 三体、21-三体和性染色体拷贝数变异。

人体正常体细胞为二倍体,体细胞染色体数目的增加和减少,称为染色体数目畸变,包括整倍性改变和非整倍性改变。如果体细胞的染色体数目增加或减少一条或数条,称为非整倍性改变,是临床最常见的染色体畸变类型。非整倍体主要由细胞分裂时同源染色体或姐妹染色单体不分离,以及细胞分裂过程中染色体丢失造成。染色体非整倍体对于胚胎和胎儿发育具有重要意义,是胚胎着床失败、发育停滞、早期流产及出生缺陷的主要原因,是导致人类辅助生殖失败的重要因素。传统的形态学评估并不能将染色体正常及异常的胚胎区分出来。PGT-A 的应用则可以对早期胚胎的染色体数目非整倍性的情况进行检测,以挑选染色体数目正常的胚胎植入子宫,以期提高体外助孕的妊娠率、活产率,降低种植失败率、流产率。随着全染色体筛查技术(comprehensive chromosome screening,CCS),包括单核苷酸多态性(single nucleotide polymorphism,SNP)、微阵列比较基因组杂交技术(array comparative genomic hybridization,aCGH)、新一代测序技术(next generationsequencing,NGS) 等的出现和应用,基于 CCS 的 PGT-A 已广泛应用于临床,进一步提高了检测准确率。目前 CCS 技术已经取代 FISH,成为常规的非整倍体胚胎检测手段。对于接受 IVF 助孕的患者 PGT-A 主要适用于女方高龄,即女方年龄 38 岁及以上;不明原因反复自然流产(recurrent miscarriage,RM),即反复自然流产 2 次及以上;不明原因反复种植失败(recurrent implantation failure,RIF),即移植 3 次及以上或移植高评分卵裂期胚胎数 4~6 个或高评分囊胚数 3 个及以上均失败;严重男性因素不育患者。

近年来在全球范围内,高龄女性生育的比例逐年增长,在我国随着社会观念的转变及生育政策的调整,高龄女性的生育需求也在不断增长。然而年龄是女性生育力减退的独立危险因素,女性生育力

的减退,不仅是卵巢储备的下降,卵子质量也随之下降,胚胎非整倍体概率升高,IVF活产率也明显下降。研究表明<35岁女性囊胚非整倍体率约为32%,此概率随年龄增加不断升高,≥42岁女性的囊胚非整倍体率已高达约85%。2017年,一项多中心队列研究发现≥44岁的患者胚胎整倍体率仅为11.8%,而≥46岁的患者无整倍体胚胎。因此PGT-A对高龄女性辅助妊娠结局是有利的,目前已有研究证实囊胚期滋养外胚层活检不影响胚胎发育潜能,是比较安全的技术。另外囊胚检测嵌合体概率明显下降,降低了检测的假阳性率。多项随机对照研究表明,高龄女性进行基于CCS的PGT-A助孕可显著提高活率,降低流产率。Collins等对比了≥37岁的高育龄女性行PGT-A和常规助孕的成本和获益,研究表明若以活产为目的,进行PGT-A比常规助孕在经济上也更为合算。

胚胎或胎儿染色体异常是导致不明原因RM的重要原因之一,有研究对RM患者的流产妊娠产物(products of conception,POC)进行染色体核型分析,结果显示其中染色体异常比例占40%~50%,常见的异常类型为三体、三倍体及单体,尤其是45,X单体。胚胎植入宫腔的过程依赖于很多因素的同步化,如胚胎质量、子宫内膜容受性和母体免疫系统等。有学者指出反复种植失败的发生主要由胚胎因素决定,研究发现RIF患者的胚胎非整倍体率高达60%。一项多中心前瞻性研究表明PGT-A可以降低RM患者流产率,提高RM及RIF患者每次胚胎移植的活产率,即减少了每周期移植胚胎的次数,从而避免了患者反复接受胚胎移植,减少了患者的生理痛苦和心理压力。虽然非整倍体胚胎形成主要由于母系因素产生,但是精子非整倍体率升高对于胚胎发育也有重要影响。研究发现不育患者的精子非整倍体率显著增高,且非整倍体率随男性因素的不育程度严重性而增加。随着辅助生殖ICSI技术及PGT-A的出现和逐步完善,帮助许多严重少弱畸形精子症患者解决了生育难题。

二、单基因遗传病检测

单基因遗传病是由于1个或1对等位基因的突变引起的疾病,遵循孟德尔遗传规律,又称孟德

尔疾病。主要有常染色体显性、常染色体隐性、X连锁、Y连锁遗传模式。目前已发现的单基因病有7 000多种,涉及基因3 000多个。据统计每1 000个活产儿中就有40~82人患单基因遗传病。大多数单基因遗传病会导致先天畸形、疾病及死亡,给患者家庭及社会带来沉重负担。夫妻一方携带显性致病基因、夫妻双方都携带隐性基因,或者有特定遗传疾病家族史的夫妇为单基因疾病高风险妊娠夫妇。这些夫妇通常是有生育力的,在自然受孕的情况下,羊膜穿刺术或绒毛穿刺术可用于检测胎儿的遗传情况,对于基因异常的胎儿给予选择性流产,防止遗传性患儿的出生。PGT-M的应用则可以对体外培养的胚胎进行活检和遗传诊断分析,为有生育已知遗传病患儿风险的夫妇挑选出正常胚胎,阻断遗传性疾病向子代传递,同时也避免了产前诊断带来的反复人工流产给患者造成的身心痛苦。PGT-M主要用于致病基因突变诊断明确或致病基因连锁标记明确的单基因遗传病,也适用于夫妻双方或之一携带有严重疾病遗传易感基因致病突变,如可致乳腺癌-卵巢癌综合征的*BRCA1/2*突变基因;另外,还可用于人类白细胞抗原(HLA)配型检测,挽救患有血液病如范科尼贫血(fanconi anemia)的同胞患儿。

(一) 常染色体隐性遗传病

常染色体隐性遗传病的致病基因位于常染色体上,只有隐性纯合子才会发病,带有隐性致病基因的杂合子本身不发病,但可将隐性致病基因遗传给后代。常见的隐性遗传病有地中海贫血、囊性纤维化疾病及苯丙酮尿症等。地中海贫血是一种由于珠蛋白基因突变造成珠蛋白链合成量降低缺失,出现肽链数量不平衡,导致溶血性贫血的遗传性血红蛋白病,包括α地中海贫血和β地中海贫血。我国广东、广西及海南为高发区。目前对于地中海贫血,特别是重型地中海贫血尚无有效治疗办法。重型α地中海贫血在胎儿期就会出现胎儿水肿等表现,造成死胎、死产等。重型β地中海贫血患儿出生后3~6个月开始逐渐出现进行性贫血,需要长期输血、去铁治疗或造血干细胞移植。2002年我国首次对曾经两次妊娠重型α地中海贫血携带者夫妇进行PGT-M获得成功。随着遗传学诊断技术的逐

渐成熟,PGT-M 将得到越来越广泛的应用,从源头上避免了地中海贫血患儿的出生。

囊性纤维化病(cystic fibrosis,CF)是由于膜转运蛋白遗传缺陷导致的疾病,CF 基因位于 7q31,长度 250kb,包含 27 个外显子,编码一种细胞膜整合蛋白,该蛋白为氯离子等物质的转运通道。每 2 000 例新生儿,即有一例患此病,携带者的频率高达 1/20。病变主要累及肺、胰腺等器官,最后因肺功能衰竭、感染和营养不良而死,目前因治疗尚不能成为治疗 CF 的可行性方法,预防是最主要的措施。PGT-M 预测性检测植入前胚胎有无 CF 基因突变,可有效防止囊性纤维化病患儿的出生。CF 基因致病性突变类型众多,需同时检测多个突变基因类型才能减少漏诊,同时需要考虑检测多个突变基因带来的高等位基因脱扣率。Rechitsky 等回顾研究了对具有生育 CF 患儿高风险的 265 例患者进行的 404 个 PGT-M 周期,共移植 685 枚检测阴性的胚胎,获得 172 例临床妊娠,出生 175 个健康婴儿。

脊髓性肌萎缩症(spinal muscular atrophy,SMA)是一种以脊髓前角运动神经元退化变性为特征的常染色体隐性遗传病,是常见的致死性神经肌肉疾病。主要临床特征为对称性、进行的肢体近端和躯干无力、萎缩和瘫痪,最终导致呼吸衰竭,甚至死亡。其发病率约为 1/10 000~1/6 000,携带者比例为 1/60~1/40,具有典型的临床异质性,根据疾病严重程度分为 4 种亚型。现已证实 SMA 患者主要的致病基因是运动神经元存活(survival motor neuron gene,SMN)基因,定位于 5q11.2-11.3,含 9 个外显子。*SMN* 基因有两个高同源性拷贝,分别是 *SMN1* 基因和 *SMN2* 基因,SMA 的发生主要是由 *SMN1* 基因突变缺失导致,所占比例为 95%。目前对于 SMA 尚无完善的治疗手段,可以对携带者夫妇进行产前诊断或 PGT-M,PGT-M 的应用可有效帮助携带异常基因的父母生育一个健康婴儿。

(二)常染色体显性遗传病

常染色体显性遗传病的致病基因位于 1~22 号常染色体上,在杂合子的情况下可导致个体发病,即致病基因决定的是显性性状。夫妇双方中有一人患病,子女患病的可能性为 1/2,如果夫妇双方都是患者,则子代正常的可能性仅有 1/4。因此对患有显性遗传病患者的胚胎行 PGT-M 是非常必要的。常见的常染色体显性遗传病包括软骨发育不全、亨廷顿病、多囊肾、成骨发育不全及神经纤维瘤等。软骨发育不全(achondroplasia,ACH)是一种最常见的遗传性侏儒,在新生儿中发病率约为 1/77 000~1/15 000。该病是由成纤维细胞生长因子受体 3(fibroblast growth factor receptor 3,FGFR3)基因突变所致,至今尚无有效治疗方法。使用 PGT-M 在胚胎着床前对高危胚胎进行遗传学诊断,选择基因正常的胚胎移入宫腔,可以帮助患者避免面临反复人工流产、引产或生育出患儿的风险。

亨廷顿病(Huntington disease,HD)是一种以不自主运动、精神异常和进行性痴呆为主要临床症状的神经系统变性病,呈常染色体显性遗传,具有遗传早现的特点,即后代中有连续发病提前倾向。亨廷顿病患者多数发病年龄在 25~40 岁,平均发病年龄在 40 岁,平均持续约 14 年。目前没有任何药物可以改变亨廷顿病的自然病程,仅可以采取措施改善临床症状、减少舞蹈样动作。其致病基因是位于 4 号染色体短臂的 HD 基因,基因产物为 CAG 三核苷酸重复扩增产生 Huntingtin 蛋白。随着辅助生殖和遗传分析技术的发展,PGT-M 在体外受精过程中,对具有遗传风险患者的胚胎进行种植前活检和遗传学分析,以选择无遗传学疾病的胚胎植入宫腔,从而帮助 HD 遗传病患者获得正常胎儿。

常染色体显性多囊肾病(autosomal dominant polycystic kidney disease,ADPKD)是一种常见的、青中年时期发病的遗传性肾脏疾病,发病率约为 1/1 000。主要临床特征是肾脏出现多个液性囊肿,且囊肿进行性生长、增大,造成肾脏结构与功能的损害,最终导致肾衰竭,是终末期肾病的主要病因。该病发病率高,预后差,尚无有效治疗办法。位于 16 号染色体的 *PKD1* 基因和位于 4 号染色体的 *PKD2* 基因已被确定为 ADPKD 的重要致病基因。ADPKD 具有延迟发病的特点,很多患者在疾病确诊时已经结婚生子,将致病基因遗传给下一代而使后代发病概率高达 50%,这给患者的家庭带来极大的精神压力和经济负担。因此,PGT-M 是阻断致病突变从亲代向后代垂直传递的最有效的方法,对于疾病的早期预防、早期干预具有非常重要的意义。目前国内外多个研究报道了 ADPKD 行 PGT-M 成功的案例。

(三) X 连锁遗传病

由性染色体上的基因所决定的性状在群体分布上存在着明显的性别差异。X 连锁遗传病是指决定遗传病的致病基因位于 X 染色体上,如果带有致病基因的女性杂合子即可发病,称为 X 连锁显性遗传病(如低磷酸盐血症性佝偻病、Alport 综合征、脆性 X 综合征),该类型遗传病人群中女性患者居多,女性杂合子患者的子女各有 50% 可能性患病。脆性 X 综合征是由脆性 X 智力低下基因 1 (fragile X mental retardation gene,FMR1) 5′ 端非编码区的三核苷酸重复序列 (CGG) n 过度扩增所引起的遗传性智能低下综合征,此外该基因突变是女性卵巢早衰的重要因素。研究表明 PGT-M 技术可以帮助 FMR1 突变携带者成功受孕并获得正常后代。如果带有致病基因的女性杂合子不发病,称为 X 连锁隐性遗传病(如甲型血友病、杜氏肌营养不良)。遗传方式主要为男性患病,女性携带。对于女性携带者生育下一代,儿子将有 50% 患病,女儿不发病,但 50% 为携带者。目前全世界 PGT-M 周期一半以上用于性连锁疾病的诊断。PGT-M 技术有效降低了 X 连锁遗传病携带者和患者生育患儿风险和终止妊娠风险,是产前诊断技术中的较先进技术。Michaelides 等对 2 对携带致病基因的甲型血友病夫妇进行了 PGT-M,利用巢式 PCR 结合限制酶切位点分析技术对卵裂球进行突变检测,每对夫妇都移植了 2 枚检测正常的胚胎,其中一对夫妇成功产下一正常女婴。

(四) HLA 配型

人类白细胞抗原(human leucocyte antigen,HLA)又称主要组织相容性抗原,决定着机体的组织相容性,对排斥应答起着决定性作用。编码 HLA 的基因群位于 6p21.31,全长 3 600kb,已经确定的基因位点有 224 个,其中 128 个为功能型基因。在器官移植和造血干细胞移植中,HLA 基因型不同可引起免疫排斥反应。然而由于 HLA 的高度多态性,在人群中寻找 HLA 基因型一致的供者

极其困难。研究显示有血缘关系且 HLA 配型相符的供者比非亲缘或配型不符的供者能明显提高受者造血干细胞移植后的生存率,但 70% 有造血干细胞移植需求的患者无法获得亲缘且配型相符的干细胞。利用 PGT-M 技术检测 HLA 配型可解决这一难题,即通过 PGT-M 技术同时进行致病基因检测及 HLA 配型,挑选无致病基因携带且配型相符的胚胎移植于母体子宫,新生儿出生后从脐带血分离造血干细胞,治疗有缺陷的同胞患儿。此技术准确有效地解决了干细胞来源问题,为需要干细胞移植的患儿带来了希望。

2001 年,国际首例范科尼贫血(一种罕见的常染色体隐性遗传性血液病,属于先天性再生障碍性贫血)家系通过 PGT-M 技术检测 HLA 配型获得了健康子代,并为先证者提供了配型相符的造血干细胞。目前,国内外已完成的以致病基因检测结合 HLA 配型为目的的 PGT-M 病种包括:异常血红蛋白病(β 地中海贫血、镰状细胞贫血)、血液病(急性淋巴细胞白血病和再生障碍性贫血)、骨髓衰竭(范科尼贫血)等。

三、染色体结构变异检测

PGT-SR 主要用于检测染色体结构畸变。染色体片段位置的改变称为染色体易位,主要包括相互易位和罗伯逊易位,染色体易位是最常见的染色体结构畸变,与不良孕产密切相关。染色体平衡易位携带者在人群中的发生率约为 0.2%,由于染色体组成未改变通常无异常表型,然而在减数分裂过程中,易位染色体分离紊乱,产生不平衡配子,受精后形成染色体异常胚胎,导致反复流产或新生儿染色体异常,如 21- 三体综合征、13- 三体综合征等。PGT-SR 技术的出现和推广,通过检测胚胎染色体,筛选出染色体数目、结构正常的胚胎进而降低了平衡易位携带者不良孕产的发生,为反复流产和希望生育染色体核型正常后代的患者带来了希望。

Xu 等对 13 对平衡易位携带者夫妇及 3 对罗伯逊易位携带者夫妇进行了 PGT-SR,利用等位基因映射识别技术(mapping allele with resolved carrier status,MaReCs)对胚胎进行检测,16 例患者中有 13 例患者至少有一枚正常二倍体胚胎,目前

有 7 对夫妇生育了正常婴儿。Wang 等通过 PGT-SR 对 9 对罗伯逊易位携带者夫妇的囊胚期胚胎进行检测分析，其中 3 对夫妇移植了染色体正常的胚胎，并获得临床妊娠。

PGT 技术的不断发展与推广应用使得 ART 不仅能够做到解决不育人群的生育要求，更将生殖医学推向了优生优育的新高度。随着技术的拓新，人们将一步步揭开胚胎基因的奥秘，PGT 技术的适用范围也会逐步扩大，与此同时可能会带来一系列伦理问题，因此临床医生要充分权衡利弊，准确掌握 PGT 适应证，将辅助生殖技术继续向前推进，为人类健康及发展做贡献。

（孙莹璞）

第十四节　卵母细胞体外成熟

Pincus 和 Enzmann 在 1935 年使用未成熟的兔卵母细胞进行体外成熟和受精，从此将卵母细胞体外成熟（in vitro maturation，IVM）引入人们的视野。"试管婴儿之父"Edwards 在体外受精（in vitro fertilization，IVF）技术建立的初期，也是通过对人未成熟卵母细胞的体外成熟研究开始的，所以，也可以说 IVM 的发展为后来辅助生殖技术（ART）的成功应用奠定了基础。1991 年，Cha 通过赠卵周期第一个获得 IVM 的成功妊娠，1994 年 Trounson 首次对多囊卵巢综合征（PCOS）患者应用 IVM 技术获得活产。2001 年，陈子江报道了国内首例通过 IVM 技术获得成功妊娠。人类 IVM 技术在近 30 年的发展历程中，从最初的方案、应用人群、培养体系到妊娠成功率都随着辅助生殖技术的发展而不断优化，相比常规 IVF，IVM 技术不使用或使用低剂量的促性腺激素，不需要频繁进行激素检测、卵泡监测，可以减轻患者的经济及身心负担，同时更重要的是可以避免卵巢过度刺激综合征（OHSS）的发生及其带来的近期和远期并发症。随着 IVM 技术的不断成熟，妊娠成功率从初期的 4%~25% 提高到 30%~45%，但是仍低于常规 IVF 的妊娠率，尤其是近年来，对于卵巢高反应或 PCOS 患者采用全胚冷冻策略以及拮抗剂方案联合 GnRH 激动剂扳机

等方案的使用，显著降低了 OHSS 的发生率，这使得 IVM 最初的最大优势被越来越弱化了，为了预防 OHSS 对 PCOS 患者采用 IVM 技术已不再成为首选方案，IVM 被更多的应用于因罹患肿瘤需要紧急保存生育力，卵母细胞成熟异常、卵巢不敏感综合征等患者，以及成为卵巢过度反应及低反应患者的补救措施。所以，随着应用人群的转变，体外培养体系、冷冻保存技术的发展，使得 IVM 更具研究前景以及社会意义，同时也带来了新的挑战。

未成熟卵母细胞脱离体内环境，在体外培养过程中是否能够保持卵母细胞结构和功能的完整，细胞质与细胞核成熟的同步，仍需更进一步的研究和完善。所以，安全性成为人们所关注的问题，IVM 可能存在着一些未知的风险，比如长时间暴露于体外培养条件，可能会使卵母细胞发生表观遗传学改变，但是目前的流行病学调查研究尚未发现 IVM 和常规 IVF 的后代相比存在显著差异，所以，我们仍需要大样本、长时程的调查研究，才能得出结论。

一、IVM 的定义与适应证

（一）IVM 的定义

IVM 技术在临床应用中由于患者的选择、卵母细胞的来源以及不同的方案等因素，导致获取到的未成熟卵母细胞可能处于不同的阶段，所以，也使得 IVM 的定义产生了较大的争议。通常 IVM 的生物学定义，即指将从窦卵泡中取出的未成熟生殖泡期（GV）卵母细胞，在体外进行培养成熟至 MⅡ期，使其具备受精及发育成胚胎潜能的技术。然而在临床应用中，为了增加获得可用卵母细胞的可能性，常常使用 HCG 进行扳机，这促进了一小部分卵母细胞的体内成熟以及产生更多的具有潜能的卵母细胞，可以提高整个周期的治疗效果。但从严格意义上讲，超出了最初 IVM 的生物学概念范畴，因为在同一周期中：第一，可能获得少数成熟卵母细胞，无须进行 IVM；第二，可能获得的部分未成熟卵母细胞已经发生生发泡破裂（GVBD）或处于 MⅠ期，并非全部为 GV 期。所以，Dahan 提出以卵泡直径来重新界定 IVM 的临床定义：即在最大卵泡平均直径超过 13mm 之前，从卵巢中的小中卵泡中获取的卵母细胞。并建议在比较 IVM 周期结果

时,将回收的成熟卵母细胞百分比和绝对个数标注清楚,以便于区分统计。但这个界定很快又遭到其他学者的反对,认为这种方法不科学,因为在刺激周期中无法完全根据卵泡的大小确定卵母细胞的减数分裂状态。所以,IVM 的临床定义与生物学定义存在较大分歧,随着适用人群、方案的不断变化需要进一步探讨和界定。

(二) IVM 适应证

在许多情况下,卵母细胞的体外成熟是在形态学上完成的,即使未成熟的卵母细胞在体外培养后发展到 M Ⅱ 阶段,也不一定完全获得继续发育的潜能。为了使成熟的卵母细胞成功受精并且随后的胚胎正常发育,卵母细胞必须发生核和细胞质成熟的同步化。核成熟是指染色质由减数分裂 Ⅰ 期进入减数分裂 Ⅱ 期,形态上表现为 LH 激增引起的生发泡破裂,卵母细胞恢复减数分裂并排出第一极体。细胞质的成熟主要包括胞质内细胞器(线粒体、内质网、皮质颗粒等)的重新分布、细胞骨架的动态变化,以及微小分子和大分子的改变。细胞质的成熟难以通过显微镜评估,表观遗传过程是卵母细胞核和细胞质成熟的组成部分,影响卵母细胞受精后的发育。未成熟卵母细胞提早的脱离卵泡内环境,在体外模拟环境的培养过程可能存在缺乏最后成熟阶段合成的重要成分,卵母细胞核成熟早于胞质成熟,核质成熟不能完全同步等情况,从而影响正常受精及胚胎的发育潜能。所以,IVM 目前不是 IVF 的一线治疗手段而普遍应用于所有人群。2013 年美国生殖医学学会(ASRM)委员会指出,IVM 只能在专门的中心通过评估有效性及安全性而谨慎选择应用的患者人群,患者必须清楚地认识到 IVM 技术的局限性,及其种植率、临床妊娠率均显著低于常规 IVF 的事实,并且提出候选人群为OHSS 高风险、PCOS 或多囊样卵巢女性,雌激素敏感性肿瘤患者,以及在开始具有潜在性腺毒性治疗之前,需要在有限的时间内保存生育力的女性。目前 IVM 的主要应用人群为:

1. PCOS 或 PCO 样卵巢的高反应人群 卵巢内大量的窦卵泡使这类患者在 COS 后增加了发生 OHSS 的风险,不使用 Gn,提早将未成熟的卵子从卵泡中取出,体外培养成熟,消除了 OHSS

的发生风险,同时也减少了治疗的费用。从 2000年至今,PCOS 患者通过 IVM 技术获得的妊娠率及活产率稳步提高,2000 年初研究报道的妊娠率 21.9%~29.9%,至 2012 年临床妊娠率达到32%~44%,活产率 22%~29%,与当时的 IVF 临床妊娠率 38%~45% 相当。Ho 对回顾性纳入 PCOS 或PCO 样卵巢的患者分别进行常规 IVF(311 个周期)及接受 IVM(608 个周期)进行比较,IVM 组采用FSH 刺激 3 天、HCG 扳机,常规 IVF 组采用拮抗剂方案、HCG 扳机,结果显示两组的获卵数相当,IVM 组的成熟卵母细胞数、胚胎数、优质胚胎数、可冷冻胚胎数均显著低于 IVF 组,累计活产率 IVM组为 34%,IVF 组为 49.8%,IVM 组无 OHSS 发生,IVF 组中重度 OHSS 发生率为 3.5%,可以看出,IVM 对于高反应人群除了消除 OHSS 发生以外,但其他结局均不及常规 IVF。在 2018 年荟萃分析中,对 PCOS 患者进行 IVM 及常规 IVF 的研究中指出,仅有两篇 RCT 研究符合纳入标准,目前仅能通过很低的数据等级表明,与常规 IVF 相比 IVM有较高的着床率和临床妊娠率,周期取消和流产率也较低,且无 OHSS 发生。所以,对于 PCOS 患者选择 IVM 还是常规 IVF,还需要从更多高质量的研究中获得进一步的证据。

虽然早在 26 年前 PCOS 患者就已通过 IVM技术获得活产,后来 PCOS 患者也成为 IVM 的首选人群,但是,随着拮抗剂方案联合激动剂扳机、全胚冷冻策略的应用,IVM 技术在 PCOS 患者中的应用也越来越少了。2018 年我国《多囊卵巢综合征中国诊疗指南》指出:IVM 技术在 PCOS 患者辅助生殖治疗中的应用仍有争议。IVM 在 PCOS 患者辅助生殖治疗中的主要适应证:①对促排卵药物不敏感,如对 CC 抵抗、对低剂量促性腺激素长时间不反应,而导致卵泡发育或生长时间过长;②既往在常规低剂量的促性腺激素作用下,发生过中重度OHSS 的患者。所以,在临床实际应用中,我们可以结合指南选择适合应用 IVM 的 PCOS 患者。

2. 雌激素敏感性肿瘤或非肿瘤性疾病 近年来,IVM 技术成为生育力保存的新选择。对于癌症患者,使用某些药物、潜在绝育手术、化疗、盆腔放射等治疗手段不可避免影响了卵巢储备功能,导致卵巢早衰和不育。随着癌症综合治疗手段的提高，癌症患者治疗后的无病生存时间和总生存时间均逐年上升，越来越多的育龄期女性面临着丧失生育能力的风险。尤其是有激素治疗禁忌证以及需要尽快进行化疗的患者，IVM 无疑成为保存生育力的最佳选择之一。据统计，乳腺癌位居女性恶性肿瘤发病首位，其患病风险与血清中雌激素水平的升高密切相关，使用促性腺激素进行卵巢刺激，会导致血清中雌激素水平明显升高，所以，对于乳腺癌患者卵巢刺激的安全性，尤其是雌激素受体阳性患者需谨慎选择。尽管使用来曲唑以及低剂量的 FSH 已被证实可用于乳腺癌患者的卵巢刺激，但是血清雌激素水平的暂时性升高仍然增加了乳腺癌的复发风险。有研究指出，对于雌激素受体阴性的患者，雌激素仍具有间接促进有丝分裂的作用。所以，对于激素敏感性肿瘤患者，可以采用 IVM 技术进行生育力保存，降低卵巢刺激所带来的潜在风险。

此外，还有其他肿瘤或非肿瘤性疾病，例如系统性红斑狼疮、类胶质瘤或严重的子宫内膜异位症，也被认为对雌激素敏感。将卵母细胞体外成熟后冷冻保存可以避免雌激素浓度升高至超生理状态，是保存生育力更安全的选择。

女性癌症患者可参考策略，见图 5-14-1。

3. 对抗性卵巢综合征　对抗性卵巢综合征（resistant ovary syndrome，ROS）又称卵巢不敏感综合征（insensitive ovarian syndrome，IOS），特征是卵巢内窦卵泡数量及血清 AMH 水平正常，内源性促性腺激素，特别是 FSH 升高，卵巢对外源性促性腺激素不敏感。可能的病因是遗传性或免疫因素导致的促性腺激素受体敏感性下降和腺苷酸环化酶通路缺陷。临床报道的病例数较少，2018 年以前仅有 2 例通过不使用 HCG 扳机进行 IVM 而获得活产的报道。2018 年 Galvao 报道在对 9 名卵巢抵抗综合征患者 24 个 IVM 周期的治疗中，平均获卵数为 11.5±10.4（其中 1 例未取到卵），未使用 HCG 扳机的周期 IVM 成熟率为 27.5%，使用 HCG 扳机的周期成熟率为 44.4%，最终 6 例临床妊娠，3 例单胎健康活产。Grynberg 和 Yu Li 报道的对于此类患者进行 IVM 的卵子成熟率更高，分别为 80% 和 60%，这可能与方案的不同以及是否使用 HCG 扳机有关。

4. 真性空卵泡综合征　真性空卵泡综合征是在进行 COS 时，卵泡发育正常，雌激素水平正常的 IVF 周期中，未从卵泡中获取到卵母细胞的这一类特殊患者。病因尚不清楚，有研究者认为，可能是功能失调的卵泡生成，导致早期卵泡闭锁或发育

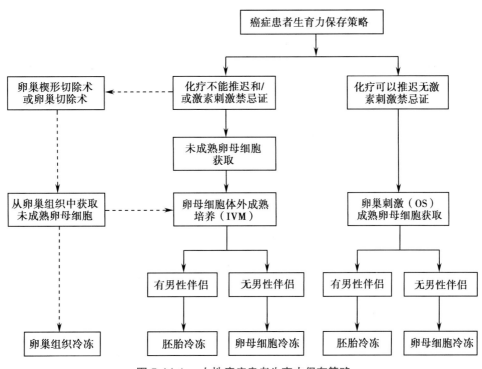

图 5-14-1　女性癌症患者生育力保存策略

171

和成熟缺陷,也有人认为是由于卵巢衰老,导致颗粒细胞功能缺陷而改变了卵母细胞的生长和成熟。此外,卵巢刺激本身也可能导致这种缺陷的发生。某些特定突变的遗传因素也是可能的原因之一。Ariel 曾报道了 2 例 EFS 患者通过 IVM 获得活产。

5. 卵母细胞成熟异常　大多数不育症患者可以通过 COS 获得成熟的卵母细胞,但是有少部分患者通过常规的 IVF 并不能获得成熟卵母细胞,而回收到异常高比例的未成熟卵母细胞。这些患者由于卵母细胞成熟缺陷或卵母细胞基因异常导致减数分裂在卵子成熟的各个阶段被阻止,而导致不育。一些研究者认为,这可能与卵泡发育晚期卵母细胞功能障碍有关,可以通过 IVM 技术将获得的未成熟卵母细胞,在体外培养液中添加一些促进卵母细胞成熟的因子来改变生长环境,促使卵母细胞成熟。因此,IVM 被认为是可以从卵泡环境中拯救卵母细胞的一条捷径。

6. 卵巢过度反应及卵巢慢反应　常规 IVF 助孕中,大部分患者采用的是卵巢刺激的方案来增加获得的卵母细胞数量,但是,可能存在卵巢过激反应的风险或卵巢慢反应的发生而取消周期。如果对此类患者提早取卵,将获取的未成熟卵母细胞,进行 IVM 后再继续 IVF,则可以避免周期的取消。在促排卵期间发现 OHSS 高风险的患者,可以在卵泡平均直径达到 12~14mm 前选择停止促性腺激素刺激,给予 HCG,36 小时后进行卵母细胞回收。在收集的卵母细胞中约有 12% 已经成熟。尽管给予 HCG 可能增加 OHSS 风险,但是在主导卵泡直径达到 12~14mm 前使用,则不会发生 OHSS。有报道,这样的患者临床妊娠率仍可达 47.1%。所以,对于可能发展为 OHSS 的患者可以选择 IVM 挽救来降低取消周期带来的损失。

另外一些患者,在卵巢刺激中反应迟缓,雌激素水平低或者生长卵泡较少或缓慢,通常这类患者可能采取取消周期或增加促性腺激素剂量,延长刺激时间。有报道将此类患者给予 HCG 取卵后进行 IVM,最终成功妊娠。同时在不给予 HCG 扳机的情况下,也得到了 40% 的妊娠率,所以,IVM 可能是卵巢反应不良、慢反应患者避免取消周期的一种替代方法。

7. 卵巢低反应　Jaroudi 第一个报道了 3 例卵巢低反应患者通过 IVM 技术获得健康子代出生,但是一般认为,对于此类患者 IVM 可能是在反复常规 IVF 未获得妊娠后的最后一项治疗选择。

除此之外,IVM 也应用于卵巢功能正常,月经规律的不育女性,但目前存在争议。还有一些其他报道或尚存在争议的应用,如无法解释的低质量胚胎、反复常规 IVF 失败、没有足够的时间进行常规促排卵的患者,以及各种手术(剖宫产、输卵管手术、子宫内膜异位症等)术中获取的未成熟卵母细胞,以及常规 IVF 中从小卵泡中获得的未成熟卵母细胞进行体外成熟后冷冻保存用于自体或赠卵使用等。

二、IVM 临床方案

IVM 在临床应用中报道的妊娠成功率差别较大,一部分原因是各个中心之间所采取的方案不同,另一部分原因是患者的选择以及移植卵裂期胚胎或囊胚的差异等因素造成。目前方案主要涉及类型包括使用或不使用促性腺激素,使用或不使用绒毛膜促性腺激素。

(一) 使用 HCG

不论是自然周期还是卵巢刺激周期都可以在卵母细胞回收前使用 HCG 扳机。目前没有统一的标准确定最佳扳机时机,大多数中心采取主导卵泡直径在 10~13mm 时给予 HCG 10 000IU 扳机。有报道指出当主导卵泡直径 >13mm 时,凋亡程序可能会降低获卵数及 IVM 的成熟率。报道指出使用 HCG 扳机与不使用的周期相比,回收到的 GV 阶段的卵母细胞其 IVM 后成熟率明显增高。Cha 和 Chian 的研究表明,是否使用 HCG 扳机,最终获得的卵母细胞达到 GVBD 和成熟的时间不同,但是 IVM 成熟后的 M Ⅱ 期比率没有差别。当从 HCG 扳机后的周期中回收到的未成熟卵母细胞,大多数在体外培养 20~24 小时可达到 M Ⅱ 期,而从未使用 HCG 扳机的周期中回收到的大多数未成熟卵母细胞需要在体外培养 36~38 小时才能成熟。所以,使用 HCG 扳机,不仅可以提高卵母细胞的成熟速度及发育潜能,同时 HCG 还可以作用于内膜,促进内膜上皮细胞生长,血管化,血管内皮生长因子分泌,从而提高子宫内膜容受性。

但是 HCG 的使用一直存在争议,因为在卵子回收前使用 HCG,可能启动卵母细胞的减数分裂,一方面从概念上超出了 IVM 的范畴,另一方面可能回收到的卵母细胞出现成熟度的不一致,这可能会增加实验室的观察次数,出现多次进行 ICSI 操作、培养时间不一致等问题,增加了工作负担及费用。有报道对癌症患者进行生育力保存的 IVM 周期中,比较 HCG 扳机和 GnRH 激动剂扳机的效果,结果显示:GnRH-a 扳机后获得的卵母细胞数显著高于 HCG 扳机(9.1 ± 6.8 vs. 7.7 ± 5.5,$P=0.04$),而在成熟率、MⅡ卵冷冻数方面两者相当,所以,也可以使用 GnRH-a 替代 HCG 进行扳机,尤其适合于激素敏感性的癌症患者。

(二)使用促性腺激素

人们发现在 HCG 扳机前,如果子宫内膜厚度 <6mm,则成功率明显降低,所以,为了改善这一结局,提出在 IVM 周期中使用少量卵巢刺激药物。一般是在月经周期第 3 天开始,给予 FSH/HMG 75~150IU/d,3~6 天,在月经第 9~10 天取卵。卵巢刺激也可以从月经周期第 1 天开始,其结局与第 3 天相当。有报道指出,使用 FSH 轻微刺激后,可以提高卵母细胞的回收率、成熟率、卵裂率,降低流产率同时妊娠率也有所提高。也有报道指出 PCOS 患者回收未成熟卵母细胞前添加 FSH 可以提高卵母细胞的成熟潜能,相比没有添加 FSH 的患者有显著提高的种植率和妊娠率;在一项 PCOS 患者单胚胎移植的研究中,添加 FSH 的 IVM-ICSI 周期,妊娠率和种植率分别为 46.7% 和 45.2%。但也有报道指出在 FSH 刺激结合 HCG 扳机的 IVM 周期中不能使 PCOS 患者获益。此外在另一项研究中,研究者将使用 FSH 与未使用 FSH 刺激的两组患者进行比较,结果显示两种方案对 IVM 的成功率没有显著影响,两组的卵母细胞成熟率 76.5% vs. 71.9%,受精率 75.8% vs. 6.5%,和妊娠率 31.4% vs. 36.4%。所以,是否在 IVM 周期中添加促性腺激素或是否可以从中获益,需要更进一步的临床大样本研究。

(三)不同类型患者的可选方案

1. PCOS 患者,因为没有自发的优势卵泡,可以采取:

(1)自然周期 HCG 扳机方案:B 超监测当子宫内膜 >6mm 时给予 HCG 10 000IU,36 小时后取卵。

(2)不使用 HCG 的方案:可以开始 IVM 周期前使用一个周期的口服避孕药,从月经来潮第 5 天开始,给予 HP-HMG 150 或 225IU/d,共 3 天,如没有 ≥6mm 的卵泡,则再给予 3 天 HP-HMG,需要注意最大卵泡不得超过 12mm,最后一支 HP-HMG 注射 42 小时后取卵。

(3)FSH 联合 HCG 的方案:可以在月经第 3 天,给予 FSH 75IU/d,共 6 天,HCG 扳机后 36 小时后取卵。

(4)CC/HMG 联合 HCG 的方案:可以在月经第 3 天,口服 50~100mg/d,克罗米芬(CC),从月经第 8 天开始给予 HMG,75~150IU/d,共 3 天,第 11 天给予 HCG 扳机。

2. 对于癌症患者,Son 在月经周期的第 2~4 天进行基线期的超声监测,确定基础卵泡数(AFC)和排除卵巢囊肿,在月经周期的 8~12 天再次进行超声监测,当优势卵泡 ≤12mm,子宫内膜厚度 ≥6mm 时,给予 HCG 10 000IU 注射,38 小时后取卵。Grynberg 在黄体期(血清孕酮水平 >3ng/ml 时)注射 HCG 10 000IU,36 小时后取卵。

3. 对于月经规律的患者,是否使用 FSH 或 HCG 也存在争议。有报道认为早卵泡期给予小剂量的 FSH 刺激,并不能改善获卵数、卵子成熟率、卵裂率及胚胎的发育潜能,但是在黄体期使用低剂量 FSH 刺激可以有效提高获卵率及成熟率。Fadini 的研究结果显示:当使用 HCG 时,整体的成熟率更高,获得可用成熟卵母细胞的比例更高,所以,研究者认为理想的方案应该是结合 FSH 添加与 HCG 扳机。另外的研究也认为对于月经规律和卵巢正常的女性,为了增加未成熟卵母细胞的获卵数,并不能在单独使用 HCG 扳机中获益。这类患者在使用 FSH 刺激后,当主导卵泡在 12~14mm 时使用 HCG 扳机,36 小时取卵,是较为理想的方案。

4. **开始周期的时间** 目前关于女性卵泡募集和选择的机制尚未完全阐明,既往有学者提出持续的卵泡募集波理论,认为在月经周期中持续存在卵泡的募集；也有研究认为一个月经周期存在 2~3 个卵泡募集波，第一、第二个募集波不发生排卵，第三个募集波才是排卵波，发生于卵泡早中期。未成熟卵母细胞在 IVM 成熟后，其质量及早期胚胎发育的潜能没有因为优势卵泡的出现而受到不利影响，所以，对于 IVM 的患者可以灵活安排开始周期的时间。Helene 报道在对急需性腺毒性治疗前保存生育力的癌症患进行 IVM 周期中，根据患者的月经周期分为 3 个阶段：早卵泡期阶段（月经周期第 7 天之前，和 / 或一个主导卵泡 >10mm，和 / 或子宫内膜 <6mm，46 个周期）；晚卵泡期阶段（月经第 7 天以后，且一个卵泡 >10mm 同时内膜 ≥6mm，107 个周期）；黄体期阶段（自发排卵以后，和 / 或出现黄体，39 个周期），分别进行 HCG 10 000IU 扳机后取卵，共 192 个周期，105 个周期冷冻卵子（占 54.7%），82 个周期冷冻胚胎（占 42.7%），3 个阶段的获卵数、IVM 后卵子成熟率、卵子冷冻保存数、胚胎冷冻保存数均无统计学差异。Grynberg 报道对 248 名乳腺癌患者分别进行卵泡期和黄体期 HCG 扳机后 IVM 周期生育力保存，结果显示两组无差别。但也有研究认为与卵泡期收集的未成熟卵母细胞相比，黄体期获取的未成熟卵母细胞具有更高的成熟率。所以，IVM 可以在月经周期的任何时期开始。

世界首例成功妊娠的 IVM 周期来自剖宫产手术中获取的未成熟卵母细胞，通过赠卵使受者妊娠。后来另一个报道也证实了剖宫产时获取的未成熟卵母细胞 IVM 后正常受精并能成功妊娠，但是这些未成熟卵母细胞体外培养的成熟率相对较低。

此外，也有在对其他不育因素（输卵管因素、子宫内膜异位症等）的腹腔镜手术检查或治疗前，给予 HCG 扳机，在手术同时获取未成熟卵母细胞，后进行 IVM，完成 IVF 助孕周期的方案。

三、未成熟卵母细胞的获取

一般 HCG 扳机的 IVM 周期，在扳机后 34~38 小时进行取卵手术。未扳机的周期在子宫内膜 >6mm 和 / 或 FSH 停药 42~72 小时后进行取卵手术。一般建议优势卵泡在 13mm 以内取卵，有较

好的临床结局。

IVM 的取卵操作步骤与常规 IVF 相似，但是因为卵泡较小，同时也增加了操作难度。一般 10mm 卵泡的容量大约是直径 20mm 卵泡的 1/8，一个 5mm 卵泡的容量则是其 1/64，即使是 3mm 的卵泡也可能从中获得具有潜能的卵母细胞，而它的容量仅为 1/300，因此，尽管常规 IVF 周期和 IVM 周期取卵操作基本相同，但是卵泡体积的差别势必造成实际中的差异，如取卵针的选择、抽吸压力、卵泡冲洗和针的技术处理等方面均存在差别。可以从 Bols 的研究中看到在不同直径取卵针，不同抽吸压力下对 CCOC 的影响（图 5-14-2）。

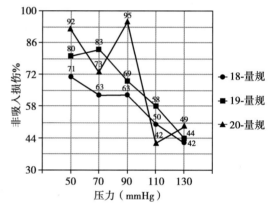

图 5-14-2　18G/19G/20G 取卵针在不同抽吸压力下 CCOC 未受损比率

Trounson 等人创建了第一个 IVM 操作流程，并使经阴道从患者体内获取的卵母细胞成功分娩，他建议用于 IVM 的取卵针与常规 IVF 相比其针尖长度、斜面应更短，硬度更高，抽吸时采取更低的负压。目前，获取未成熟卵母细胞的取卵针一般选用小口径的穿刺针，比如 18~20G，可以减少患者取卵的疼痛、组织损伤和对小卵泡的损伤，同时提高获卵率。在 IVM 周期中可以发现卵泡抽吸液中凝血块的形成较常规 IVF 明显减少，这同时也降低了捡卵的难度。使用单枪或双枪针均可，两者比较在未成熟卵母细胞获卵率方面没有差别。

动物实验表明获卵率随着抽吸压力的升高而增加。但是，随着抽吸压力的增加，回收到的卵母细胞其卵丘细胞脱落的更多，损伤也越大。裸卵一方面比卵丘包裹的卵母细胞更难辨认（对于经验不足的胚胎学家可能忽略它们），另一方面裸卵的成

熟率、受精率及卵裂率均可能显著降低。所以，未成熟卵母细胞的获取一般采用较低的负压，报道一般控制在56~85mmHg。

捡卵方式分为两种：一种是培养皿中查找：穿刺抽吸的液体直接导入含有肝素的培养液收集瓶中，送实验室在显微镜下查找卵丘~卵母细胞复合物；另一种是细胞过滤法：是采用细胞过滤网过滤抽吸物，过滤后将过滤物用预先备好的缓冲液冲洗并转移至培养皿中，显微镜下查找。这种方法可以最大程度地减少操作和移液管的压力，但是，这样可能会延长卵母细胞回收的操作时间。所以，使用细胞滤网来回收未成熟卵母细胞，对卵母细胞的质量及后续胚胎发育是否有积极作用，尚待进一步研究证实。

四、未成熟卵母细胞体外成熟培养

人卵母细胞发育包含两个不同阶段：①早期非促性腺激素依赖性生长阶段，主要通过自分泌/旁分泌作用局部产生的生长因子来实现；②以卵泡进一步生长为特征的促性腺激素依赖性阶段，包括卵泡腔形成、出现促性腺激素受体、类固醇激素的调节、卵母细胞与颗粒细胞之间持续的信号交流，以及卵母细胞的核与细胞质的成熟等。所有这些步骤都是在卵巢内完成的，这些卵泡生长的潜在复杂调控网络足以体现出体外细胞培养的技术难点。

人类卵母细胞体内和体外成熟的过程存在差异，从卵巢中获取的未成熟卵母细胞在体外可以自发开始核成熟，这种自发的成熟导致卵母细胞与卵丘细胞间隙链接被过早破坏，导致有益的卵丘细胞代谢产物流失，而这些代谢产物恰恰是成功受精以及胚胎具有发育潜能所必需的。这可能也是IVM卵母细胞比常规IVF卵母细胞发育潜能低的主要原因。因此，人们一直在探索、优化现有的体外培养体系。

(一) 卵母细胞体外培养

1. 基础培养液　目前用于人未成熟卵母细胞体外成熟的商业化培养基有TCM199培养基、Ham'F-10、DEME等。在临床中，通常在IVM培养液中添加其他成分来提高未成熟卵母细胞的成熟、受精及发育潜能。

2. 培养液成分添加　不同的能量底物及营养物质可以极大地影响卵母细胞减数分裂和细胞质的成熟。临床中常在IVM培养液中添加FSH、HCG、雌二醇（E_2）等激素，来促进卵母细胞发育成熟。生长分化因子9是卵母细胞特异性旁分泌生长因子，在颗粒细胞和泡膜细胞生长及卵母细胞的分化和成熟中起着至关重要的作用。Mahla将促排卵周期获取的GV期卵母细胞进行IVM，发现添加生长分化因子或添加卵丘细胞（CCs）组以及两者均添加组的胚胎形成率高于未添加物质的标准IVM培养基组，且添加CCs组的受精率显著高于标准IVM培养基组I（76.5% *vs.* 46.2%），研究者认为在IVM培养基中添加卵丘细胞及生长区化因子可以提高受精率、胚胎形成率。Klun将患者的GV期卵母细胞在添加了其自身成熟卵丘细胞的IVM培养基中进行体外成熟共培养，结果与未加CCs的IVM培养基相比，卵母细胞成熟率及基因表达方面均与体内成熟的卵母细胞具有可比性。另一些研究者通过添加核成熟抑制剂来提高卵母细胞胞质和核的同步成熟，如通过C型钠尿肽或环磷酸腺苷cAMP类似物、激酶或磷酸二酯酶抑制剂之类的化学物质来模仿体内系统，延迟或暂时预防自发性成熟，但是目前效果仍不理想。在体外培养条件下，氧化应激可能影响卵母细胞成熟及胚胎发育，有报道在培养基中加入抗氧化性质的各种化合物（如半胱氨酸、维生素C、维生素E）或天然抗氧化剂（褪黑素、白藜芦醇等）可以清除氧自由基（ROS），保护卵母细胞免受氧化应激损伤。由于颗粒细胞的旁分泌途径，生长因子有利于卵母细胞的体外成熟，所以也有研究在培养基中加入生长因子进行IVM。除此之外还有其他一些成分的添加，如卵泡液、谷胱甘肽等。总之，IVM需要关注卵母细胞成熟的代谢需求及优化培养的条件，来实现与体内发育相一致的基因表达与调控。

3. 培养时间　确定IVM的最佳培养时间对于卵子的后续发育潜能至关重要。有研究认为一部分卵母细胞在体外培养24小时即可成熟，也有研究认为培养时间在24~36小时，这可能与不同的方案及获卵的时机有关。但是大多数的报道，体外培养的时间为24~48小时，随后剥去卵丘细胞确定卵母细胞成熟度。成熟的卵母细胞进行受精，未成熟卵母细胞继续培养24小时。但是，延长培养时间可能会导致卵母细胞的老化及质量下降，Heimzmann指出体外培养48小时后卵母细胞的卵裂率和囊胚形成率明显低于24小时后。所以，IVM的时间需要结合临床综合判断。

（二）体外受精方式

IVM后的成熟卵母细胞与常规IVF有相近的受精率，报道在62.9%~90.7%，多数采用ICSI受精，主要是出于体外延长培养可能会使透明带硬化，同时去除颗粒细胞有助于胚胎师准确评估卵子成熟度及确定极体。根据回顾性研究显示，与IVF受精相比，对于IVM后的卵母细胞ICSI受精率更高。

（三）未成熟卵母细胞冷冻

未成熟的GV期卵母细胞因为染色质在前期Ⅰ的二倍体状态弥散，并被核膜包围，可以避免纺锤体解聚，理论上，可以规避多倍体和非整倍体的风险。但是冻融后的GV期卵母细胞的IVM仍然存在困难，虽然在GV期和MⅡ期卵母细胞玻璃化冷冻解冻复苏存活率没有差别，但是，与未进行冷冻的卵母细胞相比，在GV期冻融后进行IVM的卵母细胞，其成熟率显著降低，所以，目前主要采用IVM后成熟的MⅡ期卵母细胞进行玻璃化冷冻保存。

五、胚胎移植、内膜准备及黄体支持

IVM新鲜周期移植，自取卵日或取卵前1~2日给予雌二醇2~8mg，每日口服；黄体支持从受精日开始，可以采用阴道给予微粒化黄体酮每次200mg，每日3次，直至检测HCG日，如妊娠，则持续使用至妊娠10周。移植前阴道超声监测子宫内膜厚度，如内膜厚度<7mm建议全胚冷冻。大多数IVM周期在ICSI后第2天或第3天进行胚胎移植，如果获得的胚胎数≤4枚，建议进行卵裂期胚胎移植，如果优质胚胎数>4枚，可以考虑延长培养行囊胚移植。

IVM冷冻周期移植成功率高于新鲜周期，可能与新鲜周期较短的卵泡期所导致的状态不佳的子宫内膜容受性有关。冷冻胚胎移植方案及内膜准备，黄体支持同常规IVF周期。

六、IVM的安全性、问题与展望

随着促性腺激素的广泛应用及常规IVF技术的发展，通过IVM卵子妊娠分娩的患者数量并不多，全世界可统计到的数据大约有超过5 000~6 000个IVM婴儿顺利诞生。IVM技术的安全性也一直备受关注，对人类IVM安全性的关注，始于对动物IVF包括IVM的胚胎研究发现，该技术可能通过对胚胎的基因表达造成影响。但一些研究证实，IVM胎儿的出生体重、先天畸形的发生率，与自然受孕及通过IVF技术出生的胎儿没有差别。2014年一项包含全世界22个国家的31家生殖中心的1 421个IVM胎儿统计显示，有18例先天畸形，这个结果与自然妊娠发生的出生缺陷患病率相似，所以，基于这个数据可以得出结论，IVM与IVF一样，不会增加不利的产科结局，以及胎儿畸形的发生风险。

IVM可能仍存在着一些未知的风险，我们知道表观遗传学修饰可能改变胚胎的正常发育，这些改变在卵母细胞生长阶段就开始建立了，长时间暴露于体外培养条件，可能会改变卵母细胞正常的成熟度，从而影响后续的受精、胚胎的发育。目前，尚无研究直接揭示体外条件是否影响人卵母细胞和从完全或部分体外生长的人卵母细胞衍生的胚胎表观遗传学问题。动物模型中的大量证据表明，无论是从体外培养的未成熟卵母细胞还是卵巢刺激方案后的体内生长的卵母细胞中，不同母体和父体的甲基化是相同的。2020年，Florence对同期进行ICSI助孕及IVM-ICSI助孕的PCOS患者单胎出生的年满2岁孩子进行了生长及其他健康结局研究，在其子代出生时、4个月时及2岁时，分别测量体重、身高、头围等均未发现存在显著差异，在其他健康情况来看并没有发现IVM技术对出生子代有不利影响。所以，IVM子代安全性问题仍需更大规模的流行病学调查来进一步研究证实。

人类IVM的发展历史已经有30多年了，但仍不能作为主流技术广泛使用，有各种原因：其一，IVM的妊娠成功率较低，尽管随着经验的积累，培养体系的优化，其妊娠成功率仍远低于广泛应用的常规 IVF 技术;其二,IVM 没有统一的方案,以及进行 HCG 扳机后获取到部分的成熟卵母细胞的周期是否仍属于 IVM 周期等问题,仍存在争议;其三,与传统的卵巢刺激周期 IVF 相比,效率较低,一个周期获得的可用卵母细胞或胚胎较少,可能需要多次取卵;其四,普遍的观念认为 IVM 的潜在价值在于对常规 IVF 无法解决时采取的补救措施,而在 COS 周期中收集的未成熟卵母细胞,其发育潜能较差,使得 IVM 的应用范围较小。所以,许多研究者又提出了 IVM 发展的新方向,认为超过 50% 的不育症患者都可以采用自然周期或温和刺激周期 IVF 联合 IVM 的方法,替代传统 COS-IVF 所产生的高雌激素水平影响,又能弥补单纯 IVM 效率低下的问题,这还有待更多高质量的临床试验研究来证实。

(王晓红)

第十五节　赠卵体外受精助孕

体外受精胚胎移植术(in vitro fertilization embryo transplant,IVF-ET)能够帮助绝大多数不育患者实现生育的意愿,但难于解决卵巢功能早衰(premature ovarian failure,POF)、因化疗或放疗所致的卵巢功能衰竭、因卵巢肿瘤切除双侧卵巢及患有严重遗传病妇女的生育问题。由此,赠卵体外受精胚胎移植(oocyte donation IVF-ET)技术应运而生。赠卵 IVF-ET 技术是指受者不能获得或使用自身卵子,需要接受捐赠者的卵子,并借助常规 IVF-ET 技术,将捐赠者的卵子与受者丈夫的精子在体外受精、培养、形成胚胎,再将胚胎移植到受者宫腔内的过程。1984 年,Lutjen 报道了世界首例 POF 患者通过赠卵 IVF-ET 技术获得妊娠、分娩。1994 年,中山大学附属第一医院报道我国首例 POF 患者通过赠卵 IVF-ET 及激素替代周期获得正常新生儿,从此为因卵巢功能衰竭及患有严重遗传病的不育症夫妇实现为人父母的愿望带来了曙光。

一、赠卵 IVF-ET 的适应证

赠卵 IVF-ET 的适应证主要包括无卵巢功能和有卵巢功能两大类。前者系卵巢功能衰竭或促排卵不能获得卵子,后者系卵子质量异常。

(一)无卵巢功能

1. **卵巢早衰或早发性卵巢功能不全**　接受赠卵 IVF-ET 的患者超过 50% 诊断为 POF 或 POI。导致 POF 或 POI 的原因主要有遗传因素、自身免疫因素和医源性因素,另有约 40%~50% 的 POF 或 POI 患者病因不明,称为特发性 POF 或 POI。

2. **卵巢抵抗综合征**　卵巢抵抗综合征(resistant ovary syndrome,ROS)又称卵巢不敏感综合征(insensitive ovarian syndrome,IOS),表现为卵泡对大剂量 FSH、LH 无反应或不敏感,导致卵泡不能发育、成熟,被认为是卵巢早衰的亚型或特异性卵巢早衰,其发病原因是促性腺激素受体敏感性下降和腺苷酸环化酶通路缺陷,临床特征为原发性闭经或年龄 <30 岁的继发性闭经,基础 FSH 显著升高和 LH 水平升高,E_2 水平低落,但卵巢储备正常且与年龄相符,并具有正常染色体核型。临床上偶有 ORS 患者自然妊娠的报道,提示卵巢组织的 FSH 受体不敏感状态存在可逆性。

3. **正常绝经后妇女**　绝经后妇女卵巢无功能,但因某种原因(如高龄失去独生子女、晚婚及推迟生育、再婚后双方无子女等)仍有生育意愿者。

(二)有卵巢功能

1. **女方患有严重遗传病或染色体异常**　此类患者中的显性遗传病患者,卵巢有功能,且对促排卵有反应,能通过常规 IVF-ET 技术获得妊娠,甚至能够自然妊娠,但因其携带遗传病的致病基因,可生育出患有同样携带遗传病致病基因并具有严重缺陷的后代,选择赠卵 IVF-ET 可以阻断子代发生遗传病。同样,女方患有染色体病也可通过赠卵 IVF-ET 避免子代患有染色体病。

2. **反复 IVF 失败**　不育症患者经历多次 IVF-ET 仍未获得成功,若是以下原因所致可考虑行赠卵 IVF-ET:

(1)多次超促排卵卵巢反应不良,如高龄、卵巢储备低下者。

(2)反复取卵失败者,如空卵泡综合征。

(3)由于卵子质量差导致反复受精障碍者,如 ICSI 后受精失败、卵子激活后受精失败者。

二、卵子的来源

开展赠卵 IVF-ET 技术的要求与开展常规 IVF-ET 无异,国内外许多生殖医学中心均具有开展此项技术的条件和能力,但共同面临的最大困难是卵子来源供不应求。目前各国根据自己的国情、法律法规、宗教信仰、传统观念等制定适宜的募集卵子模式。归纳起来全球范围内的卵子来源主要有三种方式:商业化供卵、无偿卵子捐赠、卵子分享。

(一) 商业化供卵

商业化供卵是指捐赠者通过捐出卵子可以获得金钱报酬,此种模式在以美国为代表的某些国家是合法的,捐赠者通常采用匿名方式捐赠,甚至有机构为开展商业化供卵建立卵子库或卵子“银行”,此种模式有利于增加卵子募集的数量。但在有些国家是禁止的,如英国法律明确规定“对于任何配子或胚胎的捐赠来源不得给予或接受任何形式的报酬,除非得到规定的授权”。我国卫生部在《人类辅助生殖技术规范》中规定:“赠卵是人道主义行为,禁止任何组织和个人以任何形式募集供卵者进行商业化供卵行为”。禁止商业化供卵的立法立规依据是商业化供卵等同于卵子买卖,其行为将供卵女性视为营利工具,亵渎女性尊严与人格,且在利益驱使下可能衍生出一系列的安全隐患,如为获得更多的卵子而加大促排卵药物剂量,增加卵巢过度刺激综合征发生的风险,甚至可导致血栓形成威胁供卵者生命安全等。

(二) 无偿卵子捐赠

无偿卵子捐赠是指捐赠者无私地捐赠给不知名的需要接受卵子行 IVF-ET 助孕治疗的不育症患者,该模式具有完全意义上的利他性。保加利亚、克罗地亚等国家多通过此种模式募集卵子,捐赠者可以是匿名的(如乐施好善者的赠卵、行绝育手术的妇女赠卵),也可以是知名的(如亲属或朋友间的赠卵)。

(三) 卵子分享

卵子分享是指经历 ART 助孕治疗的不育症夫妇捐赠剩余的卵子。卵子分享的优点:减少对无疾病的赠卵者的潜在健康危害、缩短受者的等待时间、赠者的 ART 治疗费用可享受补助金或减免、具有科研价值。因此,我国专家共识提倡卵子分享模式,并明确指出必须遵照卫生部的规定“赠卵者仅限于接受人类辅助生殖治疗周期中取卵的妇女”,同时强调参照供精者筛选程序和健康检查及管理来确定卵子分享者(赠受双方必须互盲)。英国、欧盟国家也多采用卵子分享模式募集卵子,在给予赠卵者经济补偿方面,欧洲的学者认为在合理报销赠卵者医疗相关的直接费用基础上,还应当对赠卵者所花费的时间和精力做适当补偿,但对此并没有统一的补偿标准。卵子分享在一定程度上给予赠卵者经济补偿或减免其在 ART 助孕治疗中的费用,加之近年来卵子冷冻保存技术的不断改进与提高,冷冻卵子的复苏率、受精率趋于稳定,为冷冻卵子用于捐赠提供了技术保障,对增加卵子募集数量具有一定的促进作用。

三、赠卵者的基本条件

鉴于目前大多数国家卵子捐赠多采取卵子分享模式,对赠卵者的募集与筛选条件不尽相同。我国对赠卵者进行了严格要求:“赠卵只限于人类辅助生殖治疗周期中剩余的卵子;赠卵者必须进行相关健康检查;赠卵者对所赠卵子的用途、权利和义务应完全知情,并签署知情同意书;每位赠卵者最多只能使 5 名女性妊娠”。此外,赠卵者必须满足以下基本条件:

(一) 年龄

赠卵者的年龄虽无明文规定,普遍认为应小于 35 岁。随着年龄增长,卵子及胚胎非整倍体发生率逐渐增加,35 岁以上的女性自然流产率显著升高。多项研究对比 35 岁以下与 35 岁以上赠卵者的卵子行 IVF-ET 后的妊娠结局,35 岁以下的累计妊娠率、累计活产率显著高于 35 岁以上组,提示女性年龄与 IVF-ET 助孕治疗的活产率呈负相关。因此,我国的专家共识提出为保障卵子及胚胎质量,赠卵者年龄建议在 20~35 岁之间。

(二) 家族史和既往史

需详细询问赠卵者的家族史及既往疾病史,并对遗传病(染色体核型、血友病、囊性纤维病、地中海贫血、多囊肾等)、精神疾病和传染病(艾滋病、乙型肝炎、丙型肝炎、梅毒等）进行严格筛查，以避免受者感染传染病，以及减少出生孩子发生缺陷的风险。最好选择有过孕产史的赠卵者，有助于提高受者的妊娠机会。

（三）生物学特征的匹配

尽量匹配赠受双方的种族或民族、血型、身高、肤色、毛发和眼睛颜色等，以及还应考虑赠受者的宗教信仰相匹配，减少孩子将来的社会困扰。

四、受卵者的基本条件

对于受卵者的募集与筛选：首先，必须考虑其具有赠卵 IVF 的适应证；其次，要考虑受者的年龄；第三，评估其身体状况及子宫内膜情况。

（一）适应证

我国《人类辅助生殖技术规范》规定，有条件接受卵子捐赠的人只适用于以下三种情况：由于卵巢功能障碍丧失产生卵子的能力；携带或患有严重的遗传性疾病；具有明显的影响卵子数量和质量的因素。在临床中常见的受卵需求人群：早发性卵巢功能不全、性腺发育不全包括 Turner 综合征、因化疗或放疗导致的卵巢功能衰竭、双侧卵巢切除术后的患者，以及围绝经期失独的女性等。

（二）年龄上限

规定受卵者的年龄上限，其目的是为了保护妇女、儿童的身心健康。英国 Bourn Hall 规定 50 岁为受卵者年龄上限，中国香港规定 55 岁为受卵者年龄上限。制定上述规定主要基于高龄对母婴结局的影响、高龄妊娠的妊娠期/围产期并发症，以及女性的绝经年龄、平均预期寿命等方面的因素。目前，我国的女性平均预期寿命为 80 岁，而健康状况下的寿命通常较平均寿命低 10 岁，抚养孩子成年需要父母双方至少 18 年的健康状态寿命，因此，我国的专家共识建议受卵者的年龄限制在 52 岁。

（三）健康状态评估

首先，助孕前应对受卵者的子宫状态进行评估，确定子宫发育正常，无影响胚胎种植的子宫病变（如宫腔粘连），具备正常受孕的条件，此乃赠卵 IVF 的前提条件。其次，由于受卵者中高龄女性占比高，高龄女性更易发生妊娠期并发症，包括妊娠期高血压疾病、妊娠糖尿病、产后出血、早产等，故在助孕前需对受卵者进行身体健康状态进行评估。若助孕前筛查发现受孕者存在健康问题，如高血压、心血管疾病、糖尿病等，风险评估认为妊娠可能加重其疾病的进展，并存在威胁生命健康的风险，应及时告知受卵者，建议其去看专科医生治疗相关疾病，调整和恢复身体状态，再考虑行赠卵 IVF，以免其在不适宜妊娠的疾病状态下受孕。最后，由于受卵者因卵巢功能衰竭或多次助孕治疗失败，加之需要接受赠卵 IVF 助孕才能生育，难免不承受沉重心理（如焦虑、担忧、恐惧等）、家庭及社会压力。因此，助孕前必须对受卵者进行心理状态评估，若发现存在心理、情绪方面的问题，应予以心理疏导及干预。受卵者心理状态恢复后既利于提高赠卵 IVF 的成功率，又有助于受卵者平安度过围产期。

五、捐赠和接受卵子的数目

与常规 IVF 助孕治疗不同，在行卵子分享模式的赠卵 IVF 中，首先，必须考量赠卵者留给自用的卵子数目；其次，要确定受卵者接受卵子的数目，最终达到赠、受卵者获得最大的收益，实现双赢的目的。

（一）赠卵者自用卵子的数目

由于各个国家的赠卵来源不同，对捐赠卵子的数目规定不尽相同，多由生殖医学中心自己制定捐赠卵子数目的标准，其依据是自己中心的 IVF/ICSI 种植率、妊娠率和累计妊娠率。英国 Bourn Hall 规定：在卵子分享中，赠卵者超促排卵周期获得 8 个或以上卵子，自己与受卵者平均分配卵子，若卵子数为单数，则多出的一个卵子留给赠卵者。我国对赠卵数目有严格规定："赠卵只限于人类 ART 治疗周期中剩余的卵子，应当在其每周期取成熟卵子 20 个以上并保留 15 个以上的基础上进行赠卵"。英国 HFEA 大样本队列研究发现获卵数为 15 个时累计活产率最高，故在确保赠卵者自己保留 15 个卵子并能获得较高累计活产率的前提之下，再捐赠剩余的卵子是出于对赠卵者利益的保护。因此，我国专家共识提出"接受人类辅助生殖技术助孕的妇女，在获卵数达到 15 个自用前提下，超出的卵子可建议捐赠"。若在卵子分享模式中,制定的赠卵数目的标准过高,如自用卵子数超出 15 个其带来的负面效应是增加赠卵者发生 OHSS 的风险,减少卵巢正常反应的人群作为赠卵者的机会,募集到的赠卵者多为卵巢高反应人群,甚至 PCOS 患者,后者多具有内分泌代谢异常,其后代存在易发生 PCOS 的风险。

(二)受卵者接受卵子的数目

对于受卵者接受卵子的数目,国外多由各个生殖医学中心自己规定,其依据是每次接受的卵子数目经过体外受精、胚胎培养,至少能够形成 1 个以上的可移植胚胎,因此,接受的卵子数目的标准同样不尽相同。基于 2007—2011 年中国回顾性队列研究显示,获卵数为 5 个时,平均形成可移植胚胎 2 枚,累计活产率为 35%。另有研究表明,新鲜和冷冻卵子捐赠周期的单胚胎移植活产率分别达到 53.7% 和 46.5%。另外,为减少赠卵者发生卵巢多度刺激的风险,以及避免通过接受赠卵所获胚胎的浪费,2018 年的我国专家共识提出"基于辅助生殖技术的发展及成熟,建议受卵者接受卵子捐赠数目为 3~5 枚"。

六、赠卵者与受卵者的治疗方案

在赠卵 IVF 助孕治疗中,赠卵者的治疗方案主要是如何选择控制性卵巢刺激方案,受卵者的治疗方案主要依据是新鲜胚胎移植,还是冷冻胚胎移植,确定子宫内膜准备方案,以及如何使胚胎发育与子宫内膜发育保持同步。

(一)赠卵者的控制性卵巢刺激方案

赠卵者多为卵巢储备功能好,且卵巢对 Gn 高反应的年轻不育症患者,控制性卵巢刺激方案的选择取决于赠卵模式。由于我国赠卵多采取卵子分享模式,为了达到赠卵者保留 15 个卵子自用的标准,通常选择常规控制性卵巢刺激方案,如 GnRH-a 长方案(黄体期长方案或卵泡期长方案)、GnRH-A 方案(固定方案或灵活方案)。GnRH-a 长方案的卵泡均一性好,获卵数相对较多,GnRH-A 方案使用方便,减少 Gn 的用量及缩短治疗时间,具体操作过程详见本书相关章节。对于其他赠卵模式,既可采用常规控制性卵巢刺激方案,也可选择温和刺激方案(mild stimulation protocol),甚至有的生殖医学中心选择微刺激方案(micro-stimulation protocol),其目的是减轻赠卵者的卵巢刺激,降低发生 OHSS 的风险。

(二)受卵者的胚胎移植方案

胚胎移植方案取决于受卵者的卵巢功能。若选择新鲜胚胎移植,受卵者只能采取激素替代周期(hormone replacement treatment,HRT)准备子宫内膜的胚胎移植方案。给予口服避孕药(如炔诺酮)推迟月经,也可给予戊酸雌二醇 6~8mg/d 控制卵泡期的长短,使受卵者的月经周期与赠卵者基本同步,于赠卵者取卵手术日给予黄体酮进行内膜转化及黄体支持,然后移植 D3 胚胎或 D5 囊胚。新鲜胚胎移植方案的优点是避免胚胎冷冻、复苏的损伤,减少相关的费用,缺点是存在感染传染病的风险,如当赠卵者处于为感染的窗口期或潜伏期,口服避孕药对子宫内膜容受性有不良影响。此外,GnRH-a 降调后再行 HRT 也可以达到赠、受卵者的子宫内膜发育同步,可作为子宫内膜准备的备选方案。目前,受卵者多选择冷冻胚胎移植,其优点是可以克服赠、受卵者子宫内膜不同步,更重要的是有利于避免受者感染传染病的风险。因此,我国的相关规定只允许行胚胎冷冻保存,待赠卵者度过传染病的窗口期或潜伏期,即取卵术后 6 个月复查人类免疫缺陷病毒为阴性,受卵者方可解冻、复苏冷冻胚胎进行移植。冷冻胚胎移植的子宫内膜准备方案依据受卵者的卵巢功能及是否有排卵加以选择,若受卵者无卵巢功能或卵巢功能低下,通常选择 HRT 周期准备子宫内膜进行冷冻胚胎移植;若受卵者有卵巢功能及排卵(如因严重遗传病接受赠卵者),既可选择自然周期和 HRT 周期准备子宫内膜的胚胎移植方案。另外,相关文献报道,供卵周期妊娠并发症增多,新生儿结局较差,为尽可能减少孕期并发症及潜在风险,建议进行选择性单胚胎移植。

七、赠卵 IVF 的结局与风险

通常赠卵 IVF 中的赠、受卵者双方都可以获得较好的妊娠结局,但赠卵者在超促排卵过程中的 OHSS 风险,以及赠、受卵者双方妊娠后围产期的风险仍高于常规 IVF 助孕治疗的患者,应加强围产保健及妊娠随访。

(一) 赠卵 IVF 的结局

在赠卵 IVF 助孕治疗中,赠卵者的妊娠结局主要取决于其留给自用的卵子数、子宫内膜情况和实施 IVF 助孕治疗的生殖医学中心技术水平。若赠卵者自用卵子数定为 15 个,通常可以获得 4 次左右的胚胎移植机会,按目前多数生殖医学中心平均胚胎种植率为 30%~40% 来计算,其累计妊娠率超过 90%。受卵者通过赠卵 IVF 可以获得较好的助孕结局,每一次胚胎移植的种植率和临床妊娠率与赠卵者相近,有研究报道受卵者 4 个胚胎移植周期的累计妊娠率为 87.9%。影响赠卵 IVF 结局的关键因素是胚胎发育与子宫内膜发育是否同步,其次为卵子或胚胎的质量、子宫内膜准备的方案(自然周期或 HRT 周期)及子宫内膜厚度、胚胎移植周期数及受卵者的年龄等。在上述因素中,最容易调整且可以获得收益的是选择 HRT 周期准备子宫内膜,特别适用于接受赠卵 IVF 的高龄妇女及闭经妇女。

(二) 赠卵 IVF 的风险

在采取卵子分享模式的赠卵 IVF 过程中,对于赠卵者而言,其达到赠卵标准时,通常处于卵巢高反应或过度刺激状态,其发生 OHSS 和血栓性疾病的风险增高,尤其是行新鲜胚胎移植并获得妊娠后,OHSS、血栓性疾病及妊娠并发症发生率显著高于自然受孕和常规 IVF 获得妊娠的人群。对于因 POF 或 POI 接受赠卵 IVF 的受卵者而言,发生妊娠期高血压疾病和产后出血的风险显著升高。此外,有研究显示剔除受卵者的年龄因素,其发生妊娠期高血压疾病和先兆子痫的风险仍高于常规 IVF 妊娠的妇女,说明赠卵 IVF 是妊娠期高血压疾病和先兆子痫的独立危险因素,这可能与母胎界面免疫冲突和“移植物抗宿主”反应有关。对于新生儿结局来说,赠卵 IVF 中受卵者生育小于胎龄儿的概率升高,早产率、低体重儿发生率也显著增高,后者常与多胎妊娠有关。鉴于赠卵 IVF 妊娠的风险,以及考虑其对新生儿结局的影响,建议在受卵助孕周期行选择性单囊胚移植,以提高妊娠率,降低多胎妊娠率,同时做好围产期监护,将母婴并发症的

风险降到最低程度。

八、赠卵 IVF 的法律与伦理问题

赠卵 IVF 在技术层面与常规 IVF 差异不大,多数生殖医学中心都具备开展该项技术的条件。因赠卵 IVF 涉及复杂的社会问题和伦理问题,需要相应的法律法规进行规范、约束和监督,故在管理层面、伦理监督层面对赠卵 IVF 要求更加严格。因此,赠卵 IVF 不可能且不应当无条件推广和实施,必须符合我国的法律法规,遵循人类辅助生殖技术伦理学原则。应注意的是,在行赠卵 IVF 前,不管是赠卵者还是受卵者均应当接受相关咨询,了解赠卵 IVF 的法律、道德、伦理问题及相关资讯,使该技术即有利于实现一部分不育症患者为人父母的意愿,也有利于维护社会的稳定与和谐。

(一) 受卵者的顺序问题

由于需要接受赠卵 IVF 的受卵者数量远远多于符合条件的赠卵者,赠卵成为稀缺资源。因此,受卵者如何排序接受赠卵 IVF,引发相关伦理问题。我国有关赠卵的补充规定中强调“对接受赠卵的患者要依据病情和就诊时间进行排队”,基本符合公平、公正的伦理原则。但该规定未具体明确排队的优先次序,如按不育年限长短、疾病严重程度、社会家庭压力程度等,影响了其在临床实践中的可操作性,且受人为因素的干扰较大。有学者认为应该让卵巢早衰的年轻妇女优先接受赠卵这个稀缺资源,可获得更好的妊娠结局,更低的围产期风险;也有学者认为在同等条件下,应该对没有子女的高龄妇女优先考虑接受赠卵,因为她们可等待的时间有限,上述观点都符合有利于患者的伦理原则。此外,在确定受卵者的顺序时,应摆正“雪中送炭”与“锦上添花”的关系,前者是针对没有孩子的不育症夫妇,后者是指对已有一个孩子,希望生育二孩的高龄夫妇,从伦理原则上考量,建议同等条件下的未生育妇女应优先受卵。总之,谁能拥有受卵优先权仍存在较大的伦理争议,值得深入探讨。

(二) 亲子关系的问题

赠卵 IVF 出生的后代与其母亲无血缘关系,造成母子或母女之间的遗传学联系发生了分离,结果

导致孩子有两个母亲：一个是有血缘关系的遗传学母亲（赠卵者），另一个是孕育、分娩的生物学母亲（医学母亲）及抚养他/她的社会学母亲（法律学母亲），使得亲子关系和社会人伦复杂化。另外，我国生育政策调整后，部分卵巢功能已衰退的高龄育龄女性希望通过赠卵 IVF 再次生育，一旦实现其再次生育的愿望，就会造就"同父异母"的孩子，使得亲子关系更加复杂，引发相应的伦理与社会问题，如继承权、遗产分配等。因此，赠卵 IVF 是对传统伦理道德的亲子关系的挑战。

（三）子代知情权的问题

在赠卵 IVF 实施过程中，大部分国家和地区均遵循双盲和保密的伦理原则，以避免信息公开给双方家庭和孩子带来的麻烦和困扰，降低家庭纠纷（如争夺抚养权）的发生率，有利于孩子的成长和家庭的和谐。对于赠卵 IVF 出生的子代是否具有知情权，各国的法律法规有所不同，法国明文规定赠卵 IVF 出生的子代不享用知情权，2004 年前英国的规定也一样。我国尚无明文规定赠卵 IVF 出生的子代是否具有知情权，若参照供精的相关规定"受者夫妇和实施辅助生殖技术的医务人员均无权查阅供精者的真实身份的资料信息，供精者也无权查阅受者及其后代的一切身份信息"，我国子代知情权的规定与法国类似。然而，也有国家规定通过赠卵 IVF 出生的子代有了解其遗传学母亲信息的知情权，以避免发生近亲婚配的风险，酿成伦理悲剧，如瑞典、德国。但随之带来的另一个问题是在什么时候和用什么方式告知子代真实的出生背景情况，让孩子知情是需要谨慎研究和实施的，不恰当的告知也可能引起子代的心理障碍等问题。另外，2004 年英国修订了赠卵的相关条例，允许通过赠卵出生的子代成年后可以获得其遗传学母亲的真实信息，并于 2005 年要求赠、受双方在实施赠卵 IVF 前签署将来向其子代透露个人信息的知情同意书，结果导致新条例颁布实施后赠卵者显著减少。由此可见，赠卵 IVF 的子代知情权仍存在较大的伦理争议，如何同时落实辅助生殖伦理学基本原则中有利于供受双方的原则、知情同意原则、保密原则和保护后代原则值得深入的探讨。

总之，赠卵 IVF 的技术目前已经非常成熟，但在适应证的掌握、赠卵者/受卵者的选择，以及伦理管理及监督方面较常规 IVF 要求更高，故开展此项辅助生殖技术的生殖医学中心应严格遵守国家的相关法律法规，恪守辅助生殖伦理学的基本原则，在造福部分人群的同时，尽量降低给他人及社会带来的负面影响。

（全　松）

第十六节　供精体外受精助孕

目前，中国大约有 10%~15% 育龄夫妇不能自然怀孕，造成不育的诸多因素中，约 30% 为男方因素所导致，其中无精子症和严重少弱精子症占到很大比例，少部分患者有严重遗传性疾病。对于男性不可逆的无精子症、严重的少弱畸形精子症及有不宜生育的严重遗传性疾病可行供精人工授精（artificial insemination with donor sperm，AID）。如果 AID 治疗反复失败，或具有 IVF 指征可应用供精体外受精胚胎移植术辅助生育。

供精体外受精胚胎移植术是指女方经促排卵、取卵后使用人类精子库来源的精子进行体外受精，形成受精卵获得胚胎，并在体外培养几天后移植到女性子宫里的一种助孕方式，是解决男性无精子症、严重少弱畸形精子症、遗传性疾病等问题的一种方法。供精体外受精所使用的精源必须来自人类精子库的精子，供精健康男性的筛选必须严格按照《人类辅助生殖技术和人类精子库伦理原则》和《人类辅助生殖技术规范》规定，实施供精体外受精胚胎移植术的患者随访率必须达到 100%，且每位供精者的冷冻精液最多只能提供给 5 名妇女怀孕。根据《人类精子库基本标准和技术规范》相关规定，人类精子库对供精者需要进行严格的医学和医学遗传学筛查，并建立完整的资料库，以确保接受供精患者的健康安全。精子库和生殖中心实验室工作人员还要充分尊重供者和受精当事人的隐私权并严格保密，除司法机关出具公函或相关当事人具有充分理由同意查阅外，其他任何单位和个人一律谢绝查阅供精者的档案，确因工作需要及其他特殊原因必须查阅档案时,则必须经人类精子库机构负责人批准,并隐去供精者的社会身份资料。除精子库负责人外,其他任何工作人员不得查阅有关供精者身份资料和详细地址。

一、供精体外受精胎胎移植术适应证

通常,需要供精的不育夫妻如女方无异常,会先用 AID 治疗,如果 AID 治疗不成功,才会改用供精体外受精胎胎移植术治疗。

(一)男性因素

1. 不可逆的无精子症(睾丸活检和有条件开展显微取精也不能获得精子)。

2. 严重少弱畸形精子症 IVF/ICSI-ET 治疗反复失败,或自愿放弃采用自身精子进行 ICSI 治疗。

3. 其他可以确认为精子原因所致的 IVF/ICSI-ET 治疗反复失败的情况。

4. 男方和/或家族有不宜生育的严重遗传性疾病。

5. 母儿血型不合不能得到存活新生儿。

(二)女性因素

1. 女方多次 AID 治疗失败者。

2. 女方同时具有夫精 IVF-ET 的适应证。

二、供精体外受精胎胎移植术的禁忌证

1. 女方患有严重的精神疾患、泌尿生殖系统急性感染、性传播疾病。

2. 女方患有《母婴保健法》规定的不宜生育的目前无法进行胚胎植入前遗传学诊断的遗传性疾病。

3. 女方接触致畸量的射线、毒物、药品并处于作用期。

4. 女方有吸毒等不良嗜好。

5. 男方拒绝。

三、术前准备

(一)女方检查
同夫精 IVF。

(二)男方检查
血型、精液、传染病等检查。

(三)告知治疗程序

1. 查验患者夫妇身份证、结婚证原件等并收取复印件存入病历档案。

2. 向患者夫妇详细告知供精体外受精技术相关的知识、存在的风险,告之其可以选择的其他方法、可能出现的并发症和随访的要求等,签署供精体外受精知情同意书。

3. 向夫妻双方告知供精辅助生殖技术所产生的血缘关系可能引发的家庭伦理风险,并取得一致的同意,签署供精体外受精知情同意书。

四、操作程序

供精体外受精胎胎移植术具体操作过程同常规夫精 IVF-ET(具体操作参考前节)。但供精标本都必须来源于获得批准的人类精子库。因此,需特别注意冷冻精液的处理:

1. 必须由两名以上实验室人员核对夫妇姓名等信息。

2. 准备需要复苏使用的精液标本,查对标本的来源、血型、编号及标本提供者的其他生物学信息。从液氮罐中取出标本,核对冻存管上的信息。

3. 将精液标本冷冻管盖松开让负压气体放出,放置于提前加热的 37℃水浴锅中 15 分钟左右。

4. 将标本管打开,取 10μl 样本涂片,生物显微镜观察并记录。

5. 根据复苏后精子的活动力和精子密度,选择相应的精子处理方法(上游法或者梯度离心法)。

复苏后的精液信息需在复苏精液登记本中进行标记,包括复苏时间、精子的活力、密度及用途。

实施供精体外受精技术应及时向精子库反馈妊娠及子代情况,严格控制每一位供精者的冷冻精液最多只能使 5 名妇女受孕。在选择供精时,应按丈夫 ABO-Rh 血型、身高、体貌特征选择合适的供精者精液。根据精子库人类精子库所提供的供精者生物学和外貌特征,最大程度上满足供者与受者在肤色、体型、五官、虹膜颜色、种族相同等的匹配相似度,更利于供精辅助生殖技术中的人性化。

五、供精体外受精胚胎移植术相关伦理问题

供精体外受精胚胎移植术也需要遵循人类辅助生殖技术的伦理原则,即有利于患者原则、知情同意原则、保护后代原则、社会公益原则、保密原则、严防商业化原则、伦理监督原则等。除此之外,由于供精的特殊性,在使用供精体外受精胚胎移植术中还会带来其他的伦理问题。

(一) 社会伦理问题

1. 近亲婚配 如果用精子库的同一供精者的标本对多名妇女进行供精人工授精或供精体外受精,那么就有可能存在分娩的后代是同父异母的兄弟姐妹出生。如果精子库管理不严,使用同一精液标本的次数过多,而其后代的地理位置又很相近,就大大增加了兄弟姐妹之间进行近亲婚配的可能性,其结果不但可以增加近亲婚配所带来的遗传疾病潜在风险,也是违背伦理道德的。依照我国现行的规定:1 个供精者的精液最多只能让 5 个妇女受孕,同时他们的后代最好也具备地理隔离的条件,这样近亲婚配的概率就会大大降低。同时,人类精子库和人类辅助生殖器技术中心有必要在互盲的前提下,为供精者和受精者提供相应的咨询,以免他们的后代进行近亲婚配。

2. 心理负担或精神疾病 当不育夫妇使用供精生育后代时,多数患者担心的是,孩子长大后知道自己不是他们的亲生父亲可能带来的亲子情感危机和家庭身份认同感。而这样孩子长大后也可能因是通过辅助生殖技术来到人间而面临周围环境的歧视,从而产生悲观和扭曲的心理。两代人都可能因心理或精神障碍而影响正常的生活。所以,严格遵守供精辅助生殖技术的保密原则和做好心理疏导关怀等,也是人类辅助生殖技术所面临的一个重大挑战。

(二) 宗教与法律上的伦理问题

人类生殖领域的科学技术发展会引起一系列法律、伦理及宗教信仰等一时不能解决的问题。供精的使用和人类精子库的建立是人类生殖领域最先使用的技术。任何一个与辅助生殖技术有关的决定都必须考虑到宗教信仰。在我国这样一个多民族、多种宗教信仰的国家里也面临同样的问题。目前有相当数量的人基于个人认识、民族习俗及宗教信仰,还不能接受供精这一事实。供精者的隐私保护和受精者(特别是受精发育而成的孩子)的知情成为权益保护中的一对难以两全其美的矛盾。因而,制订相关的法规对于处理这一对矛盾,在实践中更有法可依,更具有可操作性。供者人工辅助生殖技术对于人们的传统价值观念的冲击可能会随着时间的推移所涉及的领域可能更多更广。这需要社会学、法学、伦理学和生殖医学各界的人士来达成共识解决。

(三) 子女地位失衡

1. 亲子关系认同 供精体外受精助孕技术虽然解决了不育夫妻的生育问题,但是所生子女,作为一个家庭外来的血缘关系,与夫妻之间在婚姻合约和夫妻情感不存在完整的必然联系,可能对受者夫妻的心理平衡、感情及家庭关系形成冲击。孩子遗传学的父亲是精子提供者,这就造成了生物学父亲和法定父亲不为一体,自然会导致亲子关系的认同出现障碍,由此可能引发继承、抚养和赡养义务等权益的矛盾。

2. 子女继承权 我国《人类辅助生殖技术和人类精子库伦理原则》(以下简称《原则》)规定:通过人类辅助生殖技术出生的后代,医务人员有义务告知受者和自然受孕的后代享有同样的法律权利和义务,包括后代的继承权、子女抚养权、教育权、出生的后代对父母赡养的义务、父母离异时对孩子监护权的裁定等;医务人员有义务告知接受人类辅助生殖技术治疗的夫妇,他们通过该技术出生的孩子(包括儿童先天性缺陷)承担伦理、道德和法律上的权利及义务。

六、供精体外受精胚胎移植术随访问题

随访工作是整个辅助生殖的重要环节。按照规定,实施供精辅助生殖技术必须做到对生育结局和后代出生情况 100% 的随访。目前,很多接受供精辅助生殖技术的夫妻出于对隐私的保密,不愿配合随访,拒接随访电话或拒绝承认是当事人,更有甚者通过变更电话号码、搬离原来住所、调动工作,还有部分患者提供虚假电话和住址信息来屏蔽随

访,这对随访工作造成很大程度的困难。

针对供精体外受精患者随访中存在的困难,医护人员可以通过以下解决方案提高随访质量:第一,加强宣教力度。定期进行辅助生殖技术(ART)知识讲座,普及 ART 的适应证、治疗流程及注意事项,为患者解答各种常见问题,消除其后顾之忧。同时,让患者认识到随访工作的重要性和必要性,转变态度,能够主动配合随访工作。第二,确保患者所留信息真实、有效。在患者建档过程中,详细记录夫妻双方的工作单位及常住地址,留取多个联系方式,包括患者本人、亲属、朋友、单位电话,并逐一核实患者提供信息的真实性。第三,告知患者随访的重要性和必要性,签署随访协议书。第四,掌握电话随访技巧。随访护士必须掌握辅助生殖的相关专业知识和各种治疗流程,同时要有高度的责任心和良好的职业道德,在与患者沟通过程中注意沟通技巧,增加患者的信任度。第五,积极开拓其他随访渠道。传统的电话随访已经不能满足工作的需求,因此,需要开拓一系列其他形式多样的随访渠道积极应对这种局面,包括开启各种网络答疑平台、开发供精随访软件系统等。与电话随访不同,这几种新的随访主要以文字、语音、图片的形式和患者进行一对一的随访,更符合现代年轻人的习惯,既不会干扰患者正常工作和生活,也可以最大程度保护患者隐私。

建立必要的法律约束性条文,以及在此领域采用大数据人员跟踪分析的合法化,可能是解决保障供精助孕有效随访的法制和技术手段。

(钟　影)

参考文献

1. TOFTAGER M, BOGSTAD J. Risk of evere ovarian hyperstimulation syndrome in GnRH antagonist versus GnRH agonist protocol: RCT including 1050 first IVF/ICSI cycles. Hum Reprod, 2016, 31 (6): 1253-1264.

2. BILDIK G, AKIN N, SEYHAN A. Luteal granulosa cells from natural cycles are more capable of maintaining their viability, steroidogenic activity and LH receptor expression than those of stimulated IVF cycles. Hum Reprod, 2019, 34 (2): 345-55.

3. JEVE YB, BHANDARI HM. Effective treatment protocol for poor ovarian response: A systematic review and meta-analysis. J Hum Reprod Sci, 2016,(2): 70-81.

4. 乔杰, 马彩虹, 刘嘉茵, 等. 辅助生殖促排卵药物治疗专家共识. 生殖与避孕, 2015, 35 (4): 211-223.

5. YOUSSEF MA, VAN WELY M, AFINANY H. A mild ovarian stimulation strategy in women with poor ovarian reserve undergoing IVF: a multicenter randomized noninferiority trial. Hum Reprod, 2017, 32: 112-118.

6. BLUMENFELD Z. The Ovarian Hyperstimulation Syndrome. Vitam Horm, 2018, 107: 423-451.

7. PACCHIAROTTI A, SELMAN H, VALERI C. Ovarian Stimulation Protocol in IVF: An Up-to-Date Review of the Literature. Curr Pharm Biotechnol, 2016, 17 (4): 303-315.

8. HOWIE R, KAY V. Controlled ovarian stimulation for in-vitro fertilization. Br J Hosp Med (Lond), 2018, 79 (4): 194-199.

9. FRANIK S, ELTROP SM, KREMER JA. Aromatase inhibitors (letrozole) for subfertile women with polycystic ovary syndrome. Cochrane Database Syst Rev, 2018, 5 (5): CD010287.

10. KAMATH MS, MAHESHWARI A, BHATTACHARYA S. Oral medications including clomiphene citrate or aromatase inhibitors with gonadotropins for controlled ovarian stimulation in women undergoing in vitro fertilization. Cochrane Database Syst Rev, 2017, 11 (11): CD008528.

11. MAHER JY, CHRISTIANSON MS. Controlled ovarian stimulation and triggers in in vitro fertilization: protocol personalization key to optimize outcomes. Minerva Endocrinol, 2018, 43 (1): 37-49.

12. LENSEN SF, WILKINSON J, LEIJDEKKERS JA. Individualized gonadotropin dose selection using markers of ovarian reserve for women undergoing in vitro fertilization plus intra-cytoplasmic sperm injection (IVF/ICSI). Cochrane Database Syst Rev, 2018, 2 (2): CD012693.

13. HAAS J, CASPER RF. In vitro fertilization treatments with the use of clomiphene citrate or letrozole. Fertil Steril, 2017, 108 (4): 568-571.

14. WEISS NS, NAHUIS M, BAYRAM N. Gonadotrophins for ovulation induction in women with polycystic ovarian syndrome. Cochrane Database Syst Rev, 2015, 9 (9): CD010290.

15. PENZIAS A, BENDIKSON K, FALCONE T. Evidence based treatments for couples with unexplained infertility: a guideline. Fertility and Sterility, 2020, 113 (2): 305-322.

16. FARQUHAR C, MARJORIBANKS J. Assisted reproductive technology: an overview of Cochrane Reviews. Cochrane Database Syst Rev, 2018, 8 (8): CD010537.

17. 胡琳莉, 黄国宁, 孙海翔, 等. 促排卵药物使用规范. 生殖医学杂志, 2017, 26 (4): 302-307.

第一篇　临床技术篇

18. 宋颖, 李蓉. 多囊卵巢综合征中国诊疗指南解读. 实用妇产科杂志, 2018, 34 (10): 22-26.

19. 母义明, 纪立农, 李春霖, 等. 二甲双胍临床应用专家共识 (2018 年版). 中国糖尿病杂志, 2019, 027 (003): 161-173.

20. 中国医师协会内分泌代谢科医师分会. 多囊卵巢综合征诊治内分泌专家共识. 中华内分泌代谢杂志, 2018, 1: 1-7.

21. 王雪梅, 方东, 马淑霞, 等. 果纳芬和普丽康对胆固醇代谢影响的初步研究. 中国妇产科临床杂志, 2020, 21 (01): 49-52.

22. 田宇, 杜海燕. 宫腔内人工授精术的概括及进展. 实用妇科内分泌杂志 (电子版), 2019, 6 (01): 23-24+29.

23. 谢幸, 孔北华, 段涛. 妇产科学. 9 版. 北京: 人民卫生出版社, 2018.

24. FERRARETTI AP, LA MARCA A, FAUSER BC. ESHRE consensus on the definition of 'poor response' to ovarian stimulation for in vitro fertilization: the Bologna criteria. Hum Reprod, 2011, 26 (7): 1616-1624.

25. PENG CW, JIE Q, CLEMENT H. current opinion on use of luteinizing hormone supplementation in assisted reproduction therapy: an Asian perspective. RBM Online, 2011, 23: 81-90.

26. ALVIGGIC FOR THE POSEIDON. A new more detailed stratification of low responders to ovarian stimulation: from a poor ovarian response to a low prognosis concept. Fertil Steril, 2016, 105 (6): 1452-1453.

27. BORINI A, MACCOLINI A, TALLARINI A. Perifollicular vascularity and its relationship with oocyte maturity and IVF outcome. Ann N Y Acad Sci, 2001, 943: 64-67.

28. BATTAGLIA C, GENAZZANI AD, REGNANI G. Perifollicular Doppler flow and follicular fluid vascular endothelial growth factor concentrations in poor responders. Fertil Steril, 2000, 74: 809-812.

29. PALOMBA S, ORIO F, AND ZULLO F. Ovulation induction in women with polycystic ovary syndrome. Fertil Steril, 2006, 86: 26-27.

30. O'LEARY AJ, GRIFFITHS AN, EVANS J. Perifollicular blood flow and pregnancy in super ovulated intrauterine insemination (IUI) cycles: An observational comparison of recombinant follicle-stimulating hormone (FSH) and urinary gonadotropins. Fertil Steril, 2009, 92 (4): 1366-1368.

31. KYLE J. TOBLE R, YULIAN Z. Worldwide survey of IVF practices: trigger, retrieval and embryo transfer techniques. Arch Gynecol Obstet, 2014, 290: 561-568.

32. ROSEN MP, SHEN S, DOBSON AT, et al. A quantitative assessment of follicle size on oocyte developmental competence. Fertility&Sterility, 2008, 90 (3): 684-690.

33. NARGUND G, REID F, PARSONS J. Human chorionic gonadotropin-to-oocyte collection interval in a superovu-lation IVF program. A prospective study. J Assist Reprod Genet, 2001, 18: 87-90.

34. MOURAD S, BROWN J, FARQUHAR C. Interventions for the prevention of OHSS in ART cycles: an overview of Cochrane reviews (Review). Cochrane Database of Systematic Reviews, 2017.

35. Practice Committee of The American Society For Reproductive Medicine. Prevention and treatment of moderate and severe ovarian hyperstimulation syndrome: a guideline. Fertil Steril, 2016, 106: 1634-1647.

36. SHALTOUT AM, EID M, SHOHAYEB A. Does triggering ovulation by 5000 IU of uhCG affect ICSI outcome? Middle East Fertil Soc J, 2006, 11: 99-103.

37. LIN H, WANG W, LI Y. Triggering final oocyte maturation with reduced doses of hCG in IVF/ICSI: a prospective, randomized and controlled study. Eur J Obstet Gynecol Reprod Biol, 2011, 159: 143-147.

38. WANG W, ZHANG XH, WANG WH. The time interval between hCG priming and oocyte retrieval in ART program: a metanalyses. J Assist Reprod Genet, 2011, 28: 901-910.

39. SON WY, CHUNG JT, CHIAN RC, et al. A 38h interval between hCG priming and oocyte retrieval increases in vivo and in vitro oocyte maturation rate in programmed IVM cycles. Hum Reprod, 2008, 23: 2010-2016.

40. LAMB JD, SHEN S, MCCULLOCH C, et al. Follicle stimulating hormone administered at the time of human chorionic gonadotropin trigger improves oocyte developmental competence in in vitro fertilization cycles: a randomized, double blind, placebo-controlled trial. Fertil Steril, 2011, 95: 1655-1660.

41. GRIFFIN D, FEINN R, ENGMANN L, et al. Dual trigger with gonadotropin-releasing hormone agonist and standard dose human chorionic gonadotropin to improve oocyte maturity rates. Fertility & Sterility, 2014, 102 (2): 405-409.

42. ZHANG J, WANG Y, MAO X. Dual trigger of final oocyte maturation in poor ovarian responders undergoing IVF/ICSI cycles. RBM Online, 2017, 35: 701-707.

43. BECK-FRUCHTER R, WEISS A, LAVEE M, et al. Empty follicle syndrome: successful treatment in a recurrent case and review of the literature. Human Reproduction, 2012, 27 (5): 1357-1367.

44. HAA S, JIGA L, HOURVIT Z, et al. Standard human chorionic gonadotropin versus double trigger for final oocyte maturation results in different granulosa cells gene expressions: a pilot study. Fertility and Sterility, 2016, 106 (3): 653-659.

45. 黄国宁. 辅助生殖实验室技术. 北京: 人民卫生出版社, 2014.

46. WORLD HEALTH ORGANIZATION. WHO laboratory manual for the Examination and processing of human

semen. 5th ed. Switzerland: WHO Press, 2010.

47. 唐运革, 张欣宗, 陆金春. 实用辅助生殖男科实验室技术. 广州: 广东科技出版社, 2019.

48. GEYTER CH, CALHAZ JORGE C, KUPKA MS. ART in Europe, 2014: results generated from European registries by ESHRE: The European IVF monitoring Consortium (EIM) for the European Society of Human Reproduction and Embryology (ESHRE). Hum Reprod, 2018, 33 (9): 1586-1601.

49. BOOMSMA CM, COHLEN BJ, FARQUHAR C. Semen preparation techniques for intrauterine insemination. Cochrane Database Syst Rev, 2019, 10: CD004507.

50. OGUZ Y, GULER I, ERDEM A. The effect of swim-up and gradient sperm preparation techniques on deoxyribonucleic acid (DNA) fragmentation in subfertile patients. J Assist Reprod Genet, 2018, 35 (6): 1083-1089.

51. KARAMAHMUTOGLU H, ERDEM A, ERDEM M. The gradient technique improves success rates in intrauterine insemination cycles of unexplained subfertile couples when compared to swim up technique; a prospective randomized study. J Assist Reprod Genet, 2014, 31 (9): 1139-1145.

52. XUE X, WANG WS, SHI JZ. Efficacy of swim-up versus density gradient centrifugation in improving sperm deformity rate and DNA fragmentation index in semen samples from teratozoospermic patients. J Assist Reprod Genet, 2014, 31 (9): 1161-1166.

53. LEPINE S, MCDOWELL S, SEARLE LM. Advanced sperm selection techniques for assisted reproduction. Cochrane Database Syst Rev, 2019, 7: CD010461.

54. ALLAHBADIA GN. Intrauterine Insemination: Fundamentals Revisited. J Obstet Gynaecol India, 2017, 67 (6): 385-392.

55. KOP PA, MOCHTAR MH, O'BRIEN PA. Intrauterine insemination versus intracervical insemination in donor sperm treatment. Cochrane Database Syst Rev, 2018, 1: CD000317.

56. CONG R, ZHANG Q, WANG Y. Two cases of psychogenic anejaculation patients got normal ejaculation ability after penile vibrato. ry stimulation or electroejaculation. Transl Androl Urol, 2019, 8 (6): 758-761.

57. MAHADEVAN M, TROUNSON AO, NAYUDA RV. Human seminal lectin. I. Demonstration and association with male infertility. Fertil Steril, 1980, 34 (5): 490-495.

58. HERRERO MB, LUSIGNAN MF, SON WY, et al. ICSI outcomes using testicular spermatozoa in non-azoospermic couples with recurrent ICSI failure and no previous live births. Andrology, 2019, 7 (3): 281-287.

59. ALHARBI M, HAMOUCHE F, PHILLIPS S. Use of testicular sperm in couples with SCSA defined high sperm DNA fragmentation and failed intracyto-

plasmic sperm injection using ejaculated sperm. Asian J Androl, 2019, 21: 1-6.

60. EDWARDS RG. Maturation in vitro of human ovarian oocytes. Lancet, 1965, 6; 2 (7419): 926-929.

61. FEICHTINGER W, KEMETER P. Transvaginal sector scan sonography for needle guided transvaginal follicle aspiration and other applications in gynecologic routine and research. Fertility & Sterility, 1986, 45 (5): 722-725.

62. ESHRE WORKING GROUP ON ULTRASOUND IN ART. Recommendations for good practice in ultrasound: oocyte pick up. Hum Reprod Open, 2019 (4): 1-25.

63. DE GEYTER C, CALHAZ JORGE C, KUPKA MS, et al. ART in Europe, 2014: results generated from European registries by ESHRE: the European IVF monitoring consortium (EIM) for the European Society of Human Reproduction and Embryology (ESHRE). Hum Reprod, 2018, 33: 1586-1601.

64. SUAREZ EC, SAAB PG, LLABRE MM. Ethnicity, gender, and age effects on adrenoceptors and physiological responses to emotional stress. Psychophysiology, 2004, 41: 450-460.

65. KWAN I, WANG R, PEARCE E, et al. Pain relief for women undergoing oocyte retrieval for assisted reproduction. Cochrane Database of Systematic Reviews, 2018, 5: CD004829.

66. 曲元, 黄宇光. 妇产科麻醉手册. 2版. 北京: 北京大学医学出版社, 2019.

67. 中华人民共和国国家卫生和计划生育委员会. 卫生部关于修订人类辅助生殖技术与人类精子库相关技术规范、基本标准和伦理原则的通知. 中华人民共和国卫生部公报, 2003, 3: 1-10.

68. 林小娜, 黄国宁, 孙海翔, 等. 输卵管性不孕诊治的中国专家共识. 生殖医学杂志, 2018, 27 (11): 1048-1056.

69. BALEN AH, MORLEY LC, MISSO M, et al. The management of anovulatory infertility in women with polycystic ovary syndrome: an analysis of the evidence to support the development of global WHO guidance. Human Reproduction Update, 2016, 22 (6): 687-708.

70. 杨一华, 黄国宁, 孙海翔, 等. 不明原因不孕症诊断与治疗中国专家共识. 生殖医学杂志, 2019, 28 (09): 984-992.

71. 蒋励, 陈耀龙, 罗旭飞, 等. 中国高龄不孕女性辅助生殖临床实践指南. 中国循证医学杂志, 2019, 19 (03): 253-270.

72. GOLDMAN MB, THORNTON KL, RYLEY D, et al. A randomized clinical trial to determine optimal infertility treatment in older couples: the Forty and Over Treatment Trial (FORT-T). Fertil Steril, 2014, 101 (6): 1574-1581.

73. PALERMO G, JORIS H, DEVROEY P, et al. Pregnancies after intracytoplasmic injection of single spermatozoon into an oocyte. Lancet, 1992, 340: 17-18.

74. O'NEILL CL, CHOW S, ROSENWAKS Z, et al. Development of ICSI. Reproduction, 2018, 156 (1): F51-58.

75. The Practice Committees Of The American Society For Reproductive Medicine And Society For Assisted Reproductive Technology. Intracytoplasmic sperm injection (ICSI) for non-male factor infertility: a committee opinion. Fertil Steril, 2012, 98: 1395-1399.

76. OATWAY C, GUNBY J, DAYA S, et al. Day three versus day two embryo transfer following in vitro fertilization or intracytoplasmic sperm injection. Cochrane Database Syst Rev, 2004.

77. GLUJOVSKY D, FARQUHAR C, QUINTEIRO AM, et al. Cleavage Stage Versus Blastocyst Stage Embryo Transfer in Assisted Reproductive Technology. Cochrane Database Syst Rev, 2016, 30 (6): CD002118.

78. WANG SS, SUN HX. Blastocyst transfer ameliorates live birth rate compared with cleavage stage embryos transfer in fresh in vitro fertilization or intracytoplasmic sperm injection cycles: reviews and meta-analysis. Yonsei Med J, 2014, 55: 815-825.

79. MARTINS WP, NASTRI CO, RIENZI L, et al. Blastocyst vs Cleavage Stage Embryo Transfer: Systematic Review and Meta-analysis of Reproductive Outcomes. Ultrasound Obstet Gynecol, 2017, 49 (5): 583-591.

80. GINSTRÖM ERNSTAD E, BERGH C, KHATIBI A, et al. Neonatal and maternal outcome after blastocyst transfer: a population-based registry study. Am J Obstet Gynecol, 2016, 214 (3): 378.

81. 中华医学会生殖医学分会第四届委员会. 关于胚胎移植数目的中国专家共识. 生殖医学杂志, 2018, 27 (10): 940-945.

82. Practice Committee Of The American Society For Reproductive Medicine. Performing the embryo transfer: a guideline. Fertil Steril, 2017, 107: 882-896.

83. 李继俊. 妇产科内分泌治疗学. 北京: 人民军医出版社, 2014.

84. STROTT CA CARGILLE CM RGLM. The short luteal phase. J Clin Endocrinol Metab, 1970, 30: 246-251.

85. JORDAN J, CRAIG K, CLIFTON DK, et al. Luteal phase defect: The sensitivity and specificity of diagnostic methods in common clinical use. Fertility & Sterility, 1994, 62 (1): 54-62.

86. KERIN JF, BROOMS TJ, COX LW, et al. Human luteal phase function following oocyte aspiration from the immediately preovular graafian follicle of spontaneous ovular cycles. British Journal of Obstetrics and Gymecology, 1981, 88: 1021-1028.

87. MIYAKE A, AONO T, KINUGASA T, et al. Suppression of serum levels of luteinizing hormone by short and long loop negative feedback in ovariectomized women. Journal of Endocrinology, 1979, 80: 353-356.

88. TAVANIOTOU A, DEVROEY P. Effect of human chorionic gonadotropin on luteal luteinizing hormone concentrations in natural cycles. Fertility & Sterility, 2003, 80 (3): 654-655.

89. FATEMI HM. The luteal phase after 3 decades of IVF: what do we know? RBM online, 2009, 19 (4): 4331.

90. SAUNDERS H, KHAN C. Efficacy, safety and tolerability of progesterone vaginal pessaries versus progesterone vaginal gel for luteal phase support after in vitro fertilisation: a randomized controlled trial. Human Reproduction, 2020, 35 (2): 355-363.

91. LUDWIG M, SCHWARTZ P, BABAHAN B, et al. Luteal phase support using either Crinone 8% or Utrogest: results of a prospective, randomized study. European Journal & Gynecology and Reproductive Biology, 2002, 103: 48-52.

92. 孙赟, 刘平, 叶虹, 等. 黄体支持与孕激素补充共识. 生殖与避孕, 2015, 1 (35): 1-8.

93. PINHEIRO LMA, CÂNDIDO PDS, MORETO TC, et al. Estradiol use in the luteal phase and its effects on pregnancy rates in IVF cycles with GnRH antagonist: a systematic review. JBRA Assist Reprod, 2017, 21 (3): 247-250.

94. SONG ML, LIU CL, HU R, et al. Administration effects of single dose GnRH agonist for luteal support in females undertaking IVF/ICSI cycles: A meta-analysis of randomized controlled trials. Experimental and Therapeutic Medicine, 2019, 19: 786-796.

95. FRANCESCO MF, CLAUDIO MB, LAURA Z, et al. GnRH agonists to sustain the luteal phase in antagonist IVF cycles: a randomized prospective trial. Reproductive Biology and Endocrinology, 2019, 17: 103.

96. 陈子江, 林其德. 孕激素维持早期妊娠及防治流产的中国专家共识. 中华妇产科杂志, 2016, 51 (7): 481-483.

97. PAUL AB, SADEK ST, MAHESAN AM, et al. The role of microRNAs in human embryo implantation: a review. Journal of Assisted Reproduction and Genetics, 2019, 36 (2): 179-187.

98. BJURESTEN K, LANDGREN BM, HOVATTA O, et al. Luteal phase progesterone increases live birth rate after frozen embryo transfer. Fertility and sterility, 2011, 95 (2): 534-537.

99. MONTAGUT M, SANTOS IBEIRO S, DE VOS M, et al. Frozen-thawed embryo transfers in natural cycles with spontaneous or induced ovulation: the search for the best protocol continues. Human Reproduction, 2016.

100. BORINI A, DAL PRATO L, BIANCHI L, et al. CLINICAL ASSISTED REPRODUCTION: effect of duration of estradiol replacement on the outcome of oocyte donation. Journal of assisted reproduction and genetics, 2001, 18 (4): 187-192.

101. GLUJOVSKY D, PESCE R, FISZBAJN G, et al. Endo-

metrial preparation for women undergoing embryo transfer with frozen embryos or embryos derived from donor oocytes. Cochrane database of systematic reviews, 2010 (1): CD006359.

102. YARALI H, POLAT M, MUMUSOGLU S, et al. Preparation of endometrium for frozen embryo replacement cycles: a systematic review and meta-analysis. Journal of assisted reproduction and genetics, 2016, 33 (10): 1287-1304.

103. GHOBARA T, GELBAYA TA, AYELEKE RO, et al. Cycle regimens for frozen thawed embryo transfer. Cochrane Database Syst Rev, 2017, 7: Cd003414.

104. KULKARNI AD, JAMIESON DJ, JONES HW, et al. Fertility treatments and multiple births in the United States. The New England journal of medicine, 2013, 369 (23): 2218-2225.

105. European Ivf Monitoring Consortium (Eim) For The European Society Of Human Reproduction And Embryology (Eshre), Calhaz-Jorge C, De Geyter C. Assisted reproductive technology in Europe, 2012: results generated from European registers by ESHRE. Hum Reprod, 2016, 31 (8): 1638-1652.

106. KISSIN DM, KULKARNI AD, MNEIMNEH A, et al. Embryo transfer practices and multiple births resulting from assisted reproductive technology: an opportunity for prevention. Fertil Steril, 2015, 103 (4): 954-961.

107. MANCUSO A, BOULET SL, DURAN E, et al. Elective single embryo transfer in women under age 38 reduces multiple birth rates, but not live birth Rates, in United States fertility clinics. Fertil Steril, 2016, 106 (5): 1107-1114.

108. KISSIN DM, KULKARNI AD, KUSHNIR VA, et al. Number of embryos transferred after in vitro fertilization and good perinatal outcome. Obstet Gynecol, 2014, 123 (2 Pt 1): 239-247.

109. Practice Committee Of The American Society For Reproductive Medicine, And The Practice Committee Of The Society For Assisted Reproductive Technology. Guidance on the limits to the number of embryos to transfer: number of embryos to transfer: a committee opinion. Fertil and Steril, 2017, 107 (4): 901-903.

110. DE RYCKE M, BELVA F, GOOSSENS V, et al. Consortium data collection XIII: cycles from January to December 2010 with pregnancy follow-up to October 2011. Hum Reprod, 2015, 30 (8): 1763-1789.

111. FORMAN EJ, HONG KH, FERRY KM, et al. In vitro fertilization with single euploid blastocyst transfer: a randomized controlled trial. Fertil Steril, 2013, 100 (1): 100-107.

112. UBALDI FM, CAPALBO A, COLAMARIA S, et al. Reduction of multiple pregnancies in the advanced maternal age population after implementation of an elective single embryo transfer policy coupled with enhanced embryo selection: pre-and post-intervention study. Hum Reprod, 2015, 30 (9): 2097-2106.

113. MCLERNON DJ, HARRILD K, BERGH C, et al. Clinical effectiveness of elective single versus double embryo transfer: meta-analysis of individual patient data from randomized trials. BMJ, 2010, 341: c6945.

114. THURIN A, HAUSKEN J, HILLENSJO T, et al. Elective single embryo transfer versus double embryo transfer in in vitro fertilization. N Engl J Med, 2004, 351 (23): 2392-2402.

115. MAGLI MC, JONES GM, GRAS L, et al. Chromosome mosaicism in day 3 aneuploid embryos that develop to morphologically normal blastocysts in vitro. Hum Reprod, 2000, 15: 1781-1786.

116. STAESSEN C, PLATTEAU P, VAN ASSCHE E, et al. Comparison of blastocyst transfer with or without preimplantation genetic diagnosis for aneuploidy screening in couples with advanced maternal age: a prospective randomized controlled trial. Hum Reprod, 2004, 19 (12): 2849-2858.

117. KUSHNIR VA, BARAD DH, ALBERTINI DF, et al. Systematic review of worldwide trends in assisted reproductive technology 2004-2013. Reprod Biol Endocrinol, 2017, 15 (1): 6.

118. HARBOTTLE S, HUGHES C, CUTTING R, et al. Elective Single Embryo Transfer: an update to UK Best Practice Guidelines. Hum Fertil (Camb), 2015, 18 (3): 165-183.

119. European IVF Monitoring Consortium (Eim), European Society Of Human Reproduction And Embryology (Eshre), Calhaz-Jorge C. Assisted reproductive technology in Europe, 2013: results generated from European registers by ESHRE. Hum Reprod, 2017, 32 (10): 1957-1973.

120. FERRARETTI AP, GOOSSENS V, KUPKA M, et al. Assisted reproductive technology in Europe, 2009: results generated from European registers by ESHRE. Human reproduction, 2013, 28 (9): 2318-2331.

121. KUPKA MS, FERRARETTI AP, DE MOUZON J, et al. Assisted reproductive technology in Europe, 2010: results generated from European registers by ESHRE. Human reproduction, 2014, 29 (10): 2099-2113.

122. European IVF-Monitoring Consortium (Eim) For The European Society Of Human Reproduction And Embryology (Eshre), Kupka Ms, D'hooghe T. Assisted reproductive technology in Europe, 2011: results generated from European registers by ESHRE. Human reproduction, 2016, 31 (2): 233-248.

123. SULLIVAN EA, WANG YA, HAYWARD I, et al. Single embryo transfer reduces the risk of peri-

natal mortality, a population study. Human reproduction, 2012, 27 (12): 3609-3615.

124. 孙贻娟，黄国宁，孙海翔，等．关于胚胎移植数目的中国专家共识，生殖医学杂志，2018, 27 (10): 940-943.

125. GLUJOVSKY D, FARQUHAR C, RETAMAR AM, et al. Cleavage stage versus blastocyst stage embryo transfer in assisted reproductive technology. Cochrane Database of Systematic Reviews, 2016, 6: CD002118.

126. The Practice Committees Of The American Society For Reproductive Medicine And The Society For Assisted Reproductive Technology. Blastocyst culture and transfer in clinical-assisted reproduction: a committee opinion. Fertil and Steril, 2013, 99 (3): 667-672.

127. ABUZEID MI, BOLONDURO O, CHANCE J, et al. Cumulative live birth rate and assisted reproduction: impact of female age and transfer day. Facts Views Vis Obgyn, 2014, 6: 145-149.

128. DAR S, LAZER T, SHAH PS, et al. Neonatal outcomes among singleton births after blastocyst versus cleavage stage embryo transfer: a systenatic review and meta-analysis. Hum Reprod Update, 2014, 20: 439-448.

129. MAHESHWARI A, HAMILTON M, BHATTACHARYA S, et al. Should we be promoting embryo transfer at blastocyst stage? Reproductive BioMedicine Online, 2016, 32: 142-146.

130. ORON G, ESH-BRODER E, SON WY, et al. Predictive value of maternal serum human chorionic gonadotropin levels in pregnancies achieved by in vitro fertilization with single cleavage and single blastocyst embryo transfers. Fertil and Steril, 2015, 103: 1526-1531.

131. SILLS ES, TUCKER MJ, PALERMO GD, et al. Assisted reproductive technologies and monozygous twins: implications for future study and clinical practice. Twin Research, 2000, 2: 217-223.

132. VITTHALA S, GELBAYA TA, BRISON DR, et al. The risk of monozygotic twins after assisted reproductive technology: a systematic review and meta-analysis. Hum Reprod Update, 2009, 15: 45-55.

133. MOAYERI SE, BEHR B, LATHI RB, et al. Risk of monozygotic twinning with blastocyst transfer decreases over time: an 8-year experience. Fertil Steril, 2007, 87: 1028-1032.

134. PAPANIKOLAOU EG, FATEMI H, VENETIS C, et al. Monozygotic twinning is not increased after single blastocyst transfer compared with single cleavage stage embryo transfer. Fertil Steril, 2010, 93: 592-597.

135. LUKE B, BROWN MB, GRAINGER DA, et al. The sex ratio of singleton offspring in assisted conception pregnancies. Fertil Steril, 2009, 92: 1579-1585.

136. PAPANIKOLAOU EG, KOLIBIANAKIS EM, TOURNAYE H, et al. Live birth rates after transfer of equal number of blastocysts and cleavage stage embryos in IVF. A systematic review and meta analysis. Hum Reprod, 2008, 23: 91-99.

137. PAPANIKOLAOU EG, CAMUS M, KOLIBIANAKIS EM, et al. In Vitro Fertilization with Single Blastocyst Stage versus Single Cleavage-Stage Embryos. N Engl J Med, 2006, 354 (11): 1139-1146.

138. RYAN GL, SPARKS AE, SIPE CS, et al. A mandatory single blastocyst transfer policy with educational campaign in a US IVF program reduces multiple gestation rates without sacrificing pregnancy rates. Fertil Steril, 2007, 88 (2): 35-60.

139. ELHUSSIENY A, MANDOUB M, HANAFI S, et al. Effect of laser assisted hatching on outcome of assisted reproductive technology. Open J Obstet Gynecol, 2013, 3: 18-23.

140. The Practice Committees Of The Society For Assisted Reproductive Technology And The Practice Committee Of The American Society For Reproductive Medicine. The role of assisted hatching in in vitro fertilization: a guideline. Fertil and Steril, 2014, 102: 348-351.

141. BLAKE DA, FORSBERG AS, JOHANSSON BR, et al. Laser zona pellucida thinning-alternative approach to assisted hatching. Hum Reprod, 2001, 16: 1959-1964.

142. KANYO K, KONC J. A follow up study of children born after diode laser assisted hatching. Eur J Obstet Gynecol Reprod Biolo, 2003, 110: 176-180.

143. FENG HL, HERSHLAG A, SCHOLL GM, et al. A retrospective study comparing three different assisted hatching techniques. Fertil and Steril, 2009, 91: 1323-1325.

144. WELLINGTON PM, ROCHA IA, FERRIANI RA, et al. Assisted hatching of human embryos: a systematic review and meta-analysis of randomized controlled trials. Human Reprod Updates, 2011, 17: 438-453.

145. ZHANG XJ, YANG YZ, LV Q, et al. Effect of the size of zona pellucida thinning by Laser assisted hatching on clinical outcome of human frozen-thawed embryo transfers. Cryo Letters, 2009, 30: 455-461.

146. HARTON GL, MUNNE S, SURREY M, et al. Diminished effect of maternal age on implantation after preimplantation genetic diagnosis with array comparative genomic hybridization. Fertil Steril, 2013, 100 (6): 1695-1703.

147. UBALDI FM, CIMADOMO D, CAPALBO A, et al. Preimplantation genetic diagnosis for aneuploidy testing in women older than 44 years: a multicenter experience. Fertil Steril, 2017, 107 (5): 1173-1180.

148. COLLINS SC, XU X, MAK W. Cost effectiveness of preimplantation genetic screening for women older than 37 undergoing in vitro fertilization. J Assist Reprod Genet, 2017, 34 (11): 1515-1522.

149. SUGIURA-OGASAWARA M, OZAKI Y, KATANO K, et al. Abnormal embryonic karyotype is the most frequent cause of recurrent miscarriage. Hum Reprod, 2012, 27 (8): 2297-2303.

150. SATO T, SUGIURA-OGASAWARA M, OZAWA F, et al. Preimplantation genetic testing for aneuploidy: a comparison of live birth rates in patients with recurrent pregnancy loss due to embryonic aneuploidy or recurrent implantation failure. Hum Reprod, 2019, 34 (12): 2340-2348.

151. RECHITSKY S, VERLINSKY O, KULIEV A. PGD for cystic fibrosis patients and couples at risk of an additional genetic disorder combined with 24-chromosome aneuploidy testing. Reprod Biomed Online, 2013, 26 (5): 420-430.

152. BURLET P, FRYDMAN N, GIGAREL N, et al. Improved single cell protocol for preimplantation genetic diagnosis of spinal muscular atrophy. Fertil Steril, 2005, 84 (3): 734-739.

153. VERLINSKY Y, RECHITSKY S, VERLINSKY O, et al. Preimplantation genetic diagnosis for polycystic kidney disease. Fertil Steril, 2004, 82 (4): 926-929.

154. LI W, MA Y, YU S, et al. The mutation free embryo for in vitro fertilization selected by MALBAC PGD resulted in a healthy live birth from a family carrying PKD 1 mutation. J Assist Reprod Genet, 2017, 34 (12): 1653-1658.

155. KIEFFER E, NICOD JC, GARDES N, et al. Improving preimplantation genetic diagnosis for Fragile X syndrome: two new powerful single round multiplex indirect and direct tests. Eur J Hum Genet, 2016, 24 (2): 221-227.

156. RAJAN BI, LIAN M, CHEAH FSH, et al. FMR1 CGG repeat expansion mutation detection and linked haplotype analysis for reliable and accurate preimplantation genetic diagnosis of fragile X syndrome. Expert Rev Mol Med, 2017, 19: 10.

157. MICHAELIDES K, TUDDENHAM EG, TURNER C, et al. Live birth following the first mutation specific preimplantation genetic diagnosis for hemophilia A. Thromb Haemost, 2006, 95 (2): 373-379.

158. VERLINSKY Y, RECHITSKY S, SCHOOLCRAFT W, et al. Preimplantation diagnosis for Fanconi anemia combined with HLA matching. Jama, 2001, 285 (24): 3130-3133.

159. KAHRAMAN S, BEYAZYUREK C, YESILIPEK MA, et al. Successful haematopoietic stem cell transplantation in 44 children from healthy siblings conceived after preimplantation HLA matching. Reprod Biomed Online, 2014, 29 (3): 340-351.

160. FERNANDEZ RM, PECINA A, ARANA L, et al. Experience of preimplantation genetic diagnosis with HLA matching at the University Hospital Virgen del Rocio in Spain: technical and clinical overview. Biomed Res Int, 2014, 2014: 560160.

161. KAKOUROU G, VRETTOU C, KATTAMIS A, et al. Complex preimplantation genetic diagnosis for beta-thalassaemia, sideroblastic anaemia, and human leukocyte antigen (HLA) typing. Syst Biol Reprod Med, 2016, 62 (1): 69-76.

162. XU J, ZHANG Z, NIU W, et al. Mapping allele with resolved carrier status of Robertsonian and reciprocal translocation in human preimplantation embryos, 2017, 114 (41): 8695-8702.

163. HACHEM H, SONIGO C, BENARD J, et al. Comparison of GnRH agonist and hCG for priming in vitro maturation cycles in cancer patients undergoing urgent fertility preservation. Plos one, 2018, 13 (12): e0208576.

164. BELVA F, ROELANTS M, VERMANING S, et al. Growth and other health outcomes of 2-year-old singletons born after IVM versus controlled ovarian stimulation in mothers with polycystic ovary syndrome. Human Reproduction Open, 2020, 1: 043.

165. IRMA VK, BAUER C, STåHLBERG A, et al. Human oocyte maturation in vitro is improved by co-culture with cumulus cells from mature oocytes, Reproductive Biomedicine Online, 2018, 36: 508-523.

166. GALVãO A, SEGERS I, SMITZ J, et al. In vitro maturation (IVM) of oocytes in patients with resistant ovary syndrome and in patients with repeated deficient oocyte maturation. Journal of Assisted Reproduction and Genetics, 2018, 35: 2161-2171.

167. CHIAN RC, UZELAC PS, NARGUND G. In vitro maturation of human immature oocytes for fertility preservation. Fertility and Sterility, 2013, 99 (5): 0015-0282.

168. MOSTINCKX1 L, BELVA F, BUYL R, et al. Obstetric and neonatal outcome of ART in patients with polycystic ovary syndrome: IVM of oocytes versus controlled ovarian stimulation. Human Reproduction, 2019, 8 (34): 1595-607.

169. GRYNBERG M, POULAIN M, LE PARCO S, et al. Similar in vitro maturation rates of oocytes retrieved during the follicular or luteal phase offer flexible options for urgent fertility preservation in breast cancer patients. Human Reproduction, 2016, 31 (3): 623-629.

170. SIRISTATIDIS CS, MAHESHWARI A, VAIDAKIS D, et al. In vitro maturation in subfertile women with polycystic ovarian syndrome undergoing assisted reproduction. Cochrane Database of Systematic Reviews, 2018: CD006606.

171. ROSE BI. Approaches to oocyte retrieval for advanced reproductive technology cycles planning to utilize in vitro maturation: a review of the many choices to be made. J Assist Reprod Genet, 2014, 31: 1409-1419.

172. WALLS ML, HART RJ. In vitro maturation. Best Practice & Research Clinical Obstetrics and Gynaecology, 2018, 53: 60-72.

173. LU C, ZHANG YY, ZHENG XY, et al. Current perspectives on in vitro maturation and its effects on oocyte genetic and epigenetic profiles. Science China Life Sciences, 2018, 61 (6): 633-643.

174. 朱小明，蔡婕，黄荷凤. 卵巢低反应的诊断标准和预测. 中国实用妇科与产科杂志, 2006, 22 (5): 388-390.

175. 张波. 控制性卵巢刺激中卵巢慢反应的发生原因及处理方法. 生殖医学杂志, 2013 (10): 770-774.

176. 黄宝怡，许培，刘曼婷，等. 卵巢抵抗综合征分级及病因研究. 中国实用妇科与产科杂志, 2017, 033 (009): 963-966.

177. GUZMAN L, ORTEGA-HREPICH C, POLYZOS NP, et al. A prediction model to select PCOS patients suitable for IVM treatment based on anti-mullerian hormone and antral follicle count. Human Reproduction, 2013,(5): 1261-1266.

178. 徐红，刘伟信，曾琴，等. 卵母细胞体外成熟技术研究进展. 中国计划生育和妇产科, 2018, 10 (001): 11-14.

179. TANNUS S, HATIRNAZ S, TAN J, et al. Predictive factors for live birth after in vitro maturation of oocytes in women with polycystic ovary syndrome. Arch Gynecol Obstet, 2018, 297: 199-204.

180. 孙赟，黄国宁，孙海翔，等. 卵子捐赠与供/受卵相关问题的中国专家共识. 生殖医学杂志, 2018, 27 (10): 932-939.

181. LUTJEN P, TROUNSON A, LEETON J, et al. The establishment and maintenance of pregnancy using in vitro fertilization and embryo donation in a patient with primary ovarian failure. Nature, 1984, 307 (5947): 174-175.

182. 庄广伦，李洁，周灿权，等. 供卵治疗卵巢早衰妊娠成功（附1例报告）. 中山医科大学学报, 1995, 1: 66-70.

183. 庄广伦. 现代辅助生殖技术. 北京：人民卫生出版社, 2005.

184. KHOR S, LYU Q, KUANG Y, et al. Novel FSHR variants causing female resistant ovary syndrome. Mol Genet Genomic Med, 2020, 8 (2): 1082.

185. 姬妍，杨芳，潘荣华. 人类辅助生殖中的卵子分享模式研究. 南京医科大学学报（社会科学版）, 2014, 14 (1): 11-15.

186. KOOL E, VAN DER GRAAF R, BOS A, et al. What constitutes a reasonable compensation for non-commercial oocyte donors: an analogy with living organ donation and medical research participation. J Med Ethics, 2019, 45 (11): 736-741.

187. SCHATTMAN GL. Cryopreservation of Oocytes. The New England journal of medicine, 2015, 373 (18): 1755-1760.

188. SHAVIT T, HASSON J, MA'MARI N, et al. Oocyte Donation From Donor Older Than 35 Years. Is It Worth Trying？ Reprod Sci, 2019, 26 (4): 503-509.

189. HOGAN RG, WANG AY, LI Z, et al. Oocyte donor age has a significant impact on oocyte recipients' cumulative live birth rate: a population-based cohort study. Fertil Steril, 2019, 112 (4): 724-730.

190. 张文娟，魏蒙. 中国人口的死亡水平及预期寿命评估——基于第六次人口普查数据的分析. 人口学刊, 2016, 38 (3): 18-28.

191. SUNKARA SK, RITTENBERG V, RAINE FENNING N, et al. Association between the number of eggs and live birth in IVF treatment: an analysis of 400 135 treatment cycles. Hum Reprod, 2011, 26 (7): 1768-1774.

192. JI J, LIU Y, TONG XH, et al. The optimum number of oocytes in IVF treatment: an analysis of 2455 cycles in China. Hum Reprod, 2013, 28 (10): 2728-2734.

193. KUSHNIR VA, DARMON SK, BARAD DH, et al. New national outcome data on fresh versus cryopreserved donor oocytes. J Ovarian Res, 2018, 11 (1): 2.

194. MORENO-SEPULVEDA J, CHECA MA. Risk of adverse perinatal outcomes after oocyte donation: a systematic review and meta analysis. J Assist Reprod Genet, 2019, 36 (10): 2017-2037.

195. LASHLEY LE, HAASNOOT GW, SPRUYT GM, et al. Selective advantage of HLA matching in successful uncomplicated oocyte donation pregnancies. J Reprod Immunol, 2015, 112: 29-33.

196. PIMENTEL C, SOLENE D, FREDERIQUE J, et al. What are the Predictive Factors for Preeclampsia in Oocyte Recipients？ J Hum Reprod Sci, 2019, 12 (4): 327-333.

197. MBAH AK, KORNOSKY JL, KRISTENSEN S, et al. Super obesity and risk for early and late preeclampsia. BJOG: an international journal of obstetrics and gynaecology, 2010, 117 (8): 997-1004.

198. STOOP D, BAUMGARTEN M, HAENTJENS P, et al. Obstetric outcome in donor oocyte pregnancies: a matched pair analysis. Reprod Biol Endocrinol, 2012, 10: 42.

199. SAVASI VM, MANDIA L, LAORETI A, et al. Maternal and fetal outcomes in oocyte donation pregnancies. Hum Reprod Update, 2016, 22 (5): 620-633.

200. LAURA R, DANILO C, ROBERTA M, et al. Definition of a clinical strategy to enhance the efficacy, efficiency and safety of egg donation cycles with imported vitrified oocytes. Human Reproduction, 2020, 35 (4): 785-795.

201. SMAJDOR A. The ethics of egg donation in the over fifties. Menopause Int, 2008, 14 (4): 173-177.

202. 周从容. 赠卵IVF中的伦理问题思考. 生殖医学杂志, 2017, 26 (3): 203-206.

203. 于修成 . 辅助生殖的伦理与管理 . 北京 : 人民卫生出版社 , 2014.

204. World Health Organization. WHO manual for the standardized investigation, diagnosis and management of the infertile male. Cambridge: Cambridge University Press, 2000.

205. SIGALOS G, TRIANTAFYLLIDOU O, VLAHOS N. How do laboratory embryo transfer techniques affect IVF outcomes? A review of current literature. Human fertility (Cambridge, England), 2017, 20 (1): 3-13.

206. 中华人民共和国卫生部 . 人类辅助生殖技术和人类精子库伦理原则 . 中国生育健康杂志 , 2004, 15 (2): 72-77.

第六章

特殊情况体外受精助孕

第一节 低反应人群识别和处理

一、概述

卵巢低反应(poor ovarian response,POR)是卵巢对促性腺激素(Gn)刺激反应不良的病理状态,主要表现为卵巢刺激周期发育的卵泡少、血雌激素峰值低、Gn 用量多、周期取消率高、获卵数少和临床妊娠率低。卵巢对超促排卵的反应是体外受精(IVF)周期的关键,也是治疗成功的独立影响因素。尽管理想的卵母细胞数量可能是一个有争议的问题,但是获得 10~15 个卵母细胞被认为是卵巢反应良好的体现。POR 患者因其获卵数少而在 IVF 治疗中面临着重大挑战。同时 POR 也是临床医生面临的非常棘手的问题。

二、病因

(一)年龄

女性生殖衰老是由于卵巢中的卵泡数量逐渐减少和卵母细胞质量下降。基于卵巢组织学研究表明,始基卵泡由出生时的几百万个到青春期时约剩下 40 万个,37.5 岁时约剩 2.5 万个,卵泡随生命进程处于连续损耗的状态。随着年龄的增长,卵巢储备逐渐下降,导致卵巢对促性腺激素的反应降低。研究发现,POR 的患病率随年龄增长而增加,在 40 岁以上的女性中 POR 的患病率为 50%。在 2011 年的博洛尼亚诊断标准中认为高龄(≥40 岁)被认为是 POR 最相关的危险因素,但需要通过其

他检查来进一步确认。

(二)卵巢储备功能减退

卵巢储备功能减退(diminished ovarian reserve,DOR)指卵巢内卵母细胞的数量减少和 / 或质量下降,同时伴有抗米勒管激素(anti-mullerian hormone,AMH)水平降低、窦卵泡数(antralfollicle count,AFC)减少、FSH 水平升高。DOR 的诊断着重于卵巢储备功能的评估,不强调年龄和病因,也不涉及卵巢对刺激的反应性。导致 DOR 的原因除了年龄的增长导致的卵巢功能衰退,还包括影响卵巢储备的遗传或获得性的疾病,如染色体的数量和结构异常、基因突变(如 Turner 综合征等),以及既往的盆腔炎、子宫内膜异位症、卵巢囊肿手术史、放化疗(特别是烷基化的化疗药)史。已经诊断了卵巢储备功能减退的患者,不论年龄大小,在进行促排卵的过程中,更容易发生卵巢低反应。

(三)FSH 受体基因多态性

一些患者,尤其是年轻的患者,虽然没有 DOR 的情况,但是表现为对促性腺激素反应低下,导致的原因可能跟促排卵方案、药物的选择相关。但越来越多的研究倾向于卵泡对外源性卵泡刺激素(FSH)的敏感性降低可能是导致这种现象最合理的解释。研究发现一个常见的促黄体生成素(LH)β 亚基突变与刺激过程中 FSH 消耗增加相关。最近发表了一项系统综述和荟萃分析,包括 33 项关于 FSH 受体(FSHR)多态性和卵巢低反应的相关性临床研究。分析表明,FSHR(rs6166)和 FSHR(rs1394205)的丝氨酸携带者与卵巢对 FSH 刺激的抵抗相关。

(四)其他危险因素

除此之外,在超促排卵期间,环境污染物也可

能是卵巢反应的影响因素。一项回顾性研究表明，细胞内苯水平升高与获得卵母细胞数目减少和可用于移植的胚胎数量减少有关，目前认为苯可以导致 FSHR 的转导缺陷。在另一项回顾性研究中，卵泡液中的多氯联苯同源物（PBC）与超促排卵期间卵巢反应降低有关。

三、诊断及分类

在对 POR 的认识过程中，2010 年前对于 POR 的诊断国际上并没有统一的标准；2011 年的一项系统评价，纳入了对 POR 患者进行的总共 47 项研究，使用的 POR 诊断标准高达 41 种之多。因此，2011 年欧洲人类胚胎与生殖学会（ESHRE）和美国生殖医学协会（ASRM）讨论并制定了一个有关 POR 的诊断共识。2015 年，中华医学会生殖医学分会结合博洛尼亚诊断标准制定了 POR 的中国版专家共识。

（一）博洛尼亚诊断标准

2011 年（ESHRE）发表了卵巢低反应博洛尼亚共识，这一共识是目前国际上绝大多数有关卵巢低反应研究普遍接受的标准。至少满足以下 3 条中的 2 条即可诊断 POR：

1. 高龄（≥40 岁）或存在任何其他 POR 危险因素。

2. 曾发生过 POR（常规刺激方案时获卵数≤3 个）。

3. 卵巢储备功能检测异常［如窦卵泡数（AFC）<5~7 个或抗米勒管激素（AMH）<0.5~1.1ng/ml］。

或者无上述因素，年轻患者或卵巢储备功能正常患者，连续 2 次最大刺激剂量反应不良也可定义为低反应。

2015 年中国版专家共识的诊断标准参照博洛尼亚诊断标准，并且对诊断标准中的细节进行了进一步的解释。强调了年龄、卵巢储备功能低下、前次 IVF 周期 POR 在诊断中的作用。

尽管博洛尼亚诊断标准在临床上应用甚多，但其仅仅是统一了卵巢低反应研究的临床纳入标准，并没有为 POR 患者的临床决策、咨询或管理提出任何建议。根据博洛尼亚诊断标准诊断的 POR 人群仍具有一定的异质性，忽视了年龄对卵母细胞质

量的影响。根据博洛尼亚标准，卵巢储备下降的年轻患者、卵巢储备功能正常但既往有 2 次 POR 的年轻患者、卵巢储备功能正常但既往发生过 POR 的高龄女性都包括在这一人群中。这些局限性促进了博洛尼亚 POR 标准的进一步细化。在 2016 年，波塞冬（Patient Oriented Strategies Encompassing Individualized Oocyte Number，POSEIDON）研究小组提出了从卵巢低反应到低预后概念的转变。

（二）POSEIDON 分组

POSEIDON 研究组主张根据年龄、卵巢储备功能（AFC 和 AMH）及前次超促排卵获卵数将患者分为四组（表 6-1-1）。

表 6-1-1　POSEIDON 分组

项目	组 1		组 2		组 3	组 4
年龄	<35		≥35		<35	≥35
AMH	≥1.2ng/ml		≥1.2ng/ml		<1.2ng/ml	<1.2ng/ml
AFC	≥5		≥5		<5	<5
既往获卵数	1a	1b	2a	2b		
	<4	4~9	<4	4~9		

该分类对 POR 患者进行了更详细的分层，以减少根据博洛尼亚诊断标准的 POR 人群中的异质性，并促进这些患者的个体化治疗。POSEIDON 分类根据以下因素组合将患者分为四个亚组：①年龄；②卵巢储备标志物；③先前促排卵周期中卵巢的反应。

组 1：年龄<35 岁，卵巢储备功能良好（AMH≥1.2ng/ml 和／或 AFC≥5），如果既往有获卵数<4 个，则为非预期低反应组（1a），若既往获卵数为 4~9 个，则为非预期次低反应组（1b）。该组因患者年轻、卵巢储备功能正常而被判断为非预期的低反应组。其卵巢低反应的原因可能与促排卵方案的选择、FSH 和 LH 的受体多态性，以及环境等因素相关。

组 2：年龄>35 岁，卵巢储备功能良好（AMH≥1.2ng/ml 和／或 AFC≥5），如果既往有获卵数<4 个，则为非预期 POR 组（2a），若既往获卵数为 4~9 个，则为非预期次低反应组（2b）。该组患者虽然为高龄，但因其卵巢储备功能正常，依然被判断为非

预期低反应组。但该组患者因高龄可能对卵母细胞质量的影响而导致其获得可移植的整倍体囊胚的数目下降，进而使累计活产率降低。

组3：年龄<35岁，卵巢储备功能下降（AMH<1.2ng/ml和/或AFC<5）。该组患者因其卵巢储备功能下降进而被判断为预期POR组。但该组患者得到可移植的整倍体囊胚的概率要高于高龄患者组（无论卵巢储备功能是否下降），因此其得到活产的概率也是显著高于高龄组患者的。

组4：年龄≥35岁，卵巢储备功能下降（AMH<1.2ng/ml和/或AFC<5）。该组为预期POR组。此组患者能够获得的卵母细胞有限，并且其获得整倍体囊胚的概率也因其高龄而有所下降，进而导致活产率降低。

四、卵巢低反应的处理

目前在卵巢低反应的处理方面更倾向于按照POSEIDON分组进行。POR患者管理目标是增加获得的卵母细胞数量并且改善妊娠结局。主要从以下三个方面考虑：卵巢刺激前的预处理；促排卵方案的选择；促性腺激素的选择和剂量的调整。

（一）卵巢刺激前的预处理

POR患者的妊娠结局常因为获卵数少、胚胎数少或质量差而受到影响。在促排卵前进行预处理，可以提高卵巢对促排卵药物的敏感性，增加获卵数，改善卵母细胞质量。目前常用的预处理药物有雄激素、生长激素（growth hormone，GH）、雌激素、抗氧化剂及中药等。

1. 雄激素 雄激素在卵泡发育中有重要的调节作用，在窦卵泡期，雄激素处理能增加颗粒细胞FSH受体的表达，提高卵泡对FSH的敏感性，增加芳香化酶活性。随着卵泡的发育，雄激素对FSH的影响从促进转为抑制，进而导致芳香化酶活性降低，影响卵泡生长。目前有以下几种雄激素在临床中应用：

（1）脱氢表雄酮（dehydroepiandrosterone，DHEA）：是一种内源性类固醇激素，来源于卵泡膜细胞和肾上腺皮质的甾体物质，具有弱雄激素作用，是参与卵泡固醇激素合成必不可少的前体激素，在外周组织主要转化成睾酮和雌二醇（estradiol，E_2）。DHEA

可提高血清胰岛素样生长因子（insulin like growth factor-1，IGF-1）水平，对卵泡发育和卵母细胞质量具有积极作用。2015年发表的辅助生殖促排药物治疗专家共识推荐DHEA主要用于卵巢反应不良、卵巢低储备和卵巢早衰患者。2018年中华医学会生殖分会的中国高龄女性人工助孕临床指南中提出，虽然证据尚不充分，但是文献表明针对卵巢储备功能低下的患者，脱氢表雄酮（DHEA）可能能够改善卵巢的反应性，提高卵子或胚胎质量，增加获卵数，提高临床妊娠率（2C）。2019年ESHRE的IVF促排卵指南中指出，目前尚无一致的证据表明，在接受IVF治疗的POR患者中，在卵巢刺激之前和期间使用DHEA可以改善活产/持续妊娠率。DHEA治疗的持续时间各不相同，可能导致观察结果不一致，并且由于有关给药时间和安全性的数据不足，目前尚没有足够的证据推荐使用DHEA进行预处理。

（2）睾酮：在卵泡成熟的早期和中期，补充睾酮可促进卵泡从静止期过渡到生长池，同时睾酮可能会增加窦前卵泡的数量，并增加颗粒细胞中FSH受体的表达从而提高卵巢对促性腺激素的反应性。2015年我国卵巢低反应专家共识推荐使用方法为促排卵前每日涂敷经皮睾酮凝胶1.25mg，持续应用21天，在应用Gn日停药。2015年的一项Cochrane荟萃分析分析了4个RCT研究，共345位POR患者。接受睾酮预处理后其活产率得到明显改善（OR 2.60，95% CI 1.30~5.20）。但是在一项敏感性分析中，删除了所有存在偏倚高风险的研究，在剩余的研究中，没有证据表明睾酮的预处理与活产率的提高之间存在关联（OR 2.00，95% CI 0.17~23.49）。之后的研究结果也不尽相同。因此，2019年ESHRE的IVF促排卵指南中指出目前尚无一致的证据表明，在接受IVF治疗的POR患者中，促排卵前的使用睾酮预处理可改善卵母细胞的反应性和活产率的临床结果。同样由于剂量、给药时间和安全性方面的数据不足，目前尚没有足够的证据推荐使用睾酮进行预处理。

2. 生长激素 生长激素（GH）是由垂体分泌并储存的一种促进生物生长发育的激素，近年来的研究表明，GH可改善卵泡颗粒细胞的老化状态。

在小鼠模型上 GH 可改善其卵母细胞线粒体功能从而提高卵母细胞能量水平，而这点在人类研究中也得到了证实，认为其能直接提高人体卵母细胞质量。目前认为 GH 主要通过两种途径作用于卵巢：一是直接与卵巢上的 GH 受体结合，发挥生物学效应；二是经胰岛素样生长因子(IGF-1)系统间接作用于卵巢，从而影响卵泡的发育和生长。GH 可通过上调 IGF-1 来调节 Gn 对颗粒细胞的作用，IGF-1 在体内和体外都表现出对 GH 的依赖性。2018 年中华医学会生殖分会的中国高龄女性人工助孕临床指南中提出，针对卵巢储备功能低下、卵巢低反应的患者，GH 可能能够改善卵巢的反应性，提高活产率，但目前证据尚不充分(2C)。2017 年的一项系统评价和荟萃分析显示，在接受 IVF 治疗的 POR 患者中，与对照组相比，应用 GH 组其活产率均得到明显改善(RR 1.73,95% CI 1.25~2.40)。但 2018 年另外一项荟萃分析，在 GnRH 拮抗剂方案中比较了是否应用 GH 对结局的影响。与对照组相比，获卵数以及持续妊娠率均没有显著差异。由于目前研究结果的模棱两可以及迄今为止进行的 RCT 相对较少和较小，因此在 2019 年 ESHRE 的 IVF 促排卵指南中并不推荐对 POR 患者中使用 GH。

3. 抗氧化剂 卵巢功能减退可能与卵母细胞的氧化应激过度活跃有关。抗氧化剂的补充，如强效的抗氧化剂辅酶 Q_{10}，可以降低线粒体氧化应激，修复线粒体基因表达，改善线粒体功能，从而改善卵母细胞的质量，改善妊娠结局。2018 年一项 RCT 评估了 POSEIDON 组 3 的患者在促排卵发生前 60 天进行辅酶 Q_{10} 预处理的有效性，报道了在辅酶 Q_{10} 补充组与对照组相比其获卵数显著增加。此外，通过对卵裂球的分裂和大小评估，辅酶 Q_{10} 组显示第 3 天胚胎质量更高。尽管事实上辅酶 Q_{10} 和其他抗氧化剂几乎没有不良反应和副作用，但需要进行更多的研究以更好地评估其在 POSEIDON3 组和 4 组患者中作为预处理的效果。

4. TCM(中医药) 按照中医的理论，卵巢储备功能下降的患者，虽不同个体、不同疾病发展阶段证候不同，但其病机存在共性特点，即"肾虚是根本，脾虚、肝郁是持续伴随的病理状态"，其基本治法可归纳为补肾理脾舒肝法。近年来有一些报道显示中医药治疗对于改善卵巢储备功能，改善 IVF 预后有一定的作用。但因中医药的特殊性，目前缺少大规模的 RCT 研究来验证其科学性、有效性和安全性。因此无法确切评价其效果。

(二)促排卵策略

1. 非预期卵巢低反应 非预期 POR，即卵巢储备功能良好的患者(POSEIDON 组 1 和组 2)，在既往的促排卵中表现为低反应(获卵数 <4)或次优反应(获卵数 4~9)。涉及促性腺激素和 / 或其受体的基因多态性是解释该现象的主要病理生理机制。促排卵方案的选择主要集中在最大化卵母细胞产量上，进而增加可移植的整倍体胚胎数。在评估既往促排卵方案时有这样两个概念，分别为卵泡输出率(follicle output rate, FORT)和卵泡 - 卵母细胞指数(follicle-to-oocyte index, FOI)。FORT 是用来衡量促排卵开始时的窦卵泡计数与刺激结束时的排卵前卵泡数之间的一致性。FOI 是评估促排卵开始时的窦卵泡数与取卵时获卵数之间的一致性。这两个指标可用于确定在先前的卵巢刺激过程中是否准确反映卵巢储备功能，为方案的选择和调整提供理论依据。若 FORT 和 / 或 FOI ≤50%，则提示该次促排卵未能很好地反映卵巢储备功能。可以考虑调整促排卵方案，增加 Gn 的起始剂量等。

在方案的选择方面，针对高龄非预期低反应组(组 2)，2018 年发表的两项研究显示使用拮抗剂方案联合黄体期促排卵方案可以使获卵数最大化，尽可能多地得到成熟的卵母细胞及可移植的整倍体胚胎。

在 Gn 使用剂量方面，针对非预期低反应组、亚低反应组(组 1-1b、组 2-2b)的患者增加 FSH 剂量是一种常用策略。在 Drakopoulos 等人的一项回顾性研究中，共纳入了 160 名卵巢储备正常，反应欠佳的女性，使用 GnRH 拮抗剂方案促排卵，提高 rFSH 使用剂量，获得的卵母细胞数量明显较之前增多(9:6,P <0.001)，得到的优质胚胎数目也有显著提高(4:3,P<0.001)。虽然增加 rFSH 用量可使卵巢反应性略升高，但最大用量 300IU，目前的研究并无证据支持继续增加用量有额外获益。

2. 预期卵巢低反应

(1)促排卵方案的选择：之前的研究认为与传

统的促排卵方案相比,预期低反应组,即卵巢储备功能下降组(POSEIDON 组 3 和组 4)患者的自然周期 IVF 或轻度刺激会更合适,因为高剂量外源性促性腺激素对卵巢的刺激会增加非整倍性胚胎的风险。但是,最近的大量科学证据并不支持这种担忧。根据博洛尼亚诊断标准确诊的 POR 患者接受自然周期 IVF 时,每个周期的活产率仅为 2.6%。相比之下,使用常规方案进行促排卵的 POR 患者,周期活产率可以达到 11%。2019 年 ESHRE 的 IVF 促排卵指南中推荐对于预期低反应的患者,GnRH 激动剂和 GnRH 拮抗剂方案之间在安全性和功效方面没有差异。与 GnRH 激动剂方案相比,使用 GnRH 拮抗剂方案的患者可在治疗时间方面获益。在使用微刺激方案进行促排卵时,单用氯米芬,联合使用氯米芬与 Gn 或单用 Gn 刺激之间,在安全性和疗效方面均无差异。而在使用 Gn 的基础上添加芳香化酶抑制剂(来曲唑)并不会使患者明显获益。除此之外,没有高质量的可控的研究表明在预期低反应患者中使用改良的自然周期或自然周期 IVF 可改善妊娠结局。总之在预期低反应组(POSEIDON3 组和 4 组)患者中,可选择使用常规促排卵方案或微刺激方案/黄体期促排卵方案,但不推荐自然周期。

(2)Gn 剂量的选择:2017 年的 Cochrane 荟萃分析包含了 5 个 RCT 研究,对 Gn 的剂量进行了比较。结果显示在 150IU 和 300/450IU 剂量的促性腺激素之间,活产/持续妊娠率(2 RCT,*OR* 0.71,95% *CI* 0.32~1.58,286 名女性)无显著差异。然而,在较高的促性腺激素剂量组(2 RCT,*MD* 0.69,95% *CI* 0.5~0.88,286 名女性)中获卵数优于低剂量组。在 300IU 和 400/450IU 之间,持续妊娠率(1 RCT,*OR* 0.77,95% *CI* 0.19~3.19,62 名女性)或取卵的数量(2 RCT,*MD* 0.03,95% *CI* 0.30~0.24)无显著差异。在 450IU 和 600IU 组,活产率(1 RCT,*OR* 1.33,95% *CI* 0.71~2.52,356 名妇女)或获卵数(1 RCT,*MD* 0.08,95% *CI* 0.04~0.20,356 名妇女)均无显著差异。2019 年 ESHRE 的 IVF 促排卵指南指出,高于 150IU 的促性腺激素剂量会导致卵母细胞数量增多,并有更多的胚胎移植的机会。但是,活产率/持续妊娠率没有差异。此外,因为研究的样本量很

小,因此不足以为活产结局的剂量比较提供证据。而每天 >300IU 的剂量不会让患者获益。

(3)辅助用药:补充 LH 的生理原理主要基于"两细胞两性腺激素"概念,其中 LH 补充刺激卵泡膜细胞中胆固醇转化为雄激素,从而增加了内源性卵巢内雄激素的产生。一方面,雄激素刺激颗粒细胞上 FSH 受体的表达与 IGF1 协同作用以促进卵泡的生长;另一方面,与颗粒细胞 LH 受体结合,并调节最终的卵泡/卵母细胞成熟。2017 年和 2019 年的两篇系统评价均指出,补充 rLH 对 36~39 岁的低反应的女性有益。因此对于高龄卵巢储备功能下降(组 4)的患者,可于促排卵的过程中适量添加 rLH。除此之外,雌激素预处理目前常用于 DOR 和 POR 的患者。2015 年发表的"卵巢低反应专家共识"指出黄体期雌激素预处理能提高 POR 患者卵巢对 Gn 的反应性。前一周期黄体期应用雌激素其作用机制可能是抑制过早升高的 FSH,抑制黄体期过早募集卵泡,促使卵泡同步生长。同时还可以上调颗粒细胞上的 FSH 受体,增加颗粒细胞对 Gn 的敏感性。临床应用显示黄体期应用 E_2 处理可能增加获卵数。但妊娠率和活产率的改善似乎不显著。2019 年 ESHRE 的 IVF 促排卵指南也不推荐拮抗剂方案前使用雌激素预处理。

(三)赠卵

供卵体外受精胚胎移植技术是指在女方由于卵巢储备功能衰竭或其他遗传疾病等原因不能获得或使用自身卵子的情况下,借助辅助生殖技术,从第三方卵子捐赠者处获取卵子,与丈夫精子在体外受精,形成胚胎后移植回女方宫腔内的过程。我国《关于修订人类辅助生殖技术与人类精子库相关技术规范、基本标准和伦理原则的通知》(卫科教发〔2003〕176 号)和《关于印发人类辅助生殖技术与人类精子库校验实施细则的通知》(卫科教发〔2006〕44 号)中明确规定接受卵子赠送的适应证:①丧失产生卵子的能力;②女方是严重的遗传性疾病携带者或患者;③具有明显的影响卵子数量和质量的因素。Brinsden 等将反复 IVF 失败的患者列入其中。因此,对于反复助孕失败的卵巢低反应患者,情况允许的条件下,也可以考虑实施受卵助孕。在 2018 年发表的"卵子捐赠与供/受卵相关问题

的中国专家共识"中指出：接受人类辅助生殖技术助孕治疗的妇女，在获卵数达到 15 枚自用前提下，超出的卵子可建议捐赠；可采用新鲜卵子捐赠，但必需将胚胎冷冻保存半年后对赠卵者再次进行传染病筛查，检测阴性方可解冻移植；或将捐赠卵子冷冻保存，待自行完成生育意愿后，再次进行传染病筛查，方可再将剩余冻存的卵子捐赠他人助孕。此外受卵者胚胎移植时年龄不应超过 52 岁，受卵者助孕前需进行身体和心理健康的评估。

（沈　浣）

第二节　多囊卵巢综合征

一、概述

在缺乏 IVF/ICSI 绝对指征时，如果 PCOS 患者接受一线、二线治疗失败，可以选择 IVF 作为三线治疗。PCOS 患者接受 IVF 治疗将面临多重挑战，包括从卵巢低反应到反应过度、低卵泡输出率、低受精率、低囊胚形成率、卵巢过度刺激综合征（ovarian hyperstimulation syndrome，OHSS）、流产率和产科并发症增加等。

二、IVF 周期治疗前的预处理

预处理的目的在于改善 PCOS 患者卵巢的反应性、卵母细胞质量及妊娠结局，并降低 OHSS 的发生等。

（一）体重控制

肥胖，特别是中枢性肥胖会加剧胰岛素抵抗（insulin resistance，IR）和导致雄激素过多。肥胖的不育妇女 IVF 治疗中 Gn 剂量高、周期取消率高、获卵率低、流产率高。基于对 682 532 个周期的荟萃分析发现，女性肥胖对 IVF 后的活产率具有明显的负面影响，具体机制可能与受损的卵泡发育、卵母细胞质量、胚胎发育和子宫环境有关。体重控制已在多个国际临床建议中得到推荐，在 6 个月内减轻初始体重的 5%~10%，将显著地改善临床结局。

（二）二甲双胍

按照鹿特丹标准诊断为 PCOS 的女性中有 85% 存在 IR，其中瘦型患者中 75%存在 IR，超重

和肥胖患者 95% 存在 IR。虽然 IR 对 PCOS 妇女生殖结局的独立影响尚不清楚，但 IR 与颗粒细胞中的芳香化酶活性增加、雄激素合成和孕酮合成受损有关。二甲双胍通过减少糖异生和脂肪生成，增强肝脏、骨骼肌、脂肪组织和卵巢中的葡萄糖摄取而发挥作用，改善 IR。这在高代谢风险人群中获益显著。一项 Cochrane 系统评价和荟萃分析评估了 PCOS 女性在 GnRH 激动剂长方案中 Gn 刺激前和 / 或刺激期间使用二甲双胍对治疗结局的影响，二甲双胍剂量范围为每天 1 000~2 550mg，开始应用时间从 FSH 刺激前的 16 周直至 FSH 开始刺激当天，二甲双胍停药时间分别在 HCG 扳机日、取卵日、胚胎移植日、妊娠试验日或妊娠 12 周。结果显示，二甲双胍的使用显著提高了临床妊娠率，降低了 OHSS 的风险，但是还没有活产率提高的确凿证据。一项 RCT 研究评估了 GnRH 拮抗剂方案中辅助二甲双胍的治疗效果，二甲双胍组在卵巢刺激前 2 个月开始用药，每日 1.5g。结果显示，加用二甲双胍后 Gn 总剂量和雌激素水平明显减少，周期取消率和 OHSS 发生率显著下降，HCG 日卵泡总数减少，但 ≥ 14mm 卵泡数目没有变化。二甲双胍可增加成熟卵数，在卵裂期胚胎数目上没有差异。对早孕期服用二甲双胍的荟萃分析表明，胎儿畸形的风险没有增加。但是小鼠和人胎儿睾丸组织体外培养结果显示，当暴露于二甲双胍时睾丸激素分泌和支持细胞的数量会减少。推测如果发生宫内二甲双胍暴露，有可能对雄性生殖产生不良影响，并产生跨代效应。

权衡二甲双胍使用的风险与获益，国际指南给出了使用建议：

（1）对于接受 GnRH 激动剂方案进行 IVF+ICSI 治疗的 PCOS 妇女，在卵巢刺激之前和 / 或期间可以辅助二甲双胍治疗，以改善临床妊娠率并降低发生 OHSS 的风险。

（2）GnRH 激动剂治疗开始时开始使用二甲双胍，用药剂量为每天 1 000~2 550mg，可以在妊娠试验或月经来潮时停止服用二甲双胍（除非另有说明使用二甲双胍治疗），注意二甲双胍的副作用。

（3）在 GnRH 拮抗剂方案中辅助应用二甲双胍，以降低 OHSS 的风险。

(三) 口服避孕药的使用

口服避孕药(oral contraceptives, OC)通过负反馈抑制内源性 Gn 的分泌,可以提高卵巢对外源性 Gn 的敏感性,有利于卵泡发育的同步化,抑制卵巢生理性囊肿的发生,降低雄激素水平。从理论上将 OC 对垂体的抑制作用在停用 5 天后解除。但有研究发现,停止使用 OC 的前 3 个月内受孕率低于停止其他避孕方法后的受孕率,提示停用 OC 后存在药物的后续效应。国内一项大型 RCT 研究发现,PCOS 患者应用 OC 后进入 GnRH 拮抗剂方案治疗,血清 LH 和 E_2 水平及子宫内膜厚度低于自发性月经或孕激素诱发月经的妇女,新鲜胚胎移植的临床妊娠率和活产降低,FET 周期的临床妊娠率没有降低,但妊娠丢失率增高。多元 logistic 回归分析表明,OC 与活产率降低有关。推测其机制,OC 的后续效应可能会加剧 COH 对新鲜周期子宫内膜 - 胚胎的不同步性,从而导致临床妊娠率降低。因此,对于 PCOS 患者在接受 GnRH 拮抗剂方案并拟进行鲜胚移植周期,等待自然月经来潮或孕激素撤退可能是更好的选择。

三、超促排卵治疗

(一) 风险识别

由于 PCOS 患者对 Gn 刺激的高度敏感性,使之成为 OHSS 高风险人群。有研究显示,PCOS 组血清 AMH 预测高反应的临界值为 6.85ng/ml(敏感性为 66.7%,特异性为 68.7%),非 PCOS 组为 4.85ng/ml(敏感性为 85.7%,特异性为 89.7%)。特别是年轻、低 BMI、既往出现过 OHSS 的 PCOS 患者,更应关注其风险。

(二) 方案选择

1. GnRH 拮抗剂方案与 GnRH 激动剂 9 项研究纳入 1 294 对女方为 PCOS 的夫妇,以持续妊娠率作为主要结果。GnRH 拮抗剂方案和 GnRH 激动剂方案的持续妊娠率没有显著性差异。将拮抗剂方案进行亚组分析,无论是固定方案还是灵活方案,与激动剂相比均无显著性差异。在 3 项研究的 363 例 PCOS 患者中,与激动剂相比,拮抗剂方案获得活产的 RR 为 0.90(CI 0.69~1.19)。拮抗剂和激动剂长方案的临床妊娠率和获卵数无差异。

而拮抗剂方案的 OHSS 发生率明显降低(RR 0.53,95% CI 0.30~0.95)。因此对于 PCOS 的患者更推荐使用 GnRH 拮抗剂方案,以减少 Gn 刺激时间,减少 Gn 总量和 OHSS 的发生率。

2. 微刺激方案 克罗米芬 / 来曲唑结合 Gn 用于 COH,还未显示出有效性和安全性的结果。基于缺乏高质量的证据,国际指南小组不建议将上述 2 种药物用于预测高反应患者的超促排卵治疗。

(三) 起始剂量

起始剂量的选择非常重要,一般根据年龄、体重指数(BMI)、窦卵泡计数(AFC)和 AMH 水平来决定。建议 PCOS 患者在第一个周期中,使用低于常规剂量的 FSH(不大于 150IU)进行温和刺激,以降低 OHSS 的风险。

(四) Gn 选择

在一项 Cochrane 系统评价和荟萃分析中,共纳入 42 个研究,9 606 对夫妇,无论是否应用 GnRH 激动剂降调节方案,重组 FSH 与三种不同的尿源性 FSH(HMG、FSH-P 和 FSH-HP)制剂比较,活产率或 OHSS 发生率均无显著差异。一项 RCT 研究比较了 PCOS 妇女在 GnRH 激动剂长期方案中应用尿源性促性腺激素(human menopausal gonadotrophin,HMG)和重组 FSH 的临床结局,在 HMG 组中,E_2 峰值水平显著降低(P=0.02),中等卵泡数少(P=0.001),获卵数少(P=0.002)和 MII 卵数少(P=0.003)。两组在受精数、受精率、优质胚胎数、移植胚胎数、妊娠率之间没有显著差异。rFSH 组患者中 OHSS 的风险高于 HMG 组,HMG 组 Coasting 的比例低。因此认为,HMG 和 rFSH 在 PCOS 患者 GnRH 激动剂长方案治疗中可获得相似的临床妊娠率。HMG 似乎与较低的 OHSS 率相关联。

(五) 扳机

扳机的 HCG 剂量降低会降低发生 OHSS 的机会,对于使用 GnRH 拮抗剂方案的周期,当存在 OHSS 风险或不考虑新鲜胚胎移植时,更推荐用 GnRH 激动剂进行扳机,并行全胚冷冻,以避免由 HCG 导致的 OHSS 风险。

(六) 胚胎移植策略

接受 IVF 治疗的 PCOS 患者是 OHSS 的高危

人群,同时妊娠期并发症如先兆子痫、早产、低出生体重和先天性异常等的风险也显著增加,推测新鲜胚胎移植周期,超生理量的甾体激素可能会改变子宫内膜的容受性,并对滋养细胞的侵袭或胎盘形成产生不利影响。已有证据表明,冻胚移植可以提高PCOS患者的活产率,降低OHSS和妊娠并发症的发生率。一项来自国内多中心(n–14)RCT研究,纳入1 508名不育的PCOS患者,在其第一个IVF治疗周期使用GnRH拮抗剂方案及尿源性HCG扳机,比较新鲜周期移植与选择性冷冻胚胎移植(FET)的临床结局。FET采用激素替代周期,移植D3冻胚,给予口服戊酸雌二醇结合孕酮肌内注射直到怀孕10周。新鲜胚胎移植(ET)D3胚胎,黄体支持从取卵日至妊娠10周。结果显示,FET组每移植胚胎的活产率(live birth rate per embryo transfer)高,单胎出生体重高,先兆子痫的风险高;妊娠丢失率低,中重度OHSS的风险低。没有证据显示FET和新鲜ET组的生化妊娠率、临床妊娠率、持续妊娠率、其他妊娠期及新生儿并发症存在差异。2017年发表的另一项大型回顾性研究,将1 423名高反应患者按获卵数进行了分组,分别获卵15~18个、19~21个、22~24个和≥25个,发现当获卵数≥19个时,FET的临床结局表现出优势,获卵数≥20个时优势更加显著。最新的国际指南也建议,为避免晚期OHSS的风险,采取全胚冷冻的移植策略,既适用于GnRH激动剂方案又适用于GnRH拮抗剂方案。

(七)COH过程中降低OHSS的其他处理

1. Coasting 在维持垂体抑制的情况下停止Gn刺激,不利于小卵泡继续生长,使E$_2$水平和中小生长卵泡数量下降,而大卵泡对高水平FSH的依赖性较低得以继续生长,以降低OHSS的发生风险。当卵泡直径达到15mm左右或E$_2$水平达到2 500~6 000pg/ml,就可以开始Coasting。如果Coasting超过3~4天则临床妊娠率降低。目前,随着其他方法对OHSS的有效控制,Coasting在临床上的应用越来越少了。已有证据表明,无论是否采用全胚冷冻策略,选择GnRH激动剂扳机临床结局均优于Coasting。

2. 多巴胺激动剂 卡麦角林是多巴胺D2受体激动剂,在实验模型中使血管内皮生长因子受体2失活。卡麦角林可通过阻止VGEF2磷酸化来降低血管通透性。一项前瞻随机双盲研究发现,供卵者自HCG日至取卵后6天每天应用卡麦角林0.5mg,可使中度OHSS的发生率降低50%以上。但如果应用GnRH激动剂扳机时,不建议使用卡麦角林或白蛋白作为OHSS的其他预防措施。

3. Kisspeptin 是一组由KISS1基因编码的下丘脑肽类激素,能够直接调节GnRH的分泌和脉冲,进而刺激垂体分泌FSH和LH。有研究发现,在OHSS高危女性中用Kisspeptin进行扳机的有效性和安全性,能够获得满意的成熟卵母细胞和较高的种植率,该研究中的60位女性均未出现OHSS。

(八)卵母细胞体外成熟

卵母细胞的IVM可以减少取卵前的卵巢刺激,避免OHSS风险。荟萃分析发现,接受IVM的PCOS患者表现出较高的着床率和临床妊娠率,较低的周期取消和流产率。2018年发表的PCOS诊治国际循证指南指出,尚未发现已发表的将IVM治疗与IVF/ICSI或排卵诱导治疗或安慰剂/未治疗PCOS女性进行比较的RCT研究。因此,在缺乏此类证据的情况下,对于PCOS的女性,IVM可以在具有足够专业经验的单位进行,以达到接近标准IVF的妊娠率和活产率。在该过程中形成的胚胎应进行玻璃化冷冻,并在随后的周期中解冻移植。

(徐 阳)

第三节 子宫内膜异位症

子宫内膜异位症(endometriosis,EMT)在育龄妇女中报道的发病率约为10%;在不育症女性中其发病率高达25%~40%。内异症病灶引起慢性炎症反应,可能导致广泛的纤维化和粘连形成。临床上子宫内膜异位症分为腹膜型、卵巢型、深层浸润型和其他类型,不同类型间经常并存。内异症与不育高度相关,其导致女性生育力下降的原因涉及以下几方面:损害卵巢储备功能,损害输卵管功能,影响子宫内膜的容受性,卵泡生长发育和卵母细胞成熟障碍，自由基氧化应激增加，以及细胞因子、白介素和各种生长因子水平的失衡等。

内异症相关性不育是 IVF/ICSI-ET 的主要适应证。2015 年中国内异症的诊治指南建议：对于内异症生育指数（EFI）评分低、有高危因素的患者（年龄在 35 岁以上、不育年限超过 3 年，尤其是原发性不育者；重度内异症、盆腔粘连、病灶切除不彻底者；输卵管不通者），应积极行辅助生殖技术助孕。合适的卵巢刺激方案其目的是获得适当数量的优质卵子和同步发育的高容受性子宫内膜。对于内异症相关性不育患者应选择哪种卵巢刺激方案，一直是研究者探讨的重点。各种卵巢刺激方案的具体操作详见第四章第一节，此节我们将主要探讨各卵巢刺激方案在内异症相关性不育的 IVF/ICSI-ET 治疗中优劣。

一、拮抗剂方案与长方案

长方案作为最早被辅助生殖临床广泛应用的卵巢刺激方案，其优势是通过降调节后卵泡发育的一致性提高，同时降调节也可以减少内异症造成的盆腔炎性反应。但该方案相较拮抗剂方案卵巢刺激时间较长、对"深度"降调节的周期促性腺激素（Gn）使用剂量增大、获卵数偏少。而随着近些年来国内外学者的探索，拮抗剂方案目前在临床上应用越来越成熟，其与长方案相比，操作更加灵活方便，患者用药时间显著缩短，且明显降低 OHSS 的发生率。现已成为多数中心治疗多囊卵巢综合征（PCOS）患者、卵巢低反应人群的主流方案。P Drakopoulos 等曾进行了一项回顾性队列研究，纳入包括 386 名有 rAFS 分期资料的 IVF/ICSI 治疗的内异症患者，与拮抗剂方案相比，Ⅰ～Ⅱ期内异症患者采用长方案者，有更高的 β-HCG 阳性率、临床妊娠率和活产率（42.8% vs. 26.7%；P=0.07）；但在Ⅲ～Ⅳ期内异症患者，拮抗剂方案与长方案间妊娠结局无差异。但在调整相关混杂因素后，多元 logistics 分析卵巢刺激方案并非是活产率独立预测因子。作者认为内异症患者中活产率似乎不受所用的方案影响，至少在Ⅲ～Ⅳ期内异症患者是如此。国内吴春香等也曾比较过拮抗剂方案、长方案、超长方案在内异症相关不育中的应用效果，结

果发现各期别（Ⅰ～Ⅳ期）内异症患者子宫内膜异位症患者使用不同促排卵方案的临床妊娠率、活产率和种植率无显著性差异。

二、长方案与（改良）超长方案

与常规长方案相比较，超长方案或改良超长方案在卵巢刺激之间垂体降调节时间更长，被认为更有助于压制异位内膜病灶的生长、改善免疫状态、降低盆腔微环境对 IVF-ET 过程的不良影响，并有可能改善 IVF/ICSI-ET 妊娠结局。但超长方案或改良超长方案更易出现"过深降调"，启动的时机和剂量需要更多的经验摸索，其应用的促性腺激素的剂量更多、时间更长，并且获卵数可能减少，周期取消率增高。2006 年 Cochrane 进行的荟萃分析曾指出内异症患者行 IVF 前应用 GnRH-a 降调节 3~6 个月，将使其临床妊娠率提高四倍，之后不断有应用超长方案显著改善内异症 IVF 妊娠结局的研究报道。李欣欣等荟萃分析了 9 篇有关不同 GnRH-a 降调节方案对内异症患者 IVF/ICSI-ET 结局影响的临床研究（其中 3 项 RCT，1 项前瞻性队列，5 项回顾性），结果显示：与长方案相比，Ⅰ～Ⅱ期内异症患者使用超长方案的促性腺激素（Gn）用量较大、获卵数较少，但临床妊娠率并无差异；Ⅲ～Ⅳ期患者使用超长方案的临床妊娠率较高。因此国内外的多个指南均推荐内异症相关不育 IVF 前 GnRH-a 的预处理。此外，研究也认为内异症患者 FET 前的 GnRH-a 预处理对改善妊娠率、活产率也有帮助。但值得注意的是，Cochrane 在 2019 年更新了其数据，在通过对共纳入 640 名研究对象的 8 篇平行 RCT 研究后，却未能发现与常规长方案相较，延长垂体降调节能改善内异症相关不育患者的活产率、临床妊娠率、多胎率、流产率和平均获卵数；由于各项数据均为低质量等级，作者认为需要进一步的高质量研究来确定超长方案对 IVF/ICSI 结局的影响。

三、手术与内异症 IVF 治疗

对于卵巢子宫内膜异位囊肿<4cm 者，卵巢刺激前手术剥除与否对 IVF/ICSI 获得的胚胎质量、临床妊娠率和活产率均无影响；但手术可能损伤卵巢储备功能，导致 IVF/ICSI 的获卵数减少，促性腺激

素用量增加。在卵巢刺激过程中发现的卵巢子宫内膜异位囊肿，并不是取消卵巢刺激的指征。不建议内异症患者在 IVF 之前为提高妊娠率进行手术治疗。但对于严重盆腔痛、较大的卵巢子宫内膜异位囊肿（>4cm）和不能确定卵巢囊肿性质的情况下应考虑手术。进行预防性手术并不能降低取卵手术后的输卵管卵巢囊肿的风险。不建议在 IVF之前为增加妊娠率，进行经阴道超声引导抽吸术＋内异症囊肿硬化治疗；但如果卵巢子宫内膜异位囊肿阻碍取卵时，可以在卵巢刺激前行抽吸术。不建议对复发性卵巢子宫内膜异位囊肿二次手术，对复发者可以考虑乙醇硬化疗法，且不会降低 IVF 的妊娠率。在 IVF 失败的情况下，手术可能会改善 IVF/ICSI 的妊娠率。另外卵巢刺激并不会加重内异症患者相关疼痛症状，也不会加速疾病进展和促进疾病复发。

综上，内异症相关性不育患者进行 IVF/ICSI-ET 时，GnRH 激动剂和拮抗剂方案均可选择。由于各卵巢刺激方案的临床应用均有学习曲线，方案的选择应根据患者的既往病史、卵巢储备、各中心的习惯等决定。目前，多数的研究还是倾向于认为卵巢刺激前延长垂体降调节对改善 IVF/ICSI-ET结局有裨益。手术治疗的选择更应根据患者的个体情况慎重决定。

（高 颖）

第四节　输卵管积水

一、概念与病理生理

因输卵管内膜炎或输卵管周围炎造成输卵管的伞端完全闭锁，管腔内液体蓄积及扩张，称为输卵管积水（hydrosalpinx）。单纯的输卵管伞部粘连梗阻称为输卵管闭锁（tubal phimosis），包括完全闭锁和不完全闭锁。输卵管内膜炎或周围炎可以是特异性炎症，例如结核感染，也可是非特异性炎症，后者更为常见。输卵管积水时伞端粘连闭锁，伞部结构破坏或消失，输卵管内不断蓄积输卵管液和其他炎性渗出液，不断膨大扩张。由于输卵管系膜长度是固定的，不能随输卵管囊壁的扩张而延长，故

积液扩张的输卵管只能向系膜侧卷曲，形成特征性的腊肠状结构，可游离或与周围组织粘连。伴有输卵管内膜炎时，黏膜充血、肿胀，重者输卵管上皮发生退变或成片脱落，内膜的皱襞结构破坏，导致褶皱的消失或形成凹凸不平的瘢痕。伴有输卵管周围炎时，积液的输卵管与卵巢、子宫、肠管及周围组织粘连在一起。输卵管内膜炎与周围炎常混在，均可导致盆腔内炎性渗出，白细胞、巨噬细胞及各种细胞因子和淋巴因子等聚集。

输卵管积水为女性不育的常见原因，常在不育检查时发现，临床上多无明显症状，或有反复下腹部及盆腔隐痛、子宫内膜异位症、阑尾炎、盆腔手术等病史。在输卵管积水时，不但是伞结构破坏和消失、伞端梗阻，导致拾卵障碍、精卵相遇受阻，而且输卵管内膜的输精输卵能力、营养功能、屏障细菌侵入作用等均可能受到影响，同时炎症渗出也可能直接影响卵子、胚胎质量及着床能力，所以需在诊治过程中综合判断，区别处理。

有 25% 的因输卵管因素接受体外受精胚胎移植术（in vitro fertilization and embryo transfer，IVF-ET）的患者在超声下可见输卵管积水，其 IVF-ET的临床妊娠率比非积液者降低 50%，早期流产率及异位妊娠率也显著增加。虽然对在 IVF-ET 周期前需要排除输卵管积水的影响已经成为共识，但是对导致 IVF-ET 妊娠率下降的原因仍然不明确。主要有积液流入宫腔的机械冲刷胚胎理论和子宫内膜容受性受损理论而影响胚胎着床的学说，还有由于积液的输卵管压迫卵巢-输卵管系膜动脉弓，以及毒性物质对卵巢分泌功能的负面影响，导致卵巢对促性腺激素反应性降低的卵巢功能受损学说，此外，还有胚胎毒性假说等。

二、诊断

伞端完全闭锁、管腔内液体蓄积、管壁扩张是输卵管积水的三个要素，以下检查是临床诊断的依据。

1. 子宫输卵管造影　子宫输卵管造影术（hysterosalpingography，HSG）是无创检查输卵管通畅度的金标准，是输卵管积水的首选检查方法，许多输卵管积水都是在常规不育症检查时通过 HSG而发现的。DR 影像学表现为输卵管呈球囊或腊肠

样扩张,伞部粘连闭锁,有些病例伞部与周围器官组织粘连,上举固定(图6-4-1)。特异性的结核性输卵管积水,可在膨胀的闭锁伞部周围伴有弧形钙化点,呈烟斗嘴样改变。积液仅限于输卵管壶腹部为Ⅰ型,积液扩展至子宫角部附近为Ⅱ型。如果输卵管内膜炎同时导致输卵管间质部或峡部粘连闭锁,或者造影操作刺激子宫/输卵管肌层收缩,导致输卵管间质部机械性梗阻,那么子宫输卵管造影术则不能够提示输卵管积水。

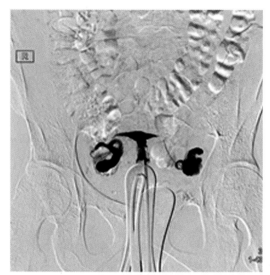

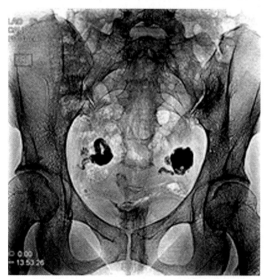

图6-4-1 放射线下双侧输卵管积水征象

2. 盆腔超声 生殖医生往往可以通过经阴道的盆腔二维超声首次排查出明显的输卵管积水。超声影像学显示为子宫一侧或双侧或外上方的多房性囊性包块,形状常不规则,呈腊肠、串珠或曲颈瓶等形状;内部常可见不完全分隔带状强回声,囊液透亮;边界多清晰,囊壁较薄且均匀,部分处于急性炎症期的输卵管积水,其边界往往不清,囊壁厚度不均匀;在积液的周围可见清晰的卵巢回声。子宫输卵管超声造影术(hysterosalpingo contorast sonograph,HyCoSy)利用超声造影剂(levovist)灌注子宫腔、输卵管腔,并通过阴式超声扫描显影的动态过程,可以在无放射线条件下快速的获得与HSG近乎相同的结果。与HSG一样,当输卵管近端器质性或机械性梗阻时,无法显示输卵管积水。

3. 宫腔镜下选择性输卵管造影术 宫腔镜下选择性输卵管造影术(hysteroscopid selective salpingograph,SSG)可以针对输卵管近端梗阻的可疑输卵管积水病例,通过细口径的宫腔镜直接将造影剂注入宫腔外侧方的输卵管开口内,选择性地造影,帮助诊断输卵管积水,可以弥补HSG和HyCoSy的不足。

4. 腹腔镜下输卵管检查术 作为诊断手段,腹腔镜下输卵管通液术(laparoscopid hydrotubation)不但可以直接确认Ⅰ型或Ⅱ型输卵管积水,还可直视伞足、壶腹部内膜、输卵管周围的病变,以及盆腔粘连程度,如有条件可结合输卵管镜检查(falloposcopy),为制订输卵管积水的治疗方案提供依据,并可以对适合外科手术者直接施术,其临床价值远远优于其他检查法。然而,诊断性腹腔镜手术必须在符合适应证的前提下方可实施。以往的不育症治疗目的是尽可能地恢复不育女性自身的生育能力,需要进行网罗性的地毯式病因筛查,所以腹腔内的探查不可或缺,因而美国生殖医学会在20世纪90年代初期仍将腹腔镜检查术作为不育症常规检查的最后一个步骤。但是,在辅助生殖技术(ART)技术普及的现今,生殖医生和不育患者更倾向于尽快做出Non-ART或ART的选择,因此低侵袭、低费用、快速的不育症检查代替了网罗性筛查。2015年,美国生殖医学会更改了建议,提出在常规不育症检查中不应该包括腹腔镜检查术,但仍建议在高度可疑存在能够导致输卵管闭锁的中度以上子宫内膜异位症或输卵管积水等疾患时予以实施。也有建议对衣原体抗体阳性、盆腔腹膜炎史等输卵管因素的不育症——可疑存在输卵管积水也在其列,可将诊断性腹腔镜手术作为人工授精和体外受精的周期前检查手段。

三、处理

处理原则是在兼顾女性患者的年龄<35岁和卵巢储备功能良好的前提下,对评估认为输卵管机能没有丧失者,应选择以恢复输卵管功能为目标的腹腔镜下输卵管伞部整形术修复输卵管,术后期待其功能恢复。对于评估认为已经有输卵管机能丧失者,应选择腹腔镜下输卵管切除术或输卵管峡部切断联合伞部造口术,数字剪影血管造影(digital subtraction angiography,DSA)或宫腔镜下输卵管栓塞术等,去除输卵管积水对胚胎着床的影响,术后实施IVF-ET。然而目前尚无统一标准来评估积液的输卵管机能,只能通过HSG、超声检测、术中所见及术后试孕结果等综合判断,其中腹腔镜手术所见是主要评估指标。

由于输卵管积水的输卵管内膜损伤比输卵管周围粘连对输卵管机能的影响更大,因此,以输卵管内膜状态为标准的腹腔镜术中分型,能提供简洁而标准化的术式选择和预后评价依据。具体分型:①单纯型积液(hydrosalpinx simpiex),输卵管壁变薄,未见输卵管内膜粘连,内膜皱襞平坦;②滤泡型积液(hydrosalpinx follicularis),输卵管壁变薄,内膜局限或广泛粘连,由粘连的内膜皱襞形成输卵管腔内间隔;③厚壁型积液(thick walled hydrosalpinx),输卵管壁肥厚(>2mm),内膜皱襞几乎不可见,输卵管的扩张不明显,管腔内积液量少于其他两种类型。也可以将术中发现的严重影响预后的不良因素作为放弃输卵管伞部整形术的依据,包括:①有输卵管内膜粘连;②未见内膜皱襞;③输卵管壁肥厚>2mm;④输卵管扩张直径>3cm;⑤有广泛而韧硬的浆膜面粘连;⑥在输卵管的两极(近端和远端)都有病变。因此,依据分型和预后不良因素,对于单侧或双侧的单纯型输卵管积水应选择实施输卵管伞部整形术,术后指导合房或人工授精1年或1年半。有研究表明,年轻女性和卵巢储备功能良好的患者在腹腔镜下伞部整形术后试孕1年或1年半内的整体平均妊娠率为27%,异位妊娠率为10%;在仅有管壁变薄、内膜几乎没有损伤的输卵管积水患者中,术后妊娠率为50%以上,异位妊娠率为5%以下;而在内膜损伤严重的输卵管积水

患者中,术后妊娠率仅为10%以下,异位妊娠率为5%~20%。对于单侧或双侧滤泡型和厚壁型输卵管积水,应选择输卵管切除术或输卵管峡部切断联合伞部造口术,如果单侧输卵管切除但对侧输卵管良好时,可监测对侧卵巢排卵并指导合房或人工授精1年;如果双侧切除或对侧梗阻,则术后立即进入IVF-ET程序。

对于卵巢储备功能不良、35岁以上女性的输卵管积水者,或HSG显示为Ⅱ型输卵管积水者,都不倾向于选择输卵管伞部整形术。对于超声可确认的输卵管积水,由于有研究认为腹腔镜下输卵管伞部整形术的妊娠率不高,因此也不倾向于选择输卵管伞部整形术。

对于已经确定实施IVF-ET,又不便进行腹腔镜手术的患者,DSA输卵管介入栓塞术和宫腔镜下输卵管栓塞术也是可以选择的方法。DSA输卵管介入栓塞术通过数字减影血管造影机,在X线监视下将微栓装置送入输卵管的间质部及峡部以阻断输卵管,术后可即行HSG观察栓塞效果,可有效控制输卵管积水对IVF-ET妊娠的影响。宫腔镜下输卵管栓塞术通过宫腔镜将Essure宫内节育器放置于双侧输卵管开口内以堵塞输卵管,胚胎移植后的妊娠率为34%~36%,高于未堵塞者,但低于腹腔镜下输卵管切除或近端阻断的患者。也有荟萃分析发现,Essure栓堵后流产率达到25%~38%,可能与节育器残端裸露于宫腔有关。虽然临床上多仅在取卵时穿刺抽吸输卵管积水,但是有报道超声引导下输卵管积水穿刺,可提高胚胎移植后的妊娠率,但穿刺后2周内有20%~30%的复发率,积液复发时不宜再次穿刺,且妊娠率显著低于无复发者。

(邵小光)

第五节 反复着床失败

体外受精胚胎移植术(in vitro fertilization embryo transplant,IVF-ET)经过40多年的发展,现已成为不育症的常用治疗手段,随着控制性卵巢刺激(controlled ovarian stimulation,COS)方案的不断完善,以及实验室技术、条件不断提高与改进,诸多生殖医学中心IVF/ICSI-ET的胚胎种植率与临床

妊娠率得到了显著的提高,分别达到30%~40%、50%~60%。然而仍有不少患者多次IVF-ET周期助孕治疗后仍未获得胚胎种植而被诊断为反复种植失败(repeated/recurrent implantation failure, RIF)。RIF是指不育症患者经历多个IVF/ICSI-ET周期,并移植多枚优质胚胎而未发生胚胎种植或临床妊娠。鉴于发生RIF的患者再次行IVF/ICSI-ET助孕治疗的结局不良,既给患者夫妇造成极大的精神心理压力、沉重的经济负担,又给生殖医学工作者带来严峻的挑战。因此,RIF已成为生殖医学领域临床研究的热点和亟待解决的难题之一。

一、反复着床失败的诊断标准及影响因素

(一)诊断标准

RIF的发生率在IVF/ICSI-ET助孕治疗周期中约占10%,其与各个生殖医学中心的临床、实验室技术水准和所采用的诊断标准密切相关。国际上关于RIF的诊断标准多种多样,至今尚未统一。回溯2005—2020年有关RIF的研究报道,RIF的诊断标准几乎均提及移植优质胚胎,在移植周期数上主要围绕2个周期和3个周期存有争议,其他争议表现在是否考虑不育患者的年龄、优质胚胎的数量与期别、卵巢功能、子宫的状况等因素(表6-5-1)。

表6-5-1　反复着床失败的诊断标准

时间	作者	诊断标准
2005年	Tan等	2~6个周期以上,≥10个优质胚胎
2006年	Margalioth等	≥3个周期,每个周期均有优质胚胎
2006年	Yoshioka等	≥4个周期,排除卵巢储备不良(FSH<15IU/L)
2007年	Rinehart等	≥8个8细胞胚胎或≥5个囊胚
2012年	Simon等	≥3个周期,每个周期1~2个优质胚胎
2014年	Coughlan等	≥3个周期,≥4个优质胚胎,小于40岁
2014年	Polanski等	≥2个周期,≥4个优质卵裂期胚胎或≥2个囊胚
2017年	Macklon等	≥3个周期,≥10个优质胚胎,卵巢反应良好且无子宫病变
2019年	Liu等	≥3个周期,≥6个优质囊胚/胚胎
2020年	Bar等	≥2个周期,≥4个优质胚胎

对近年来发表的有关RIF研究文献进行统计,结果显示RIF的诊断标准采用频率最高的为Coughlan等提出的"年龄小于40岁,移植3个周期(包括新鲜胚胎移植和冻融胚胎移植),4个及以上优质胚胎,未获得妊娠的不育女性",说明此诊断标准的认同度较高,值得在临床诊断及科研中引用。

(二)影响因素

胚胎种植的分子机制且至今尚未完全阐明,其主要与胚胎的质量、子宫内膜的容受性和胚胎发育与子宫内膜发育是否同步密切相关,加之患者临床的异质性较大,由此不难理解RIF的影响因素多而复杂。RIF的发生既可能为单因素所致,也可能为多种因素共同作用的结果。基于RIF的研究报道,可将影响因素归纳为以下几个方面:母体因素,如生殖系统解剖结构异常、子宫内膜过薄、子宫蠕动或收缩频繁、血栓形成倾向、母胎界面的免疫状态紊乱、代谢异常、感染、心理因素等;胚胎因素,如胚胎遗传物质缺陷、胚胎孵化和发育潜能不良等。近年来,也有部分研究报道RIF涉及男方因素、其他相关因素等,但循证医学证据等级较低,尚未得到业界的公认。因此,有条件的生殖医学中心可对上述与RIF有关的因素进行筛查,为RIF的临床处理提供依据和治疗靶点。此外,还有一些RIF患者通过目前的筛查手段未找到任何相关因素,而称为不明原因RIF。

二、反复着床失败相关因素的处理

(一)母体因素的处理

1. **心理干预与疏导**　RIF患者的精神紧张、焦虑不安和抑郁的发生率显著增加,这些不良心理压力可以影响神经内分泌系统,引起体内皮质醇水平升高,机体内环境发生改变,影响胚胎种植和发育,导致流产率增加。临床研究显示RIF患者焦虑发生率为42.5%,抑郁发生率为57.52%,通过心理医师的治疗与干预后,焦虑、抑郁的发生率降低为30.56%,妊娠结局明显改善。因此,在欧美国家,RIF患者心理状态的评估,以及对不良心理状态的干预与疏导已经得到广泛认可,并将心理干预与疏导作为基础治疗越来越受到重视。总之,RIF患者

的心理焦虑和抑郁情绪增加,积极的心理干预与疏导可以改善妊娠结局。

2. 纠正解剖结构异常 生殖系统解剖结构异常,如子宫畸形(如纵隔子宫)、子宫黏膜下肌瘤、子宫内膜息肉、子宫腺肌病均可导致宫腔形态或功能的异常,干扰内膜正常蠕动方向和节律,影响胚胎种植环境,最终导致 RIF。通过输卵管造影、阴道超声及宫腔镜等检查,有助于发现上述解剖结构的变化。对于发现的解剖结构异常是否需要处理,这基于多项临床研究的荟萃分析,认为宫腔镜检查及对发现的病变进行手术处理,可以改善 RIF 患者的妊娠结局。

然而,解剖结构异常情况的手术处理是一把双刃剑,应对手术可能发生的并发症进行评估以权衡利弊,例如子宫纵隔切除术可能引起子宫内膜缺损、宫腔粘连,过频的子宫内膜息肉切除术或电切术可能导致子宫内膜受损、内膜过薄或宫腔粘连,子宫腺肌瘤剔除术导致瘢痕子宫,可能出现子宫内膜血供不足等,同样不利于胚胎种植。因此,需要妇科手术医生树立保留生殖功能的理念,最好具有生殖外科手术专业培训的经历和高超的手术技巧,以减少手术并发症对胚胎种植造成不良影响。

3. 调节母胎界面免疫状态紊乱 母胎界面免疫状态的平衡与稳定在胚胎种植、妊娠维持中发挥重要作用,不少研究表明母胎界面免疫状态紊乱可导致 RIF。由于母胎界面免疫状态的检测方法及评估指标不同,导致免疫治疗结果的不一致,业界争议较大,难以形成相应的指南和共识。目前,针对 RIF 的免疫治疗有免疫抑制药物治疗、免疫球蛋白治疗和免疫细胞治疗等多种。

免疫药物治疗如糖皮质激素可能有助于调整 RIF 患者的免疫状态,因其可与 NK 细胞浆内的受体相结合,抑制促炎因子表达,同时促进抑炎因子的表达,因此,糖皮质激素有助于调节 RIF 患者的免疫炎性状态。2017 年一项荟萃分析显示,IVF/ICSI 中添加糖皮质激素有可能提高妊娠率,但各项研究结论并不统一,可能与纳入患者的适应证范围不一致有关。2018 年一项队列研究认为,在 IVF/ICSI 治疗中低分子肝素联合泼尼松龙不能提高 RIF 患者的妊娠率,活产率有提高趋势,但无统计

学差异。因该研究样本量较小(115 例),需要大样本的 RCT 研究进一步验证结论。在排除其他因素后,如 RIF 患者的促炎因子、促炎细胞比例出现异常升高时可考虑糖皮质激素治疗,在药物使用时存在一定风险,且目前尚无糖皮质激素治疗 RIF 明确的用药指征,故在 RIF 患者中应慎重选择糖皮质激素药物治疗。

静脉注射免疫球蛋白(intravenous immunoglobulin,IVIG)治疗也被认为是一种可行的免疫疗法,用于治疗 Th1/Th2 比值升高、NK 细胞比例升高、TNF-α/IL-10 比值异常及自身抗体异常的 RIF 患者。一项荟萃分析总结,有 6 项研究(共 1 642 名患者)评估了静脉注射丙种球蛋白对胚胎着床率的影响,结果显示 IVIG 组种植率为 34.3%,未接受治疗或安慰剂组种植率仅为 13.7%,相关风险为 2.708(95% CI 1.302~5.629)。2019 年一项荟萃分析同样认为 IVIG 对于免疫紊乱的 RIF 患者是一种有益的治疗策略,对于部分免疫状态失衡的 RIF 患者可以改善其妊娠结局,但由于其为血液制品、价格昂贵等特点不推荐作为一线药物。

环孢素 A 作为免疫抑制剂器官移植中应用多年,近年来在国内生殖免疫治疗中逐渐被应用,部分临床数据显示其对免疫因素所致的 RIF 可能有治疗作用,但在国际上鲜有环孢素 A 在 RIF 患者中应用效果的报道。理论上,环孢素 A 通过抑制效应 T 细胞的钙离子转运进而抑制效应 T 细胞的激活,对由 T 细胞引起的炎症反应的抑制效果更显著,另外环孢素 A 可调节滋养细胞的生物学行为。因此,环孢素 A 对于 RIF 患者的有效性有待后续更多 RCT 临床试验证据确证。

免疫细胞治疗有自体外周血单核细胞(peripheral blood mononuclear cell,PBMC)、富含血小板血浆(platelet rich plasma,PRP)宫腔灌注、淋巴细胞免疫治疗(lymphocyte immunotherapy,LIT)等。PBMC 由 B 淋巴细胞、T 淋巴细胞和单核细胞组成,产生多种细胞因子(IL-1α、IL-1β、TNF-α)参与子宫内膜容受性建立、胎盘形成,并可调节母胎界面免疫耐受。2020 年一项纳入两项 RCT 实验和三项非随机准试验的荟萃分析提示,胚胎移植前宫腔内灌注自体 PBMC,可改善 RIF 患者的种植率和妊娠率。有研

究显示 LIT 可提高 RIF 患者的临床妊娠率（70.3% *vs.* 45.9%）及活产率（51.3% *vs.*16.2%），但由于 RIF 患者的入选标准混杂性，导致治疗效果不一致，故不推荐所有 RIF 患者使用 LIT，建议在 NK 数量或毒性上调、Th1/Th2 的失衡时使用。

4. 纠正血栓形成倾向　在 RIF 患者中，部分患者存在遗传性或获得性血栓形成倾向，加之控制性卵巢刺激所致的高雌激素水平和胚胎移植后常规黄体支持，易导致微血栓的形成，影响子宫内膜的发育及容受性，以及母胎界面的血液灌注，不利于胚胎种植及妊娠维持。因此纠正此类 RIF 患者血栓形成倾向可能提高胚胎种植率，改善妊娠结局。

纠正血栓形成倾向多采用抗凝治疗，常用药物有阿司匹林、肝素、低分子肝素等。有研究发现肝素与低分子肝素不仅可改善 RIF 患者血液的高凝状态，还可促进胚胎滋养层分化和着床。基于临床研究的荟萃分析结果显示，不明原因 RIF 患者应用低分子肝素活产率提高且流产率降低，但评价其提高子宫内膜容受性的作用还需要进一步的研究，故不建议 RIF 患者常规应用低分子肝素。2009 年英国生殖协会建议，对诊断明确的抗磷脂综合征（antiphospholipid syndrome, APS）和 RIF 患者可采用低分子肝素和小剂量阿司匹林进行经验性治疗，但该建议的证据水平较弱。因此，对于 RIF 患者的采用低分子肝素和小剂量阿司匹林抗凝治疗需要严格限定其适应人群。

5. 调整子宫内膜功能及状态

（1）增加薄型子宫内膜厚度：正常范围的子宫内膜厚度是胚胎成功种植的基本条件之一，薄型子宫内膜影响胚胎种植，增加薄型子宫内膜厚度有助于改善 RIF 的预后。研究发现粒细胞集落刺激因子（granulocyte colony stimulating factor, G-CSF）在卵泡发育、排卵、滋养细胞增生、胚胎种植、妊娠维持等诸多方面起重要作用。许多临床研究结果显示，宫腔灌注 G-CSF 可增加薄型子宫内膜厚度，提高 RIF 患者冷冻周期胚胎种植率及临床妊娠率，并改善其妊娠结局。但最新的一项 RCT 研究发现对于子宫内膜正常的 RIF 患者，宫腔灌注 G-CSF 不能增加子宫内膜厚度，也不提高临床妊娠率或活产率，故宫腔灌注 G-CSF 应有指征的选择应用。此外，尝试增加薄型子宫内膜厚度治疗还有其他多种方法，包括口服维生素 E、低剂量阿司匹林、枸橼酸西地那非、阴道使用枸橼酸西地那非栓剂、宫腔内骨髓间充质干细胞和祖细胞治疗等，但其疗效存在较大差异，尤其是在药物的选择及用药指征上争议较大，有待今后多中心临床 RCT 研究的证据加以支持。

（2）抑制子宫内膜蠕动波或子宫收缩：正常节律性和频率的子宫内膜蠕动波有助于精子、受精卵、胚胎的转运，在胚胎种植和妊娠维持中发挥重要作用。然而，多项研究表明，过频、过强及功能失调的子宫内膜蠕动波可导致胚胎种植失败，与 IVF-ET 周期血清中超生理状态 E_2 水平和子宫收缩增强有关。另有临床研究发现 RIF 患者子宫内膜蠕动波强于正常对照组，将阿托西班（催产素受体拮抗剂）用于 RIF 患者，抑制子宫收缩及减弱子宫内膜蠕动波，其妊娠结局得到显著改善。基于一项多中心的 RCT 研究结果，常规 IVF-ET 患者应用阿托西班不能提高临床妊娠率和活产率，故阿托西班在 RIF 患者中应用需谨慎选择。另外，有临床研究选择 β 受体激动剂、非甾体抗炎药等抑制子宫内膜蠕动波，部分患者妊娠结局有所改善，但在 RIF 患者中的循证医学证据较弱，不推荐常规应用。

（3）确定和调整子宫内膜种植窗：正常排卵后 6 天左右，子宫内膜分泌生长因子、黏附因子及转录因子等细胞因子，达到平衡状态并持续 4~5 天，适宜胚胎种植，此状态称为种植窗。通过内膜容受性分析（endometrial receptive array, ERA）检测种植窗（implantation window），发现 25%RIF 患者发生种植窗改变，导致胚胎发育与子宫内膜不同步，引起胚胎反复种植失败，随后根据 ERA 结果确定种植窗，再调整胚胎移植时间，使胚胎发育与内膜同步，结果显示 RIF 患者的种植率与正常对照组相似。然而，在冷冻胚胎移植中胚胎移植前通过 ERA 检测 RIF 患者子宫内膜的容受状态，结果显示非容受态占 24%，再根据 ERA 结果确定个性化的胚胎移植时间，发现容受态组与非容受态组的妊娠率（32.8% *vs.* 31.6%）无显著性差异。由于 ERA 检测的内膜容受态及种植窗并非胚胎移植同一周期的状态，故针对 RIF 患者，利用 ERA 确定个人内膜容受态、种植窗,调整胚胎移植时间,对提高种植率、妊娠率仍需要进一步深入研究,以便指导临床应用。此外,整合素、血小板抑制因子、HOX1034及胞饮突等的检测,也可用于评估内膜容受状态、判断种植窗,为调整胚胎移植时间,实现"个性化胚胎移植策略"提供依据,但现在仍处在临床研究阶段,需要循证医学证据来支持其可行性。

(4)提高子宫内膜的应答反应:子宫内膜损伤后启动的自身修复过程与胚胎着床过程类似,可激发内膜组织的再生,提高内膜对胚胎的容受性并促进蜕膜形成。另外,在子宫内膜损伤后的愈合过程中可产生局部细胞因子(如LIF、IL-11),以及巨噬细胞、树突状细胞介导的炎症反应,均利于胚胎种植。因此,许多临床研究将子宫内膜机械性刺激(包括宫腔镜检查及内膜活检、搔刮)作为RIF的治疗手段,并对内膜机械性刺激的方式、实施时间、频次及治疗效果等进行分析比较。目前,认为子宫内膜机械性刺激可提高RIF、子宫内膜形态欠佳患者的IVF临床妊娠率,但IVF患者周期前常规行内膜机械性刺激并不能提高妊娠率和活产率。在前一个月经周期第7日至胚胎移植周期第7日之间进行子宫内膜搔刮,临床妊娠率和活产率均得到提高;而在取卵日行内膜搔刮,则会带来负面影响。最新荟萃分析纳入了14项RCT研究,认为既往1次IVF/ICSI失败的患者,内膜搔刮并不能提高其新周期的妊娠率和活产率;而既往2次或2次以上IVF/ICSI失败的患者,因各个研究的结果差异过大,无法得出统一结论。因此,子宫内膜机械性刺激应有指征的加以选择应用。

(5)治疗慢性子宫内膜炎:慢性子宫内膜炎(chronic endometritis,CE)可以影响胚胎种植,已有不少研究证实RIF患者的CE发生率(14%~43%)高于普通IVF患者,CE治疗后行胚胎移植,其妊娠结局显著改善,因此,认为CE是RIF的病因之一。在CE中浆细胞介导的炎症反应,影响母胎界面的免疫状态及子宫内膜容受性,导致胚胎种植率下降或种植失败。CE的诊断需通过宫腔镜检查(草莓征)结合CD138单克隆抗体免疫组化来确定,但在诊断标准上如CD138阳性细胞/高倍镜下的定量尚存在差异。RIF患者诊断合并CE应选择抗生素进行治疗后,再考虑胚胎移植。CE的治疗通常根据药物敏感选择抗生素治疗,常用药物为盐酸多西环素,用法:100mg,每日两次,连续服用14天;或者盐酸多西环素100mg+甲硝唑400~500mg,每日两次,连续用药14天(CDC用药规范)。上述治疗后,若复查子宫内膜CD138阳性且未达到治愈标准,可重复上述治疗方案一个疗程,或改用其他抗生素,如盐酸左氧氟沙星500mg,每天一次,连续服用14天+甲硝唑(用药剂量、时间同前)。

6. 纠正内分泌与代谢异常　部分不育症患者,如PCOS患者中存在内分泌、代谢异常,如胰岛素抵抗、高胆固醇血症等,且常常伴有肥胖。业已证实超重和肥胖与卵巢反应不良相关,对IVF的结局有负面影响。研究发现年龄<35岁的不育患者,肥胖($BMI \geq 30kg/m^2$)对胚胎等级、可利用胚胎率和冷冻胚胎数有显著不良影响;在年龄≥35岁的不育患者中,不同BMI患者的卵母细胞和胚胎质量却无明显差异。另有研究发现胰岛素抵抗可能影响卵母细胞的成熟发育、胚胎质量,以及PCOS患者的子宫内膜整合蛋白β3表达减少,提示胰岛素抵抗可以通过影响胚胎质量、发育潜能和内膜容受性,降低胚胎种植率或导致种植失败。因此,对于伴有内分泌、代谢异常且肥胖的RIF患者,再次IVF/ICSI治疗时,应调整生活方式、控制饮食、减轻体重,并建议到内分泌科就诊,纠正糖、脂代谢异常,以便改善助孕结局。此外,有研究显示RIF患者中甲状腺功能异常占4%,其与甲状腺自身免疫功能紊乱有关,表现为甲状腺过氧化物酶抗体(TPO)阳性或甲状腺自身抗体(TAA)阳性。因此,对于亚临床甲状腺功能减退的患者,使用左旋甲状腺素(LT_4)50μg/d治疗,胚胎质量、种植率和活产率显著提高;对于甲状腺功能亢进的患者可以服用丙硫氧嘧啶,使游离T_3和T_4降到正常范围内再行胚胎移植,有利于改善妊娠结局。

(二)胚胎因素及相关处理

1. 胚胎质量评估与移植胚胎选择　胚胎的质量及发育潜能是胚胎种植的关键因素,通常是采用形态学评分对胚胎质量及发育潜能进行评估及选择移植胚胎。然而,在RIF诊断标准中优质胚胎是由形态学评估得出的,并不代表其遗传学无异常,即均为染色体整倍体胚胎。研究表明 RIF 患者非整倍体胚胎的发生率高于普通 IVF 患者，而非整倍体胚胎的种植率低于整倍体胚胎。通过对胚胎进行非整倍体植入前遗传学检测（PGT-A 和 PGT-SR），发现亲源性的染色体重排异常及减数分裂异常是部分 RIF 的发生原因。因此，根据现有研究结果，对 RIF 患者的胚胎进行 PGT-A 或 PGT-SR 是有价值的，故国际共识和指南将 RIF 作为 PGT-A 或 PGT-SR 的指征之一。2016 年 ESHRE 建议在当前技术条件下，以 array-CGH 和 NGS 取代 FISH 技术在 PGT-A 中广泛应用。然而也有研究发现 PGT-A 对 RIF 患者的临床妊娠率和活产率没有显著改善，究其原因发现胚胎染色体异常是自然流产及反复流产的主要原因之一，流产绒毛染色体检查涵盖 23 对染色体每一对染色体的非整倍体，提示非整倍体胚胎也能种植，由此说明染色体异常不是 RIF 的主要原因，PGT-A 不能显著改善 RIF 患者的妊娠结局。此外，基于嵌合体胚胎的存在，以及胚胎具有自我修复作用，移植嵌合体胚胎也可生育出染色体正常的孩子，导致 PGT-A 在 RIF 患者和反复流产患者中的应用存在一定的争议。因此，在 RIF 患者是否有必要行 PGT-A 需要结合患者年龄、囊胚形成率和囊胚的数量等因素综合考虑。近年来，Time lapse 技术、转录组学、蛋白组学、代谢组学用于评估胚胎质量及选择移植胚胎，但它们在 RIF 患者中的研究尚属初探阶段，其应用依据不足。

2. 实验室改进策略

（1）改善胚胎培养条件：胚胎体外培养条件，对维持胚胎自身固有的发育潜能至关重要，改变培养条件对胚胎产生的影响，不仅表现在胚胎的形态学上，还会影响胚胎的种植潜力。因此，要尽可能地控制影响胚胎体外发育的因素，如培养温度、pH、渗透压，为胚胎发育提供相对稳定、适宜的发育环境。研究发现，开启培养箱门的次数，不仅影响囊胚形成率和囊胚质量，还影响胚胎发育的动力学参数；在体外培养过程中，湿式培养可以见降低培养过程中培养基渗透压的变化，如果采用干式培养模式，液滴的大小及覆盖矿物油的量就显得特别重要，因为这可能引起渗透压变化，进而影响胚胎发育潜能。体外培养体系也可将胚胎与子宫内膜细胞共培养，促进各种细胞因子相互作用，并建立胚胎与子宫内膜细胞间的联系，利于胚胎生长发育，提升其种植能力；也有研究报道，颗粒细胞共培养可以提高 RIF 患者的优质胚胎率和临床结局。

（2）辅助孵化：基于透明带异常的胚胎不能孵出，影响胚胎种植的原理，衍生出辅助孵化技术。该技术是人为采用化学、机械分割、激光打孔等方式协助胚胎从过厚、过硬的透明带孵出，有助于胚胎种植。研究认为辅助孵化可明显提高 RIF 患者尤其是高龄 RIF 患者的妊娠率，但也有研究认为其对提高妊娠率、活产率并无帮助，且可能造成胚胎的 DNA 损伤、干扰正常的胚胎发育，以及增加单卵双胎的发生率。因此 2014 年美国生殖医学协会不建议辅助孵化应用于所有 IVF 助孕的患者，但建议对两次以上失败的 IVF 患者实施辅助孵化技术。

（3）搭桥受精与精子筛选：体内能够与卵子结合完成受精的精子未经过自然筛选的，能够达到输卵管受精部位与卵子接触的精子是有限的（数十条至数百条不等），而传统 IVF 是以万计的精子与卵子共培养 18 小时左右，这种非生理性的精子浓度不但会产生有害于胚胎发育的物质，从整个受精过程来看，还失去了优胜劣汰的自然竞争。大量的精子，尤其是异常精子可能产出较高水平的活性氧化物，不利于胚胎的发育。为进一步对精子进行筛选，降低异常精子产生的负面影响，国内黄国宁等曾于 2009 年报道搭桥受精的方式，该方法简单易操作，不需要使用特殊的器皿，即在普通微滴受精皿内（如 Falcon 353001）沿周围做 6 个约 50μl 大小的受精液滴，中间做一个同样大小的微滴，用拉制口径为 300μm 左右的巴斯德吸管，吸入适量培养基，用巴斯德吸管将中间的微滴分别与四周的受精液滴相连，形成一条相通的"桥梁"，再迅速盖上矿物油。搭桥受精可以降低卵子周围异常精子浓度，达到对精子的进一步筛选作用（精子 DNA 的完整率增加，前行运动的精子比率提高），结果有降低 3PN 受精的趋势。搭桥受精使能有机会结合卵子的精子必须游过一个通道，精子接近卵子有个先后顺序，最先达到卵子的一批精子，更有可能有机会结合卵子。对高龄、RIF 患者采取搭桥受精，可以提高 D3 可利用胚胎率（未发表数据）。精子不仅仅为胚胎发育提供遗传物质，精子的质量也会影响胚胎的质量，畸精症患者的胚胎种植率、临床妊娠率显著降低，流产率显著增加。对于 RIF 患者，可选择胞质内形态选择精子注射（intracytoplasmic morphologically selected sperm injection，IMSI）实施体外受精。IMSI 筛选后的精子，其染色体非整倍体比率和 DNA 损伤率显著降低，IMSI 可以提高 RIF 患者胚胎种植率和出生率，降低流产率。但也有研究认为 IMSI 不能改善 RIF 患者临床结局。

（4）Time-lapse 培养：相比于传统的培养模式，Time-lapse 培养不需要将胚胎移出培养箱，就可以获得包括胚胎发育动力学等形态参数，其不仅可以为胚胎提供一个相对稳定的微环境，还能提供从胚胎受精开始的连续动态分裂图像，通过这些图像可以观察到胚胎的动力学参数、卵裂模式及碎片的产生方式等参数，从而为临床上移植胚胎的筛选提供更多数据支持，以提高胚胎的种植率。研究显示，染色体正常的胚胎，其 1-细胞到 2-细胞的时间以及 2-细胞卵裂的持续时间等都是集中在一个很短的时间范围内。胚胎发育至 2-细胞与 5-细胞的时间相结合可以判断染色体正常与否。也有研究认为胚胎发育的动力参数与胚胎的整倍性无显著相关性。但在胚胎卵裂模式上，研究报道结果基本是一致的，即异常的卵裂模式的胚胎，如直接卵裂（从 1 个卵裂球分裂至 3 个卵裂球，或在少于 5 小时发生分裂至 2~3 个细胞时），其种植潜能显著降低。虽然目前尚缺乏关于胚胎实时成像系统应用于 RIF 患者的临床数据，对于 RIF 患者再次进行 IVF 助孕时，可以通过胚胎动力学及卵裂模式等参数，选择发育速度和卵裂模式正常的胚胎，以改善其临床结局。

（5）囊胚移植和序贯移植：随着胚胎实验室技术与条件的不断进步和改善，囊胚培养和囊胚移植的比例逐渐上升。实验研究发现囊胚的染色体整倍体率明显高于卵裂期胚胎的染色体整倍体率（42% vs. 24%），囊胚培养既可用于胚胎选择，又可用于了解胚胎的体外发育潜能；临床研究证实囊胚移植的种植率和临床妊娠率显著高于卵裂期胚胎，尤其是多次移植优质卵裂期发生种植失败的患者，囊胚培养及囊胚移植可显著提高种植率。基于胚

胎与子宫内膜细胞所分泌的细胞因子相互作用，故先移植的胚胎有利于提高子宫内膜的反应性，促进后移植的胚胎发育与种植，故针对 RIF 患者设计序贯移植，结果显示分别两次移植 1 个胚胎的 D2/D3 组、D3/D5 组临床妊娠率显著高于一次移植 2 胚胎的 D3 组，但与移植 2 个囊胚的 D5 组相比优势不明显。因此，临床上推荐囊胚移植、序贯移植可作为改善 RIF 患者妊娠结局的简单、易行、有效措施之一。

（三）男方因素的处理

1. 采取综合措施提高精子质量 胚胎的质量与卵子和精子的质量密切相关，其中精子质量差也可导致受精失败、胚胎质量差、胚胎发育不良及种植失败，故在 RIF 的处理过程中不要忽视男方因素。大样本的研究中发现 RIF 夫妇中男性不育的比例占 48%，故此类患者的处理措施：①调整生活习惯，如戒烟戒酒、避免熬夜和缓解工作压力；②积极处理影响精子质量的相关疾病，如手术处理精索静脉曲张及药物治疗生殖道感染等；③补充维生素、微量元素及服用抗氧化药物减轻氧化应激对精子 DNA 损伤。经过上述综合处理，可降低精子 DNA 碎片率（DNA fragmentation index，DFI），提高精子质量，改善胚胎质量及种植能力，但相关循证医学的证据尚不够充分。

2. 选择精子来源及受精方式 精液参数是评估精子质量的重要指标，其中不少研究发现精子 DFI 的高低与 IVF/ICSI 结局相关，精子 DFI 增高会降低胚胎种植率。研究发现，睾丸精子的 DNA 损伤程度低于附睾尾精子和射出的精子，对于精子 DFI 高的患者可选择睾丸精子行 ICSI，可改善种植率、妊娠率和降低自然流产率。常规 ICSI 是在 200~400 倍显微镜下选择形态正常的活动精子，不能有效筛选出 DNA 完整的精子，因为形态正常精子中 DNA 碎片仍然较高。近年来诞生的形态选择性胞质内形态选择精子注射（IMSI）是在超高倍显微镜（6 000 倍）下选出精子核、顶体后致密板、顶体、颈部及尾部都正常的精子，再将其注入卵细胞质内。有研究对 IMSI 组与 ICSI 组的妊娠结局进行了比较，结果显示种植率（19.2% vs. 7.8%，P=0.042）、临床妊娠率（43.1% vs. 10.5%，P=0.02）和活产率（34.7% vs. 0，P=0.003），两组具有显著性差异，

提示 IMSI 组优于 ICSI 组。尽管 IMSI 能选出形态更好的精子用于 ICSI,但没有充分的循证医学证据显示 IMSI 技术能够提高患者的活产率或降低流产率,不支持在临床中常规使用 IMSI 技术。此外,多项荟萃分析显示 ICSI 较 IVF 能够使精子 DFI 高的患者获得更佳的临床结局。因此,建议对于精子 DFI 高的患者可以选择 ICSI 受精方式。

(四) 不明原因 RIF 的处理

由于目前临床与实验室检查项目和技术水平的局限性,不少 RIF 患者找不到原因或影响因素,而定义为不明原因 RIF,此类患者的临床处理非常棘手。临床上多采取经验治疗或综合治疗,文献报道的处理方法多种多样,如调整 COS 方案、抗凝治疗、脂肪乳治疗、宫腔灌注治疗及针灸与中医中药治疗等。尽管有文献报道卵泡期超长方案可提高活产率,但至今没有足够的证据表明调整 COS 方案可改善不明原因 RIF 患者的妊娠结局。基于多个研究的荟萃分析显示,不明原因 RIF 患者行低分子肝素治疗无显著益处。虽然新近的一项 RCT 研究结果表明,经验性静脉输注脂肪乳治疗不明原因 RIF 患者,临床妊娠率有所改善,但统计分析却无显著差异。另有研究显示,G-CSF 宫腔灌注可改善不明原因的 RIF 患者的临床结局,但也有 RCT 研究认为 G-CSF 宫腔灌注对不明原因 RIF 预后无显著影响。正因为如此,不少医师对不明原因 RIF 患者予以综合治疗或"大围包"治疗,即将调整 COS 方案、免疫治疗、抗凝治疗、抗氧化治疗等同时应用,并有成功的个案报道。然而,尽管无明显适应证的综合治疗有不少成功的个案,但对于多数不明原因 RIF 患者可能没有显著益处,反而可能增加药物并发症的风险及患者经济负担,特别是对子代发育的影响难以预判。因此,对于不明原因 RIF 的临床处理需谨慎选择经验性治疗,不建议"大包围"治疗。

总之,RIF 的病因多而复杂,有可能是单因素所致,也可能是多因素引起,结果导致 RIF 的临床处理方法众多,疗效评估存在较大差异,甚至出现临床结果相悖,尤其是不明原因 RIF 患者只能采取经验性治疗或综合治疗,个案成功的案例报道较多,但相关临床研究结果的循证医学证据级别较低。因此,RIF 将是生殖医学"永恒"的难题,有待进一步研发或建立病因筛查的实用技术或方法,减少不明原因 RIF 的占比,以及对存在争议的临床处理方法设计严谨的多中心 RCT 研究,为制定 RIF 治疗的共识或指南提供高级别的循证医学证据。

(全 松 黄国宁)

第六节 子宫内膜炎

子宫内膜炎是指因病原菌的侵入而引起的子宫内膜炎症,是临床上妇科常见病,是由于女性子宫内发生炎症而导致的,这种疾病会对患者的整个宫腔产生不良影响。根据疾病的发展经过及病程的长短,可以将子宫内膜炎划分为急性子宫内膜炎(acute endometritis,AE)和慢性子宫内膜炎(chronic endometritis,CE)。

(一) 病原体

子宫内膜炎病原体有外源性及内源性两个来源,两种病原体可单独存在,但通常为混合感染。

1. 外源性病原体 外源性病原体主要为性传播疾病的病原体,如沙眼衣原体、淋病奈瑟菌。其他有支原体,包括人型支原体、生殖支原体及解脲支原体,其中以生殖支原体为主。

2. 内源性病原体 内源性病原体来自原寄居于阴道内的微生物群,包括需氧菌及厌氧菌,可以仅为需氧菌或仅为厌氧菌感染,但以需氧菌及厌氧菌混合感染多见。主要的需氧菌及兼性厌氧菌有溶血性链球菌、大肠埃希菌;厌氧菌有脆弱类杆菌、消化球菌、消化链球菌。

子宫内膜炎最重要的病原体为沙眼衣原体和/或淋病奈瑟菌,但近年来研究发现其致病比例逐年下降。其他相关病原体包括阴道微生物群(厌氧菌:如阴道加德纳菌、消化球菌、消化链球菌等;需氧菌及兼性厌氧菌:如溶血性链球菌、大肠埃希菌),另外,人型支原体、生殖支原体及解脲脲原体等也可能与子宫内膜炎有关。

(二) 高危因素

1. 年龄 年轻妇女容易发生,可能与频繁性活动、子宫颈柱状上皮异位、子宫颈黏液机械防御功能较差有关。

2. 性活动 初次性交年龄小、有多个性伴侣、性交过频,以及性伴侣有性传播疾病者。

3. 下生殖道感染 下生殖道感染,如淋病奈瑟菌性子宫颈炎、沙眼衣原体性子宫颈炎,以及细菌性阴道病与子宫内膜炎的发生密切相关。

4. 宫颈及子宫腔内手术操作后感染 宫颈活检、锥切或烧灼术等改变或破坏宫颈分泌物的保护作用,并引起通常存在于宫颈、阴道的细菌沿生殖道黏膜上行蔓延至子宫内膜;宫腔操作如刮宫术、子宫内膜活检、输卵管通液术、子宫输卵管造影术、宫腔镜检查及其他侵入性的操作,由于手术所致生殖道黏膜损伤、出血、坏死,导致下生殖道内源性病原体上行感染。

5. 性卫生不良 经期性交、使用不洁月经垫等均可使病原体侵入而引起炎症。此外,不注意性卫生保健、阴道冲洗者盆腔炎性疾病的发生率高。

6. 内分泌紊乱 有研究显示分娩期间体内的雌激素水平下降,是引起急性子宫内膜炎的因素之一。

7. 宫内节育器 研究表明,宫内节育器是子宫内膜炎的高危因素之一。

8. 结核分枝杆菌感染 生殖系统结核几乎均为继发性感染,结核分枝杆菌先侵入人体的其他系统,如肺、腹膜、肠管、淋巴等,再经血行传播、淋巴传播及直接蔓延到达生殖系统,造成生殖系统结核,如输卵管结核、子宫内膜结核、盆腔结核等。

一、急性子宫内膜炎

(一) 定义

急性子宫内膜炎(acute endometritis,AE)是指子宫内膜发生急性炎症,炎症向深部侵入形成子宫肌炎。急性子宫内膜炎患者常伴有盆腔炎性疾病(pelvic inflammatory disease,PID)的症状。

(二) 病理变化

急性子宫内膜炎及子宫肌炎:子宫内膜充血、水肿,有炎性渗出物,严重者内膜坏死,脱落形成溃疡。镜下见大量白细胞浸润,发生急性子宫内膜炎时,常常先累及子宫内膜功能层。炎症发展,可进一步累及子宫内膜基底层,甚至炎症向深部侵入形成子宫肌炎。

(三) 临床表现

可因炎症轻重及范围大小而有不同的临床表现。轻者无症状或症状轻微。

1. 症状

(1)一般症状:病情严重者可有发热至高热、寒战、头痛、乏力、肌肉酸痛、食欲缺乏。

(2)腹痛:常见症状为下腹痛、下腹部压痛,腹痛为持续性,活动或性交后加重。

(3)阴道分泌物增多:呈黏液脓性,月经期发病可出现经量增多、经期延长。

(4)其他:若同时伴有其他盆腔炎性疾病,有脓肿形成时,可有下腹部包块及局部压迫刺激症状。

2. 体征

(1)一般体征:患者体征差异较大,轻症者无明显异常,重症者呈急性病容,有体温升高、心律加快等。

(2)妇科检查:阴道可见脓性臭味分泌物。子宫颈充血、水肿,将子宫颈表面分泌物拭净,若见脓性分泌物从子宫颈口流出,说明子宫颈管黏膜或宫腔有急性炎症,子宫颈举痛;宫体稍大,有压痛,活动受限。

3. 辅助检查

(1)经腹或经阴道超声检查:超声下可见子宫肿大,内膜增厚,回声减低,边缘不清楚,伴或不伴宫腔积液,CDFI:血流信号丰富。若同时伴有其他盆腔炎性疾病,如输卵管炎可有输卵管壁增厚、管腔积液、合并或不合并盆腔积液或输卵管卵巢脓肿。超声检查方便快捷,经济实惠,但同时也存在局限性,如经腹超声受腹壁软组织、肠管内气体及膀胱充盈程度影响较大;经阴道超声则不适用于无性生活史的未婚妇女。

(2)磁共振检查:对急性子宫内膜炎合并输卵管积水/积脓、卵巢脓肿及盆腔脓肿等诊断有一定价值。MRI检查可表现为输卵管壁增粗或扩张,呈腊肠样管状结构。

(3)实验室检查:子宫颈管分泌物涂片、子宫内膜微生物培养及核酸扩增检测病原体,可以为选用抗生素提供依据,并可做药敏试验。除病原体检查外,还可根据病史(如是否为性传播疾病高危人群)、临床症状及体征特点初步判断病原体。

4. 诊断 根据病史、症状、体征及实验室检查可做初步诊断。由于急性子宫内膜炎的症状和体征千变万化,常难以诊断。许多患者症状轻微,不易被发现。延误诊断和治疗都可能导致上生殖道感染后遗症，如输卵管因素不育和异位妊娠。根据单一病史、体检或实验室检查可同时灵敏和特异地作出诊断。由于目前尚无子宫内膜炎的诊断标准，所以参考盆腔炎性疾病的诊断标准。

（1）最低标准（minimum criteria）：子宫颈举痛或子宫压痛或附件区压痛。

（2）附加标准（additional criteria）：体温超过 38.3℃（口表）；子宫颈异常黏液脓性分泌物或脆性增加；阴道分泌物湿片出现大量白细胞；红细胞沉降率升高；血 C- 反应蛋白升高；实验室证实的子宫颈淋病奈瑟菌或衣原体阳性。

（3）特异标准（specific criteria）：子宫内膜活检组织学检查证实子宫内膜炎。

最低诊断标准提示在性活跃的年轻女性或者具有性传播疾病的高危人群，若出现下腹痛，并可排除其他引起下腹痛的原因，妇科检查符合最低诊断标准，即可给予经验性抗生素治疗。

附加标准可增加最低诊断标准的特异性，多数盆腔炎性疾病患者有子宫颈黏液脓性分泌物，或阴道分泌物 0.9% 氯化钠溶液湿片中见到大量白细胞，若子宫颈分泌物正常并且阴道分泌物镜下见不到白细胞，盆腔炎性疾病的诊断需慎重，应考虑其他引起腹痛的疾病。阴道分泌物检查还可同时发现是否合并阴道感染，如细菌性阴道病及滴虫阴道炎。

特异标准基本可诊断子宫内膜炎。

5. 治疗　主要为抗生素药物治疗，抗生素治疗可清除病原体，改善症状及体征，减少后遗症。

（1）治疗原则：①所有的治疗方案都必须对淋病奈瑟菌和沙眼衣原体有效，子宫内膜和子宫颈的微生物检查无阳性发现并不能除外淋病奈瑟菌和沙眼衣原体所致的上生殖道感染；②推荐的治疗方案抗菌谱应覆盖厌氧菌，依据病原微生物培养加药物敏感试验的结果选择或调整抗生素；③诊断后应立即开始治疗，及时合理地应用抗菌药物与远期预后直接相关；④选择治疗方案时，应综合考虑安全性、有效性、经济性及患者依从性等因素；⑤给药方法：根据疾病的严重程度决定静脉给药或非静脉给药，以及是否需要住院治疗。

（2）门诊治疗：若患者一般状况好，症状轻，能耐受口服抗生素，并有随访条件，可在门诊给予非静脉应用（口服或肌内注射）抗生素，常用三代头孢加用硝基咪唑类药物，为覆盖沙眼衣原体或支原体，可同时加用多西环素。

（3）住院治疗：住院治疗若患者一般情况差，病情严重，伴有发热、恶心、呕吐；或同时伴有盆腔腹膜炎；或输卵管卵巢脓肿；或门诊治疗无效；或不能耐受口服抗生素；或诊断不清，均应住院给予抗生素药物治疗为主的综合治疗。

1）支持疗法：卧床休息，给予高热量高蛋白、高维生素流食或半流食，补充液体，注意纠正电解质紊乱及酸碱失衡。高热时采用物理降温尽量避免不必要的妇科检查以免引起炎症扩散。

2）抗生素治疗：给药途径以静脉滴注为主。

头霉素或头孢菌素类药物：单药治疗：二代头孢菌素或三代头孢菌素类抗菌药物静脉滴注如头孢替坦，或头孢西丁，或头孢曲松；联合用药：如所选药物不覆盖厌氧菌，需加用硝基咪唑类药物，如甲硝唑；为覆盖非典型病原微生物，可加用多西环素或米诺环素。

克林霉素与氨基糖苷类联合方案：克林霉素或林可霉素加用硫酸庆大霉素，临床症状、体征改善后继续静脉应用 24~48 小时，克林霉素改为口服。

青霉素类与四环素类联合方案：氨苄西林钠舒巴坦钠或阿莫西林克拉维酸钾，为覆盖厌氧菌，可加用硝基咪唑类药物；为覆盖非典型病原微生物，可加用多西环素等。

喹诺酮类药物与甲硝唑联合方案：氧氟沙星或左氧氟沙星，为覆盖厌氧菌感染，可加用硝基咪唑类药物，如甲硝唑。

3）中药治疗：主要为活血化瘀、清热解毒药物。

4）性伴侣治疗：对于盆腔炎性疾病患者出现症状前 60 日内接触过的性伴侣进行检查和治疗。如果最近一次性交发生在 6 个月前，则应对最后的性伴侣进行检查、治疗。在女性盆腔炎性疾病患者治疗期间应禁欲，以及避免无保护性性交。

6. 相关后遗症与不育及其发生机制

（1）盆腔炎性疾病后遗症：子宫内膜炎如果未得到及时正确的诊断或治疗，可能会发生盆腔炎性疾病后遗症。研究表明患有 PID 的女性不育症及异位妊娠的概率明显增加,盆腔炎性疾病后不育发生率为 20%~30%。PID 可使盆腔组织破坏、广泛粘连、增生及瘢痕形成,造成输卵管近端梗阻、远端梗阻、全段阻塞、输卵管周围炎、输卵管功能异常,以及盆腔粘连使子宫固定。对于盆腔炎性疾病后遗症合并不育症的患者,建议充分评估患者夫妇的生育能力后选择相应的助孕治疗方案,对于双侧输卵管远端梗阻的患者,首选辅助生殖技术助孕。对于双侧输卵管远端积水的患者可选择手术治疗或手术后辅助生殖技术助孕治疗。

(2)宫腔粘连:非妊娠期的生殖系统感染是宫腔粘连的高危因素,炎症破坏子宫内膜的功能层及基底层,使部分或整个宫腔纤维化,形成粘连带,造成宫腔等形态改变。宫腔粘连占继发性不育患者中的 8%。

二、慢性子宫内膜炎

(一)定义

慢性子宫内膜炎(chronic endometritis,CE)是指子宫内膜持续存在的慢性炎症,为宿主免疫系统与多种微生物之间的平衡状态被打破所致,特征是子宫内膜间质中出现浆细胞浸润。目前慢性子宫内膜炎病因不明,可能是由急性子宫内膜炎症迁延而来,也可能为持续病原体无症状感染所致,引起 CE 的病原体种类与急性子宫内膜炎相似。根据活组织病理和免疫组化检查慢性子宫内膜炎的患病率约为 10%。

(二)病理变化及发病机制

引起 CE 的微生物来源和途径目前尚未确定。近一个世纪以来,人们一致认为子宫腔在正常情况下是无菌的,然而研究表明,子宫内膜存在微生物。Moreno 等人认为引起 CE 的主要原因,不仅是因为子宫内膜中微生物的存在,还因宫腔微生物与子宫内膜免疫系统之间的相互作用失衡。

1. 大体表现

(1)子宫内膜水肿、充血:宫腔镜下显示慢性子宫内膜炎的充血特征是局灶或弥漫性充血,同时充血的子宫内膜中可见密集白色点状物,呈现典型的"草莓征",白色斑点样结构质脆且易出血;子宫内膜间质水肿是指在充血区外的处于增殖期的子宫内膜不规则增厚和苍白。

(2)子宫内膜微小息肉:应用生理盐水扩张的诊断性宫腔镜下,可见零星的或覆盖大部分子宫内膜表面的子宫内膜微小息肉,直径小于 1mm,漂浮于宫腔内,延血管轴向内生长的带蒂或带血管蒂的息肉。Cicinelli 等报道子宫内膜微小息肉常与子宫内膜基质水肿、子宫内膜增厚和局灶性或弥漫性周围充血水肿同时存在。病理学检查发现子宫内膜微小息肉由被内膜覆盖的新生微小血管组成,其在小血管和腺体间的正常间质细胞内积聚着如淋巴细胞、浆细胞、嗜酸性粒细胞等炎症细胞。

(3)血管增生:Cicinelli E 通过窄带成像技术(narrow band imaging,NBI)发现正常的子宫内膜黏膜平坦,无明显血管网。而慢性子宫内膜炎的子宫内膜充血水肿,并且充血水肿的子宫内膜中可见扩张的蓝色细小血管网,以及微小息肉的轴样血管。

2. 组织病理学
典型的慢性子宫内膜炎病理学表现为子宫内膜间质中出现典型的淋巴细胞及浆细胞等慢性炎细胞浸润。典型的浆细胞通常较大,胞质丰富,嗜碱性强,沿核膜辐射排列成车轮状。除了浆细胞检测外,还可观察到子宫间质细胞高度增殖。

3. 慢性子宫内膜炎与不育相关性及致病机制
不育症是一种较为常见的妇科疾病,发病率呈不断上升趋势,且与生殖道慢性炎症有关联。有研究显示 CE 在不育症患者中的患病率为 2.8%~56.8%,在反复种植失败的妇女中为 14%~67.5%。此外,CE 还影响妊娠结局,另有研究发现在复发性流产的妇女中 CE 的发生率为 9.3%~67.6%。

(1)子宫内膜免疫功能细胞群:人的子宫内膜是先天免疫防御的重要部位,有防止子宫内膜感染的作用,同时这种保护作用对胚胎植入是不利的,所以胚胎成功植入涉及母胎界面的免疫耐受。尽管胚胎植入过程中的免疫耐受机制至今尚未阐明,但是越来越多研究认为胚胎植入是炎症过程,需要炎症途径调节。许多研究表明,EM 中的炎症介质及细胞因子,如 IL-1、IL-11、IL-15 和转化生长因子(TGF)超家族成员,参与了 NKs 的募集,在妊娠早期的局部免疫反应和胚胎植入中起着至关重要的作用。然而,CE 在不同程度上改变了子宫内膜微环境,导致子宫内膜免疫功能细胞群的变化,影响炎症细胞因子的产生及胚胎着床。

(2)类固醇激素受体异常表达:CE 患者子宫类固醇激素受体异常表达,降低子宫内膜容受性。此外,CE 对正常子宫内膜蜕膜化有负面影响,促进增殖,减少凋亡,导致胚胎着床障碍,降低维持妊娠的能力。

(3)子宫内膜自身免疫系统异常:子宫内膜为先天性防疫系统的重要组成部分,研究表明 CE 患者 EM 中浆细胞及淋巴细胞的浸润导致 IgM、IgG 和 IgA 抗体分泌异常,因此,可能影响子宫内膜的容受性。

(三)临床表现

慢性子宫内膜炎临床表现不典型,最常见的症状是异常子宫出血、盆腔疼痛、性交困难和白带增多、月经失调或不育等。许多不育症患者合并 CE 缺乏临床表现,仅在宫腔镜及病理检查中发现及诊断。

(四)诊断

目前对于 CE 的诊断标准尚未统一,通常依据宫腔镜检查、子宫内膜活检病理切片染色或行免疫组化诊断 CE,而子宫内膜间质中浆细胞的存在是公认的组织学诊断标准。

1. 组织病理学

(1)常规苏木素 - 伊红(HE)染色:CE 的诊断主要依据在大量梭形的子宫内膜间质细胞中辨认出浆细胞,浆细胞通常较大,细胞核偏心样,胞质丰富,嗜碱性强。病变严重时还可见组织水肿、充血及大量炎性细胞渗出,间质细胞高度增殖。目前,诊断 CE 标准多推荐至少在三个切片中的一个中存在 5 个或更多的浆细胞。组织病理学有一定的局限性,普通的 HE 染色受标本采集时间、制作及观察者影响较大,常无法辨别浆细胞,诊断准确率较低。

(2)对于部分由结核分枝杆菌感染引起的 CE,诊断结核性子宫内膜炎主要依据显微镜下可见结核性肉芽肿,中心部可见干酪样坏死,以及淋巴细胞浸润,坏死周围可见大量上皮样细胞和朗汉斯多核巨细胞,外围可见成纤维细胞和胶原纤维,病理诊断相对容易。

(3)CD138 免疫组化染色:CD138 是一种跨膜硫酸乙酰肝素型蛋白聚糖,存在于浆细胞和角质形成细胞表面,但在单核细胞、淋巴细胞或子宫内膜间质细胞中不表达,故浆细胞是 CE 的可靠特异性标志物。鉴于 CE 的免疫组化诊断标准尚未统一,夏恩兰教授建议诊断采用 1:100 免疫组化稀释法,10 倍高倍视野中出现 5 个或 5 个以上浆细胞(×400)为阳性;而 Crum 研究则认为每个视野下存在单个浆细胞即可诊断 CE。另有研究认为,只有浸润到子宫内膜基质的 CD138+ 细胞才计入,上皮中的 CD138+ 细胞不可计入。此外,应用 CD138 诊断 CE 的过程中,还应考虑月经周期取样时间的影响。因此,推荐联合应用免疫组化和常规病理组织 HE 染色提高 CE 的诊断率。

2. 宫腔镜检查 宫腔镜结合组织病理学检查是诊断 CE 的有效方法。镜下可见:局灶或弥漫性子宫内膜充血及间质水肿,子宫内膜异常增厚、泛白、表面不规则,可见典型的"草莓征";同时可见子宫内膜微小息肉(小于 1mm)。但是诊断性宫腔镜检查受膨宫介质及操作者技术水平影响,诊断 CE 的准确性差异较大。对于由结核分枝杆菌引起的 CE,宫腔镜下诊断易漏诊及误诊。夏恩兰教授研究发现轻症子宫内膜结核宫腔镜可能无明显异常;另一些患者宫腔大致正常,仅见子宫内膜局部发红、增厚,表面附着黄白色坏死组织,质脆;部分重症患者可见宫腔局部或全部粘连,宫腔填满黄白色团块样组织或奶酪样组织,质软,无血供。

3. 宫腔液微生物培养 普遍认为微生物感染是 CE 的主要致病原因。CE 患者宫腔液中常检出的细菌包括链球菌、大肠埃希菌、粪肠球菌、葡萄球菌、生殖道支原体、人支原体、解脲支原体等。微生物培养可明确 CE 的致病病原体,同时可行药敏试验,为后续抗生素治疗提供参考。但是在一些结核好发地区,常见由结核分支杆菌引起的以慢性肉芽肿为病理特征的 CE,行微生物培养法存在较多局限性:培养时间长,延误治疗时机;阳性检出率较低;标本取材不当易被阴道菌群污染,影响诊断准确率。

4. 宫腔液微生物组学 微生物组学指的是微生物的基因和基因组,以及其在宿主环境中的一些产物。传统的微生物培养要实现微生物快速生长繁殖,周期较长,受培养条件及环境限制,应用十分有限。微生物组学是鉴定微生物的重要方法。目前,分子的微生物鉴定技术主要涉及实时定量 PCR 分析、16S rRNA 测序、宏基因组测序等。新一代测序技术具有高灵敏度,并且对微生物及其相关成分评估更全面。目前尚无针对 CE 的新一代测序技术如 16S rRNA 等特异性与敏感性的研究。随着研究的深入,微生物组学可能会为 CE 的病因学带来突破性发现。

(五) 治疗

研究表明,在不育症女性患者中 CE 的患病率为 2.8%~56.8%,在反复种植失败的妇女中为 14%~67.5%,在复发性流产的妇女中为 9.3%~67.6%。建议所有慢性子宫内膜炎的妇女均接受抗生素治疗,对于 CE 的治疗方案包括全身治疗和局部治疗。

1. 全身治疗

(1)抗生素治疗:在慢性子宫内膜炎的治疗方面,现代医学往往在经验治疗的基础上选择敏感的抗生素,但与急性子宫内膜炎相比较,CE 有时很难找到特定的病原体,故有时应用抗生素疗效欠佳。目前,多数研究表明抗生素治疗 CE 是相对有效的,应用抗生素治疗有助于改善妊娠结局。Dana 回顾性队列研究表明在本队列中,治疗前的慢性子宫内膜炎活产率为 7%,治疗后为 56%,有统计学差异。Kimura F 等系统性分析了近年来 CE 对生殖的影响,得出结论:治愈后的 CE 植入率、持续临床妊娠率及活产率均明显高于未规范治疗的患者。

1)推荐方案 A:多西环素 100mg 口服,每天 2 次,连续应用 14 天,此方案为首选方案,可覆盖支原体及常见病原体,且有报道此方案对于复发性流产患者为一线选择。

2)推荐方案 B:环丙沙星联合甲硝唑用药,环丙沙星 250mg 口服,每天 2 次,连续应用 14 天;联合甲硝唑 400mg 口服,每天 2 次,连续应用 14 天。

3)推荐方案 C:氧氟沙星联合甲硝唑用药,氧氟沙星 400mg 口服,每天 2 次,连续应用 14 天;联合甲硝唑 400mg 口服,每天 2 次,连续应用 14 天,B 和 C 方案适合对多西环素治疗不敏感的患者。

(2)孕激素联合抗生素用药:目前也研究运用

孕激素(如醋酸甲羟孕酮、甲地孕酮)联合抗生素(如克林霉素)治疗 CE,但是其有效性和安全性仍有待证实。

2. 局部治疗

(1)子宫内膜局部搔刮:一些研究已经提出,子宫内膜刮伤或损伤(包括诊断宫腔镜操作)可以提高反复 IVF-ET 失败妇女的着床率和临床妊娠率。局部子宫内膜搔刮提高妊娠率可能的机制:EM 局部损伤会增加植入率,导致蜕膜化;EM 人为搔刮损伤后,在恢复过程中会分泌大量的细胞因子和生长激素,对胚胎植入有正面影响;另外,在 IVF-ET 周期中,对 EM 的人为损伤可能会延迟由于过度刺激卵巢而提前的 EM 种植窗。宫腔镜检查不仅对于 CE 的诊断起重要作用,对于治疗也起到积极作用。诊断性宫腔镜检查治疗 CE 的机制可能是侵入性操作物理上清除了 EM 中的细菌生物膜,从病理生理学上改善 CE。荟萃分析显示无论是通过宫腔镜操作或人工子宫内膜损伤均可明显改善临床妊娠率。

(2)宫腔灌注治疗:宫腔灌注治疗是局部宫腔注射药物或生物活性因子,使之与子宫内膜直接作用,从而改善子宫内膜微环境。目前研究最多的有人绒毛膜促性腺激素(HCG)、外周血单核细胞(PBMCs)、集落刺激因子(G-CSF)、抗生素、富血小板血浆(RPR)、生长激素等。Santjohanser C 等研究发现对于复发性流产患者行 G-CSF 宫腔灌注治疗,发现妊娠率为 47%,显著高于正常对照组的 24%。郑圣霞等回顾性分析了宫腔灌注甲硝唑注射液 + 庆大霉素 + 地塞米松注射液治疗 CE 后 IVF-ET 的妊娠结局,发现宫腔灌注组的临床妊娠率 64% 明显高于未治疗组 26.92%,差异有统计学意义。常亚杰等研究发现薄型子宫内膜患者解冻周期给予 RPR 灌注治疗,RPR 组的临床妊娠率高于对照组。目前对于宫腔灌注的治疗效果与治疗后妊娠结局研究结果尚不统一,仍缺乏前瞻性随机对照研究的支持。

(3)干细胞及免疫治疗:子宫内膜间充质干细胞(endometrial mesenchymal stem cells,enMSCs)是一类存在于子宫内膜基底层的成体干细胞,具有多分化潜能和组织同源性的特点,并参与子宫内膜上皮和间质细胞的周期性再生过程。Chen 等证实受损的子宫内膜与正常人相比,子宫内膜间充质干细胞表达降低,由此可知子宫内膜间充质干细胞在内膜的增殖及重构方面起重要作用。另外,其他干细胞来源如脂肪间充质干细胞(BMSCs)、人脐带间充质干细胞(hUC-MSCs)、胚胎干细胞(embryonic stem cells,ESCs)也用可于子宫内膜损伤的修复。我们科研组将体外培养的脂肪间充质干细胞膜片移植于受损的子宫内膜大鼠体内,结果表明移植的BMSC可以促进子宫内膜细胞的再生,修复受损的子宫内膜组织。

(4)结核性子宫内膜炎的治疗:子宫内膜结核发病呈区域性发生,和经济、社会情况等相关。子宫内膜结核好发于年轻妇女,一半以上的患者继发于输卵管结核,约占女性生殖系统结核的50%,子宫内膜结核因病程长,发展缓慢,且缺少特异性临床症状,所以临床检出率较低;但是子宫内膜结核破坏性强,使子宫瘢痕形成,宫腔粘连,宫腔形态失常,最终导致不育。对于结核性肉芽肿性CE,抗结核治疗有助于提高妊娠率。对于结核性肉芽肿性CE,抗结核的治疗方案为异烟肼(300mg/d)、利福平(450~600mg/d)、乙胺丁醇(800~1 200mg/d)和吡嗪酰胺(1 200~1 500mg/d)联合用药2个月,随后采用同样剂量的异烟肼和利福平维持治疗4个月。若诊断为子宫内膜结核,建议患者积极至专科医院就诊、治疗。

(王晓红)

第七节　肥　胖

一、肥胖的定义及诊断

(一)定义

肥胖的医学定义为脂肪组织过多引起的慢性疾病(adiposity-based chronic disease)。

(二)筛查和诊断标准

1. 主要评估指标是体重指数(body mass index,BMI)= 体重 / 身高(kg/m^2)。腰围(waist circumference,WC)作为腹型肥胖的危险因素需要评估。

2. 国际上很多国家使用BMI切点(临界点)≥25.0 和 ≥$30.0kg/m^2$ 分别诊断成人超重和肥胖。美国腰围男 ≥102cm,女 ≥88cm 为标准。

3. 亚洲一些国家使用BMI切点 ≥23.0 和 ≥$25.0kg/m^2$ 分别诊断成人超重($23.0kg/m^2$ ≤BMI<$25.0kg/m^2$)和肥胖(BMI ≥$25.0kg/m^2$)。南亚、东南亚、东亚人群,腰围男 ≥85cm,女 74~80cm 为标准。

4. 我国建议使用BMI切点 ≥24.0 和 ≥$28.0kg/m^2$ 分别诊断成人超重($24.0kg/m^2$ ≤BMI<$28.0kg/m^2$)和肥胖(BMI ≥$28.0kg/m^2$);中国腰围男 ≥90cm,女 ≥80cm 为标准(表 6-7-1)。

表 6-7-1　中国成人超重和肥胖的体重指数和腰围临界点与相关疾病发生的风险

项目	BMI (kg/m^2)	腰围(cm)		
		男<85 女<80	男 85~95 女 80~90	男 ≥95 女 ≥90
体重过低**	<18.5	—	—	—
体重正常	18.5~23.9	—	增加	高
超重	24~27.9	增加	高	极高
肥胖	≥ 28.0	高	极高	极高

注:相关疾病为 2 型糖尿病、高血压、心血管疾病;一为尚未确定是否增加相关疾病发生风险;体重过低可能预示有其他健康问题

二、肥胖发生的主要因素

超重和肥胖是能量的摄入超过能量的消耗以致体内脂肪过多蓄积的结果,是环境和生活方式等多因素相互作用的结果。

(一)遗传因素

单纯性肥胖存在遗传因素,肥胖者基因可能存在多种变化或缺陷,遗传因素对肥胖形成占20%~40%。

(二)环境和社会因素

1. **进食过量、进食行为不良及进食失调**　受文化、经济和社会发展的影响,人们摄入富含高能量的动物脂肪和蛋白质增多,谷类食物减少,富含膳食纤维和微量营养素的新鲜蔬菜和水果摄入量偏低。还有三餐分配不合理(应该早、中餐各占30%,晚餐占40%)、进食速度过快、暴饮暴食、夜间加餐、零食等因素。尤其饮料中的高果糖玉米糖浆及饮料和食物包装中的双酚 A 会导致肥胖,与精神

疾病相关的进食失调也是导致肥胖的原因。

2. 体力活动过少　现代交通工具完善,体力劳动和家务劳动量减轻,网络的发达使人们静坐生活时间增加。

3. 社会因素　经济发展产生现代生活方式。在我国,家庭成员减少、家庭收入增加、家庭购买力增强,人们在外就餐和购买成品或半成品食物增多,很多食物脂肪含量过多,各种原因的聚餐增多,通过进食过量食物缓解各种压力的情况也经常出现。新闻媒体对现代消费群体的影响,一些高脂肪、高能量及高盐的方便食品和快餐食品的广告宣传影响年轻群体或儿童饮食消费。

(三) 肠道菌群失调

肠道菌群失调导致的肠免疫内稳态失常,以及炎症活化导致的肠黏膜功能障碍与胰岛素抵抗的发展密切相关。

三、肥胖对女性生殖的影响

肥胖可能对女性一生的任何时期产生影响,包括胎儿期、儿童期、青春期和育龄期。对于育龄期女性而言,肥胖可能导致排卵障碍、月经失调、高雄激素血症和胰岛素抵抗等一系列内分泌异常和代谢紊乱。

肥胖通过脂肪组织分泌的瘦素、脂联素、内脏脂肪因子、抵抗素、肿瘤坏死因子、白介素 -6、干扰素、视黄醇结合蛋白 -4、纤溶酶原激活物抑制剂 (PAI-1)、单核细胞趋化蛋白 (MCP-1)、C 反应蛋白等多种激素及细胞因子,从不同机制干扰着女性生殖内分泌和代谢。

肥胖女性体内存在瘦素和胰岛素抵抗,导致高瘦素血症和高胰岛素血症。瘦素通过影响下丘脑神经肽 Y(NPY)影响生殖功能,在瘦素升高的同时,NPY 也呈现升高,后者可抑制 GnRH 的分泌,升高的瘦素还可直接抑制下丘脑 GnRH 的分泌,瘦素通过抑制颗粒细胞和卵泡膜细胞类固醇的合成,也可能通过对抗瘦素生成的刺激因子,如胰岛素样生长因子 I(IGF-I)、转化生长因子 -β(TGF-β)、胰岛素及黄体生成激素等,而对卵巢功能起直接抑制作用。高胰岛素血症可抑制肝脏合成性激素结合球蛋白(SHBG),同时刺激卵巢雄激素产生,导致循环

血中高游离雄激素,高胰岛素还可直接或间接影响垂体黄体生成素的产生,进一步刺激卵巢雄激素合成,游离雄激素受芳香化酶作用产生循环高游离雌激素,反馈抑制卵泡刺激素的释放,影响卵泡募集和排卵。

1. 排卵障碍　以月经失调为主要临床表现的排卵障碍随体重增加排卵障碍发生增加。

2. 子宫内膜容受性下降　子宫内膜一些与蛋白结合,与发育、形态发生和免疫有关的生物过程相关的基因失调,长期雌激素作用,长期子宫内膜的增生状态导致内膜癌风险增加。

3. 自然妊娠和 IVF　肥胖患者拟定妊娠至到达妊娠时间延长。

4. IVF 治疗　IVF 治疗过程中,促排卵用药量增加、用药时间长、卵泡发育不同步情况增加、周期取消风险增加、卵子质量下降、受精率低、胚胎质量下降,随着体重和 BMI 增加,妊娠率下降,流产率增加。

5. 肥胖患者早期流产和复发流产的危险性都可能增高,妊娠高血压、糖尿病、感染、血栓栓塞、产时并发症(如难产、胎儿窘迫、剖宫产或器械分娩)比例增加,妊娠晚期出现胎儿死亡的危险性增加。

6. PCOS 患者中约有 38%~66% 合并肥胖,肥胖型 PCOS 患者自然受孕和辅助生殖技术助孕受孕的概率均偏低。合并高胰岛素血症的肥胖型 PCOS 是引起流产的主要原因,发生早产和妊娠糖尿病的概率也明显增加。在接受 ART 治疗时,取消治疗出现卵巢低反应的概率增加。

四、肥胖合并不育的治疗

肥胖对女性生殖及心理产生负面影响,肥胖女性在心理上更易受抑郁焦虑、压力及恋物癖的困扰,更容易暴饮暴食。计划怀孕的肥胖女性应科学减重,以提高自然受孕或辅助生殖的成功率,且能够减低不良妊娠结局。孕前肥胖者叶酸建议摄入量为 400μg/d。

1. 饮食平衡　限制能量、平衡膳食(calorie restrict diet,CRD)、高蛋白膳食模式及轻断食膳食模式,可用于各种类型、各个生理阶段的超重 / 肥胖

者。营养治疗为基础,配合运动及心理辅导。

2. 营养干预　降低能量摄入,低脂(≤总能量的 30%))、低饱和脂肪酸,增加水果蔬菜和膳食纤维的摄入。

3. 运动干预　进行有氧运动和抗阻训练。

4. 认知行为及心理干预　对于有信心管理自己行为的肥胖患者,让患者理解和认识体重管理、肥胖及其危害,从而做出行为改变,其中包括自我监控、控制进食、刺激控制、认知重建和放松技巧等。对于没有信心管理自己行为的肥胖患者,可请专科医师进行治疗,尊重和倾听肥胖患者的诉求,识别干扰减重管理成功的心理或精神疾患,并调整超重和肥胖患者的生活环境及心理状态(如压力、沮丧、抑郁而导致的过度进食及肥胖罪恶感)。

5. 减重后的维持　专科医生或营养医师与患者的规律接触(每月或更加频繁),帮助其进行高强度体力活动(如每周 200~300 分钟),规律监测体重变化(如每周或更加频繁),保持低能量饮食(维持更低体重所必需)有助于减重效果长期维持。

6. 药物减重　药物治疗只是生活行为方式治疗的辅助治疗方法,不应单独应用(Grade A)。

(1)胰岛素增敏剂:二甲双胍是目前临床常用的胰岛素增敏剂,不仅可改善代谢症状,还对肥胖和不育有效,可作为肥胖尤其是年轻肥胖伴停经患者的一种治疗手段,常用作肥胖/胰岛素抵抗女性 IVF 治疗周期的辅助用药,每日剂量为 1 500~2 000mg,使用 2~6 个月。使用 8 周内能逆转几乎所有的胰岛素引起的临床生化变化,降低 LH 浓度,升高 FSH 浓度,并在一些患者中引起排卵和妊娠。曲格列酮为噻唑烷二酮类降糖药的代表药物,可直接增加肌肉及脂肪组织对胰岛素的敏感性,降低代偿性高胰岛素血症,每日剂量 200~400mg,使用 3 个月。

(2)减肥药物:FDA 共批准 6 种用于治疗肥胖的药物,奥利司他和非处方型奥利司、氯卡色林、芬特明/托吡酯、环丙甲羟二氢吗啡酮/安非他酮、利拉鲁肽。六种药物的使用条件:BMI ≥ 27kg/m²且有至少一项体质量相关合并症(如糖尿病、高血压),或者 BMI ≥ 30kg/m²。奥利司他有减重、降脂、调节胰岛素的作用,是目前减肥药物中最常用的药

物,因为有腹泻等不良反应,使用受到限制。非专科医生不要选择非适应证用药。

7. 手术减重　BMI ≥ 40.0kg/m²,无伴发疾病的患者或无严重相关风险的患者可进行减肥手术(A 类);BMI ≥ 35.0kg/m² 的患者,或存在 1 个或以上的严重肥胖相关伴发疾病,可给予减肥手术治疗(B 类);BMI 为 30.0~34.9kg/m²,合并糖尿病或代谢综合征的患者也可接受减肥手术,但目前证据尚不充足(D 类)。但长期疗效及术式选择仍存争议。

8. 中医治疗　治疗原则:① 补法,主要有健脾益气、益气补肾法;② 泻法,主要有化湿、利水、祛痰、通腑消导法;③ 活血化瘀法,包括中药、针灸等。

五、肥胖女性不育的治疗

(一) 促排卵的预处理

PCOS 的肥胖不育女性,在减重同时可合并抗雄激素治疗,推荐使用短效复方口服避孕药(combined oral contraceptive,COC)。

检测甲状腺功能,肥胖合并甲状腺功能异常的给予治疗,尤其是甲状腺功能减退者。

(二) 诱导排卵

有生育要求,内分泌及代谢指标经治疗改善仍无排卵的患者,给予药物诱导排卵治疗。

1. 克罗米芬　克罗米芬(clomiphene citrate,CC)是一种竞争性的雌激素受体拮抗剂,有较强的抗雌激素效应和微弱的雌激素效应,竞争性抑制内源性雌激素对中枢的负反馈作用,可促进促性腺激素的分泌增加,刺激卵泡生长。

用法:月经或撤退性出血的第 2~5 天,50~150mg/d,共用 5 天。50mg 为起始剂量,无效下一周期逐渐加量,最大剂量 150mg/d。服药 5 天后,可以超声监测卵泡生长,确定排卵日。

2. 来曲唑　来曲唑(letrozole,LE)是第三代芳香化酶抑制剂,抑制雌激素合成,减少雌激素对下丘脑的负反馈作用,促进促性腺激素的分泌增加,促进卵泡发育。

用法:月经或撤退性出血的第 2~5 天,2.5~7.5mg/d,共用 5 天。2.5mg 为起始剂量,无效下一周期逐渐加量,最大剂量 7.5mg/d。服药 5 天后,可以超声监测卵泡生长,确定排卵日,或根据卵泡大

小加用 HCG 诱发排卵。

3. 外源性促性腺激素　外源性促性腺激素促排卵是在 CC 或 LE 无效的情况下使用,包括 HMG、尿促卵泡素、基因重组促卵泡素(rFSH)、基因重组促黄体生成素(rLH)。

用法:月经或撤退性出血第 2~5 天,起始剂量 75~112.5U/d,4~7 天后根据卵巢反应逐渐增加剂量,每次不超过 50%,超声监测卵泡生长。如未妊娠,下周期从上一周期反应阈值开始启动。剂量增加至 225IU 或促排卵时间超过 35 天,仍无卵泡发育,考虑取消该周期治疗。

4. CC/LE+FSH　月经或撤退性出血第 2~5 天,先使用 CC 或 LE 5 天,加用小剂量 FSH 或 HMG。

(三)辅助生殖技术助孕

1. 宫腔内人工授精　根据女方年龄和卵巢储备情况,肥胖无排卵患者,输卵管检查至少一侧通畅,应用上述促排卵药物治疗 3~6 个周期有排卵仍未妊娠,可选择宫腔内人工授精。

2. 体外受精胚胎移植术　指征:肥胖无排卵患者同时具有 IVF 指征(输卵管因素、男方因素);难治性排卵障碍经反复常规治疗(图 6-7-1,表 6-7-2,表 6-7-3)。

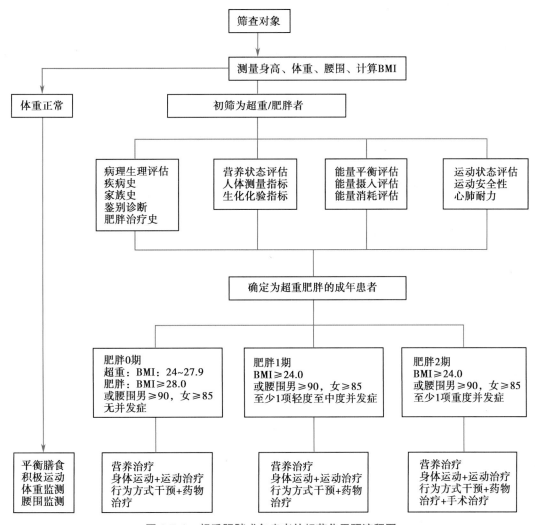

图 6-7-1　超重肥胖成年患者的规范化干预流程图
运动安全性与心肺耐力评估主要针对老年或有并发症的超重肥胖患者

表 6-7-2 常见体重控制膳食方法评价

膳食名称	特点	评价
限能量平衡膳食	(1)控制在男 6 279~7 535kJ/d,女 5 023~6 279kJ/d;或在现有能量摄入基础上减 2 093~3 139kJ/d;(2)三大营养素供能比为碳水化合物:脂肪:蛋白质 =50%~60%:20%~30%:15%~20%	(1)有效减轻体重,降低体脂,改善代谢,易长期坚持,无健康风险;(2)适于所有年龄阶段及不同程度的超重及肥胖人群
低能量平衡膳食	(1)控制在 3 349~5 023kJ/d,比正常能量摄入减 50% 左右;(2)三大营养素供能比为碳水化合物:脂肪:蛋白质 =50%~60%:20%~30%:15%~20%	(1)可有效降低体重和体脂,易出现营养代谢问题,需要适量补充微量营养素;(2)需要在营养师 / 医生指导和监护下使用
极低能量膳食	每天限制饮食在 1 674~3 349kJ/d。能量主要来自蛋白质,脂肪和碳水化合物受到严格限制	(1)明显减少瘦体重,易增加电解质紊乱,出现痛风;(2)一般为医院管理用膳食,需要适量补充微量营养素;(3)必须在医生和营养师严格指导和监护下使用
代餐	以多维营养素粉或能量棒等非正常的餐饮形式代替一餐的膳食	(1)作为限能量平衡膳食的一餐,可有效减低体重和体脂;(2)是营养素补充和减少能量摄入的一种方式,但非可持续饮食方式
轻断食 /间歇式断食膳食	每周 5d 正常进食,其他 2~3d(非连续)则摄取平常膳食 1/4 的能量(男 2 512kJ/d,女 2 093kJ/d),即 5:2 膳食模式	(1)有益于体重控制和代谢改善,但易出现营养代谢紊乱;(2)不适于孕妇、儿童和青少年减肥;(3)不适合长期使用
高蛋白膳食	基于低能量膳食,蛋白质摄入占总能量 20% 以上,以肉类和蛋类等高蛋白食物为主或添蛋白粉	(1)减脂,保留瘦体重;更适于伴有高甘油三酯和高总胆固醇的成年肥胖者;(2)可增加全因死亡风险;(3)使用时间不宜超过半年;(4)不适于孕妇、儿童、青少年和老年人,以及肾功能异常者
低碳、极低碳水化合物膳食	(1)每天膳食碳水化合物在 20~90g 之间。基于低能量,碳水化合物占总能量<40%,脂肪占 30%~60%;(2)碳水化合物 ≤ 总能量的 20% 为极低或无碳水化合物膳食,常指碳水化合物在 20g 以下,仅从蔬菜水果中获得	(1)短期快速减体重,瘦体重丢失增多;(2)低碳不能长期使用,通常不可超过 1 个月。重度肥胖(体重指数>35kg/m^2)可在营养师或医生指导监护下使用。不适于儿童、青少年及老年人;(3)增加全因死亡风险;短期内低密度脂蛋白、胆固醇、游离脂肪酸升高;血管壁受损;便秘等胃肠功能障碍、肾功能障碍;增加结肠疾病风险;维生素、矿物质等营养素缺乏、骨质流失;易导致抑郁、愤怒等精神症状

表 6-7-3 对于不同超重 / 肥胖人群运动量的建议

人群	运动量的建议
成年人	中等强度有氧运动每周 ≥150min,最好每周 200~300min,每周 3~7d,30~90min/d。抗阻训练每周 2~3d,隔天 1 次
儿童青少年	中至高强度全身性有氧运动 25~60min/d,每周 4~7d。适当抗阻训练
孕产妇	没有运动禁忌证情况下,中低强度有氧运动,15~30min/d,每周 150min,以步行、游泳、水中运动为主。隔天 1 次,不能连续两天不锻炼。适当抗阻训练,每周 2d
老年人	增加日常身体活动。每天进行适当的中低强度有氧运动。加强抗阻练习,每周 2d,隔天进行

(陈秀娟)

第八节　肿　瘤

美国临床肿瘤学会(ASCO)于 2018 年发表了"癌症患者保留生育能力临床实践指南更新",主要内容包括:①医疗保健服务提供者应该尽早与接受治疗的癌症育龄患者、癌症儿童患者的父母或监护人,对不育的可能性、潜在生育威胁、保留生育能力的选择进行讨论,并将所有潜在患者转诊给合适的生殖专科医师,以便为其保留生育能力提供最广泛的选择。②精子、卵母细胞、胚胎冷冻保存被作为临床实践中标准保护方法并且广泛推行。③推荐促性腺激素释放激素激动剂(GnRH-a)以及其他的卵巢抑制方法作为保留生育能力的措施,其证据尚存在分歧。④卵巢组织冷冻保留领域正在迅速发展,并且可能成为未来的标准疗法。恶性肿瘤本身以及其三大治疗手段——手术、放射治疗、化学药物治疗可以对生殖健康造成长期而严重的损害,因此,肿瘤患者的助孕包括在温存生育功能的妇科手术、化疗、放疗前的性腺保护和生殖力保存、生存期的助孕,以及对于家族聚集性肿瘤患者的助孕。

在恶性肿瘤进行手术或放化疗后,对于适宜生育时间的选择目前尚未见大样本的循证医学证据。过早助孕可能导致肿瘤的复发甚至恶化,过迟助孕可能会因患者卵巢功能储备下降而无法获得满意的妊娠结局。非 ART 助孕包括自然周期卵泡监测指导合房、诱导排卵治疗及宫腔内人工授精,这一类助孕仍旧属于自然妊娠范畴,建议对于年轻(<30 岁)、有规律排卵周期、不育时间短(<1 年)的肿瘤患者,在不存在其他不育因素前提下可以尝试非 ART 方式助孕。当年龄及不育年限超过上述范围,或者存在已知不育因素的情况下则建议积极选择 ART 助孕。

一、妇科肿瘤的温存生育功能治疗与助孕

温存生育功能治疗的大前提是患方强烈希望今后妊娠、没有严重的合并症、尚存有卵巢储备功能和子宫的妊娠功能等。对于非激素依赖性子宫颈癌,促排卵治疗是相对安全的。对于雌激素依赖性肿瘤如子宫内膜癌及卵巢肿瘤,促排卵治疗及妊娠过程中高水平的雌激素是否会引起复发目前尚无定论。因此必须充分告知患者潜在的风险,并且加强在术后自然试孕、非 ART 治疗、ART 治疗期间,以及孕期和分娩后的远期随访。

对于必须行广泛子宫摘除术的宫颈癌患者,由于鳞状上皮癌的卵巢转移很少见,因此可实施广泛子宫摘除术 + 卵巢高位移植术,保留双侧卵巢,保护或减少卵巢在盆腔放疗时的损伤。对于早期子宫颈癌,可实施广泛宫颈切除 + 盆腔淋巴结廓清术,保留部分宫颈、全部子宫体和双侧卵巢。一份综合共计 319 例关于广泛性宫颈切除术复发的多个研究,在平均观察术后 44 个月(1~176 个月)中复发者 13 例,复发率为 4.1%,死亡 8 例,死亡率为 2.5%。广泛性宫颈切除术后允许妊娠的时机没有定论,一般在术后 6~12 个月以后。综合共计 308 例关于广泛宫颈切除术妊娠率的多个研究,术后妊娠 98 例,妊娠率为 31.9%,但是 308 例中截止文章发表当时的实际试孕仅有 135 例,可见其妊娠率可高达 72.6%,累计妊娠次数为 149 次。有专门针对术后不育症的研究发现不育率为 16/39(41%),子宫颈管因素占 75%,排卵障碍占 12.5%,原因不明占 12.5%。宫颈因素不育症行宫颈管扩张术和人工授精,如仍然不育,则行 IVF-ET。

只有无肌层侵袭的子宫内膜原位癌和 1A 期内膜癌才能暂时保留其生育能力。备孕时间较长会增加疾病复发的风险,也会耽误分娩后切除子宫的时机,所以 ART 治疗可帮助尽早受孕,一旦妊娠结束即行子宫及双附件切除术。目前没有证据证明 ART 治疗会对内膜癌预后造成不良影响,统计数据显示肿瘤的复发率不因促排卵治疗而增加,肿瘤的最终结局也不会因为妊娠而加重,鉴于子宫内膜癌是雌激素依赖性肿瘤,推荐在 Gn 促排卵时使用来曲唑保护内膜。

早期的卵巢上皮性癌行保留生育功能的手术是可行的。但是关于卵巢癌行保留生育功能手术后接受 IVF 治疗的报道较少,目前可获得的数据表明,IVF 治疗是保留生育功能的一个可行方案。目前尚缺乏明确的循证医学证据提示促排卵药物

增加卵巢肿瘤复发的风险,但一项系统综述纳入182 972位女性,该研究认为不育症患者使用任何促排卵药物治疗均不增加浸润性卵巢肿瘤发生的风险,但不育症患者IVF治疗有可能增加卵巢交界性肿瘤发生的风险。因此对于这部分病例建议以温和刺激方案为主,来曲唑+Gn的微刺激方案被认为对雌激素依赖性肿瘤患者是安全的。

二、抗癌治疗前的生殖生育力保存

(一)化疗药物、放射线治疗的危害

化疗药物主要针对快速增殖的细胞,而肿瘤细胞、卵泡细胞均属快速增殖细胞,因此卵泡细胞的损伤不可避免。这些影响包括原始卵泡募集和卵巢血管化的受损,以及卵母细胞和颗粒细胞DNA的直接损伤等,损害严重程度受患者年龄、药物种类、药物剂量的影响。年龄越大,初级卵泡数量越少,卵巢功能衰竭的风险越高。具有高度危险的药物有环磷酰胺、异环磷酰胺、氮芥、白消安和美法仑,具有中度危险的药物有顺铂、卡铂、多柔比星,具有低度危险的药物有甲氨蝶呤、硫酸长春新碱、氟尿嘧啶、博来霉素、放线菌素和硫酸长春碱。性腺毒性作用的药物剂量越高,卵巢功能衰竭的风险越高。

性腺是对电离辐射高度敏感的器官之一,但是在治疗范围内(如全身、腹部、骨盆、脊柱照射),卵巢就可能受到放射治疗的损害,损伤程度与卵巢距离照射野的远近、总照射剂量及单次剂量密切相关,其中单次高剂量照射比多次小剂量分割照射对卵巢的损伤大,其严重程度也与患者年龄有关。我国的放射性性腺疾病诊断标准(GBZ107-2015)显示导致暂时性不育的阈值在卵巢和睾丸分别为0.65Gy和0.15Gy,永久性不育的阈值在卵巢和睾丸分别为2.5~6.0Gy和3.5~6.0Gy。颅脑放疗引起的下丘脑、腺垂体的损害可诱发多种内分泌腺病,其中促性腺激素、促肾上腺皮质激素及甲状腺刺激素的缺乏,可直接损伤女性的生殖能力。

放疗对子宫的损伤表现在下列几方面:子宫血供受到影响,不利于细胞滋养层的侵袭种植,导致胎儿胎盘血供减少和胎儿生长受限;放疗对肌层的损害导致子宫塑形和体积降低,引起流产、早产;放疗损伤子宫内膜,影响正常的蜕膜化过程,导致胎盘附着异常,引起胎盘植入等。

(二)肿瘤风险程度和生育力评估

对于恶性肿瘤来说,首先是评估肿瘤的危险程度。恶性肿瘤高危因素包括组织类型、组织病理学分级、侵犯深度(侵犯子宫肌层或宫颈间质的深度)、脉管淋巴间隙有无癌栓、盆腔及腹主动脉旁淋巴结有无转移和盆腹腔内转移程度等,应该依靠肿瘤医生做出判断。

其次是评估肿瘤本身和年龄对妊娠的影响。近期一项关于女性癌症幸存者的生育能力的系统综述和荟萃分析结论:患有骨癌、乳腺癌、脑癌或肾癌病史的女性生育概率较低;甲状腺癌、黑色素瘤和非霍奇金淋巴瘤幸存者生育机会没有受到影响。Brämswig等报告了1978—1995年间467名18岁前诊断霍奇金淋巴瘤并接受化疗的女性幸存者,其中有228名妇女,共生育406个孩子,在28年随访期内,累计活产率为67%。这些幸存者40岁时累计活产率为69%,按年龄分层后40岁以下幸存者的活产率无统计学差异,但40~44岁癌症幸存者的累计妊娠率显著降低。Chow等报告了美国1970—1999年间在21岁之前接受治疗的5 298名癌症幸存者的信息,以幸存者的姐妹作为对照,中位随访时间为8年。癌症幸存者活产的总体HR为0.82,在30岁以下的女性中HR为0.87,30~44岁组HR为0.63。最后是评估卵巢储备功能。有证据表明,卵巢储备的数量并不是影响自然受孕的关键因素,如果剩余的卵巢储备可以维持规律的排卵周期,那么在卵巢储备完好或下降的妇女之间,其妊娠机会是相似的。如果女性在较为年轻的时间范围尝试妊娠,卵巢储备下降对生育力的有害影响会大大减弱。对于ART来说,获卵数与活产率有密切联系,而卵巢储备与获卵数同样关系密切。

(三)配子、胚胎、性腺组织冻存

一般认为抗癌治疗前,有效的冷冻卵子数量应该在10~15个,因此控制性促排卵(controlled ovarian stimulation,COS)必不可少。但是在应用IVF治疗不育症的COS方案中,从准备到Gn注射再到采卵,约需要2~6周,不适应恶性肿瘤一经发现立即开始抗癌治疗的节奏,同时高雌激素水平增

加了激素依赖性肿瘤恶化的风险。为此,开发出了以拮抗剂方案为基础的"即时启动方案",即在卵泡期早期、或在卵泡期后期、或在黄体期随时注射大剂量 Gn,启动控制性促排卵,以缩短 COS 时间;在时间允许的情况下,也开发了在卵泡期和黄体期进行两次 COS 的"双促排方案",以取得更多的卵子。对于卵巢储备良好的病例,可以在卵泡期或黄体期,不进行 COS,只在采卵前 36 小时肌内注射 HCG,小卵泡采卵,之后通过未成熟卵体外培养(in vitro maturation,IVM)获得成熟卵子。为应对雌激素依赖性肿瘤,特别是乳腺癌的恶化或复发风险,添加来曲唑抑制卵巢雌激素的产生,已经逐渐成为标准化方案。由于人类卵子是一个最大的细胞,表面积与体积比值低,因此在冷冻过程中容易受到细胞内冰晶形成的物理性损伤,所以解冻卵子 ICSI 后妊娠率只有 10% 左右,远低于解冻胚胎妊娠率。

卵巢组织冻存虽然还处于研究阶段,但是对于抗癌治疗刻不容缓的患者、青春期前的患者仍然是一种无法回避的选择。卵巢组织冻存的爱丁堡标准:① 35 岁以下。② 在 15 岁以上时,应至今没有接受过化疗和放疗;15 岁以下时,没有性腺毒性的化疗。③ 预期能存活 5 年以上。④ 导致卵巢功能不全的风险高(>50%)。⑤ 获得知情同意(双亲,若可能则患者本人)。⑥ HIV、梅毒、乙肝病毒阴性。⑦ 未妊娠,无子女。

在抗癌医院或生殖医学机构腹腔镜摘除一侧卵巢是极其快速可行的,在生殖医学机构制备成厚 1mm 的卵巢组织薄片,通过玻璃化冷冻法或程序冷冻法冻存。由于冷冻过程中卵泡液的冰晶形成,因此二次卵泡以上的卵泡均难以冻存,只有原始卵泡能成为冻存对象。在患者需要助孕时,将解冻的卵巢组织"同位移植"到残存卵巢断面或腹膜后面,对于因放疗而无法同位移植的患者,可以"异位移植"到腹直肌和前臂等处。虽然异位移植后也已经有通过 ART 妊娠、分娩的报道,但是关于移植部位优劣的前瞻性随机对照实验(randominated controlled tral,RCT)研究正在进行中。卵巢冻存最大的问题点在于冻存卵巢组织中的微小残留病变(minimal residual,MRD)风险,一旦将残存有微小病变的卵巢组织移植,将导致肿瘤复发。目前认为

霍奇金淋巴瘤、非霍奇金淋巴瘤、乳腺癌(浸润性乳腺癌 1~2 期)、子宫颈癌、骨肉瘤等残存微小病变的风险较小,适合卵巢组织冻存,而白血病和卵巢癌的风险较高,不适宜卵巢组织冻存。

三、家族聚集性肿瘤的助孕

肿瘤在本质上是一种基因性疾病,其发病机制受遗传和环境因素的影响。肿瘤发生的遗传学背景包括单基因突变和多基因突变。人类恶性肿瘤中只有少数种类是按单基因方式遗传的,这些单基因遗传肿瘤的特点是发病年龄轻并且呈双侧发生或多发性,例如遗传性视网膜母细胞瘤、神经母细胞瘤、Wilm 瘤和嗜铬细胞瘤等,均以常染色体显性方式遗传(autosomal dominant,AD),这一类患者因发病早、预后较差,很少涉及幸存者的生育问题。多基因遗传的肿瘤大多是一些常见的恶性肿瘤,如遗传性乳腺癌、胃癌等,患者的一级亲属的发病率显著高于群体的发病率,如 *BRCA1* 和 *BRCA2* 基因遗传史的家族中,20% 携带突变的亲属患乳腺癌的风险是普通人的 2 倍以上,这一类患者通常发病较晚,并且一些生存率较高的患者涉及生育问题的可能性较大,是否可以进行植入前遗传学诊断或者产前诊断目前存在医学和伦理争议。

以遗传性乳腺癌和卵巢癌综合征(HBOC)为例,HBOC 是一种由乳腺癌基因 *BRCA1* 和 *BRCA2* 突变引起的常染色体显性遗传病。到 70 岁时,女性突变携带者面临患乳腺癌的风险为 57%(*BRCA1*)和 49%(*BRCA2*),患卵巢癌的风险为 40%(*BRCA1*)和 18%(*BRCA2*)。相比之下,没有 *BRCA* 突变的荷兰女性患乳腺癌和卵巢癌的终生风险分别为 12.7% 和 1.3%。在全世界妇女中,乳腺癌是最常见的恶性肿瘤,也是癌症死亡的主要原因。大约 5%~10% 的乳腺癌病例和超过 30% 的 30 岁以下的乳腺癌诊断可归因于 BRCA1/2 突变。在荷兰,PGD 于 1995 年引入,经过全国范围的政治和伦理讨论,于 2008 年批准用于晚发性遗传性癌症易感综合征,并且在医疗保险覆盖范围内。欧洲人类生殖和胚胎学协会(ESHRE)伦理学工作组认为,将 PGD 用于 HBOC 和其他癌症易感性女性,尽管其预防和治疗前景尚存在不确定性,但其是可以接受的。

四、次生问题的对策

（一）伦理考量

在肿瘤患者中使用辅助生殖技术不可避免地会带来不少的医学和伦理问题，如恶性肿瘤患者接受生殖腺体组织冷冻、复苏移植，有带入肿瘤细胞而导致肿瘤复发的风险（尤其是在血液系统恶性肿瘤、卵巢肿瘤患者）。实施胚胎、卵子冷冻，需要 2~3 周进行卵巢刺激和取卵，有耽误肿瘤治疗或错过肿瘤最佳治疗时机的可能；促排卵过程中产生的超生理剂量的雌激素水平，有促使雌激素敏感性肿瘤复发的可能；妇科肿瘤患者选择行保留生育功能的手术后，母儿不良妊娠结局，如流产、早产、胎儿生长受限、低体重儿等发生率也有增加等。

在实施生育力保存及辅助生殖助孕的过程中，需要把握有利于患者原则、利于后代原则等，这些都需要通过良好的知情同意原则加以实现。根据癌症患者卵子与卵巢组织/胚胎冻存的世界首个指南的修订版（ASCO2013），应该在癌症治疗之前，尽快向患者说明生殖生育能力下降的可能性，研讨保存生殖生育能力的治疗方法。其中胚胎与卵子冻存是目前已经准立的治疗手段，方案如 ART 日常医疗一样。对于卵巢组织冻存，ASCO 2013 认为尚属研究阶段，需获得伦理委员会认可方可使用。但是，欧美专家认为，对一刻也没有踌躇时间的患者和小儿卵巢组织冻存是至善的选择。对于所有患者和家属都应进行以下的知情同意（原则上以原疾病治疗优先）：①原疾病（血液肿瘤）延缓治疗的风险；②抗癌药、放疗对卵巢功能的损害；③生殖生育功能保存的各种方法和选择；④生殖生育功能保存的风险；⑤死后生殖的问题；⑥费用。针对"死亡后生殖"的观点各有不同，面对刚刚诊断为癌症的患者，虽然很难开口谈及死后的问题，但是对肿瘤生殖学而言却不能回避死亡，更不能回避"死后生殖"的问题。

对于儿童癌症的患者，必须进行两个知情同意：一是以双亲和法定监护人为对象的知情同意；二是以孩子为对象的知情同意。不仅如此，在未成年时虽然获得了同意，但是在其成人之时，必须再次取得其本人是否愿意继续冻存的意愿，这是针对"相当长的冻存阶段"的补充性知情同意。当然，在其解冻移植时，还需按照辅助生殖技术伦理的要求，再次知情同意。

（二）地方医疗圈协助网络

生育能力保存为年轻癌症患者提供了冷冻卵母细胞（精子）、胚胎、卵巢组织等生育能力保存的选择，意义重大。世界各国针对医疗从业人员构建了"癌症与生育能力保存"的专业医疗协作体系，以此强化咨询和医疗行为，同时启蒙教育年轻的癌症患者，敦促患者主动就医，如德语圈的 FertiPROTEKT 体系、美国的 Oncofertility 体系、日本的 NPO 法人日本癌生殖医疗研究会。国内目前有的地方已经建立小范围的试验性网络体系，通过互联网使医生和患者能够及时掌握该领域的最新进展，通过及时、适当的生殖咨询，为恶性肿瘤患者提供更多的生育选择。

（邵小光）

第九节　生育力保存

生育力保存（fertility preservation，FP）是指通过各种医学手段，对存在生育力下降或消失风险的成人或儿童提供帮助，保存其生育遗传学子代能力的方法。近年来因医学或社会原因而有生育力保存需求的人越来越多，其中最主要的人群仍是癌症患者；另外还有以推迟生育年龄为目的的社会因素的生育力保存需求。目前女性常用的生育力保存方法有胚胎冷冻、卵母细胞冷冻及卵巢组织冷冻；男性生育力保存的方法有精子冷冻和睾丸组织冷冻。

一、生育力保存的适应证

人类最基本的生育能力由卵子和精子提供，因此生育力保存的本质对象是卵子和精子。无论何种原因可能导致卵子或精子的数量和质量受到损害时，理论上均有必要进行生育力保存。目前，各种恶性肿瘤患者是生育力保存的主要适应人群。近年来随着各种放化疗技术临床广泛应用，癌症患者的存活率得到较大提高。在全世界所有女性癌症患者中，约 10% 处于育龄期。癌症治疗过程中出现的卵巢储备下降甚至消失的风险不容忽视，对育龄期女性癌症患者的生殖保存已成为癌症管理的重要方面。一旦诊断出癌症，大多数患者在接受癌症治疗之前没有机会至专科医师进行生育力保存咨询。卵巢组织对放射线及烷化剂为代表的化疗药物敏感，大约<2Gy的剂量足以破坏50%的原始卵泡。放化疗还可以破坏卵巢结构，造成卵巢皮质萎缩，发生间质纤维化和玻璃样变，进而引起卵细胞凋亡。在接受癌症治疗后，68%的育龄期癌症幸存者面临不育、闭经、卵巢储备下降，甚至衰竭。因此，美国生殖医学协会和美国临床肿瘤协会均建议有生育要求的育龄期女性在癌症治疗之前进行生育力保存咨询。

男性从青春期开始，睾丸干细胞增殖分化成精原细胞，进入减数分裂，最终变成精子。同样的，男性生殖细胞丢失的主要原因依然是医源性的。为了提高抗癌效果，经常会联合使用数种化疗药物，一般会均包含烷化剂（如环磷酰胺、顺铂等），烷化剂将睾丸生精上皮细胞作为天然靶细胞，造成精液参数急剧下降及精子DNA损伤，严重时甚至可以导致无精的发生。除了恶性肿瘤的治疗可能对生育力造成严重损伤外，另外还有一些良性疾病，如自身免疫性疾病和血液系统疾病，也需要系统性的放化疗治疗，同样面临生育力损伤的风险。双侧卵巢囊肿、重度或反复发作的卵巢子宫内膜异位症的手术处理也可能对卵巢储备造成相当大的损害。特纳综合征胎儿在妊娠12周前的卵巢发育正常，但在18周后卵母细胞损失加剧，出生时其卵巢内生殖细胞的数量明显少于相同发育年龄具有正常核型女性的数量。这些非肿瘤患者，极有可能出现早发性卵巢功能不全风险，也是生育力保存的适应证。

随着社会的进步，工作压力的增加，越来越多的职业女性会选择推迟生育时间。自然状态下，女性在出生时体内的卵子数量是有限的，通常约100万个，且卵子的数量和质量在整个育龄期会持续下降，在此期间发生约400余次的排卵后，卵巢储备达到自然衰竭的状态。高龄女性的卵母细胞颗粒粗大，颜色发黑发暗，卵周间隙大；而形成的胚胎可能会碎片增多，色泽黑暗，卵裂球大小不均，着床的潜能降低。和年龄相关的生育力下降也受到越来越多的关注，这种非医学指征的社会性需求也是生育力保存的适应证。

二、生育力保存的方法和策略

（一）女性生育力保存

1. 胚胎冷冻 在体外受精胚胎移植技术的初期，胚胎冷冻保存技术已经开始应用于临床。世界首例卵裂期胚胎和囊胚期胚胎冷冻获得活产的婴儿分别出生于1983年和1985年。胚胎冷冻最早采用程序化慢速冷冻技术，但冷冻过程中细胞内外产生冰晶对细胞容易造成物理性损伤。玻璃化冷冻技术操作简单，缩短了胚胎离开培养箱到低温保存的时间间隔，在高浓度冷冻保护剂和快速降温的作用下，细胞内外溶液中的水分子形成无结构的玻璃态，避免了对细胞的损伤。玻璃化冷冻技术的发展，极大提高了胚胎冷冻后的复苏率，目前经玻璃化冷冻的卵裂期和囊胚期的胚胎解冻的存活率分别在90%和95%以上。2015年美国一项长达17年的病例对照研究纳入了63名恶性肿瘤患者及其同龄对照健康者，恶性肿瘤患者在治疗原发疾病前进行促排卵及体外受精治疗，后续行冻融胚胎移植的每移植累计活产率（30%）和健康对照组（32%）无明显差异。胚胎冷冻保存用于生育力保存的有效性和安全性虽毋庸置疑，然而胚胎的形成需要促排卵和体外受精的前期准备。促排卵治疗一般需要10~14天，并且多卵泡发育会造成患者体内超生理的高雌激素状态。一些恶性肿瘤患者得到诊断后，并无足够的时间进行促排卵治疗，并且雌激素依赖性肿瘤，如子宫内膜癌等是促排卵的禁忌证；另外，胚胎的形成还需要配偶或供精者提供精子来源，这在一定程度上限制了其临床应用。从社会和伦理学角度来看，胚胎冷冻后若夫妻离异或一方死亡，其胚胎的归属和利用问题若处理不当，容易引发各种社会家庭矛盾，这均是利用胚胎冷冻进行生育力保存时需要考虑的问题。

2. 卵母细胞冷冻 卵母细胞冷冻不需要精子的参与，临床操作更加方便和灵活，使得有生育力保存需求的女性，尤其是以推迟生育年龄为目的的单身女性，有更多的选择。

2017年Human Reproduction Update的系统评价指出，玻璃化冷冻技术已使得卵母细胞冷冻后的复苏率提高到 82.3%,已基本完全取代了卵母细胞的程序化慢冻技术。2017 年一项对卵子玻璃化冷冻安全性的大型队列研究结果表明,和新鲜卵子来源生育的后代相比,玻璃化冷冻并不增加新生儿畸形及染色体异常的风险。虽然美国生殖医学协会早在 2013 年已将卵母细胞冷冻不再视为试验性技术,但其在临床应用中仍存在诸多问题。和胚胎冷冻比较类似,卵母细胞冷冻需要促排卵和取卵操作,最重要的是有效性难以评估,用于生育力保存时需要冻存卵母细胞的个数因人而异。卵母细胞的数量和质量随着女性的年龄增加而逐渐下降,行生育力保存女性在取卵时的年龄是决定冷冻卵母细胞数目的主要因素。有研究指出,每一个玻璃化冷冻的卵母细胞获得活产的概率大概在 6.4% 左右,因此对 38 岁以下、38~40 岁的女性,建议其最佳的卵母细胞冷冻数目分别为 15~20 枚和 25~30 枚。

3. 卵巢组织冷冻　卵巢皮质最外层的 1~2mm 内有大量的窦前卵泡,且卵巢皮质也比较容易剥离,因此冷冻少量卵巢组织即可一次性保存大量的卵子,是更加高效的女性生育力保存方式。2004 年报道了世界首例人类卵巢组织冷冻保存和移植获得的活产,截止到 2017 年 6 月,卵巢组织冷冻与移植后获得妊娠并分娩的婴儿已超过 130 名。但和胚胎冷冻、卵母细胞冷冻所不同的是,卵巢组织冷冻目前仍属于一项试验性技术。前两者仅适用于育龄期女性,并在原发疾病治疗开始之前,需有足够的时间进行促排卵准备,因此卵巢组织冷冻是没有成熟卵母细胞,更无胚胎可冷冻的青春期前儿童患者,以及原发疾病治疗无法推迟或对激素敏感的育龄期患者的最佳选择。卵巢组织冷冻的核心问题是如何避免卵巢组织中的卵泡在冷冻过程中的损伤,其主要影响因素有卵巢组织冷冻方法、冷冻卵巢组织大小等。在卵巢组织冷冻操作中,和程序化慢速冷冻相比,玻璃化冷冻并无优势,目前出生的婴儿多是慢速冷冻。人完整卵巢组织移植已有成功的先例,但完整卵巢冷冻难度较大,目前暂无人类完整卵巢冷冻的报道。卵巢组织冷冻在保存卵子数目上有巨大优势,但冷冻卵巢组织移植后在血管再生的过程中由于缺血造成的卵泡损失高达 68%;另外,在恶性肿瘤患者卵巢组织冷冻自体移植时,如何避免组织中携带的癌细胞再植入也是需要考虑的问题。

(二)男性生育力保存

1. 精液冷冻　恶性肿瘤等疾病治疗过程中,精子质量受损伤的程度取决于原发疾病种类,基础精子质量和治疗方案等多个因素,因此肿瘤男性患者治疗后是否会出现永久性无精子症或精子质量完全恢复难以预测。2013 年,美国生殖医学协会和美国临床肿瘤协会均意识到生育力保存在男性肿瘤患者中的重要性。

人类精液冷冻已有数百年的历史,1776 年意大利生理学家 Spallanzani 最初发现精液在自然冰雪中冷冻复苏后,部分精子可恢复活力。由于缺乏冷冻保护剂的使用,复苏后精子存活率普遍低于 10%。到 20 世纪中期,液氮冷冻精子时添加以甘油为代表的冷冻保护剂后,复苏后精子存活率可达 75% 以上,之后精子冷冻技术进入了快速而稳定的发展阶段。进入青春期的男性患者,即使在重度少弱精子症的状态下,依然可以通过手淫方式取出精液进行冷冻保存,必要时将精液复苏并结合人类辅助生殖技术的应用获得妊娠,这是一种安全并且无创的生育力保存方法。中国国家人口计生委科学技术研究所人类精子库的数据表明,在 2006 年 7 月至 2017 年 12 月共有 145 名男性癌症患者行精液冷冻以保存其生育力,截止到 2018 年 6 月有 14 名患者精子复苏并进行了 33 个周期的人类辅助生殖技术助孕,每周期临床妊娠率为 51.5%(17/33),而每患者累计活产率高达 71.4%(10/14)。和国外数据比较一致的是,精液冷冻后返回复苏使用的概率较低,在 10% 以下。

2. 睾丸组织冷冻　青春期前或一部分青春期的男性肿瘤患者尚无成熟精子产生,可以考虑冷冻保存睾丸组织或包含精原干细胞的未成熟睾丸细胞悬液。为了保证复苏后睾丸组织的存活概率,需全面优化冷冻保护剂及冷冻方式。目前,冷冻保存睾丸组织以进行生育力保存的安全性和有效性在人类中尚未得到完全证实,该技术仍处于实验阶段,目前仅有极少数的单位开展该技术。

(孙莹璞)

参考文献

1. DRAKOPOULOS P, BLOCKEEL C, STOOP D, et al. Conventional ovarian stimulation and single embryo transfer for IVF/ICSI. How many oocytes do we need to maximize cumulative live birth rates after utilization of all fresh and frozen embryos？Human Reproduction, 2016, 2: 370-376.

2. FERRARETTI AP, MARCA AL, FAUSER BCJM, et al. ESHRE consensus on the definition of 'poor response' to ovarian stimulation for in vitro fertilization: The Bologna criteria. Human Reproduction, 2011, 26: 1616-1624.

3. ALVIGGI C, ANDERSEN CY, BUEHLER K, et al. A new more detailed stratification of low responders to ovarian stimulation: From a poor ovarian response to a low prognosis concept. Fertil Steril, 2016, 105: 1452-1453.

4. CONFORTI A, ALFANO S, ROSA PD, et al. The role of gonadotropin polymorphisms and their receptors in assisted reproductive technologies and controlled ovarian stimulation: A prospective observational study. Italian Journal of Gynaecology and Obstetrics, 2017, 29 (2): 15-21.

5. ALVIGGI C, CONFORTI A, ESTEVES SC. Impact of mutations and polymorphisms of gonadotrophins and their receptors on the outcome of controlled ovarian stimulation. In Principles and Practice of Controlled Ovarian Stimulation in ART. Springer India, 2015.

6. ALVIGGI C, CONFORTI A, SANTI D, et al. Clinical relevance of genetic variants of gonadotrophins and their receptors in controlled ovarian stimulation: A systematic review and meta analysis. Hum. Reprod, 2018, 24: 1-16.

7. BLOOM MS, FUJIMOTO VY, STORM R, et al. Persistent organic pollutants (POPs) in human follicular fluid and in vitro fertilization outcomes, a pilot study. Reprod Toxicol, 2017, 67: 165-173.

8. 中华医学会生殖医学分会. 中国高龄不孕女性辅助生殖临床实践指南. 中国循证医学杂志, 2019, 19 (3): 253-270.

9. HAAHR T, DOSOUTO C, ALVIGGI C, et al. Management Strategies for POSEIDON Groups 3 and 4. Front Endocrinol, 2019, 11: 34.

10. LIX L, WANG L, LV F, et al. The influence of different growth hormone addition protocols to poor ovarian responders on clinical outcomes in controlled ovary stimulation cycles: A systematic review and meta-analysis. Medicine, 2017, 96: 6443.

11. HARTR J, ROMBAUTS L, NORMAN RJ. Growth hormone in IVF cycles: Any hope？Curr Opin Obs. Gynecol, 2017, 29: 119-125.

12. DRAKOPOULOS P, SANTOS-RIBEIRO S, BOSCH E, et al. The Effect of Dose Adjustments in a Subsequent Cycle of Women with Suboptimal Response Following Conventional Ovarian Stimulation. Front Endocrinol, 2018, 9: 361.

13. NORMAN RJ, ALVINO H, HULL LM, et al. Human growth hormone for poor responders: A randomized placebo-controlled trial provide no evidence for improved live birth rate. Reprod Biomed Online, 2019, 38: 908-915.

14. XU Y, NISENBLAT V, LU C, et al. Pretreatment with coenzyme Q10 improves ovarian response and embryo quality in low-prognosis young women with decreased ovarian reserve: A randomized controlled trial. Reprod Biol Endocrinol, 2018, 16: 29.

15. VAIARELLI A, CIMADOMO D, TRABUCCO E, et al. Double stimulation in the same ovarian cycle (Duo Stim) to maximize the number of oocytes retrieved from poor prognosis patients: A multicenter experience and SWOT analysis. Front. Endocrinol, 2018, 9: 317.

16. 中华医学会生殖医学分会. 卵巢低反应专家共识. 生殖与避孕, 2015, 35 (2): 71-79.

17. 中华医学会生殖医学分会. 卵子捐赠与供/受卵相关问题的中国专家共识. 生殖医学杂志, 2018, 27 (10): 932-939.

18. BALEN AH, MORLEY LC, BALEN MMH, et al. The management of anovulatory infertility in women with polycystic ovary syndrome: an analysis of the evidence to support the development of global WHO guidance. Human Reproduction Update, 2016, 22 (6): 687-708.

19. NISHA THAKRE&ROY HOMBURG. A review of IVF in PCOS patients at risk of ovarian hyperstimulation syndrome. Expert Rev Endocrinol Metab, 2019, 14 (5): 315-319.

20. SERMONDADE N, HUBERLANT S, LEFEBVRE VB, et al. Female obesity is negatively associated with live birth rate following IVF: a systematic review and meta-analysis. Hum Reprod Update, 2019, 25 (4): 439-451.

21. TEEDE H, MISSO M, COSTELLO M, et al. International PCOS Network. Recommendations from the International Evidence Based Guideline for the Assessment and Management of Polycystic Ovary Syndrome. Hum Reprod, 2018, 33 (9): 1602-1618.

22. STEPTO NK, CASSAR S, JOHAM AE, et al. Women with polycystic ovary syndrome have intrinsic insulin resistance on euglycemic hyperinsulinemia clamp. Hum Reprod, 2013, 28: 777-784.

23. TSO LO, COSTELLO MF, ALBUQUERQUE LET, et al. Metformin treatment before and during IVF or ICSI in women with polycystic ovary syndrome. Cochrane Database Syst Rev, 2014, 11: Cd006105.

24. DOLDI N, PERSICO P, DI SEBASTIANO F, et al. Gonadotropin-releasing hormone antagonist and metformin for treatment of polycystic ovary syndrome patients undergoing in vitro fertilization embryo transfer. Gynecol Endo-

crinol, 2006, 22, 235-258.

25. CASSINA M, DONA M, GIANANTONIO E, et al. First trimester exposure to metformin and risk of birth defects: A systematic review and meta analysis. Hum Reprod, 2014, 20: 656-669.

26. BERTOLDO MJ, FAURE M, et al. Impact of metformin on reproductive tissues: An overview from gametogenesis to gestation. Ann Transl Med, 2014, 2 (6): 55.

27. TARTARIN P, MOISON D, GUIBERT E, et al. Metformin exposure affects human and mouse fetal testicular cells. Hum Reprod, 2012, 27 (11): 3304-3314.

28. WEI D, SHI Y, LI J, et al. Effect of pretreatment with oral contraceptives and progestins on IVF outcomes in women with polycystic ovary syndrome. Human Reproduction, 2017, 32 (2): 354-361.

29. VEMBU R, REDDY N. Serum AMH level to predict the hyper response in women with PCOS and non-PCOS undergoing controlled ovarian stimulation in ART. J Hum Reprod Sci, 2017, 10: 91-94.

30. LAMBALK CB, BANGA FR, HUIRNE JA, et al. GnRH Antagonist Versus Long Agonist Protocols in IVF: A Systematic Review and Meta-analysis Accounting for Patient Type. Human Reproduction Update, 2017, 23 (5): 560-579.

31. WELY MV, KWAN I, BURT AL, et al. Recombinant versus urinary gonadotrophin for ovarian stimulation in assisted reproductive technology cycles. Cochrane Database Syst Rev, 2011 (2): CD005354.

32. TURKCAPAR AF, SECKIN B, ONALAN G, et al. Human Menopausal Gonadotropin versus Recombinant FSH in Polycystic Ovary Syndrome Patients Undergoing In Vitro Fertilization. Int J. Fertil Steril, 2013, 6: 238-243.

33. CHEN ZJ, SHI Y, SUN Y, et al. Fresh versus frozen embryos for infertility in the polycystic ovary syndrome. N Engl J Med, 2016, 375: 523-533.

34. XU B, HE YQ, WANG Y, et al. Frozen embryo transfer or fresh embryo transfer: clinical outcomes depend on the number of oocytes retrieved. Eur J Obstet Gynecol Reprod Biol, 2017, 215: 50-54.

35. ALVAREZ C, BONMATí LM, MAESTRE EN, et al. Dopamine agonist cabergoline reduces hemoconcentration and ascites in hyperstimulated women undergoing assisted reproduction. J Clin Endocrinol Metab, 2007, 92 (8): 2931-2937.

36. ABBARA ALI, JAYASENA CN, CHRISTOPOULOS G, et al. Efficacy of kisspeptin-54 to trigger oocyte maturation in women at high risk of ovarian hyperstimulation syndrome (OHSS) during in vitro fertilization (IVF) therapy. J Clin Endocrinol Metab, 2015, 100: 3322-3331.

37. WALLS ML, HUNTER T, RYAN JP, et al. In vitro maturation as an alternative to standard in vitro fertilization for

patients diagnosed with polycystic ovaries: A comparative analysis of fresh, frozen and cumulative cycle outcomes. Hum Reprod, 2015, 30 (1): 88-96.

38. SERGENTANIS TN, VOGIATZI P, et al. In Vitro Maturation in Women with vs. without Polycystic Ovarian Syndrome: A Systematic Review and Meta-analysis. Plos one, 2015, 10 (8): e0134696.

39. 黄国宁, 韩伟, 国玉蕊. 短时受精与"搭桥受精". 生殖医学杂志, 2009, 18 (03): 180-183.

40. 中华医学会妇产科学分会子宫内膜异位症协作组. 子宫内膜异位症的诊治指南. 中华妇产科杂志, 2015, 50 (3): 161-169.

41. DRAKOPOULOS P, ROSETTI J, PLUCHINO N. Does the type of GnRH analogue used, affect live birth rates in women with endometriosis undergoing IVF/ICSI treatment, according to the rAFS stage？Gynecological Endocrinology, 2018, 34 (10): 884-889.

42. SALLAM HN, GARCIA-VELASCO JA, DIAS S. Long term pituitary down regulation before in vitro fertilization (IVF) for women with endometriosis. Cochrane Database Syst Rev, 2006 (1): Cd004635.

43. 李欣欣, 张奥, 全松. GnRH-a 超长方案对不同分期子宫内膜异位症患者 IVF/ICSI-ET 结局影响的荟萃分析. 国际生殖健康/计划生育杂志, 2019, 1: 35-42.

44. HIRSCH M, BEGUM MR, PANIZ E. Diagnosis and management of endometriosis: a systematic review of international and national guidelines. Bjog, 2018, 125 (5): 556-564.

45. CHAUFFOUR C, POULY JL, GREMEAU AS. Endometrioma and management by assisted reproductive technology: CNGOF HAS endometriosis guidelines. gynecol obstet fertil senol, 2018, 46 (3): 349-356.

46. DUNSELMAN G, VERMEULEN N, BECKER C. guideline: management of women with endometriosis. Human reproduction, 2014, 29 (3): 400-412.

47. 中国医师协会妇产科医师分会子宫内膜异位症专业委员会, 中华医学会妇产科学分会子宫内膜异位症协作组. 子宫内膜异位症长期管理中国专家共识. 中华妇产科杂志, 2018, 53 (12): 836-841.

48. REZVANI M, SHAABAN AM. Fallopian tube disease in the nonpregnant patient. Radiographics, 2011, 31 (2): 527-548.

49. BLOECHLE M, SCHREINER T, LISSE K. Recurrence of hydrosalpinges after transvaginal aspiration of tubal fluid in an IVF cycle with development of a serometra. Hum Reprod, 1997, 12 (4): 703-705.

50. STRANDELL A, LINDHARD A. Why does hydrosalpinx reduce fertility？The importance of hydrosalpinx fluid. Hum Reprod, 2002, 17 (5): 1141-1145.

51. FLEMING C, Moghul AND. Impaired implantation after in vitro fertilization treatment associated with hydrosalpinx.

Obstet Gynaecol, 1996, 103 (3): 268-272.

52. AZAWI OI, ABIDY AL. Pathological and bacteriological studies of hydrosalpinx in buffaloes, 2010, 45 (3): 416-420.

53. 中华医学会放射学分会介入专委会妇儿介入学组 . 子宫输卵管造影中国专家共识 . 中华介入放射学电子杂志 , 2018, 6 (03): 7-9.

54. 周艳 , 强金伟 . 输卵管积液的影像学诊断进展 . 中国医学计算机成像杂志 , 2020, 26 (01): 89-92.

55. Practice Committee Of The American Society For Reproductive Medicine. Diagnostic Evaluation Of The Infertile Female: A Committee Opining. Fertil Steril, 2015, 103: 44-50.

56. BOSTEELS J. The position of diagnostic laparoscopy in current fertility practice. Hum Reprod Update, 2007, 13: 477-485.

57. PUTTEMANS PJ. Salpingectomy improves in vitro fertilization outcome in patients with a hydrosalpinx: blind victimization of the fallopian tube？ Human Rprod, 1996, 11: 2079-2081.

58. MARANA R. The prognostic role of salpinoscopy in laparoscopic tubal surgery. Human Reprod, 1999, 14: 2991-2995.

59. MIJATOVIC V. Essure hysteroscopy tubal occlusion device for the treatment of hydrosalpinx prior to in vitro fertilization embryo transfer in patients with a contraindication for laproscopy. Fertil Steril, 2010, 93: 1338-1342.

60. CHU J. Salpingostomy in the treatment of hydrosalpinx: a systematic review and meta-analysis. Human Reprod, 2005, 30: 1982-1985.

61. MARANA R. The prognostic role of salpinoscopy in laparoscopic tubal surgery. Human Reprod, 1999, 14: 2991-2995.

62. VASQUEZ G. Prospective study of tubal mucosal lesions and fertility in hydrosalpinges. Human Reprod, 1995, 10: 1075-1078.

63. DE WIT W. Only hydrosalpinges visible on ultrasound are associated with reduced implantation and pregnancy rates after in vitro fertilization. Human Reprod, 1998, 13: 1696-1701.

64. BARBOSA MW, SOTIRIADIS A, PAPATHEODROU. High miscarriage rate in women submitted to essure for hydrosalpinx before embryo transfer: a systematic review and meta-analysis. Ultrasound Obstet Gynecol, 2016, 48: 556-565.

65. FOUDA UM, SAYED AM, ABDELMOTY HI. Ultrasound guided aspiration of hydrosalpinx fluid versus salpingectomy in the management of patients with ultrasound visible hydrosalpinx undergoing IVF-ET: a randomized controlled trial. BMC Womens Health, 2015, 15: 21.

66. WEI D, LIU JY, SUN Y. Frozen versus fresh single blastocyst transfer in ovulatory women: a multicentre, randomised controlled trial. Lancet, 2019, 393 (10178): 1310-1318.

67. KOOT YE, TEKLENBURG G, SALKER MS. Molecular aspects of implantation failure. Biochimica et biophysica acta, 2012, 1822 (12): 1943-1950.

68. 刘道英 , 张建伟 . 反复种植失败诊断标准的研究进展 . 国际生殖健康 / 计划生育杂志 , 2019, 38 (05): 397-400.

69. LIU S, WEI H, LI Y. Characterization of dendritic cell (DC)-10 in recurrent miscarriage and recurrent implantation failure. Reproduction, 2019, 158 (3): 247-255.

70. BAR G, HARLEV A, ALFAYUMI ZS. Recurrent implantation failure: which patients benefit from endometrial scratching prior to IVF？ Arch Gynecol Obstet, 2020, 301 (3): 817-822.

71. COUGHLAN C, LEDGER W, WANG Q. Recurrent implantation failure: definition and management. Reprod Biomed Online, 2014, 28 (1): 14-38.

72. PASCH LA, GREGORICH SE, KATZ PK. Psychological distress and in vitro fertilization outcome. Fertil Steril, 2012, 98 (2): 459-464.

73. CHEN TH, CHANG SP, TSAI CF. Prevalence of depressive and anxiety disorders in an assisted reproductive technique clinic. Hum Reprod, 2004, 19 (10): 2313-2318.

74. CAO H, YOU D, YUAN M. Hysteroscopy after repeated implantation failure of assisted reproductive technology: A meta analysis. J Obstet Gynaecol Res, 2018, 44 (3): 365-373.

75. 陈全 , 杨晓葵 . 反复种植失败的体外受精 - 胚胎移植免疫学因素研究进展 . 中国计划生育和妇产科 , 2020, 12 (01): 16-19.

76. KALAMPOKAS T, PANDIAN Z, KEAY SD. Glucocorticoid supplementation during ovarian stimulation for IVF or ICSI. The Cochrane database of systematic reviews, 2017, 3: CD004752.

77. SIRISTATIDIS C, DAFOPOULOS K, EL KHAYAT W. Administration of prednisolone and low molecular weight heparin in patients with repeated implantation failures: a cohort study. Gynecol Endocrinol, 2018, 34 (2): 136-139.

78. LI J, CHEN Y, LIU C. Intravenous immunoglobulin treatment for repeated IVF/ICSI failure and unexplained infertility: a systematic review and a meta-analysis. Am J Reprod Immunol, 2013, 70 (6): 434-447.

79. ABDOLMOHAMMADI-VAHID S, PASHAZADEH F, POURMOGHADDAM Z. The effectiveness of IVIG therapy in pregnancy and live birth rate of women with recurrent implantation failure (RIF): A systematic review and meta-analysis. J Reprod Immunol, 2019, 134-135: 28-33.

80. POURMOGHADAM Z, ABDOLMOHAMMADI-VAHID S, PASHAZADEH F. Efficacy of intrauterine administration of autologous peripheral blood mononuclear cells on the pregnancy outcomes in patients with recurrent implantation failure: A systematic review and meta-analysis. J

Reprod Immunol, 2020, 137: 103077.

81. CHECK JH, LISS JR, CHECK ML. Lymphocyte immunotherapy can improve pregnancy outcome following embryo transfer (ET) in patients failing to conceive after two previous ET. Clin Exp Obstet Gynecol, 2005, 32 (1): 21-22.

82. KHESHTCHIN N, GHARAGOZLOO M, ANDALIB A. The expression of Th1-and Th2-related chemokine receptors in women with recurrent miscarriage: the impact of lymphocyte immunotherapy. Am J Reprod Immunol, 2010, 64 (2): 104-112.

83. ATA B, URMAN B. Thrombophilia and assisted reproduction technology any detrimental impact or unnecessary overuse？J Assist Reprod Genet, 2016, 33 (10): 1305-1310.

84. POTDAR N, GELBAYA TA, KONJE JC. Adjunct low molecular weight heparin to improve live birth rate after recurrent implantation failure: a systematic review and meta analysis. Hum Reprod Update, 2013, 19 (6): 674-684.

85. NARDO LG, GRANNE I, STEWART J. Medical adjuncts in IVF: evidence for clinical practice. Hum Fertil (Camb), 2009, 12 (1): 1-13.

86. EFTEKHAR M, NAGHSHINEH E, KHANI P. Role of granulocyte colony stimulating factor in human reproduction. J Res Med Sci, 2018, 23: 7.

87. LI J, MO S, CHEN Y. The effect of G-CSF on infertile women undergoing IVF treatment: A meta-analysis. Syst Biol Reprod Med, 2017, 63 (4): 239-247.

88. XU B, ZHANG Q, HAO J. Two protocols to treat thin endometrium with granulocyte colony-stimulating factor during frozen embryo transfer cycles. Reprod Biomed Online, 2015, 30 (4): 349-358.

89. KALEM Z, NAMLI KM, BAKIRARAR B. Intrauterine G-CSF Administration in Recurrent Implantation Failure (RIF): An Rct. Sci Rep, 2020, 10 (1): 5139.

90. MIWA I, TAMURA H, TAKASAKI A. Pathophysiologic features of "thin" endometrium. Fertil Steril, 2009, 91 (4): 998-1004.

91. SHER G, FISCH JD. Effect of vaginal sildenafil on the outcome of in vitro fertilization (IVF) after multiple IVF failures attributed to poor endometrial development. Fertil Steril, 2002, 78 (5): 1073-1076.

92. ZHU L, LI Y, XU A. Influence of controlled ovarian hyperstimulation on uterine peristalsis in infertile women. Hum Reprod, 2012, 27 (9): 2684-2689.

93. LAN VT, KHANG VN, NHU GH. Atosiban improves implantation and pregnancy rates in patients with repeated implantation failure. Reprod Biomed Online, 2012, 25 (3): 254-260.

94. NG EH, LI RH, CHEN L. A randomized double-blind comparison of atosiban in patients undergoing IVF treatment. Hum Reprod, 2014, 29 (12): 2687-2694.

95. TEKLENBURG G, SALKER M, HEIJNEN C. The molecular basis of recurrent pregnancy loss: impaired natural embryo selection. Mol Hum Reprod, 2010, 16 (12): 886-895.

96. ALONSO M, BLESA D, DIAZ GP. The endometrial receptivity array for diagnosis and personalized embryo transfer as a treatment for patients with repeated implantation failure. Fertil Steril, 2013, 100 (3): 818-824.

97. HASHIMOTO T, KOIZUMI M, DOSHIDA M. Efficacy of the endometrial receptivity array for repeated implantation failure in Japan: A retrospective, two centers study. Reprod Med Biol, 2017, 16 (3): 290-296.

98. FOX C, MORIN S, JEONG JW. Local and systemic factors and implantation: what is the evidence？Fertil Steril, 2016, 105 (4): 873-884.

99. 刘婧, 宋亚丽, 许茜亚. 反复着床失败的治疗现状与进展. 国际生殖健康计划生育杂志, 2017, 36 (1): 53-56.

100. ZEYNELOGLU HB, ONALAN G. Remedies for recurrent implantation failure. Semin Reprod Med, 2014, 32 (4): 297-305.

101. YEUNG TW, CHAI J, LI RH. The effect of endometrial injury on ongoing pregnancy rate in unselected subfertile women undergoing in vitro fertilization: a randomized controlled trial. Human reproduction (Oxford, England), 2014, 29 (11): 2474-2481.

102. KO JK, NG EH. Scratching and IVF: any role？Current opinion in obstetrics & gynecology, 2016, 28 (3): 178-183.

103. VAN HOOGENHUIJZE NE, KASIUS JC, BROEKMANS FJM. Endometrial scratching prior to IVF; does it help and for whom？A systematic review and meta-analysis. Hum Reprod Open, 2019, 2019 (1): 025.

104. BOUET PE, HACHEM H, MONCEAU E. Chronic endometritis in women with recurrent pregnancy loss and recurrent implantation failure: prevalence and role of office hysteroscopy and immunohistochemistry in diagnosis. Fertil Steril, 2016, 105 (1): 106-110.

105. RITTENBERG V, SESHADRI S, SUNKARA SK. Effect of body mass index on IVF treatment outcome: an updated systematic review and meta-analysis. Reproductive biomedicine online, 2011, 23 (4): 421-439.

106. METWALLY M, CUTTING R, TIPTON A. Effect of increased body mass index on oocyte and embryo quality in IVF patients. Reproductive biomedicine online, 2007, 15 (5): 532-538.

107. VLAISAVLJEVIC V, KOVAC V, SAJKO MC. Impact of insulin resistance on the developmental potential of immature oocytes retrieved from human chorionic gonadotropin primed women with polycystic ovary syndrome undergoing in vitro maturation. Fertility and sterility, 2009, 91 (3): 957-959.

108. QUEZADA S, AVELLAIRA C, JOHNSON MC. Evalua-

tion of steroid receptors, coregulators, and molecules associated with uterine receptivity in secretory endometria from untreated women with polycystic ovary syndrome. Fertility and sterility, 2006, 85 (4): 1017-1026.

109. COUGHLAN C, YUAN X, NAFEE T. The clinical characteristics of women with recurrent implantation failure. Journal of obstetrics and gynaecology: the journal of the Institute of Obstetrics and Gynaecology, 2013, 33 (5): 494-498.

110. KIM CH, AHN JW, KANG SP. Effect of levothyroxine treatment on in vitro fertilization and pregnancy outcome in infertile women with subclinical hypothyroidism undergoing in vitro fertilization/intracytoplasmic sperm injection. Fertility and sterility, 2011, 95 (5): 1650-1654.

111. GRECO E, BONO S, RUBERTI A. Comparative genomic hybridization selection of blastocysts for repeated implantation failure treatment: a pilot study. BioMed research international, 2014, 2014: 457913.

112. HATIRNAZ S, OZER A, HATIRNAZ E. Preimplantation genetic screening among women experiencing recurrent failure of in vitro fertilization. International journal of gynaecology and obstetrics: the official organ of the International Federation of Gynaecology and Obstetrics, 2017, 137 (3): 314-318.

113. LISS J, CHROMIK I, SZCZYGLINSKA J. Current methods for preimplantation genetic diagnosis. Ginekologia polska, 2016, 87 (7): 522-526.

114. SATO T, OGASAWARA M, OZAWA F. Preimplantation genetic testing for aneuploidy: a comparison of live birth rates in patients with recurrent pregnancy loss due to embryonic aneuploidy or recurrent implantation failure. Hum Reprod, 2020, 34 (12): 2340-2348.

115. DOLANBAY EG, YARDIMOGLU M, YALCINKAYA E. Expression of trophinin and dipeptidyl peptidase IV in endometrial co-culture in the presence of an embryo: A comparative immunocytochemical study. Mol Med Rep, 2016, 13 (5): 3961-3968.

116. KANYO K, ZEKE J, KRISTON R. The impact of laser assisted hatching on the outcome of frozen human embryo transfer cycles. Zygote, 2016, 24 (5): 742-747.

117. BUTTS SF, OWEN C, MAINIGI M. Assisted hatching and intracytoplasmic sperm injection are not associated with improved outcomes in assisted reproduction cycles for diminished ovarian reserve: an analysis of cycles in the United States from 2004 to 2011. Fertil Steril, 2014, 102 (4): 1041.

118. Practice Committee Of The American Society For Reproductive M, Practice Committee Of The Society For Assisted Reproductive T. Role of assisted hatching in in vitro fertilization: a guideline. Fertil Steril, 2014, 102 (2): 348-351.

119. ADLER A, LEE HL, MCCULLOH DH. Blastocyst culture selects for euploid embryos: comparison of blastomere and trophectoderm biopsies. Reprod Biomed Online, 2014, 28 (4): 485-491.

120. LEVITAS E, LUNENFELD E, HAR VARDI I. Blastocyst stage embryo transfer in patients who failed to conceive in three or more day 2-3 embryo transfer cycles: a prospective, randomized study. Fertil Steril, 2004, 81 (3): 567-571.

121. FANG C, HUANG R, LI TT. Day2 and day3 sequential transfer improves pregnancy rate in patients with repeated IVF embryo transfer failure: a retrospective case control study. Reprod Biomed Online, 2013, 26 (1): 30-35.

122. BARRI PN, COROLEU B, CLUA E. Investigations into implantation failure in oocyte donation recipients. Reprod Biomed Online, 2014, 28 (1): 99-105.

123. BUNGUM M, HUMAIDAN P, AXMON A. Sperm DNA integrity assessment in prediction of assisted reproduction technology outcome. Human reproduction (Oxford, England), 2007, 22 (1): 174-179.

124. ROBINSON L, GALLOS ID, CONNER SJ. The effect of sperm DNA fragmentation on miscarriage rates: a systematic review and meta-analysis. Human reproduction (Oxford, England), 2012, 27 (10): 2908-2917.

125. SIMON L, PROUTSKI I, STEVENSON M. Sperm DNA damage has a negative association with live birth rates after IVF. Reproductive biomedicine online, 2013, 26 (1): 68-78.

126. BRADLEY CK, MCARTHUR SJ, GEE AJ. Intervention improves assisted conception intracytoplasmic sperm injection outcomes for patients with high levels of sperm DNA fragmentation: a retrospective analysis. Andrology, 2016, 4 (5): 903-910.

127. AVENDANO C, OEHNINGER S. DNA fragmentation in morphologically normal spermatozoa: how much should we be concerned in the ICSI era？J Androl, 2011, 32 (4): 356-363.

128. SHALOM-PAZ E, ANABUSI S, MICHAELI M. Can intra cytoplasmatic morphologically selected sperm injection (IMSI) technique improve outcome in patients with repeated IVF-ICSI failure？a comparative study. Gynecol Endocrinol, 2015, 31 (3): 247-251.

129. TEIXEIRA DM, BARBOSA MA, FERRIANI RA. Regular (ICSI) versus ultra-high magnification (IMSI) sperm selection for assisted reproduction. The Cochrane database of systematic reviews, 2013, 7: Cd010167.

130. OSMAN A, ALSOMAIT H, SESHADRI S. The effect of sperm DNA fragmentation on live birth rate after IVF or ICSI: a systematic review and meta-analysis. Reproductive biomedicine online, 2015, 30 (2): 120-127.

131. BUNGUM M, HUMAIDAN P, SPANO M. The predictive value of sperm chromatin structure assay (SCSA) parameters for the outcome of intrauterine insemination,

IVF and ICSI. Human reproduction (Oxford, England), 2004, 19 (6): 1401-1408.

132. EVENSON D, WIXON R. Meta-analysis of sperm DNA fragmentation using the sperm chromatin structure assay. Reproductive biomedicine online, 2006, 12 (4): 466-472.

133. CHI HJ, KIM SG, KIM YY. ICSI significantly improved the pregnancy rate of patients with a high sperm DNA fragmentation index. Clinical and experimental reproductive medicine, 2017, 44 (3): 132-140.

134. 胡毅娜，丁涛，赵琰. 两种降调节方案体外受精胚胎移植术出生结局的比较. 中国妇幼保健，2017, 4: 808-810.

135. ZEBEIDI J, AGDI M, LARY S. Effect of empiric intravenous intralipid therapy on pregnancy outcome in women with unexplained recurrent implantation failure undergoing intracytoplasmic sperm injection-embryo transfer cycle: a randomized controlled trial. Gynecol Endocrinol, 2020, 36 (2): 131-134.

136. AREFI S, FAZELI E, ESFAHANI M. Granulocyte colony stimulating factor may improve pregnancy outcome in patients with history of unexplained recurrent implantation failure: An RCT. Int J Reprod Biomed (Yazd), 2018, 16 (5): 299-304.

137. YU N, ZHANG B, XU M. Intrauterine administration of autologous peripheral blood mononuclear cells (PBMCs) activated by HCG improves the implantation and pregnancy rates in patients with repeated implantation failure: a prospective randomized study. Am J Reprod Immunol, 2016, 76 (3): 212-216.

138. 周璟，马宁，周知. 他莫昔芬联合人绒毛膜促性腺激素对反复种植失败患者冻融周期子宫内膜容受性的影响. 中国医院用药评价与分析，2020, 20 (04): 414-417.

139. 易思思，陈薪，刘玉东. 多囊卵巢综合征患者反复种植失败后成功妊娠 3 例及其文献复习. 南方医科大学学报，2014, 34 (09): 1329-1333.

140. 谢幸，孔北华，段涛. 妇产科学. 9 版. 北京：人民卫生出版社，2018.

141. 李玉林. 病理学. 9 版. 北京：人民卫生出版社，2018.

142. 王建枝，钱睿哲. 病理生理学. 9 版. 北京：人民卫生出版社，2018.

143. BRUNHAM R C, GOTTLIEB S L, PAAVONEN J. Pelvic inflammatory disease. New England Journal of Medicine, 2015, 372 (21): 2039-2048.

144. HILLIS SD, JOESOEF R, MARCHBANKS PA. Delayed care of pelvic inflammatory disease as a risk factor for impaired infertility. Obstet Gynecol, 1993, 168: 1503-1509.

145. 林小娜，黄国宁，孙海翔，等. 输卵管性不孕诊治的中国专家共识. 生殖医学杂志，2018, 27 (11): 1048-1056.

146. YU D, WONG YM, CHEONG Y, et al. A sherman syndrome-one century later. Fertil Steril, 2008, 89 (4): 759-779.

147. FUMINORI K. Review: Chronic endometritis and its effect on reproduction. Obstet Gynaecol, 2019, 45 (5): 951-960.

148. HOEKER EA. Endometrial receptivity and intrauterine adhesive disease. Semin Reprod Med, 2014, 32 (5): 392-401.

149. VICETTI MIGUEL RD, CHIVUKULA M, KRISHAMURTI U, et al. Limitations of the criteria used to diagnose histologic endometritis in epidemiologic pelvic inflammatory disease research. Pathol Res Pract, 2011, 207: 680-685.

150. BETAL C. Endometritis and infertility. Fertility and sterility, 1978, 30 (2): 119-130.

151. MORENO I, CICINELLI E, GARCIA GRAU I, et al. The diagnosis of chronic endometritis in infertile asymptomatic women: comparative study of histology, microbial cultures, hysteroscopy, and molecular microbiology. Obstet Gynecol, 2018, 218: 602. e1-602. e16.

152. CRAVELLO L, PORCU G, D'ERCOLE C, et al. Identification and treatment of endometritis. Contraception, fertilite, sexualite (1992), 1997, 25 (7-8): 585-586.

153. 宋冬梅，黄晓武. 慢性子宫内膜炎的宫腔镜诊断. 国际生殖健康/计划生育杂志，2017, 36 (3): 234-237.

154. CICINELLI E, RESTA L, NICOLETTI R, et al. Endometrial micropolyps at fluid hysteroscopy suggest the existence of chronic endometritis. Human reproduction, 2005, 20 (5): 1386-1389.

155. CICINELLI E, TINELLI R, COLAFIGLIO G, et al. Reliability of narrow-band imaging (NBI) hysteroscopy: a comparative study. Fertility and sterility, 2010, 94 (6): 2303-2307.

156. KIMURA F, TAKEBAYASHI A, ISHIDA M, et al. Chronic endometritis and its effect on reproduction. Journal of Obstetrics and Gynaecology Research, 2019, 45 (5): 951-960.

157. JENNEKE C, et al. The impact of chronic endometritis on reproductive outcome. Fertil Steril, 2011, 96 (6): 1451-1456.

158. CICINELLI E, MATTEO M, TROJANO G, et al. Chronic endometritis in patients with unexplained infertility: Prevalence and effects of antibiotic treatment on spontaneous conception. Am J Reprod Immunol, 2018, 79: 12782.

159. LIU Y, CHEN X, HUANG J, et al. Comparison of the prevalence of chronic endometritis as determined by means of different diagnostic methods in women with and without reproductive failure. Fertil Steril, 2018, 109: 832-839.

160. WIESENFELD HC, HILLIER SL, MEYIN LA. Subclinical pelvic inflammatory disease and infertility. Obstet Gynecol, 2012, 120 (1): 37-43.

161. JOHNSTON-MACANANNY EB, HARTNETT J, ENGMANN LL. Chronic endometritis is a frequent finding in women with recurrent implantation failure after in

vitro fertilization. Fertil Steril, 2010, 93: 437-441.

162. SONG D, FENG X, ZHANG Q, et al. Prevalence and confounders of chronic endometritis in premenopausal women with abnormal bleeding or reproductive failure. Reprod Biomed Online, 2018, 36: 78-83.

163. KITAYA K. Prevalence of chronic endometritis in recurrent miscarriages. Fertil Steril, 2011, 95: 1156-1158.

164. CICINELLI E, MATTEO M, TINELLI R, et al. Chronic endometritis due to common bacteria is prevalent in women with recurrent miscarriage as confirmed by improved pregnancy outcome after antibiotic treatment. Reprod Sci, 2014, 21: 640-647.

165. ROMEROR, ESPINOZA J, MAZOR M. Can endometrial infection/inflammation explain implantation failure, spontaneous abortion, and preterm birth after in vitro fertilization？ Fertil Steril, 2004, 82: 799-804.

166. TORTORELLA C, PIAZZOLLA G, MATTEO M, et al. Interleukin-6, interleukin-1β, and tumor necrosis factor α in menstrual effluents as biomarkers of chronic endometritis. Fertility and sterility, 2014, 101 (1): 242-247.

167. GHIDINI A, SALAFIA CM. Histologic placental lesions in women with recurrent preterm delivery. Acta obstetricia et gynecologica Scandinavica, 2005, 84 (6): 547-550.

168. 夏恩兰 . 宫腔镜学及图谱 . 3 版 . 郑州 : 河南科学技术出版社 , 2018.

169. 刘琳琳 , 黄晓武 , 夏恩兰 . 子宫内膜结核的宫腔镜检查和组织病理学诊断分析 . 国际妇产科学杂志 , 2018, 45 (2): 203-206.

170. KASIUS JC, BROEKMANS FJM, SIEGO D, et al. The reliability of the histological diagnosis of endometritis in asymptomatic IVF cases: a multicenter observer study. Human reproduction, 2012, 27 (1): 153-158.

171. URSELL LK, METCALF JL, PARFREY LW, et al. Defining the human microbiome. Nutr Rev, 2012, 70 (Suppl 1): S38-44.

172. 李小雪 , 马彩虹 . 微生物组学在慢性子宫内膜炎诊断中的应用 . 中国妇产科临床杂志 , 2020, 21 (2): 204-207.

173. MCQUEEN DB, BERNARDI LA, STEPHENSON MD. Chronic endometritis in women with recurrent early pregnancy loss and/or fetal demise. Fertility and sterility, 2014, 101 (4): 1026-1030.

174. ACHILLES SL, AMORTEGUI AJ, WIESENFELD HC. Endometrial plasma cells: do they indicate subclinical pelvic inflammatory diseases Transm Dis, 2005, 32 (3): 185-188.

175. KITAYA K, YASUO T. Immunohistochemistry and clinicopathological characterization of chronic endometritis. Am J Reprod Immunol, 2011, 66: 410-415.

176. CICINELLI E, MATTEO M, TINELLI R. Prevalence of chronic endometritis in repeated unexplained implantation failure and the IVF success rate after antibiotic therapy. Hum Reprod, 2015, 30: 323-330.

177. NESS RB, SOPER DE, HOLLER RL. Effectiveness of inpatient and outpatient treatment strategies for women with pelvic inflammatory disease: results from the Pelvic Inflammatory Disease Evaluation and Clinical Health (PEACH) randomized trial. Am J Obstet Gynecol, 2002, 186: 929-937.

178. ALMOG B, SHALOM-PAZ E, DUFORT D. Promoting implantation by local injury to the endometrium. Fertil Steril, 2010, 94: 2026-2029

179. BOSTEELS J, WEYERS S, PUTTEMANS P. The effectiveness of hysteroscopy in improving pregnancy rates in subfertile women without other gynaecological symptoms: a systematic review. Hum Reprod Update, 2010, 16: 1-11.

180. SIMON C, BELLVER J. Scratching beneath 'The Scratching Case': systematic reviews and meta-analyses, the back door for evidence-based medicine. Hum Reprod, 2014, 29: 1618-1621.

181. SPIEZIO SA, CARLO C, MINOZZI S. Efficacy of hysteroscopy in improving reproductive outcomes of infertile couples: a systematic review and meta-analysis. Hum Reprod Update, 2016, 22: 479-496.

182. LENSEN SF, MANDERS M, NASTRI CO. Endometrial injury for pregnancy following sexual intercourse or intrauterine insemination. Cochrane Database Syst Rev, 2016, 6: CD011424.

183. SANTJOHANSER C, KNIEPER C, FRANZ C, et al. Granulocyte-colony stimulating factor as treatment option in patients with recurrent miscarriage. Archivum immunologiae et therapiae experimentalis, 2013, 61 (2): 159-164.

184. 常亚杰 , 张晓莉 , 杨星 , 等 . 富血小板血浆促子宫内膜增殖对妊娠结局的影响 . 实用妇产科杂志 , 2016, 32 (6): 445-449.

185. KUMBAK B, SAHIN L. Woman age and morphologic pattern should be taken into consideration while talking about "thin" endometrium. Fertil Steril, 2009, 92 (2): e38.

186. SUN HJ, LU J, LI B. Partial regeneration of uterine horns in rats through adipose-derived stem cell sheets. Biology of Reproduction, 2018, 99 (5): 1057-1069.

187. CHEN L, Zhang C, et al. Human menstrual blood derived stem cells ameliorate liver fibrosis in mice by targeting hepatic stellate cells via paracrine mediators. Stem cells translational medicine, 2017, 6 (1): 272-284.

188. JINDAL UN, VERMA S, BALA Y. Favorable infertility outcomes following anti-tubercular treatment prescribed on the sole basis of a positive polymerase chain reaction test for endometrial tuberculosis. Hum Reprod, 2012, 27 (5): 1368-1374.

189. 曲伸 . 2016 美国临床内分泌医师学会肥胖治疗指南的解析和探讨 . 中华内分泌代谢杂志 , 2017, 33 (3): 190-192.

190. DOURISH CT, CLIFTON PG. Multidisciplinary approaches to the study of eating disorders and obesity: Recent progress in research and development and future prospects. Journal of Psychopharmacology, 2017, 31 (11): 1383-1387.

191. ZYLKE EH. Progress in obesity research. Journal of the American Medical Association, 2012, 308 (11): 1162-1164.

192. CARDOSO K, GINES I, PINENT M, et al. Effects of flavonoids on intestinal inflammation, barrier integrity and changes in gut microbiota during diet induced obesity. Nutr Res Rev, 2016, 29 (2): 234-248.

193. SCHESHAUER TP, DALLINGA-THIE GM, DE VOS WM, et al. Causality of small and large intestinal microbiota in weight regulation and insulin resistance. Mol Metab, 2016, 5 (9): 759-770.

194. JOHN DB. Obesity and fertility, South Dakota medicine: the journal of the South Dakota State Medical Association, 2011, 64 (7): 251-254.

195. BEST D, BHATTACHARYA S. Obesity and fertility, Horm Mol Biol Clin Invest, 2015, 24 (1): 5-10.

196. 兰永连，王树. 肥胖与生殖. 中国优生与遗传杂志，2013, 21 (7): 5-6.

197. RODINO IS, BYRNE S. Obesity and psychological well-being in patients undergoing fertility treatment, Reproductive BioMedicine Online, 2015, 32 (1): 104-112.

198. 陈伟，江华. 2016 年中国超重 / 肥胖医学营养治疗专家共识解读. 中国实用内科杂志，2017, 37 (5): 30-43.

199. 赵宇星，朱慧娟，王林杰. 2016 年美国临床内分泌医生协会 / 美国内分泌学会肥胖症综合管理临床实践指南解读. 中国糖尿病杂志，2017, 25 (1): 10-13.

200. 王友发，孙明晓，薛宏，等.《中国肥胖预防和控制蓝皮书》解读及中国肥胖预防控制措施建议. 中华预防医学杂志，2019, 53 (9): 875-883.

201. 侯瑞芳，陶枫，陆灏. 肥胖的中医治疗进展. 中华中医药学刊，2015, 3 (8): 1959-1962.

202. 陈子江，乔杰，黄荷风. 多囊卵巢综合征指南解读. 北京：人民卫生出版社，2019.

203. 乔杰. 辅助生育技术促排卵药物治疗共识. 北京：人民卫生出版社，2016.

204. 赵静，黄国宁，孙海翔，等. 辅助生殖技术中异常子宫内膜诊疗的中国专家共识. 生殖医学杂志，2018, 27 (11): 1057-1064.

205. RIZZUTO I, BEHRENS RF, SMITH LA. Risk of ovarian cancer in women treated with ovarian stimulating drugs for infertility. Cochrane Database Syst Rev, 2013, 8: CD008215.

206. SIRISTATIDIS C, SERGENTANIS TN, KANAVIDIS P, et al. Controlled ovarian hyperstimulation for IVF: impact on ovarian, endometrial and cervical cancer a systematic review and meta-analysis. Hum Reprod Update, 2013, 19 (2): 105-123.

207. COCCIA PF, PAPPO AS, ALTMAN J, et al. Adolescent and young adult oncology, version 2. Natl Compr Canc Netw, 2014, 12 (1): 21-32.

208. BUSNELLI A, VITAHLIANO A, MENSI L, et al. Fertility in female cancer survivors: a systematic review and meta-analysis. Reprod Biomed Online, 2020, S1472-6483 (20) 30096-1.

209. SOMIGLIANA E, TERENZIANI M, FILIPPI F, et al. Chemotherapy related damage to ovarian reserve in childhood cancer survivors: interpreting the evidence. Assist Reprod Genet, 2019, 36 (2): 341-348.

210. SUNKARA SK, RITTENBERG V, RAINE FN, et al. Association between the number of eggs and live birth in IVF treatment: an analysis of 400 135 treatment cycles. Hum Reprod, 2011, 26: 1768-1774.

211. BRAMSWIG JH, RIEPENHAUSEN M, SCHELLONG G. Parenthood in adult female survivors treated for Hodgkin's lymphoma during childhood and adolescence: a prospective, longitudinal study. Lancet Oncol, 2015, 16: 667-675.

212. CHOW EJ, STRATTON KL, LEISENRING WM, et al. Pregnancy after chemotherapy in male and female survivors of childhood cancer treated between 1970 and1999: a report from the Childhood Cancer Survivor Study cohort. Lancet Oncol, 2016, 17: 567-576.

213. WALLACE WH, SMITH AG, KELSEY TW, et al. Fertility preservation for girls and young women with cancer: population based validation of criteria for ovarian tissue cryopreservation. Lancet Oncol, 2014, 15: 1129-1136.

214. OKTAY K, HARVEY BE, PARLRIDGE AH, et al. Fetility preservation in patients with cancer: ASCO clinical practice guideline update. J clin Oncol, 2018, 36 (19): 1994-2001.

215. Anglian Breast Cancer Study Group. Prevalence and penetrance of BRCA1 and BRCA2 mutations in a population based series of breast cancer cases. Br J Cancer, 2000, 83 (10): 1301-1308.

216. SHENFIELD F, PENNINGS G, DEVROEY P, et al. Taskforce 5: preimplantation genetic diagnosis. Hum Reprod, 2003, 18: 649-651.

217. DERKS-SMEETS IA, GIETEL-HABETS JJ, TIBBEN A, et al. Decision making on preimplantation genetic diagnosis and prenatal diagnosis: a challenge for couples with hereditary breast and ovarian cancer. Hum Reprod, 2014, 29 (5): 1103-1112.

218. 史艳彬，邵小光. 大连市医患双方对年轻癌症患者生育力保存认知现状的调查研究. 生殖医学杂志，2019, 28 (1): 80-84.

219. TAYLAN E, OKTAY K. Fertility preservation in gynecologic cancers. Gynecol Oncol, 2019, 155: 522-529.

220. BREZINA PR. Fertility preservation for social and

oncofertility indications. Minerva Endocrinol, 2018, 43: 69-79.

221. DE VOS M, SMITZ J, WOODRUFF TK. Fertility preservation in women with cancer. Lancet, 2014, 384: 1302-1310.

222. WALLACE WH, THOMSON AB, KELSEY TW. The radiosensitivity of the human oocyte. Hum Reprod, 2003, 18: 117-121.

223. FISCH B, ABIR R. Female fertility preservation: past, present and future. Reproduction, 2018, 156: 11-27.

224. DONNEZ J, DOLMANS MM. Fertility Preservation in Women. N Engl J Med, 2018, 378: 400-401.

225. DEBROCK S, PEERAER K, FERNANDEZ GE, et al. Vitrification of cleavage stage day 3 embryos results in higher live birth rates than conventional slow freezing: a RCT. Hum Reprod, 2015, 30: 1820-1830.

226. CARDOZO ER, THOMSON AP, KARMON AE, et al. Ovarian stimulation and in-vitro fertilization outcomes of cancer patients undergoing fertility preservation compared to age matched controls: a 17year experience. J Assist Reprod Genet, 2015, 32: 587-596.

227. DOLMANS MM, DONNEZ J. Indications for fertility preservation in women from malignant diseases to benign conditions to age related fertility decline. Minerva Ginecol, 2018, 70: 402-407.

228. RIENZI L, GRACIA C, MAGGIULLI R, et al. Oocyte, embryo and blastocyst cryopreservation in ART: systematic review and meta-analysis comparing slow freezing versus vitrification to produce evidence for the development of global guidance. Hum Reprod Update, 2017, 23: 139-155.

229. CRAWFORD S, BOULET SL, KAWWASS JF, et al. Cryopreserved oocyte versus fresh oocyte assisted reproductive technology cycles, United States, 2013. Fertil Steril, 2017, 107: 110-118.

230. DOYLE JO, RICHTER KS, LIM J, et al. Successful elective and medically indicated oocyte vitrification and warming for autologous in vitro fertilization, with predicted birth probabilities for fertility preservation according to number of cryopreserved oocytes and age at retrieval Fertil Steril, 2016, 105: 459-466.

231. SUZUKI N, YOSHIOKA N, TAKAE S, et al. Successful fertility preservation following ovarian tissue vitrification in patients with primary ovarian insufficiency. Hum Reprod, 2015, 30: 608-615.

232. LOREN AW, MANGU PB, BECK LN, et al. Fertility preservation for patients with cancer: American Society of Clinical Oncology clinical practice guideline update. J Clin Oncol, 2013, 31: 2500-2510.

233. FU L, ZHOU F, AN Q, et al. Sperm Cryopreservation for Male Cancer Patients: More than 10 Years of Experience, in Beijing China. Med Sci Monit, 2019, 25: 3256-3261.

234. FERRARI S, PAFFONI A, FILIPPI F, et al. Sperm cryopreservation and reproductive outcome in male cancer patients: a systematic review. Reprod Biomed Online, 2016, 33: 29-38.

235. PICTON HM, WYNS C, ANDERSON RA, et al. A European perspective on testicular tissue cryopreservation for fertility preservation in prepubertal and adolescent boys. Hum Reprod, 2015, 30: 2463-2475.

第七章

辅助生殖并发症及处理

第一节 卵巢过度刺激综合征

卵巢过度刺激综合征(ovarian hyperstimulation syndrome,OHSS)是由于卵巢受到过度刺激释放血管活性物质引起的全身性疾病,以双侧卵巢囊性增大、毛细血管通透性增加及第三体腔积液为主要特征的病理生理过程,可引起一系列临床症状,严重时甚至危及生命。OHSS 主要是一种医源性疾病,即在辅助生殖技术(assisted reproductive technology,ART)治疗中,用外源性卵泡刺激素刺激卵巢,达到多卵泡生长,卵巢对刺激性药物反应过度导致。自然妊娠发生的自发性卵巢过度刺激临床少见。

一、发病机制及病理生理

OHSS 确切发病机制尚不清楚。外源性和内源性人绒毛膜促性腺激素(human chorionic gonadotrophin,HCG)对 OHSS 的发生起关键作用。HCG 促使卵巢血管活性物质 - 血管内皮生长因子等的产生及炎症介质的产生,HCG 还增加卵巢颗粒细胞表面血管内皮生长因子(vascular endothelial growth factor,VEGF)的表达,VEGF 导致毛细血管通透性增加,血管内液体渗漏至血管外进入第三腔隙,第三腔隙液体积聚导致血容量减少。血管紧张素 Ⅱ、胰岛素样生长因子、白介素 -6 等也参与病理过程。临床上出现腹水、胸水、低血压、急性肾衰竭、血栓,以及严重的血管内容量减少和多器官衰竭等。

二、临床表现

轻度 OHSS 在卵巢刺激周期较常见,主要表现为腹胀或腹部不适、轻度恶心 / 呕吐、腹泻、体重轻度增加、卵巢增大。中度 OHSS 表现为腹胀、恶心、呕吐、腹水、卵巢增大、快速的体重增加、血液浓缩、白细胞升高。重度 OHSS 表现为在中度 OHSS 基础上,快速增加的腹水(包括肠间隙)、胸水、血容量减少、严重的血液浓缩。重度 OHSS 危及生命的表现:肝肾衰竭、急性呼吸窘迫综合征、卵巢破裂出血、血栓等。OHSS 是自限性疾病,通常 10~14 天自行缓解,妊娠后病程会延长至 20~40 天,症状也较重。OHSS 在 IVF 治疗周期的发生率:轻度 20%~30%,中度 3%~6%,重度 0.1%~2%。

1. 根据 OHSS 发生时间,分为早发型及迟发型。早发型发生在取卵或排卵 9 天内,与使用 HCG 触发排卵有关。迟发型发生在取卵 10 天后,与妊娠后内源性 HCG 升高或外源性 HCG 支持黄体有关,临床症状较重。

2. 根据临床症状、体征及辅助检查,分为轻、中、重度,目前报道的约有 7 种不同的分类法(表 7-1-1~表 7-1-3)。

三、预防

(一)早期鉴别

早期鉴别 OHSS 潜在风险,并进行临床干预,可降低 OHSS 发生率(表 7-1-4)。

(二)制订个体化卵巢刺激方案

1. GnRH-a 降调节方案 包括黄体期长方案、卵泡期长效长方案、改良超长方案等。预测为卵巢高反应人群有 OHSS 风险。临床处理对策:减少促性腺激素使用剂量,尤其对于年轻、瘦小女性等。减少 HCG 扳机剂量,给予 2 000~3 250IU 的 HCG 扳

表 7-1-1　OHSS 的 Golan 分类(1989)

轻度	Ⅰ	腹胀和 / 或腹部不适
	Ⅱ	Ⅰ级 + 恶心、呕吐和 / 或腹泻、卵巢直径 ≤5cm
中度	Ⅲ	Ⅱ级 + 超声显示腹水征象,卵巢直径增大 5~12cm
重度	Ⅳ	Ⅲ+ 腹水和 / 或胸腔积液、呼吸困难等临床证据,卵巢直径>12cm
	Ⅴ	Ⅳ+ 血液浓缩,血液黏稠度增加,凝血功能异常和肾脏血流灌注减少

分级	指标
轻度	腹胀
	轻度腹痛
	卵巢增大<8cm
中度	中等程度腹痛
	恶心 / 呕吐
	超声提示腹水
	卵巢增大 8~12cm
重度	临床腹水征(偶有胸水)
	少尿
	血细胞比容>45%
	低蛋白血症
	卵巢增大>12cm
极重度	张力性腹水、较多的胸水
	血细胞比容>55%
	白细胞>25×10⁹/L
	少尿 / 无尿
	血栓形成
	急性呼吸窘迫综合征

表 7-1-2　OHSS 临床分类

项目	轻度	中度	重度
客观标准			
道格拉斯氏积液	√	√	√
子宫周围液体(主要骨盆)		√	√
肠间隙积液			√
血细胞比容 > 45%		√[a]	√
白细胞 > 15 000/mm³		±[a]	√
尿量减少 < 600ml/24h		±[a]	√
肌酐 > 1.5mg/dl		±[a]	±
转氨酶升高		±[a]	±
凝血障碍			±[c]
胸腔积液			±[c]

续表

项目	轻度	中度	重度
主观标准			
腹胀	√	√	√
盆腔不适	√	√	√
呼吸紊乱	±[b]	±[b]	√
急性疼痛	±[b]	±[b]	±[b]
恶心/呕吐	±	±	±
卵巢增大	√	√	√
妊娠发生	±	±	√

备注：± 指可能存在或可能不存在。a 指如果其中两个同时存在，就需要住院；b 如果存在，需要住院；c 需要重症监护

表 7-1-3 OHSS 临床分类方法（ASRM，2016）

OHSS 分期	临床特征	实验室检查
轻度	腹胀/腹部不适 轻度恶心/呕吐 轻度呼吸困难 腹泻 卵巢增大	无明显异常
中度	轻度 OHSS 症状 超声提示腹水	血液浓缩（血细胞比容>41%） 白细胞升高（>15×10^9/L）
重度	轻、中度 OHSS 症状 有腹水的临床表现 胸水 严重呼吸困难 少尿/无尿 难治性恶心/呕吐	严重血液浓缩（血细胞比容>55%） 白细胞>25×10^9/L 肌酐清除率<50ml/min Na^+<135mmol/L K^+>5mmol/L 肝酶升高
极重度	低中心静脉压 胸腔积液/大量胸水 体重快速增长（>1kg/24h） 昏厥 严重腹痛 静脉血栓/动脉血栓/血栓形成 严重少尿/急性肾衰竭 心律失常 心包积液 急性呼吸窘迫综合征	轻重度加重

表 7-1-4 鉴别 OHSS 潜在风险

高危因素	标准
原发因素（患者本身因素）	
高抗米勒管激素（AMH）水平	>3.36μg/L 可独立预测 OHSS
低龄	<33 岁可预测 OHSS，2013 年 ESHRE 建议<30 岁

续表

高危因素	标准
既往 OHSS 病史	既往有中、重度 OHSS 史,住院患者
多囊样(PCO)卵巢	双侧卵巢窦卵泡计数>24 枚
基础窦卵泡计数 AFC	AFC>14 枚
低重指数	结论存在争议
过敏体质(自身免疫性疾病)	结论尚不确定
甲状腺功能减退	促甲状腺素使卵巢增大
继发性因素(卵巢功能相关因素)	
中 / 大卵泡数量多	≥13 个直径 ≥11mm 的卵泡或 ≥11 个直径 ≥10mm 的卵泡
高的或增长迅速的雌二醇水平及大量卵泡	E_2≥5 000ng/L 和 / 或 ≥18 个卵泡可预测重度 OHSS
获卵数	获卵数>11 个,2013 年 ESHRE 建议获卵数>20 个
应用 HCG 触发排卵或黄体支持	HCG 触发排卵或黄体支持与 OHSS 相关
早期妊娠	早期妊娠致内源性 HCG 升高与晚发型 OHSS 相关

备注:基础窦卵泡计数 AFC:月经周期 2~4 天双侧卵巢 2~10mm 的卵泡

机可以有效触发最终卵母细胞成熟并降低 OHSS 发生,但不能减少高危 OHSS 发生率。全胚冷冻、冻融胚胎移植可避免内源性 HCG 升高,降低 OHSS 发生。

2. 拮抗剂方案　预测为卵巢高反应人群,有 OHSS 风险。临床处理对策:

(1)促性腺释放激素激动剂(GnRH-a)扳机方案:GnRH-a 扳机,新鲜周期胚胎移植,增加黄体支持;GnRH-a 扳机 +HCG(1 500~2 000IU)扳机,新鲜周期胚胎移植;GnRH-a 扳机或 GnRH-a 扳机 +HCG(1 500~2 000IU)扳机,全胚冷冻。

(2)Kisspeptin-54 扳机:目前已经有临床应用,可以降低 OHSS 风险。现证据有限,未推荐临床使用。

(3)重组 LH 扳机:目前已经有临床应用,可以降低 OHSS 风险。现有证据有限,未推荐临床使用。

(4)微刺激方案:克罗米芬 / 来曲唑联合尿源性促卵泡素,克罗米分 / 来曲唑联合基因重组促卵泡素。根据超促生长卵泡多少及雌二醇激素水平选用 HCG 扳机或促性腺释放激素激动剂扳机(GnRH-a)扳机或 GnRH-a 扳机 +HCG(1 500~2 000IU)扳机,降低 OHSS 发生。

(5)PPOS 方案:根据超促生长卵泡多少及雌二醇激素水平选用 HCG 扳机或促性腺释放激素激动剂扳机(GnRH-a)或 GnRH-a 扳机 +HCG(1 500~2 000IU)扳机,全胚冷冻,降低 OHSS 发生。

Coasting:当主导卵泡 15~17mm,停用促排卵药物 3~4 天,雌二醇降低至 3 000pg/ml 以下,扳机取卵。机制是促排卵过程中,当雌二醇水平迅速上升,卵泡数目过多时停用 Gn 数天,使血中雌二醇水平下降,中小卵泡闭锁,主导卵泡可以继续生长。由于临床应用标准不同,也不能被多数人接受,也不能有效降低中重度 OHSS 发生,目前很少应用逐渐被其他方法取代。

3. 药物预防

(1)卡麦角林或溴隐亭:两者属于多巴胺受体激动剂,通过阻断 VEGF 受体 2 的磷酸化及减少 VEGF 的产生预防 OHSS。扳机日开始服用,HCG 注射前数小时或取卵日 0.5mg/d,持续使用 8 天,也可溴隐亭 2.5mg 塞肛,持续使用 16 天。

(2)二甲双胍:IVF 周期前或周期中应用二甲双胍能够增加 PCOS 患者胰岛素敏感性,降低胰岛素水平进而纠正高雄激素状态,降低 PCOS 患者 OHSS 发生。目前用于预防 OHSS 的效果证据不充分。

(3)阿司匹林:VEGF 升高导致血小板激活,组胺、五羟色胺及血小板源性生长因子等的释放,阿司匹林通过抑制这一病理生理过程,可以降低 OHSS 发生,月经第一天开始服用至确定胎心,100mg/d。

临床应用于预防 OHSS 的效果也还存在争议。

(4)钙剂:抑制环磷酸腺苷的激活并减少肾素及血管紧张素Ⅱ合成,进而降低 VEGF 的产生。取卵日开始 10% 葡萄糖酸钙 10ml 加入 200ml 生理盐水中静脉滴注,连用 3 天。

(5)血容量扩充剂:取卵后静滴白蛋白或贺斯(羟乙基淀粉、HEAS),通过增加胶体渗透压维持血容量,降低血液浓缩,同时降低血中醛固酮和肾素水平,增加肾脏功能,增加 HCG 高峰期的排泄,可以减低重度 OHSS 发生风险。但白蛋白和贺斯扩容效果时间很短,静脉输注后很快可通过受损的内皮细胞间隙渗漏到组织间隙,贺斯由于分子量较大,预防效果优于白蛋白,目前血容量扩充剂临床应用于预防 OHSS 的效果也还存在争议。

(6)促性腺激素释放激素拮抗剂:取卵后给予促性腺激素释放激素拮抗剂,降低血清 VEGF,可能导致黄体溶解,卵巢中 VEGF 的分泌减少,0.25mg/d,持续 1 周。

四、治疗

(一) OHSS 的门诊治疗

指征:轻度 OHSS、中重度 OHSS 患者依从性好,可以门诊监控治疗(症状、体征、每日液体入量、每日尿量)。

(1)门诊监控,嘱患者避免剧烈运动、避免性生活,还要适当活动,避免绝对卧床。高蛋白饮食,进食足够液体 2~3L/d(推荐电解质溶液),保持足够液体入量,监控每日尿量,保持水电解质平衡。

(2)患者按时复诊,病情加重随时住院。

(3)有腹水时可以穿刺引流腹水,减轻患者腹胀、降低腹压、改善肾血流及肾灌注;减少卵巢过度刺激产生的炎症及血管活性因子。

(4)预防血栓,给予低分子肝素,皮下注射,每天 1~2 次。可以在早孕期一直应用,监控血常规、凝血及肝功。

(5)促性腺激素释放激素拮抗剂(GnRH-A)0.25mg/d,取卵日开始用 1 周。胚胎移植的患者不建议应用。

(二)住院治疗

指征:中重度 OHSS 建议住院观察。重度 OHSS

以下几种情况必须住院:有难以忍受的疼痛、呕吐,不能通过口服补充足够液体,重度 OHSS 伴有胸水、持续血液高凝状态、脱水、低血压、头晕、严重电解质紊乱、肺功能损害(表 7-1-5)。

表 7-1-5 ASRM 重度 OHSS 住院指征

症状、体征	实验室指标
严重腹痛或腹膜征象	血液高凝,血细胞比容>45%
顽固性恶心呕吐	白细胞增多,WBC>15×10⁹/L
重度少尿或无尿	电解质紊乱
张力性腹水	低钠血症(血钠<135mmol/L),高钾血症(血钾>5mmol/L)
呼吸困难或呼吸急促	肝酶紊乱
低血压	肌酐清除率下降(血肌酐>1.2mg/dl),肌酐清除率<50ml/min
电解质紊乱	
肝功能异常	

1. 严密监护 症状、体征及辅助检查。

(1)症状:腹胀、食欲、恶心、呕吐、腹泻、四肢活动情况等。

(2)体征:生命体征、每天出入量、腹围、体重。

(3)辅助检查:血常规(白细胞、血细胞比容、血小板)、肝肾功能及离子、凝血四项、C 反应蛋白、超声(卵巢大小、腹水、胸水)。

2. 支持疗法 嘱患者避免剧烈运动、避免性生活,还要适当活动,避免绝对卧床。高蛋白饮食,足够液体 2~3L/d(推荐电解质溶液),补充维生素,保持水电解质平衡。

3. 补液扩容 先补充晶体液(100~150ml/h)(生理盐水中加入 5% 葡萄糖优于林格液),根据尿量及血细胞比容加用胶体液及总补液量,保证尿量(>20~30ml/h)。补充晶体液 1 000ml 后尿量不足,血细胞比容未恢复正常,加用胶体液(白蛋白、羟乙基淀粉、贺斯或万汶),25% 白蛋白 15~20ml/h 持续 4 小时,观察尿量,每 4 小时测一次血细胞比容,每天液体入量 2~3L。补液可以重复进行,直到脱水状态改善。不建议用利尿剂,因为会加重低血容量状态。

重度 OHSS 病程进展期,进食差或不能进食的患者,在补充晶体液、胶体液基础上,可以加用脂肪乳、氨基酸、葡萄糖及维生素合剂纠正负氮平衡。

4. 镇痛　有明显腹痛患者可以用对乙酰氨基酚片,必要时可以用口服或胃肠外用阿片类止痛剂。不建议用具有抗血小板特性非甾体抗炎药,会降低胚胎着床率,加重肾脏损伤。

5. 引流腹水、胸水　重度 OHSS 患者尽早经腹部或阴式超声引流腹水,有胸水需专科会诊引流胸水。引流腹水量以让患者腹胀明显减轻、呼吸及食欲改善为标准,及时引流可改善由于张力性腹水压迫肾静脉而导致的肾静脉回流受阻,可改善由于腹水膈肌升高引起的肺功能受损,可改善张力性腹水及胸水引起的心输出量降低。

胸水的引流标准:患者自觉刺激性咳嗽、胸闷气促、不能平卧、经腹部放液后胸水没有减少且胸闷症状加重等,超声提示有中等量胸腔积液(胸水>6cm),可以行胸腔引流术。

6. 抗凝治疗　OHSS 患者低血容量、血液浓缩、血液处于高凝状态,易形成动静脉血栓,继而心肌梗死、脑梗死,甚至死亡。低分子肝素皮下注射,每天 2 次,预防血栓。一旦形成血栓,及早专科溶栓及防治血栓脱落的治疗。

7. 抗感染　由于静脉穿刺、腹水及胸水引流、导尿等反复手术操作,建议术前预防性抗感染治疗。

8. 促性腺激素释放激素拮抗剂　确诊 OHSS 后给予促性腺激素释放激素拮抗剂,降低血清 VEGF,可能导致黄体溶解,卵巢中 VEGF 的分泌减少。GnRH-A 0.25mg/d,持续 1 周,单次大剂量 3.0mg,由于对胎儿的远期影响不确定,不推荐应用于鲜胚移植妊娠后发生的 OHSS 患者。

9. 肝肾功能异常　重度 OHSS 监控肝肾功能,一旦发现肝功能异常,一定要专科会诊保肝治疗,通常保肝后 1~2 周肝功能逐渐恢复,防止肝功能衰竭。重度 OHSS 少尿患者,在补充血容量的前提下,静脉给予多巴胺 0.18mg/(kg·h);血细胞比容<0.38 且持续少尿,可考虑给予静推呋塞米 10~20mg,并及时复查血细胞比容,一旦发生肾功能衰竭,尽早专科会诊治疗。

五、OHSS 治疗转归

1. OHSS 监控治疗有效的临床表现　患者自觉症状改善,尿量增加,腹水不再增加而是逐渐减少,各项检查指标逐渐恢复正常。

2. 终止妊娠　重度 OHSS 合并妊娠,经积极治疗仍不能缓解症状和恢复重要器官功能(急性呼吸窘迫综合征、肾衰或多脏器衰竭等),应及时终止妊娠。

六、与 OHSS 相关的并发症

(一)张力性腹水

张力性腹水导致腹部张力升高,腔静脉受压,膈肌抬高,合并胸水会导致心输出量减少,呼吸功能受影响。张力性腹水严重者,除了腹水、胸水,还可出现心包积液,导致循环、呼吸功能受损。对于出现张力性腹水的患者,临床治疗原则应及时补充液体,同时尽快引流腹水或胸水。

(二)肾功能障碍

OHSS 的病理变化主要是血管内液体渗漏至血管外进入第三腔隙,血容量严重减少,肾灌注量下降。患者临床表现为少尿、血尿素氮和肌酐水平升高。这一过程进一步发展,可导致患者出现无尿、高血钾和尿毒症。另外,由于血容量不足,利尿剂使用不当,可能加重患者的血容量不足和血液浓缩,使状况恶化。应及时补充液体,纠正血容量不足,减低腹压,改善循环状况,可以改善肾灌注量,恢复肾功能。严重者专科会诊,及时透析。

(三)循环衰竭

OHSS 的病理变化主要是血管内大量液体外渗,导致患者有效循环容量不足,出现腹水、胸水时会加重血容量不足,严重者导致患者循环衰竭,危及患者生命。临床治疗原则应及时补充液体,纠正血液循环。

(四)血栓形成

OHSS 病理过程中血管内皮细胞受损,血液处于高凝状态,患者活动量减少或不动等综合因素导致患者血栓风险增加。深静脉血栓易发生在有凝血因子 Leiden 因子 5 基因突变、抗凝血酶 III 缺乏、蛋白 S 蛋白 C 缺乏、个人和家族血栓史患者中。静脉血栓易发生在患者身体上半部分,如果患者出现头晕、视物不清、颈部疼痛等,高度怀疑脑血栓先兆。低分子肝素每天 1~2 次,可预防静脉血栓形成。妊娠者可以在早孕期一直应用。

（五）卵巢或附件扭转

由于 OHSS 患者的卵巢不规则增大、密度不均匀,加之明显的腹胀使局部空间增大,使增大的卵巢及附件活动范围增加,体位的突然变动或膀胱排空等因素有可能诱发增大的卵巢或附件扭转。早期扭转可以通过改变体位或超声引导下复位;症状较重或复位观察不能缓解,可以超声引导下穿刺抽吸卵巢黄体囊肿或腹腔镜下卵巢复位。如果扭转时间长,引起血栓或坏死时,需行附件切除。

（六）肝功能异常

OHSS 病程中,患者的肝功能障碍表现为肝细胞障碍和胆汁瘀滞。通常患者肝功能异常可在 1 个月内缓解,如果患者的转氨酶及胆红素增高明显,可以专科会诊保肝治疗。患者的肝功能障碍与雌激素增高、血管通透性增加及黄体支持有关。

七、成人呼吸窘迫综合征

成人呼吸窘迫综合征是 OHSS 最严重的罕见的并发症,低氧血症及 OHSS 严重病理变化中毛细血管渗出物增多导致患者的肺损伤,前列腺素等血管活性物质和炎症介质增多均可损害患者的毛细血管和肺泡上皮,导致患者呼吸、循环功能严重受损,肺水肿和肺不张。如不及时处理,可引起患者的肺纤维化,导致患者呼吸、心搏停止。如给予及时有效的治疗,患者成活率可达 50%,患者经过治疗有效并存活,不会遗留肺功能障碍。

（陈秀娟）

第二节　多胎妊娠

经阴道超声
引导下负压
抽吸减胎术

多胎妊娠是指一次妊娠两个或两个以上胎儿。人类自然妊娠时很少发生多胎妊娠,发生率常用 Hellin 公式计算:$1/89^{n-1}$（n= 一次妊娠的胎儿数),即

每约 89 次妊娠中有一次双胎,约 7 921 次妊娠中有一次三胎,依次类推,但不同人群或种族,多胎的发生有一定差异。有多胎家族史的孕妇发生多胎妊娠的机会高于普通人群。研究发现,高龄女性双卵双胎发生率明显增加,可能与围绝经期女性内分泌状态改变或异常排卵有关。

随着我国生育政策的调整,有生育要求的高龄女性不断增加,促排卵药物的广泛应用甚至滥用,以及近 40 年来辅助生殖技术的广泛应用,使多胎妊娠发生率显著增加。

2016 年,据中国疾控中心统计,IVF、ICSI 及冻胚移植（FET）的双胎分娩率分别为 27.9%、27.2% 和 24.2%。2017 年,据中华医学会生殖医学分会对全国 206 家生殖中心的统计,夫精人工授精多胎率为 5.63%,供精人工授精多胎率为 3.65%。据美国 CDC 最新统计,2016 年全美新鲜胚胎移植周期的多胎分娩率为 19.4%(其中双胎 18.8%,3 胎及以上 0.6%),冻胚移植后多胎活产率为 14.0%(其中双胎 13.7%,3 胎及以上 0.3%)。美国双胎的发生率已由 30 年前的 1.89% 上升到 2009 年的 3.33%,而三胎以上妊娠的发生率则增加了 400%。欧洲 2015 年的最新统计,涉及全欧 38 个国家的 1 343 个注册的生殖中心,849 811 个周期中 IVF/ICSI 新鲜胚胎移植后多胎率为 16.9%(双胎 16.5%,三胎 0.4%),冻胚移植后多胎率为 12.6%(双胎 12.3%,三胎 0.3%);夫精人工授精多胎率为 9.4%(双胎 8.9%,三胎 0.5%),供精人工授精多胎率为 7.9%(双胎 7.3%,三胎 0.6%)。

2016 年我国分娩的 1 846 万新生儿中,借助辅助生殖技术（assisted reproductive technology, ART）的新生儿为 311 309 个,占 1.69%。据报道,北京城区 1996 年多胎妊娠比例仅为 1.0%,2010 年为 1.3%,2015 年已达 3.19%,平均每年增加约 0.11%,而近年增长速度明显加快。2018 年美国分娩了 81 456 个源自 ART 妊娠的孩子,占当年美国所有分娩孩子的 1.9%,是 2000 年时的两倍多。欧洲各国分娩的新生儿中的 1%~6% 来源于 ART。

欧洲人类生殖与胚胎协会（European Society of Human Reproduction and Embryology, ESHRE）早在 2002 年就已明确将辅助生殖的目标定义为:单个健康婴儿的出生,多胎妊娠是 ART 的并发症,而不

是成功的助孕结局。

对母亲而言,多胎妊娠可造成妊娠期高血压疾病、子痫前期、胎膜早破、胎盘早剥、产后出血等产科并发症,妊娠糖尿病、妊娠肝内胆汁淤积症、贫血等合并症明显增加,流产率、剖宫产率、产后感染率、产后出血率及孕产妇死亡率也明显升高,产后的孤独、应激及抑郁等心理问题增加;对胎儿/新生儿而言,多胎妊娠可明显增加早产率、低出生体重、围产儿病率及死亡率,导致胎儿及新生儿异常(如胎儿生长受限、胎儿输血综合征及先天畸形等),也可出现长期影响后代健康的各种并发症,如脑瘫、失能、学习障碍、婴儿死亡及成年后的健康风险等;对多胎家庭而言,如发生孕产妇因多胎死亡,则会造成丈夫的自责及被指责,生育多胎的夫妇对多胎照顾过多而忽略其兄姐,造成他们发育延缓等。此外,IVF 双胎新生儿风险高于自然妊娠双卵双胎的风险。英国的研究发现,用于 IVF 的花费中 56% 与多胎妊娠相关。

由 ART 所致的多胎均为医源性多胎,而医源性多胎妊娠给患者夫妇及后代带来的各种伤害,以及给家庭及社会造成的经济上的额外负担应予以充分重视。

指南提醒:辅助生殖技术增加了人群中多胎的出生,但辅助生殖技术的目标应为单个健康婴儿的出生,多胎妊娠是人类辅助生殖技术的并发症,而不是成功的助孕结局。

(一) 多胎妊娠的诊断

B 超,特别是经阴道超声是早期诊断多胎妊娠的主要方法。两个或多个独立的孕囊在孕 6 周时即可在宫腔内发现,约孕 7~8 周时,囊内即可发现胚芽及心芽搏动。以后随着孕周的增长可测量顶臀长、胎头的双顶径、头围、腹围及羊水深度等。中孕期以后还可以行仔细的 B 超检查排除胎儿的大体畸形,但因多胎,即使是双胎,排除畸形的检查也比单胎要困难得多。

由于双胎、多胎的特殊性,孕 6~14 周应仔细行绒毛(绒毛膜发育为胎盘)及羊膜的 B 超检查。根据绒毛膜囊及羊膜囊的数量,双胎可分为 3 种:双绒毛膜囊双羊膜囊性双胎(两胎儿分别具有各自的胎盘)、单绒毛膜囊双羊膜囊性双胎(两胎儿共用胎

盘)及单绒毛膜囊单羊膜囊性双胎(胎儿共用一个胎盘,共处同一个羊膜囊)。三胎则可分为 6 种(可按双胎类推):三绒毛膜囊三羊膜囊性三胎、双绒毛膜囊三羊膜囊性三胎、双绒毛膜囊双羊膜囊性三胎、单绒毛膜囊三羊膜囊性三胎、单绒毛膜囊双羊膜囊性三胎及单绒毛膜囊单羊膜囊性三胎。

指南建议:采用经阴道超声诊断多胎妊娠并于孕 6~14 周行超声的绒毛及羊膜性检查。

(二) ART 与多胎妊娠

1. 促排卵治疗与多胎　普通人群中,单卵双胎的发生率约为 0.4%,而促排卵治疗可将其发生率增加到 1.2%。用氯米芬诱导排卵时双胎约占 10%,三胎妊娠约为 1%。而应用促性腺激素促排卵可导致更高的多胎风险,特别是在年轻及多囊卵巢综合征的患者,多胎妊娠的发生率甚至可达 30%~40%。

指南认为:促排卵治疗增加了多胎妊娠的发生率。

2. ART 及其衍生技术与单合子双胎　ART 与单合子双胎(monozygotic twins, MZT)的关系一直受业界的关注。2019 年的一项荟萃分析发现,与传统的 IVF 相比,ICSI(9 项研究)增加 19% 单合子双胎的风险(*OR* 1.19;95% *CI* 1.04~1.35,异质性检验 I^2=0);辅助孵化(AH)(16 项研究,*OR* 1.17;95% *CI* 1.09~1.27,I^2=29%)可增加 MZT 妊娠风险 17%;患者年龄 ≥35 岁增加 29% 发生单合子双胎的风险(四项研究,*OR* 1.29;95% *CI* 1.03~1.62;*P*=0.03,但 I^2=65%,研究间存在明显异质性)。种植前遗传学检测时的胚胎活检与 IVF 后的 MZT 无关(四项研究,*OR* 1.52;95% *CI* 0.76~3.02;*P*=0.23,I^2=79%,研究间存在明显异质性);胚胎冻融与单合子双胎无关(8 项研究,*OR* 1.18;95% *CI* 0.91~1.52,*P*=0.21,I^2=74%,研究间也存在明显异质性)。而与卵裂期胚胎移植相比,囊胚移植明显增加单合子双胎及单绒毛膜双胎(monochorionic twins, MCT)妊娠率,综合 23 项研究,其风险为 2.16 倍(*OR* 2.16,95% *CI* 1.74~2.68,I^2=78%),但研究间异质性明显。

有关囊胚移植与 MZT 关系周期数最多的回顾性研究为美国辅助生育学会(SART)所报道的 1999—2000 年的结果。该研究比较了 7 921 个 D5

囊胚移植后妊娠与29 144个D3胚胎移植后妊娠的结果,结果发现D5囊胚移植妊娠后MZT发生率为D3胚胎移植的4倍。

指南认为:ICSI、辅助孵化患者年龄≥35岁可能增加单合子双胎的风险;而囊胚移植则明显增加单合子双胎的风险。

3. 胚胎移植数、胚胎质量与多胎 ART与多胎妊娠关系最为密切的就是移植胚胎数,大量的研究证实了该现象。移植2个胚胎后,发生多胎妊娠的风险显著高于(>36倍)单个胚胎移植(*OR* 36.54,95% *CI* 27.89~47.86,*P*<0.001)。单胚胎移植周期中多胎妊娠率为1.07%(63/5 876),双胚胎移植周期中多胎妊娠率为33.97%(4 606/13 558)。在双胚胎移植中,与35岁以下女性相比,35岁及以上女性多胎妊娠的风险降低了38%(*OR* 0.62,95% *CI* 0.55~0.70,*P*<0.001)。复苏周期冻胚移植较鲜胚移植多胎妊娠的风险降低了16%(*OR* 0.84,95% *CI* 0.77~0.92,*P*<0.001)。虽然双胚胎移植后也可发生同卵双胎,但与2个胚胎同时着床相比,单合子双胎的发生率仅为1.5%左右,可以忽略不计。此外,囊胚移植也是多胎妊娠的危险因素(*OR* 1.21,95% *CI* 1.07~1.37,*P*=0.003),高累计胚胎评分也增加了多胎妊娠的发生率(*OR* 1.18,95% *CI* 1.14~1.22,*P*<0.001)。

指南认为:辅助生殖技术中移植2个或2个以上胚胎显著增加多胎妊娠的风险,囊胚移植也是多胎妊娠的危险因素。

(三)多胎妊娠的风险

1. 绒毛膜羊膜性与胎儿风险 如排除年龄所致母胎风险,单绒毛膜性妊娠时或至少有两个胚胎共用一个绒毛膜囊时,两个或多个胚胎共同分享一个胎盘,两个(或以上)胎儿的胎盘血管交通支可能会发生各种吻合,如动脉-动脉、静脉-静脉和动脉-静脉间产生交通,胎儿间血液可发生对流,如对流均衡,则妊娠可能维持正常;但若不均衡,则可能出现多胎(常见于双胎)中一胎儿成为供血儿,其血液不断输注给另一胎儿(受血儿),从而导致胎儿输血综合征(feto-to-fetal transfusion syndrome,FFTS),也称双胎输血综合征(twin-twin transfusion syndrome,TTTS),发生率约为15%。因供血儿不断

输血,逐渐处于低血容量的贫血状态,出现发育迟缓,常伴羊水过少;而受血儿则因血容量过大,红细胞增多、个体过大而常表现为非免疫性水肿,可伴羊水过多。单羊膜囊性妊娠比较罕见,因两个(或以上)胎儿共处一个羊膜囊,可发生脐带缠绕或胎儿联体等并发症。

有报道单绒毛膜性双胎妊娠发生胎死宫内的风险是双绒毛膜性双胎的3.6倍,围产期发病率和死亡率是双绒毛膜性双胎妊娠的3~5倍,为单胎妊娠的4倍,孕24周前发生流产的风险为双绒毛膜性双胎妊娠的9.18倍,存活儿神经系统疾病发病率分别为双绒毛膜双胎妊娠的3~9倍和单胎妊娠的25~30倍。

指南认为:单绒毛膜+双胎或以上妊娠,流产率、胎儿及围产儿发病率及死亡率明显增加。

2. 多胎妊娠与早产及相关风险 美国CDC对全美2016年ART结果的统计,单胎的早产率/低出生体重率分别为11.1%和8.6%,而双胎可达57.6%和54.4%,三胎则高达97.2%和87.8%。根据全球卫生组织统计,每年有数千万的早产儿,而其中超过10%的早产儿将死亡。早产是导致新生儿死亡率、发病率及远期并发症明显增加的主要原因。

据最新(2014年)的ESHRE的报道(涉及欧洲39个国家的1 279个生殖中心,776 556个周期),在上报并发症数据的20个欧洲国家中,单胎妊娠中极早产(孕20~27周,在我国应为晚期流产)率仅为2.1%,而在双胎妊娠中则为4.1%,三胎妊娠中则高达7.9%,几乎是单胎妊娠的4倍,双胎妊娠的2倍。早早产率(妊娠28~32周)在双胎为15.5%,而在三胎妊娠中则高达32.4%。单胎妊娠的足月分娩率(≥37周)为77.1%,双胎妊娠为41.8%,而在三胎妊娠中则仅为12.7%。

英国人类受精与胚胎管理局(Human Fertilization and Embryology Authority,HFEA)统计2003—2007年140 944个IVF周期结局,与移植一个胚胎相比,移植两个胚胎后发生早产的*OR*值为2.17(95% *CI* 1.85~2.55),早早产(<33周)*OR*值为2.22(95% *CI* 1.62~4.26),低出生体重(<2 500克)*OR*值为2.92(95% *CI* 2.49~3.42)。来自世界卫生组织

(WHO)全球调查的数据显示,35.2%的双胎为早产(<37周)。

低体重儿(low birth weight infant,LBWI)是指出生1小时内体重<2 500g的围产儿,是影响婴幼儿生长发育和导致各种并发症及死亡的重要危险因素。LBWI中尤其是极低体重儿(very low birth weight infant,VLBWI)常伴有肺透明膜病、吸入性肺炎、呼吸困难、缺血缺氧性脑病、高胆红素血症、颅内出血等疾病,对新生儿的生长发育和生存质量造成严重影响,甚至增加了成年后心血管疾病和糖尿病的发生风险。美国对42 463个ART出生的新生儿统计,发生低体重(<2 500g)的比例在单胎为13.2%,双胎则为55.2%,而三胎可达92.4%。另有研究表明,约40%的双胎在母孕37周前会产生自发性早产或胎膜早破。由此可见,多胎妊娠明显增加了早产低体重儿的发生率。我国北京地区的研究显示,对于低出生体重,多胎妊娠是很重要的影响因素,其OR值在排除混杂因素的影响后仍为4.235(95% CI 2.880~6.229,P<0.001)。

双胎分娩出现新生儿侧脑室出血和脑白质软化的风险是同孕龄单胎的2倍。

指南认为:多胎妊娠明显增加早产率、低体重率及相关风险。

3. 多胎与围产儿/新生儿死亡风险 美国2004—2013年统计(14个州的1/10出生新生儿及全部IVF/ICSI新生儿,共2 478 459次妊娠),单胎出生的新生儿死亡率为4/10万,而双胎为15/10万。我国北京地区统计,2013—2015年多胎妊娠结局,多胎围产儿死亡率(1.25%)明显高于单胎的围产儿死亡率(0.32%)(OR 3.931,95% CI 3.277~4.715)。国内部分研究数据显示,多胎围产儿死亡率明显高于单胎围产儿死亡率,双胎和三胎的围产儿死亡率分别是单胎的4.5倍和9倍。

指南认为:与单胎妊娠相比,双/多胎妊娠的围产儿/新生儿死亡率明显增加。

4. 多胎与各类新生儿疾病及先天畸形 脑瘫(cerebral palsy,CP)是指于孕期至出生后1个月内新生儿大脑发生病变而引起的以非进展性中枢性运动障碍和姿势异常为主要表现的脑损伤综合征,可伴有语言障碍、智力低下、癫痫等并发症。《柳叶刀》的一项IVF与子代神经系统异常的研究令人警醒,Stromber等对瑞典5 680例IVF出生子代研究发现,2 060例IVF双胎子代神经系统畸形的风险显著高于非ART对照人群单胎子代,但与对照人群双胎子代差异无统计学意义,最常见的神经系统异常是脑瘫,该病的发生风险比率RR在IVF子代增高至3.7(95% CI 2.0~6.6),虽然其风险比率在IVF单胎子代为2.8(95% CI 1.3~5.8)。IVF子代生长发育迟缓的风险是对照组的4倍,有鉴于此调查结果,为降低此类风险,瑞典于2002年1月17日由瑞典国会立法强制实施单胚胎移植。

美国CDC下属儿童健康研究(National Survey of Children's Health,NSCH),对2011—2012年74 565例3~17岁少年儿童的研究结果提示:早产+极低出生体重(<1 500g),早产+低出生体重(1 500~2 499g)和早产+正常出生体重(≥2 500g)均与脑瘫明显相关(相对风险RR分别为43.5、10.1和2.2,差异均有统计学意义)。在极低出生体重儿中,双胎神经发育障碍的风险均高于单胎儿。一项对100万婴儿的研究发现,双胎间生长不一致者脑瘫发生率0.77%,而生长一致者为0.49%。严重的生长不一致主要是由双胎间输血引起的,双胎输血综合征(TTTS)存活胎儿中发生神经系统损伤者占15%。

自闭症谱系障碍(autism spectrum disorder,ASD)是指早期异常大脑发育所致的以社交、沟通障碍及限制性或重复性刻板行为为特征的异常神经发育状态,包括儿童自闭症、儿童期瓦解性障碍、阿斯伯格综合征、雷特氏症及非特异待分类的广泛性发育障碍。据报道男性性别、多胎妊娠、早产、低出生体质量等因素与自闭症的发生密切相关。Fountain等对1997—2007年出生于美国加利福尼亚州的5 926 251名儿童进行队列研究发现,与自然妊娠相比,ART后代自闭症的发病风险增加1倍。对一系列社会人口特征的混杂因素进行调整后显示,上述关联仍持续存在。然而,在对不良妊娠结局,如多胎妊娠、早产及低出生体重等进行校正后,ART与后代ASD发病之间的关联性明显减弱,说明ART后代自闭症发病率升高可能主要与不良妊娠结局有关。

2009年,Hvidtjørn等的综述对ART技术后代脑瘫、ASD 及发育迟缓风险进行了系统评价。作者指出,与自然受孕后代相比,IVF 后代脑瘫的发病风险显著升高,这可能与后代多胎妊娠率增加有关。然而,关于 ART 与 ASD 之间是否存在关联却无法得出统一结论,可能与所纳入文章对自闭症的诊断标准过于宽泛,异质性较强有关。

先天畸形发生率在双胎妊娠中显著增加。来自丹麦的研究显示,双胎的畸形率为 73.7‰,显著高于单胎的 55.0‰。与对照组相比,IVF 新生儿先天畸形的发生风险增加约 2.3 倍,而在畸形的 IVF 新生儿中双胎或高序多胎占 70%。IVF/ICSI 多胎妊娠明显增加染色体缺陷(RR 1.36;95% CI 1.04~1.77,I^2=2.5%),泌尿系统(RR 1.18;95% CI 1.03~1.36,I^2=0.0%)及循环系统(RR 1.22;95% CI 1.01~1.47,I^2=35.2%)畸形。大型荟萃分析发现,与自然妊娠的双胎相比,ART 后妊娠的双胎出生缺陷的 RR 为 1.26,P=0.072,接近 0.05,但异质性检验 I^2=40%,为轻-中度异质,故这种出生缺陷可能的增高与 ART 技术有关还是与双胎有关,目前尚无法确认。

指南认为:ART 本身,特别是 ART 后的双/多胎妊娠,以及由此造成的早产、极低出身体重/低出生体重可能与脑瘫、自闭症谱系障碍等增加有关。与单胎妊娠相比,双胎妊娠的先天畸形显著增加,IVF/ICSI 多胎妊娠的染色体缺陷及泌尿系统、循环系统畸形明显增加。

5. 多胎妊娠、分娩与母体相关风险 双胎妊娠孕期发生妊娠期高血压及子痫前期的风险是单胎妊娠的 2 倍。孕产妇妊娠期高血压疾病、妊娠糖尿病、贫血、产后出血及产后抑郁的发生率也明显高于单胎妊娠。多胎妊娠中发生重型胎盘植入的风险是单胎妊娠的 2.312 倍(95% CI 1.015~5.264)。多胎妊娠还将直接导致剖宫产率的升高,研究显示北京(2013—2015 年)多胎剖宫产发生率为 92.81%,而同期的剖宫产率为 40% 左右。

指南认为:与单胎妊娠相比,双/多胎妊娠孕期发生妊娠期高血压、子痫前期、妊娠糖尿病、贫血、重型胎盘植入、产后出血及产后抑郁等母体风险明显增加;在我国,多胎妊娠还直接导致剖宫产率的明显升高。

6. 多胎妊娠的社会经济风险 多胎妊娠的家庭及社会经济负担明显增加,国外研究发现,双胎妊娠分娩的费用是单胎的 4.4 倍,三胎妊娠增加 18 倍,而四胎妊娠分娩则至少增加 22.1 倍。由于相关合并症及并发症的治疗,多胎患者及家庭经济和社会心理成本均明显增高。

指南认为:多胎妊娠的社会心理成本、家庭及社会经济负担明显增加。

(四) ART 中多胎妊娠的预防

1. 促排卵治疗 促排卵治疗常用于不育症,特别是排卵障碍的治疗,但如剂量掌握不好,常引起多卵泡发育,是发生多胎妊娠的原因之一。2012 年,英国国家健康与临床促进会(National Institute for Health and Clinical Excellence,NICE)指南推荐,在氯米芬(CC)治疗第一个周期就需要进行严密的超声监测以减少多胎妊娠的风险。美国妇产科学会(ACOG)和英国皇家妇产科学会(RCOG)推荐,在 HCG 日如有 3 个以上 ≥15mm(ACOG)或 ≥16mm(RCOG)的卵泡,即取消该周期。因考虑到目前的证据尚不足以支持将该内容写入指南,故美国生殖医学会(ASRM)目前尚未在指南中推荐取消促排卵周期的具体卵泡数。

Legro 等的 RCT 研究发现,在 PCOS 患者的促排卵治疗中,来曲唑(LE)与 CC 相比,前者的妊娠率(46.5%)和活产率(27.1%)明显高于 CC 组的(35.8%)和(19.1%),均为 P=0.007,且单胎妊娠率(34.1%)也明显高于 CC 组(26.0%),P=0.03。LE 不仅降低了多胎妊娠及 OHSS 的发生率,还保持了较高的妊娠率。

目前,由于部分妇产科医师缺乏相关的生殖内分泌知识,也缺乏预防多胎妊娠的意识,故不能很好理解和掌握促排卵药物的作用机制和适应证,甚至忽视卵泡监测;有些医师片面追求高妊娠率却忽视安全性,特别是不重视多胎妊娠的风险,从而明显增加了医源性多胎妊娠率。此外,因不了解多胎的危害,社会上还出现了非不育或排卵障碍的正常女性自行使用促排卵药物,盲目追求多胎的现象,值得警惕。

指南推荐:促排卵治疗时严密的超声监测可以减少多胎妊娠的风险;在 PCOS 患者的促排卵治疗中,来曲唑不仅降低了多胎妊娠及 OHSS 的发生率，还保持了较高的妊娠率。

2. IVF/ICSI 治疗 - 移植胚胎数量与多胎妊娠 - 单胚胎移植 2013 年 Cochrane 系统综述比较胚胎移植数与妊娠结局及多胎妊娠风险，结果发现，在单个周期中，一次单胚胎移植（SET），无论移植卵裂期胚胎还是囊胚，临床妊娠率（OR 0.47，P<0.000 01；OR 0.37，P=0.006 6）和活产率（OR 0.49，P<0.000 01；OR 0.34，P=0.01）均明显低于一次双胚移植（DET），而多胎妊娠率则明显低于 DET，OR 值分别为 0.1（P<0.000 1）和 0.25（P=0.01）；2 次卵裂期单胚胎移植（SET）或 1 次 SET+1 次冻胚 SET，与双胚移植（DET）比较，临床妊娠率（OR 0.71，P>0.05；OR 0.83，P>0.05）和累计妊娠率（OR 0.79，P>0.05；OR 0.83，P>0.05）差异均无统计学意义，而多胎妊娠率则明显低于 DET（OR 0.07，P=0.07；OR 0.03，P<0.000 1，合并的 OR 值为 0.03，P<0.000 01）；无论均移植 1 次、2 次还是 3 次，DET 与三胚胎移植（TET）相比，DET 的活产率 / 累积活产率虽偏低但差异均无统计学意义（OR 分别为 0.4，0.77 和 0.77，P 均>0.05），但卵裂期 DET 的多胎率却明显低于 TET（OR 0.36，P=0.048）。因此，从妊娠率、累计妊娠率及多胎率而言，移植 3 个胚胎不能明显增加妊娠率、累计妊娠率，多胎率也明显增加。

据美国 CDC 最新统计，2016 年全美新鲜胚胎（不分卵裂期和囊胚期胚胎）移植数与活产率、多胎率比较如下：移植 1 个胚胎，活产率为 36.5%，双 / 三胎率分别为 1.9% 和 0.1%；移植 2 个胚胎，活产率为 39.5%，双 / 三胎率分别为 31.4% 和 0.8%；移植 3 个胚胎，活产率为 23.7%，双 / 三胎率分别为 22.8% 和 1.8%。而在预后好的患者中：移植 1 个胚胎，活产率可达 49.3%，双 / 三胎率分别为 2.0% 和<0.1%；移植 2 个胚胎，活产率虽为 55.5%，但双 / 三胎率分别达 41.2% 和 0.9%；移植 3 个胚胎，活产率仅为 40.9%，而双 / 三胎率分别为 36.1% 和 0。可见，移植三个胚胎并不增加活产率，而移植两个胚胎虽活产率较移植一个胚胎增高 3%~6.2%，但双胎率却增加约 16~20 倍。也说明移植 3 个胚胎除大大增加多胎率外并无妊娠率优势。而移植两个胚胎所带来的多胎风险远远超过其带来的那一点妊娠率增加优势。

2015 年 ESHRE 统计欧洲 38 个国家的 1 343 个生殖中心的 84 9811 个周期数据显示，移植 1、2、3 及 ≥4 个胚胎的比例，分别为 37.7%、53.9%、7.9% 和 0.5%，结果鲜胚多胎率仍达 16.9%，其中双胎妊娠为 16.5%，三胎妊娠为 0.4%；冻胚多胎率稍低，为 12.6%。单胚胎移植超过 50% 的国家已达 8 个，瑞典的新鲜周期单胚胎移植比例最高，已达 81.2%，故其双胎率仅为 4.4%（冻胚：2.8%），鲜胚及冻胚移植的三胎妊娠率均低至 0~0.1%。但分娩率 /ET 仍达 47.81%。Grady 等 2012 年的荟萃分析比较了双胚移植与选择性单胚移植的围生期结局。他们发现，选择性单胚移植组，以随机对照试验为基础的早产相对危险度（RR）是 0.37（0.25~0.55），出生体重<2 500g 的相对危险度为 0.25（0.15~0.45），考虑到这些结果，选择性新鲜单胚移植，其次是冷冻单胚移植，其累计活产率与双胚移植是相近的。

英国一个观察性研究，观察了小于 40 岁和 40 岁及以上孕妇 1、2 或 3 胚移植的妊娠结局，包括 124 148 例 IVF 周期中 33 514 个活产，发现<40 年龄组的总活产率较高，而两年龄组中双胚移植的活产率均高于单胚移植，但围生期结局双胚移植劣于单胚移植，值得注意的是 40 岁及以上年龄组其围生期结局差异显著性低于<40 岁年龄组。这个大型观察性研究结论支持 ≥40 岁女性进行双胚移植。该研究还表明，两个年龄组中移植 2 个以上胚胎并没有增加活产率，故不建议任何时期进行 3 胚或上的移植。

指南推荐：移植两个胚胎虽活产率较移植一个胚胎略增高 3%~6.2%，但双胎率却增加约 16~20 倍。2 次卵裂期单胚胎移植或 1 次单胚胎移植 +1 次冻胚单胚胎移植，与双胚移植比较，临床妊娠率和累计妊娠率无明显差异，而多胎妊娠率则明显低于双胚移植。从妊娠率、累计妊娠率及多胎率而言，移植 3 个胚胎不能明显增加妊娠率、累计妊娠率，多胎率也明显增加，应避免。

3. 选择性单胚胎移植 一项基于北欧 2004 年的多中心随机前瞻研究结果发现，女方年龄小于 36 岁且至少有两个优质胚胎可供移植的夫妇 662 对被随机分入两组，DET 组移植两个胚胎，eSET

组移植单个新鲜胚胎、未孕者再移植单个冷冻胚胎，结果显示 eSET 组和 DET 组的活产率分别为38.8% 和 42.9%，eSET 组的妊娠率和活产率并未显著低于 DET 组。而 eSET 组的双胎妊娠发生率仅为 0.8%，明显低于 DET 组的 33.1%，差异具有统计学意义（$P<0.05$）。Eum 等发现无论患者年龄大小，新鲜周期和解冻周期中选择性单囊胚移植（eSBT）较双囊胚移植（DBT），临床妊娠率、活产率或持续妊娠率差异均无统计学意义，但多胎率明显降低。高红等的研究发现，与 DBT 相比 eSBT 不降低妊娠率、活产率，但明显降低多胎率（1.08% $vs.$ 49.21%，$P<0.05$），而流产率差异无统计学意义（$P>0.05$）。

囊胚移植的胚胎个数并不会改变妊娠的结局。Styer 等报道，单个囊胚移植的活产率为 53.8%，与双囊胚移植的活产率 54.4% 并无明显差异，而两者的双胎妊娠率则明显不同，分别为 3.1% 和 51.0%。选择性单胚胎移植作为降低多胎妊娠率的有效方法，且总体妊娠率并不低于 DET。2002 年瑞典、芬兰已立法实施 eSET，2003 年比利时也立法推行eSET。2006 年后，美国、日本和加拿大等国家也相继推出了行业规范，基本原则：年轻（≤ 36 岁），第 1~2 个 IVF-ET 周期，如获得 ≥ 2 个优质胚胎，尤其形成了优质囊胚，预后良好，建议行 eSET；即使已 35~37 岁，如预测临床妊娠率高且预后良好，应行 eSET；如有双胎妊娠的产科禁忌证，则必须行 eSET。特别强调对"预后良好者"且有"优质胚胎"者应实施 eSET。

Källén 等研究发现，囊胚移植组婴儿出生缺陷发生率高于卵裂期胚胎移植组。因此囊胚移植的安全性，特别是子代安全性还需要更大样本、更长时间的研究。

指南推荐：对于女方年龄 ≤ 36 岁，至少有两个优质胚胎或囊胚（尤其是形成了优质囊胚），行选择性单胚胎移植后的妊娠率和活产率并未显著低于双胚胎移植，但多胎率显著降低。强烈推荐对"预后良好者"且有"优质胚胎"者应实施选择性单胚胎移植。囊胚移植的安全性还需进一步研究。

4. 有关胚胎移植数目的中国专家共识 有关胚胎移植数目的中国专家共识已由中华医学会生殖医学分会第四届委员会于 2018 年编撰发表。共识建议：

（1）我国卫生部 2003 年制定的《人类辅助生殖技术规范》根据当时辅助生殖技术条件与水准，对每周期胚胎移植数目有所限定。IVF-ET 经过十余年的进展和完善，胚胎着床率及临床妊娠率均显著提高，多胎妊娠也相应增多，建议进一步减少胚胎移植数目，以降低多胎妊娠，规避母婴风险。

（2）对于胚胎移植数目，需由医生与患者夫妇进行充分沟通，告知多胎妊娠的母婴风险及预防的重要性并签订知情同意书。

（3）在辅助生殖助孕过程中减少移植胚胎数目是降低多胎妊娠的最有效措施，无论任何年龄、移植周期次数，建议每周期胚胎移植数目均 ≤ 2 枚。

（4）通过选择性单胚胎移植（eSET）策略，持续关注减少多胎妊娠。存在以下情况时建议 eSET，包括卵裂期胚胎或囊胚：①第 1 次移植，没有明显影响妊娠因素的患者；②子宫因素不宜于双胎妊娠者，例如瘢痕子宫、子宫畸形或矫形手术后、子宫颈机能不全或既往有双胎妊娠 / 流产 / 早产等不良孕产史者；③全身状况不适宜双胎妊娠者，例如全身性疾病得到有效控制，还包括身高 <150cm、体重 <40kg 等；④经过 PGD/PGS（现 PGT-SR 和 PGT-A）检测获得可移植胚胎者。

（5）经卵子捐赠的受卵者胚胎移植周期（参见"卵子捐赠与供 / 受卵相关问题的中国专家共识"）。

在基本不影响胚胎着床率与累计妊娠率的基础上，减少胚胎移植数目，通过一个阶段努力及临床实践，争取尽早将我国 IVF-ET 的多胎率降低至 20%以下。

（五）多胎妊娠的处理 - 减胎术

2016 年，中华医学会生殖医学分会制定了《多胎妊娠减胎术操作规范》，按照规范要求：

1. 术前知情同意告知 在对多胎妊娠进行诊治过程中，要以保护患者利益、促进其健康、增进幸福为目的，充分详尽地告知患者多胎妊娠的风险、利弊、最佳治疗方案及其他替代方案，尊重患者及其做出的理性决定，并对整个治疗过程及其后代进行关怀，告知其可能面对的一系列社会经济问题，如经济负担、近 / 远期并发症、妊娠结局、新生儿的出生情况和今后的抚养和教育等问题。

2. 适应证

(1)自然妊娠及辅助生殖技术助孕妊娠三胎及三胎以上的患者必须减胎,根据患者情况,建议减至单胎或双胎,避免三胎或以上的妊娠分娩;双胎妊娠的应充分告知风险,建议减胎。

(2)产前诊断多胎妊娠中有遗传病、染色体病或结构异常胎儿者必须实施减胎术。

(3)早期妊娠诊断为多胎妊娠需要减胎,但如夫妇一方有染色体异常、先天畸形儿分娩史、孕妇高龄,可保留至妊娠中期,根据产前诊断结果再选择性减胎。

(4)高龄孕妇、瘢痕子宫、子宫畸形、宫颈机能不全等,多胎妊娠建议减为单胎。

(5)孕妇合并其他疾病,如高血压、糖尿病等,建议减为单胎。

3. 禁忌证

(1)孕妇存在各器官系统特别是泌尿生殖系统的急性感染。

(2)先兆流产者应慎行选择减胎时机。

4. 减胎时机与减胎方式选择　手术时机的选择要根据临床具体情况和患者具体要求综合决定。由于多胎妊娠存在自然减胎的可能,一般认为可将多胎妊娠经减胎术保留双胎;但对于高龄孕妇、瘢痕子宫、子宫畸形、宫颈机能不全、三胎妊娠中含有单绒毛膜双胎或孕妇合并其他疾病等患者,应该减为单胎;对于具有高危因素(反复胚胎停止发育、遗传病家族史或分娩遗传病胎儿风险)的多胎妊娠患者,可期待至孕中期初步除外胎儿畸形等异常后择期行经腹途径的选择性多胎妊娠减胎术。

5. 减胎术的方法　减胎方法的选择主要依据减胎时的妊娠周数及绒毛膜性。孕早期的减胎术多采用经阴道途径,孕中期则多采用经腹壁途径。

(冒韵东)

第三节　异位妊娠

辅助生殖技术(ART)后的异位妊娠发生率较自然妊娠妇女明显增加,报道可达4%~10%;罕见的异位妊娠类型发生率也增加,输卵管间质部妊娠占所有异位妊娠的1%~6%,宫内外同时妊娠发生率达1%~2.9%,并有增加的趋势。输卵管病变是造成ART异位妊娠率升高的主要原因,而输卵管切除是间质部妊娠的高危因素,如何早期诊断和正确处理ART后输卵管妊娠,特别是输卵管间质部妊娠和复合妊娠尤为重要。

一、输卵管妊娠

输卵管妊娠的治疗包括药物保守治疗及手术治疗,其中以手术治疗为主,主要术式是腹腔镜下患侧输卵管切除术。对有生育要求的年轻妇女,如对侧输卵管已切除或病变明显,可行保守性手术,如伞端妊娠行妊娠物挤压取出术、壶腹部妊娠行输卵管切开取胚术、峡部妊娠行病灶切除及输卵管端端吻合术。保守性手术并无保留生育功能的优势,反而增加持续性异位妊娠和再次异位妊娠率。输卵管切除术后对卵巢储备功能的影响一直颇有争议,输卵管切除的手术操作可能是直接影响因素。紧贴输卵管肌层切除管性组织,最大程度保留系膜组织,可以减少系膜内吻合动脉弓损伤,减少对卵巢血供的影响。

用甲氨蝶呤(MTX)和/或中药行保守治疗,也是治疗输卵管妊娠手段之一,优点是免除了手术创伤,保留患侧输卵管,适用于患者一般情况良好,无活动性腹腔内出血,超声未见胚胎原始血管搏动,无药物治疗禁忌证,盆腔包块最大直径<4cm,血HCG<2 000U/L;但在治疗过程中可能出现胚胎继续生长、异位妊娠部位破裂和腹腔内出血等情况,一旦保守治疗失败需改行手术治疗。

二、输卵管间质部妊娠

由于ART人群中输卵管切除率较高,输卵管间质部妊娠的发生率有增加趋势。输卵管切除后间质部妊娠破裂可能提早发生,破裂后短时间内即出现休克症状,临床医生需引起足够重视。超声检查是主要的无创识别手段,必要时可宫腔镜检查排除宫角部妊娠。治疗手段有药物保守治疗和手术治疗。

药物保守治疗包括静脉或肌内注射甲氨蝶呤(MTX)和妊娠囊内氯化钾(KCl)或MTX局部注射,据报道早期未破裂者成功率在90%以上,注射剂量尚无统一意见。保守治疗最大的风险是破裂继发腹腔内出血,因此对于 HCG 水平相对较高的患者仍建议手术治疗。

手术治疗目前主要是宫角切开取胚术和楔形切除术,开腹或腹腔镜下手术可根据病情及本单位手术能力决定。楔形切除将丧失部分子宫角部肌层,增加妊娠期子宫破裂的风险,因此近年来有一些学者对输卵管间质部妊娠采用腹腔镜下输卵管间质部切开取胚+宫角修复术,可以最大程度保留子宫完整性。术中细节处理:①沿输卵管走行切开宫角;②务必完全清除妊娠物,以免发生持续性间质部妊娠;③全层兜底缝合关闭腔隙;④非宫内妊娠合并间质部妊娠者可注射垂体后叶素减少术中出血。如遇破裂大出血休克时,为抢救生命也可直接行子宫全切术。

三、其他部位异位妊娠

(一) 宫角妊娠

宫角妊娠(cornual pregnancy)是指孕囊种植于宫角部,尚未达输卵管间质部。宫角妊娠与正常妊娠在解剖上没有绝对界限,所以常误认为是宫内孕。出血性休克出现于几乎 1/4 的患者,但早期超声诊断、宫腹腔镜手术可以避免该严重并发症的发现。

当孕囊大部分位于宫腔并有蜕膜包绕,小部分被宫角肌层包绕且宫角最薄处肌层厚度大于 5mm,且该宫角没有明显外凸,当患者要求继续妊娠,可以在详细告知患者及家属妊娠期间可能发生的风险,严密检测孕囊生长趋势下进行,需注意是否存在胎盘植入或早剥等,必要时尽早终止妊娠。如胚胎组织大部分位于宫腔,终止宫角妊娠可在手术准备充分的前提下行超声或宫内可视系统监视下行负压吸宫术,必要时在腹腔镜监视下清宫。如宫角明显外凸的宫角妊娠仍首选腹腔镜下宫角切开取胚术。如清宫时发现妊娠组织仍有较多在宫腔外无法清除,或者发生宫角穿孔、大出血应行腹腔镜下病灶清除和宫角修补术,必要时开腹止血。宫腔镜在诊治宫角妊娠胚物残留中具有较大优势,可在超声监护或腹腔镜监护下行宫腔镜下胚物电切取出术。术中易发生穿孔,应由高年资医师完成。建议在患者 HCG 下降至正常或接近正常后进

行,可降低对子宫的损伤并明显减少术中及术后并发症的发生。

(二) 宫颈妊娠

宫颈妊娠(cervical pregnancy)是一种比较少见的病症,即受精卵着床和发育在宫颈管内者。宫颈妊娠发病部位特殊、病因复杂,主要有子宫发育不良、子宫内膜损伤、子宫畸形及内分泌功能紊乱等,但主要病因常与各种宫腔操作后遗留的问题相关。宫颈妊娠的大出血风险极高,一旦确诊,必须积极制订治疗方案,尽快终止妊娠,尽量避免致命性大出血的发生。由于宫颈壁主要为无收缩功能的纤维结缔组织,直接清宫易发生大出血,所以一般建议在有子宫动脉介入手术准备的情况下进行。完全阻断双侧子宫动脉后数小时内到宫颈的侧支循环即开始建立,如果栓塞术后不及时清除宫颈妊娠组织,一些妊娠组织将重新获得血液供应并导致再次出血,因此建议在采取动脉栓塞后 1~3 天内行清宫的方案。也有专家建议双侧子宫动脉栓塞联合宫腔镜下清宫术治疗宫颈妊娠更加安全有效。有文献报道 B 超引导下的宫颈局部 MTX 注射以及静脉注射 MTX 的保守治疗,剂量是 25~70mg 或者 1mg/kg。MTX 治疗后有 62.5%~73.3% 患者不再需要其他治疗,但需警惕宫颈大出血的风险。

(三) 剖宫产术后子宫瘢痕妊娠

剖宫产术后子宫瘢痕妊娠(cesarean scar pregnancy, CSP)是指受精卵在既往剖宫产瘢痕处着床的异位妊娠。该定义是限时定义,仅限于早孕期(≤12 周)。CSP 处理不当可导致难以控制的大出血、子宫破裂,甚至孕产妇死亡。2016 年,中华医学会计划生育学会分会 CSP 诊治专家共识中将 CSP 分为 3 型,具体如下:

Ⅰ 型:①妊娠囊部分着床于子宫瘢痕处,部分或大部分位于宫腔内,少数甚或达宫底部宫腔;②妊娠囊明显变形、拉长、下端成锐角;③妊娠囊与膀胱间子宫肌层变薄,厚度>3mm;④ CDFI:瘢痕处见滋养层血流信号(低阻血流)。

Ⅱ 型:①妊娠囊部分着床于子宫瘢痕处,部分或大部分位于宫腔内,少数甚或达宫底部宫腔;②妊娠囊明显变形、拉长、下端成锐角;③妊娠囊与膀胱间子宫肌层变薄,厚度 ≤3mm;④ CDFI:瘢痕处见滋

养层血流信号(低阻血流)。

Ⅲ型:①妊娠囊完全着床于子宫瘢痕处肌层并向膀胱方向外凸;②宫腔及子宫颈管内空虚;③妊娠囊与膀胱之间子宫肌层明显变薄,甚或缺失,厚度≤3mm;④CDFI:瘢痕处见滋养层血流信号(低阻血流)。Ⅱ型和Ⅲ型CSP孕囊剥离时易出现不可控制的大出血。

CSP治疗的主要目标是尽早诊断、及时终止妊娠、去除妊娠囊、保障患者安全、尽可能保留患者生育能力。对于一般情况良好,病情平稳,不适合手术或无手术意愿的早孕期CSP患者,可以选择保守性药物治疗,受孕时间越短、血HCG水平越低,药物治疗成功率越高。常用的公认治疗药物是MTX。但单纯药物治疗不能作为CSP的首选治疗方式,应灵活应用或联合其他治疗方式。子宫动脉栓塞术(uterine artery embolization,UAE)用于CSP终止妊娠的手术时或自然流产时发生大出血需要紧急止血时,或者作为减少清宫手术或CSP妊娠物清除手术中的出血风险而采取的术前预处理。孕周<8周的Ⅰ型CSP可考虑采用超声监视下清宫,Ⅱ型、Ⅲ型CSP以及孕周≥8周的Ⅰ型CSP如行清宫手术前需进行术前预处理,如UAE或MTX治疗,以减少术中出血。Ⅰ型CSP也可采用宫腔镜下妊娠物清除,术中如联合超声监视,可降低手术并发症的风险。但宫腔镜下妊娠物清除术无法修复薄弱的子宫前壁瘢痕处的肌层。Ⅱ型和Ⅲ型CSP,特别是Ⅲ型中的包块型,子宫前壁瘢痕处肌层菲薄,血流丰富,有再生育要求并希望同时修补子宫缺损的患者,可考虑腹腔镜、开腹或者经阴道途径手术清除妊娠物,同时切除子宫瘢痕组织,并行子宫前壁修补。术前应充分评估术中出血的风险,可行预防性UAE。子宫全切术是在紧急情况下为挽救患者生命或患者无生育要求时的选择,可选择开腹或腹腔镜途径。

四、宫内合并宫外复合妊娠

复合妊娠主要包括宫内合并输卵管峡部或壶腹部妊娠、宫内合并输卵管间质部妊娠。复合妊娠未破裂时症状不明显,破裂出血后也易与OHSS或早孕反应混淆。因此,移植2个及以上胚胎者初次

B超随访应注意宫腔以外有无孕囊样结构存在,孕期出现突发下腹痛、胃脘部疼痛或里急后重感,应重点排查复合妊娠。

复合妊娠的治疗原则是去除异位妊娠并保护宫内继续妊娠。复合输卵管妊娠者建议行输卵管切除,其他宫外部位妊娠也应尽早清除妊娠物。手术方式与非孕期基本相同,主要注意点:①尽量减少麻醉时间和麻醉药物的剂量;②尽量缩短手术时间;③腹腔镜手术尽可能降低气腹压力;④减少子宫刺激;⑤围手术期抑制宫缩、黄体支持。有报道超声引导下妊娠囊内KCl注射治疗宫内合并间质部妊娠取得成功,但随后宫内孕流产的可能性比较高。

(张松英)

第四节　流　产

自然流产(spontaneous abortion)是指妊娠不满28周、胎儿体重不足1 000g而自行终止者。妊娠12周之内终止者称为早期流产(early abortion),妊娠12周至不足28周者称为晚期流产(late abortion)。辅助生殖助孕妊娠者有15%左右的患者会发生自然流产,其病因复杂,临床上约50%病因不明。与同一性伴侣连续发生3次及3次以上的自然流产称为复发性流产(recurrent spontaneous abortion,RSA)。

一、病因

(一)胚胎因素

胚胎染色体异常是流产的主要原因,早期流产子代检查发现50%~60%有染色体异常。胚胎染色体数目的异常多为三体、三倍体及X单体等,其次为染色体结构异常,包括染色体断裂、倒置、缺失和易位等。辅助生殖技术(ART)妊娠与自然妊娠的自然流产荟萃分析表明,ART并不显著增加早期自然流产的染色体异常的比例。胎儿染色体异常在单次流产而非复发性流产中起主要的作用,但随着流产次数的增加,胎儿染色体畸变的概率将会降低。

(二)母体因素

1. **年龄**　不育症的高龄妇女比例在逐年上升,常伴随不孕、流产等产科相关并发症发生率增

加,以及卵巢储备功能及卵子质量下降等问题。母亲年龄一直被认为是自然流产的独立危险因素,在ART治疗中,<35岁的流产率为15%以下,40岁时为29%,43岁以后为50%,增加3倍以上。

2. 内分泌因素

(1)黄体功能不全:排卵后黄体发育不良,分泌孕酮不足或黄体过早退化,致使子宫内膜分泌反应性降低,与不孕或流产密切相关。在超促排卵周期,由于多个黄体同时发育,合成并分泌超生理量的雌、孕激素,负反馈抑制下丘脑-垂体轴,抑制LH分泌,从而引起黄体功能不全,发生率几乎为100%。

(2)甲状腺功能异常:对于行ART的患者来说,当甲状腺功能受损时,母亲体内细胞因子功能和类固醇激素的合成将出现异常,从而导致流产的风险增加。有研究表明行ART周期的患者促甲状腺激素水平与流产率呈正相关。

(3)糖尿病:不育症妇女妊娠糖尿病的发病率明显高于无不育症病史组,而孕前及妊娠早期高血糖可导致胎儿畸形发生,严重者可导致胎儿发育停止,最终发生流产。2型糖尿病患者往往还伴有胰岛素抵抗,而胰岛素抵抗本身就是流产的独立危险因素。

(4)高泌乳素血症:在促排卵周期中由于多个卵泡的发育,血中雌二醇水平明显升高,导致垂体泌乳素水平升高。过高的泌乳素水平可直接抑制黄体颗粒细胞增生及功能,使黄体期缩短,孕酮分泌不足,影响胚胎发育,造成流产。

3. 血栓前状态　长期服用大量雌孕激素、多囊卵巢综合征、肥胖等因素均易使血液呈高凝状态,最终导致子宫内膜局部血液供应减少,影响到子宫内膜血液循环,当胚胎植入后,胚胎常因其得不到充足血供而导致流产。

4. 盆腔子宫异常　畸形子宫如子宫发育不良、单角子宫、双子宫、子宫纵隔、宫腔粘连,以及黏膜下肌瘤或肌壁间肌瘤均可影响囊胚着床和发育而导致流产。生殖道炎症、子宫内膜异位症和盆腔手术等常导致盆腔粘连、输卵管炎症而发生输卵管远端闭锁积水,对胚胎产生损害、降低子宫内膜容受性,影响胚胎着床,降低ART临床妊娠率并增加早期自然流产率。此外,宫颈机能不全患者使晚期流产概率增加。

5. 免疫因素　临床中发现需要ART的患者常存在免疫异常,包括自身免疫和同种免疫紊乱。自身免疫性抗体的升高除了引起不孕外,还会导致辅助生殖中不良妊娠结局,其中抗磷脂综合征引起的流产已被广泛重视,其导致蜕膜血管内血栓形成,影响胚胎血供抑制胎儿发育,最终导致流产发生。父母的HLA位点相同频率高,使母体封闭抗体不足也可导致反复流产。

6. 肥胖　由于肥胖者体内常存在不同程度的激素代谢紊乱,异常的机体环境不利于卵子及胚胎的正常发育,会影响卵子的成熟、胚胎的质量及着床。有回顾性研究显示体重指数 $\geq 30kg/m^2$ 的患者流产率较高,提示肥胖可能增加流产的风险。

7. 辅助生殖技术治疗及药物

(1)卵巢过度刺激综合征:卵巢过渡刺激综合征可导致机体内高水平雌激素、血流动力学异常、大量炎性细胞因子的释放、血液高凝、水电解质平衡紊乱等异常情况的发生,对早期胚胎产生不良影响。

(2)大量雌孕激素应用:辅助生殖中大剂量雌、孕激素的使用易导致血液高凝,导致血栓前状态,易发生流产。

(3)控制性促排卵方案:拮抗剂方案中应用GnRH-a促进卵子成熟和激发排卵,相较于HCG诱导排卵,由于黄体功能的缺陷和对子宫内膜容受性的影响,临床妊娠率降低、流产率增加。

8. 男方因素　男性年龄增加,生殖失败的风险也上升,包括流产和晚期胎儿死亡率等增多,目前主要认为是精子生成和变化风险增加,以及男性生殖细胞发生突变等。

9. 环境因素　砷、铅、甲醛、苯等化学物质过多接触,均可导致流产。

二、治疗

(一)病因治疗

胚胎移植术后除了进行适当的黄体支持治疗外,还需警惕以下几种病因的出现,并进行相关处理。

1. 甲状腺功能异常　妊娠期临床甲减首选左甲状腺素片替代治疗,起始量可达50~100μg/d,根据患者的耐受程度逐渐加量,并尽快达标。行ART

助孕妇女,促甲状腺激素应控制在 2.5mIU/L 以下。已患甲亢的妇女一旦怀孕建议立刻就诊,如需药物控制建议使用丙硫氧嘧啶,并做好定期甲状腺功能及甲状腺自身抗体检测。

2. **糖尿病** 糖尿病合并妊娠的患者由于血糖水平波动大,多数需胰岛素控制血糖。而妊娠糖尿病患者的血糖波动相对较小,多数可通过严格的饮食计划和适当的运动使血糖得到满意控制,但部分患者仍需要胰岛素控制血糖。鼓励孕妇进行自我血糖监测,血糖控制目标:空腹、餐前或睡前血糖 3.3~5.3mmol/L,餐后 1 小时 ≤ 7.8mmol/L;或餐后 2 小时血糖 ≤ 6.7mmol/L;HbA1c 尽可能控制在 6.0% 以下。

二甲双胍作为 2 型糖尿病患者控制高血糖的一线用药和药物联合中的基本用药,已有多项研究证实了二甲双胍孕期应用的疗效及安全性,国内外针对二甲双胍的多个荟萃分析提示,使用二甲双胍在控制餐后血糖、减少孕妇体重增加及新生儿严重低血糖的发生方面都有益处。但由于我国尚无二甲双胍孕期应用的适应证,且口服降糖药物用于孕期糖尿病仍缺乏长期安全性的数据,不推荐孕期使用口服降糖药。生活方式干预联合二甲双胍即可控制血糖的育龄期 2 型糖尿病患者,以及胰岛素抵抗严重应用二甲双胍诱导排卵的多囊卵巢综合征患者,可在服用二甲双胍的基础上怀孕,怀孕后停用二甲双胍。如孕期有特殊原因需要继续服用二甲双胍的患者,应在充分告知孕期使用二甲双胍利弊的前提下,在胰岛素基础上加用二甲双胍。

3. **高泌乳素血症** 使用多巴胺激动剂类药物可以改善妊娠结局,降低其流产率。美国内分泌学会建议垂体微腺瘤患者若发现妊娠后应尽快停用多巴胺激动剂,有些正在使用多巴胺激动剂治疗的大腺瘤患者,之前未做手术或放射治疗,如妊娠应在妊娠期间慎用多巴胺激动剂。

4. **血栓前状态** 大多数主张低剂量阿司匹林 50~75mg/d 口服,多自移植日开始,用药至妊娠试验阳性后可停药。

5. **免疫因素**

(二) 复发性流产的防治

1. **胚胎因素** 夫妇双方染色体异常、复发性流产者可行胚胎植入前遗传学检测(preimplantational genetic test,PGT)。对于染色体异位所致的复发性流产患者,PGT-SR 前后流产率分别为 88.5% 和 13%。PGT-A 可将反复流产人群的流产率从 33.5% 降低至 6.9%,同时将高龄患者的胚胎种植率从 15.8% 提高至 45.5%。

2. **盆腔子宫异常** 对子宫畸形、肿瘤、盆腔炎性疾病、宫腔粘连等情况进行相应的手术处理。宫颈机能不全导致的反复中孕期流产可于孕前或孕 14~18 周行子宫颈环扎术。

3. **免疫因素** 抗磷脂综合征引起的复发性流产已被广泛重视。可考虑长期口服小剂量阿司匹林预防血栓。抗磷脂抗体阳性的复发性流产妇女的核心治疗措施是低剂量阿司匹林联合低分子肝素。目前的治疗方案有:

(1) 单纯抗磷脂抗体阳性而非典型抗磷脂综合征患者,既往无自然流产史或仅有 1 次孕 10 周以内的自然流产者,可单独使用低剂量阿司匹林 (50~75mg/d) 治疗。

(2) 对合并典型抗磷脂综合征的复发性流产患者或既往有孕 10 周以上自然流产、胎死宫内、子痫前期、胎儿生长受限等胎盘功能不全病史者,采取低剂量阿司匹林联合低分子肝素治疗。建议计划妊娠当月月经干净开始给予预防剂量低分子肝素,并持续整个孕期(分娩前 24~48 小时停药),分娩后 12~24 小时继续给药至少至产后 2 周,期间可根据 D- 二聚体水平调节低分子肝素剂量。

(3) 有血栓史的抗磷脂综合征患者,建议计划妊娠当月月经干净后使用治疗剂量的低分子肝素联合低剂量阿司匹林,检测到成功妊娠后,持续用药至分娩前 24~48 小时停药,分娩后 12~24 小时继续给药至少至产后 6 周。

(4) 羟氯喹可以减少磷脂抗体的生成,有抗血小板聚集作用。合并严重血小板减少、溶血性贫血或发生严重抗磷脂综合征或有严重神经系统损害时可以考虑短期口服泼尼松 1~2mg/kg。

(三) 难免流产的临床处理

临床中妊娠 7 周以内可采用米非司酮与米索前列醇配伍的药物流产,妊娠 7~10 周多采用负压吸引术终止妊娠。现有学者提出药物流产适应孕周可延长至 9~10 周,有效率仍可高达 96.7%,但仍存在一定的药流不全可能。对于药流不全患者,宫腔镜妊娠残留物取出被认为是一个安全有效的治疗手段,并在临床治疗中广泛开展。ART 助孕患者难免流产后建议常规行流产组织染色体检查,以明确有无胚胎染色体异常,而此时需对选择药物流产持谨慎态度,以减少失去流产组织染色体检测的机会。

(张松英)

第五节　出血、感染及损伤

经阴道超声引导下穿刺取卵术比较安全,已经成为目前体外受精胚胎移植术(IVF-ET)获取卵子的首选方法。因其操作简便易行、超声图像清晰、手术时间短、费用较低和并发症发生率少等优点,在辅助生殖技术中被广泛应用。但是这一技术在临床应用过程中并非无风险,主要并发症有出血、感染和损伤邻近脏器,甚至会产生诸如损伤周围脏器和引起盆腔感染导致休克、死亡等严重后果,对 IVF-ET 的治疗结局产生不良影响。因此我们需要准确地发现这些并发症并及时采取干预措施。

一、出血

(一) 概述

经阴道超声引导下穿刺取卵术是较安全的有创操作,一般损伤阴道壁小血管不会引起严重后果,但仍有可能损伤邻近脏器,造成盆腔内出血。操作不当或患者盆腔内器官解剖位置有变异时,更易伤及邻近的子宫、输卵管及血管等,从而导致出血或血肿,严重者甚至出现休克和死亡,应引起重视。

1. **分类**　取卵术后出血主要包括穿刺部位的阴道出血和继发于盆腔脏器损伤的盆腔内出血。

2. **发生率**　阴道穹窿穿刺部位出血是最常见的并发症,文献报道其发生率为 1.4%~18.4%,盆腔内出血的发生率为 0.6%~1.3%。

(二) 病因

阴道出血常由于阴道壁、宫颈穿刺点部位针眼出血,或由于穿刺针经过阴道壁血管引起,少数由于穿刺针针尖划伤阴道壁或宫颈引起。

盆腔内出血的原因主要为卵巢表面穿刺针眼出血、卵巢内血肿形成、穿刺针针尖划伤卵巢或盆腹腔内其他脏器或腹膜表层;罕见由于误将 B 超下血管横切面当成卵泡,穿刺针误入血管造成大出血。导致穿刺针误入血管的原因,一方面与技术操作人员的超声诊断学知识不足和技术不够熟练有关,另一方面与患者盆腔内脏器解剖位置变异或严重粘连等因素有关。此外严重的腹腔内出血还与不育症患者自身患有某些血液系统疾病有关。

(三) 诊断

穿刺术后穿刺点的外出血容易诊断;而腹腔内出血有时难以及时发现,需要结合患者病史、症状、体征和必要的辅助检查进行诊断。

1. **病史**　患者是否为年轻、低 BMI、卵巢高反应或多囊卵巢综合征;患者是否合并凝血功能异常或血液系统的疾病;患者既往有无盆腔的手术史或炎症;穿刺针是否多次进出阴道壁,是否经过宫颈、子宫体,是否误穿盆腔大血管、划伤卵巢表面或盆腔脏器表面。

2. **临床表现**　穿刺术后的外出血主要表现为阴道出血,伴或者不伴有腹痛、腹胀、无力、恶心、呕吐等症状。腹腔内少量出血的临床表现不典型,容易漏诊。严重的腹腔内出血可以出现头晕、眼花、心慌、面色苍白、脉搏增快、血压下降等失血性贫血的临床表现及体征,更甚者出现失血性休克的表现。

3. **辅助检查**　超声检查提示盆腔积液,或可见不规则混合型回声。盆腔内出血较多时,实验室动态血常规显示血红蛋白水平进行性下降。

(四) 治疗方案

1. 阴道壁或宫颈穿刺点的少量出血可用纱布压迫止血,2~4 小时内取出,常可止血成功。若阴道出血量较多,嘱患者卧床、休息,给予止血药物,并用纱布压迫止血,纱布压迫止血难以奏效时,应暴露出血部位,缝合止血。

2. 少量腹腔内出血可嘱患者卧床休息,监测血压、脉搏等生命体征,必要时监测血红蛋白水平,给予止血药。一般可自行停止,不需要手术治疗。

3. **中至大量腹腔内出血**

(1) 吸氧、补液、心电监护,留置导尿管记录尿量,监测生命体征和精神状态。

（2）立即建立静脉通道，积极扩容。

（3）腹部检查有无移动性浊音、压痛、反跳痛，腹部包块等，妇检有无阴道壁血肿。B超了解盆腔积液情况，观察过程中可B超监测盆腔积液有无进行性增多。

（4）当血红蛋白下降10g/L，估计出血量400~500ml；根据休克指数估计出血量（表7-5-1）。如生命体征不平稳、血红蛋白下降或盆腔积液增多，则盆腔内出血可能性大，必要时腹腔镜手术探查。当血流动力学不稳定或腹痛逐渐加重是剖腹探查的指征。术中应特别注意保护促排卵药物刺激后明显增大、质地脆弱的卵巢。

（5）若患者合并凝血功能异常或血液系统疾病，应积极寻求专科协助治疗。

表7-5-1　根据休克指数估计出血量

休克指数	估计出血量（ml）
<0.9	<500
1.0	1 000
1.5	1 500
>2.0	≥2 000

（五）预防

1. 取卵术前对心理负担重、焦虑、耐受疼痛较差的患者进行心理疏导，积极取得患者配合，术前局部应用镇痛镇静类药物，必要时可在全麻下行取卵术。

2. 术前应详细询问患者病史，常规进行血常规及凝血功能检查。

3. 选用尽可能细的穿刺针。穿刺时尽量避开血管位置，避免反复多次进出卵巢、盆腔及阴道壁；尽量避免从宫颈穹窿的3点或9点位置进针；避免在盆腔内和阴道壁上大幅度的摆动穿刺针。当卵巢位置较高固定时，尽量避免穿刺针穿过子宫内膜，尽量选择穿刺针经宫颈，避免穿过子宫体和子宫峡部。

4. 对于年轻、低BMI、卵巢高反应、多囊卵巢综合征及凝血功能异常的这类存在高危因素的患者，在行穿刺取卵术时应由高年资经验丰富的医生进行取卵术；手术时尽量采用序贯穿刺卵泡，避免在卵巢组织内反复摆动穿刺针。

5. 对于穿刺取卵术确有困难患者，必要时放弃或改经腹B超引导下取卵术。

二、感染

（一）概述

经阴道超声引导下行采卵术操作不当、穿刺时将阴道的病原菌带入盆腔和卵巢，或患者盆腔内器官解剖位置有变异时损伤肠管，导致穿刺部位局部感染或盆腔炎，甚至导致腹膜炎。

发生率：取卵术后盆腔感染发生率为0.4%~1.3%。

（二）病因

1. 穿刺时将阴道的病原菌带入卵巢。正常情况下，阴道中有正常菌群存在，如阴道杆菌、乳酸杆菌、链球菌等。取卵术是一种经阴道的有创操作，穿刺针经过阴道进入盆腔时，穿刺针的"接种"作用，可能将阴道、宫颈处的病原菌带入盆腔，从而造成盆腔感染。

2. 曾患盆腔炎性疾病患者取卵，穿刺使原有慢性感染被重新激活引起病原菌的繁殖。卵巢穿刺后局部出血或形成血肿，成为良好的"培养基"，利于病原菌的繁殖，造成感染。

3. 直接来自损伤肠管引发的病原菌感染。如穿刺损伤肠道，肠道内容物及其微生物侵入盆腹腔，可造成炎症的盆腔感染，甚至感染性休克。

（三）诊断

1. **病史**　患者是否曾患阴道炎或盆腔炎症未治愈。

2. **临床表现**　穿刺术后患者出现腹痛、发热，穿刺部位的持续疼痛，阴道分泌物增多，伴或不伴有异味，严重的患者可出现高热、腹痛、下腹部压痛、反跳痛等腹膜炎的症状及体征，以及感染性休克。

3. **辅助检查**　实验室检查提示白细胞升高、血沉和C反应蛋白升高，阴道微生物检查提示存在阴道炎。超声检查提示盆腔积液或子宫直肠窝或附件区包块。

（四）治疗方案

1. 穿刺部位的局部感染，形成脓肿前可给予阴道局部抗生素或口服抗生素治疗。若脓肿已形成，应彻底引流。

2. 盆腔炎症及腹膜炎症若无盆腔炎症包块形

成,可给予经验性静脉抗生素治疗,若有盆腔炎症包块形成,经抗生素治疗无效后,应行手术治疗。取消本周期胚胎移植。

3. 应注意与卵巢过度刺激综合征(OHSS)及附件扭转鉴别。OHSS患者也可出现下腹部压痛、反跳痛、肌紧张、体温升高、白细胞上升等临床表现;附件扭转发生时最常表现为盆腔疼痛、附件或盆腔肿块,同时60%~70%的患者还伴有恶心、呕吐等症状,约10%的患者可能出现白细胞升高、发热,这通常是由于扭转持续一定时间存在炎症改变及组织坏死所导致。因此,当怀疑盆腔感染时应及时鉴别,尽早明确诊断,给予精准治疗,对保护患者卵巢功能及生命健康尤为重要。

(五)预防

1. 穿刺术前应详细询问患者病史,并进行妇科检查及阴道微生物检查。若存在阴道炎症或盆腔炎,待感染控制后再行取卵术。

2. 采卵术前应用聚烯吡酮碘和生理盐水进行阴道准备,注意操作的规范性,取卵时避免多次经阴道穿刺。

3. 选用尽可能细的穿刺针。穿刺时尽量避免损伤肠管,必要时应用抗生素预防感染。一旦确认盆腔感染发生,应放弃后续的步骤,并进行相应的治疗。

三、损伤

(一)概述

取卵过程中由于操作不当、技术不熟练、穿刺针受力后弯曲而改变方向及患者盆腔内炎症使器官粘连而导致解剖位置变异,容易损伤邻近的膀胱、肠管、输尿管等,当不可避免地穿过子宫时,可能损伤子宫内膜。

1. **损伤种类** 周围盆腔器官损伤,包括膀胱损伤、输尿管损伤、肠管损伤、子宫损伤等,以膀胱损伤最为常见。

2. **发生率** 脏器损伤的发生率极低,约为0.1%。

(二)病因

脏器受损的原因与盆腔内脏器解剖位置变异、盆腹腔严重粘连及技术操作不熟练等有关。如卵巢周围慢性炎症使卵巢粘连于子宫的某一部位或盆腔的某个部位,取卵时穿刺针必须经子宫或膀胱才能获取卵子,这时子宫和膀胱受损则不可避免。此外,还与患者高龄、阴道弹性差、多次卵巢穿刺病史等有关。

(三)诊断

1. **临床表现** 伴有脏器损伤的患者多在数小时内有临床症状,也可因取卵术时的间接损伤而在数日后才被发现。临床表现多为取卵术后立即或延迟发生的下腹部、侧腹部或耻骨弓上的腹部疼痛、肉眼血尿、尿道刺激症状,可有恶心、呕吐等症状,如严重损伤导致盆腔感染可出现腹膜刺激征等。

2. **辅助检查** 实验室检查尿常规提示镜下血尿,超声检查提示盆腔积液,膀胱镜检查镜下可见活动性出血。

(四)治疗方案

根据损伤脏器种类及严重程度决定治疗方法。如阴道裂伤轻者可使用纱布压迫,重者需充分暴露伤口进行缝合;膀胱损伤多选择膀胱镜;输尿管损伤可选用输尿管支架治疗;阑尾穿孔需进行手术治疗,积极预防感染,以防弥漫性腹膜炎,甚至感染性休克的发生。对患者进行积极心理支持治疗,使其明确取卵术后轻微的周围脏器损伤本身并不降低胚胎移植的成功率,消除患者的疑虑。如损伤严重或继发盆腔感染时,需在治疗的同时取消鲜胚移植,行胚胎冷冻保存。

(五)预防

1. **术前预防** 术前及时提醒患者排空膀胱,充盈膀胱易被穿刺损伤;卵巢位置较高固定者可给予术前灌肠等处理或备用经腹B超引导下穿刺取卵器材,以备急用。

2. **术中预防** 手术时严格遵守操作规程,对于部分经阴道超声穿刺取卵困难的患者,可应用腹部B型超声引导下穿刺取卵术。卵巢因为炎症而粘连,固定于盆腔较高位置,穿刺困难者必须经过子宫时,应尽量选择穿刺宫颈避免穿入子宫体和子宫峡部。

3. **术后预防** 如不可避免需要经过膀胱穿刺取卵,需注意患者尿液性状,必要时可给予静脉补液增加排出量;如估计膀胱损伤处可能有明显出血,可术后立即给予止血、预防感染等药物;并嘱咐患者术后多饮水、多排尿,尽量避免剧烈运动,以免穿刺点发生出血。

（胡　蓉）

第六节　产科并发症

自 1978 年第一例试管婴儿诞生以来，迄今大约有 800 万以上的经辅助生殖技术（ART）助孕出生的新生儿。随着越来越多 ART 新生儿的出生，其母儿安全性也在引起越来越多的关注。多数研究发现 ART 妊娠女性产科并发症，如妊娠期高血压疾病、产科出血、妊娠糖尿病的风险升高，子代围生期风险也有一定的增加。本节将探讨 ART 相关的产科并发症。

一、辅助生殖技术的产科并发症

（一）ART 与多胎妊娠

多胎妊娠是 ART 的主要并发症之一。随着 IVF-ET 及其衍生技术广泛开展、卵巢刺激方案逐步完善及实验室技术不断进步，胚胎种植率明显提高。在临床妊娠率显著增高的同时，由于移植多枚胚胎（2~3 枚），导致接受 IVF 助孕的患者中多胎妊娠的发生率显著高于自然妊娠者。美国 CDC 数据显示，2015 年小于 38 岁女性通过 IVF 新鲜移植周期妊娠者中有 23.4% 是多胎妊娠。欧洲人类生殖与胚胎协会（ESHRE）的数据显示，2013 年 IVF 新鲜移植周期妊娠者中多胎妊娠率 18%。在我国 ART 的多胎妊娠率可能更高；而多胎妊娠自然发生率仅为 $1:89^{n-1}$。除了由多胚胎移植引起的多胎外，ART 妊娠中单卵双胎的发生率也显著升高。

多胎妊娠母体的并发症较单胎妊娠增加 7 倍，包括妊娠剧吐、妊娠糖尿病、高血压、贫血、出血、剖宫产、产后抑郁症等。高龄多胎妊娠者的并发症发生率更高。瘢痕子宫病史者多胎妊娠子宫破裂的风险增加。除此之外，多胎妊娠还产生显著的经济负担，如对婴幼儿特殊护理、家庭负担、医疗支出和父母的压力显著增加，导致了一系列的社会和家庭的负担。

（二）ART 与妊娠期并发症

近年来不断有报道指出，经 ART 妊娠妇女妊娠期并发症的发生率升高。Pandey 等的荟萃分析指出，ART 单胎妊娠发生妊娠期高血压疾病、GDM、产前出血的风险分别为自然妊娠组的 1.49 倍、1.48 倍和 2.49 倍，但其机制尚有待进一步研究。

1. ART 与妊娠期高血压疾病妊娠期　妊娠期高血压疾病是导致孕产妇和围生儿病率、死亡率增高的重要原因之一。最近的研究表明，与自然单胎妊娠孕妇相比，ART 单胎妊娠孕妇的妊娠期高血压风险显著增加。Thomopoulos C 等通过对 47 项研究进行荟萃分析后发现：即使是在排除多胎妊娠、高龄及多囊卵巢综合征等混杂因素后，ART 单胎妊娠者的妊娠期高血压仍显著高于非 ART 单胎妊娠孕妇。在一项名为"FASTER"的前瞻性研究中，通过对比分析 554 名侵入性 ART（即 IVF/ICSI-ET、配子输卵管移植、合子输卵管移植）助孕、1 222 名非侵入性 ART 助孕（即卵巢刺激或人工授精）及自然妊娠的 34 286 例孕妇的妊娠期高血压发生率，结果发现在仅考虑单胎妊娠并在对孕产妇特征进行了广泛的调整后，接受侵入性 ART 助孕妊娠妇女的子痫前期发病率仍增高 2.7 倍。此外许多研究还发现，供精人工授精妊娠妇女或供卵受孕妇女，妊娠期高血压发生风险均显著升高，推测其原因可能与母体对供精、供卵的抗原存在更多的免疫排斥相关。妊娠期高血压的发生与总胎儿数成正比，单胎为 6.5%，双胎为 12.7%，三胎为 20%。

鲜胚移植周期与复苏移植（FET）周期两者妊娠期高血压的发生风险也可能存在差异。2018 年，Roque M 等对既往的 6 项研究（均为回顾性队列研究）进行了荟萃分析，结果发现：相较鲜胚移植周期，FET 妊娠周期的妊娠期高血压（aOR 1.82，95% CI 1.24~2.68）、子痫前期（aOR 1.32，95% CI 1.07~1.63）及胎盘植入（aOR 3.51，95% CI 2.04~6.05）风险显著升高；但两者前置胎盘发生率并无差异（aOR 0.70，95% CI 0.46~1.08）。虽然来源于回顾性研究的荟萃分析可能存在固有的偏差，但一项比较同一患者先后行鲜胚移植和 FET 周期的妊娠期高血压发生风险的自身对照研究，也证实 FET 与妊娠期高血压高度相关。

2. ART 与妊娠糖尿病　妊娠糖尿病（GDM）是妊娠期常见的内分泌疾病，因统计的人群及采用的诊断标准不同差异较大，报道的发病率在 1%~14%

之间。GDM 患者孕产期各种并发症、合并症,包括死胎、子痫前期、剖宫产率、巨大儿、难产等发生率显著增加。GDM 发病的高危因素有家族糖尿病史、多产、前次妊娠糖尿病史,以及高龄、超重、多胎、PCOS 等;后述高危因素均与 ART 密切相关。而众多的研究均证实 ART 妊娠妇女的 GDM 发病率增高。例如 M Ashrafi 等的研究中,IVF/ICSI、IUI 妊娠者的 GDM 的发病率是自然妊娠者的数倍(43%,26% *vs.*10%);而进一步多元 logistics 分析也证实孕妇年龄、BMI、ART 治疗及使用孕激素等是发生 GDM 的独立危险因素。ART 妊娠者 GDM 发病率增高的原因推测:① ART 患者中存在较高比例的多囊卵巢综合征(PCOS)、高龄、超重的患者,这些患者本身存在的胰岛素抵抗,可能导致 ART 组 GDM 的发生率升高;②卵巢刺激引起患者体内激素环境改变,卵巢刺激后出现的超生理水平的雌二醇将促进胰岛素生长因子合成和分泌,影响机体能量代谢;③外源性孕激素的应用,研究发现孕激素能降低骨骼肌及脂肪组织上葡萄糖转运体 4 的表达水平,进而发生胰岛素抵抗。值得注意的是,GDM 患者的胰岛素抵抗在胎儿及胎盘娩出后迅速缓解,这一特点提示胎盘作为妊娠期的临时内分泌器官在 GDM 发病过程中起着重要作用,推测 ART 妊娠 GDM 发生率增加可能与胎盘异常发育有关。

(三)ART 与母体围生期并发症

1. ART 的剖宫产率增高　ART 妊娠者母体的并发症如妊娠糖尿病、妊娠高血压综合征、产前出血、多胎妊娠、胎位异常等,以及胎儿并发症如小于胎龄儿、极早早产儿等,均导致剖宫产率增高。此外孕产妇及产科医师对 ART 妊娠者围生期过多的关注和担忧,也是导致其剖宫产率显著高于自然妊娠者的重要因素。Pandey S 等的荟萃分析发现,ART 单胎妊娠者孕妇除妊娠期各种并发症发病率增加外,剖宫产率也显著高于自然妊娠孕妇(*OR* 1.56,95% *CI* 1.51~1.60)。此外,即使在排除相关妇科疾病(PCOS、内异症、子宫肌瘤),且无任何产科并发症的足月 ART 妊娠者,其剖宫产率也显著高于非 ART 妊娠者(22.3% *vs.* 16.7%)。

2. ART 与产前产后出血　Healy 等对 6 730

例 ART 单胎妊娠的研究发现:ART 组产前出血(包括前置胎盘、胎盘早剥)、产后出血的发生率显著升高,其中新鲜移植周期高于 FET 周期,且其发生率与获卵数呈正相关,FET 周期中人工周期移植产科出血发生率高于自然周期移植,提示 ART 妊娠产科出血发生率升高可能与卵巢刺激、激素应用造成的体内高雌、孕激素环境有关。前置胎盘是妊娠晚期出血的主要原因,LB Romundstad 等曾回顾性分析了挪威 1988—2002 年间 845 384 例妊娠的分娩情况,其中包含 7 568 例 ART 妊娠病例,结果发现 ART 单胎妊娠者前置胎盘发生率是自然单胎妊娠者的 3 倍(*OR* 5.6,95% *CI* 4.4~7.0),原因可能有以下几方面:① ART 人群中存在多种前置胎盘的高危因素,如高龄初产、多次宫腔操作、多胎妊娠和子宫内膜异位症等。②卵巢刺激影响子宫内膜容受性,同时影响滋养层细胞迁移的因子表达,使得胎盘在宫腔内的附着面积增大。③胚胎移植时子宫肌层收缩,使胚胎种植于子宫下段的机会明显增加。④体外培养可能对胚胎发育产生影响,有证据表明囊胚移植前置胎盘的发生率升高,可能是由于在早期胚胎向囊胚发育过程中细胞分化出现异常,内细胞团 / 滋养层细胞的比例失调,滋养层细胞的数量明显增多。由于滋养层细胞主要发育成胎儿的附属物,使胎盘的面积增大向子宫下段延伸,形成前置胎盘。

Vannuccini S 等通过回顾性分析 188 例足月无任何产科合并症的 IVF/ICSI 妊娠者产科结局,并匹配 1 168 例年龄、BMI 自然妊娠者进行比较,发现 IVF/ICSI 妊娠者产后发生胎盘滞留、产后出血的发病风险显著增高。

(四)ART 的子代风险

1. ART 与子代围生期结局

(1)ART 出生子代的围生期风险增加:研究表明,在排除多胎妊娠,并对母亲年龄、种族等多种因素进行匹配后,ART 妊娠与自然妊娠相比,早产、低出生体质量、小于胎龄儿等不良围生期结局的发生率显著升高。

鲜胚移植与 FET 移植对子代出生体重影响可能存在明显差异。Maheshwari A 等对既往 26 项比较鲜胚移植和 FET 单胎妊娠子代出生结局的研究进行荟萃分析,FET 单胎妊娠周期的早产、低出生体重及小于胎龄儿的发生风险均显著低于鲜胚移植周期。但 FET 周期大于胎龄儿、巨大儿的发生率显著高于鲜胚移植周期。但两组之间的先天性畸形和围生期死亡率并无差异。两种移植策略对子代出生体重的影响可能与 FET 周期体内激素环境更接近自然状态,更有利于胚胎 - 子宫内膜的同步发育及冻融技术本身对胚胎的选择作用有关。

卵巢反应对子代围生期结局也可能有影响。SK Sunkara 等通过回顾性分析 402 185 个 IVF 周期,共 65 868 名单胎妊娠子代出生资料,发现高反应患者(获卵数>20)与正常反应女性患者(获卵 10~15 枚)相比,早产和低出生体重产科不良结局的风险明显更高(OR 1.15,95% CI 1.03~1.28;OR 1.17,95% CI 1.05~1.30)。然而与正常反应患者相比,卵巢低反应(获卵 ≤ 3 枚)的患者发生不良结局的风险没有增加。

不同 ART 助孕技术出生子代围生期结局也可能存在差异。附睾 / 睾丸穿刺(TESE/PESA/TESA)精子 ICSI,与射出精子 ICSI、常规 IVF 及自然妊娠周期比较,总体的子代结局(包括死胎、新生儿死亡率、新生儿畸形)上并无明显差异。另外因单基因疾病、性连锁遗传疾病或染色体结构异常行 PGD 助孕妊娠患者,其剖宫产率、前置胎盘发生率、早产率显著高于自然妊娠妇女,但与常规 IVF/ICSI 妊娠组患者并无差异;但进一步的亚类分析发现妊娠结局上的差异主要与亲代本身存在的遗传疾病类别相关,与 PGD 技术操作并无相关性。其他的研究也未发现 PGD/PGS 与 ICSI 相比子代围生期结局存在差异。IVM 与常规 IVF/ICSI 相比亦不增加围生期风险。

(2)ART 出生子代不良围生期结局风险增加的可能原因:除与 ART 技术本身相关外,还可能与以下因素有关:①不育夫妇自身存在的遗传、代谢及疾病的混杂因素影响。K Raatikainen 等对 428 例经 ART 妊娠妇女和 928 例不育时间 ≥ 2 年自然妊娠的妇女进行回顾性分析发现,两组患者在剖宫产率、早产率、小于胎龄儿发生率、入住新生儿重症监护率及低 Apgar 评分发生率均无显著差异。但与不育时限在 0~6 个月的妊娠妇女相比,ART 怀孕显著增加了早产、低出生体重和需要新生儿重症监护的风险。

提示除 ART 治疗技术外,不育本身就是不良母儿结局的危险因素。②单卵双胎妊娠、双胎之一消失综合征(vanishing twin syndrome)的影响。双胎妊娠时,其中一胎自然消失,另一胎存活的现象,称为双胎之一消失综合征。IVF/ICSI 术后双胎之一消失综合征的幸存胎儿,尤其是消失发生在孕 12 周后的病例,与 IVF/ICSI 术后正常单胎妊娠和双胎妊娠相比较,具有发生早产、低出生体重,以及新生儿死亡的增高风险。并且这些不良妊娠结局随着消失孕周的增加而加剧。③围生期过度干预造成的早产、手术产率增加。由于孕妇及家属、产科医师对 ART 妊娠者母胎的过度关注和担忧,导致 ART 妊娠孕妇的早产、手术产率明显增加。

2. ART 与子代出生缺陷　由于 ART 助孕过程中涉及外源性药物卵巢刺激、体外受精 - 胚胎培养以及 IVF 相关衍生技术的胚胎 / 配子的体外侵入操作等非生理性过程,其子代的安全性一直是人们关注的重点。

(1)染色体异常:丹麦一项队列研究表明,经 ART 妊娠(包括 IVF、ICSI、IVF/ICSI)子代染色体畸变率为 0.6%,并不高于自然人群中 0.85%~0.92% 的染色体畸变率,但经 ICSI 妊娠染色体畸变率高于 IVF 组(1.3% $vs.$ 0.5%,$P<0.001$)。但在另一项研究中,因非男方因素行 ICSI 者出生子代发生染色体非整倍体率及性染色体异常的风险与自然妊娠相比差异无统计学意义,提示染色体畸变率升高可能不是由 ICSI 技术本身引起的,男性不育本身是导致出生子代染色体异常发生率升高的重要原因。

(2)先天畸形:部分研究显示 ART 出生子代先天畸形的发生率高于自然妊娠,常见的为心血管畸形、神经管缺陷、消化道闭锁、唇裂伴或不伴腭裂等。但进一步研究发现,在对父母因素进行校正后,IVF 子代先天畸形发生风险增加并无统计学意义,提示父母的不育因素可能是造成畸形风险升高的原因。近年来不断有 ICSI 出生子代泌尿生殖道畸形发生率升高的报道。但 Wen 等的荟萃分析表明,ICSI 组和 IVF 组相比结果差异无统计学意义。RC Chian 等汇总分析了来自 22 个国家共 31 家生殖中心 IVM 数据,出生的 1 421 名新生儿(来自 1 187 个妊娠周期)中出生缺陷的发生率为 1.27%,

与普通人群自然妊娠出生缺陷发生率相当。

(3)基因印迹缺陷：基因印迹是指某些基因呈不遵守孟德尔定律的亲源依赖性单等位基因表达，而另一等位基因不表达或表达极弱，这种亲本等位基因差异表达常是通过 DNA 甲基化修饰完成的。基因印迹对胚胎和胎儿出生后的生长发育有重要调节作用，而其异常表达可导致多种疾病，例如 beckwith-wiedemann 综合征、angelman 综合征和 prader-willi 综合征等。ART 出生子代的基因印迹异常与卵巢刺激所致的超生理水平雌激素、体外受精胚胎移植等相关。动物实验中，无不育因素存在的情况下，IVF/ICSI 相关体外操作将导致表观遗传学的改变，其出生子代远期出现神经发育、生长及代谢等方面的改变。但在人类 ART 治疗是否增加子代基因印迹异常的发生率尚有争议。

综上所述，ART 是否增加子代出生缺陷的发生率，因许多研究设计限制及各种混杂因素的影响，尚难得出肯定的答案。虽然目前 ART 出生的新生儿多数与自然妊娠者并无明星差异，但作为关系人类子代健康和种系延续的大事，仍需要我们进行严密的监测。

二、辅助生殖技术产科并发症的预防

辅助生殖技术开展已经逾四十年，其母儿安全性正在逐步验证，种种产科并发症发生风险增加部分可能与 ART 技术相关，但也不排除不育症本身在此中也起到重要作用。如何降低 ART 妊娠者母儿并发症的发生率，这里我们主要从 ART 技术实施的过程进行探讨。

(一)避免医源性多胎妊娠

要严格掌握 ART 的适应证、严格控制卵巢刺激药物的使用，对于诱导排卵时>3 枚优势卵泡(卵泡直径≥14mm)，建议取消周期治疗，并严格避孕，避免发生多胎妊娠。随着 ART 技术的不断发展，临床妊娠率的提高，应严格控制移植胚胎数，建议移植胚胎数目不超过 2 个，并鼓励选择性单胚胎移植(eSET)。特别是在存在以下情况时建议 eSET，包括卵裂期胚胎或囊胚：

1. 第 1 次移植，没有明显影响妊娠因素的患者。

2. 子宫因素不适宜双胎妊娠者，例如瘢痕子宫、子宫畸形或矫形手术后、子宫颈机能不全或既往有双胎妊娠、流产、早产等不良孕产史者

3. 全身状况不适宜双胎妊娠者，例如全身性疾病未得到有效控制，身高<150cm、体重<40kg者等。

4. 经过 PGT 检测获得可移植胚胎者。

5. 经卵子捐赠的受卵者胚胎移植周期。

(二)完备的 ART 术前准备

对拟有进入 ART 助孕的夫妇，应进行完善的术前检测，排除及处理可能增高不良孕产风险的疾病和病理情况；戒烟、戒酒，控制体重，均衡饮食，改变不良的生活饮食习惯。合并重要脏器功能损伤的患者，应经专科评估能够妊娠后方能进入 ART 治疗。

(三)重视其围生期保健

对 ART 妊娠者围生期管理时，应注意识别其相关高危因素，对合并有高龄、肥胖、多胎妊娠、不良孕产史、死胎、PGT 助孕等情况者应视为高危妊娠，提供必要的产前筛查及诊断以改善母婴预后。孕期制订合适的运动及体重控制计划，对患者进行宣教，教育其能对母儿基本健康情况进行监测和管理。

（高 颖）

第七节 子代安全

一、辅助生殖技术概况

(一)背景与现状

随着社会进步与经济发展，人们对受教育程度及生活质量的要求日渐提高，生育年龄随之后移。人类辅助生殖技术(assisted reproductive technology，ART)通过对配子与胚胎进行体外培养或显微操作等一系列技术，让不育患者实现繁衍后代的梦想。自 1978 年人类第一例试管婴儿 Louise Brown 在英国诞生以来，辅助生殖技术经过近半个世纪的发展，在获得令人瞩目成就的同时也存在着不容忽视的问题。近年来许多研究表明 ART 子代与自然妊娠子代相比可能存在更多的并发症，例如早产、低出生体重、出生缺陷、基因印迹缺陷疾病甚至精神健康问题，这些将给家庭和社会带来负担。

（二）临床流行病学

1988 年，中国第一例"试管婴儿"成功出生。2000 年，全世界范围一年的 ART 子代出生数量已达 20 万。根据 2016 年我国的数据显示，通过 ART 技术获得临床妊娠的总数达 324 436 例，活产婴儿总数达 311 309 例，随访资料显示出生缺陷总数为 2 721 例，出生缺陷报告总数为 87/10 000 例。随着辅助生殖技术在不育人群的广泛应用，其安全性备受关注。2009 年美国一项多中心研究显示与自然受孕子代相比，ART 子代发生房间隔缺损、唇裂、食管闭锁、肛门直肠闭锁的风险显著升高。越来越多的研究表明辅助生殖技术助孕后代发生不良产科结局（如早产、多胎妊娠、低出生体重等）、出生缺陷、基因印迹缺陷疾病（如 beckwith-wiedemann syndrome、angelman syndrome 等）的风险较自然妊娠者升高。

（三）常用辅助生殖技术

辅助生殖技术通过外源性激素超促排卵、体外培养配子和胚胎、显微操作等非生理情况，对精子与卵子进行体外受精和早期胚胎培养，其主要内容包括体外受精胚胎移植术（in vitro fertilization and embryo transfer，IVF-ET）、卵细胞质内单精子注射（intracytoplasmic sperm injection，ICSI）、胚胎植入前遗传学诊断（preimplantation genetic diagnosis，PGD）、胚胎冷冻保存、卵母细胞体外成熟（in vitro maturation，IVM）、玻璃化冷冻卵子等。与正常生理状态相比，ART 技术因局部微环境改变、损伤刺激等因素在不同程度上导致配子和早期胚胎发生表观遗传学、基因印记等改变，不同程度上影响胚胎生长发育甚至子代结局。

二、辅助生殖技术助孕子代的安全性

（一）ART 与早产

早产是许多混杂因素综合作用所导致的不良围产期结局。早产可致新生儿发生呼吸窘迫综合征、窒息、低出生体重、各器官系统发育不成熟等并发症，严重影响围产儿预后。2017 年一项来自全球各地的 52 个队列研究共收集 181 741 例 ART 助孕单胎妊娠子代的荟萃分析研究表明，在调整了相关混杂因素的情况下 ART 助孕单胎子代与自然受孕者相比，前者早产率更高（小于 37 周出生的相对危险度为 1.4~2.0；小于 32 周出生的相对危险度为 1.7~3.1）。ART 助孕发生早产的机制可能与增加妊娠期高血压、前置胎盘、胎盘早剥等胎盘相关并发症有关。2018 年意大利的一项样本量为 61 677 例针对 IVF/ICSI 治疗与单例妊娠中自然早产风险的队列研究结果显示，ART 助孕较自然妊娠自发性早产的发生风险升高小于 37 周（10.1% vs. 5.5%），小于 34 周（3.6% vs. 2.2%）。

（二）ART 与低出生体重儿

2019 年 Lei 等的回顾性队列研究结果显示，通过 ART 技术助孕的单胎活产新生儿发生早产（OR 4.29，95% CI 3.84~4.80）、低出生体重（OR 1.72，95% CI 1.42~2.08）的比例较自然妊娠高，但在双胎妊娠情况下上述新生儿结局两者无明显差异。多项研究表明，ART 治疗增加了不良妊娠结局的发生率，其中包括胎盘早剥、妊娠期高血压、妊娠糖尿病、未足月胎膜早破、早产等，这些并发症可能通过阻断胎盘血管重塑、血液供应来影响胎儿生长发育。美国最新 ART 治疗监测报告显示，ART 助孕子代中有 23.6% 为低出生体重儿、29.9% 为早产儿。此外，排卵障碍、子宫内膜异位症、子宫腺肌病等不育因素本身也能导致不良妊娠结局的发生。

（三）ART 与多胎妊娠

ART 多胎妊娠主要是由于在治疗期间移植了两个或两个以上的胚胎，其目的是获得更高的临床妊娠率和活产率，但多胎妊娠与不良围产期结局的风险增高相关。在不同 ART 助孕技术中 IVF/ICSI/FET 的双胎分娩率分别为 27.9%、27.2% 和 24.2%。2016 年美国人工受孕多胎妊娠出生比例高达 31.5%，而自然受孕多胎妊娠出生比例仅占 3.4%。多胎妊娠发生早产的风险是单胎妊娠的 6 倍，而早产是新生儿死亡和长期精神及躯体残疾（包括脑瘫和慢性肺病）的主要原因。研究表明胎龄和出生体重与胎儿数量成反比，双胞胎、三胞胎和四胞胎的平均胎龄分别为 35 周、33 周和 29 周。除此之外，双胎分娩新生儿死亡率是单胎分娩的 5 倍。尽管有大量的数据证明多胎妊娠对母体与胎儿产生的负面影响，且近十年选择性单胚胎移植（single embryo transfer，SET）逐渐成为规范，但 ART 双胎的出生率在世界范围内仍然高达 20%，显著高于自然受孕双胎出生率的 1%~2%。

（四）ART 与出生缺陷

随着辅助生殖技术的迅速发展，越来越多的研究探讨 ART 与出生缺陷的相关性。2018 年意大利一项收纳 35 个队列研究和 6 个病例对照研究的荟萃分析结果显示，IVF/ICSI 组与自然受孕组子代发生先天性心脏缺陷（congenital heart defects，CHD）的事件总数分别为 337/25 856（1.30%）和 1 952/287 995（0.68%）。最近的数据表明，在子代患有 CHD 妊娠中，胎盘灌注受损和子痫前期风险增加的情况下，母体妊娠相关血浆蛋白 A（pregnancy-associated plasma protein A，PAPP-A）和胎盘生长因子（placental growth factor，PGF）的分泌将显著降低。因此推测 IVF/ICSI 妊娠时 CHD 风险增加的原因可能与妊娠早期胎盘功能紊乱有关。然而，日本一项样本量为 2 716 名孕妇（自然受孕组 2 317 例，人工受孕组 399 例）的回顾性研究结果认为 ART 治疗与 CHD 无相关性（P=0.892）。动物实验表明，ART 小鼠主动脉中编码一氧化氮合酶 eNOS 的基因启动子发生甲基化改变，导致 eNOS 基因表达降低及 NO 的合成减少，这可能与 ART 子代血管系统内皮功能障碍及血管硬度增加有关。而使用去乙酰化酶抑制剂使 ART 小鼠的血管 eNOS 基因甲基化和功能恢复正常后其子代无血管功能障碍改变。综上所述，虽然目前 ART 治疗导致子代发生出生缺陷的机制尚不明确，但可能与超生理剂量外源性激素促排卵、人工授精、体外培养引起配子和胚胎发生表观遗传学改变相关。

（五）ART 与表观遗传学

众所周知，环境因素可能会引发机体适应性反应，许多这样的反应是表观遗传环境变化影响转录状态改变从而影响表型的结果。表观遗传学描述基因表达状态的变化，这种变化不涉及基因突变，并在缺乏引起这种变化的信号或事件的情况下仍可遗传给下一代。DNA 甲基化、组蛋白修饰、核小体和染色质结构中组蛋白变体的替换都是常见的表观遗传修饰。动物模型中，配子的体外培养、早期胚胎移植的体外环境都可能对胚胎生长发育造成影响，而上述影响被发现有一个表观遗传学起源

即印记基因。与常规遗传规律不同的是基因组印记为一种非孟德尔遗传模式，基于其亲本起源的转录活性等位基因。研究发现哺乳动物在原始生殖细胞阶段和受精后胚胎生长发育阶段均可进行基因甲基化重编程，其中任意环节异常都能导致遗传性疾病的发生（如常见的印记基因缺陷疾病有 Beckwith-Wiedemann 综合征）。

在小鼠移植前胚胎的研究中，组蛋白乙酰转移酶 GCN5 和组蛋白去乙酰化酶 1（HDAC1）在胚胎体外各阶段的蛋白表达水平均低于在体内的表达水平。组蛋白乙酰化是一种常见的表观遗传修饰，该过程由组蛋白乙酰转移酶和组蛋白去乙酰转移酶调控。在早期胚胎生长发育中 GCN5 起转录协同激活作用而 HDAC1 起转录协同抑制作用。小鼠卵母细胞体外培养实验从早期窦前卵泡体外发育生成生发泡期卵母细胞，与在体卵泡发育相比印记基因 Mest/Peg1 和 Igf 2R 存在去甲基化现象，而基因 H19 的甲基化表达水平升高。由于配子发育成熟和早期胚胎发育的印记重编程过程与辅助生殖技术中体外培养和操作过程相重叠，因此推测 ART 技术可能通过干扰配子或早期胚胎的遗传印记，进而影响子代的生长发育。

（六）ART 子代的精神健康

由于自世界第一例试管婴儿诞生至今仅 40 余年，许多远期并发症及 ART 子代精神健康问题的研究受到限制。近年来，人工受孕子代的精神健康问题备受关注，已发表的各研究结果间仍然存在争议。美国一项随访 1997—2007 年间出生的 48 865 例 ART 治疗后代的队列研究结果显示，ART 助孕后代发生自闭症（autism spectrum disorders，ASD）的风险是自然妊娠后代的 2 倍，这种风险的增加可能与母亲年龄、社会经济地位、受教育程度、不良围产期结局等因素有关。然而 2018 年一项随访 1999—2008 年间出生的 108 548 名男婴，结果得出母体在妊娠早期暴露于黄体酮会增加 ASD 的风险（RR 1.51，95% CI 1.22~1.86）。Lung 等的研究，随访中国台湾 744 个经 ART 治疗的家庭，其结果表明 ART 治疗与自闭症之间无明显相关性。受辅助生殖技术发展年限的局限，有待更多高质量研究予以验证。

三、小结与展望

人类辅助生殖技术给不育患者带来福音的同时其子代安全性问题也不容忽视。尽管目前研究认为 ART 治疗子代在认知、行为、学习能力等方面无明显差异，但有数据显示人工受孕有增加母胎不良围产期结局、出生缺陷、表观遗传学改变等风险，其远期并发症有待进一步严密随访。

（覃爱平）

第八节　辅助生殖技术与肿瘤风险

自 20 世纪 70 年代世界上第一例试管婴儿诞生以来，辅助生殖技术给众多不育家庭带来了生育的希望。随着生育政策的调整，将有越来越多的婴儿经由 ART 技术降临世间。不容争辩，辅助生殖技术是人类不育治疗技术上的一次历史性的变革，但其带来的一系列风险仍需审慎、辩证地对待。ART 包含卵巢刺激、体外受精胚胎移植术等多个非生理过程，对母体和子代的健康可能存在一定潜在风险。尽管有文献报道 ART 可能增加恶性肿瘤发生概率，但目前仍缺乏大样本随访研究，同时不育症本身为肿瘤发生的危险因素可能导致研究结果发生偏倚。近年来，人们越来越重视 ART 与肿瘤发生的关系，ART 是否增加肿瘤发生的风险需要进一步证实。

一、辅助生殖技术与卵巢癌

超促排卵（control ovarian hyperstimulation，COH）是辅助生殖技术的关键之一，COH 过程中常需使用促性腺激素释放激素激动剂（GnRH-a）及促性腺激素（rFSH、HMG 等）来刺激卵泡发育、内膜增长。COH 用药过程中对卵巢的反复刺激、取卵时手术操作对卵巢组织的损伤、高雌激素水平状态的存在是否会诱发卵巢恶性肿瘤一直是人们争论的焦点。

枸橼酸氯米芬（clomiphene citrate，CC）主要与下丘脑、垂体雌激素受体结合，竞争性阻断雌激素受体的负反馈反应，从而引发内源性促性腺激素分泌增加，刺激卵泡增长。枸橼酸氯米芬半衰期为 5~6 天，但其代谢产物已在粪便中发现可持续长达 6 周。2017 年挪威一项涉及 1 353 724 名妇女的队列研究表明，暴露于 CC 的无生育史妇女卵巢癌的风险增加（HR 2.49，95% CI 1.30~4.78），而经产妇风险并不增加（HR 1.37，95% CI 0.64~2.96）。此外尽管 $P > 0.05$，HR 的幅度似乎随 CC 剂量的增加而增加，最低剂量时为 HR 1.76（95% CI 0.68~4.58），最高剂量时为 HR 3.46（95% CI 1.19~10.0）。CC 治疗可能导致卵巢囊肿的持续存在，因此有研究报道，无论是否患有排卵障碍，长期使用 CC 的女性患卵巢癌的风险均增加。2018 年 Yilmaz 等学者认为，CC 的使用与卵巢癌的风险之间没有密切的关联，但 CC 使用 6 周期后潜在致癌风险增加。

已有文献报道，FSH 受体（FSHR）和 LH 受体（LHR）在卵巢表面上皮（OSE）及卵巢癌细胞中表达。Feng 等研究认为过度暴露于 FSH/LH 并未诱导卵巢癌细胞系增殖，但显著促进了细胞迁移和侵袭，此外，FSH/LH 暴露组还检测到 COX2 在 24 小时内表达急剧上调，促性腺激素诱导的卵巢癌迁移和侵袭可能是通过依赖 COX2 的上皮 - 间质转化（EMT）的增强，以及基质金属蛋白酶（MMP）上调引起。Jung-Hye C 等研究认为促性腺激素可增强卵巢癌细胞中的肿瘤血管生成和黏附，用 FSH 或 LH 进行治疗可显著增加卵巢癌细胞的侵袭能力，由此推测促性腺激素可能与卵巢癌的发生发展相关。2018 年，Del Pup L 等学者回顾 Medline 及 Cochrane 数据库共 95 篇文献后认为，不育症治疗药物不会增加侵袭性卵巢癌的发生。

卵巢交界性肿瘤介于良性与恶性之间，多数文献报道不育症药物治疗与卵巢交界性肿瘤的发生关系密切。早在 1994 年 Rossing 等人通过对 1974—1985 年间共 3 837 名不育女性的调查研究表明，长期使用氯米芬可能会增加发生交界性卵巢肿瘤的风险。2011 年荷兰一项队列研究对 19 861 名接受 IVF 治疗的女性与 6 604 名不育女性进行了长达平均 14.7 年的随访，发现接受 IVF 治疗的女性卵巢交界性肿瘤风险增加（SIR 1.79，95% CI 1.16~2.56）。另有研究对 1982—2002 年在西澳大利亚州进行不育治疗的 20~44 岁女性的随访调查，发现接受 IVF 治疗的妇女卵巢交界性肿瘤发生率增加（HR 2.46，95% CI 1.20~5.04）。

需要注意的是，部分大样本量研究提示氯米

芬、促性腺激素与卵巢交界性肿瘤、卵巢癌风险增加相关。IVF 助孕过程中需遵循"个体化"用药原则，尽量避免长期大剂量药物治疗，尤其对于 IVF 反复失败患者，反复促排增加了其药物摄入的剂量和持续时间，应加强对患者的随访及监测。

二、辅助生殖技术与乳腺癌

乳腺癌是全球女性最常见的恶性肿瘤，其高危因素主要有不育、晚育、长期暴露于雌激素等。ART 治疗可使得机体处于超生理性的高雌激素水平，因此理论上将增加罹患乳腺癌的风险，但两者间是否存在确切的因果关系仍存在争议。

一项发表于《美国医学会杂志》的队列研究显示，不育症女性是否接受 IVF 治疗与乳腺癌风险增加无关，接受 IVF 治疗的女性与普通人群相比乳腺癌风险并无显著差异，研究共涉及 25 108 名妇女，中位随访 21.1 年后有 839 例发生了浸润性乳腺癌，109 例发生了原位癌，IVF 组妇女与普通人群乳腺癌风险无显著差异（*SIR* 1.01，95% *CI* 0.93~1.09），与非 IVF 组同样无显著差异（*HR* 1.01，95% *CI* 0.86~1.19）。2018 年 Derks Smeets 等人对 2 514 名携带 *BRCA 1/2* 基因突变者进行研究发现，其中有 3%（*n*=76）患者接受了 IVF 治疗，随访结束后共有 938 名 *BRCA1/2* 基因突变携带者诊断为乳腺癌，其中有 15 名患者接受过 IVF 治疗，暴露于 IVF 治疗与患乳腺癌的风险无关（*HR* 0.79，95% *CI* 0.46~1.36），没有确切证据表明 IVF 与 *BRCA1/2* 基因突变携带者的乳腺癌风险之间存在关联。2019 年，Tsafrir A 等对 1994—2002 年间耶路撒冷共 501 人进行平均随访时间为（16.7±3.7）年后发现，共 22 名女性被诊断为浸润性乳腺癌（*SIR* 1.11，95% *CI* 0.69~1.68），是否接受 IVF 治疗的高龄女性在与癌症的额外风险间并无显著相关。

目前大部分研究结果显示，尚无充分证据显示 IVF 与乳腺癌发生存在确切相关，但需要进一步的研究来证实。

三、辅助生殖技术与其他恶性肿瘤

子宫内膜癌是女性生殖道常见的恶性肿瘤，其发病与肥胖、雌激素持续增高、遗传等因素相关。

有研究报道，接受氯米芬治疗的妇女子宫内膜癌的风险升高（*HR* 2.91，95% *CI* 1.87~4.53），而无生育史妇女风险最高（*HR* 4.49，95% *CI* 2.66~7.60）。2017 年一项收录于《考克兰图书馆》的荟萃分析显示，不育症女性使用氯米芬可能与子宫内膜癌的风险增加相关，尤其是在累计剂量>2 000mg 和周期>7 次的情况下，但这极有可能是由于自身存在高危因素所致（如多囊卵巢综合征）。目前由于非随机研究证据质量极低，出现了严重的偏倚风险，通过汇总目前现有的证据，尚不能得出可靠的结论。

甲状腺癌近年来发病率有所升高，其中多数患者预后良好。一项涉及 1965—1998 年共 12 193 名女性的回顾性队列研究发现，使用氯米芬与甲状腺癌风险无显著相关（*HR* 1.57，95% *CI* 0.89~2.75）。Hannibal 等通过对 54 362 名丹麦妇女进行随访后发现，使用氯米芬（*RR* 2.28，95% *CI* 1.08~4.82）或孕酮（*RR* 10.14，95% *CI* 1.93~53.33）与甲状腺癌风险增加相关。

黑色素瘤是黑色素细胞恶变而来的肿瘤，恶性程度高。2018 年 Juliana Berk-Krauss 等通过研究发现，在接受 IVF 治疗的大部分患者中黑色素瘤的潜在风险增加，此外使用氯米芬者黑色素瘤风险也有所增加，但目前仍需要更高质量的研究来充分评估黑色素瘤与 IVF 之间是否存在紧密关联。

IVF 助孕过程中应采用"个体化"治疗原则，合理使用促排卵药物，避免暴露于高雌激素状态及卵巢过度刺激。对有家族史、肥胖、反复促排卵等肿瘤高危患者应在治疗后及时追踪随访，以便早期发现、早期治疗。

（伍琼芳）

—— 参考文献 ——

1. KWIK M, KARIA S, BOOTHROYD C. RANZCOG CREI Consensus Statement on treatment of Ovarian Hyperstimulation Syndrome, Aust N Z J Obstet Gynaecol, 2015, 55 (5): 413-419.

2. BOOTHROYD C, KARIA S, ANDREADIS N, et al. Consensus statement on prevention and detection of ovarian hyperstimulation syndrome Aust. N Z J Obstet Gynaecol, 2015,(55): 523-534.

3. DELVIGNE A, ROZENBERG S. Epidemiology and

prevention of ovarian hyperstimulation syndrome (OHSS): a review. Hum Reprod Update, 2002, 8 (6): 559-577.

4. BOOTHROYD C, KARIA S, ANDREADIS N, et al. Australasian CREI Consensus Expert Panel on Trial evide nce (ACCEPT) group. Consensus statement on prevention and detection of ovarian hyperstimulation syndrome. Aust N Z J Obstet Gynaecol, 2015, 55 (6): 523-534.

5. HUMAIDAN P, QUARTAROLO J,, EVANGELOS G. Preventing ovarian hyperstimulation syndrome: guidance for the clinician. Fertil Steril, 2010, 94 (2): 389-399.

6. ABBARA A, CHANNA N, JAYASEN A, et al. Efficacy of Kisspeptin-54 to trigger Oocyte Maturation in Women at High Risk of Ovarian Hyperstimulation Syndrome (OHSS) During In Vitro Fertilization (IVF) Therapy. J Clin Endocrinol Metab, 2015, 100 (9): 3322-3332.

7. YIUSSEF MA, ABOU SELTA AM, LAM WS. Recombinant versus urinary human chorionic gonadotrphin for final oocyte maturation triggering in IVF and ICSI cycles, Cochrane Database Syst Rev, 2016, 23: 4.

8. NASTRI CO, TEIXEIRA DM, MORONI RM, et al. Ovarian Hyperstimulation Syndrome: Pathophysiology, Staging, Prediction and Prevention. trasound Obstet Gynecol, 2015, 45 (4): 377-393.

9. TOKHY O, KOPEIKA J, TOUKHY T. An update on the prevention of ovarian hyperstimulation syndrome, Women's Health, 2016, 12 (5): 496-503.

10. GEBRILA A, HAMODAB H, MATHURC R. Outpatient management of severe ovarian hyperstimulation syndrome: asystematic review and a review of existing guidelines. HUMAN FERTILITY, 2018, 21: 98-105.

11. NELSON SM. Prevention and management of ovarian hyperstimulation syndrome. Thrombosis Research, 2017, 151: 61-64.

12. SHMORGUN D, CLAMAN P. The Diagnosis and Management of Ovarian Hyperstimulation Syndrome Journal of obstetrics and gynaecology Canada: JOGC, 2017, 39 (11): 479-486.

13. JAHROMI BN, PARSANEZHAD ME, SHOMALI Z, et al. Ovarian Hyperstimulation Syndrome: A Narrative Review of Its Pathophysiology, Risk Factors, Prevention, Classification, and Management. Iranian journal of medical sciences, 2018, 43 (3): 248-260.

14. 庄广伦 . 现代辅助生殖技术 . 北京 : 人民卫生出版社 , 2005.

15. MATHUR R, KAILASAM C, JENKINS J. Review of the evidence base strategies to prevent ovarian hyperstimulation syndrome. Hum Fertil, 2007, 10: 75-85.

16. MARTIN JA, HAMILTON BE, OSTERMAN MJ. Three decades of twin births in the United States, 1980-2009. NCHS Data Brief, 2012, 80 (1): 1-8.

17. MARTIN JA, HAMILTON BE, VENTURA SJ, et al. Births: final data for 2009. Natl Vital Stat Rep, 2011, 60 (1):

1-70.

18. GEYTER CH, CALHAZ-JORGE C, KUPKA MS, et al. ART in Europe, 2014: results generated from European registries by ESHRE. Hum Reprod, 2018, 33 (9): 1586-1601.

19. 陈芳芳 , 滕红红 , 藤越 , 等 . 北京市 1996—2010 多胎妊娠变化趋势及妊娠结局 . 中华流行病学杂志 , 2014, 35 (3): 276-279.

20. LAND JA, EVERS JL. Risks and complications in assisted reproduction techniques: Report of an ESHRE consensus meeting. Hum Reprod, 2003, 18 (2): 455-457.

21. QIN J, WANG H, SHENG X, et al. Pregnancy related complications and adverse pregnancy outcomes in multiple pregnancies resulting from assisted reproductive technology: a meta-analysis of cohort studies. Fertil Steril, 2015, 103 (6): 1492-1508.

22. FAUSER BC, DEVROEY P, MACKLON NS. Multiple birth resulting from ovarian stimulation for subfertility treatment. Lancet, 2005, 365 (9473): 1807-1816.

23. 张燕 , 董娟 , 蔡令波 , 等 . IVF/ICSI-ET 术后双胎妊娠的临床结局及预防对策 . 南京医科大学学报 (自然科学版), 2015, 35 (9): 1297-1301.

24. KALLEN B, FINNSTROM O, LINDAM A, et al. Selected neonatal outcomes in dizygotic twins after IVF versus non-IVF pregnancies. BJOG, 2010, 117 (6): 676-682.

25. LEDGER WL, ANUMBA D, MARLOW N, et al. Cost of Multiple Births Study Group (COMBS Group). The costs to the NHS of multiple births after IVF treatment in the UK. BJOG, 2006, 113 (1): 21-25.

26. SCHIEVE LA, MEIKLE SF, FEREE C, et al. Low and very low birth weight in infants conceived with use of assisted reproductive technology. N Engl J Med, 2002, 346 (10): 731-736.

27. BUSNELLI A, DALLAGIOVANNA C, RESCHINI M, et al. Risk factors for monozygotic twinning after in vitro fertilization: a systematic review and meta-analysis. Fertil Steril, 2019, 111: 302-317.

28. WRIGHT V, SCHIEVE LA, VAHRATIAN A, et al. Monozygotic twinning associated with day 5 embryo transfer in pregnancies conceived after IVF. Hum Reprod, 2004, 19: 1831-1836.

29. LIU H, LIU J, CHEN S, et al. Elevated incidence of monozygotic twinning is associated with extended embryo culture, but not with zona pellucida manipulation or freeze thaw procedure. Fertil Steril, 2018, 109 (6): 1044-1050.

30. 刘丰 , 刁飞扬 , 凌秀凤 , 等 . 辅助生殖多胎妊娠的影响因素研究 . 南京医科大学学报 (自然科学版), 2019, 39 (5): 762-768.

31. 严英榴 . 产前超声诊断学 . 北京 : 人民卫生出版社 , 2005.

32. GLINIANAIA SV, OBEYSEKERA MA, STURGISS S, et a1. Stillbirth and neonatal mortality in monochoriollic and dichorionic twins: a population based study. Hum Reprod,

2011, 26: 2549-2557.

33. D'ANTONIO F, KHALIL A, DIAS T, et al. Early fetal loss in monochorionic and dichorionic twin pregnancies: analysis of the Southwest Thames Obstetric Research Collaborative (STORK) multiple pregnancy cohort. ultrasound Obstet Gynecol, 2013, 41: 632-636.

34. LAWLOR DA, NELSON SM. Effect of age on decisions about the numbers of embryos to transfer in assisted conception: a prospective study. Lancet, 2012, 379: 521-527.

35. VOGEL JP, TORLONI MR, SEUC A, et al. Maternal and perinatal outcomes of twin pregnancy in 23 low and middle income countries. PLoS One, 2013, 8 (8): e70549.

36. GUILBERT JJ. The world health report 2002 reducing risks, promoting healthy life. Educ Health (Abingdon), 2003, 16 (2): 230.

37. GROENENDAAL F, TERMOTE JU, VAN DER HEIDE JM, et al. Complications affecting preterm neonates from 1991 to 2006: What have we gained ? Acta Paediatrica, 2010, 99 (3): 354-358.

38. GARCIA CB, GONZFILEZ VERGAZ A, HERRANZ S, et al. Low birth weight is a risk factor for type 1 diabetes. An Pediatr (Barc), 2009, 70 (6): 542-546.

39. BALCI MM, ACIKEL S, AKDEMIR R. Low birth weight and increased cardiovascular risk: Fetal programming. Int J Cardiol, 2010, 144 (1): 110-111.

40. PARIKH NA, KENNEDY KA, LASKY RE et al. Neurodevelopmental outcomes of extremely preterm infants randomized to stress dose hydrocortisone. PLoS One, 2015, 10 (9): e0137051.

41. GOLENBERG RL, CULHANE JF, IAMS JD, et al. Epidemiolgy and causes of preterm birth. Lancet, 2008, 371 (9606): 75-84.

42. 姜海利，王欣，张为远 . 北京地区低出生体重儿的现状调查 . 中国妇幼保健，2014, 29 (10): 1586-1589.

43. RETTWITZ VW, TRAN TM, VELDMAN A. Cerebral morbidity in preterm twins. J Matern Fetal Neonatal Med, 2003, 13 (4): 218-223.

44. LUKE B, BROWN MB, WANTMANN E, et al. Risk of prematurity and infant morbidity and mortality by maternal fertility status and plurality. J Assist Reprod Genet, 2019, 36 (1): 121-138.

45. 杨惠娟，刘凤洁，刘凯波，等 . 北京市多胎妊娠发生趋势及 "普二" 政策影响因素分析 . 中国妇幼保健，2016, 31 (17): 3445-3447.

46. 乐芳，金帆 . 人类辅助生殖技术对子代生存质量影响的研究进展 . 浙江大学学报 (医学版)，2011, 40 (3): 338-343.

47. STROMBERG B, DAHLQUIST G, ERICSON A, et al. Neurological sequelae in children born after in vitro fertilization: a population based study. Lancet, 2002, 359: 461-465.

48. SCHIEVE LA, TIAN LH, RANKIN K, et al. Population impact of preterm birth and low birth weight on developmental disabilities in US children. Ann Epidemiol, 2016, 26 (4): 267-274.

49. WADHAWAN R, WILLIAM OH, PERRITT MS, et al. Twin gestation and neurodevelopmental outcome in extremely low birth weight infants. Pediatrics, 2009, 23 (2): e220227.

50. SCHER AI, PETTERSON B, BLAIR E, et al. The risk of mortality orcerebral palsy in twins: a collaborative population-based study. Pediatr Res, 2002, 52 (5): 671-681.

51. CINCOTTA RB, GRAY PH, PHYTHIAN G, et al. Long-term outcome of twin twin transfusion syndrome. Arch Dis Child Fetal Neonatal, 2000, 83 (3): 171-176.

52. American Psychiatric Association Autism Spectrum Disorder. Diagnostic and Statistical Manual of Mental Disorders. 5th ed (DSM-5). Arlington, VA: American Psychiatric Publishing, 2013.

53. MOVSAS TZ, MARTIN JA, WHITAKER AH, et al. Autism spectrum disorder is associated with ventricular enlargement in a low birth weight population. J Pediatrics, 2013, 163 (1): 73-78.

54. MATELSKI L, WATER JVD. Risk factors in autism: thinking outside the brain. J Autoimmun, 2015, 67: 1-7.

55. GARDENDE H, SPIEGELMAN D, BUKA SL. Prenatal risk factors for autism: comprehensive meta-analysis. British J Psychiatry, 2009, 195 (1): 7-14.

56. HAGLUND NG, KALLEN KB. Risk factors for autism and Asperger syndrome. Perinatal factors and migration. Autism Inte J Res Practice, 2011, 15 (2): 163-183.

57. FOUNTAIN C, ZHANG Y, KISSIN DM, et al. Association between assisted reproductive technology conception and autism in California, 1997-2007. Am J Public Health, 2015, 105 (5): 963-971.

58. HVIDTJORN D, SCHIEVE L, SCHENDEL D, et al. Cerebral palsy, autism spectrum disorders, and developmental delay in children born after assisted conception: a systematic review and meta-analysis. Arch Pediatr Adolesc Med, 2009, 163 (1): 72-83.

59. BLENCOWE H, COUSENS S, OESTERGAARD MZ, et al. National, regional, and worldwide estimates of preterm birth rates in the year 2010 with time trends since 1990 for selected countries: a systematic analysis and implications. Lancet, 2012, 379 (9832): 2162-2172.

60. LAWN JE, KERBER K, ENWERONUS LC, et al. 3.6 million neonatal deaths what is progressing and what is not ? . Semin Perinatol, 2010, 34 (6): 371-386.

61. MWANIKI MK, ATIENO M, LAWN JE, et al. Long term neurodevelopmental outcomes after intrauterine and neonatal insults: a systematic review. Lancet, 2012, 379 (9814): 445-452.

62. SPERLING L, KIIL C, LARSEN LU, et al. Detection of chromosomal abnormalities, congenital abnormalities

and transfusion syndrome in twins. Ultrasound Obstet Gynecol, 2007, 29: 517-526.

63. MERLOB P, SAAPIR O, SULKES J, et al. The prevalence of major congenital malformations during two periods of time, 1986-1994 and 1995-2002 in newborns conceived by assisted reproduction technology, Eur J Med Genet, 2005, 48: 5-11.

64. HAJDU J, BEKE A, MARTON T, et al. Congenital heart diseases in twin pregnancies. Fetal Diagn Ther, 2006, 21: 198-200.

65. ZHENG Z, CHEN L, YANG T, et al. Multiple pregnancies achieved with IVF/ICSI and risk of specific congenital malformations: a meta-analysis of cohort studies Reprod BioMed online, 2018, 36 (4): 472-482.

66. THOMOPOULOS C, TSIOUFIS C, MICHALOPOULOU H, et al. Assisted reproductive technology and pregnancy related hypertensive complications: a systematic review. J Hum Hypertens, 2013, 27 (3): 148-157.

67. AGUDELO A, BELIZAN JM, LINDMARK G. Maternal morbidity and mortality associated with multiple gestations. Obstet Gynecol, 2000, 95: 899-904.

68. SHEARD C, COX S, OATES M, et al. Impact of a multiple, IVF birth on post partum mental health: a composite analysis. Hum Reprod, 2007, 22 (7): 2058-2065.

69. 陈运山, 赵扬玉, 王妍, 等. 影响胎盘植入凶险程度的临床高危因素分析. 实用妇产科杂志, 2015, 31 (12): 916-919.

70. FIGO Committee for the Ethical Aspects of Human Reproduction and Women's Health. Ethical guidelines in the prevention of iatrogenic multiple pregnancy. Eur J Obstet Gynecol Reprod Biol, 2001, 96 (2): 209-210.

71. CHAMBERS GM, CHAPMAN MG, GRAYSON N, et al. Babies born after ART treatment cost more than non ART babies a cost analysis of inpatient birth admission costs of singleton and multiple gestation pregnancies. Hum Reprod, 2007, 22 (12): 3108-3115.

72. ACOG. Practice bulletin no. 34: management of infertility caused by ovulatory dysfunction. Obstet Gynecol, 2002, 99: 347-358.

73. Royal College of Obstetricians and Gynaecologists. Evidence-based clinical guidelines. The management of infertility in secondary care. London RCOG Press, 1998.

74. LEGRO RS, BRZYSLI RG, DIAMOND MP, et al. Letrozole versus clomiphene for infertility in the polycystic ovary syndrome. N Engl J Med, 2014, 371: 119-129.

75. PANDIAN Z, MARJORIBANKS J, OZTURK O, et al. Number of embryos for transfer following in vitro fertilization or intracytoplasmic sperm injection. Cochrane Database of Systematic Reviews, 2013, 7: CD003416.

76. GRADY R, ALAVI N, VALE R, et al. Elective single embryo transfer and perinatal outcomes: a systematic review and meta-analysis. Fertil Steril, 2012, 97 (2): 324-331.

77. THURIN A, HAUSKEN J, HILLENSJO T, et al. Elective single embryo transfer versus double embryo transfer in vitro fertilization. N Engl J Med, 2004, 351: 2392-402.

78. EUM JH, PARK JK, KIM SY, et al. Clinical outcomes of single versus double blastocyst transfer in fresh and vitrified warmed cycles. Clin Exp Reprod Med, 2016, 43 (3): 164-168.

79. STYER AK, WRIGHT DL, WOLKOVICH AM, et al. Single blastocyst transfer decreases twin gestation without affection pregnancy outcome. Fertil Steril, 2008, 89: 1702-1708.

80. KALLEN B, FINNSTROM O, LINDAM A, et al. Blastocyst versus cleavage stage transferin in vitro fertilization: differences in neonatal outcome. Fertil Steril, 2010, 94 (5): 1680-1683.

81. 孙贻娟, 黄国宁, 孙海翔, 等. 关于胚胎移植数目的中国专家共识. 生殖医学杂志, 2018, 27 (10): 940-944.

82. 胡琳莉, 黄国宁, 孙海翔, 等. 多胎妊娠减胎术操作规范 (2016). 生殖医学杂志, 2017, 26 (3): 193-198.

83. CHEN L, WEN H, XU D, et al. Management and pregnancy outcomes of heterotopic pregnancy. Zhonghua Fu Chan Ke Za Zhi, 2018, 53 (11): 768-775.

84. DAGAR M, SRIVASTAVA M, GANGULI I, et al. Interstitial and Cornual Ectopic Pregnancy: Conservative Surgical and Medical Management. J Obstet Gynaecol India, 2018, 68 (6): 471-476.

85. XU W, LIN X, HUANG D, et al. Laparoscopic treatment of cornual heterotopic pregnancy: A retrospective cohort study. Int J Surg, 2018, 53: 98-102.

86. TANOS V, ELAKHRAS S, KAYA B. Hysteroscopic management of cervical pregnancy: Case series and review of the literature. J Gynecol Obstet Hum Reprod, 2019, 48 (4): 247-253.

87. RIAZ RM, WILLIAMS TR, CRAIG BM, et al. Cesarean scar ectopic pregnancy: imaging features, current treatment options, and clinical outcomes. Abdom Imaging, 2015, 40 (7): 2589-2599.

88. 中华医学会妇产科学分会计划生育学组. 剖宫产术后子宫瘢痕妊娠诊治专家共识 (2016). 中华妇产科杂志, 2016, 51 (8): 568-572.

89. RAI R, REGAN L. Recurrent miscarriage. Lancet. 2006; 368 (9535): 601-611.

90. OGASAWARA M, AOKI K, OKADA S, et al. Embryonic karyotype of abortuses in relation to the number of previous miscarriages. Fertil Steril, 2000, 73 (2): 300-304.

91. 孙赟, 刘平, 叶虹, 等. 黄体支持与孕激素补充共识. 生殖与避孕, 2015, 35 (1): 5-12.

92. 《妊娠和产后甲状腺疾病诊治指南》(第2版) 编撰委员会, 中华医学会内分泌学分会, 中华医学会围产医学分会. 妊娠和产后甲状腺疾病诊治指南 (第2版). 中华围产医学杂志, 2019, 22 (8): 505-539.

93. 中华医学会糖尿病学分会. 中国 2 型糖尿病防治指南 (2017 年版). 中华糖尿病杂志, 2018, 10 (1): 4-67.

94. 低分子肝素防治自然流产中国专家共识编写组. 低分子肝素防治自然流产中国专家共识. 中华生殖与避孕杂志, 2018, 38 (9): 5-12.

95. SIRISTATIDIS C, CHRELIAS C, ALEXIOU A, et al. Clinical complications after ransvaginal oocyte retrieval: a retrospective analysis. J Obstet Gynaecol, 2013, 33: 64-66.

96. AZEM F, WOLF Y, BOTCHAN A, et al. Massive retro-peritoneal bleeding: a complication of transvaginal ultra-sonography guided oocyte retrieval for in vitro fertilization embryo transfer. Fertil Steril, 2000, 74 (2): 405-406.

97. LIBERTY, HYMAN JH, ELDAR GT, et al. Ovarian hemorrhage after transvaginal ultrasonographically guided oocyte aspiration: potentially catastrophic and not so rare complication among lean patients with polycystic ovary syndrome. Fertil Steril, 2010, 93: 874-879.

98. ZHEN X, QIAO J, MM C, et al. Intraperitoneal bleeding following transvaginal oocyte retrieval. Int J Gynaecol Obstet, 2010, 108: 31-34.

99. 林慧, 陈爱琴, 蔡柳洪, 等. 经阴道穿刺取卵术后并发膀胱损伤的临床分析. 新医学, 2018, 49 (9): 683-686.

100. VILOS AG, FEYLES V, VILOS GA, et al. Ureteric injury during transvaginal ultrasound guided oocyte retrieval. J Obstet Gynaecol Can, 2015, 37 (1): 52-55.

101. 梁晓燕. 辅助生殖临床技术实践与提高. 北京: 人民卫生出版社, 2018.

102. 鄢雨英, 蔡中博, 陆爱芬. 体外受精-胚胎移植取卵术后膀胱活动性出血临床分析. 中华急诊医学杂志, 2018, 27 (12): 1405-1406.

103. 姜婷, 李昆明. 阴道超声引导穿刺取卵术的并发症及处理. 医学综述, 2014, 20 (7): 1274-1277.

104. 鹿群, 惠燕, 郭延秀, 等. 阴道超声引导下穿刺取卵术后腹腔内出血的临床分析. 中国妇产科临床杂志, 2016, 17 (02): 129-131.

105. 冯跃兰, 马延敏. 超声引导下阴道穿刺取卵术后腹腔内出血的研究进展. 中国微创外科杂志, 2018, 18 (09): 849-851.

106. 郝桂敏, 罗卓野, 崔娜. 辅助生殖技术治疗中常见并发症的危害. 山东大学学报, 2019, 57 (10): 7-12.

107. CONSORTIUM EIM, EMBRYOLOGY RE. Assisted reproductive technology in Europe, 2013: results generated from European registers by ESHRE. Human Reproduction, 2017, 32 (10): 1957-1973.

108. PANDEY S, SHETTY A, HAMILTON M. Obstetric and perinatal outcomes in singleton pregnancies resulting from IVF/ICSI: a systematic review and meta-analysis. Hum Reprod Update, 2012, 18 (5): 485-503.

109. SHEVELL T, MALONE FD, VIDAVER J. Assisted reproductive technology and pregnancy outcome. Obstet-rics & Gynecology, 2005, 106 (5): 1039-1045.

110. KYROU D, KOLIBIANAKIS EM, DEVROEY P. Is the use of donor sperm associated with a higher incidence of preeclampsia in women who achieve pregnancy after intrauterine insemination? Fertil Steril, 2010, 93 (4): 1124-1127.

111. SIMEONE S, SERENA C, RAMBALDI MP. Risk of preeclampsia and obstetric outcome in donor oocyte and autologous in vitro fertilization pregnancies. Minerva ginecologica, 2016, 68 (1): 9-14.

112. DAY MC, BARTON JR, O'BRIEN JM. The effect of fetal number on the development of hypertensive conditions of pregnancy. Obstet Gynecol, 2005, 106 (5 Pt 1): 927-931.

113. ROQUE M, VALLE M, SAMPAIO M. Obstetric outcomes after fresh versus frozen-thawed embryo transfers: A systematic review and meta-analysis. JBRA Assist Reprod, 2018, 22 (3): 253-260.

114. ASHRAFI M, GOSILI R, HOSSEINI R. Risk of gesta-tional diabetes mellitus in patients undergoing assisted reproductive techniques. European Journal of Obstetrics & Gynecology and Reproductive Biology, 2014, 176: 149-152.

115. VANNUCCINI S, FERRATA C, PERELLI F. Peripartum and postpartum outcomes in uncomplicated term preg-nancy following ART: a retrospective cohort study from two Italian obstetric units. Human Reproduction, 2018, 2018 (3): 12.

116. HEALY DL, BREHENY S, HALLIDAY J. Prevalence and risk factors for obstetric haemorrhage in 6730 singleton births after assisted reproductive technology in Victoria Australia. Human reproduction, 2010, 25 (1): 265-274.

117. ROMUNDSTAD LB, ROMUNDSTAD PR, SUNDE A. Increased risk of placenta previa in pregnancies following IVF/ICSI; a comparison of ART and non ART pregnancies in the same mother. Human Reproduction, 2006, 21 (9): 2353-2358.

118. MAHESHWARI A, PANDEY S, AMALRAJ RE. Is frozen embryo transfer better for mothers and babies? Can cumu-lative meta-analysis provide a definitive answer?. Hum Reprod Update, 2018, 24 (1): 35-58.

119. SUNKARA SK, MARCA A, SEED PT. Increased risk of preterm birth and low birthweight with very high number of oocytes following IVF: an analysis of 65868 singleton live birth outcomes. Human Reproduction, 2015, 30 (6): 1473-1480.

120. FEDDER J, LOFT A, PARNER ET. Neonatal outcome and congenital malformations in children born after ICSI with testicular or epididymal sperm: a controlled national cohort study. Hum Reprod, 2013, 28 (1): 230-240.

121. BAY B, INGERSLEV HJ, LEMMEN JG. Preimplanta-tion genetic diagnosis: a national multicenter obstetric

and neonatal follow up study. Fertil Steril, 2016, 106 (6): 1363-1369.

122. HASSON J, LIMONI D, MALCOV M. Obstetric and neonatal outcomes of pregnancies conceived after preimplantation genetic diagnosis: cohort study and meta-analysis. Reprod Biomed Online, 2017, 35 (2): 208-218.

123. MOSTINCKX L, SEGERS I, BELVA F. Obstetric and neonatal outcome of ART in patients with polycystic ovary syndrome: IVM of oocytes versus controlled ovarian stimulation. Hum Reprod, 2019, 34 (8): 1595-1607.

124. RAATIKAINEN K, KUIVASAARI PP, HIPPELÄINEN M. Comparison of the pregnancy outcomes of subfertile women after infertility treatment and in naturally conceived pregnancies. Human reproduction, 2012, 27 (4): 1162-1169.

125. EVRON E, SHEINER E, FRIGER M. Vanishing twin syndrome: is it associated with adverse perinatal outcome？ Fertility and sterility, 2015, 103 (5): 1209-1214.

126. GJERRIS A, LOFT A, PINBORG A. Prenatal testing among women pregnant after assisted reproductive techniques in Denmark 1995-2000: a national cohort study. Human reproduction, 2008, 23 (7): 1545-1552.

127. WEN J, JIANG J, DING C. Birth defects in children conceived by in vitro fertilization and intracytoplasmic sperm injection: a meta-analysis. Fertility and sterility, 2012, 97 (6): 1331-1337.

128. REEFHUIS J, HONEIN MA, SCHIEVE LA. Assisted reproductive technology and major structural birth defects in United States. Hum Reprod, 2009, 24 (2): 360-366.

129. BAI F, WANG DY, FAN YJ. Assisted reproductive technology service availability, efficacy and safety in mainland China: 2016. Hum Reprod, 2020, 35 (2): 446-452.

130. WENNERHOLM UB, BERGH C. Perinatal outcome in children born after assisted reproductive technologies. Ups J Med Sci, 2020.

131. GUI J, LING Z, HOU X. In vitro fertilization is associated with the onset and progression of preeclampsia. Placenta, 2020 (89): 50-57.

132. OPDAHL S, HENNINGSEN AA, TIITINEN A. Risk of hypertensive disorders in pregnancies following assisted reproductive technology: a cohort study from the CoNARTaS group. Hum Reprod, 2015 (30): 1724-1731.

133. CAVORETTO P, CANDIANI M, GIORGIONE V. Risk of spontaneous preterm birth in singleton pregnancies conceived after IVF/ICSI treatment: meta-analysis of cohort studies. Ultrasound Obstet Gynecol, 2018, 51: 43-53.

134. SUNKARA SK, CHINTA P, KAMATH MS. Perinatal Outcomes Following Assisted Reproductive Technology. J Hum Reprod Sci, 2019, 12 (3): 177-181.

135. LEI LL, LAN YL, WANG SY. Perinatal complications and live birth outcomes following assisted reproductive technology: a retrospective cohort study. Chin Med J

(Engl), 2019, 132 (20): 2408-2416.

136. QIN J, LIU X, SHENG X. Assisted reproductive technology and the risk of pregnancy related complications and adverse pregnancy outcomes in singleton pregnancies: a meta-analysis of cohort studies. Fertil Steril, 2016, (105): 73-85.

137. FARHI A, REICHMAN B, BOYKO V, et al. Maternal and neonatal health outcomes following assisted reproduction. Reprod Biomed Online, 2013, (26): 454-461.

138. Chambers GM, Ledger W. The economic implications of multiple pregnancy following ART. Semin Fetal Neonatal Med, 2014, (19): 254-261.

139. BHATTACHARYA S, KAMATH MS. Reducing multiple births in assisted reproduction technology. Best Pract Res Clin Obstet Gynaecol, 2014, (28): 191-199.

140. ANTHONY S, JACOBUSSE GW, BRUIN KM. Do differences in maternal age, parity and multiple births explain variation in fetal and neonatal mortality rates in Europe ？ results from the EURO-PERISTAT project. Paediatr Perinat Epidemiol, 2009, (23): 292-300.

141. CALLAHAN TL, HALL JE, ETTNER SL. The economic impact of multiple gestation pregnancies and the contribution of assisted reproduction techniques to their incidence. N Engl J Med, 1994, 331: 244-249.

142. GIORGIONE V, PARAZZINI F, FESSLOVA V. Congenital heart defects in IVF/ICSI pregnancy: systematic review and meta-analysis. Ultrasound Obstet Gynecol, 2018, 51: 33-42.

143. REXHAJ E, PAOLONI GA, RIMOLDI SF. Mice generated by in vitro fertilization exhibit vascular dysfunction and shortened life span. J Clin Invest, 2013, 123: 5052-5060.

144. LIU X, ZHAO D, ZHENG Y. Expression of histone acetyltransferase GCN5 and histone deacetylase 1 in the cultured mouse preimplantation embryos. Curr Pharm Des, 2014, 20 (11): 1772-1777.

145. SANTOS F, HYSLOP L, STOJKOVIC P. Evaluation of epigenetic marks in human embryos derived from IVF and ICSI. Hum Reprod, 2010, 25 (9): 2387-2395.

146. SMITH ZD, CHAN MM, HUMM KC. DNA methylation dynamics of the human preimplantation embryo. Nature, 2014, 511 (7511): 611-615.

147. GUO F, YAN L, GUO H. The Transcriptome and DNA Methylome Landscapes of Human Primordial Germ Cells. Cell, 2015, 161 (6): 1437-1452.

148. KERJEAN A, COUVERT P, HEAMS T. In vitro follicular growth affects oocyte imprinting establishment in mice. Eur J Hum Genet, 2003, 11 (7): 493-496.

149. LUNG FW, CHIANG TL, LIN SJ, et al. Assisted reproductive technology has no association with autism spectrum disorders: The Taiwan Birth Cohort Study. Autism, 2018, 22 (3): 377-384.

150. DAVIDOVITCH M, CHODICK G, SHALEV V. Infertility treatments during pregnancy and the risk of autism spectrum disorder in the offspring. Prog Neuropsychopharmacol Biol Psychiatry, 2018, 86: 175-179.

151. YILMAZ S, SEZER NY, GÖNENÇI M, et al. Safety of clomiphene citrate: a literature review. Cytotechnology, 2018, 70 (2): 489-495.

152. FENG D, ZHAO T, YAN K, et al. Gonadotropins promote human ovarian cancer cell migration and invasion via a cyclooxygenase 2-dependent pathway. Oncology reports, 2017, 38 (2): 1091-1098.

153. REIGSTAD MM, STORENG R, MYKLEBUST TÅ, et al. Cancer risk in women treated with fertility drugs according to parity status a registry based cohort study. Cancer Epidemiology and Prevention Biomarkers, 2017, 26 (6): 953-962.

154. DELPUP L, PECCATORI FA, LEVI SETTI PE, et al. Risk of cancer after assisted reproduction: a review of the available evidences and guidance to fertility counselors. European review for medical and pharmacological sciences, 2018, 22 (22): 8042-8059.

155. ROSSING MA, DALING JR, WEISS NS, et al. Ovarian tumors in a cohort of infertile women. New England Journal of Medicine, 1994, 331 (12): 771-776.

156. LEEUWEN FE, KLIP H, MOOIJ TM, et al. Risk of borderline and invasive ovarian tumours after ovarian stimulation for in vitro fertilization in a large Dutch cohort. Human reproduction, 2011, 26 (12): 3456-3465.

157. BRINTON LA, TRABERT B, SHALEV V, et al. In vitro fertilization and risk of breast and gynecologic cancers: a retrospective cohort study within the Israeli Maccabi Healthcare Services. Fertility and sterility, 2013, 99 (5): 1189-1196.

158. DUSEBOUT AW, SPAAN M, LAMBALK CB, et al. Ovarian stimulation for in vitro fertilization and long term risk of breast cancer. Jama, 2016, 316 (3): 300-312.

159. DERKS SMEETS IAP, SCHRIJVER LH, SMULDERS CEM, et al. Ovarian stimulation for IVF and risk of primary breast cancer in BRCA1/2 mutation carriers. British journal of cancer, 2018, 119 (3): 357-363.

160. TSAFRIR A, LERNER GEVA L, ZASLAVSKY PI, et al. Cancer in IVF patients treated at age 40 and older: long term follow up. Reproductive BioMedicine Online, 2019, 40 (3): 369-373.

161. SKALKIDOU A, SERGENTANIS TN, GIALAMAS SP, et al. Risk of endometrial cancer in women treated with ovary stimulating drugs for subfertility. Cochrane Database of Systematic Reviews, 2017, 3: CD010931.

162. BRINTON LA, MOGHISSI KS, SCOCCIA B, et al. Effects of fertility drugs on cancers other than breast and gynecologic malignancies. Fertility and sterility, 2015, 104 (4): 980-988.

163. HANNIBAL CG, JENSEN A, SHARIF H, et al. Risk of thyroid cancer after exposure to fertility drugs: results from a large Danish cohort study. Human Reproduction, 2008, 23 (2): 451-456.

164. BERK KRAUSS J, BIEBER AK, CRISCITO MC, et al. Melanoma risk after in vitro fertilization: A review of the literature. Journal of the American Academy of Dermatology, 2018, 79 (6): 1133-1140.

第八章

辅助生殖中常见问题的处理

第一节　心理问题

全球有超过 1.86 亿人患有不育症,发病率因国家、地区而有所不同。有研究显示,发达国家 25~44 岁的育龄女性不育症的发生率为 3.5%~16.7%,发展中国家为 6.9%~9.3%,部分地区高达 30%。我国目前至少有 1 000 万对夫妇患有不育症,每年新增 200 万对。据 WHO 预测,21 世纪不育症将成为仅次于心脑血管疾病和肿瘤的第三大疾病。不育症是全世界面临的重要医学问题和社会问题,伴随着生物 - 心理 - 社会新医学模式的形成,不育症已被公认为典型的心身性疾病。

受我国传统观念的影响,夫妻婚后较长时间未能妊娠让患者面临来自家庭、社会等各方面的压力。女性作为孕育胎儿的一方,在治疗的同时背负着巨大的心理压力,其心理应激水平和负性情绪更为严重。不育症患者受到抑郁、焦虑、恐怖等负面情绪困扰,负面情绪造成的心理压力影响了患者的生活质量。

IVF-ET 技术是目前治疗不育症的最有效手段,全世界已经有 800 万试管婴儿诞生。IVF 的直接效应是使不育夫妇实现妊娠生子的愿望。但数据显示,采用 IVF 助孕治疗的患者,同样存在诸多负面心理情绪问题,其中以焦虑、抑郁情绪表现最为突出,发生率分别为 17.9% 和 14.7%。

一、不育患者的心理健康现状

(一) 不育患者的心理压力来源

1. 自身压力　患者迫切希望怀孕,渴望有自己的孩子。一旦达不到目的,则失望沮丧、焦虑不安,同时对自己是否具有正常的生育能力产生怀疑。

2. 经济压力　因 IVF 治疗与其他疾病不同,不在医疗保险范围之内,故反复失败的患者由于长时间的经济压力而造成心理负担,影响 IVF 助孕结局。

3. 环境及家庭因素　在我国传宗接代的思想使不育患者背负了很大压力。来自丈夫的不理解或不支持,双方父母的过度关心也是造成不育患者心理压力的一个重要因素。

4. 自身的承受能力　患不育症病程长短、病因不同、治疗过程,以及患者本人的家庭、文化背景都会影响到患者的承受能力。

(二) 不育患者的心理压力表现

一般来说,不育患者最常见的心理压力表现为沮丧、愤怒、内疚和孤立。这些情感反应通常是不育症经历中的一个重要部分。

1. 内疚　一方或双方是不育的原因,自责增加,自尊下降。

2. 抑郁　一方或双方产生一种无助、失落、绝望的感觉,易哭、疲惫、焦躁不安、睡眠饮食障碍、精神不能集中。在许多不育夫妻中,月经来潮经常会导致沮丧的情绪。

3. 愤怒　不育夫妻总是觉得生活对待他们不公平,他们可能会失去控制、愤愤不平,对朋友、家人和医务人员发火。

4. 自闭　有一种与社会隔离的感觉,或感觉自己被生活主流抛弃。情感和社交孤立对自信和自尊会产生负面影响。

(三) 不育患者心理问题常见表现形式

1. 诊疗前

(1)担心 IVF 成功率。

(2)担心治疗对身体的影响,以及试管婴儿的健康状况。

(3)患者经济文化水平、家庭社会因素带来的心理压力。

(4)对于治疗流程不清晰的困惑和焦虑。

(5)男方参与太少,得不到支持,感到孤独。

(6)既往(多次)失败人群心情低落,精神紧张,压力更大,丧失信心。

(7)担心主治医生水平不好。

2. 诊疗中

(1)检查及手术(抽血、B 超、腹腔镜、宫腔镜及取卵等)引起的情绪问题。

(2)治疗周期时间长,着急、紧张、压力大。

(3)术前术后过度在意生活细节,出现轻微不良反应,过度担心,过度焦虑。

(4)担心卵子数量太少、质量不好、取不到卵、提前排卵、取卵后取消新鲜移植。

(5)多次促排,担心造成卵巢早衰,而且丧失信心。

(6)担心胚胎质量不好、男方精子质量不好、不能成功受精。

(7)和他人或自己既往使用的促排、黄体支持药物不同,担心疗效。

(8)用药后不敢进行日常活动。

(9)出现药物漏用,担心影响疗效。

(10)使用黄体酮凝胶出现药渣,感到恐惧。

(11)担心药物刺激。

(12)在家反复验孕,出现早孕出血,过度在意是否成功,神经紧张。

二、心理问题对夫妻关系和生育力的影响

(一) 心理问题对夫妻关系的影响

不育危机中的最大压力可能源于它给婚姻带来的紧张关系。因为许多夫妇把生育一个孩子视为生活第一目标,不能生育会动摇其婚姻基础。很多人害怕他们的婚姻会因此遭到破坏。在不育的压力下,罪恶感和负罪感会影响伴侣间的沟通。通常来讲,患者对其配偶面对不育危机时的反应是有期待的。例如:如果丈夫没有公开表现出期望或拒绝谈论此事,妻子会认为他并不是真的想要一个孩子,或者他并不在乎的恐惧和忧心。而男人则恰恰相反,他们对于妻子喜欢不断提及不孕而经常感沮丧、无能为力。结果,夫妻双方会彼此退缩,感到愤怒、受伤害和孤独。同时,不孕的压力也会导致性生活不满意或性功能障碍。

(二) 心理问题对生育力的影响

近年来,学者们认为心理问题和不育症互为因果。对很多女性而言,拥有一个自己的孩子是其人生规划中的重要组成部分。如果这一愿望无法实现,会对她们的思想产生重大影响并造成压力。而心理压力的增加能够加重患者的内分功能紊乱现象,进一步影响女性的排卵和妊娠,成为恶性循环。研究显示,长期的心理问题导致的负性情绪能够影响下丘脑促性腺激素的正常释放,影响性激素的分泌,进而抑制排卵,导致输卵管痉挛、宫颈黏液分泌异常、盆腔充血过度等,引起不育症的发生。

心理因素对 IVF 助孕结局的潜在影响是生殖医学领域最具争议的话题。有学者发现,唾液 α-淀粉酶(一种压力标志物)水平与实现妊娠的时间呈显著相关性。α-淀粉酶水平越高,实现妊娠所需的时间就越长,患不育症的风险也就越大。进行心理干预后,患者心理压力减轻,自尊心增强,妊娠率提高,婚姻满意度也有所改善。

三、针对不育患者的心理干预

在辅助生殖治疗过程中,应关注患者的心理需求,提供生殖与心理咨询,进行必要的教育干预,以帮助患者缓解焦虑。在治疗不育的过程中关注整体治疗,认真评估心理对不育症的影响,并据此制订个体化的诊疗方案。

1. 患者自我心理疏导方式

(1)把自己当成自己身心健康的第一责任人。

(2)通过倾诉、绘画、唱歌、运动等形式把情绪表达出来。

(3)不要逃避和别人谈论这次经历,互相了解、帮助治愈。

（4）不要勉强自己忘掉伤心事，这是正常经历。

（5）和身边有一样经历和类似感受的人谈论、倾诉，缓解心理压力。

（6）注意好好休息，和家人在一起回归规律生活。

（7）如果感觉心理冲击难以应对，主动寻求心理专业人员的帮助。

（8）尝试一些身心平衡、简单易学的小方法，如呼吸放松、音乐放松、瑜伽等。

为体现人道关怀，降低 IVF 失败带来的焦虑、抑郁情绪，可以尝试完善心理干预，以帮助患者减轻焦虑抑郁情绪，让其在一个轻松、平和的心态下完这一次治疗。有研究表明，解决了心理问题如抑郁、焦虑和压力后，可能会改婚姻关系，同时提高 IVF 妊娠率。因此理想情况下，应该在患者进行 IVF 治疗前进行心理咨询。对于轻、中度抑郁症患者，可以由心理专业人员进行心理治疗，如人际关系疗法或认知行为疗法。

2. 药物治疗　中、重度抑郁症或焦虑症患者可以考虑药物治疗。但是对于女性不孕者，应考虑精神科药物对胎儿发育的影响以及治疗不育症药物与精神科药物之间相互作用。比如，避孕药可能会降低劳拉西泮的血药浓度，增加阿普唑仑和丙咪嗪的血药浓度。因此，在做出用药决策前应权衡利弊。

综上所述，不育症患者存在不同程度的心理压力，心理压力又会在一定程度上成为不育的致病因素之一。医务人员应高度重视不育症患者的心理健康况，并给予适当的心理干预，以改善不育症患者的心理状态，促进不育症患者的生殖健康。

（师娟子）

第二节　营养问题

IVF 妊娠结局受许多因素的影响，其中助孕夫妇双方的营养状况和饮食习惯也可能发挥了重要作用。有学者通过系列研究发现，低脂乳制品、动物蛋白质、反式脂肪酸、膳食纤维和糖类的摄入情况与排卵障碍性不育有关。所以研究食物中营养素和饮食模式对人类生育力的影响具有重大的临床及公共卫生意义。

一、营养素和食物

1. B 族维生素

（1）叶酸：叶酸是 B 族维生素中的一种，也叫维生素 B_9，是自然界中存在的一种水溶性维生素。叶酸参与合成 DNA，在配子发生、受精和妊娠中起重要作用。孕妇摄入叶酸不足，会使胎儿遗传物质合成发生障碍，脊柱关键部位发育受损，导致胎儿脊柱畸形。正常情况下，人类胚胎神经管在妊娠第 6 周完成闭合，妇女在妊娠的前 6 周内若摄入叶酸不足，生出无脑儿和脊柱裂畸形儿的可能性会增加 4 倍，胎儿畸形风险显著增加。在孕前至孕早期增补叶酸，可以有效预防 70% 以上神经管畸形儿的出生。此外也有研究表明，在孕前和孕期补充足量叶酸，不仅可预防神经管缺陷，还能增加成功妊娠的概率。

叶酸广泛存在于各种食物中，但其存在形式不利于机体吸收，且易受光、热影响，因此除了多吃猕猴桃、菠菜等富含叶酸的绿叶植物和新鲜水果外，还需额外补充合成叶酸。即使每日口服 0.4mg 叶酸，也要至少需要 12 周才能使母体内的叶酸水平达到有效浓度，所以通常建议至少孕前 3 个月每日不间断补充叶酸，直至妊娠满 3 个月。

如果曾经生育过无脑儿、脊柱裂等神经管缺陷的孩子或夫妻其中一方患有神经管缺陷，建议从怀孕前至少提前 1 个月开始补充，每日增补 4~5mg 叶酸，至妊娠满 3 个月。

需要注意的是，酒精会干扰叶酸代谢，抑制叶酸的吸收或结合。甲氨蝶呤、乙胺嘧啶、甲氧苄啶等抗叶酸药物也会影响叶酸代谢。因此，孕前和孕期还需注意合理膳食，避免酒精摄入，并在医生的指导下合理用药。

（2）维生素 B_6：维生素 B_6 是一种多功能酶，参与体内同型半胱氨酸的代谢，而同型半胱氨酸水平升高与神经管缺陷和其他多种不良妊娠结局的风险增加存在关联性。此前已有研究发现，对不育女性给予维生素 B_6 可以使妊娠率提高 40%，并将流产率降低 30%。

2. 维生素 D　维生素 D 是一种脂溶性维生素。近年来，越来越多的研究发现，维生素 D 受体广泛分布于生殖系统,维生素 D 与生育关系密切,维生素 D 缺乏会使人类生育力下降并影响子代。2018 年一项荟萃分析显示,体内维生素 D 含量充足的女性在胚胎移植后怀孕及活胎分娩的概率更高,但体内维生素 D 含量充足女性的流产率与维生素 D 缺乏女性之间没有显著性差异。

维生素 D 能调节子宫内膜基因的表达及人类滋养层细胞的分化,维生素 D 缺乏可能造成子宫内膜容受性受损,部分基因功能丧失引起胚胎着床和蜕膜化障碍。维生素 D 缺乏还可能引起女性自身免疫和细胞免疫异常,导致自然流产。因此,维生素 D 缺乏可能造成胚胎在子宫内膜的种植异常,导致反复种植失败或复发性流产。

此外维生素 D 缺乏也会影响滋养细胞分化,与胎盘功能有关。维生素 D 缺乏的孕妇发生子痫前期、胎儿宫内生长受限、妊娠糖尿病及小于胎龄儿的风险增加。同时,维生素 D 缺乏的产妇发生产后抑郁症的概率增加。

晒太阳能够促使体内产生维生素 D,但对于备孕女性,还需要日常额外补充维生素 D。有研究认为,备孕女性每日至少需要补充维生素 D 400IU。

除此之外,也可通过食补,如金枪鱼、大马哈鱼、蛋黄、牛肝等都富含维生素 D。

3. **脂肪酸** 脂肪酸可通过多种途径对生殖功能发挥重要作用。亚油酸作为前列腺素的前体,对排卵周期和子宫内膜容受性有十分重要的影响。研究显示,多不饱和脂肪酸的摄入量越多和反式脂肪的摄入量越少,IVF 预后越好。因此建议增加鱼类、海鲜等多不饱和脂肪酸的摄入,减少反式脂肪酸的摄入,以改善辅助生殖助孕结局。

4. **肉、鱼和大豆** 迄今为止,鲜有证据表明红肉和白肉与女性生育力的关系,并且大多数文献没有解开这些食物和环境污染物与生殖结局间的联系。但是食用鱼类的好处可能超过它们可能携带的环境污染物所带来的风险。也可以食用一些大豆等植物类蛋白质。

二、饮食模式

(一) 地中海饮食

"地中海饮食"是指希腊、法国、西班牙和意大利南部等处于地中海沿岸的欧洲各国,以蔬菜、水果、谷类、豆类和鱼为主的饮食风格。其结构特征为高摄入植物油、蔬菜、水果、坚果、鱼和豆类,中等量摄入酒精,低摄入奶类和奶制品。已有大量研究表明,地中海饮食对人体健康有诸多益处,能降低人群总体死亡率、心血管疾病和神经退行性病变发生率,减少肥胖和糖尿病的发生风险,甚至能降低癌症的发生率和死亡率。

有研究表明,对于年轻的非肥胖的不育患者,坚持地中海饮食有望提高试管助孕的妊娠率和活产率。Toledo 等发现高度遵循地中海饮食模式的女性生殖障碍的发生率大幅降低,这提示地中海饮食可能并非只提高 IVF 治疗的成功率,也能改善不育患者的自然生育能力。

在临床工作中,医务人员若能给予患者肯定、明确的饮食指导,也能在一定程度上增加患者信心,并缓解其在 IVF 治疗过程中的精神压力,为助孕结局带来积极影响。

(二) 膳食宝塔

为指导人们合理营养,中国营养学会提出了居民平衡膳食指南,并形象地称之为"中国居民平衡膳食宝塔"。"4+1"是指每日膳食中应当包括"粮、豆类""蔬菜、水果""奶和奶制品""禽、肉、鱼、蛋"四类食物,以这四类食物作为基础,适当增加"盐、油、糖"(图 8-2-1)。

"金字塔"的第一层是最重要的粮谷类食物,构成塔基,应占饮食中的很大比重。每日粮谷类食物摄取量为 250~400g,粮食与豆类之比为 10:1。

"金字塔"的第二层是蔬菜和水果,每日蔬菜和水果摄入量 500~850g 左右,蔬菜与水果之比为 3:2。

"金字塔"的第三层是动物性食物,主要提供蛋白质、脂肪、B 族维生素和无机盐。禽、肉、鱼、蛋等动物性食物每日摄入量为 120~200g。

"金字塔"的第四层是奶和奶制品,以补充优质蛋白和钙,每日摄取量为 300g。

"金字塔"塔尖为适量的油、盐、糖。

三、其他因素

酒精和烟草对女性生育力有潜在的长期影响,而且吸烟和酗酒对男性的精液质量影响较大。相

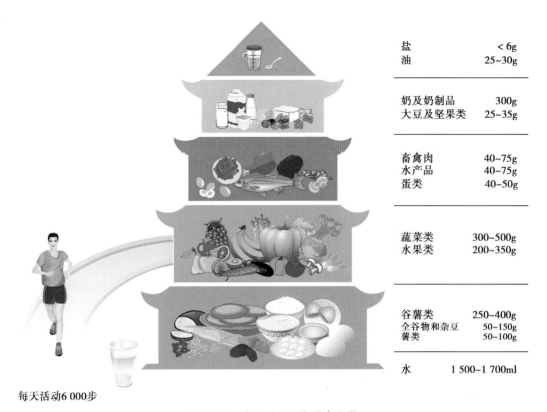

盐	< 6g
油	25~30g
奶及奶制品	300g
大豆及坚果类	25~35g
畜禽肉	40~75g
水产品	40~75g
蛋类	40~50g
蔬菜类	300~500g
水果类	200~350g
谷薯类	250~400g
全谷物和杂豆	50~150g
薯类	50~100g
水	1 500~1 700ml

每天活动6 000步

图 8-2-1 中国居民平衡膳食宝塔

对于吸烟和酗酒,少量的咖啡因摄入对生育力的影响不大。

四、男方饮食

近期的研究显示男性精子质量呈下降趋势,饮食质量恶化和肥胖增加的趋势在某种程度上可以解释这一现象。良好的精液参数与健康的饮食模式有关,如地中海饮食模式或高摄取海鲜、家禽、全谷物、豆类、脱脂牛奶、水果和蔬菜的模式。健康的饮食模式除改善精液质量外,还能预防心脏病和其他慢性病,一举多得。

研究显示,不育患者在辅助生殖助孕前 6 个月接受饮食咨询后,其 IVF/ICSI 的妊娠率显著升高。因此饮食情况与不育症的发生及治疗有一定的相关性,通过改善营养状况和调整饮食习惯可能是改善生育力的一个方式。虽然现在的环境污染物可能影响饮食对生育力的益处,但是更多地食用全谷类、鱼、水果、蔬菜和橄榄油的健康饮食模式不仅可以改善整体健康,还可以提高生育力。

(师娟子)

第三节 免疫问题

一、抗磷脂抗体综合征

抗磷脂抗体综合征(antiphospholipid syndrome, APS)是一种系统性自身免疫性疾病,其特征是存在抗磷脂抗体(antiphospholipid antibodies, aPL)持续表达,且发生静脉或动脉血栓形成和/或妊娠丢失。临床上根据有无合并其他自身免疫性疾病(如系统性红斑狼疮、类风湿性关节炎等),将 APS 分为原发性抗磷脂抗体综合征(primary antiphospholipid syndrome,PAPS)和继发性抗磷脂抗体综合征(secondary antiphospholipid syndrome,SAPS)。

(一)抗磷脂抗体综合征发病机制

抗磷脂抗体综合征的主要临床表现是血栓形成和/或病理妊娠。

1. 血栓形成 aPL 可通过多种途径促进血栓形成

(1)aPL 能够与内皮细胞表面的 β_2-GP I 结合,

干扰 β_2-GP I 的抗凝血功能,诱导内皮细胞向促凝和促炎性的表型转化。

(2)aPL 能够上调内皮细胞和血液中单核细胞的组织因子(tissue factor)的表达,促进白细胞和血管内皮细胞的黏附,促进细胞因子的释放及前列腺素 E_2(PGE$_2$)合成。

(3)aPL 能够识别血小板上磷脂结合蛋白,在其他激动剂的诱导下,加剧血小板聚集、黏附和活化。

(4)aPL 能够通过抑制抗凝物的活性、影响纤维蛋白溶解、损伤膜联蛋白 A5(annexin,A5)的结构,影响血液中涉及凝血级联反应的物质。

2. 病理妊娠

(1)APS 患者中晚期病理妊娠可能与上述血栓形成因素有关。此外 aPL 通过影响胎盘绒毛表面胎盘抗凝蛋白 1(placental anticoagulant protein 1,PAP1)的表达,使胎盘局部抗凝能力下降,易于形成血栓。PAP1 是一钙离子依赖的磷脂结合蛋白,与磷脂具有高度亲和力,PAP1 和磷脂的结合可抑制磷脂依赖的凝血因子的活化。aPL 还能刺激滋养细胞合成血栓素,促进血栓形成。病理学分析显示,aPL 阳性患者胎盘滋养层变薄,绒毛血管减少,终末动脉闭塞,血栓形成和梗死,内皮细胞膜上 β_2-GP I 沉积增加。

(2)APS 患者早期病理妊娠:① aPL 可以破坏滋养层细胞的功能,诱发不良妊娠结局;②抑制滋养层细胞的增殖和合体滋养细胞的形成,降低HCG、生长因子的分泌;③降低滋养层细胞的侵袭能力,干扰子宫螺旋动脉血管重铸;④ aPL 与胎盘结合后,活化经典的补体途径,产生 C5a 和 C5b,C5a 能够招募并活化中性粒细胞、单核细胞和血小板。这些因素与血栓形成因素协同或单独发生,导致了多种病理妊娠状况的出现。

(二)抗磷脂抗体综合征对妊娠的影响

胎盘血管的血栓导致胎盘功能不全,可引起习惯性流产、胎儿生长受限或死胎。典型的 APS 流产常发生于 10 周以后,但也可发生得更早。APS 孕妇可发生严重的并发症,早期可发生子痫前期,可伴有溶血、肝酶升高及血小板减少,即 HELLP 综合征。

Da Silva Santos T 等系统性地总结了 7 篇 aPL和 / 或 APS 与复发性流产的文章,揭示 aPL 和 / 或APS 与复发性流产具有显著的统计学相关性。LiuL 等的荟萃分析发现,APS 患者更易出现妊娠期高血压、胚胎丢失、流产、血栓形成和早产。Canti V等发现抗磷脂酰丝氨酸凝血酶原复合物抗体(anti-phosphatidylserine/prothrombin antibodies,aPS/PT)阳性的 APS 患者新生儿平均体重低于 aPS/PT 阴性患者,晚期妊娠并发症(包括早产、子痫前期、宫内生长受限)发生率高于 aPS/PT 阴性患者。但也有一些研究认为,aPL 阳性率与 IVF 的临床妊娠率、活产率及子痫前期的发生无明显相关性。这些研究结果间差异的原因:其一,是不同的研究,纳入的 aPL 检测项目不同;其二,不同试剂盒方法学对aPL 检测结果影响较大;其三,aPL 可见于恶性肿瘤、感染性疾病、某些药物使用后,甚至部分健康人群中也可出现。因此,aPL 持续阳性(两次检测需要至少间隔 12 周)方可满足 APS 的实验室标准。

(三)抗磷脂抗体综合征的诊断标准

1. APS 的筛查和诊断 根据 2006 年悉尼标准,诊断 APS 必须包括至少 1 项临床标准和 1 项实验室标准。

(1)临床标准

1)血栓形成:任何组织 / 器官发生 ≥1 次的动脉、静脉或小血管栓塞(浅表静脉血栓不作诊断指标);必须有客观的影像学或组织病理学证据证实;组织病理学如有血栓形成,必须是血栓部位的血管壁无血管炎表现。

2)病理妊娠:①发生 ≥1 次孕 10 周或 10 周以上不能解释的形态学正常的死胎,其中胎儿正常形态需经超声或胎儿直接检查所确认;②发生 ≥1次于孕 34 周前因重度子痫或重度子痫前期或胎盘功能不全所致的形态学正常的新生儿早产;③发生 ≥3 次于孕 10 周前不能解释的连续自发流产,并排除母体解剖学、激素异常及双亲染色体异常。

(2)实验室标准

1)狼疮抗凝物:血浆中检测到狼疮抗凝物(LA),至少 2 次,每次间隔至少 12 周,检验根据"国际血栓与止血协会(ISTH)"指南进行。

2)抗心磷脂抗体(IgG 和 / 或 IgM):采用标准

ELISA 法在血清中检测到中~高滴度 IgG/IgM 类心磷脂(aCL)抗体(IgG 型 aCL>40GPL;或 IgM 型 aCL>40MPL;或滴度>99 的百分位数),至少 2 次,且间隔至少 12 周。

3) 抗 β_2- 糖蛋白 I(IgG 和 / 或 IgM):用标准 ELISA 法在血清中检测到 IgG/IgM 型抗 β_2-GPI 抗体(滴度>99 的百分位数),至少 2 次,且间隔至少 12 周。

悉尼标准制定的初衷为规范临床研究的标准化,减少过度分类和诊断。但临床应用中,该标准并非完全适用。部分患者出现 APS 典型的临床表现,但反复检测其外周血中的 aPL,却是阴性,因此,提出了血清学阴性 APS。血清学阴性 APS 是指符合 APS 临床标准,但不符合 APS 实验室标准的患者,即体内未能检测到狼疮抗凝物(LA)、抗心磷脂抗体(aCL)(IgM/IgG)、抗 β_2-GPI 抗体(IgM/IgG)阳性。2019 年中国抗磷脂抗体检测的临床应用专家共识指出,临床上建议检测 aPL 的群体不仅限于动脉或静脉血栓事件患者、病理妊娠患者,还应包括出现上述 APS 分类标准外的临床表现的患者。

2. **血栓及病理妊娠的风险评估** LA、aCL 抗体、抗 β_2-GPI 抗体的联合检测不仅用于 APS 的诊断,还有助于 APS 患者血栓事件再发风险的分层评估。与 aCL 抗体、抗 β_2-GPI 抗体比,LA 阳性与血栓、病理妊娠等临床事件有更强的相关性。与 Acl-IgM 抗体、抗 β_2-GPI-IgM 抗体比,aCL-IgG 抗体、抗 β_2-GPI-IgG 抗体阳性与发生的临床事件相关性更大。LA、aCL 抗体、抗 β_2-GPI 抗体同时阳性(即 3 种抗体阳性),与 1 种或 2 种自身抗体阳性比,血栓形成或病理妊娠的发生概率更高。aCL 抗体、抗 β_2-GPI 抗体的 IgG、IgM 亚型,阳性检测值高低与临床事件的相关性尚不明确。

血栓风险评估:国外已有研究提示,国际 APS 评分(GAPSS)系统[包括高血压 1 分,高脂血症 3 分,LA 4 分,aCL-IgG/IgM 抗体 5 分,抗 β_2-GPI-IgG/IgM 抗体 4 分,抗磷脂酰丝氨酸(aPS)凝血酶原(PT)复合物抗体 3 分]能有效预测系统性红斑狼疮(SLE)和 APS 患者血栓再发风险;GAPSS ≥ 10 分为血栓再发高危人群。

病理妊娠风险评估:LA、aCL 抗体、抗 β_2-GPI 抗体同时阳性(即 3 种抗体阳性),既往明确病理妊娠史,以及合并 SLE 等其他结缔组织病是 APS 患者发生病理妊娠的高危因素。

(四)抗磷脂抗体的治疗

根据 2011 年中华医学会《抗磷脂综合征诊断和治疗指南》,APS 治疗的一般原则:对原发性 APS 的治疗主要是对症处理、防止血栓和流产再发生。一般不需要用激素或免疫抑制剂治疗,除非对于继发性 APS,如继发于系统性红斑狼疮(systemic lupus erythematosus,SLE)或伴有严重血小板减少(<50×10^9/L)或溶血性贫血等特殊情况。抗凝治疗主要应用于 aPL 阳性伴有血栓患者,或抗体阳性又有反复流产史的孕妇。对无症状的抗体阳性患者不宜进行抗凝治疗。

APS 孕妇应按照以下情况处理:

1. 既往无流产史,或妊娠前 10 周发生的流产,通常以小剂量阿司匹林治疗。

2. 既往有妊娠 10 周后流产病史,在确认妊娠后,皮下注射肝素 5 000U,每天 2 次,直至分娩前停用。

3. 既往有血栓史,在妊娠前就开始用肝素或低分子肝素抗凝治疗,在妊娠期不用华法林。

4. 产后治疗,由于产后 3 个月内发生血栓的风险极大,故产后应该继续抗凝治疗 6~12 周;如果可能,在产后 2~3 周内可以把肝素改为华法林。

近年来,许多学者提出新的治疗方法:硫酸羟氯喹(hydroxychloroquine,HCQ);抗血小板聚集药物联合治疗(小剂量阿司匹林联合潘生丁或氯吡格雷);口服抗 Xa 因子活性药物(利伐沙班、阿哌沙班);凝血酶抑制剂(达比加群);他汀类(氟伐他汀、瑞舒伐他汀);B 细胞抑制剂(利妥昔单抗)等。在第 14 届抗磷脂抗体国际大会上提出 HCQ 可用于难治性 APS 治疗中,并能取得较好疗效。HCQ 是一种抗疟疾药物,但因其具有抗血栓形成作用而被应用于 APS 治疗中,尤其是继发于 SLE 的 APS 患者。研究发现,HCQ 可能是通过以下机制发挥作用:直接抑制抗 β_2-GPI 抗体复合物与磷脂层结合;抑制血小板聚集;保护磷脂层 Annexin A5 形成的保护膜避免受到 aPL 的攻击。

二、系统性红斑狼疮

系统性红斑狼疮(systemic lupus erythematosus, SLE)是一种系统性自身免疫病,以全身多系统多脏器受累、反复的复发与缓解、体内存在大量自身抗体为主要临床特点,好发于育龄期女性,也可见于儿童及老年人。妊娠过程中容易出现 SLE 发病或病情加重,严重威胁孕妇及胎儿的安全。

(一) 发病机制

SLE 的发病机制主要是外来抗原(如病原体、药物等)引起人体 B 细胞活化。易感人群因免疫耐受性减弱,B 细胞通过交叉反应与模拟外来抗原的自身抗原相结合,并将抗原递呈给 T 细胞,使之活化,在 T 细胞活化刺激下,B 细胞得以产生大量不同类型的自身抗体,造成大量组织损伤。

与男性相比,SLE 在女性中的发病率更高,这主要是因为性别差异导致的激素和免疫环境的不同。最新研究数据显示,雌激素在 SLE 的发生机制中发挥重要作用。SLE 的发病特点是自身免疫耐受失衡和大量高亲和的自身抗体的产生导致炎性反应发生及脏器损伤。雌激素可通过降低调节性 T 淋巴细胞(regulatory T, Treg)的数量,抑制其发挥免疫耐受功能。雌激素还可诱导 Th2 细胞因子分泌并激活 B 细胞产生自身抗体,改变 Th1/Th2 比率,破坏 Th1 与 Th2 平衡,使体液免疫发挥优势作用。雌激素还可延长淋巴细胞寿命,降低 T 细胞和 B 细胞的凋亡,且 T 细胞可辅助 B 细胞产生更多的高亲和力自身免疫抗体,刺激炎性因子的释放,活化 Th17 细胞的自体免疫功能。

(二) 对辅助生殖的影响

SLE 可影响育龄期女性生育力,主要与疾病的活动、肾功能不足、使用高剂量糖皮质激素和烷基化类细胞毒性药物的影响有关。SLE 女性常表现月经不调,如闭经、月经过多等,即与 SLE 疾病的活动和治疗药物有关。血小板减少、抗磷脂抗体和糖皮质激素、非甾体抗炎和抗凝药物可导致月经过多。而 SLE 慢性炎性反应状态可能影响下丘脑 - 垂体 - 卵巢轴,血清中泌乳素升高,同时伴有 FSH 升高,LH 降低,从而影响正常排卵,导致闭经及不育症。在一项关于青少年 SLE 研究中发现,青少年 SLE 患者的平均 FSH 显著高于对照组,而 LH 显著降低,提示这些患者卵巢储备功能下降。另一个评估卵巢储备功能的指标抗米勒管激素(AMH),在 SLE 患者中也显著降低,但与疾病的活动与否无关。尽管部分学者提出自身抗体对卵巢的损伤,可导致卵巢储备功能下降,但普遍认为 SLE 本身并不直接导致女性不育。此外,SLE 患者卵巢储备功能下降与烷基化类细胞毒性药物如环磷酰胺的使用也密切相关。

(三) 诊断标准

2012 年,SLE 国际临床协作组(systemic lupus international collaborating clinics, SLICC)发表了 SLE 的分类标准,其中分为临床标准和免疫学标准两部分(表 8-3-1)。

表 8-3-1 SLICC 关于 SLE 的分类标准

临床标准	免疫学标准
1. 急性或亚急性皮肤型狼疮	1. 抗核抗体阳性
2. 慢性皮肤型狼疮	2. 抗 dsDNA 抗体阳性:(ELISA 方法需 2 次阳性)
3. 口鼻部溃疡	3. 抗 Sm 抗体阳性
4. 脱发	4. 抗磷脂抗体阳性;狼疮抗凝物阳性,或梅毒血清学实验假阳性,或中高水平阳性的抗心磷脂抗体,或 β_2-GPI 阳性
5. 关节炎	
6. 浆膜炎:胸膜炎和心包炎	
7. 肾脏病变:尿蛋白肌酐比>0.5mg/mg,或尿蛋白定量(24h)>0.5g 或有红细胞管型	5. 补体降低:C3、C4 或 CH50
8. 神经病变:癫痫、精神病、多发性单神经炎、脊髓炎、外周或颅神经病变、急性精神混乱状态	6. 直接抗人球蛋白实验(Coombs)阳性(无溶血性贫血)
9. 溶血性贫血	
10. 至少一次白细胞减少(<4×10⁹/L)或淋巴细胞减少(<4×10⁹/L)	
11. 至少一次血小板减少(<100×10⁹/L)	

确诊标准:满足上述 4 项标准,包括至少 1 项临床标准和 1 项免疫学标准;或肾活检证实狼疮肾炎,同时抗核抗体阳性或抗 dsDNA 抗体阳性

(四) 治疗

根据中华医学会风湿病学分会、国家皮肤与免疫疾病临床医学研究中心、中国系统性红斑狼疮研究协作组等发布的《2020 中国系统性红斑狼疮诊疗指南》中提到:对 SLE 育龄期女性,若病情稳定

至少6个月,无重要脏器损害,停用可能致畸的药物至足够安全的时间,可考虑妊娠;如果计划妊娠,备孕前应向风湿免疫科、妇产科医生进行生育咨询并进行相关评估;对妊娠的SLE患者,应密切监测SLE疾病活动度及胎儿生长发育情况。若无禁忌,推荐妊娠期全程服用羟氯喹,如出现疾病活动,可考虑使用激素及硫唑嘌呤等控制病情。

SLE患者孕前咨询对成功妊娠至关重要,有计划的妊娠相对于意外妊娠可显著降低妊娠期间疾病复发与发生不良妊娠结局的风险。SLE本身会显著增加发生不良妊娠结局的风险,因此妊娠前应严格控制病情,由多学科团队(至少包括风湿免疫科专家和妇产科医生)对患者进行孕前评估,严格把握妊娠适应证,在整个妊娠期间对患者的病情进行严格监控以实现改善孕产妇和胎儿预后的目标。

羟氯喹可降低SLE孕妇的早产率,减少狼疮复发,减轻病情,同时降低发生胎儿不良结局的风险,持续的羟氯喹治疗可降低妊娠期间和产后SLE的复发,如无禁忌,建议在整个妊娠期间持续使用。对妊娠期存在疾病活动的患者,可考虑激素、羟氯喹与在妊娠期间可用的免疫抑制剂联合使用来控制病情。SLE患者妊娠期间使用硫唑嘌呤不会造成胎儿致畸,同时可降低疾病复发的风险并改善胎儿结局。羟氯喹、激素、硫唑嘌呤、环孢素A和他克莫司可用于预防或控制妊娠期间的SLE复发,但不应使用吗替麦考酚酯、环磷酰胺、来氟米特和甲氨蝶呤等。

三、子痫前期

子痫前期(preeclampsia,PE)是一种妊娠期特有疾病,通常定义为妊娠前血压正常的孕妇在妊娠20周以后出现高血压、蛋白尿症状,发病率占全部妊娠的3%~12%,严重影响母婴健康。

(一)子痫前期的发病机制

目前,关于PE发病机制的研究众多,但其确切的发生和发展机制仍未被完全阐明。近年来,随着免疫学的迅速发展,越来越多的学者认为免疫学因素参与了PE的发生发展。首先,根据生殖免疫

学的观点,妊娠是一种同种半异体现象,其成功有赖于母胎界面的免疫平衡。如果这个免疫耐受的平衡失调,就可能导致一系列的病理妊娠,包括流产、早产和PE。按照该理论,多次免疫利于形成免疫耐受。流行病学证据显示,经产妇PE发病率明显低于初产妇,以此类推,如果胎儿是来自父系的抗原,那么多次流产、性生活时间长短、两次妊娠的间隔时间等都可能影响PE的发病率。其次,在胎儿与母体免疫系统之间存在一个物理屏障,即绒毛外滋养层细胞深深地植入母体的蜕膜之中。因此绒毛外滋养层细胞、母体的蜕膜细胞和免疫细胞组成了一个特殊的环境。人类白细胞抗原(human leukocyte antigen,HLA)-G主要分布在母胎界面绒毛外滋养层细胞,能有效抑制母体NK细胞、T细胞,以及各类炎症因子对滋养层细胞的攻击。多数PE患者胎盘HLA-G表达下降或缺失,使得绒毛外滋养层细胞易受母体免疫系统攻击,进而影响到胎盘螺旋小动脉的血管重塑过程,导致胎盘缺血,引发PE。再次,PE的发生可能是母胎免疫耐受失衡的结果,PE患者胎盘滋养细胞促炎性细胞因子TNF-α、sTNFR1、IL-6和IL-8的分泌增加,抑炎性细胞因子IL-10分泌减少。此外,最近研究认为PE中还存在Th17/Treg之间的平衡失调,同样导向过度炎症反应。

(二)子痫前期对妊娠的影响

PE常发生在妊娠中晚期,与胎盘血管重塑障碍、血管内皮细胞功能损害密切相关。胎盘应有的功能随着病程的延长而丧失,当胎盘出现粥样硬化时,胎盘绒毛会开始广泛性坏死,功能不全,致使胎儿吸取营养能力减弱,同时增加了孕产妇的并发症,这些并发症则会使胎儿的生存条件恶化,降低胎儿的氧储备能力,胎儿生长受到限制,严重则可死于宫中。有研究报道PE孕妇具有发生心衰、胎盘早剥、肝肾功能损害、HELLP综合征的可能性,且重度组孕产妇发生胎盘早剥、肝肾功能损害、HELLP综合征的发生率高于轻度组,对于重度PE的患者,应尽快终止妊娠。

(三)子痫前期的分类与临床表现

子痫前期的分类与临床表现,见表8-3-2。

表 8-3-2　子痫前期的分类与临床表现

分类	临床表现
轻度 PE	妊娠 20 周后出现收缩压 ≥140mmHg 和／或舒张压 ≥90mmHg,于产后 12 周内恢复正常;蛋白尿 ≥0.3g/24h,或随机尿蛋白(+);可伴有上腹不适、头痛等症状
重度 PE	血压和尿蛋白持续升高,发生母体脏器功能不全或胎儿并发症。出现下列任一不良情况可诊断为重度 PE:①血压持续升高:收缩压 ≥160mmHg 和／或舒张压 ≥110mmHg;②蛋白尿 ≥5.0g/24h,或随机尿蛋白 ≥(+++);③持续性头疼或视觉障碍或其他脑神经症状;④持续性上腹部疼痛,肝包膜下血肿或肝破裂症状;⑤肝脏功能异常,肝酶 ALT 或 AST 水平升高;⑥肾脏功能异常:少尿(24h 尿量<400ml 或每小时尿量<17ml)或血肌酐>106μmol/L;⑦低蛋白血症伴胸腔积液或腹腔积液;⑧血液系统异常:血小板呈持续性下降并低于 100×10^9/L;血管内溶血、贫血、黄疸或血 LDH 升高;⑨心力衰竭、肺水肿;⑩胎儿生长受限或羊水过少;⑪早发型即妊娠 34 周以前发病

(四)子痫前期的治疗

关于 PE 发病机制的研究众多,但由于具体发病原因尚不明确,有关 PE 的临床治疗也始终停滞于对症治疗阶段。目前终止妊娠是最迅速、最有效的治疗手段,但过早终止妊娠会增加医源性早产,使围生儿患病率及病死率增高。PE 不仅影响妊娠结局,还会影响母婴的孕期健康,因此 PE 的治疗需兼顾母婴,在保证母体安全的基础上,适当延长孕周可以提高胎儿的存活率。治疗的基本原则是休息、镇静、解痉,有指征的降压、利尿,密切监测母胎情况,适时终止妊娠,且应根据病情严重程度,进行个体化治疗。

1. 一般治疗 卧床休息,取左侧卧位,尽量减少活动,镇静,保证充足的睡眠,避免刺激。间断吸氧,增加血氧含量,同时给予高蛋白、高热量饮食,如全身水肿者适当限制高盐饮食,补充多种维生素、钙剂等。

2. 解痉治疗 硫酸镁作为治疗妊娠期高血压疾病的首选药物,疗效得到一致肯定。硫酸镁治疗浓度和中毒浓度无明显界限,且个体差异明显,故使用硫酸镁治疗 PE 时应注意检测血液浓度及检查膝腱反射、呼吸和尿量,预防中毒。

3. 降压治疗 降压目的是为了预防子痫、心脑血管意外和胎盘早剥等严重母胎并发症。收缩压 ≥160mmHg 和／或舒张压 ≥110mmHg 的高血压孕妇必须行降压治疗,收缩压 ≥140mmHg 和／或舒张压 ≥90mmHg 的高血压孕妇可以行降压治疗。降压过程中力求下降平稳,不可波动过大,且为保证子宫胎盘血流灌注,血压不可低于 130/80mmHg。一般降压治疗给予口服药为主,若控制欠佳,可静脉给药。临床上常用的降压药是肼屈嗪、拉贝洛尔、硝苯地平、酚妥拉明。给药方法:10~20mg 溶入 5% 葡萄糖 100~200ml,以 10μg/min 静脉滴注。

4. 抗凝治疗 早发型重度 PE 患者因内皮细胞受损,存在血液浓缩及血液高凝状态,近年来抗凝治疗已成为 PE 疗法的热点。目前应用的抗凝药物主要有阿司匹林、肝素、LWMH、丹参等。LWMH 是目前最常用于预防和治疗妊娠期及产后血栓形成倾向的抗凝剂,有望成为治疗早发型重度 PE 的普及药物。

5. 糖皮质激素促进胎肺成熟 孕周<35 周,应用糖皮质激素使胎肺成熟,可明显降低新生儿呼吸窘迫综合征的发生率,同时降低脑出血及坏死性肠炎发生率。常用促胎肺成熟药物有倍他米松 12mg 静脉注射,每天 1 次,共 2 次;或者地塞米松,10mg 静脉注射,每天 1 次,共 2 次。

6. 终止妊娠 PE 患者经过以上积极治疗母胎状况无改善或者病情持续进展时,终止妊娠是唯一有效的治疗措施。

(1)终止妊娠的时机:轻度 PE 的孕妇可期待至足月,而重度 PE 患者,妊娠<26 周经治疗病情不稳定者建议终止妊娠。妊娠 26~28 周根据母胎情况及当地诊治能力决定是否行期待治疗。妊娠 28~34 周,如病情不稳定,经积极治疗 24~48 小时病情仍加重者,促胎肺成熟后终止妊娠;如病情稳定,可考虑期待治疗,并建议转至具备早产儿救治能力的医疗机构。妊娠 ≥34 周患者,胎儿成熟后可考虑终止妊娠。妊娠 37 周后的重度 PE 患者应终止妊娠。

(2)终止妊娠的方式:PE 患者,如无产科剖宫产指征,原则上考虑阴道试产。但如果不能短时间内阴道分娩,病情有可能加重,可考虑放宽剖宫产指征。

总之,PE 的治疗应遵循个体化原则,根据发病孕周、胎儿发育情况、孕妇情况及家属意愿等综合考虑是否行期待治疗。在严密监控下,部分 PE 孕妇可以保守治疗,适当延长孕周,使胎儿尽量达到或者接近成熟,提高新生儿存活率,减少新生儿并发症的发生。

(曾 勇)

第四节 内分泌问题

下丘脑 - 垂体 - 卵巢轴(hypothalamic-pituitary-ovarian axis,HPO)受其他内分泌腺(包括甲状腺、肾上腺及胰腺等)的影响,这些内分泌腺体的结构和功能异常可在多个水平上扰乱女性 HPO,进而导致卵巢排卵障碍,月经紊乱或闭经等,最终损害女性生育力。

一、甲状腺疾病

甲状腺是人体重要的内分泌器官,功能是分泌甲状腺激素(thyroid hormone,TH)以调节机体代谢。甲状腺自身免疫疾病(TAI)及功能异常是人群中的常见疾病,女性发病率明显高于男性。不育症患者中甲状腺功能亢进和甲状腺功能减退的发病率较正常人群升高,亚临床甲状腺功能减退的发病率高达 14%。可见甲状腺功能与女性生育力密切相关。目前的研究发现:在卵巢表面上皮,以及原始、初级和次级卵泡的卵母细胞上均有 TSH 受体和甲状腺激素受体(TR-α1 和 TR-β1)的表达,因此甲状腺激素可直接作用于卵巢,其过多或过少均可影响卵泡发育,损害卵巢储备力;甲状腺激素可直接参与调节子宫内膜生理功能,影响子宫内膜容受性;甲状腺疾病可能影响宫腔对妊娠的承受能力,增加产科并发症和不良妊娠结局的发生。甲状腺激素还可通过改变促性腺激素释放激素(GnRH)、催乳激素分泌、性激素结合球蛋白(SHBG)和凝血因子等,间接影响生育力。

因甲状腺功能与生育力关系明确,检测方法及治疗措施成熟,现多数生殖医学中心均将其纳为常规筛查项目。

(一)甲状腺疾病与不育症

1. 亚临床和显性甲状腺功能亢进 与甲状腺功能正常的女性相比,甲状腺毒症女性血清内性激素结合球蛋白(sex hormone binding globulin,SHBG)及雌二醇(estradiol,E_2)的水平增加。血清 E_2 水平增加,推测可能与血液循环内与 SHBG 结合的 E_2 清除减慢及 E_2、睾酮、雄烯二酮合成增加有关。未接受治疗的格雷夫斯病患者,相较甲状腺功能正常者和接受抗甲状腺药物治疗的患者相比,其体内 LH 分泌增加。格雷夫斯病患者 LH 分泌增加的原因目前尚不清楚,可能与这些患者垂体对 GnRH 刺激敏感性上调相关。

近年来临床报道,月经异常(月经紊乱,月经量过多,月经经期过长等)发生率在格雷夫斯病患者中为 21.5%,虽然显著高于甲状腺功能正常患者中的 8.4%,但较早期报道的在格雷夫斯病中高达 50% 的发生率明显下降。可能与近年来格雷夫斯病的早期诊断和治疗相关。尽管大部分格雷夫斯病患者仍有排卵,但其生育力却显著下降。

2. 亚临床和显性甲状腺功能减退 甲状腺功能减退患者,血液循环内雄烯二酮、雌酮的清除率下降,而外周芳香化酶的活性增加。由于甲状腺功能减退患者血液内 SHBG 水平下降,导致血液内总睾酮及雌二醇的浓度降低,但其非结合部分增加。患者 FSH、LH 水平正常,但部分患者可表现为垂体对 GnRH-a 刺激后的 LH 分泌反应迟钝或延迟。另外部分患者由于下丘脑 TRH 分泌增加,还可能出现血 PRL 上升。外周血内雌激素代谢异常、高泌乳素血症、凝血功能缺陷、LH 脉冲分泌异常等是导致甲状腺功能减退患者不育的主要原因。

亚临床甲状腺功能异常,包括亚临床甲状腺功能减退、低甲状腺素血症和 / 或孤立的甲状腺自身免疫,比临床甲状腺功能减退的发生率高得多。在 TPO-Ab 阳性女性中,不育症的相对风险增加(RR 2.25;95% CI 1.02~5.12;P=0.045)。此外,反复流产的妇女发生 Tg 和 / 或 TPO-Ab 的发生率也显著升高,高达 25%。亚临床甲状腺功能减退不影响卵巢的储备功能,无证据显示亚临床甲状腺功能减退对卵子和胚胎质量有影响。

约 25%~60% 的育龄期甲状腺功能减退的患

者存在月经异常,并且月经异常的严重程度与甲状腺功能减退病情呈正相关。患者的月经异常包括:月经稀发、频发,月经过多或经期延长等。雌激素突破性出血或无排卵,导致月经经期及月经量的改变;此外患者合并的凝血因子缺陷(例如凝血因子Ⅶ、Ⅷ、Ⅸ及Ⅺ水平下降),导致月经量过多及月经频发。LH/FSH 及 T_4 水平正常是实现 IVF 最佳受精率及囊胚形成率所必需的。Cramer 等的研究发现高 TSH 水平与 IVF 体外受精失败呈明显正相关,提示甲状腺参与了卵子生长发育的调控。甲状腺功能减退患者行左旋甲状腺激素(LT_4)治疗后,可明显改善 GnRH-a 刺激后的 LH 脉冲分泌,短期内使 PRL 水平恢复正常,降低月经紊乱的发生率,进而可提高自然妊娠率。在未及时补充甲状腺素治疗的妊娠期甲减及亚临床甲状腺功能减退孕妇产科并发症发生率增高,包括贫血、先兆子痫、心功能不全、胎盘早剥、产后出血等,以及胎儿的并发症如早产、低出生体重、分娩期胎儿窘迫、围产儿死亡和先天性甲状腺功能减退等。

3. 甲状腺自身免疫疾病 TAI 是育龄妇女中最常见的自身免疫性疾病,与甲状腺功能异常发生风险增加高度相关。据估计,普通女性 TAI 的患病率约为 10%,但在不育症人群更为普遍。荟萃分析汇总的 4 项研究表明,正常甲状腺患者中甲状腺抗体的存在与不明原因不育相关(*OR* 1.5,95% *CI* 1.1~2.0)。

患有多囊卵巢综合征(PCOS)的女性 TAI 发病率增加。其原因可能与原纤维蛋白 3(fibrillin 3)的 PCOS 基因的多态性有关,该基因多态性影响了免疫耐受的关键调节因子 TGF-β 的活性;连同较低 PCOS 患者自身较低的维生素 D 水平和较高的雌激素/孕激素比,这些因素可能有助于自身免疫。

通常 TPO-Ab 被认为是 TAI 筛查的最敏感指标,并且与(亚)临床甲状腺功能减退的风险有关。因此,大多数不育女性中 TAI 发病率或 TAI 与妊娠结局关系的研究中,都仅关注 TPO-Ab,而未考虑甲状腺球蛋白抗体(Tg-Ab)。在一项横断面研究中,992 位女性不育症患者,8% 的病例中同时存在 TPO 和 Tg-Ab。单 Tg-Ab 者为 5%,单 TPO-Ab 者为 4%。值得注意的是,单 Tg-Ab 阳性女性的 TSH 中位数比无甲状腺自身免疫抗体者高。在不育症筛查中,测定 Tg-Ab 的附加价值尚待确定。

TAI 对 IVF 妊娠结局的影响尚有争议,先前的多数研究认为 TAI 与 IVF 流产率增高,胚胎种植率、活产率和/或优胚率降低相关,但近年来的一些研究并不支持这一结论。2016 年,Sakar 等进行了一项前瞻性研究,49 例 TPO-Ab 阳性和 202 例 TPO-Ab 阴性的不育症女性中,其 IVF 的妊娠率和流产率基本相当。

(二)治疗

考虑到甲状腺功能异常对生育结局的潜在不利影响,建议对所有寻求不育治疗的患者进行筛查,以查明潜在的甲状腺疾病。病史询问中除应关注患者是否存在明细的体重变化、疲劳、易怒和心悸以外,还应注意是否存在月经紊乱等可能指向甲状腺功能障碍的症状。实验室评估应至少包括 TSH 和 TPO-Ab。

1. 甲状腺功能亢进的治疗 应及时转诊患者至内分泌专科就诊。抗甲状腺药物、手术、放射性碘(^{131}I)治疗均可选择。 ^{131}I 是常用的治疗甲状腺毒症和分化型甲状腺癌的药物。在甲状腺毒症患者,平均 ^{131}I 用量为 10mCi(370MBp)。这一剂量对女性生育力的影响可以忽略,并且也不会对子代的健康造成不良影响,也即 ^{131}I 治疗不会损害甲状腺毒症女性的生殖腺体。临床上推荐的 ^{131}I 治疗后应避孕 6 个月,主要是避免 ^{131}I 治疗后甲状腺功能减退带来的不良妊娠结局,而并非为了规避其的致畸作用。

2. 甲状腺功能减退的治疗 基于甲状腺功能减退可能导致月经异常、不孕、自然流产、多种母婴并发症等不良结局,应及时治疗。不育女性在 IVF 助孕前推荐使用 LT_4 治疗,可降低流产率,提高临床妊娠率和活产率。 LT_4 治疗一般不会出现不良反应。如果超过个体的耐受剂量或过量服药,特别是治疗开始时剂量增加过快,可能出现甲状腺功能亢进的临床症状。通常在减少用量或停药数日后,上述症状消失。对部分超敏患者,可能会出现过敏反应,服药方法是每日晨起空腹服药 1 次,如果剂量大,有不良反应,可以分多次服用。治疗的目标是疾病的症状和体征消失,TSH、 FT_4 、 TT_4 维持在正常范围。轻度亚临床甲状腺功能减退症(subclinical hypothyroidism,SCH)(TSH<10mIU/L)患者如果伴甲减症状、TPO-Ab 阳性、血脂异常或动脉粥样硬化性疾病,应予 LT₄ 治疗。既往患有甲减或亚临床甲状腺功能减退的育龄妇女计划妊娠,应调整 LT₄ 剂量,使 TSH 在正常范围,但其治疗目标是否为血清 TSH<2.5mIU/L 尚不明确。

3. 甲状腺自身免疫性疾病的治疗　具体的治疗可参照中华医学会生殖医学分会制定的指南进行:①强烈推荐 LT₄ 治疗:TPO-Ab 阳性伴 TSH 高于妊娠期参考值范围者、TPO-Ab 阴性伴 TSH>10.0mIU/L;②弱推荐 LT₄ 治疗:TPO-Ab 阳性伴 TSH>2.5mIU/L 但低于妊娠期参考值范围上限、TPO-Ab 阴性伴 TSH 高于妊娠期参考值范围但<10.0mIU/L;③强烈不推荐 LT₄ 治疗:TPO-Ab 阴性伴 TSH 在妊娠期参考值范围内或<4.0mIU/L。弱推荐促排卵后妊娠的女性参照此标准治疗 TSH 升高。妊娠后 LT₄ 剂量需增加 20%~30%,或是在原剂量上每周增加 2 粒。强烈推荐临床甲状腺功能减退、治疗或未治疗的亚临床甲状腺功能减退、甲状腺功能减退高风险者(如甲状腺功能正常但 TPO-Ab 或 Tg-Ab 阳性者、放射碘治疗者)妊娠后每 4 周测定 TSH,直至妊娠中期和至少接近妊娠 30 周时。分娩后 LT₄ 剂量应调整至孕前水平,并在产后 6 周时重新评估甲状腺功能。部分妇女产后可能无须 LT₄ 治疗,尤其是剂量 ≤50μg/d 者。若停用 LT₄ 治疗,停药 6 周后需重新评估 TSH 水平。

甲状腺疾病的诊治流程,见图 8-4-1。

二、肾上腺疾病

肾上腺不仅具有合成和分泌糖皮质激素、盐皮质激素的功能,还能合成和分泌少量雄激素和极微量雌激素、孕激素。肾上腺功能不足(原发性或继发性)、库欣综合征、先天性肾上腺皮质增生症是常见的与女性不育症相关的肾上腺疾病,前两种疾病需要在内分泌专科诊治,本节主要讨论先天性肾上腺皮质增生症。

先天性肾上腺皮质增生症(congenital adrenal hyperplasia,CAH)是由于编码肾上腺皮质激素合成酶的基因突变引起酶的缺陷,导致肾上腺皮质激素合成不足或严重缺乏、前体物质堆积的一组单基因遗传病,也是较常见的常染色体隐性遗传病。

1. 先天性肾上腺皮质增生症分类　先天性肾上腺皮质增生症按照合成酶缺陷的不同,分为 17α-羟化酶缺乏症、21-羟化酶缺乏症、11β-羟化酶缺乏症、3β-羟类固醇脱氢酶缺乏症及其供电子体 P450 氧化还原酶(类固醇合成细胞色素 P450)缺乏症五类,不同类型 CAH 的临床表型及生化表现基于缺陷酶的种类及残余酶活性的不同各有其特点。21-羟化酶缺陷(21 hydroxylase deficiency,21-OHD)是 CAH 最常见的类型,占 CAH 人群的 90%~95%。

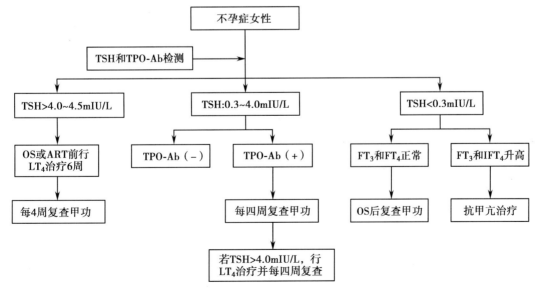

图 8-4-1　甲状腺疾病的诊治流程

21- 羟化酶缺陷其发病机制是第 6 号染色体短臂的 *CYP21* 基因突变引起。21- 羟化酶缺陷导致 17- 羟孕酮(17-OHP)转化为 11- 去氧皮质醇及孕酮转化为去氧皮质酮障碍(两者分别为皮质醇和醛固酮的前体),皮质醇和醛固酮合成减少,负反馈致促肾上腺皮质激素(ACTH)分泌增加,刺激肾上腺皮质细胞增生,17-OHP 和孕酮增加。过多的 17-OHP 通过旁路代谢,转化为雄激素,而引起高雄激素血症,包括雄烯二酮、睾酮和 DHEA-S 升高(图 8-4-2)。

CYP21 基因型与临床型存在一定相关性,能导致严重羟化酶缺乏的基因突变称为严重突变型,而对于引起轻中度酶缺陷的基因突变则称为温和突变型。按 21- 羟化酶缺乏的程度在临床上可分为失盐型、单纯男性化型和非经典型,其中前两者并称经典型。失盐型在婴儿期即可出现典型的临床表现,严重呕吐、喂养困难、体重不增,电解质紊乱则表现为低钠和高钾,同时女性伴有外生殖器的男性化等,如未及时诊治预后不良。单纯男性化型出生时伴或不伴明显的外生殖器异常,大多至青春期则表现为女性阴蒂增大,男性性早熟。非经典型

CAH 发生率远较经典型 CAH 发病率高,其在出生时无典型的临床特征,成年后多因女性不育或男性不育就诊时被发现。

2. CAH 对女性生育力的影响 CAH 女性生育力往往低于正常人群,单纯男性化 CAH 女性的妊娠率最高,而失盐型的妊娠率最低。事实上经典型 CAH 多需要补充糖皮质激素和盐皮质激素方能恢复月经和排卵,因此不经治疗者自然妊娠罕见。在英国一项对经典型育龄女性的研究中,有妊娠意愿的 23 例患者中的妊娠率为 91.3%,与正常人群的妊娠率相当(95%),但总体的生育率(总出生数与相应人口中育龄妇女人数之间的比例)明显低于正常人群(0.25∶1.8)。目前,随着非经典型患者被越来越多的发现,CAH 中非经典型是不育症临床中最常见的类型。非经典型 CAH 大多因原发不育就医时被确诊。在一项针对 190 名非经典型 CAH 妇女的研究中,只有 20 名患者接受了不育症咨询。在 190 位妇女中,有 95 位有生育意愿,其中 85 位成功妊娠。在这 85 名妇女中,共妊娠 187 次,生育 141 名儿童;总体而言,未经任何治疗自然妊娠者占 57.2%,接受氢化可的松治疗的妊娠者占 41.2%,

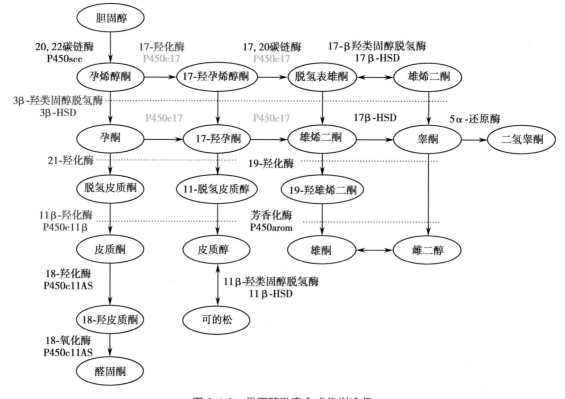

图 8-4-2 类固醇激素合成代谢途径

接受排卵诱导剂的怀孕者占 1.6%；值得注意的是，接受糖皮质激素治疗的妇女的流产率（6.5%）显著低于未接受糖皮质激素治疗的妇女（26.3%）；在 141 个活产儿中，只有 2 个（1.5%）患有经典 CAH。

21- 羟化酶缺陷患者生育力下降的原因复杂，包括性激素分泌异常、内分泌异常导致的生殖细胞生成障碍、生殖道重建术对性生活不良影响、糖皮质激素治疗不当及精神心理因素等。

（1）CAH 对女性生殖系统发育的影响：CAH 是引起女性外生殖器男性化最常见的病因。在妊娠 6~7 周胎儿完成外生殖器的分化，而肾上腺皮质妊娠 7 周时开始具有分泌功能。21- 羟化酶缺陷女胎在孕早期暴露于高肾上腺源性雄激素环境中，外生殖器呈现不同程度男性化。男性化范围从阴蒂到尿道海绵体，如阴蒂肥大、阴唇皮肤皱缩、阴道狭窄等。严重的男性化需手术治疗，但长期随访结果表明，经历手术治疗的经典型患者的生育能力并没有提高。因那些经历阴道重建术的患者，往往合并膀胱感染及局部脓肿、瘢痕形成及阴道挛缩等，给患者身体和心理上带来很大痛苦。而且外生殖器整形手术导致夫妻双方对性生活的满意度下降，约 50% 的术后女性对性生活不满。与正常对照组和非手术组相比，接受手术治疗的经典型女性的阴蒂敏感度严重受损、性快感缺失及性交痛等，均是影响性生活的不良因素。虽然术式不断改进，但远期的效果尚未获得研究证实。对于女性 CAH 患者外生殖器两性化的治疗，目前更多地关注于药物和精神心理治疗方面。21- 羟化酶缺陷女性更多表现外生殖器男性化，而子宫、输卵管、卵巢基本与正常人群无明显差异。但多囊卵巢综合征在 CAH 女性中较常见，多与内分泌异常及不育有关。

（2）CAH 对女性生殖内分泌的影响：CAH 体内高雄激素可引起 LH/FSH 比值改变，诱导排卵异常。升高的孕激素对于子宫内膜容受性、胚胎着床等的不利影响，也是 CAH 女性不育的原因，受影响的程度与激素异常的程度相关。雄激素降低下丘脑对孕激素的负反馈抑制反应，GnRH 分泌脉冲增加，进而 LH 分泌增加，从而干扰排卵。高雄激素在外周转化为雌酮，对子宫内膜长期慢性刺激，使子宫内膜不典型增生及肿瘤发生风险增加，这也

是对生育能力造成不良影响因素之一。高雄激素血症、排卵障碍及月经异常等临床表现类似于多囊卵巢综合征，两组鉴别有时候比较困难。但需要注意的是，大约 40% 的 PCOS 患者合并有非典型的 CAH。此外，CAH 患者持续升高的孕激素水平不仅影响 GnRH 脉冲频率、卵母细胞、输卵管活动、宫颈黏液、精子穿透，还对子宫内膜容受性也产生不良的影响。而且在人类辅助生殖技术的研究中显示，当孕激素水平超过 150ng/dl 与妊娠率降低相关。

（3）CAH 对产科结局的影响：不利的影响，包括流产率增加、胎儿生长受限、活产率降低等。经典型 CAH 女性妊娠后约 10% 发生自然流产，复发性流产还可能是非经典型 CAH 女性最初就诊的原因。自然流产的发生机制还不确切，升高的孕激素影响了调节子宫内膜环境的基因表达，致使胚胎延迟着床，可能是自然流产发生原因之一，此外 CAH 患者合并有黄体功能不足、高雄激素导致的子宫内膜容受性差及胚胎染色体异常等也可能是其发病原因。糖皮质激素治疗是改善 21- 羟化酶缺陷患者妊娠结局的有效手段，可显著降低患者的自然流产率。CAH 还可能是胎儿宫内生长迟缓危险因素，对夫妇任一方为 CAH 携带或患病者，应严密监测胎儿宫内生长情况。21- 羟化酶缺陷患者活产和足月产数与 CYP21 基因突变严重程度密切相关。严重突变型的活产数明显减少，失盐型女性的活产率是 0~10%，单纯男性化型是 33%~55%，非经典型则是 63%~90%，此外妊娠结局不仅受 CAH 影响，年龄、母体基础疾病都可能导致不良的母儿临床结局。

3. 诊断　CAH 的诊断从临床表现、实验室检查和影像学检测等方面进行综合评价。

（1）临床表现：患者可能存在不同程度男性化表现，如阴蒂增大、阴唇融合；男婴阴茎粗大；高雄激素过多症状体征：多毛、男性化阴毛分布、声音粗、肌肉相对发达、皮肤及外生殖器色素沉着；月经不调，不孕等。

（2）实验室检查：①血皮质醇测定：典型失盐型 CAH 者，皮质醇水平低于正常，单纯男性化型其水平可在正常范围或稍低于正常。②血浆醛固

酮水平测定：失盐型者，血醛固酮早期可升高以代偿失盐倾向，严重失代偿后其水平下降；单纯男性化型者大多正常或轻度增高。③血 ACTH 测定：血 ACTH 水平不同程度升高，但部分非典型型者可正常。④血 17-OHP、孕酮、脱氢表雄酮、雄烯二酮和睾酮测定：5 种均可增高，其中 17-OHP 可增高达正常的几百倍，是 21-OHD 较可靠的诊断依据。测定 17-OHP 应在清晨、月经周期的卵泡期采血。⑤24 小时 17-尿酮类固醇测定：是肾上腺皮质雄激素（不包括睾酮）的代谢产物。该症尿 17-酮类固醇水平可增高，24 小时尿 17-羟皮质醇和尿四氢脱氧皮质醇稍减少，17-OHP 代谢产物尿孕三醇增高。⑥失盐型 CAH，因醛固酮水平下降导致低血钠、高血钾、代谢性酸中毒，失盐型可表现为严重而顽固的电解质紊乱及酸中毒，致命性高钾血症可达 7~8mmol/L 以上，可导致心搏骤停。但其他型 CAH 电解质并无异常改变。⑦ACTH 刺激试验：非典型 CAH 的 17-OHP 可正常或轻度增加，需进一步做刺激试验以助诊断。实验方法为静脉推注 0.125mg 或 0.25mg α1-24 ACTH，检测基线值及 60 分钟时 17-OHP 的血清浓度。典型的 21-OHD 者，基础 17-OHP 可超过 60nmol/L（2 000ng/dl），ACTH 刺激试验后，17-OHP 可达到 3 000nmol/L（100 000ng/dl），血皮质醇反应仍低下；非典型型的 21-OHD 者，基础 17-OHP ≥ 6nmol/L（200ng/dl），ACTH 刺激试验后，17-OHP 可达到 50~300nmol/L（1 500~10 000ng/dl）以上，血皮质醇反应正常。CAH 杂合子与正常者此试验结果无区别。因此该试验可区别典型型、非典型型和 CAH 杂合子。⑧对于外生殖器两性难辨者，进一步可做染色体核型检查以明确真正的遗传性别。⑨基因诊断：21-羟化酶基因位于第 6 号染色体短臂 HLA 基因区域，与补体 C4 和未知功能 X 基因相邻。21-羟化酶由 A、B 两个基因组成，各含 10 个外显子和 9 个内含子。B 基因属功能基因，A 基因为假基因。最常见为突变，可伴 C4 和 A 基因缺失或重复，其次为大片段缺失、基因转化、染色体不等交换、内含子 2 和第 6 外显子突变等。多数非典型 CAH 确诊和分型需要基因检测明确突变的基因位点（表 8-4-1）。

（3）影像学检测：先天性肾上腺皮质增生症患儿肾上腺体积明显增大，随着 MRI、CT 和超声的广泛应用，现代影像学手段可以为 CAH 的诊断提供重要的诊断依据。

4. 治疗

（1）药物治疗：主要通过补充生理需要量的糖皮质激素，抑制下丘脑及垂体过度分泌 CRH 及 ACTH，从而降低肾上腺性激素分泌水平。糖皮质激素治疗目前主要应用于严重 CAH 患者，而非经典 CAH 或许没有必要。非经典型 CAH 青少年应该根据其临床表现和意愿进行治疗。而对于所有有症状（高雄激素血症、月经失调、排卵障碍、不孕等）并考虑怀孕的非经典型 CAH 患者均建议糖皮质激素替代治疗。氢化可的松（hydrocortisone，HC）半衰期短可作为临床首选药物。初始剂量为

表 8-4-1　各类型 CAH 实验室检测结果变化

酶缺陷	血液								尿液		
	Na	K	肾素原	Ald	17-OHP	DHEA	DOC	睾酮	17-OHCS	17-KS	孕三醇
21-羟化酶失盐型	↓	↑	↑↑	↓↓	↑↑	N↑	N↓	↑↑	↓	↑↑	↑↑
单纯男性化型	N	N	↑	N↓	↑↑	N↑	N↓	↑↑		↑↑	↑↑
11β-羟化酶	↑	↓	↓	↓	↑	N↑	↑↑	↑	↑	↑↑	↑
17-羟化酶	↑	↓	N↓	↓	↓	↓↓	↑↑	↓	↓	↓	↓
3β-羟类固醇脱氢酶	↓	↑	↑	↓	N↑	↑↑	↓	↓	↓	↑	N↑
类脂性肾上腺皮质增生	↓	↑	↑	↓	↓	↓	↓	↓	↓	↓	↓
18-羟化酶	↓	↑	↑	↓	N	N	N	N	N	N	N

注：Ald：醛固酮；DOC：脱氧皮质酮；17-OHP：17 羟孕酮；17-OHCS：17-羟皮质醇；17-KS：17 酮皮质醇

成人 13.75mg/(m²·d),2~4Ts/d,早晨药物剂量可稍大。为减少 GC 用量,临床上常联用氟氢可的松,加强抑制 ACTH 作用。

(2)抗雄激素治疗:可使用氟他胺(flutamide)进行抗雄激素治疗。氟他胺通过竞争性结合性激素结合蛋白,降低雄激素浓度;用法:125mg 口服,每天 3 次。

(3)调整月经周期:对使用糖皮质激素后仍有月经周期紊乱的经典型 CAH,可同时口服短效避孕药调整月经周期。对无生育需求的 CAH 患者,可仅使用口服避孕药治疗。

(4)诱导排卵:对有生育要求者,在口服糖皮质激素、抗雄激素治疗后,仍未恢复自然排卵者,可行克罗米芬、来曲唑或促性腺激素诱导排卵。

(5)辅助生殖技术:部分自然妊娠失败患者,以及存在其他不育因素患者,根据其适应证选择性人工授精或 IVF/ICSI-ET。

(6)妊娠期间治疗:妊娠期 CAH 患者需要继续服用糖皮质激素,否则高雄激素对妊娠可产生包括流产、女胎男性化等不良结局。妊娠期可以选择的糖皮质激素包括地塞米松、氢化可的松、泼尼松等(均属于妊娠期 C 级药物)。虽然地塞米松对雄激素的抑制作用优于氢化可的松和泼尼松,但其可以通过胎盘,妊娠期应当谨慎使用,因此临床上氢化可的松片剂仍为最佳选择。糖皮质激素治疗应在确定妊娠后尽快进行(不能晚于第 9 周);尽早通过绒毛膜取样或羊水穿刺明确胎儿性别,并测定孕妇外周血雌三醇、羊水孕三酮、17-羟孕酮、雄烯二酮测定;若确定为男胎或显示胎儿肾上腺显著抑制(母体外周血雌三醇<0.2nmol/L 为胎儿肾上腺显著抑制,若>10nmol/L 则为抑制不足),则停止糖皮质激素治疗,否则继续应用至分娩。

三、胰腺疾病

胰腺作为人体重要的内分泌器官,其分泌的胰岛素不仅参与糖代谢,还对维持正常卵巢功能也有重要作用。临床生殖内分泌疾病中最常见的胰腺疾病是糖尿病。

糖尿病困扰了成千上万的患者及其家庭。1 型糖尿病患者以年轻人为主,它在全世界的患病人数正以每年 3% 的惊人增速持续增加。每年有 70 000 名 14 岁及以下的儿童发生 1 型糖尿病。而随着肥胖儿童和青少年人群的急剧增多,无论是在发达国家还是在发展中国家,2 型糖尿病的发病人数也在逐年增长。

(一)糖尿病与女性生育力

1. 1 型糖尿病与女性生育力　1 型糖尿病影响女性月经初潮和月经周期,导致患者生育力下降。在 1922 年胰岛素开始应用于 1 型糖尿病的治疗之前,儿童时期发生糖尿病的女孩绝大多数没有月经初潮,或者即使短暂月经来潮也通常会停经,仅有 2% 的 1 型糖尿病女性成功受孕。而接受胰岛素治疗后,大部分的女性糖尿病患者可出现月经,但仍有很高比例的患者存在月经紊乱(以继发性闭经和月经稀少为主)的情况,其发生率是非糖尿病患者的 3 倍。

2. 2 型糖尿病和女性生育力　大部分 2 型糖尿病女性患者是绝经后女性,但随着饮食和生活方式的变化,肥胖越来越普遍,生育年龄女性发生 2 型糖尿病的风险逐年增加。2 型糖尿病和女性不育、月经周期改变、绝经年龄相关。

(二)糖尿病损害女性生育力的病理机制

1. 1 型糖尿病与下丘脑性无排卵　1 型糖尿病可引起厌食症样下丘脑性无排卵进而影响 HPO 轴。低体重指数的糖尿病女性更易出现月经紊乱。糖尿病年轻女孩的分解代谢和饮食限制会导致细胞内营养匮乏,这种情况在诊断糖尿病和开始胰岛素治疗前更易出现,继而可能破坏下丘脑 GnRH 的脉冲式分泌,引起促性腺激素分泌减少。接受胰岛素治疗的 1 型糖尿病患者,可能出现胰岛素超生理剂量,继之发生雄激素过多和 PCOS。除了外源性高胰岛素血症,1 型糖尿病女性也可由于肌肉摄取葡萄糖减少而导致胰岛素抵抗,进而可能出现雄激素分泌过多。

2. 2 型糖尿病与肥胖和 PCOS　Amini 等的研究发现 PCOS 在 2 型糖尿病中的发病率增高。2 型糖尿病和 PCOS 有共同的危险因素,如高血压、肥胖、血脂异常和高胰岛素血症。胰岛素抵抗可导致高胰岛素血症,高胰岛素血症通过 IGFBP、IGF₁ 和 SHBG 水平的改变来刺激肾上腺和卵巢雄激素分泌增多,继而停止排卵。肥胖在 2 型糖尿病女性和 PCOS 人群中都很普遍。研究显示,肥胖女性需要更长时间受孕,与年龄、周期规律无关,提示其卵巢功能的改变。

3. 糖尿病影响女性绝经年龄 现已知糖尿病患者的细胞衰老早于正常人群。Dorman 等对 143 位 1 型糖尿病高加索女性的绝经年龄与非糖尿病姐妹、无亲缘关系的非糖尿病对象进行比较,发现 1 型糖尿病是过早绝经的独立危险因素。由于 1 型糖尿病女性的初潮年龄明显大于非糖尿病女性,加之过早绝经,这两者使 1 型糖尿病女性的生育期缩短了 6 年。目前的研究尚未提示 2 型糖尿病女性有发生过早停经的风险。1 型糖尿病女性提早绝经可能与自身免疫有关。

4. 糖尿病患者中自身免疫性疾病发生率增高 自身免疫疾病,包括卵巢炎、睾丸炎和甲状腺功能减退,是现已知的不育病因。1 型糖尿病患者中桥本氏甲状腺炎、抗甲状腺过氧化物酶抗体及抗卵巢自身抗体阳性率明显增高,损害患者的生育力。

5. 糖尿病患者中性功能障碍发生率增加 14%~45% 的糖尿病女性出现了性刺激障碍和润滑不良,明显高于健康对照者。女性性功能障碍可能会因性欲减低和性行为减少而对不育产生继发影响,尤其在排卵时期(图 8-4-3)。

糖尿病对女性生育力有明确不利影响,而通过严格血糖代谢控制,可改善患者的月经紊乱、生育率。对部分糖尿病患者在代谢控制后仍有月经紊乱,应进一步检查 HPO 轴是否异常,并评价激素状态(GnRH、LH、FSH 和 GnRH 刺激试验)和糖尿病相关的自疫病因。

(三)处理

1. 评估糖尿病患者能否妊娠 对伴有糖尿病不育患者行任何不育症检测和治疗之前均应对其进行评估。未经治疗的 White 妊娠糖尿病分级在 D、F、R 级的糖尿病患者妊娠后对母儿危险较大,应避免妊娠。器质性病变较轻、血糖控制良好者,可在积极治疗、密切监护下助孕及治疗。在整个不育症诊治过程中,应与内分泌科医师协同管理患者,确保血糖控制稳定。

White 妊娠糖尿病分级:

A 级:孕前已有糖耐量损害,仅饮食控制即可,发病年龄及病程不限。

B 级:发病年龄>20 岁,糖尿病病程<10 年。

C 级:发病年龄 10~19 岁,病程 10~19 年。

D 级:发病<10 岁,或病程<10 年,或眼底有背景性视网膜病变,或伴有非妊高征性高血压。

E 级:发病年龄<10 岁,病程>20 年,伴盆腔动脉硬化。

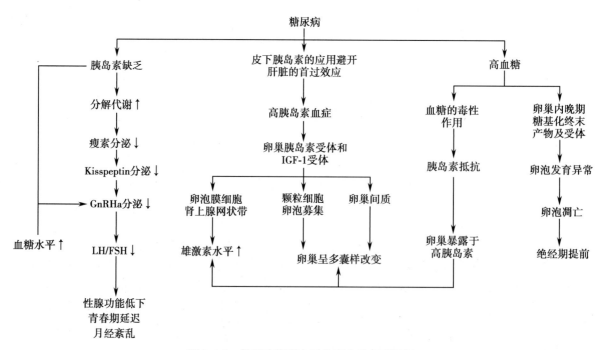

图 8-4-3 糖尿病损害女性生育力的病理机制

F级：已合并有糖尿病肾病(尿蛋白>300mg/d)。

R级：已合并有眼底增殖性视网膜病变或玻璃体积血。

R1级：同时合并有R与F两级病变。

H级：已合并有冠状动脉硬化性心脏病。

T级：有肾移植史。

2. 糖尿病教育　向患者及其家属进行宣教,尽可能多地学习和了解糖尿病及其对不孕、妊娠及分娩影响的相关知识,提高自我管理的意识和能力。

3. 饮食控制和运动　饮食控制是糖尿病管理的基础,饮食控制需要形成良好的饮食习惯,确定合理的能量摄入,均衡分配各种营养物质。运动治疗对于伴有肥胖的糖尿病患者,肥胖型PCOS合并糖尿病或糖耐量受损者尤为重要,应在医师指导下每周进行至少150分钟中等强度的运动。

4. 血糖检测　血糖检测指标主要是空腹、三餐后血糖及糖化血红蛋白。此外对有脏器受损患者,还应包括心血管危险因素和并发症检测。

5. 药物治疗　包括口服降糖药物及胰岛素制剂,应在内分泌专科指导下应用。

6. 诱导排卵　对排卵障碍的糖尿病患者,可以进行诱导排卵治疗。

7. 辅助生殖技术　对于有IVF/ICSI-ET指征,经评估能妊娠的糖尿病患者可以考虑辅助生殖治疗。但要特别注意促排卵、黄体支持药物对血糖的影响,治疗过程中一定要严密监测血糖,在与内分泌科医师协同管理下完成助孕治疗。

（高　颖）

参考文献

1. VANDER BM, WYNS C. Fertility and infertility: Definition and epidemiology. Clinical biochemistry, 2018, 62: 2-10.

2. MASCARENHAS MN, FLAXMAN SR, BOERMA T, et al. Trends in primary and secondary infertility prevalence since 1990: a systematic analysis of demographic and reproductive health surveys. The Lancet, 2013.

3. 卢艳, 唐惠艳. 不孕症患者的心理状况及积极心理干预研究. 中国计划生育和妇产科, 2019, 11 (9): 78-81.

4. SAEI G M, RAMEZANI TF, BEHROOZI LAK T, et al. Quality of Life and Emotional States of Depression, Anxiety and Stress in Adolescents with Polycystic Ovary Syndrome: A Cross Sectional Study. Psychology research and behavior management, 2020, 13: 203-209.

5. HARPER JC, SCHATTEN G. Are we ready for genome editing in human embryos for clinical purposes?. European journal of medical genetics, 2019, 62 (8): 103682.

6. POZZA A, DETTORE D, COCCIA ME. Depression and Anxiety in Pathways of Medically Assisted Reproduction: The Role of Infertility Stress Dimensions. Clinical practice and epidemiology in mental health: CP&EMH, 2019, 15: 101-109.

7. CHIAFFARINO F, BALDINI MP, SCARDUELLI C, et al. Prevalence and incidence of depressive and anxious symptoms in couples undergoing assisted reproductive treatment in an Italian infertility department. European journal of obstetrics, gynecology, and reproductive biology, 2011, 158 (2): 235-241.

8. BOIVIN J, BUNTING L, COLLINS JA, et al. International estimates of infertility prevalence and treatment-seeking: potential need and demand for infertility medical care. Human reproduction, 2007, 22 (6): 1506-1512.

9. VITALE SG, LA ROSA VL, RAPISARDA AMC, et al. Psychology of infertility and assisted reproductive treatment: the Italian situation. Journal of Psychosomatic Obstetrics & Gynecology, 2016, 38 (1): 1-3.

10. DOMAR KL AD. The relationship between stress and infertility. Dialogues Clin Neurosci, 2018, 20 (1): 41-47.

11. SHREFFLER KM, GREIL AL, TIEMEYER SM, et al. Is infertility resolution associated with a change in women's well being?. Human reproduction, 2020, 35 (3): 605-616.

12. ZAHRA OA, SOHEILA R, TAHEREH B, et al. The Effectiveness of Counseling with a Cognitive Behavioral Approach on Infertile Women's Stress. Maedica, 2019, 14 (4): 363-370.

13. 付兰, 孙钱. 不孕患者地中海饮食习惯对体外受精疗的影响. 中国妇幼保健, 2018, 33 (5): 1113-1116.

14. CHAVARRO JE, SCHLAFF WD. Introduction: Impact of nutrition on reproduction: an overview. Fertility and sterility, 2018, 110 (4): 557-559.

15. RONNENBERG AG, VENNERS SA, XU X, et al. Preconception B-vitamin and homocysteine status, conception, and early pregnancy loss. American journal of epidemiology, 2007, 166 (3): 304-312.

16. CHU J, GALLOS I, TOBIAS A, et al. Vitamin D and assisted reproductive treatment outcome: a systematic review and meta-analysis. Human reproduction, 2018, 33 (1): 65-80.

17. TAO RX, MENG DH, LI J, et al. Current Recommended Vitamin D Prenatal Supplementation and Fetal Growth: Results from the China-Anhui Birth Cohort Study. The Journal of clinical endocrinology and metabolism, 2018, 103 (1): 244-252.

18. CHIU YH, CHAVARRO JE, SOUTER I. Diet and female fertility: doctor, what should I eat?. Fertility and sterility,

2018, 110 (4): 560-569.

19. KARAYIANNIS D, KONTOGIANNI MD, MENDOROU C, et al. Adherence to the Mediterranean diet and IVF success rate among non obese women attempting fertility. Human reproduction, 2018, 33 (3): 494-502.

20. TOLEDO E, BURGO C, ZAMBRANA A, et al. Dietary patterns and difficulty conceiving: a nested case control study. Fertility and sterility, 2011, 96 (5): 1149-1153.

21. 杨月欣, 张环美.《中国居民膳食指南 (2016)》简介. 营养学报, 2016, 38 (3): 209-217.

22. NASSAN FL, CHAVARRO JE, TANRIKUT C. Diet and men′s fertility: does diet affect sperm quality？. Fertility and sterility, 2018, 110 (4): 570-577.

23. TWIGT JM, BOLHUIS ME, STEEGERS EA, et al. The preconception diet is associated with the chance of ongoing pregnancy in women undergoing IVF/ICSI treatment. Human reproduction, 2012, 27 (8): 2526-2531.

24. THAÍS DA, IEQUE AL, CORRÊA DE, et al. Antiphospholipid syndrome and recurrent miscarriage: A systematic review and meta-analysis. Journal of Reproductive Immunology, 2017, 123: 78-87.

25. LIU LP, SUN D. Pregnancy outcomes in patients with primary antiphospholipid syndrome: A systematic review and meta-analysis. Medicine, 2019, 98 (20): e15733.

26. VALENTINA C, STEFANIA DR, MARTA T, et al. Antiphosphatidylserine/prothrombin Antibodies in Antiphospholipid Syndrome with Intrauterine Growth Restriction and Preeclampsia. The Journal of Rheumatology, 2018, 45 (9): 1263-1272.

27. HORNSTEIN MD, DAVIS OK, MASSEY JB, et al. Antiphospholipid antibodies and in vitro fertilization success: a meta-analysis. 2000, 73 (2): 330-333.

28. DREYFUS M, HEDELIN G, KUTNAHORSKY R, et al. Antiphospholipid antibodies and preeclampsia: a case control study. Obstetrics & Gynecology, 2001, 97 (1): 29-34.

29. KARACAN M, et al. Effect of antithyroid antibodies on ICSI outcome in antiphospholipid antibody negative euthyroid women. Reproductive biomedicine online, 2013, 27 (4): 376-380.

30. MIYAKIS S, LOCKSHIN MD, ATSUMI T, et al. International consensus statement on an update of the classification criteria for definite antiphospholipid syndrome (APS). Journal of Thrombosis & Haemostasis, 2006, 4 (2): 295-306.

31. 中国医师协会风湿免疫科医师分会自身抗体检测专业委员会, 国家风湿病数据中心, 国家免疫疾病临床医学研究中心, 抗磷脂抗体检测的临床应用专家共识. 中华内科杂志, 2019, 58 (7): 496-500.

32. LABARBERA AR, MILLER MM, OBER C, et al. Autoimmune Etiology in Premature Ovarian Failure. American Journal of Reproductive Immunology, 2013, 16 (3): 115-122.

33. MEDEIROS PB, FEBRNIO MV, E BONFÁ, et al.

Menstrual and hormonal alterations in juvenile systemic lupus erythematosus. Lupus, 2009, 18 (1): 38-43.

34. PETRI M, ORBAI AM, ALARCÓN GS. Derivation and validation of the Systemic Lupus International Collaborating Clinics classification criteria for systemic lupus erythematosus. Arthritis Rheum, 2012, 64 (8): 2677-2686.

35. Rheumatology C. 2020 Chinese guidelines for the diagnosis and treatment of systemic lupus erythematosus. Zhonghua Nei Ke Za Zhi, 2020, 59 (3): 172-185.

36. VIVIEN G, ALICE B, THOMAS B, et al. Hydroxychloroquine for the prevention of fetal growth restriction and prematurity in lupus pregnancy: a systematic review and meta-analysis. Joint Bone Spine, 2018, 85 (6): 663-668.

37. POLLHEIMER J, VONDRA S, BALTAYEVA J, et al. Regulation of Placental Extravillous Trophoblasts by the Maternal Uterine Environment. Frontiers in Immunology, 2018, 9: 2597.

38. XU J, GU Y, SUN J, et al. Reduced CD200 expression is associated with altered Th1/Th2 cytokine production in placental trophoblasts from preeclampsia. American Journal of Reproductive Immunology, 2018, 79 (1): 12763.

39. EGHBAL S, MEHDI F. The imbalance of Th17/Treg axis involved in the pathogenesis of preeclampsia. Journal of Cellular Physiology, 2018, 234 (4): 5106-5116.

40. 曾庆红, 黄桂凤, 陈汝斌. 子痫前期患者的预防与治疗体会. 中国妇幼健康研究, 2013, 24 (2): 257-258.

41. AGHAJANOVA L, LINDEBERG M, CARLSSON IB, et al. Receptors for thyroid stimulating hormone and thyroid hormones in human ovarian tissue. Reproductive biomedicine online, 2009, 18 (3): 337-347.

42. KRASSAS GE, POPPE K, GLINOER D. Thyroid function and human reproductive health. Endocr Rev, 2010, 31 (5): 702-755.

43. BHATT SJ, HOLDEN EC, SEUNGDAMRONG A. Thyroid dysfunction and infertility. Thyroid Disease and Reproduction, 2019.

44. IRAVANI A, SAEEDI M, PAKRAVESH J, et al. Thyroid autoimmunity and recurrent spontaneous abortion in Iran: a case control study. Endocrine Practice, 2008, 14 (4): 458-464.

45. CRAMER DW, SLUSS PM, POWERS RD, et al. Serum prolactin and TSH in an in vitro fertilization population: is there a link between fertilization and thyroid function？ J Assist Reprod Genet, 2003, 20 (6): 210-215.

46. GABERŠCEK S, ZALETEL K, SCHWETZ V, et al. Thyroid and polycystic ovary syndrome. Endocrinology, 2015, 172: R9-R21.

47. UNUANE D, VELKENIERS B, ANCKAERT E, et al. Thyroglobulin autoantibodies: is there any added value in the detection of thyroid autoimmunity in women consulting for fertility treatment？ Thyroid, 2013, 23 (8): 1022-1028.

48. SAKAR M, UNAL A, ATAY A, et al. Is there an effect of

thyroid autoimmunity on the outcomes of assisted reproduction？Journal of Obstetrics and Gynaecology, 2016, 36 (2): 213-217.

49. 中华医学会生殖医学分会第四届委员会. 不孕女性亚临床甲状腺功能减退诊治的中国专家共识. 中华生殖与避孕杂志, 2019, 39 (8): 609-621.

50. CASTERAS A, SILVA P, RUMSBY G, et al. Reassessing fecundity in women with classical congenital adrenal hyperplasia (CAH): normal pregnancy rate but reduced fertility rate. Clin Endocrinol (Oxf), 2009, 70 (6): 833-837.

51. BIDET M, BELLANNE CC, GALAND MB, et al. Fertility in women with nonclassical congenital adrenal hyperplasia due to 21-hydroxylase deficiency. J Clin Endocrinol Metab, 2010, 95 (3): 1182-1190.

52. 陈崇毅, 华玲玲. 先天性肾上腺皮质增生症的诊断和治疗. 现代实用医学, 2004 (9): 507-508.

53. AMINI M, HORRI N, FARMANI M, et al. Prevalence of polycystic ovary syndrome in reproductive-aged women with type 2 diabetes. Gynecol Endocrinol, 2008, 24 (8): 423-427.

54. DORMAN JS, STEENKISTE AR, FOLEY TP, et al. Menopause in type 1 diabetic women: is it premature？Diabetes, 2001, 50 (8): 1857-1862.

第二篇

实验技术篇

第九章

辅助生殖实验技术发展史

第一节 体外受精发展史

昆虫、鱼类、两栖类和爬行类等部分低等生物，卵子可以不经过受精，就可以发育成完整个体。在哺乳动物等需要有性进行生殖的生物，发育新个体时需要两性配子（精子和卵子）的相互结合并融合，形成合子才可以启动，这一过程叫作受精。受精一方面保证了双亲的遗传信息得到延续，另一方面可以把双亲在生长发育过程中产生的变异也一并遗传给子代，保证了物种的多样性，对生物的进化历程具有重要意义。

体外受精（in vitro fertilization，IVF）是指将精子和卵子在体外环境下完成结合的过程，动物体外受精技术主要包括卵母细胞的体外成熟、精子体外获能、卵母细胞的体外受精、受精卵及胚胎的体外发育，以及配子和胚胎冷冻保存等。对体外受精相关过程的深入研究，一方面可以为人类了解受精的机制创造机会，另一方面也可以为动物育种、人类不育症的治疗等提供技术手段。

一、早期体外受精技术在哺乳动物上的尝试

与低等生物和两栖类生物相比，哺乳动物的体外受精研究起步较晚，主要原因是哺乳动物的受精过程均发生在体内，卵母细胞的成熟、受精的发生、早期胚胎的发育都难以在普通的自然环境中完成。另外，体内排卵和受精时间性不能准确进行预测。最后，精子和卵子由于体积太小，不易进行体外观察，还有获得足够量用于体外受精研究的卵子非常

困难等因素导致体外进行受精研究相对滞后。

最早进行哺乳动物卵子体外受精尝试的是德国科学家 Schenk，他于 1878 年首次在家兔和豚鼠上进行体外受精尝试，将排卵前的卵母细胞和获得的附睾内精子一起放入子宫液内进行共孵育，观察到卵子排出第二极体以及卵裂。但是此后的几十年里，从事体外受精研究的科学家一直对此次试验的结果比较怀疑，主要原因是由于条件限制，当时的显微镜还无法用于活细胞观察研究。

1878—1953 年，人们在哺乳动物上进行了大量的体外受精试验，虽然有成功研究的报道，但是由于受试验结果评判标准以及卵子孤雌激活发育等因素的影响，导致这些报道的试验设计和研究思路等不够严密全面，并不能充分证明体外受精的发生。

二、体外受精技术发展的黄金时期

1951 年在哺乳动物体外受精发展史上可能是最具里程碑意义的一年，也是哺乳动物的体外受精研究真正开始发展的起点。这一年澳大利亚科学家 Austin 和美籍华人科学家张明觉几乎同时发现精子只有在雌性生殖道停留一定时间才可以与卵子进行结合，并完成体外受精过程，人们将这个现象称为"获能"。随后，张明觉利用经过获能处理的精子进行体外受精于 1954 年获得世界上首例"试管兔"，为哺乳动物体外受精工程奠定了基础。精子获能的发现也直接引起 20 世纪 50 年代和 60 年代体外受精研究黄金时期的到来。

1954 年虽然诞生了首例"试管兔"，但当时的 IVF 成功率并不是很高，推测精子获能在 IVF 中可

能发挥着重要的作用。因此，人们对精子获能现象进行了深入研究，并取得了突破。无论体内还是体外受精，哺乳动物精子必须经历获能这个过程，才具备穿卵的能力。1958 年 Austin 和 Bishop 首次发现了顶体反应，精子在穿卵之前顶体发生的变化称为顶体反应。顶体反应为精子的进一步受精做准备。

三、体外受精技术的快速发展期

哺乳动物精子获能现象和顶体反应现象的发现，促进了 IVF 技术的快速发展。从此以后，广大科研工作者对 IVF 技术产生了浓厚的科研兴趣，纷纷在其他哺乳动物种类进行尝试，且陆续取得了成功。1963 年金黄仓鼠体外受精获得成功，开创了精子体外获能的先例。

20 世纪 60 年代初至 80 年代中期，人们以家兔、小鼠和大鼠等为实验材料，进行了大量基础研究，在精子获能机制和获能方法方面取得很大进展。精子由最初在同种或异种雌性生殖道孵育获能，发展到用子宫液、卵泡液、子宫内膜提取液或血清等在体外培养获能，最后用化学成分明确的溶液培养获能。同时，通过射出精子和附睾精子获能效果的比较研究，人们发现射出精液中含有去能因子，并认识到获能的实质是去除精子表面的去能因子。这些理论和方法上的成就，推动了体外受精技术的发展，试管小鼠（Whit-tingham，1968）、大鼠（Toyoda 和 Chang，1974）、婴儿（Steptoe 和 Edwards，1978）、牛（Brackett 等，1982）、山羊（Hamda，1985）、绵羊（Hanada，1985）和猪（Chang 等，1986）等相继出生。尤其是 1978 年 7 月 25 日，世界上第一个试管婴儿—Louise Brown 的诞生，开创了人类体外受精技术的新纪元。

（韩树标　黄国宁）

第二节　人类辅助生殖实验技术发展史

1978 年 7 月 25 日世界首例试管婴儿 Louise Brown 在英国诞生作为生殖医学史上的里程碑，也标志着人类辅助生殖技术进入了新的纪元。随着生殖医学及生物科学等的蓬勃发展，在此后的 40 余年里人类辅助生殖技术也在迅速发展，逐渐成为治疗不育的主要技术手段。作为人类辅助生殖技术的重要组成部分，人类辅助生殖实验室技术也获得了迅猛的发展，从原来简单的体外受精发展到植入前胚胎遗传学诊断/筛查，以及利用人工智能技术评估和优选可移植胚胎等。

一、国外发展史

1980 年，英国教授 Alan Handyside 通过采用胚胎卵裂球活检技术诊断胚胎遗传物质的异常，将植入前胚胎遗传学诊断技术引进人类辅助生殖治疗。1982 年，胚胎培养专用的培养液开始应用于小鼠胚胎体外培养。1983 年，澳大利亚莫纳什 IVF 团队成功采用胚胎冷冻技术获得妊娠，并于 1984 年 3 月 28 日出生世界首例冷冻胚胎移植试管婴儿；同年，未成熟卵母细胞体外成熟技术引入人类辅助生殖技术。1985 年，首次采用附睾获得精子进行体外受精，并获得临床妊娠；同年，首例囊胚并辅助孵化后移植的试管婴儿诞生；法国 Testart 教授团队采用丙二醇和蔗糖代替胚胎冷冻液中的二甲基亚砜；同时 Quinn 和 Warnes 教授发明了一种模拟胚胎体内环境的人输卵管培养液，用于体外胚胎的培养。1986 年，澳大利亚 Christopher Chen 教授成功诞生世界首例卵母细胞慢速冷冻复苏双胞胎试管婴儿。1987 年，Laws King 教授等报道了一种名为透明带下注射（sub-zonal injection，SUZI）的受精方式，可以用于反复治疗失败夫妇的临床治疗，并于 1988 年采用卵母细胞透明带打孔和机械消化的方式成功将精子穿进卵子获得临床妊娠；同年，一种超速降温冷冻技术也成功应用于人类胚胎冷冻保存；Leeanda Wilton 和 Alan Trounson 教授引进了一种早期胚胎活检技术用于遗传研究；同年首次报道了针对先天性双输精管缺如男性实施显微附睾精子抽吸术并成功分娩试管婴儿。1989 年，首次报道利用植入前的胚胎进行活检，并通过 DNA 扩增技术进行性别检测，并于 1990 年诞生首例试管婴儿。1990 年，人类胚胎玻璃化冷冻复苏移植试管婴儿出生；荷兰胚胎学家 Jacques Cohen 教授首次报道了人类胚胎辅助孵化；成功将第一极体活检技术应用于胚胎遗传学诊断。1991 年,采用未成熟卵母细胞体外成熟技术成功妊娠;同年 Daniel Palanker 教授采用激光技术进行透明带打孔。1992 年,来自比利时布鲁塞尔的 Gian-piero Palermo 和 Andre Van-Steirteghem 教授采用卵细胞质内单精子注射技术进行体外受精首次成功妊娠。1993 年,Sherman Silber 教授及其同事首次对患有非阻塞性无精子症的不育男性采用睾丸精子穿刺技术及 ICSI 受精。1995 年,Frank Barnes 教授发布了采用卵母细胞体外成熟、ICSI 和辅助孵化技术成功分娩的报道;Jacques Cohen 教授首次报道了人类胚胎染色体非整倍性检测;Simon Fishel 和 Green 教授首次报道了圆头精子受精并妊娠的病例;同年 Dmitri Dozortsev 教授及其团队在 ICSI 过程中发现了一种水溶性、热敏感、非物种、特异性的胞浆精子因子可引起的卵母细胞激活。1996 年,Manuel Gil-Salom 教授及其团队首次采用冷冻睾丸精子 ICSI 受精并获得妊娠;加拿大胚胎学家 Andrea Jurisicova 首次确认植入前胚胎碎片可能导致细胞程序性凋亡;加拿大多伦多大学 Robert Casper 教授及其同事应用低渗肿胀试验筛选弱精子症患者的活动精子进行 ICSI 受精。1998 年,David Gardner 教授在美国科罗拉多生殖医学中心引进无血清培养体系进行囊胚培养;未成熟卵母细胞冷冻复苏、体外成熟并 ICSI 受精技术活产婴儿出生;澳大利亚莫纳什 IVF 团队宣布采用细胞机器人激光辅助孵化技术获得活胎分娩双胞胎婴儿。1999 年,采用植入前胚胎遗传学诊断技术进行镰状细胞贫血诊断并妊娠;Lilia Kuleshova 教授及其同事同年宣布人类卵母细胞玻璃化冷冻试管婴儿诞生。2000 年,首例玻璃化冷冻囊胚的试管婴儿成功在日本妊娠;同年一种成分明确的无蛋白胚胎培养液应用于人类辅助生殖技术。2002 年,Kylie de Boer 教授和助手获得了首例囊胚活检 PGD 试管婴儿;同年比较基因组杂交和极体活检首次应用于胚胎染色体非整倍性检测。2004 年,David Gardner 教授首次进行单囊胚移植。2005 年,首例采用囊胚滋养层细胞活检技术诊断 β- 地中海贫血,并获得活产婴儿出生。2007 年,欧洲首例 CGH 筛查试管婴儿诞生。2011 年,一种新的胚胎发育连续监测系统,胚胎时差成像培养体系应用于人类辅助生殖实验室技术。2015 年,高通量基因测序技术应用于植入前胚胎遗传学诊断及筛查。2018 年,人们开始尝试将人工智能技术应用于胚胎发育潜能的评估。

二、我国发展史

自 1988 年 3 月我国首例试管婴儿诞生以来,人类辅助生殖技术在我国已经发展了 30 余年。截至 2020 年,全国经批准开展人类辅助生殖技术的医疗机构共 523 家。每年实施辅助生殖技术治疗周期约 100 万个,出生婴儿 50 万名左右。随着国内及国际间学术交流和合作的不断增加和深入,我国的人类辅助生殖技术水平也发展迅速,日趋成熟。尤其是实验室技术也得到长足的发展。目前已经达到国际先进水平。

1996 年 4 月 30 日中国首例 ICSI 试管婴儿在中山大学附属第一医院诞生。1999 年同样在中山大学附属第一医院完成首例植入前胚胎遗传学诊断试管婴儿。2015 年,我国在国际上首次建立 PGD 新方法 - 非整倍体测序与连锁分析,该方法可联合诊断单基因病和染色体疾病。

(韩树标　黄国宁)

——— 参考文献 ———

1. DE KRETZER D, DENNIS P, HUDSON B, et al. Transfer of a human zygote. Lancet, 1973, 2 (7831): 728-729.

2. STEPTOE PC, EDWARDS RG. Reimplantation of a human embryo with subsequent tubal pregnancy. Lancet, 1976, 1 (7965): 880-882.

3. EDWARDS RG. An astonishing journey into reproductive genetics since the 1950's. Reprod Nutr Dev, 2005, 45 (3): 299-306.

4. LOPATA A, JOHNSTON IW, HOULT IJ, et al. Pregnancy following intrauterine implantation of an embryo obtained by in vitro fertilization of a preovulatory egg. Fertil Steril, 1980, 33 (2): 117-120.

5. COHEN J, TROUNSON A, DAWSON K, et al. The early days of IVF outside the UK. Hum Reprod Update, 2005, 11 (5): 439-459.

6. NUAIM L, JENKINS J. A brief historical overview of assisted reproduction. South Afr J Obstet Gynecol, 2007, 13 (2): 38-41.

7. TROUNSON AO, LEETON JF, WOOD C, et al. Pregnancies

in humans by fertilization in vitro and embryo transfer in the controlled ovulatory cycle. Science, 1981, 212 (4495): 681-682.

8. TROUNSON AO, MOHR LR, WOOD C, et al. Effect of delayed insemination on in-vitro fertilization, culture and transfer of human embryos. J Reprod Fertil, 1982, 64 (2): 285-294.

9. SATHANANTHAN AH, TROUNSON AO. Ultrastructural observations on cortical granules in human follicular oocytes cultured in vitro. Gamete Res, 1982, 5: 191-198.

10. TESTART J, FRYDMAN R, FEINSTEIN MC, et al. Interpretation of plasma luteinizing hormone assay for the collection of mature oocytes from women: definition of a luteinizing hormone surge-initiating rise. Fertil Steril, 1981, 36 (1): 50-54.

11. HAMBERGER L, WIKLAND M, NILSSON L, et al. Methods for aspiration of human oocytes by various techniques. Acta Med Rom, 1982, 20: 370-378.

12. MOHR LR, TROUNSON AO. The use of fluorescein diacetate to assess embryo viability in the mouse. J Reprod Fertil, 1980, 58 (1): 189-196.

13. FLEMING R, ADAM AH, BARLOW DH, et al. A new systematic treatment for infertile women with abnormal hormone profiles. Br J Obstet Gynaecol, 1982, 89 (1): 80-83.

14. LENZ S, LAURITSEN JG. Ultrasonically guided percutaneous aspiration of human follicles under local anesthesia: a new method of collecting oocytes for in vitro fertilization. Fertil Steril, 1982, 38 (6): 673-677.

15. TROUNSON A, LEETON J, BESANKO M, et al. Pregnancy established in an infertile patient after transfer of a donated embryo fertilised in vitro. Br Med J (Clin Res Ed), 1983, 286 (6368): 835-838.

16. TROUNSON A, MOHR L. Human pregnancy following cryopreservation, thawing and transfer of an eight-cell embryo. Nature, 1983, 305 (5936): 707-709.

17. VEECK LL, WORTHAM JW, WITMYER J, et al. Maturation and fertilization of morphologically immature human oocytes in a program of in vitro fertilization. Fertil Steril, 1983, 39 (5): 594-602.

18. GLEICHER N, FRIBERG J, FULLAN N, et al. EGG retrieval for in vitro fertilisation by sonographically controlled vaginal culdocentesis. Lancet, 1983, 2 (8348): 508-509.

19. CASPER RF, WILSON E, COLLINS JA, et al. Enhancement of human implantation by exogenous chorionic gonadotropin. Lancet, 1983, 2 (8360): 1191.

20. ASCH RH, ELLSWORTH LR, BALMACEDA JP, et al. Pregnancy after translaparoscopic gamete intrafallopian transfer. Lancet, 1984, 2 (8410): 1034-1035.

21. LUTJEN P, TROUNSON A, LEETON J, et al. The establishment and maintenance of pregnancy using in vitro fertilization and embryo donation in a patient with primary ovarian failure. Nature, 1984, 307 (5947): 174-175.

22. SCHULMAN JD, DORFMANN AD, JONES SL, et al. Outpatient in vitro fertilization using transvaginal ultrasound-guided oocyte retrieval. Obstet Gynecol, 1987, 69 (4): 665-668.

23. ZEILMAKER GH, ALBERDA AT, GENT I, et al. Two pregnancies following transfer of intact frozen thawed embryos. Fertil Steril, 1984, 42 (2): 293-296.

24. SMITH T, SOUTHWICK GJ, YATES CA, et al. Human pregnancy by in vitro fertilization (IVF) using sperm aspirated from the epididymis. J In Vitro Fert Embryo Transf, 1985, 2 (3): 119-122.

25. WIKLAND M, ENK L, HAMBERGER L. Transvesical and transvaginal approaches for the aspiration of follicles by use of ultrasound. Ann N Y Acad Sci, 1985, 442: 182-194.

26. STRICKLER RC, CHRISTIANSON C, CRANE JP, et al. Ultrasound guidance for human embryo transfer. Fertil Steril, 1985, 43 (1): 54-61.

27. SZÖLLÖSI D, MANDELBAUM J, PLACHOT M, et al. Ultrastructure of the human preovulatory oocyte. J In Vitro Fert Embryo Transf, 1986, 3 (4): 232-242.

28. TESTART J, LASSALLE B, BELAISCH ALLART J, et al. High pregnancy rate after early human embryo freezing. Fertil Steril, 1986, 46 (2): 268-272.

29. QUINN P, KERIN JF, WARNES GM. Improved pregnancy rate in human in vitro fertilization with the use of a medium based on the composition of human tubal fluid. Fertil Steril, 1985, 44 (4): 493-498.

30. FEICHTINGER W, KEMETER P. Transvaginal sector scan sonography for needle guided transvaginal follicle aspiration and other applications in gynecologic routine and research. Fertil Steril, 1986, 45 (5): 722-725.

31. ROSENWAKS Z, VEECK LL, LIU HC. Pregnancy following transfer of in vitro fertilized donated oocytes. Fertil Steril, 1986, 45 (3): 417-420.

32. NAVOT D, LAUFER N, KOPOLOVIC J, et al. Artificially induced endometrial cycles and establishment of pregnancies in the absence of ovaries. N Engl J Med, 1986, 314 (13): 806-811.

33. DEVROEY P, BRAECKMANS P, SMITZ J, et al. Pregnancy after translaparoscopic zygote intrafallopian transfer in a patient with sperm antibodies. Lancet, 1986, 1 (8493): 1329.

34. CHEN C. Pregnancy after human oocyte cryopreservation. Lancet, 1986, 1 (8486): 884-886.

35. KING A, TROUNSON A, SATHANANTHAN H, et al. Fertilization of human oocytes by microinjection of a single spermatozoon under the zona pellucida. Fertil Steril, 1987, 48 (4): 637-642.

36. TROUNSON A, PEURA A, KIRBY C. Ultrarapid freezing: a new low-cost and effective method of embryo cryopreservation. Fertil Steril, 1987, 48 (5): 843-850.

37. CHIAN RC, GÜLEKLI B, BUCKETT WM, et al. Priming with human chorionic gonadotropin before retrieval of immature oocytes in women with infertility due to the polycystic ovary syndrome. N Engl J Med, 1999, 341 (21): 1624-1626.

38. BUCKETT WM, FISCH P, DEAN NL, et al. In vitro fertilization and intracytoplasmic sperm injection pregnancies after successful transport of oocytes by airplane. Fertil Steril, 1999, 71 (4): 753-755.

39. CHIAN RC, GÜLEKLI B, BUCKETT WM, et al. Pregnancy and delivery after cryopreservation of zygotes produced by in-vitro matured oocytes retrieved from a woman with polycystic ovarian syndrome. Hum Reprod, 2001, 16 (8): 1700-1702.

40. JALIL AK, CHILD TJ, PHILLIPS S, et al. Ongoing twin pregnancy after ICSI of PESA-retrieved spermatozoa into in-vitro matured oocytes: case report. Hum Reprod, 2001, 16 (7): 1424-1426.

第十章

辅助生殖实验室的建立与要求

第一节　男科实验室

男科实验室是开展与男科疾病诊治相关的临床检验工作的临床实验室。男科实验室的主要检验标本是精液,也包括血液和体液。男科实验室的人员、场地、仪器和设备、生物安全防护等均需要符合临床实验室的相关要求。为保证男科实验室安全、准确、及时、有效地开展临床检验,保证检验结果符合质量要求,男科实验室应具备与其检验工作相适应的专业技术人员、场所、设施、设备等条件,应建立完整的实验室管理制度和质量控制体系。

一、场地和环境要求

男科实验室的场地面积应与检验工作量相适应,为实验室安全有效开展检验项目、清洁和维护提供足够的空间,通常需要至少 15m²。实验室地面应防滑,试验台表面应不透水,耐酸碱、耐腐蚀、耐热,易消毒清洗。实验室要有合适大小储存试剂耗材的空间,对强酸强碱等腐蚀性物质要有明确标示独立上锁的储存间或储存柜。实验室须有合理可靠的供电、供水系统,应有消防设施,须有应急照明和明确的应急出口标识。应依据工作区域合理设置清洁区、半污染区和污染区,以减少交叉污染。实验室环境应保持稳定,应设置合理的温度、湿度,避免阳光直射,无明显的震动。

男科实验室为二级生物安全防护实验室,应具有相应的安全防护设施。实验室配备紫外线消毒。须配备高压灭菌锅以处理污染废弃物。洗手池旁应设置洗眼装置,并备急救药箱。要有足够大小医

用废弃物垃圾桶。

男科实验室要附带独立的取精室。取精室应设在男科实验室附近的较为私密的区域,其数量按照日常取精人数确定。取精室应有合适大小的易于清洁的沙发或床,有洗手设施。环境应无异味,布置温馨,必要时配备一些有助于性唤起的图片和视频,有利于患者顺利手淫取精。

二、仪器设备要求

仪器和设备是完成临床检验工作的必要条件。男科实验室的仪器设备应能满足开展检验项目的要求,也能满足二级生物安全实验室的基本要求。主要包括以下仪器设备:

1. **二级生物安全柜**　用于可能产生致病微生物气溶胶或出现溅出的操作。

2. **通风柜**　用于存放和操作有毒试剂、化学药品或染料。

3. **显微镜**　至少应配备生物显微镜和相差显微镜,如开展检验项目需要,配备荧光显微镜和倒置显微镜。

4. **离心机**　常规配备离心力 300~500g 的台式离心机和离心力达到 3 000g 的高速离心机。

5. **精子计数盘**　需配备一定数量的改良 Neubauer 血细胞计数盘及其他专用精子计数盘。

6. **移液器**　配备不同量程的移液器,用于吸取精液的移液器应使用活塞正移动移液器。

7. **CASA 分析仪**　开展 CASA 分析的实验室需配备 CASA 分析仪。最好采用能识别尾部及可能回放校准功能的 CASA 分析仪。

8. **培养箱**　配备 CO_2 培养箱。

9. 恒温台　包括板式和显微镜台式恒温台。

其他还包括恒温水浴箱、医用冷藏和低温冰箱、样本混匀仪、酶标仪、液氮罐、电子天平和 pH 计。开展内分泌检查的男科实验室需要配备生化分析仪。

三、实验室人员要求

要根据男科实验室开展的项目种类和检验工作量来配备实验室人员,保证实验室工作有序进行。

1. 检验人员必须具备具有从事相关检验的专业业务水平和资质。开展精液分析的检验人员要接受《WHO 人类精液分析与处理实验室手册》第 5 版技术培训。在独立开展检验工作前,需在上级检验人员的指导下进行上岗培训,合格后才独立开始工作。

2. 实验室人员需被告知实验室工作的潜在风险和接受实验室安全教育后上岗。

3. 实验室人员尽量行人员定岗,定期进行专业技术培训和检验结果抽查和质控评估。

四、管理和质量控制

男科实验室应该按照临床实验室的管理要求,建立健全各项规章制度并严格执行,严格遵守相关技术规范和标准。应建立实验室质量控制体系,保证临床检验的质量。

1. 应建立分析前质量保证措施,制定患者准备、标本采集、标本储存、标本运送、标本接收等标准操作规程。

2. 应建立仪器设备的质量保证体系,建立仪器设备购买、使用、维护、使用和校准的标准操作程序文件。

3. 应制定和实施人员上岗及继续培训和考核制度。

4. 应建立试剂和耗材出入库、使用前验收、使用和使用后评价等管理制度。

5. 应建立检验报告发放制度,保证临床检验报告的准确、及时和信息完整,保护患者隐私。

6. 应制定、维护和严格执行检验项目标准操作规程。

7. 应对开展的检验项目进行室内质量控制,绘制质量控制图。具体可参考《WHO 人类精液分析与处理实验室手册》第 5 版。出现质量失控现象时,应当及时查找原因,采取纠正措施,并详细记录。

8. 应尽量参加临床检验室间质量评价。

9. 应建立质量管理记录,包括标本接收、标本储存、标本处理、仪器和试剂及耗材使用情况、校准、室内质控、室间质评、检验结果、报告发放等内容。质量管理记录保存期限至少为 2 年。

10. 应当建立并严格遵守生物安全管理制度与安全操作规程。

11. 应当制定生物安全事故和危险品、危险设施等意外事故的预防措施和应急预案。

(黄学锋)

第二节　人工授精实验室

人工授精实验室主要承担着人工授精助孕治疗中,精子的优化处理,以及精液冷冻/供精人工授精的管理等,是开展人工授精技术必要的、重要的配置单元。开展人工授精技术单位和机构,人工授精实验室的建立必须达到相关要求。《人类辅助生殖技术与人类精子库相关技术规范、基本标准和伦理原则》对人工授精实验室的面积、仪器等做出了明确规定,包括候诊室、诊查室、B 超室、人工授精实验室、受精室和其他辅助区域,总使用面积不得少于 100m²,其中人工授精实验室不少于 20m²,受精室的专用面积不少于 15m²;同时开展人工授精和体外受精与胚胎移植的机构,候诊室、诊查室和 B 超室可不必单设,但人工授精室和人工授精实验室必须专用;另外,技术服务机构须具备妇科内分泌测定、影像学检查、遗传学检查等相关检查条件。

人工授精实验室建立时建议最好建立层流系统。取精室以及人工授精室与精液处理室邻近,以便精液的传递,精液处理室装饰避免使用强挥发性装饰材料,避免有害气体释放,必要物品使用实验室专用产品,如桌、椅等。取精室应为独立的单元,处于相对安静的环境,面积 10m² 左右为宜,内设洗手池(图 10-2-1)。

人工授精室仪器设备配置主要涉及精液处理、

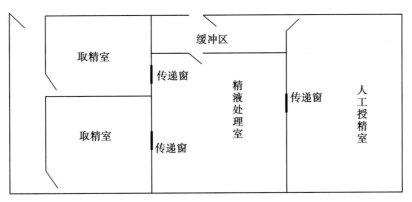

图 10-2-1 取精室与人工授精室邻近精液处理室

冷冻,以及精液复苏和实施人工授精所需的仪器设备。主要设备包括:

(1) 妇检床 2 张以上;

(2) B 超仪 1 台(配置阴道探头);

(3) 生物显微镜 1 台;

(4) 离心机 1 台;

(5) 百级超净工作台 1 台;

(6) 二氧化碳培养箱 1 台;

(7) 液氮罐 2 个以上;

(8) 冰箱 1 台;

(9) 精液分析设备;

(10) 水浴箱 1 台;

(11) 与精液接触的器皿等须使用无毒的一次性耗材。

为给实验室提供更好的条件,必须定期检查所使用的仪器设备。保持必备仪器的良好运行和更新。显微镜建议购买相差显微镜,相差显微镜能够改变直射光或衍射光的相位,并且利用光的衍射和干涉现象,把相差变成振幅差(明暗差),同时吸收部分直射光线,以增大其明暗的反差。一般超净工作台台面不能维持适宜的温度,建议购买一块恒温热板置于超净工作台内,可以维持培养基及离体精液的温度,减少温度波动对精子带来的额外应激(图 10-2-2)。离心机选择时,要考虑到合适的转子,配有适合常用离心管的适配器。

人工授精实验室负责人组织编写实用的操作技术手册,建立质量控制方法,及时总结数据、监督精液处理操作过程中遵循技术规范。操作手册应明确所有操作程序和技术规范,如明示岗位职责,明确定义技术流程中涉及的限值和质量标准,明确

仪器设备使用方法和维护程序,建立有效且可执行的质量管理体系。所有程序必须定期内部审查,依据本实验室的数据和经验,负责人与技术操作者定期对手册进行更新和修正。

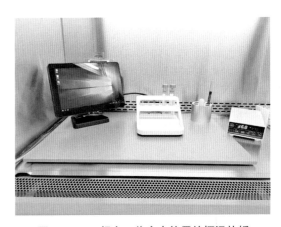

图 10-2-2 超净工作台内使用的恒温热板

技术人员需要具备按 WHO 精液分析标准程序处理精液的培训经历和实践操作技能,除了具备精液的优化处理和精液的冷冻及复苏操作技能外,还需要熟悉男科学、生殖生物学等相关理论知识,掌握正确的质量控制方法,熟悉仪器的正常运行及简单故障的排除。

(韩 伟 黄国宁)

第三节 植入前遗传学诊断/筛查实验室

胚胎植入前遗传学诊断/筛查是指在体外受精胚胎移植术过程中,对具有遗传风险患者的胚胎或配子进行植入前遗传学分析,以选择正常胚胎植入宫腔,从而获得健康胎儿的方法,提高成功率

等,是辅助生殖技术的一个重要组成部分。在人类辅助生殖技术(assisted reproductive technique, ART)显微操作的基础上对发育早期的植入前胚胎进行遗传学检测,避免异常胚胎的移植和着床,使遗传缺陷携带夫妇或遗传缺陷生育高风险夫妇在怀孕前淘汰患病胚胎,避免遗传病患儿的出生,降低自然流产发生率,避免选择性流产和多次流产对妇女及其家庭带来的伤害及伦理道德观念的冲突,为更早期更有效地预防遗传病发生,预防出生缺陷提供了方法。同时,通过胚胎植入前遗传学筛查技术可以选择染色体正常的胚胎进行移植,缩短治疗时间,提高治疗的成功率。植入前遗传学诊断实验室为胚胎活检材料的遗传学检测需要提供一个相对稳定和安全的环境,建立合理的植入前遗传学诊断实验室将有助于植入前遗传学诊断技术的有效运行。

一、植入前遗传学诊断实验室设置条件

1. 植入前遗传学诊断技术须在医疗机构实施,根据《人类辅助生殖技术配置规划指导原则(2015版)》,新筹建开展植入前胚胎遗传学诊断技术应当配置在具备产前诊断资质的三级综合医院、三级妇幼保健院和三级妇产医院。医疗机构必须是经省级医疗行政管理部门批准正式并规范运行体外受精胚胎移植术、卵细胞质内单精子注射和植入前遗传学诊断技术。

2. 目前植入前遗传学诊断技术主要包括荧光原位杂交(fluorescence in situ hybridization,FISH)技术、聚合酶链式反应(polymerase chain reaction,PCR)技术、比较基因组杂交芯片(comparative genomic hybridization chip,aCGH)技术、单核苷酸多态芯片(single nucleotide polymorphism chip array,SNP array)技术和二代测序(next-generation sequencing technology,NGS)技术。上述技术除 FISH 技术外,均需进行基因扩增,且均为目前进行植入前遗传学诊断主流技术。因此建立植入前遗传学诊断实验室的医疗机构须具有省级临床检验行政管理部门审批核发的临床基因扩增检验实验室资质,相关工作开展符合《临床基因扩增检验实验室工作规范》的规定。

二、植入前遗传学诊断实验室人员要求

1. 根据中华医学会生殖医学分会规范《高通量基因测序植入前胚胎遗传学诊断和筛查技术规范(试行)》人员条件要求,实施植入前遗传学诊断技术的医疗机构必须建立与检测工作相适应的专业技术人员团队。其中包括:具备从事产前诊断技术资质的副高职称以上的临床医师 2 名以上;具备临床检验资质的中级职称以上的实验室技术人员 1 名以上;具备医学、生物学或遗传学本科及以上学历的专业技术人员 3 名以上;实施检测工作的专业技术人员必须具有临床基因扩增检验实验室技术人员上岗培训合格证;实施本项技术的专业技术人员中 2 人以上必须具备专业的生物信息学、检测结果分析与判读的知识和能力。

2. 植入前遗传学诊断技术针对单细胞或几个细胞的微量 DNA 进行检测,遗传诊断的难度大,对诊断结果的可靠性要求也更高。因技术的特殊要求,国际 PGD 协会(PGDIS)推荐对植入前遗传学诊断实验室技术人员进行严格的专项培训。为避免外源性细胞或 DNA 污染,在实施 PCR 操作时尤其需要严格遵循操作规范。在缺少单细胞诊断正规培训的情况下,生殖中心可通过强化安全教育和操作流程的监督,使其严格落实标本标记及确认的双人核对制度;通过加强对仪器与操作技术的训练,使其熟练掌握授精与胚胎培养、胚胎活检等核心操作技术;通过数据收集与分析水平的训练,使其提高 PGD 结果的判别技能以甄选可供移植的胚胎。

3. 从事植入前遗传学诊断技术人员检测应严格遵守国家法律及卫生行政部门颁发的法规,严格禁止无医学指征的性别筛查。

三、植入前遗传学诊断实验室设计与布局

目前聚合酶链式反应(PCR)技术、比较基因组杂交芯片(aCGH)技术、单核苷酸多态芯片(SNP array)技术和二代测序(NGS)技术为植入前遗传学诊断的主流技术,其检测材料为单细胞或几个细胞的微量 DNA,均需基于单细胞或几个细胞的微量

DNA 的全基因组扩增进行后续检测,全基因组扩增过程中避免外源 DNA 污染是保证检测结果准确的关键,因此植入前遗传学诊断实验室设计与布局参照临床基因扩增检验实验室设计布局较为合理。

（一）植入前遗传学诊断实验室区域设计原则

原则上植入前遗传学诊断实验室应当设置以下区域:试剂储存和准备区、标本制备区、扩增区及扩增产物分析区。这 4 个区域在物理空间上必须是完全相互独立的,各区域无论是在空间上还是在使用中,应当始终处于完全的分隔状态,不能有空气的直接相通。根据使用仪器的功能,区域可适当合并。

1. **试剂储存和准备区** 贮存试剂的制备、试剂的分装和扩增反应混合液的准备,以及离心管、吸头等消耗品的贮存和准备。

2. **标本制备区** 核酸提取、贮存及其加入扩增反应管。对于涉及临床样本的操作,应符合生物安全二级实验室防护设备、个人防护和操作规范的要求。

3. **扩增区** 单细胞或几个细胞微量 DNA 扩增及后续扩增检测。

4. **扩增产物分析区** 扩增产物的进一步分析测定,如芯片杂交、电泳、测序等。

（二）植入前遗传学诊断实验室空气流向

植入前遗传学诊断实验室的空气流向可按照试剂储存和准备区→标本制备区→扩增区→扩增产物分析区进行,防止扩增产物顺空气气流进入扩增前的区域。可按照从试剂储存和准备区→标本制备区→扩增区→扩增产物分析区方向空气压力递减的方式进行。可通过安装排风扇、负压排风装置或其他可行的方式实现。

（三）植入前遗传学诊断实验室工作基本原则

1. 进入各工作区域应当严格按照单一方向进行,即试剂储存和准备区→标本制备区→扩增区→扩增产物分析区。

2. 各工作区域必须有明确的标记,不同工作区域内的设备、物品不得混用。

3. 不同的工作区域使用不同的工作服(例如不同的颜色)。工作人员离开各工作区域时,不得将工作服带出。

4. 实验室的清洁应当按试剂贮存和准备区→标本制备区→扩增区→扩增产物分析区的方向进行。不同的实验区域应当有其各自的清洁用具以防止交叉污染。

5. 工作结束后,必须立即对工作区进行清洁。工作区的实验台表面应当可耐受诸如次氯酸钠的化学物质的消毒清洁作用。实验台表面的紫外照射应当方便有效。由于紫外照射的距离和能量对去污染的效果非常关键,因此可使用可移动紫外灯(254nm 波长),在工作完成后调至实验台上 60~90cm 内照射。由于扩增产物仅几百或几十碱基对(bp),对紫外线损伤不敏感,因此紫外照射扩增片段必须延长照射时间,最好是照射过夜。

6. 实验室的安全工作制度或安全标准操作程序,所有操作符合《实验室生物安全通用要求》(GB19489-2008)。

（四）植入前遗传学诊断实验室各区域工作注意事项

1. **试剂储存和准备区** 贮存试剂和用于标本制备的消耗品等材料应当直接运送至试剂贮存和准备区,不能经过扩增检测区,试剂盒中的阳性对照品及质控品不应当保存在该区,应当保存在标本处理区。

2. **标本制备区** 由于在样本混合、核酸纯化过程中可能会发生气溶胶所致的污染,可通过在本区内设立正压条件,避免从邻近区进入本区的气溶胶污染。为避免样本间的交叉污染,加入待测核酸后,必须盖好含反应混合液的反应管。对具有潜在传染危险性的材料,必须在生物安全柜内开盖,并有明确的样本处理和灭活程序。

3. **扩增区** 为避免气溶胶所致的污染,应当尽量减少在本区内的走动。应注意的是,所有经过检测的反应管不得在此区域打开。

4. **扩增产物分析区** 核酸扩增后产物的分析方法多种多样,如芯片上探针杂交方法、核酸测序方法、质谱分析等。本区是最主要的扩增产物污染来源,因此必须注意避免通过本区的物品及工作服将扩增产物带出。由于本区有可能会用到某些可致基因突变和有毒物质如溴化乙锭、甲醛等,故应当注意实验人员的安全防护。

四、植入前遗传学诊断实验室区域设备配置条件

（一）试剂储存和准备区设备配置

1. 2~8℃和 –20℃以下冰箱。

2. 混匀器。

3. 微量加样器（覆盖 0.2~1 000μl）。

4. 可移动紫外灯（近工作台面）。

5. 消耗品，如一次性手套、耐高压处理的离心管和加样器吸头（带滤芯）。

6. 专用工作服和工作鞋（套）。

7. 专用办公用品。

（二）标本制备区设备配置

1. 2~8℃冰箱、–20℃冰箱，胚胎活检标本长期保存需配置 –80℃冰箱。

2. 高速离心机。

3. 混匀器。

4. 水浴箱或加热模块。

5. 微量加样器（覆盖 0.2~1 000μl）。

6. 可移动紫外灯（近工作台面）。

7. 生物安全柜。

8. 消耗品，如一次性手套、耐高压处理的离心管和加样器吸头（带滤芯）。

9. 专用工作服和工作鞋（套）。

10. 专用办公用品。

（三）扩增区设备配置

1. 核酸扩增仪。

2. 微量加样器（覆盖 0.2~1 000μl）。

3. 可移动紫外灯（近工作台面）。

4. 消耗品，如一次性手套、耐高压处理的离心管和加样器吸头（带滤芯）。

5. 专用工作服和工作鞋。

6. 专用办公用品。

（四）扩增产物分析区设备配置

根据不同检测平台配置相应检测设备，基本配置如下：

1. 微量加样器（覆盖 0.2~1 000μl）。

2. 可移动紫外灯（近工作台面）。

3. 消耗品，如一次性手套、加样器吸头（带滤芯）。

4. 专用工作服和工作鞋。

5. 专用办公用品。

6. 根据实验室检测平台配置相应大型设备，如荧光原位杂交（FISH）技术平台需配备杂交仪和荧光显微镜等相关设备，芯片平台需配置 aCGH 平台或 SNP array 平台，二代测序平台需配置相应文库构建设备和二代测序仪。

上述各区域仪器设备配备为基本配备，实验室应当根据自己使用的扩增检测技术或试剂的特点，对仪器设备进行必要的增减。

（五）数据分析设备

aCGH 平台或 SNP array 平台，二代测序平台产生的原始数据量庞大，芯片数据需要配置相应数据分析工作站，二代测虚数据需要配置数据分析服务器，以保证数据分析高效顺畅运行，并定期备份数据。

五、其他

（一）备用电源与电路设计

因核酸扩增仪、杂交仪、数据分析工作站、数据分析服务器、芯片扫描仪器和二代测序仪不间断运行时间较长，应配置不间断电源，以防止意外断电对检测进程的影响，并且数据分析工作站、数据分析服务器、芯片扫描仪器和二代测序仪功率较大，电路设计时应充分考虑仪器供电负荷并且配备断路器和漏电保护器。

（二）温度监测

因核酸扩增仪、杂交仪、二代测序仪运行时对设备运行反应温度要求严格，应每半年到一年对仪器设备进行维护保养，并校准仪器运行反应温度。每次实验操作前，应对水浴箱、温度孵育器、杂交炉等温控设备进行温度监测，以防温控故障影响检测进程。

（三）环境监测

因芯片扫描仪和二代测序仪设备中有精密的光学原件，应该被安装在坚固的实验台上，并远离振动源，维持实验室温度在 19~25℃（22℃ ±3℃）。在仪器运行过程中，周围温度的改变不超 ±2℃，空气湿度维持 20%~80% 的不凝结的相对湿度，以防芯片结霜影响光学扫描。

为防止环境中外源 DNA 污染,每次实验操作结束后,应及时清洁实验台面和仪器设备,并紫外照射消毒。实验室空气定期通风,排除气溶胶的污染。定期进行实验室环境质评,离心管装纯水放置操作环境中空气采用,棉签采集实验操作台面、移液器、离心机等操作环境样品,进行核酸扩增并构建文库,检测样品浓度情况评价实验室环境污染情况。

(孙莹璞)

第四节　体外受精胚胎移植术实验室

体外受精胚胎移植术(in vitro fertilization-embryo transfer,IVF-ET)是 ART 治疗的一个重要组成部分。对于 IVF 实验室建设与要求,原卫生部颁发的《人类辅助生殖技术规范》(卫科教发〔2003〕176 号文件)规定了实验室建设基本标准。IVF 实验室主要是为配子 / 胚胎的体外操作和发育提供一个相对理想环境,最大限度维持配子 / 胚胎自身固有的发育潜能。因此,IVF 实验室建设与要求有别于分子生物、细胞遗传等实验室,不仅在实验室环境上,如空气质量和温湿度方面有控制要求,在选址、布局、装饰,以及在实验室人员和仪器设备配置等方面也有相应的要求。

一、IVF 实验室选址与面积

IVF 实验室选址上首先考虑周围环境产生的噪声、放射性物质、高温、人流量、挥发性有机物(volatile organic compounds,VOCs)等可能的影响。选址应尽量避免毗邻可能产生大量 VOCs 的单元科室,如手术室、病理科、放射科、传染科、检验科、洗涤室、消毒室等。若 IVF 实验室邻近这些科室,会增加 IVF 实验室空气净化的难度;还应远离产生大量污染的工厂或大型工地附近,避免建立在餐厅、加油站及繁忙的交通要道处,大量的人流及机动车辆会带来严重的空气质量污染。

随着人们对健康的追求及环保意识的提高,环境对生殖健康的影响正被引起重视。目前尚无具有良好设计的实验去研究空气质量是如何影响植入前胚胎的发育,但有文献对鼠胚的研究发现,包括氯化物、苯系物等化合物等达到一定剂量时,均可导致胚胎的发育停滞。理论上,植入前胚胎体外更容易受到伤害,尤其是在 IVF-ET 过程中,配子 / 胚胎失去输卵管 / 子宫环境的保护,胚胎完全靠自身固有的能力去抗御外界的应激,当外界刺激超出胚胎自身的平衡能力就会影响胚胎的正常发育。有回顾性的研究显示,IVF 中心周围有施工建筑物或农村秸秆大量燃烧,空气中细小颗粒物(尘埃)的增加与 IVF 妊娠率的降低有关,也有文献报道 NO_2 浓度的增加与活产率的降低有关。因此实验室的位置选择要充分考虑所处环境对 IVF 治疗周期的影响。

生殖中心主要由不育症门诊、促排卵监测室、男科实验室、IVF 实验室等部门组成。由于各部门相互间工作交叉较多,不利于保护患者隐私,且治疗中增加患者紧张、焦虑情绪,不利于治疗结局。因此选址应考虑取卵、胚胎移植术后患者分流的便利性,如邻近电梯,IVF 实验室通常设置在相对独立、较高的楼层。

目前对 IVF 实验室建立基本参考《人类辅助生殖技术规范》(卫科教发〔2003〕176 号文件)中的规定,即胚胎培养室不小于 $30m^2$,取卵室面积不小于 $25m^2$,胚胎移植室不小于 $15m^2$,精液处理室不小于 $10m^2$,总的实验室专用面积不得小于 $260m^2$。依此要求建立的实验室,可能只适用于年取卵周期数不足 500 的中心。另一个需要考虑的因素就是实验室的未来发展,如预计 5 年内取卵周期数会达到多少,当周期数超过最初的实验室建立时估计数目时,实验室是否有改建或是扩展的空间。取卵周期数的估计可考虑生殖中心所在地的人口、育龄人口数及不育症门诊量,约 2%~8% 的不育患者需要辅助生殖助孕。

二、IVF 实验室各功能室设置与布局

IVF 实验室主要包括取卵室、胚胎移植室、精液处理室、胚胎培养室、胚胎冷冻室等,其他辅助功能实验室包括取精室、准备室、风淋室、资料室、储备室、气瓶室等,如条件允许应专门设置地面、墙面避震的显微操作室。

墙面及地面宜应用医疗级别的、易清洁消毒

的材料。相应的储物柜可采用不锈钢制品，工作台应采用医疗或实验室专用台面。胚胎冷冻及液氮储存室地面应采用特殊材质，如金属防滑地板，避免液氮溅落损坏地面，另外应有良好的通风应急装置，防止大量液氮泄漏造成的室内氧气浓度下降，有必要加装氧气监测报警探头。为避免储存气体的钢瓶搬入实验室带来的污染，建议建立专用的气瓶室，气体经管道引入培养室内，接口设置在培养箱放置较集中的位置。实验室内所有电路应是嵌于墙体内的，电路的布置要方便检查和维修。设有足够的电源插口，大型仪器需考虑供电负荷。重要的仪器设备配置 UPS 电源可防止意外断电造成损失。

IVF-ET 实验室的布局，主要考虑各功能室之间的毗邻、方便操作者之间的交流和行走路线最短的原则来分布，为避免碰撞应设定行走的固定路线。以胚胎培养室为中心，其他功能室毗邻胚胎培养室分布。目前常被采用的是以取卵室、胚胎移植室和胚胎培养室三者之间构成"T"形为基础构型，其他各功能室分布靠近培养室。另外，应考虑胚胎培养室对新增仪器所摆放的位置，以及所在位置的电路、网络配置等的布局。

取精室要紧邻精液处理室，方便精液的接收和传递，为保护患者隐私，应注意隔音处理；精液处理室和胚胎冷冻室要紧靠胚胎培养室；取卵室、胚胎移植室与胚胎培养室设置直接通道，可便于配子/胚胎的转移及医生与技术人员的交流。

超净工作台通常与胚胎移植室和取卵手术室的传递窗口邻近。实验室若配有去除 VOCs 的空气过滤器，过滤器的出风口应毗邻超净工作台的进风处，使配子/胚胎操作区域的 VOCs 含量尽可能地降低。

三、实验室装饰

建筑所使用的材料可能引起实验室持久性的空气质量问题。许多材料会释放大量的 VOCs，尤其是室内装饰常用的油漆、黏合剂、密封剂等材料。IVF 实验室避免使用高释放量的装饰材料，以减少化学气体的释放。较高浓度的化合物，尤其是对胚胎有毒性的挥发性有机物，可造成胚胎的发育滞

后或形态学异常，受精率和种植率降低，甚至失败。实验室内不建议使用任何油漆，不管哪种漆料，都会释放大量 VOCs，显著降低空气质量。必要的漆料建筑材料应该在使用前加以处理，并放置足够长的时间，以尽可能地释放 VOCs。使用漆料建筑材料后，应使用大功率工业电扇来进行辅助的通风，并有通往外部的排气管道。黏合剂、密封剂的材料也存在和漆一样的问题，在内部使用的黏合剂、密封剂等材料不可含有甲醛、苯甲醛、苯酚等，必要时，建议使用硅质材料，尤其在密封时使用。

尽管我们使用的建筑材料经过了严格的筛选，新的实验室完成装修后仍会产生大量的 VOCs。通过"热力燃烧"的方式可促进残留在装修材料中的有害物质释放，一个常用的方法就是提高实验室内的温度和通风率，以加快挥发性有机物的释放和移除。这就要求在建筑完成时，整个控温送风系统应该是可以良好运转的，将温度控制在 30~35℃，相对湿度小于 40% 的条件下"热力燃烧"2~4 周，期间保持实验室关闭。如果温度不能达到，可以使用辅助的电加热来达到温度，同时保持良好的通风。"热力燃烧"结束后，要对实验室的通风量进行测量，如各功能室间的压力、送风口风速，同时检测室内 VOCs 和微粒的水平。虽然目前没有明确规定运行新实验室空气质量指标，但尽可能地降低 VOCs 和微粒的含量，将会有利于 IVF 治疗结局的改善。经过较长时间热处理，且反复通风、开启层流间房门，HEPA 滤膜效率可能受到影响，如果检测到风速压力降低，热处理结束后可更换中效及 HEPA 滤膜。IVF 实验室的装饰、技术人员本身、仪器设备、一次性耗材和胚胎培养所用的压缩气体等都是 VOCs 的来源。VOCs 对体外胚胎的影响机制不是十分明确，但有关降低 VOCs，可以改善胚胎的着床结局的研究报道越来越多。20 世纪 90 年代，人们开始关注 IVF 实验室的空气质量，1993 年 Boone 及其同事最先报道了 VOCs 对鼠胚的不利影响，1997 年 Cohen 详细报道了 VOCs 的增加降低 IVF 治疗周期的妊娠率，其后很多研究报道了 IVF 实验室 VOCs 的来源以及如何降低 VOCs，研究使用空气净化设备，尤其是带有活性炭和高锰酸钾的滤膜的净化器，可以改善室内空气质量，进而提高 IVF 治疗结局。目前仍然缺

乏 IVF 实验室中理想的 VOCs 最低限定值,但在已知高浓度 VOCs 可影响胚胎发育的情况下,尽可能地降低空气中 VOCs 的含量应该是正确的。有资料建议 IVF 实验室须控制在 0.5ppm 以下,理想的状态是控制在 0.2ppm 以下。

国际标准化组织规定,粒子直径小于 75μm 的固体悬浮物定义为粉尘,直径小于 10μm 的浮游微粒定义为飘尘。飘尘含量是评价大气污染对人体健康影响的重要指标。用于空气洁净度分级的空气中悬浮粒子为直径范围在 0.1~5μm 的固体和液体粒子。空气中颗粒物质的增加,可能会影响胚胎的种植,如实验室附近有正在施工的建筑可明显降低妊娠率,也有研究空气中细微颗粒增加与妊娠率降低和早期流产有相关性,越来越多的文献显示,改善室内的空气质量,可以改善 IVF 治疗结局。IVF 实验室各功能室洁净度主要依赖于层流建设,如取精室、更衣室、气瓶室等区域为十万级层流,而精液处理室、取卵室、移植室、冷冻实验室为万级层流配子操作实验室,胚胎培养室要求千级,不同等级洁净区间保持一个正压,且压差应不小于 5Pa。

2018 年来自世界各地的数位专家,对 IVF 实验室环境和空气质量形成了开罗共识。共识在实验室部分环境参数指标,给出了建议性参考。如 0.5~10μm 尘埃粒子 <352 000/m³;微生物 <10cfu/m³,且 <2 孢子 /m³;TVOCs<500μg/m³,而明确醛类 <5μg/m³;同时对实验室的换气次数也提出了要求:每小时 15 次换气,其中包括 3 次完全新鲜空气更换。

四、IVF 实验室温度、湿度控制

配子 / 胚胎体外培养和操作时理想的温度是维持在 37℃,然而在实际操作过程中很难保持37℃的操作环境,因为当胚胎从培养箱移到操作台的这一短暂过程中,低于 37℃室温会导致培养皿的温度下降。IVF 实验室温度一般维持在 25℃左右,理论上室内温度越高(但低于 37℃),对卵子的影响就越少。然而在高于 25℃以上的温度环境下,实验室技术人员会觉得不太舒服,而且仪器的使用一般都要求在室温下运行,较高的室温会导致仪器不能精确运行。Butler 等研究发现当室温从 20℃升

高至 26℃,会导致热板 / 热台以及培养箱的温度发生显著变化,因此维持一个恒定的室温是十分重要的。体外操作时培养基温度的维持主要靠配置在显微镜上的热板,但在设置热板的温度值时要考虑温度的丢失,设置值和达到培养皿内液滴的实际温度是存在差异的,设置值的确定应以培养皿内液体或液滴的温度为主要参考。测试热板温度时一定要保证在正常工作条件下进行测试,如是否打开工作站风机、室内温度是否异常、是否打开显微镜光源等,定期校正温度计也是非常必要的。有关培养箱温度的设置,有研究发现培养箱温度设置在低于37℃(36.7℃)可以获得较好的临床结局,但也有文献认为,在没有良好设计的研究得出确凿的证据之前,还是建议培养的温度设置在 37℃。

湿度对体外胚胎的影响主要是通过影响培养液内成分的浓度和培养液的渗透压进而影响胚胎发育潜能。在室内湿度较低或是开放式培养的体系,因培养基的挥发而改变培养基的渗透压的现象是常见的,研究显示,若微滴大小采取 10μl,在37℃条件下,开启风机,采取标准制备微滴,会导致渗透压升高接近 40mOsm/kg,显著影响鼠胚的发育。目前,普通培养箱都是要求加湿的,有 IVF 专用培养箱采取的油覆盖、干燥培养模式,也可以获得较好的结果,但也有报道显示,单一培养基不换液的情况下,干燥培养至 D5,培养基的渗透压会发生改变,并影响胚胎的发育潜能。对有湿度要求的培养箱,要定期及时补充水,尤其是对没有水位限值报警配置的培养箱,一定要对培养箱定期加水,形成规章制度。开罗共识建议,IVF 实验室温度为20~24℃,湿度为 40%~45%。

五、仪器设备配置

IVF 实验室建立,必要仪器设备主要包括:体视显微镜、倒置显微镜、培养箱、超净工作台、显微操作仪、冷冻仪、液氮罐、冰箱、热板、CO_2 浓度测定仪等。在选购仪器时,不仅要依据工作量而定,还要考虑重要仪器可能出现故障及其所产生的影响。仪器品牌及种类的选择,应尽量购买 IVF 专用产品。《人类辅助生殖技术规范》(卫科教发〔2003〕176 号文件)对 IVF 实验室仪器设备配置要求:

(1)超净工作台:3 台。

(2)体视显微镜。

(3)生物显微镜。

(4)倒置显微镜(含恒温平台)。

(5)精液分析设备。

(6)二氧化碳培养箱(至少 3 台)。

(7)二氧化碳浓度测定仪。

(8)恒温平台和恒温试管架。

(9)冰箱。

(10)离心机。

(11)实验室常规仪器:pH 计、渗透压计、天平、电热干燥箱等。

(12)配子和胚胎冷冻设备包括:冷冻仪、液氮储存罐和液氮运输罐等。

(13)申报开展卵细胞质内单精子注射技术的机构,必备配备显微操作仪 1 台。

(一)超净工作台

配子 / 胚胎体外发育几乎都在培养箱内完成,但每天还是会有短暂的时间被移出培养箱以完成体外的观察和操作,如包括受精在内的形态学观察、更换培养基及胚胎移植等,体外操作需要在百级工作台内进行。超净工作台主要通过风机将空气吸入预过滤器,经由静压箱进入高效过滤器过滤,将过滤后的空气以垂直或水平的状态送出,使操作区域达到百级洁净度。实验室避免使用自建的洁净的工作台,应购买 IVF 专用的超净工作台。目前使用较多的是开放式的 IVF 工作站,开放式的工作站可以根据需求在其内放置倒置镜、体式镜、桌面培养箱。很多工作站台面可以控制恒温,同时可以引入气体,加以配合玻璃罩或桌面培养箱使用,以减少培养基 pH 的波动,方便操作,容易清洁。另一种就是密闭式工作站,一般内置体式镜或是倒置镜,工作区域与室内环境隔绝,形成一个密闭独立的操作空间,可以控制温度、湿度及气体浓度。它可以在进行体外操作时提供一个类似培养箱的环境,维持稳定的温度、湿度和 pH。不足之处是,密闭的空间内气流的方向混乱,似乎不利于无菌环境的维持,同时密闭的空间,清洁消毒也不方便。如果工作站内拟放置显微操作系统,一定要考虑安装显微操作系统的防震装置。

(二)显微镜

配子 / 胚胎的体外操作,必须在显微镜下才得以完成,显微镜是胚胎实验室必备的仪器之一。在胚胎操作过程中,不同的操作会对显微镜有不同的要求,如常用的体视显微镜,这类显微镜工作距离大、聚焦深度大,因此可方便捡卵、受精、胚胎移植等操作。但这类显微镜放大倍数小,因此,在实施受精观察、胚胎评估时就需要放大倍数较大的倒置显微镜。购买显微镜时,要按用途选择合适的显微镜。

显微镜有光学部分和机械部分两大部分组成,其中光学部分包括:目镜、物镜、聚光器、反光镜、照明系统等部分组成;机械部分包括:镜座、镜柱、镜筒、物镜转换器、载物台、调节轮。常用的显微镜种类及主要用途如下:

(1)相差显微镜:常规精液分析和精液体外处理,观察精子。

(2)体视显微镜:用于捡卵、受精、胚胎移植。

(3)倒置显微镜:用于显微操作及更仔细观察精子、卵子、受精卵和胚胎。常用霍夫曼式 DIC 系统倒置显微镜。

(4)荧光显微镜:用于胚胎种植前遗传学诊断或筛查。

(三)CO_2 培养箱

用于配子 / 胚胎的体外培养。离体后配子的体外发育几乎全在培养箱内完成。选购 CO_2 培养箱的最关心的是培养箱控制气体浓度(CO_2、O_2)、温度、相对湿度三个参数的稳定性和精确性。

常见的 CO_2 按其加热结构可分为水套式加热和气套式培养箱。与水套式相比,气套式具有加热快,温度的恢复比水套式培养箱迅速的特点,有利于短期培养以及需要箱门频繁开关的培养。而水套式培养箱优点是当遇到意外断电的时候,水套式系统能更久的维持箱体内温度较小的波动。普通二氧化碳培养箱还具备外门及辅助加热系统,这个系统能加热内门,能够更好地维持箱体内温湿度的稳定,同时防止内门上出现水凝现象。另外,用于 IVF 胚胎培养的桌面培养箱,它可以直接对培养皿底部加热,因其较小的容积,其温度以及气体浓度可以迅速地得以恢复,与传统培养箱相比,桌面培养气体的消耗也较少,但桌面培养箱稳定性可能更容易受到不稳定的室温影响,如果室温波动较大,可能会影响到桌面培养箱温度的稳定性。

CO_2 培养箱对气体浓度的控制,是通过 O_2 和 CO_2 气体探头控制的,气体探头分红外线和热传导传感器探头。热传导控制系统的一个缺点就是箱内相对湿度的改变会影响传感器的精确度。红外系统不会因相对湿度的改变而受到影响,所以它比热传导系统更精确,但红外系统比热传导系统昂贵。

培养箱内相对湿度的控制分为被动加湿和主动加湿。被动加湿是在培养箱底部放置水盘、通过水蒸发维持饱和湿度,主动加湿是当湿度降低时靠蒸汽发生器或喷雾器来控制相对湿度水平。通过水盘维持饱和湿度的培养箱可能因温度、水盘影响湿度,喷雾式加湿培养箱更精确、恢复更迅速。若是开放式培养体系,培养箱的相对湿度对维持培养基的渗透压至关重要,同时,对气体探头是热传导传感器的培养箱,湿度会影响气体浓度的精确性。目前采用干燥环境培养的培养箱,利用矿物油覆盖的微滴培养体系也可以获得较好的培养结果。但也有报道干燥式培养不利于胚胎的体外发育,尤其是采用单一培养基且不换液的囊胚培养模式。

培养箱因控制 O_2 浓度的不同分为高氧和低氧培养箱,也就是两气和三气培养箱。两气培养箱通过控制空气和 CO_2 进出调节 CO_2 浓度,而三气培养箱增加了控制 O_2 浓度的氧气探头,通过控制空气、CO_2 和 N_2 调节 CO_2 和 O_2 的浓度。也有一些培养箱,使用预先设置浓度混合气,亦即按对气体的浓度要求预先混合的气体,如使用预混气,对气体浓度的测定是十分必要的,以明确预混气的浓度是否符合使用标准。

时差成像(time lapse imaging,TLI)系统作为一种新的胚胎培养和选择体系,近年来备受青睐。TLI 主要有两种设计:一种是将光学系统放入任意传统培养箱;另一种是光学系统与培养箱一体式设计。TLI 可以连续观察胚胎动态发育过程,与传统培养体系比较,不需要反复开启培养箱移出胚胎来观察其发育情况,从而可以维持相对稳定的培养环境,同时可以提供有助于胚胎选择的动力学参数。研究认为,TLI 培养或是 TLI 培养结合动力学参数选择移植胚胎,或提供临床结局,但也有研究认为,不参照动力学参数选择胚胎,仅从胚胎培养结果与传统培养箱相比,闭合式 TLI 对胚胎质量和临床结局并无显著的差异,两者受精率、胚胎质量、囊胚形成率、妊娠率和基因表达均无统计学差异。目前,还缺乏足够的证据,表明 TLI 在活产、流产、临床妊娠等方面显著好于传统培养模式,但闭合式培养接近胚胎体内自然发育形成。

(四)其他仪器

(1)电子天平:准确称取所需的各种试剂。

(2)渗透压测量仪:测量所配制的培养基的渗透压。

(3)超纯水仪:制备 IVF 实验所需的超纯水。用于提供管道冲洗、部分试剂的配制及 CO_2 培养箱用水。

(4)移液器:转移试剂入培养皿、试管或配制培养基。

(5)显微操作系统:用于卵细胞质内单精子注射、辅助孵化、卵裂球活检等显微操作。

(6)CO_2 浓度测试仪:测量培养箱内 CO_2 的浓度。

(7)标准温度测试仪。

(8)Markler chamber 精子计数器。

(9)冰箱:存放需冷冻、冷藏的各种试剂。

(10)室内空气净化设备:对实验室内局部的空气进行净化和处理。

(11)液氮罐:配子/胚胎的冷冻保存和液氮的运输及储存。

六、人员配备

一个新实验室的建立需要有不少于 3 位实验室技术人员。引进人员的具体数量,应根据中心的规模决定,实验室人员除具备相关的理论基础知识外,实际动手能力及个人素养对实验室开展工作非常重要。每个人员在特定时间段应有明确的岗位责任,对新人员要有严格的培训计划,培训合格后方可进行操作。这样才能保证整个实验室操作的高标准和准确度。《人类辅助生殖技术规范》对辅助生殖实验室技术人员的要求:

(1)胚胎培养实验室技术人员必须具备医学或生物学专业学士以上学位或大专毕业并具备中级

技术职称。

（2）实验室负责人须由医学或生物学专业高级技术职称人员担任，具备细胞生物学、胚胎学、遗传学等相关学科的理论及细胞培养技能，掌握人类辅助生殖技术的实验室技能，具有实验室管理能力。

（3）至少一人具有按世界卫生组织精液分析标准程序处理精液的技能。

（4）至少一人在指定的机构接受过精子、胚胎冷冻及复苏技术培训，并系统掌握精子、胚胎冷冻及复苏技能。

（5）开展卵细胞质内单精子注射的机构，至少有一人在指定机构受过本技术的培训，并具备熟练的显微操作及体外受精与胚胎移植实验室技能。

（6）开展植入前胚胎遗传学诊断的机构，必须有专门人员受过极体或胚胎卵裂球活检技术培训，熟练掌握该项技术的操作技能，掌握医学遗传学理论知识和单细胞遗传学诊断技术，所在机构必须具备遗传咨询和产前诊断技术条件。

此外，工作人员的数量应与开展的技术服务量相适应。

七、辅助生殖实验室人员的结构与职责

（一）实验室负责人职责

实验室负责人需要技术精湛，同时具有科学的管理能力、敏锐的观察能力，以及了解国内外最新发展动态的能力，能够组建一支优秀团队、制定一套具体的工作程序和标准流程、监控操作符合规范，调动和激励工作人员的积极性主动性，实现IVF实验室团队的价值和目标。

实验室负责人要完成详细的员工训练计划、人员行为管理规范、严格的临床/实验室操作规范及操作手册。熟悉每一名技术人员的特点与专长，合理安排技术人员的岗位，建立奖惩制度。对每一名技术人员建立完善的技术档案，包括工作量记录、发表文章、进修培训开会记录、授课带教记录、差错记录及当事人情况说明记录、奖惩记录。对每位技术人员进行质控，监督技术人员对规章制度的执行力度。

定期组织质量控制总结与讨论。对每一件仪器或技术程序的技术标准和该仪器或技术程序的质量控制数据进行定期分析比较，并采取必要的修正改进措施。

（二）主要技术人员工作职责

作为技术的主要实施者，首先要求熟练掌握实验室各项操作技术，并达到操作结果稳定，同时掌握实验室日常质控方法，要有良好沟通能力，善于发现问题和解决问题。

（三）辅助技术人员职责

协助主要技术人员开展各项实验室操作，认真记录各项质控结果，完成实验室各项记录，包括实验室内外温湿度、培养箱 CO_2 和温度检测、精子、卵子、胚胎体外培养、冷冻解冻、质控、耗材和试剂采购与使用、仪器设备维修保养和液氮使用记录等。

（四）实验室人员工作模式

开展周期较少的生殖中心，常见的工作模式是一到两位核心人员掌握全部的技术，并完成主要的技术操作，如拆卵、常规受精、ICSI、胚胎移植、冷冻解冻等，其他人员作为辅助助手以协助核心人员完成日常工作，这种模式的优点是操作结果稳定、有利于质量控制，缺点是不利工作的安排和调整以及团队的整体发展。实验室最为常见的一种工作模式是大部分人掌握全部实验室技术，并在一定的时间段内在关键岗位轮转，其余人员作为辅助助手协助完成日常工作。也有实验室采用长期定岗的模式，即一个技术员固定一个岗位并长期不变，这样的好处是各个操作环节技术稳定，技术员的操作技术精湛，但不利于人员综合水平的提高和发展，人的积极主动性会降低，长期固定操作会使人意识上产生疲劳，警惕性放松。部分实验室采取一名或几名技术人员负责一名或几名患者的所有技术操作，从取卵、精液的处理到移植以及冷冻整个周期的操作由固定人员完成，这样有利于增强技术人员的责任感和积极性，但不利于实验室的整体管理及资源的利用，实验室的整体工作效率会降低。

（刘卫卫　韩　伟　黄国宁）

———————— 参考文献 ————————

1. 陈振文.辅助生殖男科技术.北京：人民卫生出版社，2016.
2. World Health Organization. WHO Laboratory Manual for the Examination of Human Semen and Sperm Cervical

Mucus Interaction. 5th ed. Cambridge: Cambridge University Press, 2010.

3. 张宁媛, 张松英, 黄学锋, 等. 胚胎植入前遗传学诊断与筛查实验室技术指南. 生殖医学杂志, 2018, 027 (009): 819-827.

4. 黄锦, 加加林, 王云, 等. 植入前遗传学诊断及筛查技术的实验室质量控制体系. 生殖与避孕, 2018, 038 (008): 643-646.

5. 徐艳文, 黄国宁, 孙海翔, 等. 高通量基因测序植入前胚胎遗传学诊断和筛查技术规范 (试行). 生殖医学杂志, 2017 (05): 13-20.

6. PGDIS. GUIDELINES FOR GOOD PRACTICE IN PGD: programme requirements and laboratory quality assurance. Reproductive biomedicine online, 2008, 16 (1): 134-147.

7. ESHRE PGD CONSORTIUM. ESHRE PGD Consortium 'Best practice guidelines for clinical preimplantation genetic diagnosis (PGD) and preimplantation genetic screening (PGS)'. Hum Reprod, 2005, 20 (1): 35-48.

8. HARTON G, BRAUDE P, LASHWOOD A. ESHRE PGD consortium best practice guidelines for organization of a PGD centre for PGD/preimplantation genetic screening. Human Reproduction, 2011, 26 (1): 14-24.

9. 黄国宁, 孙海翔. 体外受精胚胎移植术实验室技术, 北京: 人民卫生出版社, 2012.

10. COHEN J, ALIKANI M, GILLIGAN A, et al. SETTING UP AN ART LABORATORY. IN: GARDNER DK, WEISSMAN A, HOWLES CM AND SHOHAM Z.(EDS.). Textbook of assisted reproductive techniques. Boca Raton, FL, CRC Press, 2012.

11. COHEN J, GILLIGAN A, ESPOSITO W, et al. Ambient air and its potential effects on conception in vitro. Hum Reprod, 1997, 12 (8): 1742-1749.

12. HALL J, GILLIGAN A, SCHIMMEL T, et al. The origin, effects and control of air pollution in laboratories used for human embryo culture. Hum reprod, 1998, 13 (suppl4): 146-155.

13. LEGRO RS, SAUER MV, MOTTLA GL, et al. Effect of air quality on assisted human Reproduction. Hum Reprod, 2010, 25 (5): 1317-1324.

14. PERIN PM, MALUF M, CZERESNIA CE, et al. Effects of exposure to high levels of particulate air pollution during the follicular phase of the conception cycle on pregnancy outcome in couples undergoing in vitro fertilization and embryo transfer. Fertil Steril, 2009, 93 (1): 301-303.

15. SWAIN JE. Is there an optimal pH for culture media used in clinical IVF？Hum Reprod Update, 2012, 18 (3): 333-339.

16. WONG C, CHEN AA, BEHR B, et al. Time-lapse microscopy and image analysis in basic and clinical embryo development research. Reprod Biomed Online, 2013, 26 (2), 120-129.

17. LEMMEN JG, AGERHOLM I, ZIEBE S. Kinetic markers of human embryo quality using Time-lapse recordings of IVF/ICSI-fertilized oocytes. Reprod Biomed Online, 2008, 17 (3): 385-391.

18. CRUZ M, GADEA B, GARRIDO N, et al. Embryo quality, blastocyst and ongoing pregnancy rates in oocyte donation patients whose embryos were monitored by Time-lapse imaging. J Assist Reprod Genet, 2011, 28 (7): 569-573.

19. MESEGUER M, RUBIO I, CRUZ M, et al. Embryo incubation and selection in a Time-lapse monitoring system improves pregnancy outcome compared with a standard incubator: a retrospective cohort study. Fertil Steril, 2012, 98 (6): 1481-1489.

20. BRISON DR, ROBERTS SA, KIMBER SJ. How should we assess the safety of IVF technologies？Reprod Biomed Online, 2013, 27: 710-721.

21. HIGDON HL, BLACKHURST DW, BOONE WR, et al. Incubator management in an assisted reproductive technology laboratory. Fertil Steril, 2008, 89 (3): 703-710.

22. KHOUDJA RY, XU Y, LI T, et al. Better IVF outcomes following improvements in laboratory air quality. J Assist Reprod Genet, 2013, 30 (1): 69-76.

23. RAMSTORP M, GUSTAVSSON M, GUDMUNDSSON A. Particles generated from humans-A method for experimental studies in cleanroom technology. J Indoor Air, 2005, 15 (11): 1572-1576.

24. BUTLER JM, JOHNSON JE, BOONE WR. The heat is on: room temperature affects laboratory equipment--an observational study. J Assist Reprod Genet, 2013, 30 (10): 1389-1393.

25. COOKE S, TYLER JP, DRISCOLL G. Objective Assessments of Temperature Maintenance Using In Vitro Culture Techniques. J Assist Reprod Genet, 2002, 19 (8): 368-375.

26. MUNCH EM, SPARKS AE, DURAN HE, et al. Lack of carbon air filtration impacts early embryo development. J Assist Reprod Genet, 2015, 32 (7): 1009-1017.

27. SANTOS MJ, APTER S, et al. Revised guidelines for good practice in IVF laboratories (2015). Hum Reprod, 2016, 31 (4): 685-686.

28. ESTEVES SC, BENTO FC. Air quality control in the ART laboratory is a major determinant of IVF success. Asian J Androl, 2016, 18 (4): 596-599.

29. HEITMANN RJ, HILL MJ, JAMES AN, et al. Live births achieved via IVF are increased by improvements in air quality and laboratory environment. Reprod Biomed Online, 2015, 31 (3): 364-371.

30. LEONARD PH, CHARLESWORTH MC, BENSON L, et al. Variability in protein quality used for embryo culture: embryotoxicity of the stabilizer octanoic

acid. Fertil Steril. 2013, 100 (2): 544-549.

31. MORBECK DE, KRISHER RL, HERRICK JR, et al. Composition of commercial media used for human embryo culture. Fertil Steril, 2014, 102 (3): 759-766.

32. MORBECK DE. Air quality in the assisted reproduction laboratory: a mini-review. J Assist Reprod Genet, 2015, 32 (7): 1019-1024.

33. BOORE WR, JOHNSON JE, LOCKE AJ, et al. Control of air quality in an assisted reproductive technology laboratory. Fertil Steril, 1999, 71 (1): 150-154.

34. ELDER K, BERGH M, WOODWARD B. Gases, air quality and volatile organic carbons (VOCs). In: Elder K, Van den Bergh M and Woodward B (Eds.). Trouble-shooting and Problem-Solving in the IVF Laboratory. Cambridge: Cambridge University Press, 2015.

35. KARAGOUGA G, FREDRICKSON JR, WALKER DL, et al. Interaction of air quality and culture environment: Role of protein concentration and oil quality on effects of volatile organic carbons (VOCs) on embryo development. Fertil Steril, 2014, 102 (3): e212.

36. KALLEAS D, MCEVOY K, HORNE G, et al. Live birth rate following undisturbed embryo culture at low oxygen in a Time-lapse incubator compared to a high-quality benchtop incubator. Human Fertility, 2020.

37. UENO S, ITO M, UCHIYAMA K, et al. Closed embryo culture system improved embryological and clinical outcome for single vitrified-warmed blastocyst transfer: A single-center large cohort study. Reproductive Biology, 2019, 19 (2): 139-144.

38. RUBIO I, GALAN A, LARREATEGUI Z, et al. Clinical validation of embryo culture and selection by morpho-kinetic analysis: a randomized, controlled trial of the EmbryoScope. Fertil Steril, 2014, 102: 1287-1294.

39. GOODMAN LR, GOLDBERG J, FALCONE T, et al. Does the addition of Time-lapse morphokinetics in the selection of embryos for transfer improve pregnancy rates？A randomized controlled trial. Fertil Steril, 2016, 105: 275-285.

40. PARK H, BERGH C, SELLESKOG U, et al. No benefit of culturing embryos in a closed system compared with a conventional incubator in terms of number of good quality embryos: results from an RCT. Hum Reprod, 2015, 30 (2): 268-275.

41. MORTIMER D, COHEN J, MORTIMER ST, et al. Cairo consensus on the IVF laboratory environment and air quality：report of an expert meeting.RBMOnline，2018，(36)6：658-674.

第十一章

精子的体外处理

第一节 精液分析标准化及质量控制

精液分析是评估男性生育力的重要方法，也是辅助生殖治疗策略制订、避孕节育效果评估、男科疾病诊断、疗效观察的依据。

由于精液分析高度复杂，操作难以标准化，因此必须进行质量控制以发现并纠正系统误差和结果的高度变异性。不同实验室间在精子浓度和形态学评价上的巨大差异使强化质量控制和标准化的需求更加迫切。

质量控制是指为达到质量要求所采取的作业技术和活动。质量控制的目标在于确保产品或服务质量能满足要求。精液分析质量控制对检查并纠正精液分析结果的系统性误差和高变异性具有重要的意义，包括内部质量控制和外部质量控制。目的是保证每个患者样本的测定结果可靠性、实验室检测结果之间的可比性。可靠性包括精确度和准确度。

精液分析内部质量控制是实验室内为达到质量要求的操作技术和活动。目的在于监测过程，以评价检验结果是否可靠、可以发出，以及排除质量环节中所有阶段中导致不满意的原因。内部质控监控着精确度。广义上内部质控适用于得出检验结果所有步骤的活动，从考虑临床需要。通过收集标本，检测可测之量来报告结果。精液分析的内部质量控制可分为分析前、分析中、分析后的质量控制。精液分析外部质量控制是由实验室外的某一机构执行的客观地评价各实验室对发放质控标本的检测结果，从而对各实验室的检验质量进行监测和评价。目的是评价检验的准确性，加强各实验室间结果的一致性，建立室间可比性。通过外部质量评价发现系统误差，得以纠正后便可明显提高准确度。

一、分析前质控

（一）精液分析技术人员的培训及考核

技术人员的操作是精液分析内部质控的重要环节，实验室应建立新技术人员培训考核制度。

1. 实验室技术人员应有一定的医学理论基础和临床知识，接受质量控制训练，学习和了解有关实验室的技术和管理内容。

2. 技术人员应接受、熟练掌握和理解《WHO人类精液检查与处理实验室手册》第 5 版内容理论及实验室标准化操作培训，经考核合格后方可上岗。

3. 新技术人员培训及考核方法

（1）前期准备阶段：了解新技术人员的专业理论基础及基本技能水平，根据设定的培训目标，制定实验技术培训计划。

（2）培训实施阶段：进行实验室安全、基本实验技能及精液分析标准操作相关理论培训后，由熟练技术人员引领新技术人员进行实践操作，教授包括样本的接收、标记、混匀、加样、精子浓度、活力及形态学分析、结果记录报告等，逐一进行培训，严格按照世界卫生组织标准化程序进行，待新技术人员基本掌握实验室技术操作规范能独立进行标准程序的精液分析，并至少独立分析 50 份精液样本。

（3）培训的考核与评估阶段：考核内容包括，新技术人员分别对不同浓度、不同活动率、不同存活率及不同形态学百分率的每份精液样本进行连续10次以上精子计数重复测量,并与技术熟练、精确度和准确度高的熟练技术人员共同进行至少20份精液样本的分析。统计分析新技术人员分析结果的精确度、新老技术员检测结果的一致性,对新技术人员的培训效果进行评估。

(二)精液采集标准化及质控

1. 患者的准备 关于精液标本采集,应给予受检者书面和口头指导。应禁欲2~7天;如需多次采集,每次禁欲天数均应尽可能一致。若常规化验精液正常,但取精当天精液质量偏差,可以建议二次取精。精液标本采集必须完整,如精液标本有丢失,受检者应报告丢失情况。必须标记和核对容器上受检者的姓名、编码、采集日期和时间。

2. 精液采集地点 应在靠近实验室的私密房间内采集标本,以减少环境温度和从采集到检测时间间隔对精液的影响。受检者应记录精液采集时间,并在采集后的1小时之内将标本送至实验室。运送过程中标本应该保温(20~37℃)。检测报告应该记录标本采集的地点(在家或者在实验室外其他场所)、采集方式(使用专用的避孕套)等信息。

3. 精液采集方式

(1)手淫:推荐使用手淫的方法取精。

(2)使用避孕套采集精液:特殊情况下,如手淫取精无法完成或失败,可使用专用的无毒避孕套。告知受检者如何使用、封闭避孕套,及将避孕套送至实验室等的方法。

4. 精液采集方法

(1)用于诊断或研究精液的采集:手淫取精,将精液射入已证实无精子毒性的清洁广口玻璃或者塑料容器内,环境温度20~37℃;容器上须标记受检者姓名、编码、采集日期和时间。置于室温(25℃)或水浴箱内(37℃)液化。如标本收集不完整,尤其是富含精子的初始部分丢失,应在检测报告上注明。如果标本不完整,应在禁欲2~7天后重新采集标本检测。

精子毒性试验:选择数份精子浓度高和活力好的精液标本,将每份标本的一半放在已知无毒性的容器内(对照组),另一半放在待检测的容器

内,在4小时内、室温或者37℃下每间隔1小时重复评估1次精子活力。如果每个时间点在对照组与测试组之间没有差异(配对 t 检验,$P > 0.05$),即可认为待检测的容器对精子是无毒性的,可用于精液收集。

(2)用于微生物学分析精液的采集:须避免非精液来源的微生物污染,容器、移液器吸头和混匀用的吸液管均需无菌。受检者排尿后,用肥皂清洗双手和阴茎,冲洗掉肥皂沫,使用一次性的灭菌毛巾擦干。精液射入无菌容器。应在标本采集3小时之内进行微生物学实验。

(3)用于辅助生殖精液的采集:采集方法及无菌要求与用于微生物学分析精液的采集方法相同,精液射入无菌容器。

5. 精液样本的接收 检查容器上是否标记受检者姓名、编码、采集日期和时间。检测报告单上是否记录受检者姓名、编码、出生日期、禁欲时间、采集日期和时间、标本的完整性、精液采集与开始分析的时间间隔,以及获取标本遇到问题等信息。

6. 标本处理 应将精液样本视为具有潜在传染性,操作时应采用适当的防护措施;必要时采用无菌材料和严格无菌操作;样本应充分混匀;并在规定时间内完成分析。应在60分钟内完成评估精液的理化指标、精子浓度、活力、存活率、制备精子形态学涂片、离心分离精浆。

(三)精液分析所需主要仪器设备及质控

移液器、计数板和其他仪器应当每隔6个月或每年校准一次。

1. 精子计数板 推荐使用100μm深的血细胞计数板。其他深度的计数板的体积和网格类型有不同,计算时需要不同的系数。评价低精子浓度样本时刻使用大容量计数板。

计数池深度的校准:使用细准焦螺旋测量计数池的深度。首先聚焦于计数池的网格,然后聚焦到盖玻片底面的墨水印上,计数两点之间刻度数。重复计数10次,确保标称深度处于测定所得均值的 $2SD$ 之内。

(1)改良 Neubauer 血细胞计数板:该计数板有上下两个独立的计数池,每个计数池有一个刻在玻璃表面的3mm×3mm网格。用盖玻片(厚度数4,

0.44mm)覆盖在网格上,由计数池突起0.1mm的玻璃柱支撑,每个计数区域有9个1mm×1mm的大方格,每个大方格的体积为100nl。每个大方格所

含中方格的排数、数目和体积不同,5号大方格的每个中方格之间有3条边界线,每个中方格含有16个小方格(图11-1-1,表11-1-1)。

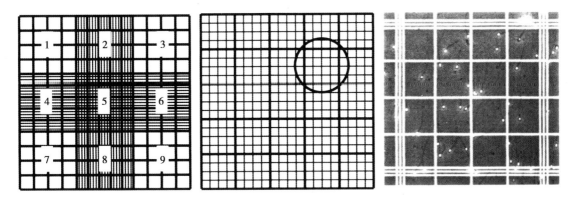

图 11-1-1　改良 Neubauer 计数板计数池结构

表 11-1-1　改良 Neubauer 计数板计数池结构

大方格编号	所含中方格个数	每个/排中方格容积(nl)	小方格数目
5	25(5×5)	4/20	16(4×4)
1、3、7、9	16(4×4)	6.25/25	
2、8	20(4×5)	5/25	
4、6	20(5×4)	5/20	

(2)Makler 计数板:计数板由盖片和载片两部分组成(图11-1-2)。盖片为一被金属环环绕的玻片(C),位于盖片的内表面有一面积为1mm² 的网格,该网格被分成100(10×10)个面积为0.1mm×0.1mm的方格。载片的主要部分为一金属基底(A)和两个手柄(H)。基底的中心有一个由光学平板玻璃制成的平圆盘(D),待检样品放置其上,周围有四个支撑针(P),其顶端高出圆盘10μm。当盖片放置在四个支撑针上时,网格一行的10个方格体积即为1/100万ml。因此,在10个方格里的精子数量代表着精子的浓度(百万/ml)。

Makler 精子计数板使用方便、快速、样品无须稀释,一次制片可同时获得精子计数、活力的评价结果。

(3)一次性精子计数板:商品化一次性计数板是借助毛细作用填充液体,由于液体流动可能使精子分布不均匀,精子浓度测定结果可能与改良Neubauer 计数板的结果不一致。必须通过校验计

数池的尺寸,与改良的 Neubauer 血细胞计数板方法的结果加以比较,来确定这些计数池的有效性,以获得外部质量控制显示的满意结果。

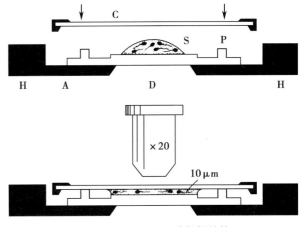

图 11-1-2　Makler 计数板结构

目前有进口和国产的商品化一次性计数板。一次性产品,避免交叉感染,无须清洁节省时间,适用于人工和计算机辅助分析。池深有10μm和20μm两种,有2仓、4仓、8仓等不同规格。操作时精液标本不需要稀释。

2. 显微镜及配件　推荐使用相差显微镜进行精液分析,显微镜光源至少为50W,双筒(两个目镜),相差聚光镜,10×、20×和40×的正相位相差物镜,和100×亮视野油浸物镜、×40负相位透镜和CASA设备,荧光显微镜还需要荧光透镜。镜台测微尺、保温载物台等。

3. 计算机辅助精液分析系统（CASA） 鉴于目前 CASA 临床需求和应用比较广泛，其标准化操作和质量控制程序必不可少。

目前国内常用的 CASA，根据检测原理分类可分为光电法、明场检测法、正相差检测法、负相差检测法等。影响 CASA 分析结果的因素有光学系统、软件、计数池等。使用 CASA 前应由经验丰富、操作熟练的技术人员使用手工方法操作与 CASA 分析结果进行比对。使用 CASA 设备除了每日检测前的质控检测外也应定期对整个硬件系统进行校准。

正相差检测法 CASA 的主要配置：

（1）主要硬件：三目相差显微镜：配备 Ph10×、Ph20×、Ph40×、100× 油镜各 1 个，盘式相差聚光镜（在各级相差和明场间切换），卤素光源 >50W 或 LED，10× 目镜 2 个，1× 显微摄像机接口。

显微摄像机、数字口摄像机：具备传输速度为 800mbps 以上的高速数字输出接口，用于精子运动分析时的帧率 ≥ 30fps，分辨率 600×400 及以上。

计算机：为确保 CASA 软件对精子运行分析处理的流畅和稳定，计算机电脑配置最低要求：Intel i5 处理器；1GB 显卡；4GB 内存；1TB 硬盘；显示器分辨率 1 920×1 080。

恒温部件：具备前置（37±0.5）℃ 恒温预热设施。

（2）软件部分：浓度、活力分析：采用正相差技术，支持在 10× 相差物镜和 20 倍相差物镜下分析精子；软件应支持按照《WHO 人类精液检查与处理实验室手册》第 5 版要求的对比分析流程，具备重复测量差异可接受性评估功能；尽量做到一键自动捕获分析，有尾部识别功能，尽量排除大部分杂质；经过验证的准确运动分级（前向、非前向和不动）及浓度；捕捉 1 秒钟的精子运动轨迹，运动轨迹可以回放；对自动捕获后精子分级、数目可以进行人工修正。

形态学分析：支持将精子切割为顶体、顶体后区、中段、主段，以及测量面积、顶体比率、长度、宽度等各项形态学参数；对分析的精子形态学参数和判定结果可以进行人工修正。

应具备质量控制功能：具备两个样本差异可接受性分析、评估足够精子等减小抽样误差的功能。支持录制精子运动视频，可以保存形态学分析图片；支持加载和分析质控品（质控珠或质控视频），自动生成质控图。

数据库：支持数据储存，备份，还原；支持数据统计，导出；最好具备过程视野分析数据的保存。

LIS 对接：具备与医院 LIS 系统、HIS 系统、扫码对接能力。

其他模块：精子存活率分析；系统具备分级管理权限。

4. 天平 应定期校正天平，在实验室定期维护时进行外部校准。

通过称量外部标准砝码来校准天平。重复测量 10 次，并计算均值、SD 和变异系数（CV）（=$100 \times SD/$ 均值）。

5. 移液器 稀薄的液体建议使用空气置换式移液器，黏稠的液体建议使用正向置换式移液器。

通过称量纯水来校准。水的密度为 1g/ml，根据水的重量计算体积。重复测量 10 次，并计算均值、SD 和 CV。确保标称体积处于测定所得均值的 $2SD$ 之内。

6. 离心机 台式离心机，用于常规的精液处理 300~500g，用于精液标记物测定 1 000g，用于处理黏稠的标本 2 000g；处理疑似无精子标本 3 000g 的高速离心机，用于得到无精子的精浆 16 000g 的微量离心机。

7. 血细胞分类计数器 6~9 键，其中至少有两键为 3 位数。

8. 标本混匀器 水平振荡器和涡旋振荡器。

二、分析中质控

分析中质控包括质控品的制备及精液分析标准化操作全过程。执行内部质量控制的实用方法是将内部质控的质控品与实验室常规工作内容共同检测，并使用质控图监测这些质控品的结果。以这种方式，内部质量控制成为实验室常规工作的一部分。

（一）质控品的选择和制备

1. 精液分析的质控品 质控品的来源可以是

外购商品化的(目前只有精子计数的质控珠),也可以实验室自制,质控品可以是新鲜的也可以是储存的,各有利弊,可以根据各实验室的条件和质控目的选择。

2. 质控品的特性(表 11-1-2)

3. 质控品的选择和制备　理想的质控品应该是所在实验室检测的所有精液样本的典型代表。推荐使用自制的并备有正常值范围和临界范围值的质控品。

精子浓度,可以稀释并储存不同精子浓度的标本。可以将若干份标本合并以达到某一特定浓度或某一更大体积的稀释标本,需选择质量好的样本以减小发生精子聚集的可能性。

精子形态评价,可使用空气干燥的精液涂片、固定后的精液涂片或经固定和染色的精液涂片等;而对于存活率检测,可使用伊红-苯胺黑染色涂片。质控涂片应该从实验室的常规标本中选取,并掩盖标识码。质控片可以重复使用,一旦质量下降,应该重新制备。如果涂片制备和储存得当,可以保持稳定数月甚至数年。在质控片更替的过渡时期,不同批次的质控片可以交替使用或互相重叠使用。

精子活力标本视频,可用于质控。录像的放大倍数要与实际的标本分析时显微镜下所见一致。

所有日常分析中所用的摄像机和显示屏采用的是与视频录像时相同的放大倍数和对比度。

各类质控品的具体制备方法可参照《WHO 人类精液检查与处理实验室手册》第 5 版。

(二) 精液分析内部质控程序的选择

每次分析应进行减小抽样误差的程序;定期进行技术人员自身、之间误差的监控;月均值监测进行趋势分析也是实验室内部质量控制的一种手段。

1. 每次分析—减小抽样误差　通过评估更多精子可以减小抽样误差,但需权衡增加精确度与时间花费及因检测人员疲劳导致准确性下降之间的利弊。为获得一个可接受的低取样误差,每份重复样本至少评估 200 个精子(总共至少计数 400 个精子),活力评估时至少 5 个视野。如果评估的精子数不能达到 400 个,则应在报告表中说明,并注明误差。

重复计数之间的一致性:按照精液分析标准程序处理精液标本,一份精液样本用同样操作方法分别取样进行两次分析;评估两个计数之间 95% 可信限间隔的差异,如差值不可接受,则样本存在系统误差,应放弃结果,重新混合样本后,再重新评估。如差值可以接受,则按要求进行最终结果的计算。

表 11-1-2　质控品的特性

来源	储存	项目	评估时间	均值和变异范围	成本	保存时长	应用	其他
购买	储存(冷藏)	浓度(质控珠)	需要时评估	提供	高	短期	内部、外部质控	质控珠形状与精子不同	
自制	新鲜	浓度	立即评估	经多次评估得出	低	不能保存	内部质控	WHO 推荐质控品首选新鲜精液;多名技术人员同时分别重复测量相同的多分样本	可根据实验室的特殊需要而专门制备;可以制备很多样本(涵盖范围更大);必要时,多名技术人员可使用多人共览显微镜同时进行评估
		活力	立即评估						
		存活率	染色不封片当天评估						
		形态等	染色不封片当天评估						
	储存(冷藏或冷冻)	浓度	需要时评估	经多次评估得出	低	长期	内部、外部质控	同一份精液标本分装后交给一个或多个检测人员同时分别重复测量	
		存活率	染色封片避光需要时评估						
		形态等	染色封片避光需要时评估						

2. 定期进行技术人员自身误差的监控 技术员对同一份样本重复测量 10 次以上,至少评估 10 份以上样本,计算平均变异系数。

用储存的质控品制备全实验室的 X_{bar} 图,用来监控以后的检测,此批质控品用完需要更换,并重新制作 X_{bar} 图。

3. 定期进行技术人员之间误差的监控 两个技术员共同评估 10 份以上不同样本,建议使用 Bland Altman 图或配对 t 检验;三个以上技术员共同评估 2 份不同的样本,建议使用 Youden 图;三个以上技术员评估多份相同或不同的样本,建议使用双因素方差分析。

所有技术人员检测结果的监控,建议使用 X_{bar}、S 图。X_{bar} 图是对同一样本重复测量,用均值与时间做图;主要目的是检测结果偏离靶值的程度。系统误差可以通过连续测量相同样本检测出来。

S 图用于检查是否由于检测人员造成了高度变异的结果。对样本进行重复测量,并用标准差对时间作图。由于质控样本全部来源于同一个混合的储存样品,样本之间预期没有差异,所以检测人员之间的任何显著性差异将提示是某个或多个人员在分析中产生的系统性偏倚。

4. 趋势分析(月均值监测) 统计实验室 1 个月内所有精液样本检测值的平均值也是实验室内部质量控制的一种手段,简称月均值。月均值监测可以从不同患者精液分析结果的趋势来监测实验室操作中未能控制的改变或在检测中重现偏移趋向,可反映检测人员的改变、实验室用品的改变,以及季节温度、操作流程等的变化等特性或技术因素。

(三)精液分析标准化操作时程

精液分析标准化操作时程,见表 11-1-3。

(四)初步肉眼观察

精液液化后,最好在射精后 30 分钟至 1 小时,开始简单的检查。

1. 液化 精液射出后很快呈现典型的半固体凝胶团块,正常情况室温下几分钟内,精液开始液化,逐渐变得均质和稀薄,在液化最后阶段仅存留少量小凝团。通常在 15 分钟内,精液标本完全液化,如果 60 分钟仍未完全液化,应做记录。正常液化的精液标本可能含有不液化的胶冻状颗粒(凝胶状团块),没有任何临床意义。然而,黏液丝的存在可能干扰精液分析。

表 11-1-3 精液分析标准化操作时程

时间	内容
开始的 5 分钟	将标本容器放在实验台上或者孵育箱内(37℃),待精液液化
30~60 分钟	评估精液的液化状况和外观。测量精液体积
	测定精液 pH
	制备湿片,显微镜下观察:外观、精子活力,以及评估测定精子数目所需的稀释度
	检测精子存活率(活动精子百分率低时)
	制备精液涂片用于评估精子形态
	稀释精液用于检测精子浓度。评估精子数目
	进行混合抗球蛋白反应试验(需要时)
	制备精子用于免疫珠试验(需要时)
	检测过氧化物酶阳性细胞(需要观察圆细胞时)
	离心处理精液(需检测生物化学标志物时)
3 小时之内	将标本送至微生物学实验室(需要时)
4 小时之后	固定、染色和检测精液涂片,以评估精子形态学
当天晚些时间(如标本已冻存,或者在次日)	测定附性腺标志物(如果需要)
	进行间接免疫珠试验(如果需要)

如果液化延迟或不液化,需机械混匀或用酶消化。通过加入等体积的培养液(如 Dulbecco 磷酸缓冲盐水)、用加样器或接在注射器上的 18 号或 19 号针头反复吹打精液,可降低精液的非均匀状态使其液化。应用一种广谱蛋白水解酶(EC 3.4.22.32)菠萝蛋白酶消化,有助于促使精液液化。但这些处理可能影响精浆的生化、精子活力和精子形态,因此必须做记录。

2. **精液黏稠度** 精液液化后,通过观察拉丝的长度评估标本的黏稠度。拉丝长度超过 2cm 的精液样本黏稠度异常。

与不完全液化不同的是:黏稠异常的精液标本呈现均质黏性,且其黏稠度不随时间而变化;使用吸液管吸取高黏稠度标本时,精液会紧紧黏住吸液管。

降低黏稠度的方法与延迟液化的处理方法相同。

高黏稠度的精液会干扰精子活力、精子浓度、精子表面抗体和生化标志物的检测。

3. **精液外观** 正常液化精液标本外观呈均质性、灰白色。可通过观察精液颜色了解受检者的状况,如呈红褐色时提示精液中可能有红细胞(血精)的存在,黄疸患者的精液和服用维生素或药物者的精液可呈黄色。

4. **精液体积** 精液主要由精囊腺和前列腺的分泌液(包括少量来自尿道球腺和附睾分泌的液体)和精子构成。精确测量精液体积是精液评价的基础。

推荐通过称重法测量精液体积。由精液的重量计算出精液体积,假设精液密度为 1g/ml(精液密度的变化范围在 1.043~1.102g/ml)。也可以将精液标本直接采集到一个改良的广口带刻度玻璃量杯中,直接从刻度上读取精液体积(精确到 0.1ml)。

精液体积小应考虑和核对采集时是否有精液丢失。精液体积参考值下限是 1.5ml(第 5 个百分位数,95%CI 1.4~1.7)。

5. **精液 pH** 应在液化后,最好在 30 分钟至 1 小时内测量 pH。对于正常精液标本,应该使用测量范围在 6.0~10.0 的 pH 试纸(应用已知的标准品检验 pH 试纸的精确性)。

充分混匀精液标本,在 pH 试纸上均匀地涂上一滴精液,等待浸渍区的颜色变得均匀(<30 秒),与标准条带进行颜色对比,读出 pH。对于黏稠的标本,可用 pH 计来测量。精液 pH 主要反映了碱性的精囊腺分泌液和酸性的前列腺分泌液之间的平衡。

参考值:将 pH 7.2 作为临界值。

(五)显微镜镜检

使用相差显微镜进行新鲜精液制片的所有检查。显微镜初检在 100×(10× 物镜和 ×10 目镜)视野下进行,观察黏液丝的形成、精子的聚集或凝集、非精子细胞,例如上皮细胞、"圆细胞"(白细胞和不成熟生精细胞)和单独的精子头或尾。在 200× 或 400× 下观察(20× 或 40× 物镜和 10× 目镜):评估精子活力,确定用于精确测量精子数目所需的精液稀释倍数。

在 1 000× 油镜下观察染色涂片进行精子存活率和形态学评估;在 200× 或 400× 镜下用计数板进行精子数量的评估等。

1. **精液充分混匀和代表性取样** 精液液化后,充分混匀后取样。重复取样的结果需通过一致性检验,应用 Poisson 分布来确定重复取样精子计数结果之间的一致性,应用二项分布确定百分率结果之间的一致性。

2. **制备湿片** 用大口径(直径约 1.5mm)的一次性塑料吸管反复吸吹,充分混匀精液后,立即取样 10μl(6.5μl/11μl)精液置于洁净的载玻片上,使用 22mm×22mm(18mm×18mm/21mm×26mm)的盖玻片,制备成 20μm 深的湿片,尽量避免在盖玻片和载玻片之间形成气泡,静置至湿片内精液不再漂移,立即评估湿片。

3. **精子聚集** 不活动精子之间、活动精子与黏液丝、非精子细胞或细胞碎片之间黏附在一起,为非特异性聚集。精液中有精子聚集存在应如实记录。

4. **精子凝集** 活动精子以头对头、尾对尾或混合型相互黏附在一起的现象为精子凝集。严重的凝集,会使精子活动受限,影响精子活力和浓度的评估。精液中有精子凝集存在,应当记录主要的凝集类型和程度(表 11-1-4)。

表 11-1-4　精子凝集分级

分级	程度	精子的活动
1 级	零散的凝集	每个凝集 <10 个精子,有很多自由活动精子
2 级	中等程度的凝集	每个凝集 <10~50 个精子,存在自由活动精子
3 级	大量的凝集	每个凝集 >50 个精子,仍有一些自由活动精子
4 级	全部凝集	所有的精子凝集,数个凝集又粘连在一起

5. 确定精子浓度检测的精液标本稀释倍数 (表 11-1-5)

表 11-1-5　精液标本稀释倍数的确定

每 400 (200) 倍视野下精子数目	需稀释倍数	精液量 (μl)	固定液 (μl)
>101 (>404)	1：20 (1+19)	50	950
16~100 (64~400)	1：5 (1+4)	50	200
2~15 (8~60)	1：2 (1+1)	50	50
<2 (<8)	1：2 (1+1)	50	50

6. 精子活力　精子活力随时间的延迟逐渐下降,标本液化后,应尽快检测。

(1)精子运动分类:将精子的运动分为前向运动、非前向运动和不活动三个活力级别。

前向运动(PR):精子主动地呈直线或沿一大圆周运动,不管其速度如何。

非前向运动(NP):所有其他非前向运动的形式,如以小圆周泳动,尾部动力几乎不能驱使头部移动,或者只能观察到尾部摆动。

不活动(IM):不运动。

(2)制备湿片评估精子活力:①制备湿片:充分混匀精液标本后立即取样,制备 20μm 深的湿片,方法同上,静置至精液样本停止漂移;②观察湿片:用 ×200 或 ×400 的相差显微镜观察载玻片,评估完整精子的活力。

用带有网格的目镜,或将视野分区;立即开始快速浏览和计数界定视野区域内所有精子的活力,避免停留在一个视野等待并计数评估过程中陆续游入的精子;观察距盖玻片边完整缘至少 5mm 以上区域的精子;按顺序读片,避免重复;避免根据活动精子来选择视野。

借助细胞分类计数器,记录每种活力级别的精子数目(图 11-1-3)。

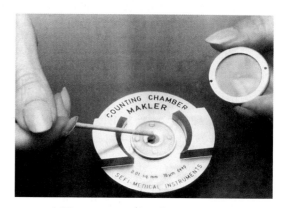

图 11-1-3　湿片观察路线示意图

(3)减小取样误差:制备两张重复湿片,每张湿片至少观察 5 个视野,每份重复样本至少评估 200 个精子。计算最常见的活力级别(前向运动、非前向运动或不活动)的两个百分率之间的平均百分率和差异。确定差异的可接受性。如果百分率之间的差异大于可接受差异,表示存在计数错误或者取样误差,或者精子未充分混匀,以及在计数池或载玻片上精子未随机分布,需从精液样本中重新取两份新样本,制备两张新的湿片,重新评估精子活力。如果差异可以接受,计算百分率(表 11-1-6)。

表 11-1-6　百分率差异可接受性

平均值 (%)	可接受差异	平均值 (%)	可接受差异
0	1	66~76	9
1	2	77~83	8
2	3	84~88	7
3~4	4	89~92	6
5~7	5	93~95	5
8~11	6	96~97	4
12~16	7	98	3
17~23	8	99	2
24~34	9	100	1
35~65	10		

(4)报告结果:最常见的活力级别的两个百分率之间的差异可以接受,则以最接近的整数报告每种活力级别的平均百分数,习惯是调整 0.5% 至最

接近的偶数。所调的百分率不能加升至 100%。

（5）参考值下限：精子总活力（PR +NP）的参考值下限是 40%（第 5 个百分位数，95%*CI* 38~42）。前向运动精子（PR）的参考值下限是 32%（第 5 个百分位数，95%*CI* 31~34）。

精液中前向精子活动力与妊娠率相关。前向运动精子的总数具有生物学意义。

7. 精子存活率

（1）原理：通过检测精子膜完整性来评价精子存活率。非活的（死）细胞的膜，允许非透过膜性染料进入膜内染色，可通过染料拒染法得出活精子的百分率；只有细胞膜完整的细胞（活细胞）能够在低渗溶液中发生膨胀，可鉴别细胞膜完整的精子。

（2）临床意义：阐明不活动精子是活精子还是死精子有重要的临床意义。对于前向运动精子少于 40% 的精液标本，尤为重要。同一份精液标本的存活率结果应该会同活力结果一起评价。活的但不活动的精子占有很大比例可能提示精子鞭毛有结构缺陷；高百分率的不活动精子和死精子（死精症）可能提示附睾病理改变。

（3）方法

1）染料拒染法精子存活率试验

伊红 - 苯胺黑染色法：使用苯胺黑一步染色技术，可以提高背景和与精子头之间的对比度，使精子头更易辨别。玻片可以长期保存用于再次评估和作为质控片。

试剂：有商品化伊红 - 苯胺黑试剂，也可自行配制。配制伊红 - 苯胺黑试剂：伊红 Y 溶液配制：将 0.67g 伊红 Y（颜色指数 45380）和 0.9g NaCl 溶解在 100ml 纯水中，稍加热。伊红 - 苯胺黑：将 10g 苯胺黑（颜色指数 50420）加入 100ml 伊红 Y 溶液中。将悬液煮沸，然后冷却至室温。用滤纸（例如 90g/m²）过滤溶液，除去残渣和凝胶状沉淀物，储存在暗色的密封玻璃瓶中。

染色：充分混匀精液标本，取 50μl 精液，与等体积的伊红 - 苯胺黑悬液混匀，等待 30 秒。重复取样 50μl，染色，如前。用每个悬液，制成涂片，空气干燥后立即检查，或使用非水性永久封固液封片后，以后再观察。

评估：用亮视野显微镜在 1 000× 油镜下检查每张玻片。头部呈白色或淡粉红色，和"颈部膜渗漏"（染色只限于颈部区域，头部的其余区域未染色）的精子为活精子。头部呈红色或暗粉红色的精子为死精子。

计数：计数死精子和活精子。每个重复样本至少评估 200 个精子，以达到可接受的低取样误差。计算重复玻片的两个活精子百分率的平均值和差异，确定差异的可接受性。如果两个百分率之间的差异不可接受，重新两次精液取样制备两张新鲜玻片，再次评估玻片；差异可接受，则以最接近的整数报告活精子的平均百分率。

伊红染色法：该方法简单和快速，但湿片不能保存作为质控片。

试剂：0.5%（w/v）伊红 Y 溶液：将 0.5g 伊红 Y（C.I.45380）溶于 100ml 0.9%NaCl 中。

染色：充分混匀精液标本，取 5μl 精液和 5μl 伊红溶液置于载玻片上混合。覆盖 22mm×22mm 盖玻片，静止 30 秒。评估完成后再次制备重复玻片，方法同上。

评估：推荐用负相差显微镜（使用正相差显微镜很难分辨淡粉红色的精子头部）在 200× 或 400× 倍镜下观察涂片。头部染成红色或暗粉红色的精子为死精子（膜损伤），而头部呈白色、浅粉红色和"颈部膜渗漏"（染色只限于颈部区域，头部的其余区域未染色）的精子为活精子（膜完整）。如果很难分辨染成淡粉红色的精子头部，推荐使用伊红 - 苯胺黑法以提高背景的对比度。

计数：计数及结果报告方法同伊红 - 苯胺黑染色法。

2）低渗膨胀的精子存活率试验：必须避免精子染色，如 ICSI 选择精子时，推荐使用本方法。膜完整的精子在低渗溶液中 5 分钟内发生膨胀，在 30 分钟之内所有尾部的形状是稳定的。

试剂：用于诊断目的的膨胀液：0.735g 枸橼酸钠和 1.351g D- 果糖溶于 100ml 纯水中。1ml/ 支分装，冻存于 –20℃。

用于治疗用途的膨胀液：1 份上述溶液加 1 份灭菌纯水，稀释溶液。

染色：解冻冻存的膨胀液，使用前充分混匀。

取 1ml 膨胀液或 1ml 稀释溶液,置于一支加盖的微量离心管中,37℃温热 5 分钟。充分混匀精液标本。取 100μl 精液,加入膨胀液中。用移液管轻轻地吸进和排出,加以混匀。在 37℃孵育精确 5 分钟或 30 分钟(如上所述),然后取 10μl 加到洁净载玻片上,覆盖 22mm×22mm 盖玻片。评估完成后,重复上述步骤制备另一张重复玻片。

常规的诊断孵育 30 分钟;用于治疗用途时,则孵育 5 分钟。

评估:使用相差显微镜,200× 或 400× 倍视野下读片。通过精子形状的改变,如尾部卷曲来辨别是否精子发生膨胀。尾部膨胀的精子为活精子。尾部未膨胀的精子为死精子。

计数:每份重复样本至少评估 200 个精子,以达到可接受的低取样误差。计算重复玻片的两个活精子百分率的平均值和差异,确定差异的可接受性。如果两个百分率之间的差异不可接受,重新两次精液取样制备两张新鲜玻片,再次评估。如果差异可接受,则以最接近的整数报告活精子的平均百分率(图 11-1-4)。

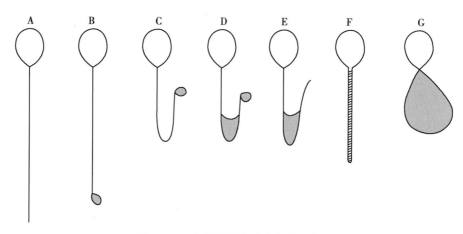

图 11-1-4　人精子低渗肿胀实验示意图
A. 尾部无肿胀;B~G. 灰色区域表示尾部肿胀

(4)参考值下限:精子存活率(膜完整的精子、低渗膨胀试验)的参考值下限是 58%(第 5 个百分位数,95%*CI* 55~63)参考值下限。

8. 精子计数　精子浓度指单位体积精液中的精子数量。精子总数是指一次完整射精的精液中的精子总数。

研究表明,精液中精子浓度与受精率和妊娠率相关;精子浓度受精囊腺和前列腺分泌液量的影响;精子总数可以衡量睾丸产生精子的能力和男性输精管道畅通的程度。

(1)使用改良 Neubauer 血细胞计数板计数精子数量

1)精液稀释固定液:用于使用改良 Neubauer 血细胞计数板计数精子数量。将 50g NaHCO₃ 和 10ml 35%(v/v)甲醛溶液加入 1 000ml 纯水中。为加深背景显示出精子头部,可选择性添加 0.25g 台盼蓝(C.I. 颜色指数 23859)或 5ml 饱和(>4mg/ml)龙胆紫(C.I.42555)。4℃保存。如果溶液中形成结晶,使用前可用 0.45μm 过滤器过滤。

2)评估步骤:通过评估湿片来确定精液标本所需的稀释倍数。观察制备好的湿片,计数每高倍镜视野的精子数目(200× 或 400×),依据所需的稀释倍数。如果在高倍镜下未观察到精子,检查另一张重复湿片。如果第 2 张湿片仍然没有观察到精子,则按照后述进行操作。

制备样本。向计数池表面吹气,使其轻微湿润。盖上盖玻片,确保其紧贴计数池。推荐使用正向置换式移液器吸取适量稀释固定液加至两个稀释小瓶。充分混匀精液标本后立即吸出适量,擦去移液器吸头外残留的精液,加入固定液中反复抽吸、吹打,冲洗移液器吸头和再次充分混匀,重复上述步骤制备第 2 个重复稀释样本。以最快速度涡旋混匀第 1 个精液稀释样本 10 秒钟。并立即取出约 10μl 混悬液,加入其中一个计数池 V 形槽的下缘。缓慢将精液填满计数池。重复上述步骤,将另一份稀释固定样本填充至血细胞计数板的第 2 个计数池。将血细胞计数板水平放在室温湿盒内静止至少 4 分钟。

评估计数池内的精子数目。仅计数完整的精子。根据精子头部所处的位置决定是否计数该精

子;5 号方格的边界由 3 条线的中间线表示。精子头大部分位于两条内侧线中间,计数这条精子,如果精子头大部分位于两条外侧线中间,则不计数。精子的头部位于分隔两个相邻方格的线上时,遵循 L 形原则,即计上不计下、计左不计右,以避免在相邻方格里重复计数同一精子(图 11-1-5)。

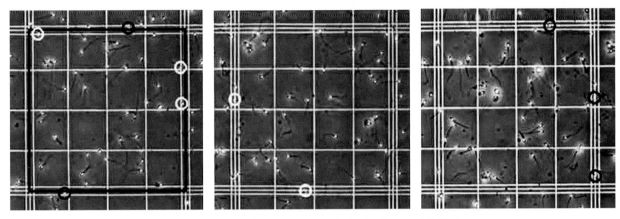

图 11-1-5　改良 Neubauer 血细胞计数板的 L 形计数原则

在 200× 相差显微镜下,评估计数池内的精子数目。每个重复标本至少计数 200 个精子,首先逐排计数 5 号大方格的精子,直到至少计数到 200 个精子,并且数完完整一排;如 5 号大方格中计数不足 200 个精子,继续计数 4 号和 6 号大方格中每排中方格内的精子,记下所评估的排数。同上步骤评估血细胞计数板另一个计数池,并计数与第一个样本的相同排数。

计算两个数值的总数和差异。确定可接受的

差异。如果差异不可接受,则制备两个新的稀释样本并重新计数。如果差异在可以接受范围内,计算精子浓度(表 11-1-7)。

3)计算精液中精子浓度和总数:精液中精子浓度,为精子数目(N)除以相对应的体积,即每个重复样本所计数总排数(n)的体积(第 4、5 和 6 号网格各为 20nl)乘以稀释倍数。即 $C = (N/n) \times (1/20) \times$ 稀释倍数。以两位有效数字报告平均精子浓度。

每次射出精液的精子总数,为精子浓度乘以整

表 11-1-7　两次重复计数的最大可接受差异

计数的精子总数	最大可接受差异	计数的精子总数	最大可接受差异	计数的精子总数	最大可接受差异
35~40	12	144~156	24	329~346	36
41~47	13	157~169	25	347~366	37
48~54	14	170~182	26	367~385	38
55~62	15	183~196	27	386~406	39
63~70	16	197~211	28	407~426	40
71~79	17	212~226	29	427~448	41
80~89	18	227~242	30	449~470	42
90~98	19	243~258	31	471~492	43
99~109	20	259~274	32	493~515	44
110~120	21	275~292	33	516~538	45
121~131	22	293~309	34	539~562	46
132~143	23	310~328	35	563~587	47

份精液体积。

4）参考值：精子浓度的参考值下限为 15×10^6/ml （第 5 个百分位数，95%CI 12×10^6~16×10^6）。精子总数的参考值下限为每次射精 39×10^6（第 5 个百分位数，95%CI 33×10^6~46×10^6）。

（2）使用 Makler 计数板计数精子数量、活力：一次制片和评估，可同时计数精子数量和活动率。

1）计数池的准备：确保相对表面彻底清洁且无尘，清洁度可以通过把盖玻璃放置到四个针上，观察四个接触点彩色边纹（Newton 现象）来检查，对着荧光灯可以看到最好的效果。

2）计数样本的制备：充分混匀样品，注意避免产生气泡。用木棒蘸取或移液器吸取精液，放置于平盘中心区域。拿起盖片并立即盖在四根针上。轻柔按下，再次观察彩色边纹。液滴会在平盘的整个区域扩散成厚度 10μm 的薄层。

3）精子计数：推荐使用 20× 物镜和 10× 目镜。在连续一行/列 10 个方格里计数完整精子，如果精子头部压在两个方格之间的分界线上，则遵循 L 形原则。在其他一列或两列里重复此操作，以测定平均值。可以选择用其他 2 或 3 滴样品进行计数以提高计数的可靠性。每个重复样本至少计数 200 个精子，在少精症样品中，推荐计数整个网格区域。计算两个重复数值的总数和差异。确定可接受的差异。如果差异不可接受，则制备两个新的稀释样本并重新计数。如果差异在可以接受范围内，计算精子浓度。每排/列（10 个方格）的精子数量即为精子浓度（百万个精子/毫升）。

4）活力评价：在样品准备好 3~5 分钟之内进行活动力评价，以避免从周边移动过来的精子的干扰。计数某一区域方格内所有不能动的精子，然后计数相同区域内活动的精子且评估活力级别。制备另一湿片，重复上述过程。每个湿片至少计数 200 个精子。比较两个最常见活力级别的差异，如果百之间的差异大于可接受差异，表示存在计数错误或者取样误差，或者精子未充分混匀，以及在计数池或载玻片上精子未随机分布，需从精液样本中重新取两份新样本，制备两张新的湿片，重新评估精子活力。如果差异可接受，则以最接近的整数报告活精子活动率。

（3）精子数目低的情况：隐匿精子症和可疑无精

子症。目前，无精子症仍然是指射出的精液里没有精子，而不是指睾丸没有生成精子。如果在两张重复湿片中没有观察到精子，疑为无精子症，应对精液进行离心。离心后沉淀物内能否发现精子取决于离心时间和速度以及所检查的沉淀物的量。3 000g 离心 15 分钟不能把标本内所有精子离心形成沉淀团。

1）无需进行精确计数时：如果湿片每高倍显微视野（400×）的精子数目为 0~4 个，或者每 200× 视野下精子数目为 0~16 个，无需进行精确计数。如果每 400× 视野中精子数目 <4 个（即精子浓度 < 约 1×10^6/ml），对于临床诊断，报告精子浓度 <2×10^6/ml，同时注明是否观察到前向运动精子。

离心后检测精子。多张湿片中都没有观察到精子时，3 000g 离心精液标本 15 分钟，制成两张 20μm 深的湿片。在 200× 相差显微镜下，以 Z 形方式检查整个湿片。如果两张重复玻片中均未观察到精子，则提示无精子症。在任一重复样本中观察到精子，则提示隐匿精子症。

未离心标本中活动精子数目。取 40μl 充分混匀的精液标本置于玻片上，盖上 24mm × 50mm 盖玻片，制备成 33μm 深的湿片。用 200× 相差显微镜顺序观察整个湿片。

2）需要准确评估时：用改良 Neubauer 计数板评估精子数目少的样本（相差显微镜）。

取出少量充分混匀的精液标本，用固定液按 1:2 稀释，在评估血细胞计数板上的 1~9 号大方格，可以观察到 200 个精子。因计数精子数目很少，而且标本体积可能也不准确，所以，这个数值只是一个粗略的估计值。

评估和计数后确定差异的可接受性。如果差异不可接受，按上述方法重新制备两张新的湿片，并重新计数。如果差异可以接受，计算精子浓度，以两位有效数字报告平均精子浓度。计算每次射精的精子总数。

计算精子浓度：精液中精子浓度：C；计数的精子总数目：N；每个重复样本所评估的大方格总数：n。

计数池的 1 个大方格的容积是 100nl，每个计数池（9 个大方格）的容积是 900nl。

$C = (N/n) \times (1/100) \times$ 稀释倍数［单位：精子/nl（10^6 精子/ml 精液）］

如果每个计数池观察到的精子数少于25个,精子浓度就<56 000精子/ml;当检测改良Neubauer计数池全部9个网格,并且稀释倍数是1:22时,这个浓度值是20%取样误差的定量下限。报告观察到的精子数目,并注明"计数的精子数太少,而不能准确测定精子浓度(<56 000/ml)"。

在检查的样本中找不到精子,并不意味在剩余标本里没有精子。

9. 非精子细胞的计数方法 精液中非精子细胞包括泌尿生殖道上皮细胞、"圆细胞"(生精细胞和白细胞),以及分离的精子头或尾。精液里非精子细胞的存在可能提示睾丸受损(不成熟生精细胞)、输出小管的病理状态(纤毛丛)或者附属性腺的炎症(白细胞)。

(1)血细胞计数板计数法评估圆细胞浓度:该方法需要稀释精液,所以仅适用于精液里存在大量非精子细胞。

(2)玻片染色法评估圆细胞浓度:通过用未稀释精液制备涂片,涂片经固定和染色后作评估,可以计算出相对于精子浓度的圆细胞浓度。如果N是计数到400个精子的相同视野内观察到的圆细胞数目,S代表精子浓度(10^6/ml),圆细胞浓度C(10^6/ml)可以用公式计算,$C=S \times (N/400)$。

(3)过氧化物酶方法评估圆细胞浓度

1)原理:过氧化物酶阳性的粒细胞是精液中主要类型的白细胞,过氧化物酶分析法有助于精液中白细胞初筛。可用于鉴别多形核白细胞与不含过氧化物酶的多核精子细胞。该方法易于操作,但已经激活并释放其颗粒的多形核白细胞和其他不含过氧化物酶的白细胞类型(如淋巴细胞、巨噬细胞和单核细胞)无法检测到。

2)试剂

磷酸盐缓冲液(67mmol/L,pH 6.0):将约12ml的Na_2HPO_4溶液(9.47g磷酸氢二钠(Na_2HPO_4)溶于1 000ml纯水中)加入88ml的KH_2PO_4溶液(将9.08g磷酸二氢钾(KH_2PO_4)溶于1 000ml纯水中)中,直至pH为6.0。

饱和氯化铵(NH_4Cl)溶液:将250g NH_4Cl加入1 000ml的纯水中。

乙二胺四乙酸二钠(Na_2EDTA)溶液:将50g/L Na_2EDTA溶入磷酸盐缓冲液(pH 6.0)中,148mmol/L。

底物:将2.5mg邻甲苯胺溶于10ml的0.9%(9g/L)生理盐水中。

30%(v/v)过氧化氢(H_2O_2)溶液:购买成品。

工作液:往9ml邻甲苯胺底物中加入1ml饱和NH_4Cl溶液、1ml 148mmol/L Na_2EDTA溶液及10μl 30%(v/v)H_2O_2溶液,充分混匀。该溶液配制后可使用24小时。

3)设备:改良血细胞计数板、显微镜等。

4)步骤:制备样本。充分混匀精液样本;取0.1ml精液并与0.9ml工作液混合(1:10稀释);涡旋振荡精子悬液10秒钟,并在室温下放置20~30分钟;再次混匀精子悬液,并将双份重复样本分别充填计数板两侧的计数池;室温下将血细胞计数板水平置于湿盒内至少4分钟,以防止干燥,并使细胞沉降。

评估过氧化物酶阳性细胞数目。200×或400×倍的相差显微镜检查计数池,按血细胞计数板计数精子同样的方法计数过氧化物酶阳性细胞数目。过氧化物酶阳性细胞被染成棕褐色,而过氧化物酶阴性细胞不着色。

每份重复样本至少计数200个过氧化物酶阳性细胞,以达到可以接受的低取样误差。必须计数完整一排的网格,不要在中间停止计数。在血细胞计数板的另一个计数池中也要计数相同的网格排数。

确定两次过氧化物酶阳性细胞数差异的可接受性。如果差异不可接受,则准备两份新的稀释样本,重新对重复样本评估。如果差异可接受,则计算浓度。

精液中过氧化物酶阳性细胞浓度的计算:检测到的过氧化物酶阳性细胞数目为N,计数重复样本的大方格数目(n),1个大方格的容积为100nl,再乘以稀释因子。过氧化物酶阳性细胞浓度$C=(N/n) \times (1/100) \times$ 稀释倍数 细胞/nl(10^6细胞/ml)。以保留两位有效数字报告过氧化物酶阳性细胞的平均浓度。计算每份精液标本的过氧化物酶阳性细胞总数。

10. 精子形态学评估 精子形态学的评估流程包括:制备精液涂片,空气干燥,固定和染色涂片,封片及评估。

(1)形态学涂片的制备与染色

1)制备涂片:充分混匀、快速取样,根据精液标本不同情况,采用不同的涂片方式。每份新鲜的精液标本应制备至少两张涂片,以防染色发生问题或载玻片破碎及用于评估差异的一致性。

正常精液标本,使用拉薄技术。根据精子浓度,取 5~10μl 的精液滴在载玻片的一端,用第二张载玻片沿第一张载玻片成角度向前拖拉,制成涂片。

涂片的质量(最小程度的精子相互重叠)取决于精液量和精子浓度(精子数量越少,它们相互重叠的可能越小)、拖片的角度(越小涂片越薄)和拖片的速度(越快涂片越厚)。

开始时,可以用 10μl 的精液,45° 角,约 1 秒钟涂一张玻片。也可根据需要改变上述参数,以减少涂片上精子间的相互重叠。精液的黏稠度越低,拉薄效果越好,拉薄技术不适用于高度黏稠的精液(图 11-1-6)。

黏稠的精液标本涂片会厚而不均,可按液化不良精液标本相同的方法处理。

对于黏稠或碎片多的标本,或者使用计算机辅助精子形态学评估的标本,可以洗涤精液。室温下,将 0.2~0.5ml 精液加入 10ml 生理盐水中稀释;800g 离心 10 分钟;吸出大部分上清液;用移液器轻轻吹打精子团,使其重新混悬于剩余的上清液中(20~40μl);用巴斯德吸管,将 5~10μl 的精子混悬液均匀地涂在载玻片上。采用移液管法,水平持移液管向前推进动,将一滴精子悬液沿载玻片的表面展开。

浓度低的精子标本($<2 \times 10^6$/ml),将标本 600g 离心 10 分钟浓缩后,按正常精液标本制备涂片。浓缩后的精子浓度不要超过 50×10^6/ml。

空气干燥涂片。

2)染色:常用的染色方法有巴氏染色法、Shorr 染色法或 Diff-Quik 染色法。

改良巴氏染色法适用于精子形态学分析和未成熟生精细胞和非精子细胞检查(图 11-1-7)。能够使精子头部的顶体区和顶体后区、过量残留胞浆、中段和主段染上颜色。染色的涂片储存在阴暗处可稳定数月甚至数年。

试剂:a. 酸性乙醇:1.0ml 浓盐酸加到 200ml 70%(v/v)乙醇中。b. 二甲苯:乙醇,1+1(1∶2):无水乙醇与二甲苯等量混合。c. Papanicolaou 染色液,购置商品化的染色液

固定:将已空气干燥的精液涂片浸入 95% 的乙醇中至少 15 分钟。

染色:涂片固定后,按步骤浸入以上溶液中(图 11-1-7)。

封片:滴加 2~3 小滴封片剂在载玻片上封片;在通风柜内,水平地放在载玻片干燥架上晾干,或者放在吸水纸上干燥 24 小时。

Shorr 染色可以得到与巴氏染色相近的正常形态精子百分率(图 11-1-8)。

试剂:a. Harris 苏木精:巴氏染色 1 号。b.Shorr 溶液:购买现成的或者按以下步骤配制。将 4g Shorr 粉剂溶解于 220ml 温的 50%(v/v)乙醇中,冷却后,加入 2.0ml 冰醋酸(在通风柜中操作),并过滤。c. 酸性乙醇:加 25ml 冰醋酸到 75ml 95%(v/v)乙醇中。d. 乙醇胺:加 5ml 25% 氢氧化胺到 95ml 75%(v/v)乙醇中。

固定:将涂片浸入酸性乙醇或 75%(v/v)乙醇中 1 小时。

染色:精液涂片固定后,按步骤浸入以上溶液中(图 11-1-8)。

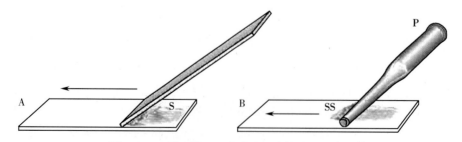

图 11-1-6　用于精子形态学分析的精液涂片方法
A. 对于未稀释的精液,采用拉薄技术,将一滴精液(S)沿成角度的载玻片后缘展开,载玻片向前拖拉,制成涂片;B. 对于已洗涤的精液,采用移液管法,水平持移液管(P)向前推进动,将一滴精子悬液(SS)沿载玻片的表面展开

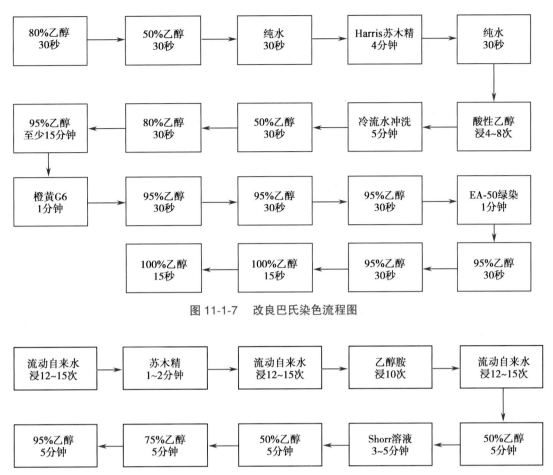

图 11-1-7　改良巴氏染色流程图

图 11-1-8　Shorr 染色流程图

Diff-Quik 快速染色适用于需要当天提供分析结果的样本(图 11-1-9)。染色质量比巴氏染色的差。

试剂:a. Diff-Quik 快速染色试剂包括:固定剂(三芳基甲烷(triarylmethane)染料溶解于甲醇中);染液 1(嗜酸性氧杂蒽)(eosinophilic xanthene);(嗜碱性硫氮杂苯)(basophilic thiazine)。b. 固定液:将 1.8mg 三芳基甲烷溶解于 1 000ml 95%(v/v)甲醇,备用。c. 固定液:95%(v/v)甲醇,备用。

固定:将涂片浸入到三芳基甲烷(triarylmethane)固定液 15 秒,或者浸入 95% 甲醇溶液 1 小时。把涂片垂直竖立在吸水纸上,以除去多余的溶液。

染色:见图 11-1-9。

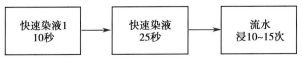

图 11-1-9　Diff-Quik 快速染色流程图

(2)评估

1)正常形态精子的来源与定义:将源自性交后宫颈黏液具有潜在受精能力的精子定义为正常形态精子。

2)评估涂片

a. 方法:使用亮视野 1 000× 油镜检查已染色的涂片。有顺序地选择涂片的几个区域,对每个可评估的精子进行形态分析。以防止有选择地评估特殊的精子。仅评估具有头部和尾部的完整精子。从一个视野移到另一个视野,评估每个视野中所有的精子。

b. 评估标准:在评估精子正常形态时,应采用 Kruger 严格标准,即只有头和尾都正常的精子才认为是正常的。所有处于临界形态的精子应该认为是异常。

正常形态精子:精子包括头、颈、中段、主段和末段。由于通过光学显微镜很难观察到精子末段,因此可以认为精子是由头(和颈)和尾(中段和主段）组成。

正常形态的精子头外形光滑、轮廓规则，大致呈椭圆形；顶体区可清晰分辨，占头部的40%~70%，没有大空泡，且小空泡不超过2个，空泡大小不超过头部面积的20%。顶体后区不含任何空泡。头部长度的中位数为4.1μm（95% CI 3.7~4.7）；宽度的中位数为2.8μm（95%CI 2.5~3.2）；长宽比的中位数为1.5（95% CI 1.3~1.8）。

中段细长、规则，大约与头部长度相等；中段主轴应与头部长轴成一条直线；残留胞浆小于精子头大小的1/3；主段比中段细，均一，其长约45μm（约为头部长度的10倍）。尾部没有显示鞭毛折断的锐利折角。主段可以自身卷曲成环状。中段长度的中位数为4.0μm（95% CI 3.3~5.2）；宽度的中位数为0.6μm（95%CI 0.5~0.7）。

异常精子形态：精子的形态缺陷通常是多重的。某些类型的畸形精子会影响受精潜能。由研究报道，形态缺陷常伴有DNA碎片的增加、染色体结构异常、不成熟染色质和非整倍体（图11-1-10）。

头部缺陷：大头、小头、锥形头、梨形头、圆头、不定形头、有空泡的头（超过2个空泡，或者空泡面积占头部的20%以上）、顶体后区有空泡、顶体区过小或过大（小于头部的40%，或大于头部的70%）、双头，或上述缺陷的任何组合。

颈部和中段的缺陷：中段非对称地接在头部、粗或不规则、锐角弯曲、异常细的中段，或上述缺陷的任何组合；主段缺陷：短尾、多尾、断尾、发卡形平滑弯曲、锐角弯曲、宽度不规则、卷曲，或上述缺陷的任何组合；过量残留细胞质（ERC）：是精子异常发生过程产生的异常精子所伴有的，其特征为含有大量不规则已染色的细胞质，细胞质的大小超过精子头部的1/3，通常同时有中段缺陷。

特定精子缺陷：有时很多精子会呈现同一种特定的结构性缺陷，例如顶体发育异常，导致"小圆头缺陷"或"圆头精子症"。在精子释放阶段，如果基底板不能与顶体对侧极的核附着，头部被吸收，在精液中仅见到精子尾部（大头针状缺陷）。大头针状头（游离尾部）不能作为头部缺陷计数，因为它基底板前没有染色质或头部结构。游离尾部（大头针状）或者仅有头部不能作为精子计数，因此也不能认为是异常精子。

以某一种特定精子缺陷为主的精子形态异常

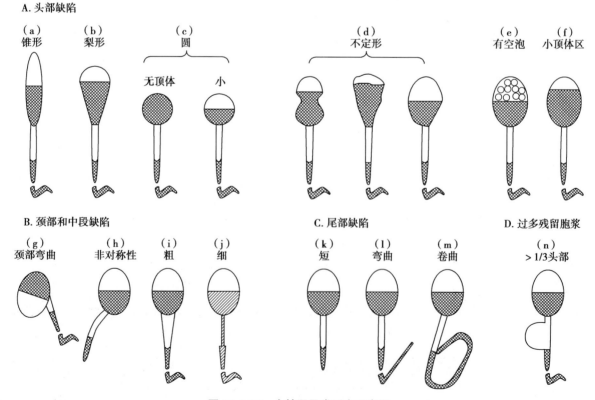

图 11-1-10　人精子异常形态示意图

是有临床意义的,可以计算出它们相对于精子的发生率,并报告存在的特定精子缺陷,如无尾精子头、大头针状精子(游离尾部)、头部无顶体。假设在评估 400 个精子的相同数目视野中,所观察到特定缺陷精子为 N 个,S 为精子浓度(10^6/ml),则特定缺陷的精子浓 C = S × (N/400)(10^6/ml)。

c. 计数:在每张重复涂片至少评估 200 个精子,记录正常和异常精子的数目。在另一张重复涂片上,重复评估至少 200 个精子。比较两份独立的重复评估获得的正常形态精子的百分率,确定差异的可接受性。如果差异不可接受,则重复评估相同的涂片。如差异可接受,报告正常形态精子百分率的平均值;以最接近的整数报告平均正常形态精子百分率。

对所有异常形态精子进行分类,如需要可注明缺陷的种类。通过对至少 400 个精子的分析,可以得到正常和异常精子[精子头部(%H)、中段(%M)或主段(%P)缺陷,以及过量残留细胞质(%C)]百分率,相加应等于 100%;也可以得到每种缺陷的百分率[精子头部(%H)、中段(%M)、尾部(%P),以及过量残留细胞质(%C)],这些数值相加不等于 100%。

精子各类缺陷的百分率可以由某种缺陷的精子总数除以所评估的正常和异常精子总数 × 100% 获得。这些数据也可以用来评估多重缺陷指数。

11. 使用 CASA 精液分析的质控

(1)精子的活力评估:因为精子的运动对温度敏感,必须将 CASA 系统精液标本温度保持在 37℃。可以用未稀释的精液检测精子运动特征和浓度。精子浓度为(2~50)× 10^6/ml 的标本,适宜检测精子活力。精子浓度高的标本(即 > 50 × 10^6/ml)可能会出现高频度精子碰撞,由此可能产生误差,应进行稀释,并且最好使用该标本的精浆稀释。细胞碎片、细菌、非精子细胞、杂质较多的样本不适合用 CASA 分析。

在使用 CASA 分析仪检测精子运动参数时,每份标本至少要分析 200 个活动精子的运动轨迹,如果要把精子按运动方式分类,或打算在一份标本中对结果变异性做其他分析时,至少需要 200 个,最好是 400 个活动精子的运动轨迹。每个标本中分

析的精子数目应标准化。

(2)精子浓度评估:精子浓度在(2~50)× 10^6/ml 时,可以直接用于检测,如果标本的精子浓度高于 50 × 10^6/ml,需要进行稀释。

(3)精子形态学计量分析(computer aided sperm morphometric assessment,CASMA):CASMA 系统一般可以把精子头部和中段分类为正常或不正常,还可以给出头部和中段尺度、头部椭圆率和匀称性的均数、标准差和中位数,以及对染色的精子顶体区进行测量。然而,方法学上的不一致如聚焦、照明、样本处理和染色等不同,以及正确区分精子头部和精液碎片的技术难度(尤其是精子浓度很低时),都可能会影响计算机辅助精子形态计量分析结果的可重复性和准确性。自动分析的属性也意味着没有办法弥补样本制备缺陷和人工假象,因此,相对于精子染色背景阴影的细小差异都可能导致不正确的分类,或者不能识别出精子,从而导致结果的偏差。

同人工形态学评估一样,CASMA 也应当使用标准化程序和设备,以及进行质量控制,以确保得到可比且可靠的结果。应洗涤精液以减少 CASMA 记录的背景,如果精子浓度低(< 2 × 10^6/ml),应离心浓缩标本。

(六) 分析后质控

包括从对质控品检测结果进行统计学分析,明确是否在控,失控原因的查找和应对,直至检测报告的发出全过程。

1. 对质控品检测结果进行统计学分析,评价质控数值是否在允许范围内,质控值的趋向性有何异常变化。

(1)平均变异系数评估技术人员的自身差异:技术员对同一份样本重复测量 10 次以上,至少评估 10 份样本,计算平均变异系数。建议精子浓度和存活率的平均变异系数控制在 10% 以下,活动率和精子形态学评估的平均变异系数控制在 20% 以下。

(2)Bland Altman 图和配对:t 检验进行 2 个技术员之间一致性的评估,Bland Altman 图多用于两种检测方法、两种仪器的一致性分析。以两种检测结果的均值作横坐标,计算出两种测量结果的一致

性界限(limits of agreement),并用图形的方法直观地反映出来。最后结合临床实际,得出两种测量方法是否具有一致性的结论。该方法是一种介于定量和定性之间的方法,其采用图示的方法使结果更加直观,结合多个因素判断结果,差值均数线越接近代表差值均数为 0 的线,说明两种测量方法(或两个结果)的一致程度越高;95% 一致性界限外的数据点越少,一致程度越高;结果的判断还考虑到一致性界限内的最大差值在临床上的可接受程度。还可清楚地显示极端值,对数据的奇异值进行观测。Bland Altman 方法同时还可在外部质量控制时用于评价两个实验室对质控样本的分析结果(图 11-1-11)。

因为两个检测人员分析的是同一样本,均值间的差异应该是零。使用配对 t 检验,任何非零的显著性差异都揭示两个检测人员之间的偏倚(系统误差)。配对 t 检验可以使用统计学软件实现。

(3)Youden 图或双因素方差分析进行不同技术人员间差异的评估:由实验室有经验的检测人员的测量结果确定两个标本检测结果的 95% 可信区间,用两个不同样本的结果互相作图(Youden plots)。每个检测人员分别分析两份不同标本,然后将几个检测人员的测量结果进行比较,检测值应落在由这些点线交叉形成的靶窗口区域。可以根据数据点所在的位置评估质控结果及判断误差的性质(图 11-1-12)。

双因素方差分析可以使用统计学软件实现。

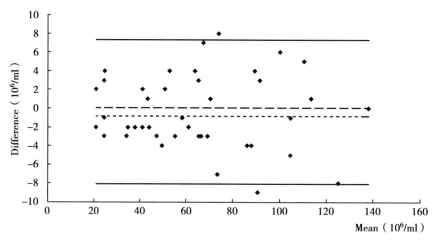

图 11-1-11 Bland Altman 图用于两名技术人员检测结果一致性分析

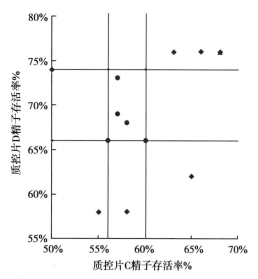

图 11-1-12 多名技术人员分别分析两份精液的 Youden 图

(4)X_{bar} 图和 S 图进行整个实验室所有技术人员结果的评估:X_{bar} 图是对同一样本重复测量,用均值与时间做图;主要目的是检测结果偏离靶值的程度。系统误差可以通过连续测量相同样本检测出来。

同一质控品分装成一系列样本进行连续测量。前 10 个样本分析完成后,为每个检测人员计算控制限。这样的控制限显示了同一检测人员对同一样本以特定操作程序进行重复测量的检测值范围。在质控样本用完之前,应该准备新的混合样本。新批次的前 10 个质控样本和剩下的原有样本一起测定分析,共同建立新的控制限。

实验室的每个技术人员都要分析内部质控的

质控样本(IQC),并将结果用于绘制质控图。一旦某个分析程序开始运转且结果变异处于可接受范围内,就应当常规对 IQC 样本进行分析并将结果与已建立值进行比较,做法是将每次分析中 IQC 样本的测量均值绘制在质控图上,观察是否落在本实验室为该方法确定的变异(误差)范围之外。

可以为精子浓度、活力、形态学和存活率分析构建 X_{bar} 图并设置警戒限和处置限,所进行的这些分析要求遵循精子浓度分析和百分率间差异评估的步骤(图 11-1-13)。

S 图是对样本进行重复测量,并用标准差对时间作图(图 11-1-14)。检测的是是否由于技术人员的原因产生了高度变异的结果。由于 QC 样本全部来源于同一个混合的储存样品,样本之间预期没有差异,所以检测人员之间的任何显著性差异将提示是某个或多个人员在分析中产生的系统性偏倚。

由于质控样本来源于相同的混合精液,样本之间应该是没有差异的,所以技术员之间的任何显著差异

将提示是一个或多个技术员分析产生的系统误差。

X_{bar} 和 S 图质控图失控规则:①单独一个点超过 $3SD$ 质控限,提示可能由随机误差造成;②3 个连续点中的 2 个在处置限外,提示可能由系统误差造成;③ 个连续点中的 4 个在警戒限外,提示可能由系统误差造成;④连续 2 个结果高于警戒限上限或低于警戒限下限,提示可能由系统误差造成;⑤连续 2 个结果一个高于警戒限上限,或一个低于警戒限下限,提示可能由随机误差造成;⑥ 8 个连续的点在中心线的一侧,提示可能由系统误差造成。这个规则对于第一个规则可能遗漏的平缓的改变或趋势敏感。

(5)建议使用月均值监测进行实验室检测的趋势分析:月均值监测目的是监测实验室操作中未能控制的改变或在检测中重现偏移趋向,可反映不同的被检者特性或技术因素(检测人员的改变、实验室用品的改变、季节温度、操作流程等的变化等)。可每隔一段时间(如 1 个月)将该时间段内所有受检者

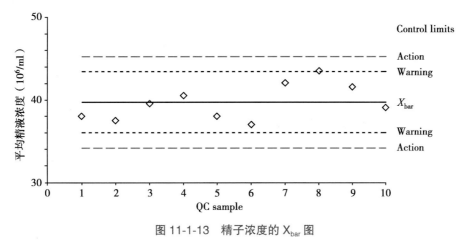

图 11-1-13 精子浓度的 X_{bar} 图

图 11-1-14 精子浓度的 S 图

的每个变量的均值制作成 X_{bar} 图,并分别以 2 个和 3 个标准误在均值两端设置警戒限和处置限。控制限的设置应至少采用 6 个月的观察值,并定期修改。

每个均值应至少来自 20 个结果,小型实验室可能要汇总 1 个多月的结果。此图可以用来检验随后的操作。失控规则与 X_{bar} 图相同(图 11-1-15)。

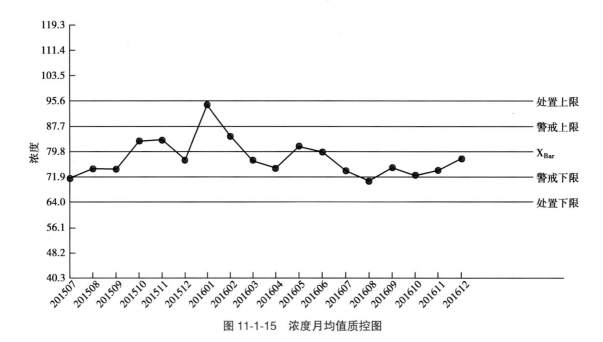

图 11-1-15　浓度月均值质控图

2. 失控原因的查找　样本混匀不充分;检测人员紧张;技术粗糙;培训不充分;仪器的问题;质控样本变质;设备尤其是加样器或计数池的更换;操作程序或实验室环境改变。

3. 失控的应对　重新分析质控样本,检查第一个样本是否异常。制定全部过程的流程图,确定可能出现变异的位置,推断可能的原因,并制定减少变异的计划。收集更多的数据,制作新的质控图,审查质控图以确定变异是否可接受。明确问题,生成假设,检验假设,重新评估程序的过程被称为 Shewhart 或 PDCA(plan,do,check,act)循环。

4. 分析精液检测项目是否需要复查,检测结果显著异常或与临床不相符时,应复查样品,或与医生及受检者联系沟通。有先后多次检测结果时应进行比对,观察时间结果的变化是否有异常。

5. 检测报告的书写及登记应按照《WHO 人类精液检查与处理实验室手册》第 5 版标准,报告及登记书写内容清楚、使用单位准确。报告单要干净无精迹或污物。

6. 检验报告应有报告者及审核者签名,报告

日期及时间要准确。

(七) 参加外部质控

每个实验室在精液分析内部质控达到要求的基础上,应定期参加外部质控。

1. 建议实验室逐级(国家级、省级、市级)、分地区(本省、市)参加精液分析外部质控。

2. 实验室必须先开展精液分析内部质控方可参加外部质控。

3. 保证外部质控的标本与常规标本处理方式相同。必须由进行常规检测的人员测试。必须使用实验室的常规检测方法。检测外部质控标本的次数须与常规检测受检者标本的次数一致。

4. 不能将外部质控标本送至另一实验室进行检测,任何实验室如从其他实验室收到外部质控标本必须通知外部质控组织者。当外部质控组织者确认某一实验室意图将外部质控标本送给其他实验室进行检测,则该实验室此次外部质控为不合格的外部质控成绩。

5. 在规定回报外部质控结果截止日期之前,实验室间不能进行关于外部质控检测结果的交流。

6. 实验室主任和标本检测人员必须在外部质

控组织者提供的工作表上签字。

7. 在进行外部质控标本检测时,实验室须将处理、准备、方法、检测、审核的每一步骤形成文件化的记录。实验室应保存所有记录的复印件。

(八)质控日程

应根据各实验室的条件确定精液分析内部质量控制质控方案;并分区分级积极参加外部质控。

1. 精液检测的实时质控　每次精液分析时,样本的全面审查和结果的监测和对比。应两次取样进行计数分析,并评估足够的精子、评估两次计数差异的可接受性。

2. 每日质控　恒温仪器、冰箱及实验室环境的每日温度记录。每日/周质控品检测,可排除因计数池或检测系统质量问题、设备温度失控或实验环境变化产生的误差。

3. 每月质控　精液分析结果月均值监控。

4. 每季质控　技术人员自身及之间测量值一致性分析。

5. 半年/年质控　制作月均值图,监控精液分析月均值趋势。分级、分地区加入质控网络,参加精液分析外部质控。

6. 每年质控-仪器设备的校准　实验室应每半年或一年对天平、移液器、计数池、温度计等计量仪器设备进行校准。可以制定有关仪器的标准校准操作程序进行内部校准,也可以送给权威的第三方计量校准服务机构进行外部校准认证。

(卢文红)

第二节　精液体外处理

精液处理过程

精液体外处理是精子功能测定、人工授精和体外受精胚胎移植过程中的重要环节,目的是将液化精液中的精子和精浆分离,制备出含高比例的形态学正常的活动精子,减少或去除精浆内前列腺素、免疫活性细胞、抗精子抗体、死亡或畸形精子等,对于临床很重要。

常用的精液处理方法包括简单洗涤法(simple washing)、上游法(swim up)和密度梯度离心法(density gradient centrifugation,DGC)等,处理方法的选择主要取决于精液标本的质量。对于精子浓度和活动率大致正常的精液通常建议采用直接上游法,而在严重少、弱或畸形精子症情况下,采用密度梯度离心法更好,因为可以回收到更多的形态正常及活动精子。

制备精子用于治疗用途时,必须采用无菌技术和材料,精液采集需无菌操作。

一、简单洗涤精液处理

精液洗涤是 WHO 推荐的精液处理技术之一,方法简单,精子回收率高,适合于精液质量较好的标本,常用于宫腔内人工授精。

(一)试剂

添加了 HSA 的培养基,如 BWW、Earle 或HTF 等。

(二)步骤

1. 充分混匀精液样本,培养液与精液等体积混匀。

2. 等量分装至多个离心管中,每管少于 3ml;离心 300~500g,5~10 分钟;弃上清。

3. 将所有沉淀汇合并加入 1ml 培养液,轻柔吹打混匀。

4. 300~500g,离心 5~10 分钟;弃上清。

5. 沉淀重新悬浮于适量培养基(根据使用目的)中备用,并分析精子浓度和活动率。

二、直接上游法

该方法是利用精子从精液上游到培养液中的能力来优选精子的,是分离活动精子的首选方法。这种技术回收的精子比洗涤法少,适合于精液中活动精子百分率高的情况,如 ICSI 和 IVF 时使用。

在上游前精液最好不要稀释和离心,以减少对精子膜的过氧化损害。可以将培养液加到液化精液的上方,也可以将液化精液加到培养液的下方,活动的精子就会游动到培养液里。

（一）试剂

添加了 HSA 的 培 养 基，如 BWW、Earle 或 HTF 等。

（二）步骤

1. 充分精液混匀标本。

2. 将 1ml 精液置于试管底部，在液面上方添加 1.2ml 培养基；或者将 1ml 精液轻缓加到 1.2ml 培养基下方，形成液体的分界面。

3. 将试管倾斜 45°，置 37℃孵育 60 分钟。

4. 轻轻将试管恢复直立，将含有高活力精子的最上层 1ml 培养液转移至另一支试管，加入 1.5~2ml 培养基稀释。

5. 300~500g，离心 5 分钟，弃上清液。

6. 加入适量培养液重新混悬精子沉淀备用，并分析精子浓度和活动率。

三、非连续密度梯度离心

非连续密度梯度离心借助活动精子的运动能力和各类细胞的密度差异来分离精子，能很好地将精子与其他细胞及碎片分开，是获得高质量精子的最佳方法。与上游法相比，操作更容易标准化，精子回收率也较高。最常用的是由 40% 的上层和 80% 的下层组成的两层密度梯度离心方法。常用于 IVF/ICSI 精液标本的制备。

（一）试剂

1. 添加了高度纯化，不含病毒、细菌、朊病毒和内毒素等的人血清白蛋白（human serum albumin，HSA）的培养基，如 BWW、Earle 或 HTF 等。

2. **等渗密度梯度培养基**　向 10× 浓缩养基 10ml 中添加密度梯度培养基 90ml，HSA 300mg，丙酮酸钠 3mg，60% 乳酸钠溶液 0.37ml，以及碳酸氢钠 200mg。

3. **80% 梯度液**　向 40ml 等渗透压梯度培养基中添加 10ml 培养基。

4. **40% 梯度液**　向 20ml 等渗透压梯度培养基中添加 30ml 培养基。

（二）步骤

1. 将 80% 密度梯度培养基 1ml 加于离心管中，然后小心地将 40% 密度梯度培养基 1ml 加在液面之上。

2. 充分混合精液标本，将 1ml 精液小心地加在 40% 密度梯度培养基液面之上。

3. 离心 300g~400g，15~30 分钟，弃上清，质量良好的精子在试管底部形成松软的沉淀，没有白细胞、不成熟生殖细胞等。

4. 将精子沉淀重新悬浮于 5ml 培养基中，离心 200g，4~10 分钟。

5. 用 5ml 培养基重复洗涤一遍。

6. 将精子沉淀重新悬浮于适量培养基中备用，并测定精子的浓度和活动率。

四、手术取精等特殊来源精液的体外处理

（一）睾丸或附睾精子（手术取精）的处理

采用睾丸活检或经皮细针穿刺采集得到的睾丸精液标本中不可避免带有非生殖细胞和大量红细胞。将活检或穿刺取得的曲细精管浸于培养基中，使用 1ml 注射器针尖在解剖镜下小心地剥开曲细精管，再于倒置显微镜下寻找精子；也可将采集到睾丸组织孵育于胶原酶溶液，每 30 分钟振荡一次，90~120 分钟后 100g 离心 10 分钟，在沉淀中寻找精子。由于精子数目少、活力差，睾丸精子制备只适用于 ICSI。

附睾穿刺所获得样本中红细胞和非精子细胞的通常较少，活动精子的分离和优选相对简单。如果附睾穿刺获得的精子较多，可采用密度梯度离心法制备精子；获得的精子数目较少时，则可进行简单的洗涤。

（二）逆行射精精液的处理

患者性交过程中有射精感觉但没有精液射出，在射精后尿液中检查到精子可确诊为逆行射精。常规治疗失败者，可以从尿液中回收精子，通过辅助生殖技术尝试妊娠。

取精前摄入碳酸氢钠碱化尿液，可促进进入尿液中的精子保持活力。嘱患者取精前排尿，但不要完全排空膀胱；手淫法射精至标本容器中；再次排尿至另一个装有培养液的容器中。射出的精液和尿液都应该进行分析。500g 离心尿液 8 分钟，浓缩后的逆行射精的尿液标本及手淫射出的精液，均可用密度梯度离心法得到有效的

处理。

（三）冷冻精液的处理

从液氮罐中取出所需数量的麦管或冻存管，置于37℃或室温，在10分钟内打开冻存管，取出精子悬液并检测精子浓度和活动率，用培养基洗涤精子去除冷冻保护剂，备用。

五、微流控技术用于精子优选

该技术的发展为少量精子样品的高效分选提供了一种便利的解决方案。微流控芯片精子分选方法均利用微流体特性，以无损伤操作实现精子分选，保证了精子的活力，具有操作简便以及适合于处理少量样品的优点。但目前尚未正式应用于临床。

（卢文红）

第三节　精子优选方法

胚胎的发育受卵子和精子质量的影响，因此提高用于受精的精子质量能提高辅助生殖技术的成功率。在卵细胞质内单精子注射（ICSI）技术中用于精子选择的方法在一定程度上提高了精子质量，国内外报道的关于ICSI精子优选的新方法，主要有微流小室电泳法、电动电位法、磁性活化细胞分选法、透明质酸结合法、精子双折射检测法和超高倍镜下精子细胞器形态选择法等。

一、精子膜表面电荷选择

成熟精子膜携带负电荷，基于这种表面电荷差异的精子优选方法有微流小室电泳法和电动电位法。Ainsworth等首先提出利用微流小室电泳法能有效地分离出前向的形态正常的DNA损伤小的精子。Luke等改进了微流电泳法，有效地分离出携带负电荷的健康精子，并认为携带负电荷可作为健康精子的潜在生化标记。精子电动电位是精子膜和它周围的电位差，获能的精子电动电位更低。相比于微流小室电泳法，电动电位法操作更简单，且不需要昂贵仪器，但是该方法精子回收率低，且不适用于从睾丸或附睾中获取的精子。因此，依据精子膜表面电荷的上述两种精子优选方法，缺乏后续

用于IVF或ICSI的妊娠结局的报道，也因各自的缺陷，目前尚未能在临床上广泛应用。

二、非凋亡精子选择

凋亡的精子DNA发生断裂，影响胚胎的发育。因此，选择非凋亡的精子理论上能提高临床结局。ART中非凋广精子的选择是基于在凋亡早期阶段，精子膜磷酯酰丝氨酸外显化的特征进行。常用的有磁性活化细胞分选法（magnetic activated cell sorting，MACS）。这种方法是利用磷酯酰丝氨酸与膜联蛋白V具有高度亲和力的特征进行凋亡与非凋亡精子的选择。研究表明，利用膜联蛋白V磁珠与凋亡精子结合的特性可以有效地从冻融精液中富集非凋亡精子形态正常的精子，并且进一步研究表明分离柱和磁珠对于精子功能没有影响。MACS法是一种能提高精液质量的有潜力的筛选方法。但是该方法需要与密度梯度离心法结合使用，精子回收率低，不适用于严重少弱畸形精子症，并且部分精子可能携带磁珠，存在未知的安全隐患，阻碍了该方法的临床推广应用。

三、透明质酸结合法选择

透明质酸（hyaluronic acid，HA）是卵冠丘胞外基质的主要成分。精子质膜上透明质酸结合位点的形成是精子成熟的标志。在正常受精过程中，成熟的精子依靠头部HA结合位点与HA结合并消化HA，从而更好地穿过卵冠丘复合物与卵子结合，而不成熟的精子则无法与HA结合。HA结合法虽然能优选出成熟的精子，但也存在可能将HA带入卵母细胞中的隐患。

四、精子双折射特性选择

成熟的精子细胞核由于纵向定位的顶体下的蛋白纤维丝而具有较高的内在双折射特性。使用偏振光显微镜可以进行精子双折射特性的观察，从而进行成熟精子的选择。研究表明精液中具有双折射特性精子的比率与精液浓度、活率和活力相关。对无前向运动和睾丸穿刺获取的精液利用双折射特性对精子进行选择后行ICSI，虽然受精率和卵裂率没有差异，但显著提高了临床妊娠率、种植

率和继续妊娠率。

五、超高倍镜下精子形态选择

细微的精子形态学差异(顶体、细胞核、线粒体、顶体后致密板和颈部)能通过超高倍显微镜(6 000×)观察到,此技术称为 MSOME(motile sperm morphology examination)。研究表明 IMSI 比常规 ICSI 能产生更高的妊娠率和抱孩率,但受精率、卵裂率则没有明显区别。Berkovitz 通过大样本研究进一步证实了 IMSI 能显著提高临床结局。一项前瞻性随机自身对照研究也表明,对于精液质量差、胚胎质量差、多次 ICSI 失败的患者,IMSI 技术能提高胚胎质量和临床结局。尤其对于反复 ICSI 失败的患者,可以显著提高妊娠率和活产率。研究表明,IMSI 技术提高临床结局的同时并没有影响到胚胎的整倍性。但是,另一项随机对照研究则表明 IMSI 和 ICSI 技术对于患者临床妊娠率和活产率无显著区别。另外,由于 IMSI 技术操作时间长且精子长时间处在 PVP 中,可能会损伤精子。因为 PVP 能引起精子膜的损伤和诱导顶体反应。此外,高倍镜下光源对配子的潜在影响尚未可知,也存在一定的安全隐患。

(卢文红)

参考文献

1. PACEY AA. Is quality assurance in semen analysis still really necessary? A view from the andrology laboratory Hum. Reprod, 2006, 21 (5): 1105-1109.
2. ALVAREZ C. External quality control program for semen analysis: Spanish experience. J Assist Reprod Genet, 2005, 22 (11-12): 379-387.
3. AMANN RP, WABERSKI D. Computer assisted sperm analysis (CASA): capabilities and potential developments. Theriogenology, 2014, 81 (1): 5-17.
4. BORYSHPOLETS S, KOWALSKI RK, DIETRICH GJ. Different computer-assisted sperm analysis (CASA) systems highly influence sperm motility parameters. Theriogenology, 2013, 80 (7): 758-765.
5. BRAZIL C. Quality control of laboratory methods for semen evaluation in a multicenter research study. J Androl, 2004, 25 (4): 645-656.
6. BRAZIL C. Quality control of laboratory methods for semen evaluation in a multicenter research study. Journal of Andrology, 2004, 25: 645-656.
7. COOPER TG. Azoospermia: virtual reality or possible to quantify? Journal of Andrology, 2006, 27: 483-490.
8. COOPER TG. World Health Organization reference values for human semen characteristics. Human Reproduction, 2009, 24: 1-5.
9. DEARING CG, KILBURN S, LINDSAY KS. Validation of the sperm class analyser CASA system for sperm counting in a busy diagnostic semen analysis laboratory. Human Fertility, 2014, 17 (1): 37-44.
10. GRIMES DA, LOPEZ LM. "Oligozoospermia," "azoospermia," and other semen analysis terminology: the need for better science. Fertility and Sterility, 2007, 88: 1491-1494.
11. JAROW JP. Quality control of laboratory methods for semen evaluation in a multicenter research study. J Urol, 2005, 173 (3): 932.
12. MURRAY KS, JAMES A, MCGEADY JB. The effect of the new 2010 World Health Organization criteria for semen analyses on male infertility. FertilSteril, 2012, 98 (6): 1428-1431.
13. MALLIDIS C. Ten years' experience with an external quality control program for semen analysis. Fertil Steril, 2012, 98 (3): 611-616.
14. PRATHALINGAM NS, HOLT WW, GREVELL S. The Precision and Accuracy of Six Different Methods to Determine Sperm Concen tration. Journal of Andrology, 2006, 27 (2): 257-262.
15. WOOD RJ. Bland-Altman beyond the basics: Creating confidence with badly behaved data. Clin Exp Pharmacol physiol, 2010, 37 (2): 141-142.
16. ZUVELA E. The use of latex beads in external quality assurance and internal quality control for routine semen analysis. Reprod Biol, 2011, 11 (3): 264-275.
17. World Health Organization. WHO laboratory manual for the Examination and processing of human semen FIFTH EDITION, 2010.
18. 潘天明. 男科实验室诊断技术. 北京: 人民军医出版社, 2006.
19. 谷翊群, 陈振文, 卢文红, 等. 人类精液检查与处理实验室手册. 5 版. 北京: 人民卫生出版社, 2011.
20. 陈振文. 辅助生殖男性技术. 北京: 人民卫生出版社, 2016.
21. 王治国. 临床检验质量控制技术. 3 版. 北京: 人民卫生出版社, 2014.
22. 卢文红, 梁小薇, 谷翊群, 等. 精液分析的外部质量控制研究. 生殖医学杂志, 2011, 20 (06): 490-494.
23. 卢文红, 谷翊群, 李鸿, 等. 精液分析的培训及效果评估. 中华男科学杂志, 2011, 17 (07): 601-605.
24. 闻浩, 陆梦洁. 定量 Bland Altman 一致性评价方法研究及临床应用. 医学研究生学报, 2015, 28 (10): 1107-1111.

25. 陈振文 . 男性不育诊断要略和系统治疗 . 国际生殖健康 / 计划生育杂志 , 2009, 28 (6): 351-354.

26. 乔杰 . 临床生殖医学与手术 . 北京 : 北京大学医学出版社 , 2009.

27. 世界卫生组织 . 世界卫生组织人类精液检查与处理实验室手册 . 北京 : 人民卫生出版社 , 2011.

28. 黄国宁 , 孙海翔 . 体外受精胚胎移植术实验室技术 . 北京 : 人民卫生出版社 , 2012.

29. OBEROI B, KUMAR S, TALWAR P. Study of human sperm motility post cryopreservation. Med J Armed Forces India, 2014, 70: 349-353.

30. RIOS1 AP, GASCÓN1 A, MARTÍNEZ1 JV. Sperm preparation after freezing improves motile sperm count, motility, and viability in frozen thawed sperm compared with sperm preparation before freezing thawing process. J Assist Reprod Genet, 2018, 35: 237-245.

第十二章

卵子的收集与培养

第一节　卵母细胞的收集

1986年,Feitctinger及Kemeter报道了阴道B超引导下卵泡穿刺取卵术。目前为全世界生殖医学中心常规使用,其优点是安全微创,简单快捷,无论盆腔是否有粘连均可以操作,取卵率可到90%以上,术后患者即可下床走动,并且可多次取卵增加患者的妊娠率。

患者在取卵前,工作人员应调整取卵针的抽吸负压在90~110mmHg范围内,如果负压过小抽吸力度不够,可能导致卵母细胞的丢失;反正负压过大,可能会导致卵母细胞变形,影响其后续的受精及胚胎发育潜能。此外还应确保恒温试管架的温度已达到37℃,尽量与体内温度一致,以免卵母细胞在体外受温度的影响。

一、基本仪器设备

IVF工作站、体视显微镜、恒温试管架、CO_2培养箱(或三气培养箱)。

二、耗材

卵泡液皿(一般用直径10cm的圆皿)、洗卵皿(一般用直径3.5cm的圆皿)、受精培养皿(四孔培养皿或直径3.5cm的圆皿)、收集卵泡液的试管(12ml有盖试管)等。

三、准备工作

应在取卵前一天下午完成,过夜平衡。

(一)准备取卵用培养液培养皿

1. **取卵日所需培养液**　主要包括卵泡冲洗液、卵冠丘复合物OCCCs清洗液和受精培养液。

2. **卵泡冲洗液**　用于取卵时卵泡的冲洗。

3. **洗卵皿**　用于清洗OCCCs。预充受精培养液,置于37℃,CO_2浓度为5%或6%的二氧化碳培养箱内过夜平衡。

4. **受精培养皿**　用于OCCCs的体外培养及受精。一般应用四孔培养皿或小圆皿微滴。将体外受精培养液置于四孔内或制成微滴,覆盖无菌矿物油,置于37℃,CO_2浓度为5%或6%的二氧化碳培养箱内过夜平衡。

5. **承载体外操作培养液的试管**　如果需要临时装载找卵时OCCCs的,可以准备预充体外操作培养液的试管,应用体外操作培养液,使用前预热至37℃。

(二)准备培养液的注意事项

1. 配液过程中,所用一切试剂及器皿均应保持无菌,操作前操作者应彻底清洗消毒双手,操作过程保持无菌。

2. 配液前明确所需培养液种类及数量,不使用过期、包装损坏、可疑污染的培养液或器皿。不同厂家不同系列的培养液一般不得混用。

3. 放入培养箱平衡的培养液摆放应按照不同用途、不同种类、不同日期,有序分开放置。

4. 配液时,同一支吸管只操作同一种培养液,用完及时丢弃。所用巴斯德吸管及器皿应先用培养液进行润洗,以去除生产过程中残留的杂质。

5. 操作要迅速,减少因培养液蒸发引起的渗透压改变,注意温度(22~25℃),湿度(40%)。

四、卵母细胞的采集操作流程

在取卵前工作人员应详细查阅患者的病史、精液情况、卵泡数目和是否有传染性疾病,如 HBV、HCV 和梅毒等。对重复治疗的患者,应对前次治疗周期的获卵数、受精方式、受精率、胚胎质量等细节进行记录。

1. 取卵手术开始前 30 分钟需确认已经开启 IVF 工作站风机运转正常,恒温台温控在 37℃或预设的工作温度(如预设 37.2~37.5℃),确保恒温台上热试管架内培养液温度已经稳定维持在 37℃。检查显微镜工作状态是否良好。

取卵日术前准备如下物品:

(1)承载体外操作培养液的试管,取卵前置于导热试管架上预热并确保温度稳定维持在 37℃。

(2)10cm 培养皿。

(3)无菌巴斯德吸管及吸头。

(4)1ml 无菌注射器及针头。

(5)患者姓名标签。

2. 手术开始前,在患者清醒状态下,由取卵手术医师和麻醉师(如果采取麻醉下取卵)与患者核对患者夫妇姓名等身份信息,并由患者签字确认,如果不采用麻醉取卵,临床医生和实验室技术人员要分别与患者核对夫妇姓名等身份信息。实验室技术人员必须根据已准备好的患者身份病历信息,与取卵医师核对患者夫妇姓名及患者签字,并在该患者的《IVF 实验室记录单》上登记手术开始时间、实验室人员和取卵手术医师姓名及培养位置(培养箱编号及箱内位置)。

3. 接收卵泡液时,实验室人员应再次与传递卵泡液人员核对患者夫妇双方姓名,将取卵人员收集的卵泡液迅速传递至 IVF 实验室,在体视显微镜下观察。在体视显微镜下,肉眼可辨认直径约 3~5mm 的黏液团,即卵冠丘复合体(OCCCs)。在体视显微镜下初步判断其成熟度。将找到的 OCCCs 放入含体外培养液皿中暂时保存,或清洗后直接转入受精培养皿内培养。

4. 每一个病例取卵结束后,从培养箱中取出洗卵皿及四孔培养皿,在四孔培养皿上贴好患者夫妇双方姓名标签,将含体外培养液小皿中的 OCCCs 吸出,于洗卵皿中的不同位置洗 3~5 遍,再转入四孔培养皿中间,于不同位置洗 3 遍,尽量去除含体外培养液及红细胞,将卵母细胞放入培养孔中培养,原则上每孔不超过 4 个 OCCCs,同时计数所收集 OCCCs 数并初步评估卵母细胞成熟度。将洗卵皿及四孔培养皿放回培养箱中的预定位置进行培养,在培养箱门外签上标出患者夫妇姓名。

5. 在该患者的《IVF 实验室记录单》上登记取卵数目,四孔培养皿每孔所放 OCCCs 数目及大致形态。同时在培养箱标签上记录相应患者的获卵数。向手术医师报告该患者总获卵数。丢弃取卵患者所用过的所有耗材并准备下一位患者所用全部耗材及器皿。

6. 全部取卵结束后,实验室人员应与取卵医师核对全部患者的取卵数,确认无误后,将记有获卵数的患者名单贴于相应培养箱门上。清理台面,将垃圾分类处理。

五、卵母细胞采集的注意事项

1. 在取卵过程中,应及时向取卵手术医生汇报获卵情况,结束时反馈总获卵数和 OCCCs 大致形态学质量评价。

2. 如整个过程未找到 OCCC,应保留全部卵泡液,再次双人核查后告知手术医师。

3. 在收集 OCCCs 过程中,如遇有卵巢囊肿、巧克力囊肿、输卵管积水等患者,或者在采集过程中,发现卵泡液为暗红色、灰色或者为水样等异常现象时,应先保留此"异样液体"不做找卵处理,待其他无异常情况的卵母细胞清洗培养后,对有异样的液体进行最后观察,如有卵,对其隔离培养,必要时将此异样液体送菌培养或体液病理学检查。同时在记录单上标明,提醒实验室后续处理过程要注意观察并作相应处理。

4. 取卵手术结束时,要将该患者的卵泡液等标本和用过的器皿、巴斯德吸管等全部清理出 IVF 工作站,恢复操作台为初始准备状态。未清理完毕时,绝对不能接收下一患者的卵泡液。

(刘 平)

第二节 卵母细胞的颗粒细胞去除

人卵泡颗粒细胞包括连接卵泡壁的壁层颗粒细胞（mural granulose cells，MGCs）和包围着卵母细胞的卵丘细胞（cumulus cells，CCs）。CCs 与卵母细胞形成卵丘 - 卵母细胞复合物（cumulus-oocyte complexs，COCs）。卵母细胞自身利用葡萄糖的能力较弱，CCs 负责提供卵母细胞需求的大部分营养供给，cAMP、三磷酸肌醇（IP3）、氨基酸等营养物质通过缝隙连接从 CCs 进入卵母细胞，引起蛋白质的磷酸化和去磷酸化，促进卵母细胞的生长与成熟。CCs 对于卵母细胞成熟及受精过程调控都非常重要。日常工作中，常说的去除颗粒细胞，就是指去除卵母细胞周围的卵丘细胞。常规 IVF 颗粒细胞去除是在精卵共培养 18~21 小时（隔夜受精）或是 4~6 小时（短时受精）进行，而 ICSI 受精中，颗粒细胞去除是在 ICSI 操作前进行。

一、ICSI 受精前卵母细胞颗粒细胞的去除

卵母细胞的颗粒细胞去除，是 ICSI 受精前的必要操作。去除颗粒细胞的目的是便于评估卵子的成熟度，同时方便 ICSI 操作。去除颗粒细胞的方法，通常是采用透明质酸酶消化和机械剥离相结合的方法。透明质酸酶的浓度为 80IU/ml，但也有研究采用 40IU/ml 或 10IU/ml 浓度，结果显示也可以有效去除颗粒细胞，并不影响受精和胚胎质量。

颗粒细胞去除一般在取卵后 2~4 小时进行。也有文献报道，去除颗粒细胞前，延长培养时间可以改善临床结局。有关取卵至去除颗粒细胞的时间，以及去除颗粒细胞至 ICSI 受精时间对临床结局的影响，不同的研究报道并不一致，这可能与临床方案、扳机时间，以及纳入的患者条件等不同有关。但在日常的操作中，在取卵时，如果发现 COCs 的评价较差，如果颗粒细胞团较小、放射冠包裹较紧密、卵子偏小，可能提示卵母细胞不成熟欠佳，此时可适当延长培养时间至 4~6 小时。

去除卵丘颗粒细胞（剥卵）操作步骤如下：

将预热的酶加入双井皿中间孔，每个皿加入 200~300μl 透明质酸酶，同时在外圈加入 2~3ml 配子缓冲液（如 G-MOPS），并在中间孔和外圈加入矿物油，直至液体全部被覆盖。将皿放回 37℃培养箱内复温待用。

为减少体外操作时间，每次去除颗粒细胞操作不建议超过 10 枚 COCs，如果某个患者卵子过多，可以分批次使用不同的去处理细胞皿操作。

先用巴斯德吸管将 COCs 转入酶中，轻轻吹打 COCs，在酶中作用约 20~30 秒，尽可能使卵母细胞周围的颗粒细胞分散。再用内径约为 200~250μm 拨卵针将其移出透明质酸酶，至 MOPS 缓冲液中，再次轻轻吹打仍带有少量颗粒细胞的卵子，迅速稀释掉卵子携带的透明质酸酶，同时去除部分颗粒细胞。

此时，将带有少量颗粒细胞的卵子转入另一个含有配子缓冲液的 3001 皿内，用内径 150~170μm 的拨卵针反复轻柔吹吸，利用机械力将卵子周围的颗粒细胞去除，颗粒细胞去除以能辨别出极体即可。对于难以去除颗粒细胞的 COCs，可以使用内径偏小的拨卵针，如内径 135~145μm 拨卵针继续轻轻吹打。部分难以去除颗粒细胞的卵子，往往都是成熟度不够或是不成熟卵子，多见于 GV 期卵子。

去除离颗粒细胞后卵子在受精液（或是卵裂期培养液）内洗涤 3~5 次，最后再转入新的受精液（或是卵裂期胚胎培养液）中放回培养箱，等待 ICSI 注射。

卵母细胞成熟度的评价：

去除颗粒细胞后，根据卵的成熟程度，将卵母细胞分别放于不同微滴中（标识记录清楚），卵母细胞成熟是根据第一极体排出情况判断。只有排出第一极体的卵母细胞，即 M Ⅱ 期的卵母细胞才进行 ICSI 受精，也有研究对 M Ⅰ 期卵母细胞进行 ICSI 受精，结果显示少部分 M Ⅰ 期卵母细胞也能正常受精，但一般后期发育都很差。如果卵母细胞处于生发泡期（germinal vesicle，GV）或生发泡破裂期（germinal vesicle breakdown，GVBD），即 M Ⅰ 期卵母细胞，则这些卵母细胞尚没有完成第一次减数分裂，属于未成熟卵。如果一个患者超过 50% 的卵子未成熟，则建议对未成熟卵子进行体外成熟培

养,卵母细胞成熟后再行 ICSI 受精,以尽可能增加患者可移植胚胎的数量。不同时期的卵母细胞,见图 12-2-1~ 图 12-2-3。

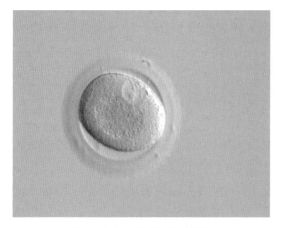

图 12-2-1　GV 期卵母细胞

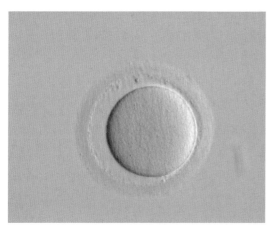

图 12-2-2　M I 期卵母细胞

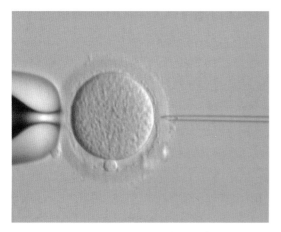

图 12-2-3　M II 期卵母细胞

二、常规 IVF 颗粒细胞的去除

精卵共培养约 19 小时后会进行颗粒细胞去除,

以判断受精情况,即原核观察。此时的 COCs 在长时间与精子相互作用下,颗粒细胞已基本脱离卵母细胞,仅有少数颗粒细胞包裹在卵子周围,用内径 170μm 左右拨卵针,轻轻吹打数次,不使用透明质酸酶消化作用,就可以去除卵母细胞周围的颗粒细胞。去除颗粒细胞后依据卵细胞质内是否出现原核以及原核的数量,判定受精及正常受精情况。

三、短时受精颗粒细胞的去除

一般在精卵共培养 4~6 小时进行颗粒细胞去除。支持短时受精的学者认为,这样可以缩短精卵共培养时间,减少了非生理性高浓度精子对卵子潜在的负面影响,另外依据第二极体是否排出,可以尽早对卵母细胞受精情况进行判断,进而对受精失败或是低受精患者卵子进行早期补救 ICSI 受精。但也有部分学者认为此时是受精较为关键的时期,此时去除颗粒细胞操作产生的机械应激是否存在远期风险,仍缺少相关研究来评估,因此不建议开展短时受精去除颗粒细胞。有关短时受精及早期去除颗粒细胞对临床结局的影响,目前尚无统一的结论。建议只对有 IVF 低受精或受精失败风险患者的卵母细胞实施早期去除颗粒细胞,而对不存在受精失败或低受精风险的周期,在实施短时受精时,只简单地将卵母细胞移出受精滴至不含精子的微滴即可。如果实施早期去除颗粒细胞,尽可能使用内径稍大的拨卵针,操作尽可能地轻柔,以减少对卵母细胞的机械应激。

(韩　伟　黄国宁)

第三节　未成熟卵母细胞的体外成熟

一、概况介绍

在体外受精胚胎移植术治疗周期中,临床上普遍采用大剂量的促性腺激素,通过控制性超排卵在一个周期获得多枚成熟卵母细胞。但是随着促性腺素的广泛应用,其副作用也逐渐显现,最为突出的是卵巢过度刺激综合征(OHSS),不仅损害胚胎的植入和发育,重度的 OHSS 甚至危及母亲生命。

未成熟卵体外成熟技术(in vitro maturation, IVM)是指在不用促性腺素的自然周期或未被充分刺激(短期使用促性腺激素)的情况下,卵巢穿刺抽吸小窦卵泡(卵泡直径 ≤ 10mm),获取未在体内发育成熟的卵母细胞,在体外成熟培养体系中培养24~48 小时,获得成熟卵母细胞,完成体外受精、卵裂等胚胎发育过程,移植胚胎后获得妊娠分娩。

这项技术始于 1935 年,Pincus 和 Enzmanz 首次发现兔的未成熟卵母细胞在体外自发地排出第一极体,完成卵母细胞成熟过程。随后研究者通过对小鼠、羊、猪、恒河猴及人的卵母细胞进行体外成熟培养均获得了成熟卵母细胞。直到 1991 年,Cha 等首次报道从人类卵巢中取到未成熟卵在体外成熟培养后经体外受精胚胎移植术成功分娩健康女婴。之后 IVM 技术便开始逐步应用于临床。2000年,通过 IVM 技术我国获得首例临床妊娠。由于在取卵前不需要或较少应用促性腺激素,与常规控制性超排卵相比较,未成熟卵母细胞体外成熟培养治疗周期短、费用低、简便经济,而且可以避免长期大剂量促性腺激素刺激可能对患者带来的副反应。目前,卵母细胞体外成熟技术主要用于辅助生殖技术中一些不育症的治疗,如多囊卵巢综合征(polycystic ovarian syndrome,PCOS)、预防过度刺激综合征(ovarian hyperstimulation syndrome,OHSS)、卵巢功能减退以及卵巢早衰(premature ovarian failure,POF)等。还能为年轻女性癌症患者提供生育力保存,具有很好的发展前景。

二、适应证

(一) 多囊卵巢综合征患者或促性腺激素刺激高反应患者

1994 年,Transon 成功开展 IVM 技术治疗不育患者,尤其是 PCOS 患者、OHSS 高危人群。对于 PCOS 不育患者采用传统体外受精胚胎移植术治疗时往往需要大量的外源性促性腺激素,且获卵数较多,卵巢过度刺激综合征发生率较高;如减少促性腺激素使用量虽可降低卵巢过度刺激综合征的发生,但部分 PCOS 患者对低剂量促性腺激素无反应或低反应。也有部分 IVF 患者在常规促排卵过程中,出现卵巢对促性腺激素过激反应,OHSS 的发生率也增高,而目前临床上尚无有效的手段避免卵巢刺激过程中出现的卵巢过度刺激综合征。IVM 技术是在自然周期或小剂量促性腺激素刺激下获取未成熟卵母细胞,可以有效避免 OHSS 的发生,治疗周期短,还可降低治疗过程中昂贵的药物费用。

(二) 卵巢低反应患者

在促排卵过程中,部分患者卵巢功能下降,对药物反应不良,无法获得一定数量的卵母细胞,即使增加 Gn 剂量延长用药时间后仍不能改善卵巢低反应的治疗结局,只能放弃该治疗周期,给患者经济、身体和精神带来了沉重压力。2001 年 Check 报道了从卵巢低反应者行 IVM 治疗后获得妊娠。当卵巢出现低反应时 IVM 可以作为一种有效的补救措施,减少取消周期,提高妊娠机会。

(三) 自然周期 IVF/IVM

在自然周期中虽然只有一个优势卵泡长大并排卵,但很多小卵泡也在同一周期生长,大约有 20 个窦卵泡进入排卵前期生长。2004 年,Chian 等首次报道了对不育患者应用自然周期 IVF/IVM 获得妊娠,认为在卵泡生长期,即使优势卵泡已经出现,其余的小卵泡并不会发生闭锁,将小卵泡和优势卵泡一同取出进行培养和受精,是完全可以发育的。这也可作为 IVF 的补充,为无法用药或者不适合药物促排卵的患者提供了一种新的治疗途径。

(四) 生育力保存的应用

恶性肿瘤患者在治疗过程中,放、化疗会影响卵巢功能,甚至导致卵巢功能衰竭。对于有生育要求的年轻恶性肿瘤患者,尤其是激素依赖性肿瘤而无法接受药物促排卵治疗的患者,在肿瘤治疗前,取出未成熟卵母细胞,经体外培养成熟后进行冷冻保存;或者在放化疗前将卵巢组织取出进行冷冻,当需要生育时,解冻卵巢组织,将其中未成熟卵母细胞体外成熟培养,从而避免药物促超排卵诱发癌症复发等风险,并可节约患者的时间和费用,是肿瘤患者生育力保存的有效途径。2014 年,Prasath 等首次报道卵巢癌患者在进行卵巢切除术后,采用 IVM 卵母细胞发育、受精而来的胚胎进行冷冻保存,最终成功分娩健康婴儿。

三、方法

(一)体外成熟卵母细胞的收集

1. 仪器设备 体视显微镜、IVF 工作站、恒温试管架、CO₂ 培养箱。

2. 耗材试剂

(1)无菌耗材:毛细吸管、直径为 100mm 的培养皿、眼科镊子、巴斯德吸管及吸头、1ml 无菌注射器及针头、患者姓名标签、一次性无菌细胞筛(孔隙为 70μm)、直径为 60mm 的培养皿、直径为 35mm 的培养皿、一次性 12ml 取卵试管。

(2)培养液:卵泡冲洗液、IVM 培养液、体外操作培养液。

(3)IVM 培养液制备:IVM 贮液与 IVF 培养液 1:100 混合,5%CO₂、37℃培养箱内 30 分钟以上。

3. 操作步骤

(1)核对患者夫妇双方姓名。

(2)将卵泡液缓慢倒入细胞筛中,防止卵泡液溢出细胞筛边缘。在 60mm 培养皿(PBS)中水平晃动细胞筛,洗去其中红细胞,用吸管将细胞筛中干净的液体转移到 10cm 培养皿中。

(3)在体视显微镜下仔细辨认卵母细胞,用毛细吸管收集卵母细胞并于 35mm 洗卵皿中洗去颗粒细胞及残余红细胞,从培养箱中取出四孔培养皿,贴好患者姓名标签,再将卵母细胞转入四孔培养皿中间洗涤 3~5 遍,最后放入含 IVM+75mIU/ml FSH 及 75mIU/ml 的 LH 的孔中培养。计数所收集 COCs 数并初步评估卵母细胞成熟度,将四孔皿放回培养箱中的预定位置进行培养。

与收集 IVF 周期的卵子相似,操作人员首先找出颗粒细胞 - 卵母细胞复合体。用常规的方法来识别被很紧凑的颗粒细胞包围的小卵泡是件困难的事情。一个方法是利用细胞过滤网(cell strainer)来辅助捡卵,将卵泡液在细胞过滤网上面过滤(70μm)。过滤后收集到的组织再被提前预热的冲洗液进行冲洗,随后被转移到一个培养皿里面来再次寻找剩余的未成熟的卵子。

人类卵子在卵泡期发育期(卵子的生长和成熟)需要获得一系列为保证受精和早期发育所需要的能力。体外培养环境对于卵子 IVM 的影响非常大。葡萄糖、丙酮酸盐、乳酸盐、必需氨基酸、非必需氨基酸、水溶性维生素,特别是纤维醇,多种血清、促性腺激素(FSH 或 LH)、雌二醇等在临床上已广泛用于人类卵母细胞 IVM 的研究。

(4)未成熟的 COC 被培养在 IVM 中培养液中,要经历 24~48 小时的 IVM 过程。经历 24 小时的培养,所有的 COC 剥除卵丘颗粒细胞检查卵母细胞成熟情况。COC 会被暴露在可以购买到的透明质酸酶中 1 分钟,然后用精细的玻璃管来脱掉颗粒细胞。排出第一极体即为卵母细胞成熟标志,成熟的卵子随后用 IVF 或 ICSI 的方法受精。剩下的未成熟卵子(GV 或 MI)将被继续培养 24 小时。在取卵后 48 小时(IVM 培养),余下的裸卵将再次被检验,其中成熟的卵子将立即通过 IVF 或 ICSI 的方法受精。

(二)影响卵母细胞体外成熟的因素

1. 卵泡大小 PCOS 患者卵巢中存在多个小卵泡,但仅部分卵母细胞可体外成熟。未受外源性促性腺激素刺激的卵母细胞其体外减数分裂和成熟能力依赖于卵泡大小。随着卵泡直径增大,得到卵母细胞在体外成熟、受精及胚胎发育能力也逐渐增强。从小卵泡(3~4mm)中取到的卵母细胞的成熟率比从大卵泡(9~15mm)中得到的卵母细胞的成熟率低,即使形成胚胎发育潜力也较差。因此,对于 PCOS 患者可以在阴道 B 超引导下对直径稍大卵泡(5~10mm)进行未成熟卵穿刺及体外培养,但是当最大卵泡直径过大时,优势化过程可能会对同批募集的部分卵泡产生不良影响,并且随着卵泡增大,体内雌激素也急剧增高,同样不可避免 OHSS 的发生。

2. 成熟培养时间 有研究表明,80% 的 GV 期卵母细胞在培养 24~27 小时后发生生殖泡破裂(GVBD),28~35 小时处于 M I 期,36~43 小时完成第一次减数分裂,最长 48~54 小时排出第一极体达到 M II 期。Smith 等发现,未成熟卵母细胞体外培养 36 小时与 28 小时的成熟率、受精率、卵裂率及临床妊娠率是相似的,培养时间过长,可引起透明带硬化,卵母细胞老化闭锁。

3. 取卵前使用 FSH、HCG 正常女性自然周期的卵泡发育过程中,早在窦前卵泡阶段颗粒细胞上就出现了 FSH、雌激素、雄激素受体,而无 LH 受体,伴着卵泡的生长发育,晚卵泡期 FSH 诱导颗粒细胞生成 LH 受体,在维持颗粒细胞芳香化的活性进而产生雌激素的过程中发挥一定的作用,为排卵及黄素化做准备。排卵前 24 小时的 LH 峰通过作用于颗粒细胞的 LH 受体,细胞内腺苷酸环化酶活性明显增加,使 cAMP 浓度增高,与相应特异调节亚单位结合,激活一系列特异酶,促进卵丘的膨胀,使它们与卵母细胞之间的紧密联系松解,解除了卵母细胞成熟抑制因子等减数分裂抑制物对卵母细胞的影响,卵丘细胞产生促成熟蛋白质诱导卵母细胞核成熟。

IVF 周期经过大剂量促性腺素刺激,当卵泡生长至合适大小时,予以 HCG 模拟自然周期的 LH 峰,诱导卵母细胞的最后成熟,已经成为 IVF 周期的标准程序,取出的成熟卵母细胞显微镜下表现为充分膨胀扩张的卵丘和松散的放射冠。而 IVM 周期中取卵时卵泡直径较小,取卵前应用 HCG 是否提高未成熟卵母细胞的体外成熟率和成功率目前仍有争论。2000 年,Chian 首次报道取卵前 36 小时给予 HCG 可以获得更好的成熟率。但也有学者认为取卵前 HCG 的应用可能加剧卵母细胞核质发育的不同步,进而影响卵母细胞的发育潜能。

通过对作者中心 PCOS 患者 IVM 周期的前瞻随机对照研究,我们发现取卵前使用 HCG 组的患者未成熟卵体外成熟率明显优于未注射 HCG 组,予以 HCG 刺激后取出的 OCCC 表现为三种形态:卵丘紧密型、卵丘松散型、无卵丘型。而取卵前未用 HCG 的 IVM 周期只有卵丘紧密型或无卵丘型两种形态的 OCCC,推测卵丘出现膨胀扩张、松散的变化与取卵前 HCG 的应用有关。值得注意的是,有研究指出对于正常妇女,取卵前应用 HCG 并不能提高体外成熟率,可能与正常妇女 IVM 周期取卵时卵丘颗粒细胞尚未出现 LH 受体有关。虽然体外成熟率明显提高,但二组患者的受精率、优胚率、临床妊娠率、着床率、流产率等均无差别。

IVM 周期是否使用 FSH,何时使用以及使用剂量等对于 IVM 结局的影响也一直是临床争议的焦点,目前尚无明确结论。但大多数的中心倾向选择自然周期进行 IVM 培养。

4. 激素和各种因子对培养体系的影响　卵母细胞体外成熟关键在于如何提供模仿卵泡体内成熟的内分泌微环境,使未成熟卵母细胞获得细胞核和细胞质的同步成熟。

(1) 激素对卵母细胞 IVM 的影响:促性腺激素(Gn)——FSH 和 LH 对卵泡在体内发育至关重要。目前大多数的 IVM 培养液中都会添加这两种激素。现在普遍认为在培养基中添加生理浓度的 FSH(75mU/ml)就能刺激体外培养的壁颗粒细胞和卵丘颗粒细胞分泌类固醇激素雌二醇(E_2)和孕酮(P),促进卵母细胞成熟。然而过高浓度的 FSH 不利于卵母细胞的发育,卵母细胞暴露在高浓度的 FSH 中虽然可以加速核成熟,也可诱导卵母细胞染色体的异常,引起颗粒细胞黄素化,不利于卵母细胞的成熟。因此在 IVM 中合理应用 FSH 非常重要。而在培养基中加入 LH 或 HCG 是否有益于 IVM 结果则存在争议。此外,Gn 还可调节卵巢内一些肽类物质如表皮生长因子(EGF)、胰岛素样生长因子(IGF)等的生成来调控卵泡的生长发育。

除了促性腺激素,甾体激素 E_2 和 P 在哺乳动物卵巢中也发挥着重要的功能。卵泡液中高浓度的 E_2 和 P,能直接调节卵巢颗粒细胞的功能,促进卵母细胞发育。在 IVM 培养基中添加 E_2 可防止雄激素诱导的生长卵泡闭锁,对于卵母细胞胞质成熟发挥作用,提高受精率和卵裂率。当与卵丘细胞共培养时,添加的 Gn 可以刺激卵丘细胞分泌 E_2,因此不需要额外添加 E_2 就可以促进卵母细胞的成熟。

生长激素(growth hormones,GH)也被认为对卵母细胞成熟有益。研究发现在 IVM 培养液中添加生长激素(GH)可以加速牛卵母细胞的核成熟,介导卵丘细胞扩张,促进早期胚胎发育。而且,它可以促进皮质颗粒迁移,促进胞质成熟,提高受精率。Bevers 等研究发现 OCCCs 中卵丘细胞和卵母细胞上都存在 GH 受体,但只有卵母细胞上有 GH-mRNA 表达,GH 可以通过自分泌或旁分泌而影响卵母细胞成熟。GH 还能改变缝隙连接蛋白的合成,可能是其促进对卵母细胞成熟作用机制之一。

(2) 生长因子在卵母细胞 IVM 中的作用:卵泡

液中含有多种生长因子,这些生长因子主要由颗粒细胞分泌,通过自分泌/旁分泌通路参与卵母细胞成熟和胚胎发育。研究证实生长因子可以改善新鲜 M Ⅱ期卵母细胞受精后胚胎的发育潜能,提高囊胚的形成和质量。生长因子在胚胎发育的不同阶段发挥着不同的作用,有一些生长因子既可影响卵母细胞成熟又可影响胚胎的发育,如表皮生长因子(EGF)、胰岛素样因子(IGF)-1 和脑源性神经营养因子(BDNF)等。

EGF 是一种多肽类物质,其受体是酪氨酸激酶,EGF 与之结合后可以刺激酪氨酸磷酸化,进而激活卵母细胞胞质成熟所需的一些酶,从而促进卵母细胞生发泡破裂和第一极体释放。卵泡液中含有 EGF 并在多个物种如牛、猪、猴、和人的未成熟卵母细胞体外成熟中有着促进作用。研究发现,EGF 还能够促进猪卵母细胞体外成熟效率、卵母细胞质量和胚胎发育,并调节细胞质成熟,可能通过卵母细胞和受精胚胎上表达的受体起作用。Dekel 等发现 EGF 促进兔的卵母细胞体外成熟,这个过程是不受 LH 影响的,是一个特异的过程,其他的生长因子没有类似的作用通路。

IGF 系统在女性生殖道中广泛存在,在多种生殖生理过程发挥重要作用。卵巢中的 IGF-1 有多种旁分泌活性,与其受体结合而在女性生殖生理过程中发挥一定作用,包括卵泡发育、卵母细胞发生及成熟、排卵及卵泡闭锁等。IGF-1 刺激颗粒细胞发生有丝分裂,FSH 和 IGF-1 以协同方式起作用。以往的研究发现 IGF-1 可促进猪卵母细胞成熟和胚胎发育;小鼠的卵母细胞体外成熟时加入 IGF-1 可以显著提高其囊胚形成率。

BDNF 是神经因子神经营养家族的第二个成员,它由猪的大脑中提纯获得,促进背根神经节分支的存活。Seifer 等证明人的卵泡液中存在 BDNF,BDNF 可以促进卵母细胞胞质成熟而不是胞核成熟,可以改善 IVM 卵母细胞的质量及其受精胚胎的发育潜能。Kawamura 等用 DNA 测序的方法分析证实 BDNF 由壁颗粒细胞和卵丘颗粒细胞所分泌并受排卵前 LH 峰的调节,可以增强卵母细胞第一极体的排出。在人类,卵母细胞成熟和早期胚胎发育都受 OCCCs 中 BDNF 信号所影响。

(3)其他细胞因子对 IVM 的作用:卵母细胞的成熟发育受多种细胞因子影响。除了上述生长因子外,血管内皮生长因子、肿瘤坏死因子-α(TNF-α)及白介素 6(IL-6)都被认为是可能影响卵母细胞成熟的细胞因子。

VEGF 是一种由各种正常细胞和瘤细胞分泌和合成的蛋白质,是一种特殊的细胞分裂剂和潜在的血管分化因子。在人类颗粒细胞、卵泡膜细胞和卵丘细胞中存在 VEGF 及其受体的表达,在人卵巢中,VEGF 由卵丘颗粒细胞分泌,受 Gn 剂量和时间依赖性调控,可以调节卵母细胞的发育。在卵母细胞减数分裂过程中,VEGF 参与微血管的再生,同时能促进卵母细胞胞核和胞质成熟。在牛和猪卵母细胞 IVM 的过程中,培养液中添加 VEGF 后,可以提高卵母细胞成熟及胚胎的发育潜能。人卵泡液中 VEGF 的浓度比血清中高,并且其浓度与年龄相关:40 岁以下女性成熟卵泡液中 VEGF 水平明显低于 40 岁以上者。因此 VEGF 可作为反映卵母细胞成熟度的一个潜在生物学标记。

另外,研究表明卵泡液中的 TNF-α 水平比血清中高。研究发现 TNF-α 不利于牛卵母细胞的成熟,但并不影响囊胚期前的早期胚胎发育,当胚胎发育超过 9 细胞时 TNF-α 却能增加卵裂球的凋亡,从而影响胚胎的后续发育。IL-6 能够促进人卵泡特别是排卵前卵泡的生长发育,这可能是通过 cAMP 通路来特异调节的,IL-6 及其受体也能成为卵母细胞成熟度标志的生化指标。虽然卵泡液中 IL-6 的浓度明显比血清中高,但卵泡液中 IL-6 受体浓度却显著低于血清;成熟卵母细胞的卵泡液中 IL-6 及其受体的浓度高于未成熟卵母细胞。因此,TNF-α 和 IL-6 与卵母细胞的成熟度密切相关,两者对卵母细胞体外成熟均有影响,但确切的机制尚待研究。

(4)抗氧化剂:在 IVM 过程中,氧化应激可引起卵母细胞成熟阻滞、染色体分离异常及细胞骨架改变等不良事件。在体内,氧化剂和抗氧化剂的动态平衡影响卵母细胞质量。为降低氧化应激对卵母细胞的损害,可在培养液中外源性加入抗氧化剂。褪黑素是一种由松果体合成的激素,不仅能介导生殖生理周期性变化,同时作为一种高效抗氧化剂参与卵母细胞生成及胚胎发育。以往研究发现,外源性加入一定量褪黑素可促进人未成熟卵母细胞成熟以及早期胚胎发育,而高于生理浓度时,虽然降低氧化应激对卵母细胞损害,但干扰卵母细胞成熟过程的正常分泌,反而会影响卵母细胞成熟。2020 年一项研究也表明,褪黑素通过保护线粒体功能来促进控制性超促排卵周期中人未成熟卵母细胞的体外发育潜能,并获得健康后代的出生。

5. 胞核及胞质成熟同步化　卵母细胞体外成熟效率受影响的重要因素是胞核和胞质发育不同步。一般胞核可能会先于胞质发育成熟。胞质的不完全成熟可能会导致卵母细胞后续的受精和胚胎发育所必需的物质准备不完全,而使受精率低及胚胎发育差。但是若等到胞质完全成熟后再进行受精,胞核可能已经退化,同样会不利于后续发育。因此,要提高卵母细胞体外成熟效率及后续的发育,必须达到胞核及胞质成熟同步化。

很多研究者认为,卵母细胞体外成熟时,胞核成熟要先于胞质成熟。那么为了使胞核及胞质同步成熟,在未成熟卵母细胞体外培养时可以先适当抑制胞核成熟。对于胞核成熟的抑制剂目前研究热点是磷酸二酯酶(phosphodiesteras,PDE3)抑制剂,其可抑制卵母细胞内磷酸二酯酶活性而使 cAMP 水平升高,从而抑制卵母细胞发生 GVBD。

Nogueira 等用 PDE3 抑制剂 ORG9935 作用与体外成熟的小鼠卵母细胞 24 小时后移除,卵母细胞继续发育成熟后发现其优质胚胎率和活产率均得到改善。用西洛他肽作用 6 小时或 24 小时也可以达到相同的效果。另两种 PDE3 抑制剂米列依和罗列依可以抑制牛卵母细胞核成熟,移除药物在体外成熟后其囊胚形成率明显高于对照组。在人卵母细胞体外成熟的研究中也发现,用 PDE 抑制剂短暂抑制 GV 期卵母细胞核成熟可以改善卵母细胞纺锤体和染色体形态,减少缝隙连接的缺失,改善促排卵周期卵母细胞的胞质成熟。

四、卵母细胞体外成熟培养的研究进展及安全性

自 1991 年第一例 IVM 获得妊娠后,IVM 技术已开展近 30 年,全球已诞生数千名 IVM 试管婴儿。PCOS 患者的 IVM 妊娠率约为 30%~45%。尽管如此,IVM 在临床的应用还是相对较少且受到限制。尤其是 IVM 子代的远期安全性尚待证实。

(一) 流产率

IVM 最主要的挑战是其较高的流产率。相比常规 IVF,IVM 流产率在 25%~57%。其原因可能与患者人群、胚胎质量及内膜因素有关。我们对本中心 2006—2009 年 PCOS 合并不育症行 IVM 或 IVF 治疗患者的结局进行分析,发现对于 PCOS 合并不育症患者,IVM 新鲜周期移植能够获得与常规促排卵治疗相类似的临床妊娠率,但是 IVM 组的流产率(21.1%)明显高于 IVF 组(15%);而且这种高流产率与受精方式无关,并不是由于 ICSI 操作引起。IVM 治疗后的高流产率是由于 PCOS 患者自身的内分泌异常造成还是 IVM 技术存在的隐患,其结论尚待证实。

(二) 安全性

由于 IVM 技术是应用特殊的培养液将未成熟的卵母细胞在体外培养 24~48 小时后获得成熟的卵母细胞,有研究发现,卵母细胞在体外培养的时间越久,受精后胚胎的染色体非整倍性的比例就越高,而且体外成熟培养条件的不当能够引起的卵母细胞在 DNA 甲基化异常、控制胎儿和胎盘生长的基因印记的失调,这些都是影响 IVM 广泛应用的重要争论点。早在 2009 年就有研究关注了 IVM 卵母细胞受精后胚胎中染色体数目异常的问题,研究结果表明 IVM 组胚胎中的 21 号、18 号等染色数目的异常率远高于对照组,而这些胚胎中染色体数目的异常与唐氏综合征(21-三体综合征)、爱德华综合征(18-三体综合征)等染色体异常疾病密切相关。

在 2019 年文献报道中,研究人员统计了 164 例通过 IVM 妊娠的婴儿后认为,通过 IVM 技术出生的婴儿在出生时胎龄存在过低的现象,但是与对照组相比,IVM 早产儿的比例却没有明显的增加,

并且 IVM 婴儿出生时的体重与对照组相比也没有明显的差异。同年,研究者首次长期随访了 IVM 子代生长发育情况。纳入 IVM 组和常规 IVF 组共计 550 例,不论是单胎妊娠还是多胎妊娠,IVM 与 IVF 组在最终的卵裂率及囊胚形成率上没有任何差异,各组间婴儿出生时各项指标无明显差异,在后续的因为低体重、黄疸、发育问题等疾病导致的住院率统计中,虽然单胎分娩的 IVM 组的住院时间较对照组更长,但是这种差异无统计学意义。在以上的随访调查中,在 IVM 子代中均未发现高发的染色体异常疾病。

目前,IVM 取得了较多成果,并有数以千计的健康 IVM 婴儿出生。IVM 已由基础研究扩展到治疗 PCOS、卵巢高反应及卵巢低反应、癌症患者生育力保存等各个领域。尽管该技术仍有待进一步完善,但其广阔的应用前景,或将成为未来试管婴儿发展方向之一。

（刘 平）

第十三章

体外受精

第一节　常规体外受精

常规体外受精

常规体外受精是指通过取卵手术从自然周期或卵巢刺激周期的女性体内获得卵子,通过射精过程从男性获得精子并进行制备,再将卵子和制备后的精子放入培养基中共同孵育形成受精卵的过程。17世纪,Spallanzani通过将青蛙的卵子与精液混合证实了受精作用,这是最早的体外受精报道。当时,荷兰科学家Leeuwenhoek通过自制的显微镜首次发现精液中存在许多"微生物",错误地认为精子是寄生虫。一个世纪后,Prevost和Dumas才证实精子来源于睾丸,主要作用是受精。19世纪,Von Baer发现了哺乳动物的卵子。直到1959年,张明觉通过体外受精技术获得第一只兔子,人们意识到体外受精技术的临床价值,欧美等国的胚胎学家们竞相开始了人类体外受精技术的研究。1978年7月25日,Steptoe和Edwards合作揭开了人类ART的序幕,世界上首例体外受精婴儿Louise Brown在英国出生。不久,各国相继报道了本土首例体外受精婴儿活产,ART诊所和研究项目也随之激增。

一、常规体外受精的要素

在体外受精过程中,与卵子共同孵育的精子应具备快速的前向运动能力,精子穿过卵丘和透明带,与卵膜融合后,将核物质释放到卵细胞质内。合适的受精时间点、精卵共孵育时间及受精方式是影响常规体外受精效果的重要因素。

(一)受精时间

成熟卵子是体外受精成功的必要条件之一,卵子成熟包括胞核成熟、胞质成熟、卵丘放射冠扩展、卵膜和透明带结构改变。自然周期中,这些事件在下丘脑和垂体合成的激素调控下有序进行。卵泡生长末期,垂体在雌激素正反馈作用下合成并产生LH峰,触发卵子核成熟和排卵。排出的卵子被输卵管伞端捕获,并被运输到壶腹部等待精子受精,因此在排卵和受精之间有一个时间窗,卵子可能需要这个时间窗来完成最后的成熟过程。

在刺激周期中,使用高剂量的促性腺激素来使多个卵泡生长,模拟体内"LH-排卵"的时间进程,注射HCG并在约36小时后回收卵子。卵子之间成熟不同步,卵丘扩展与卵子成熟不同步,或是卵子核成熟与胞质成熟不同步的情况常常出现。研究发现,如果卵子在取出后立刻受精,受精率最低;而在体外培养4~6小时后受精,则受精率显著提高。短时间的体外培养可能促进了卵胞质成熟,改善了核质同步性。然而,也有学者认为卵子回收后何时受精并不是关键,因为触发卵子成熟的是

HCG 处理而不是将卵子从卵泡中取出。Jacobs 等人将 HCG 注射后 36 小时回收的卵子,在体外培养 1~7 小时后受精,结果受精率、胚胎质量、植入率和持续妊娠率均无统计学差异。2016 年我国专家共识认为,HCG 注射后 38~40 小时加精,受精率较为理想。

(二)精卵共孵育时间

精卵体外共孵育过夜的受精方式称为过夜受精,一般为 15~18 小时。它作为一种传统的受精方式,由于操作简便,一直被大多数生殖中心采用。但精卵共孵育 20 分钟后即观察到卵子成功受精,与大量精子共孵育 1 小时,即可使 73% 卵子受精,精子穿越卵丘到达卵子透明带只需要 15 分钟,提示精卵共孵育过夜可能没有必要,甚至有害。精卵长时间共孵育会造成代谢产物堆积,脱落的颗粒细胞及死精子等会消耗培养液的营养物质及能量,在一定程度上影响受精卵的发育。同时,长时间共孵育产生的活性氧,会使透明带硬化而导致胚胎孵化困难,对胚胎质量和植入潜能产生不利影响。短时受精是解决办法之一,即精卵共孵育较短的时间(1~4 小时),不仅减少了代谢产物和活性氧等不利因素,而且与早期补救 ICSI 相结合的方法,显著提高了卵子的利用率,对避免受精失败具有重要意义。2006 年,Bungum 等人首次报道了超短时受精,即精卵共孵育 30 秒,与 90 分钟相比,其正常受精率相当,但是多精受精率显著降低。相较于传统的过夜受精,短时受精还能改善体外受精结局。2013 年,两项荟萃分析分别汇总分析了 8 项和 11 项短时受精的研究,结果均表明 1~3 小时受精有更高的持续妊娠率和临床妊娠。但也有学者持不同观点,认为缩短精卵共孵育时间并不能改善助孕结局。2018 年,一项随机三盲对照试验将 320 名接受体外受精治疗的不育妇女随机分为 3~4 小时受精组和过夜受精组,对比发现两种受精方式的活产率没有显著差异,因此认为短时受精的做法没有必要,特别是那些人力紧张的实验。

对于短时受精与过夜受精在受精结局上的比较,由于国内外各中心受精时间、分组条件等因素不同,研究结果仍存在分歧。另外,对于精卵共孵育的最佳时间以及去除颗粒细胞进行受精观察的时间点,人们并未达成共识,过早的人为干预是否对胚胎发育产生不良的影响,是否存在远期风险,仍需要更多的研究来评估和证实。

(三)受精方式

目前常规体外受精方法没有统一,国内外各生殖中心的操作方式多样化,除了上文讨论的受精时间点和精卵共孵育时间以外,差异还表现在受精器皿、受精体系、精卵混合方式、精卵密度等方面。

常用的受精器皿包括培养皿、四孔皿和培养管等,这几种器皿的选择通常与卵数和受精培养基体积相关。微滴受精一般是 50μl 培养基微滴中对单个卵子进行受精,四孔皿受精是在每个孔中加入约 500μl 培养基和 2~3 枚卵子,中央皿和培养管受精则通常在 1ml 培养基中加入 3 枚以上,甚至所有回收的卵子进行集中受精。精卵混合方式可以是将一定浓度的处理后的精子加入含有卵子的受精培养基中,或是将回收的卵子加入含有合适终浓度精子的受精培养基中。目前还没有明确数据支持哪种受精方式更好。Boone 等人对比了微滴和培养管两种受精方式,发现正常受精率、多精受精率及优胚率无统计学差异。李伟伟等人比较了微滴、四孔皿与中央皿三种受精方式的体外受精结局,发现受精率、优胚率、妊娠率等指标均无显著性差异。

在自然受精过程中,进入生殖道的精子达到数千万条,但是在经历了漫长的旅途之后,仅几十到几百条精子能够到达受精部位与卵子接触。在体外受精时,精子浓度在很大的一个范围内,获得的受精率类似,大多数中心使用的精子终浓度约为 $(1\sim6)\times10^5$/ml 前向运动精子,这远远高于生理状态下卵子周围的精子密度。尽管人们认识到了精子浓度的这种差异,以及高浓度精子可能产生的有害活性氧和代谢产物,但是对其的关注还不多。此外,受精主要取决于精子与卵子碰撞的概率,因此卵子周围的精子密度是关键,对不同数目的卵子进行受精时,可保持精子浓度不变。优化受精体系和方法将有助于获得更好的胚胎质量和临床结局。

二、常规体外受精方法

不同的 IVF 实验室采用的常规体外受精操作有一定差异,但基本操作是相同的,简述如下:

（一）仪器、试剂和耗材

1. 仪器

（1）体式显微镜：用于捡卵、受精、去除颗粒细胞等体外操作。

（2）倒置显微镜：用于观察受精情况。

（3）生物安全柜：试剂的配制、各种操作、培养皿的制备。

（4）精子计数板：调整精子的浓度。

（5）培养箱：进行卵冠丘复合物的培养、精卵共孵育等。

2. 试剂和耗材

（1）受精培养基。

（2）巴氏管。

（3）毛细管。

（4）培养管。

（5）培养皿。

（二）操作步骤

1. 第0天　试剂制备：将制备好的受精培养基放入37℃，6%CO_2培养箱中平衡过夜。

2. 第1天

（1）精子准备：将优选分离的精子调整至$(10\sim20)\times10^6$/ml前向运动精子，37℃，6%CO_2培养箱中备用。

（2）卵子准备：将回收的卵冠丘复合物（COCs）放入平衡好的受精培养基中，1~3枚/ml，37℃，6%CO_2培养箱中培养3~4小时。

（3）信息核对和标记：受精开始前，取出平衡好的受精培养基，以及准备好的精子和卵子，双人核对患者身份信息、待受精卵子数目，并在受精培养基器皿上做好相应标记。

（4）受精

1）过夜受精：用毛细管吸取适量的准备好的精子悬液加入受精培养基中，使前向运动精子的终浓度为1×10^5/ml，然后加入COCs使精卵共孵育，1~3枚/ml，放入培养箱中培养15~18小时。

2）短时受精：精卵共孵育3~4小时后取出，在体视显微镜下用巴氏吸管将卵子洗涤并转移至微滴培养皿中继续培养。

3. 第2天　受精观察：在体视显微镜下用特制巴氏吸管吹吸脱去颗粒细胞后，在倒置显微镜下观察雌雄原核的形成情况并记录。

（林　戈）

第二节　卵细胞质内单精子注射技术

ICSI 受精

一、ICSI 的历史

自20世纪70年代，体外受精胚胎移植术（IVF-ET）克服了女性配子运输障碍导致的不育，协助精子与卵子在体外相遇、受精形成胚胎再放回子宫，从而获得妊娠机会。但随着 IVF 的应用，严重的少弱畸形精子症、梗阻性无精子症、部分非梗阻性无精子症、逆行射精及常规 IVF 不能受精的病例并未得到有效治疗。由于这些病例通常无法获得足够数量、活力及受精能力的精子，如何解决这类患者的助孕问题成为20世纪80年代不育症领域的研究重点。

通过改良 IVF，单纯增加受精精子数量或减少受精液滴体积并不能改善 IVF 受精结局。ICSI 受精出现之前，科学家曾尝试探索多种显微操作辅助受精方法，如透明带打孔（zona drilling，ZD）、透明带部分切除（partial zona dissection，PZD）、透明带下受精（subzonal insemination，SUZI）。辅助精子穿过透明带等一系列显微操作确实部分地提高了受精率，但同时增加了对卵母细胞的机械刺激、化学损伤和多精受精的风险。

ZD 是使用机械或化学方法在透明带上打孔，可以使精子容易突破透明带进入卵母细胞。1988年 Gordon 与 Talansly 采用化学方法在透明带上打孔，以利于较低浓度及活动力的精子进入卵胞质，获得了临床妊娠。目前透明带打孔主要用于辅助孵出（AH）。PZD 多采用机械方法切除部分透明带。1988年 Cohen 使用 PZD 获得首例妊娠。PZD 单精受精率低（16.8%），种植率低，妊娠率约为

3.8%。SUZI是将多个精子注射到透明带下的卵周间隙。1988年S.C Ng使用SUZI获得了首例临床妊娠,1990年首例SUZI试管婴儿诞生于英国。但精子顶体与卵胞膜的融合概率并不确定,难以获得稳定满意的受精率。

1992年,在布鲁塞尔大学医院生殖医学中心,Palermo对辅助生殖中的临床治疗和实验室技术已进行了数年的学习和实践,研究方向着重于改进男性因素导致的IVF受精失败。在做SUZI操作时一次偶然的机会,他发现注射针刺破卵胞膜将精子直接注入卵胞质时也可以获得受精,并通过仓鼠及小鼠等动物配子实验建立了卵胞质内注射单个精子的基本操作方法。后来发现在人类显微受精中,精子尾部是需要保留的(提供父源中心粒)。这项技术被称为ICSI。临床应用的起始阶段,Palermo选取了精子参数正常的病例以排除干扰因素对ICSI结局的影响,后来则选取男性因素不育的病例进行了ICSI与SUZI的对比。直到ICSI优质胚胎移植后追踪到4例成功妊娠,Palermo报道了他们的技术革新,进而被全世界广泛应用,开启了辅助生殖的新时代。

二、ICSI适应证

我国《人类辅助生殖技术管理办法》规定的卵细胞质内单精子注射技术(ICSI)适应证如下:

1. 严重的少弱畸形精子症。
2. 不可逆的梗阻性无精子症。
3. 生精功能障碍(排除遗传缺陷疾病所致)。
4. 免疫性不育。
5. 体外受精失败。
6. 精子顶体异常。
7. 需行植入前胚胎遗传学检查的。

目前,有些生殖中心对于常规IVF受精3PN率较高的患者,再次助孕时受精方式采用ICSI受精,以提高正常受精率;也有对卵巢储备低下获卵较少患者实施ICSI受精,以降低完全不受精的风险。但从文献报道看,对于非男性因素患者采用ICSI受精,并不能改善患者临床结局。

三、应用现状

全球范围内ART应用日益广泛,非男性因素的病例应用ICSI比例增加,但ICSI应用在各地之间有着明显的差异。美国CDC公布的数据中,2016治疗年非供卵周期使用ICSI受精的周期比例,在男性因素病例各年龄段为87.2%~94%,在非男性因素病例各年龄段也占到68.0%~72.0%。基于ESHRE发布的数据,2014年欧洲注册的超过50万例新鲜周期中,ICSI受精周期占比为71.3%,比2013年升高了1.66%。而在有些地区,所有促排周期均使用ICSI受精。

中华医学会生殖医学分会CSRM辅助生殖技术数据上报系统中,2017治疗年216家生殖中心的数据得出的非供精供卵周期ICSI占IVF与ICSI总和的26.48%。我国ICSI应用指征限定明确,ICSI占比明显较低。

四、安全性问题

ICSI技术的诞生,为男性因素不育患者带来了福音,但对于ICSI的安全性问题的探讨也从未停止。作为一种侵入性操作,ICSI越过了精卵自然结合屏障,其是否增加后代的疾病风险,长期备受关注。理论上,男性因素不育患者自身的精子异常与ICSI操作刺激都可能会对后代产生不良影响,需要大规模的长期随访完善对ICSI远期预后的评估。现阶段已发表的研究中关注到的ICSI子代患病风险,见表13-2-1。

表13-2-1 ICSI子代疾病风险

子代风险	效应	备注
先天畸形	增加	ICSI后代与IVF后代相比大结构畸形发生率未见差异。 在针对单胎的质量较高的系统综述和荟萃分析时认为风险增加。 单个研究认为泌尿生殖系统异常增加
表观遗传异常	增加	甲基化模式不同,但不能明确是否与印记疾病发生有关

续表

子代风险	效应	备注
染色体异常	增加	ART 后代非整倍体风险高于自然受孕的后代,特别是性染色体的非整倍体。ICSI 后代较 IVF 后代非整倍体风险增加。 少精子症男性精子中性染色体二体及囊胚非整倍体率增加,但精子正常的男性风险不增加
不育	男性增加,女性无影响	ART 后出生的青年男性与自然受孕出生的对照者相比,精液检查质量较差。 ART 后出生的女性生育数据少,未能得出结论
癌症	无影响	ART 后子代患肿瘤的风险总体与自然受孕者相似,ICSI 与 IVF 无差异。 在某些种类的肿瘤中风险增加(研究有限)
心理与神经发育	无影响	ART 是否影响儿童期及青春期是的神经心理发育尚无定论,可能与多胎妊娠有关。 男性因素不育 ICSI 亚组风险增加
代谢与心血管	增加	心血管 - 代谢研究中有限的证据表明,ART 子代可能有高血压和空腹血糖升高的倾向。 ICSI 与 IVF 无差异

(滕晓明)

第三节　异常受精、低受精及不受精分析与补救受精

异常受精是指体外受精过程中受精卵表现为异常的原核和极体数目,发生率为 5%~15%。异常受精的胚胎移植后,不仅容易导致胚胎着床失败,自然流产率升高,还可导致部分性葡萄胎发生和染色体异常胎儿出生,已经引起越来越多胚胎学家的关注。研究认为异常受精与卵母细胞的成熟度、精子浓度、卵母细胞募集过程中造成的透明带损伤或先天透明带缺损、卵泡液孕激素的水平、血清中高雌激素水平等相关。

一、异常受精的评估

体外受精 16~18 小时后,光学显微镜下观察受精卵中原核形成情况和极体数目,认为不具有两个原核的均为异常受精。由于雌雄原核发育不同步使得单一时间观察并不完全准确。研究表明,一些通过光学显微镜观察认为异常受精卵,通过细胞分子生物学方法证实是正常的二倍体胚胎。因此,仅通过光学显微镜观察原核并不能准确判断受精卵的受精情况。但是,目前尚缺乏无创的更准确的评估方法。在光学显微镜下,异常受精的出现形式主要有无 PN、单原核受精卵(1PN)及多原核受精卵(多 PN)。

二、异常受精的机制

(一) 无 PN

体外受精过程中 30% 的卵母细胞表现为无 PN。原因:①精子质量差、精子黏附和穿透机制的缺陷,以及透明带受体缺乏等均可引起精子穿透失败,导致卵母细胞未受精。②精子质量好,卵母细胞外观也成熟却仍然为无 PN,经过细胞学分析显示:这些无 PN 中大约 30% 成熟卵母细胞胞质尚未成熟;60% 成熟卵母细胞染色体数目异常(三倍体或非整倍体)。③可能是雌雄原核过早融合,导致原核消失。④晚卵裂受精卵,如孤雌生殖、延迟受精或原核解体。虽然表现为无 PN,但是受精后 40~60 小时卵裂成胚胎,这些胚胎发育阻滞、非整倍体、三倍体及嵌合体等染色体异常率较高。

(二) 1PN

体外受精过程中 1PN 的发生率为 3%~6%。产生的机制目前比较公认的有:

1. 只有雌原核的 1PN 发生　精子头去凝缩障碍及不成熟精子染色体凝缩,导致雄原核形成障碍。

2. 只有雄原核的 1PN 发生　第二极体排出障碍,卵母细胞激活障碍时,纺锤体及星状体缺陷等导致雌性原核形成障碍。

3. 雌、雄原核融合形成一个原核 如果这种 1PN 受精卵 4~6 小时后再观察，出现了 2PN，则随后的胚胎发育是正常的。研究结果显示 IVF 单原核卵通常是二倍体，雌、雄原核已经融合可能是主要原因。

4. 雌雄原核的不同步发育 在观察原核数目的时间内只观察到一个发育较快的原核，而另一个原核还未形成。

(三) 多 PN

受精卵含有 3 个以上的原核称为多 PN，以 3PN 为主。由于其原因主要是受精时有两个或两个以上的精子穿入卵母细胞，又称多精受精。自然状态下多精受精的发生率为 1%~3%，而 IVF 过程中多精受精的发生率明显增加，可达到 2%~10%。研究者普遍认为多精受精是导致早期胚胎死亡、流产和胎儿遗传性疾病的主要原因。多精受精常发生的可能机制包括：

1. 多个精子进入卵母细胞 两个精子穿透最常见，也是多精受精最常见的原因。导致多条精子进入卵母细胞的原因有以下几方面：

(1) 卵母细胞不成熟或过熟：卵母细胞不成熟或过熟，阻止多精穿透的能力下降，多原核合子出现比例增加。与成熟的卵母细胞相比，不成熟卵母细胞由于不能发生完善的皮质反应和透明带反应，导致多精受精的比例增高。而卵母细胞过熟后，皮质颗粒只能部分或不能释放，导致皮质反应不全，从而也导致多精受精的发生增加。动物实验结果显示老龄卵母细胞的骨架异常可能影响卵膜及皮质功能，影响精卵融合，减少了卵膜对抗多精受精的能力。

(2) 精子浓度过高：目前关于精子浓度过高是否增加多精受精的发生率，尚存争议。大多数学者认为精子数量增多或浓度增加可使卵母细胞皮质颗粒释放延迟，从而增加多精受精的发生率。

(3) 透明带异常：透明带是阻止多精受精的首要机制，一旦精子与卵母细胞融合，皮质反应后胞吐到卵周间隙中的酶就会引起透明带糖蛋白的变化，从而防止多条精子进入卵母细胞。透明带的内层对阻止多精受精极为重要，若人类卵母细胞透明带内层出现异常的微小不连接性，多精受精的发生

就增高。而不育症患者透明带异常的卵母细胞较多。一些研究也指出透明带的厚度和完整性与患者的雌二醇水平有关。另外，卵母细胞收集和处理过程中机械损伤会增加透明带出现裂口的机会，也可导致多精受精的发生。

(4) 卵泡液中高孕酮和高雄激素水平：与多精受精发生有关的因素还有卵泡液中高孕酮和高雄激素水平。

2. 精子进入异常卵母细胞 正常精子进入多倍体卵母细胞内受精。女方年龄较大时，细胞内积聚的过氧化物等引起卵母细胞非整倍体的概率相应增加，引起多精受精发生率增高。

3. 卵母细胞内第二极体的滞留 卵母细胞内第二极体不能正常排出，则形成两个雌原核和一个雄原核的受精卵。卵母细胞内第二极体的滞留原因：①操作过程中，分裂中期的细胞受损；②第一减数分裂的纺锤体重新排布或细胞骨架损伤，使第二次减数分裂的纺锤体方向错误。

4. 原核碎裂 即一个原核而形成多精受精卵。具体发生的机制还不是很清楚，可能原因：①卵母细胞过熟或暴露于热环境时，一些小的核碎片发育呈原核状，或仅含有少量典型核的囊泡形成微原核；②可能与卵母细胞原核发育异常有关。纺锤体极体微管组织中心的微核活性发生改变，形成多极纺锤体导致染色体多极分离，独立形成原核，导致多原核的发生。在原核形成过程中，对卵细胞的操作是否会干扰原核形成或碎裂，应当引起关注。

三、异常受精卵的临床处理对策

(一) 异常受精卵的临床移植价值

从安全角度出发，应优先考虑移植发育良好的正常受精胚胎。但是对于获卵数少且无正常受精胚胎移植的患者，选择异常受精的胚胎移植也有一定临床意义。

1. 无 PN(2PB) 的移植价值 在受精后 18~26 小时，再次观察原核和极体的数目有助于发现原核发育不同步的延迟受精卵母细胞。研究证实，2PB 的存在可排除二倍体双雌胚胎。若将无 PN(2PB) 胚胎行囊胚培养有助于鉴别孤雌激活或正常二倍体胚胎，因为孤雌激活胚胎因缺乏父源性基因组常

不能发育到 8- 细胞以上。因此,对于缺乏正常受精可移植胚胎的 IVF 患者,若有无 PN(2PB)发育形态和速度正常的胚胎,可以在患者充分知情同意的情况下移植。更恰当的做法是行 PGD,证实为正常二倍体胚胎后进行移植。

2. 1PN 的临床移植价值　研究证实,不同受精方式中的 1PN 形成机制及临床价值不同。国外学者通过对 IVF 周期中 1PN 受精卵的胚胎进行 FISH,结果显示:胚胎性染色体二倍体率为 54%,单倍体率为 23%,嵌合体率为 21%。虽然 1PN 受精卵的囊胚形成率极低,且许多学者认为移植 1PN 受精卵发育来的胚胎没有临床意义,一般不建议用于胚胎移植。但是鉴于 IVF 周期中 1PN 受精卵的二倍体率较高,且原核可以发育到质量较好的正常胚胎,认为 IVF 周期中的 1PN 胚胎有一定临床移植价值。在胚胎数量少且患者知情同意的前提下,可行 PGD 进行胚胎非整倍体筛选后进行移植,已有较多成功妊娠的报道。

3. 多 PN 的临床意义　一般不能正常发育,通常弃去,不用于移植。

多精受精现象对临床也尚有一定指导意义。多精受精的发生建立在受精成功的前提下。多精受精率显著增高说明该患者 IVF 周期中精子的受精能力和卵母细胞对精子的接受能力良好。此外,在受精精子密度相近的情况下,多精受精高发的周期,其受精率和妊娠率均较正常受精组低,这可能预示着本周期卵母细胞质量较差。

(二)如何减少多精受精

胚胎实验室质量控制的内容之一是确保受精,减少异常受精。只有保证正常受精卵母细胞的比例,才能最大限度实现对卵母细胞的利用。多精受精的出现,毫无疑问减少了可利用胚胎的比例。如何将多精受精率控制在比较理想的水平,这些都是研究者不断探索的问题,目前认为有效的方法:

1. 提高卵母细胞成熟度　卵母细胞未成熟或过成熟可导致多精受精发生增加。因此,应在促排卵周期减少 Gn 剂量,增加卵泡的同步发育;在取卵过程中应尽量收集卵泡大小均匀一致的卵母细胞,尽量取出成熟的卵母细胞,减低多精受精率的发生。

2. 避免受精浓度过高　精子聚集或精子浓度过高,多精受精率升高。可能是由于精子数量增多或浓度增加可导致卵母细胞皮质颗粒释放延迟,多精受精发生增加。

3. 减少对卵母细胞的机械刺激　尽量减少对卵母细胞透明带的损伤而导致的多精受精。卵母细胞收集和处理过程中,机械损伤会增加透明带出现裂口的机会,也可导致多精受精的发生。特别是在短时受精时,有研究者认为在保证患者受精的前提下,可以部分去除颗粒细胞,将剩余的卵母细胞保留颗粒细胞第二天再去除,可以大大降低多精受精的发生。

4. 保持受精培养液 pH 及温度稳定　受精培养液 pH 是调节精子获能和顶体反应的一个因素,培养基 pH 升高有利于提高受精率,但是皮质颗粒中的酶类活性就会降低而导致多精受精发生。高温(38.5~39℃)体外受精,大量精子获能,但是其与多精受精的相关性尚待深入研究。

5. 改变受精方式　如果 IVF 周期多精受精的发生率较高,在接下来的周期试行 ICSI 受精可能是减少多精受精的有效手段。有研究者报道,对于 IVF 周期多精受精发生率较高的患者,采用 ICSI 受精后 70% 周期完全没有了 3PN,95% 周期的 3PN 显著减少;且 ICSI 周期的 3PN 率为 5.0%,大大低于之前 IVF 周期的 33.9%。

四、低受精与不受精的处理

体外受精结局中根据未受精卵母细胞占全部卵母细胞的比例,分为完全不受精和低受精(<30%)。虽然低受精与不受精将导致患者取消胚胎移植或大大降低胚胎利用率,也是体外受精实验室经常遇到的难题之一,但是至今尚无一种有效的方法能在助孕之前准确预知受精障碍。因此,探讨受精失败的机制,选择正确的受精方式,避免卵母细胞浪费的同时获得良好的临床结局极其重要。

五、低受精与不受精的机制

卵母细胞受精有许多步骤,包括精子体外获能、顶体反应、穿过颗粒细胞、与透明带结合,穿过透明带、与卵胞质融合,精子核解聚等。此过程中任何一个环节出现问题,都会导致低受精与不受精。

尽管 IVF 实验技术不断提高,临床治疗方案也日益完善,但是任何 IVF 实验室都难以避免受精失败的发生。常规 IVF 治疗周期中低受精与完全不受精的发生率在 10%~15%,尽管原因是多方面的,但是其具体机制尚不清楚。主要影响因素有精子因素和卵母细胞因素。

1. 精子因素

(1)精子活力对受精的影响:IVF 周期中精子活力低,将会明显降低受精率。《荷兰妇产科学会体外受精指南》指出,当精液中前向运动精子总数 $<1 \times 10^6$ 时,为了避免完全不受精与低受精出现,需要采用 ICSI 治疗。

(2)精子形态对受精的影响:精子形态在受精中的作用,目前尚存争议。Kruger 等认为受精失败与畸精症有很大关系:当精液中正常形态精子 <4% 时,受精率为 7.6%;正常形态精子为 4%~14% 时,受精率提高到 63.9%;当正常形态精子 >14% 时,受精率处于正常水平。认为原因可能是透明带和卵膜只选择性的结合形态正常的精子,而形态畸形的精子因不能与透明带结合而导致受精失败。但是,也有研究认为精子密度较低时,精子形态对受精率的影响较大;而当精子密度较高时,可能弥补了精子形态方面的不足,对受精率的影响不大。

(3)氧自由基对精子损伤:研究发现体外受精精液处理过程中,反复离心的精液中氧自由基的水平是原始精液的 20~50 倍。而高水平的氧自由基能使精子质膜的脂质发生过氧化反应,质膜拓扑结构遭到破坏,导致精子中段缺陷数增高,通过影响精子获能和顶体反应的发生,降低受精能力。

(4)精子功能异常:精子与透明带结合和穿透功能异常是 IVF 周期受精失败的主要原因。最常见的是顶体功能结构缺陷,造成精子难以穿透卵母细胞的透明带。如头部过大或顶体区域过小的小头精子,以及无顶体的圆头精子,均无法与透明带结合或穿过透明带,无法使卵母细胞受精。

研究表明,当精液中具有可诱导顶体反应能力的精子比例 ≤5% 时,卵母细胞的受精率只有

12%;而当精液中具有可诱导顶体反应能力的精子比例 ≥9% 时,受精率可达到 50%。虽然有些精子功能检测方法如透明带结合试验和顶体反应有一定预测价值,但是这些检测方法操作步骤复杂且材料来源困难,目前尚不能在临床常规应用。

2. 卵母细胞因素

(1)卵母细胞染色体的非整倍体改变:大量研究表明,卵母细胞染色体的非整倍性改变可能是造成 IVF 低受精与完全不受精的重要原因。

(2)卵母细胞成熟与阻滞:卵母细胞胞核和胞质的共同成熟是卵母细胞受精的必要条件。皮质颗粒移动是胞质成熟的一个重要标记,在受精失败的卵母细胞中,常可见皮质颗粒排放及分布的异常。目前,未成熟卵母细胞体外培养系统均能模拟体内卵母细胞的生长环境,能使 50%~80% 卵母细胞完成核成熟,在形态上表现第一极体的排出,但是胞质可能并未完全成熟,导致受精失败。而且,对取卵周期中全部 M I 期停滞的卵母细胞,现有的培养环境却不能使其达到 M II 期。有研究报道 M I 期停滞的卵母细胞在体外培养基中添加 E_2 仍无改善,目前也缺乏有效的补救方法,研究机制尚需进一步探讨。

(3)卵母细胞透明带基因变异和增厚:透明带上的基因变异和透明带增厚,影响皮质颗粒的释放和精子穿透。透明带的基因变异与完全受精失败关系的研究比较困难,有学者证实 IVF 受精失败可能与透明带糖蛋白基因编码序列变异有关,其中最主要两个变异发生在 ZP3。一个发生在调节区:c.1-87 T-G,另一个发生在编码序列区:c.894 G-A(p.K298)。这些变异在完全不受精的患者中发生率显著高于正常妇女。此外,也有研究认为透明带上缺乏相应的精子结合受体或卵母细胞结合蛋白,也能影响精子不能顺利进入卵母细胞,导致受精失败。

六、补救受精

为了避免无胚胎移植的情况,在低受精和不受精时,临床上对没有受精的卵母细胞实施 ICSI(补救 ICSI),以获得胚胎,避免取消周期。由于低受精和不受精是在受精后 16~20 小时检查受精时才发

现的,对不受精的卵母细胞实施补救 ICSI 虽然可以达到一定的受精率,但是临床结局并不理想,受精率低,异常受精率高,受孕率极低。其原因:①机械损伤:注射过程中对卵子刺激不够或对细胞骨架损伤,引起纺锤体和胞质不能重组,第二极体滞留;②卵子老化:还可能因为卵子在体外培养时间延长,卵子发生老化,细胞核和细胞质成熟过度,从而影响受精率及胚胎发育潜能;③卵子染色体异常:卵子在体外培养的时间越长,细胞内遗传物质发生异常的概率就越高;④胚胎生长速率慢:早期胚胎的大体形态在某种程度上反映了胚胎继续发育和种植的能力,而胚胎的发育速度对胚胎活力的影响更大;⑤胚胎与子宫内膜发育不同步:与正常受精胚胎相比,晚期补救性 ICSI 的胚胎发育晚了约 24 小时,可能错过了子宫内膜的最佳种植窗。此外还有一个问题不能明确,没有出现原核,不等于没有精子进入卵母细胞。

2003 年,国外学者率先提出早期补救 ICSI 的理念。在受精后 4~6 小时去除卵母细胞外周的颗粒细胞,通过第二极体预判受精情况,对不受精和低受精病例即刻实施补救 ICSI。早补救 ICSI 避免了补救 ICSI 的相关问题,国内一些中心进行了较大规模的临床应用,周期取消率明显下降,临床结局明显提高。由于早补救 ICSI 操作与早去颗粒细胞操作相连锁,对原核形成和基因印记的影响不明确,其安全性有待深入评估,应用中应当把握指征,杜绝滥用。同时早补救 ICSI 也不能明确没有出现原核的卵母细胞是否有精子进入。

(孙海翔)

参考文献

1. CLARKE GN. A. R. T. and history, 1678-1978. Hum Reprod, 2006, 21: 1645-1650.

2. CHANG MC. Fertilization of rabbit ova in vitro. Nature, 1959, 184 (Suppl 7): 466-467.

3. STEPTOE PC, EDWARDS RG. Birth after the reimplantation of a human embryo. Lancet, 1978, 2: 366.

4. IKAWA M, INOUE N, BENHAM AM. Fertilization: a sperm's journey to and interaction with the oocyte. J Clin Invest, 2010, 120: 984-994.

5. LAUFER N, TARLATZIS BC, DECHERNEY AH, et al. Asynchrony between human cumulus corona cell complex and oocyte maturation after human menopausal gonadotropin treatment for in vitro fertilization. Fertil Steril, 1984, 42: 366-272.

6. SUNDSTROM P, NILSSON BO. Meiotic and cytoplasmic maturation of oocytes collected in stimulated cycles is asynchronous. Hum Reprod, 1988, 3: 613-619.

7. TROUNSON AO, MOHR LR, WOOD C, et al. Effect of delayed insemination on in vitro fertilization, culture and transfer of human embryos. J Reprod Fertil, 1982, 64: 285-294.

8. JACOBS M, STOLWIJK AM, WETZELS AM. The effect of insemination/injection time on the results of IVF and ICSI. Hum Reprod, 2001, 16: 1708-1713.

9. 中华医学会生殖医学分会, 第一届实验室学组. 人类体外受精 - 胚胎移植实验室操作专家共识 (2016). 生殖医学杂志, 2017, 26: 1-8.

10. GIANAROLI L, CRISTINA MM, FERRARETTI AP, et al. Reducing the time of sperm oocyte interaction in human in-vitro fertilization improves the implantation rate. Hum Reprod, 1996, 11: 166-171.

11. GIANAROLI L, FIORENTINO A, MAGLI MC. Prolonged sperm oocyte exposure and high sperm concentration affect human embryo viability and pregnancy rate. Hum Reprod, 1996, 11: 2507-2511.

12. DIRNFELD M, BIDER D, KOIFMAN M. Shortened exposure of oocytes to spermatozoa improves in vitro fertilization outcome: a prospective, randomized, controlled study. Hum Reprod, 1999, 14: 2562-2564.

13. DIRNFELD M, SHILOH H, BIDER D, et al. A prospective randomized controlled study of the effect of short coincubation of gametes during insemination on zona pellucida thickness. Gynecol Endocrinol, 2003, 17: 397-403.

14. HE Y, LIU H, ZHENG H. Effect of early cumulus cells removal and early rescue ICSI on pregnancy outcomes in high risk patients of fertilization failure. Gynecol Endocrinol, 2018, 34: 689-693.

15. BUNGUM M, BUNGUM L, HUMAIDAN PA. Prospective study, using sibling oocytes, examining the effect of 30 seconds versus 90 minutes gamete co-incubation in IVF. Hum Reprod, 2006, 21: 518-523.

16. ZHANG XD, LIU JX, LIU WW, et al. Time of insemination culture and outcomes of in vitro fertilization: a systematic review and meta analysis. Hum Reprod Update, 2013, 19: 685-695.

17. HUANG Z, LI J, WANG L. Brief co-incubation of sperm and oocytes for in vitro fertilization techniques. Cochrane Database Syst Rev, 2013, CD009391.

18. CHEN ZQ, WANG Y, NG EHY, et al. A randomized triple blind controlled trial comparing the live birth rate of IVF

following brief incubation versus standard incubation of gametes. Hum Reprod, 2019, 34: 100-108.

19. BOONE WR, JOHNSON JE. The effect of the culture vessel and insemination method on the in vitro fertilization and development of human oocytes. J Assist Reprod Genet, 1997, 14: 233-235.

20. 李伟伟, 刘敬华, 闫娅妮, 等. 体外受精中三种不同授精方法的比较研究. 中国优生与遗传杂志, 2017, 25: 130-139.

21. RUBINO P, VIGANO P, LUDDI A. The ICSI procedure from past to future: a systematic review of the more controversial aspects. Hum Reprod Update, 2016, 22 (2): 194-227.

22. NIEDERBERGER C. Forty years of IVF. Fertility and Sterility, 2018, 110 (2): 15-82.

23. GEYTER C, CALHAZ JC, KUPKA MS. ART in Europe, 2014: results generated from European registries by ESHRE: the European IVF monitoring consortium (EIM) for the European Society of Human Reproduction and Embryology (ESHRE). Hum Reprod, 2018, 33 (9): 1586-1601.

24. 杨静微, 邓成艳, 黄学锋. 中华医学会生殖医学分会年度报告: 2017 年辅助生殖技术数据分析. 生殖医学杂志, 2020, 29 (2): 143-148.

25. PAREKATTIL SJ. Male Infertility. Switzerland: Springer Nature, 2020.

第十四章

卵细胞质内单精子注射

自 20 世纪 60 年代起,卵细胞质内单精子注射(ICSI)就被用于研究动物卵母细胞受精过程的早期事件(如配子质膜融合、卵质膜活化、原核形成等)。1962 年,Hiramoto 等首次将海胆精子注入未受精的卵子内,用于证明卵胞质的活化是精子核解旋的必要条件。1988 年,Iritani 等首先报道了通过卵细胞质内单精子注射获得子代动物(小鼠)出生。

研究人员不断对体外受精的方法进行改进,以提高人类 IVF 受精率,如采取透明带开孔(zona drilling,ZD)、部分透明带切除(partial zona dissection,PZD)、透明带下受精(subzonal insemination,SUZI)等方法,方便精子穿透卵子透明带,到达质膜与卵子结合。但这些方法并未能提高人类卵母细胞的正常受精率和临床治疗妊娠结局,因此,其应用也受到限制。直到 1992 年,比利时 Palermo 等报道了世界首例人类经卵细胞质内单精子注射技术受精胚胎移植后获得妊娠成功,标志着卵细胞质内单精子注射技术在人类辅助生殖技术中的应用取得重大突破。

相对于常规 IVF 受精,卵细胞质内单精子注射技术可以在一定程度上提高受精率,且可降低多精受精率,因此在辅助生殖技术迅速得到广泛应用。目前 ICSI 主要应用于男性因素导致的不育:①严重的少、弱、畸形精子症;②不可逆的梗阻性无精子症;③生精功能障碍(非遗传疾病缺陷所致);④免疫性不育;⑤精子无顶体或顶体功能异常;⑥常规 IVF 受精失败者;⑦行植入前胚胎遗传学诊断等。近年来也有学者建议,对于前次 IVF 多精受精比例较高、没有获得足够可移植胚胎的患者,再次治疗时也可考虑 ICSI 受精。但 ICSI 受精属于非自然的精卵结合,其侵入性操作是否存在长期安全风险,仍是不容忽视的问题。

第一节　注射前准备

一、仪器设备

(一)倒置显微镜

倒置显微镜是 ICSI 受精主要的仪器。倒置显微镜一般由光学部分及机械部分构成。光学部分主要由目镜、物镜、聚光器、照明系统等部分组成;机械部分由镜座、镜柱、镜筒、物镜转换器、载物台、调节轮等部分组成。为使精子、卵子在光学显微镜下清晰可见,并且易于正确判断极体、原核、核仁等配子和胚胎的形态学特征,通常 ICSI 操作用倒置显微镜应配置霍夫曼或微分干涉显微镜(differential-interference microscope,DIC)系统,使用 DIC 系统需要底部由薄型玻璃特制的培养皿。由于 DIC 系统光线在塑料制品中的折射现象,所见到的卵子及胚胎影像呈多彩变幻色,也给 ICSI 操作过程增添美感。而霍夫曼系统可以使用塑料皿,可清晰观察到精子、卵子、胚胎单色影像。在进行 ICSI 操作时,为使所观察的视野宽阔,应采用宽视场目镜。ICSI 操作在 ×20 或 ×40 物镜下进行,×4 及 ×10 物镜用于配子定位及显微操作针的安装调试。由于目前使用的培养皿厚度约为 1.15mm,而 ICSI 是在显微镜长工作距离下操作,需要配置长工作距离物镜,所以 ×40 倍物镜需要选用特殊物镜。另外,胚胎技术员在显微镜下工作时间较长,为避免普通物镜带来的视场边缘球面像差不适应感等,宜使用复消色差的(apochromatic,

APO)非球面物镜或可以消除球面像差的物镜,尤其是 ×20、×40 的物镜。由于霍夫曼、DIC 系统光路易受潮湿空气、尘埃粒子干扰,影响成像效果,所以应定期调整、清洁光路等。

倒置显微镜建议配置数字化图像采集和输出系统,以方便资料保存和教学。用于显微操作的工作台一定要平稳,可配置减震台以避免震动带来的影响。目前常见的减震台类型有机械减震台和气垫式减震台两种,在配置时可综合考虑工作台的型号及场地等。为减少 ICSI 操作过程中温度的变化和丢失,显微镜载物台上需配置恒稳热板,并保证热板的温度设置可以维持用于 ICSI 操作的液体(维持在 37℃)。

(二)显微操作系统

显微操作系统由两个显微操作臂和控制系统,以及两个显微操作仪(负压控制系统)组成。每个显微操作臂都由一套精密控制系统调节显微针在三维空间活动,又分为粗调与微调。在显微操作臂上分别安置持针器,每个持针器有一套液压或气压传动连接注射器的负压控制系统,以调节显微针的吸入和推进。

1. **位移装置** 显微操作仪安装在倒置显微镜上,需要对应的专用适配器,以加装驱动模块。驱动模块由 X、Y、Z 轴三个驱动器或移动旋钮组成,在驱动器的带动下,ICSI 针能在 X、Y、Z 轴移动。注射针和持卵针的负压注射器可根据操作习惯放置在控制系统的相应位置。

2. **操作臂** 通常左侧操作臂连接持卵针,右侧操作臂连接注射针。持卵针和注射针安装完成后需要在同一水平面,并保持同一焦平面显微针前段同时清晰,针的方向分别正对视野的 9 点和 3 点位置。持针器的夹角需根据所使用持卵针和注射针的角度调整。

3. **显微注射器** 显微注射器分为液压和气压两种系统,注射器手柄有粗调和微调两个选择,可满足精确直观的操作。ICSI 用持卵针和注射针连接气压或液压系统后可以通过负压固定卵子或吸取精子。气压显微注射器系统中利用密闭空气推进和吸入,无须担心外源污染物,只需要保障气密性,但由于气体可被压缩,较易发生压强不均。而

液压显微注射器系统管道中由专用无菌矿物油填充,压强变化较为稳定,但需要定期更换,且不能混入气泡。

(三)激光破膜仪

激光破膜仪主要用于胚胎的辅助孵化,最新的研究表明,使用激光破膜仪对卵子的透明带进行削薄或开孔,可以减少透明带过厚、过硬、畸形等影响 ICSI 操作的不利因素,以降低卵子退化率,可应用于 ICSI 后卵子退化率过高的患者。

(四)纺锤体观测仪

纺锤体观测仪以偏振光显微镜为基础,采用滤光片和起偏片产生单色偏振光,观测细胞中的双折射率结构。通过计算机补偿器,数字化影像分析,得到实时纺锤体双折射图像。当进行卵细胞质内单精子注射时,或卵子表现为多极体、极体碎裂时,可通过观察纺锤体位置选择注射针的进针位置,避免损伤纺锤体(图 14-1-1),而影响后期胚胎的发育。

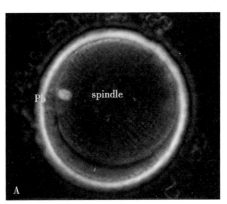
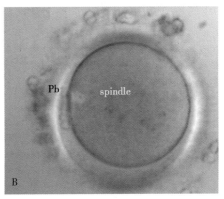

图 14-1-1 纺锤体观测仪下的极体(Pb)
与纺锤体(spindle)
A. 暗视野;B. 亮视野

(五)压电式破膜仪

压电式破膜仪可以生成电脉冲,并将压电脉冲

传导至注射针上,在电脉冲的作用下,注射针可以顺利穿透卵母细胞透明带。这种特殊的卵胞质内单精子注射技术也被称为 Piezo-ICSI,与机械穿刺抽吸破膜的方法相比,该破膜方式可能会降低显微操作过程中对卵胞质的损伤。

(六) 卵胞质内形态选择性单精子注射技术

ICSI 操作时,精子的选择常在 ×20 和 ×40 倍物镜下进行,但对精子形态和结构异常的识别有限,而卵胞质内形态选择性单精子注射技术(intracytoplasmic morphologically selected sperm injection,IMSI)利用数字影像放大技术,可将精子放大 6 000 倍左右,可以观察到微小异常,例如精子头部空泡、顶体区异常、染色质凝集状态和线粒体异常等现象,为精子的选择提供了客观的方法。有研究报道,IMSI 可以改善反复种植失败患者的临床结局,但也有报道认为仍需要更多研究来证实 IMSI 对临床中结局的改善作用。

二、耗材

进行 ICSI 操作一般需要专用于 ICSI 操作的操作皿、显微操作针(持卵针、注射针)。ICSI 操作皿一般与胚胎培养及 IVF 受精皿材质相同,可以是普通 IVF 培养皿或 ICSI 专用操作皿。但如果 ICSI 操作是在 DIC 系统下或采用偏振光纺锤体观察系统辅助,建议采用皿底为玻璃材质的操作皿,这样可以获得更好的观察效果。

ICSI 显微操作针包括持卵针和注射针。目前一般采购商业化显微操作针,不同品牌和型号的 ICSI 显微操作针参数存在一定差异,如针的角度、细端长度、内径(inner diameter,ID)、外径(outer diameter,OD)等。推荐用于卵子固定的持卵针 OD 为 120μm 左右,ID 为 20μm 左右,若 ID 过小,可能导致卵子固定不稳而发生转动。注射针用于将精子注入卵胞质内,常用 ID 为 5μm 左右,若 ID 过大,在注射时会增加对卵母细胞的损伤,增加 ICSI 后卵子的坏死率。持卵针和注射针的常用角度为30° 及 35°,细端长度约为 0.5mm。

Piezo-ICSI 使用的注射针为平口,主要依靠高频震动使透明带和卵胞膜穿孔,完成破膜和注射。Piezo-ICSI 主要用于动物胚胎的研究,在人类卵胞质内单精子注射上的应用较少。

三、试剂

ICSI 受精时需使用具有 pH 缓冲能力的操作液,用于去除卵母细胞周围颗粒细胞的透明质酸酶及精子制动液[常用聚乙烯吡咯烷酮(polyvinyl pyrrolidone,PVP)]等。操作液一般为含蛋白的 HEPES 或 MOPS;常用的透明质酸酶源于动物(如牛),为减少潜在的疾病传播风险,现已有商品化的人重组透明质酸酶;PVP 作为一种大分子物质,可使精子运动速度减慢,便于选择精子,常用的 PVP 浓度有 7% 和 10%。但相对于卵母细胞,由于 PVP 是一种异源物质,其对胚胎和胎儿是否存在远期的影响仍不清楚,因此,ICSI 操作时应尽量少注入 PVP 或不用 PVP。透明质酸(hyaluronic acid,HA)作为卵子颗粒细胞自身具有的成分,可代替 PVP 用于精子的选择和制动。

四、配子准备

(一) 卵子颗粒细胞去除

操作前,将透明质酸酶溶液、含缓冲液的培养液于 37℃培养箱预热 2 小时,其余培养液须在 37℃、5%~6% 的 CO_2 培养箱隔夜平衡。将手术取出 2~4 小时后卵子在预热后的透明质酸酶溶液中作用,见颗粒细胞松散后移入配子缓冲液中,用口径适宜的拆卵针小心拆去颗粒细胞,去除程度以可观察清晰的卵胞质和第一极体为宜。

常用透明质酸酶为 80IU/ml,也有研究认为稀释至 40IU/ml 或以下时,均可有效地去除颗粒细胞。可根据实际操作条件,适当调整透明质酸酶的浓度。操作时应尽量减少透明质酸酶和卵子的作用时间,不宜超过 60 秒。去除颗粒细胞后需要充分洗涤卵子,避免残留的酶活性对卵子的影响。如果卵子数目较多,建议分批处理,以减少卵子体外操作时间。如果在部分卵子颗粒细胞去除后可见 GV 泡,拟行未成熟卵子体外培养时可保留数层颗粒细胞,利于共培养过程中促进卵子成熟。

去除颗粒细胞后与 ICSI 之间的最佳时间间隔尚无明确定论。研究认为,若去除颗粒细胞 5 小时后才对卵子行 ICSI,可能会影响胚胎发育及临床结局。但也不建议去除颗粒细胞后立刻实施 ICSI,因为卵母细胞正处于适应去除颗粒细胞操作时的化学刺激、温度波动及机械刺激等应激反应的状态,此时行 ICSI 可能导致卵子处于应激状态,影响受精结果及胚胎质量。

(二) 卵子的评估

卵子成熟度的判断主要是依据第一极体的出现。卵周隙内见第一极体则判定为成熟卵,可用于 ICSI 受精。如观察发现 GV 期、M I 期、特大极体(大于 14μm)、巨大卵(卵子直径大于 200μm)等不建议实施 ICSI 操作;对卵周隙过大、极体碎裂的卵子,如有条件可在纺锤体观测仪辅助下避开纺锤体进行 ICSI 受精。若获卵子均未成熟时,可考虑行体外成熟(IVM)后再行 ICSI。研究数据表明,卵子形态异常比例大于 25%,流产率显著增加。

(三) 精子处理

患者通过手淫法取精后,如精液常规无异常,其处理方法与 IVF 相同,采用密度梯度离心法或上游法收集活动精子备用。少弱精者建议用密度梯度离心法处理精液,严重少弱精者可将液化后的精液采用少量密度梯度离心进行处理或直接离心洗涤。行附睾穿刺抽吸取精时,应在注射针管中预先吸入少许受精液,抽吸附睾液后,与受精液一起注入培养皿中,一方面可防止少量的附睾液因黏附在穿刺针管中损失掉,另一方面便于分析精子的浓度,由于抽吸液被稀释,因此常需离心(1 000rpm×10 分钟)后使用。若其中活动精子数量较多,如 >10/HP 也可直接使用;用睾丸精子 ICSI 时,先将曲细精管用针头充分分离,将混悬液吸入离心管中,静置培养箱孵育一段时间,使用前可反复轻柔吹打混匀,再静置数分钟,待大块组织沉淀后,将上层液体离心(1 000rpm×10 钟)后使用。

五、ICSI 操作皿的准备

将含有缓冲液的操作液、PVP 液、精子悬液制备不同的微滴,并覆盖矿物油。其微滴排列可依胚胎操作人员的习惯而定,以便于快捷操作为原则,

注意微滴不能靠近皿的边缘,因为皿的高度可能导致持卵针或注射针无法下降至靠近边缘的微滴位置。

用吸管吸取 PVP,在 ICSI 操作皿中央制作 3 个竖行排列的 5~10μl 圆形微滴,两侧做出条形微滴,条形微滴下端加少量的精子悬液,以便精子可自由游至上端。如为严重少弱精或是睾丸/附睾精子,可不制作条形 PVP 微滴,直接将精子悬液制作条形微滴即可,再在 PVP 的上方做 6 个 5~10μl 操作液滴。也可将 PVP 微滴制作于操作皿中央,以 PVP 微滴为中心,周围是配子操作液微滴。在准备时,应尽可能缩短制作操作皿的时间,并迅速覆盖矿物油,防止由于微滴体积较小,极易因室温、室内空气流通等挥发而改变液体的渗透压。

六、操作系统的调试

开启倒置显微镜、显微操作系统及载物台热板;确保所有操作控制都复位至可控操作范围内。移动操作手柄,确保操作臂灵敏、平稳位移,若需要采用纺锤体观测仪进行辅助操作,也建议在此时进行调试。

安装显微持卵针和注射针。如是液体介质控制的显微注射系统,应避免注射针管道系统中有气泡存在,因气泡将干扰显微注射的准确性;调节注射装置,以使其可灵活地控制抽吸;4 倍物镜下下调持卵针与注射针,依次调节其角度与位置,使两针头相对并与载物台平行(图 14-1-2);前后左右移动操作针,再次检查所装操作针的移动范围;将持卵针和注射针升高,确保操作针与热台之间的高度能够轻松放置操作皿而不碰及操作针。

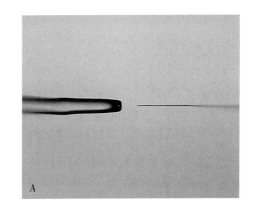

A

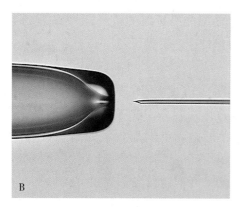

图 14-1-2　安装好的持卵针与注射针
A. 低倍镜（×4）；B. 高倍镜（×20）

ICSI 操作前均需检查气压 / 液压系统反应的灵敏性，旋钮进退时应有即时、稳定、可控的液柱移动，如反应延迟或无反应需检修。更换液压系统中液体时管道内不可进气泡，保证通畅。液压系统换针时需排出前端气液混合段，直至排出纯液体后再装针。

（韩　伟　黄国宁）

第二节　ICSI 技术

所有准备工作完成后，将待要行 ICSI 的卵子转移至 ICSI 操作皿。为减少卵子暴露时间，不建议一次转移较多的卵子。对于精子数目极少或是睾丸来源的精子，可预先在倒置显微镜下找出足够数量的精子置于一个微滴内，再将卵子转入操作微滴行 ICSI。

一、精子的吸入与制动

（一）精子的吸入

将已选好的 M Ⅱ 卵子转入 ICSI 操作皿的缓冲液微滴中，4 倍物镜下，将装有卵子的操作皿放置于调好的显微镜热台上；调节显微镜焦距使操作皿内微滴的边缘清晰可见；将注射针降入 ICSI 操作皿的 PVP 微滴，调节显微镜使注射针清晰可见，注射针吸入少量 PVP；将显微镜换至 20 倍物镜，同时调节显微镜和注射针，使微滴边缘和注射针清晰；将注射针移入含有精子的 PVP 或培养液微滴中，选择形态正常的精子吸入注射针，转入另一 PVP 微滴（不含精子），微调注射针，使其刚好与皿底部

接触，将精子推出置于操作皿底部，即可进行精子制动操作，不建议在精子悬液微滴中或在不加 PVP 的操作液中进行制动。

（二）精子的制动

用注射针在精子尾部的中段或中下段轻压，见精子不再前向运动时迅速制动，注射针划过精子尾部，此时细胞膜破裂，精子停止运动或精子头部轻微摆动。或注射针压住精子后，保持注射针的高度不变，左右轻柔划动使精子制动，在移动注射针的过程中可以观察到精子尾部轻微的打折。划破尾部胞膜后精子尾远端停止摆动，近头端可仍稍有摆动，可见制动位置明显折痕。制动完成后，从精子尾部将精子吸入注射针。从尾部吸入可保持精子头部在前，易识别精子在注射针内的移动位置，利于精确地将精子注入卵母细胞内。精子的头部、尾部进入卵子的顺序并不影响受精及胚胎的发育。

精子制动是 ICSI 操作的关键环节，制动的速度和效果不仅影响操作的进度，还可能影响受精结局。精子制动主要有两个作用：一个是方便操作，可更好地控制精子的吸入；另一个是制动导致精子膜破裂，有利于将精子内胞质因子释放到卵子胞质内，这对卵子的激活及受精至关重要。

二、精子的注射

将制动好的精子吸入注射针，轻微升起注射针，移动载物台使注射针定位于有卵子的微滴；降下持卵针至微滴中，同时注射针轻轻拨动卵母细胞，使第一极体位于 6 点或 12 点处，持卵针固定卵子。换至 20 倍或 40 倍物镜下，调节持卵针 Z 轴和显微镜焦距，直至卵胞膜最为清晰。然后调节注射针 Z 轴，同时将注射针中的精子推至针尖处；确认注射针、持卵针及卵胞膜在同一平面后进针。注射针从卵子 3 点钟处穿入透明带并继续进针，至卵子中心或稍越过中心位置，由于卵胞膜的弹性，进针处卵胞膜出现漏斗状，需轻微回吸注射针以确认胞膜破裂，当卵胞质被快速吸入注射针时（表明卵胞膜已破），立即停止回吸，之后将精子注入卵胞质内，应注意尽量减少 PVP 注入卵子。

退出注射针。退针时，持卵针保持原固定位置；退出注射针后，调节持卵针负压，释放卵子，后

将持卵针升高至液面上,同时轻微升高注射针;重复选精、注射的过程至所有MⅡ卵细胞均被注射。将ICSI注射后的卵母细胞,移入受精皿中培养16~18小时后观察受精情况。

通常认为纺锤体的位置紧邻第一极体,ICSI操作时极体应处于6点或12点方向,从3点处入针,可以减少损伤纺锤体的风险。必要时可在操作过程中使用纺锤体观察仪进行辅助,可以有效地避开纺锤体(图14-2-1)。

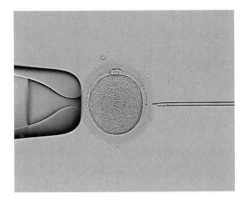

图 14-2-1　注射时第一极体位于卵子12点方向(×20)

三、特殊情况处理

(一)卵子成熟率低

常规COS周期,有获得卵子成熟率低或无成熟卵子的现象。对COS周期未成熟卵的体外成熟培养技术,目前效率还非常低。有文献报道,处于MⅠ期卵子,如体外培养2小时内发育成熟,其后续的受精和胚胎非整倍体率接近正常成熟卵。也有文献认为,尽管这类经过短暂培养获得成熟卵子,ICSI后可获得受精和可移植胚胎,但胚胎的种植率低,流产率高。

如患者反复出现卵子不成熟现象,尤其是原发不孕者,除考虑促排卵方案、扳机时间、药物等,还要分析患者是否存在遗传基因突变因素。必要时可以检测卵子成熟缺陷相关基因,如 *oocyte maturation defect 1-7*、*TUBB8*、*PATL2* 等。全外显子测序可能会有其他的基因突变,结合家系连锁分析和蛋白功能预测等手段可判定基因突变的致病性。

(二)卵子退化

ICSI后卵子退化率为5%~19%,退化可发生在进针/出针时卵胞质溢出或者第二天检查受精时发现胞质固缩。月经第2~4天FSH水平、获得成熟卵数、HCG日E_2水平是卵子退化率的独立显著相关因素。发生卵胞膜突然破裂、破裂困难,以及当注射针退出透明带后未见卵胞质内有进针痕迹,这些现象均提示卵子质量较差。对颗粒细胞去除困难的卵子,ICSI后可能存在较高退化率。可能的原因:一是颗粒细胞去除困难,可能与成熟度相关;二是注射时卵子周围的颗粒细胞遮挡,无法清晰识别卵胞膜边缘,另外颗粒细胞使固定卵子的难度加大,给操作带来不便。

对于前次卵胞膜突然破裂、退化率高的患者,再次ICSI助孕时,激光辅助ICSI,即对透明带定点削薄或开一小孔,从激光作用处入针行ICSI,可降低卵子退化率。

(三)裸卵

体外操作时透明带丢失而卵胞膜完整,或卵子取出时透明带缺如的卵子称为裸卵。透明带先天阙如者可能涉及遗传异常。已有报道对裸卵行ICSI受精,培养至囊胚期移植并获得妊娠。有文献报道了135枚裸卵与正常卵子的对比实验,研究表明受精率、卵裂率、囊胚形成率、优质囊胚率均无显著差异,解冻复苏率及活产率、孕周及出生体重无显著差异。但不建议卵裂期移植,以避免卵裂球分离。

(四)异常形态卵子行ICSI

异常形态卵子一般分为卵胞质外异常和卵胞质内异常两种。卵胞质外异常主要是指极体形态和数量异常、卵周隙异常和透明带异常等。有研究认为,卵胞质外异常不影响ICSI受精和后期胚胎的发育。但也有学者发现,卵周隙大与卵子的退化升高相关。卵胞质内异常主要包括胞质内含折光小体、胞质颗粒化、空泡、滑面内质网聚集(smooth endoplasmic reticulum aggregation,SERa)等,这些现象与卵子质量密切相关,尤其是多个异常同时存在或严重胞质内异常,往往提示卵子质量差。

滑面内质网是细胞内Ca^{2+}的储器,在卵子活化-受精中起重要作用,异常的滑面内质网聚集会干扰Ca^{2+}震荡,不利于卵子受精。卵子中出现SER的病例,其受精率、可移植胚胎率、卵子利用率显著降低,异常受精率显著增加。同一病例的卵子间相互比较,SERa(+)卵子异常受精率高于SERa(-)卵子。有研究认为,移植源于SERa(+)卵子的胚胎与出生缺陷增加有关。一般有其他可用胚胎选择的情况下,不建议移植此类胚胎。显微注射时是否穿透或刺破SER膜结构,尚未有定论。但不建议将精子注入SERa区域内。

(五) 圆头精子

圆头精子症表现为精子头为圆形,顶体缺失,核胞膜异常,中段缺陷。所有精子均为圆头精子的患者临床罕见,发生率<0.1%。圆头精子DNA碎片率显著增高,但非整倍体率轻微升高,常规ICSI后仍受精率低,出生率低。

辅助卵子激活(assisted oocyte activation,AOA)是解决圆头精子导致ICSI受精失败的有效方法,常用的AOA方法是化学法,常用的激活剂是钙离子载体(A23187)。

(六) 不活动精子

精子活动力不够,可结合临床检查,考虑是否行二次取精。部分患者在二次取精时,活动力有所改善。但如果患者出现100%死精子现象时,需要睾丸穿刺取精。

鉴别活精子可采用添加己酮可可碱、低渗肿胀实验、激光法或机械法折尾等,活精子可表现为尾部肿胀或因刺激发生卷曲及抖动。但经解冻后精子尾部可自发肿胀卷曲,不能认定为活精子。

(七) 其他

对于一些特殊的卵子异常,如透明带质地异常、卵子GV期阻滞等,以及反复ICSI受精失败或受精率低的患者,可推荐不孕夫妇进行基因筛查,以确认是否由于基因突变所引起,一旦确认由基因突变所致,可采用赠卵或供精助孕等解决方法。

四、精子筛选

精子质量不仅影响卵子的受精,还会影响胚胎的发育。因此筛选ICSI精子是非常重要的。

1. 上游法 上游法的原理是利用活动的精子具有向培养液上层游动的能力,将活力较好的精子与精浆中死精子、凝集的精子、白细胞及杂质分离。

上游法的优点是可以不采用离心机洗涤精液,避免由于高速离心导致的精子损伤;缺点是上游法精子回收率低,适用于精液常规正常或轻度弱精子症患者。针对无前向运动精子或严重弱精症患者,使用上游法可能收集不到足够的精子。

2. 密度梯度离心法 密度梯度离心法是利用不同梯度亲水性硅烷包裹的氧化硅胶体溶液,将精子和各种细胞成分在离心作用下分离。密度梯度离心法的优点是精子回收率高,适用于精液常规数据较差的患者。对于附睾手术取出的精液标本或严重的少精子症精液标本,可使用直接离心法或微量密度梯度离心法(使用约0.5ml梯度液)。但密度梯度离心法通常需要多次离心,可能增加对精子DNA的损伤。

3. 透明质酸(hyaluronan,HA)结合法 HA结合法需要PICSI(petri ICSI)皿,PICSI皿是根据HA结合原理来优选精子的一种培养皿,是在普通的petri皿上增加了四个HA点,而在点的周围滴加洗涤过的精子,经过培养结合15分钟后,成熟的精子便会结合在HA点上,而不成熟精子会自由游动。HA结合的精子更有可能具有正常的形态,具有较低的DNA碎片率和非整倍体率。目前该方法是否可改善ICSI的治疗结局,尚存在争议。

4. 胞质内形态选择精子注射法 利用数字影像放大,胞质内形态选择精子注射(intracytoplasmic morphologically selected sperm injection,IMSI)可将精子放大数千倍,可以观察到形态上的微小异常,例如头部空泡、顶体区异常、染色质凝集状态、线粒体异常等。有研究认为,IMSI可改善反复着床失败患者的临床结局。但也有研究认为,IMSI对ICSI结局无改善作用。

5. 磁性活性细胞分选法 磁性活性细胞分选法(magnetic-activated cell sorting,MACS)是一种集免疫学、细胞生物学、磁力学等原理于一体的高度特异性的细胞分选方法。根据细胞表面特异的标记物,在分子水平对细胞进行分选,具有简易、快速、灵活、特异性高的特点。目前的研究显示采用MACS方法能够有效地去除凋亡的精子;MACS结合密度梯度离心法可提高精子顶体反应能力。

Dirican 等用 MACS 结合密度梯度离心法筛选精子进行卵胞质内单精子注射的前瞻性研究结果显示,相对于对照组,实验组中胚胎卵裂率有显著提高、生化妊娠率提高、临床妊娠率和着床率轻微升高。

目前尚未证明何种筛选方法可改善临床结局。某些复杂的精子优选方法可能在少数患者中有效,其明显改善的效果仍有待观察,不推荐常规使用。

五、其他

(一)ICSI 时纺锤体观察的意义

纺锤体是一种产生于细胞分裂初期到末期的特殊细胞器。卵子纺锤体的出现与否及纺锤体的形态反映卵子的质量。研究显示,约80%卵子的纺锤体与极体的位置保持在 0~45° 角。在 ICSI 时观察纺锤体,可以帮助 ICSI 注射时避开纺锤体,减少 ICSI 注射和抽吸胞质时对纺锤体的可能损伤。

(二)激光辅助 ICSI

对于卵子退化率高的患者,使用激光破膜仪对透明带削薄或开孔,可以减少 ICSI 进针时的机械阻力,降低卵胞膜所承受的额外压力。研究发现,激光辅助 ICSI 可降低 ICSI 后卵子的退化率,改善受精结局。

显微操作时,长时间的体外操作会导致培养液温度、渗透压及 pH 波动。为减少这些波动对卵子的影响,需维持培养液稳定,减少卵子在培养向外的暴露时间。所以,不宜同一时间对多个卵子行 ICSI。

(滕晓明 黄国宁)

第三节 失败原因分析及对策

ICSI 是解决男性不育的主要手段,但通过 ICSI 受精者仍有 1%~5% 的完全或接近完全受精失败。目前,多数学者认为 ICSI 受精失败很大程度上归因于卵子激活失败。卵子激活过程是一个多因素参与的复杂过程,包括精子因素和卵子因素。

一、精子因素

有确凿证据表明哺乳动物的卵子激活是由精子特异性磷脂酶 PLCζ(被称为精子来源的卵子激活因子)触发的,其作用依赖于一系列的信号转导级联反应并诱导卵子内钙振荡启动及卵子激活。报道显示,正常人精子 PLCζ 定位于精子头部核周鞘,主要定位于核周鞘外顶体周层,*PLCZ1*、*ACTL9* 基因突变导致 PLCζ 定位异常,引起卵子激活障碍和受精失败。另有报道显示,*ACTL7A* 基因突变会导致精子顶体超微结构异常、核周鞘增宽,以及精子 PLCζ 表达量下降,从而导致卵子激活失败。可见,PLCζ 的定位异常和表达量低下均可能是精子因素致卵子激活失败的原因。

二、卵子因素

从卵子角度来看,不能对精子诱导的激活产生反应和不能将精子核去浓缩形成雄原核,均可导致卵子激活失败。卵子自身状态在卵子激活过程中发挥着重要的作用。卵子核和细胞质的不成熟状态可能抑制卵子对精子 PLCζ 激活的反应,随着卵子逐步成熟至 MⅡ 状态,其对激活的反应能力逐步增强。卵子基因缺陷方面,如 *WEE2* 基因突变可造成精子入卵后减数分裂恢复失败、*Gas6* 基因缺陷可造成原核形成阻滞等,最终结果均是导致卵子激活失败及受精失败。

三、ICSI 受精失败原因的诊断

在临床治疗和管理中,判定精子因素还是卵子因素导致的受精失败非常重要。报道显示存在精子相关激活缺陷的周期可能从人工卵子激活中获益。鼠卵激活实验(MOAT)(异质性 ICSI,即将人精子注射到小鼠的卵子中)是 ICSI 受精失败周期的一种诊断方法。根据 MOAT 可以初步诊断 ICSI 受精失败的原因:①激活率 ≤ 20%,精子因素导致的激活失败;②激活率 ≥ 85%,排除精子因素导致的激活失败;③激活率介于两者之间(20%< 激活率 <85%),存在精子因素或者其他不明确的因素。但有一点需要考虑,在应用 MAOT 的结果时,不能简单地认为小鼠卵子的激活率等同于人类卵子的

激活率。

由于 MAOT 受伦理和法律的限制,以及鼠卵在胚胎实验室使用限制等原因,MOAT 的使用存在局限性。证据显示,卵子激活失败可能是精子核膜周围的精子特异性 PLCζ 缺陷导致。因此,采用特异性基因测序方法靶向检测精子 PLCζ 编码区域,并结合对精子标本的免疫荧光和免疫印迹检测,可能为这类患者提供一种有效的诊断方法。另外,对 ICSI 受精失败的卵子,可以通过组蛋白及细胞核免疫荧光染色检测方法,判断精子是否进入,是否发生了鱼精蛋白向组蛋白转化,从而判定受精失败发生的阻滞阶段。

四、人工卵子激活

人工卵子激活(artificial oocyte activation, AOA)是精子因素致 ICSI 受精失败时采取的主要措施。目前,AOA 的方法有三种:机械激活、电激活和化学激活。

(一) 机械激活

在 ICSI 操作过程中,采用显微注射针抽吸卵子靠近胞膜的胞质,将抽吸的胞质连同精子一起注入卵子中央,即为机械激活。Ebner 等研究报道,对前次 ICSI 受精失败的患者再次助孕采用 ICSI-AOA 机械激活,可获得满意的受精率和临床妊娠率,并提示采用这种激活方法的目的是聚集胞膜周围胞质富含的线粒体,因卵胞质周围区域的线粒体具有相对较高的膜电位和 ATP 代谢活性,可增加后续原核形成位点的能量。同时强调,这种激活方法可能对某些卵子相关因素所致卵子激活失败周期有效,但在 ICSI 周期中常规使用这种方法并不能改善助孕结局。

(二) 电激活

外源性直流电引起卵子胞膜蛋白的重排而形成胞膜孔道,细胞外的钙离子通过孔道内流进入胞质,诱发细胞内钙离子浓度升高,即为电激活。Baltaci 报道,研究发现电脉冲刺激可显著提高前次 ICSI 受精失败患者的受精率和胚胎质量。由于电激活操作的复杂性和安全性,目前,在人类辅助生殖领域,采用电激活的研究报道相对较少。

(三) 化学激活

化学激活是 ICSI 受精失败周期中最常用的 AOA 方法。最常用的化学试剂是钙离子载体(A23187)。钙离子载体是一种脂溶性的分子,能够通过卵子胞膜转运钙离子,从而使细胞内钙离子浓度一过性升高。钙离子载体的激活方法:常规 ICSI 后 30 分钟,将卵子置于钙离子载体中(终浓度 10μmol/L,激活时间 10 分钟、15 分钟或 30 分钟)激活。有报道,在 ICSI 操作中连同注射精子一起注射少量 $CaCl_2$,将 ICSI 后的卵子置于钙离子载体中激活。离子霉素也是常用的化学激活剂,激活特点与钙离子载体(A23187)相似。另外,文献研究中也有采用氯化锶($SrCl_2$)作为化学激活剂的报道,该激活剂的特点与钙离子载体有所不同,其诱发卵子内钙离子振荡的确切机制尚不明确。氯化锶的激活方法:常规 ICSI 后 30 分钟,将卵子置于 $SrCl_2$ 中(终浓度 10μmol/L,激活时间 60 分钟)激活。除此之外,还有其他化学激活剂及其激活方法,Liu 等用 7% 无水乙醇作为激活剂,可能对体外成熟卵子的早期胚胎发育有益。但该方法仍需证实有效性和安全性。

除了以上三种激活方法,有学者提出在 ICSI 时注射 PLCζ-mRNA 或重组蛋白可能是解决 PLCζ 缺陷所致 ICSI 受精失败的一种新思路,但其有效性和安全性需要进一步研究证实。

五、AOA 的有效性和安全性

AOA 的有效性和安全性备受关注。Murugesu 等报道的荟萃分析显示钙离子载体激活可以提高未受精或低受精 ICSI 患者助孕的受精率、囊胚形成率和总体妊娠结局。Miller 等研究指出,在单胎分娩和双胎分娩中,钙离子载体激活与常规 ICSI 的出生缺陷比率及类型均未增加。但是,钙离子载体通过卵子膜转运钙离子,从而使细胞内钙离子浓度一过性升高,这种细胞内钙离子浓度的一过性升高不同于正常卵子激活过程中诱发的持续钙振荡。考虑采用 AOA 对卵子生理机制的介入作用及对细胞稳态和其下游级联事件的影响,以及可能传至后代的表观遗传效应,国际生殖专家建议 AOA 仅适用于特定病例,且必须严格记录和保证患者充分知情 AOA 的潜在风险。

ICSI-AOA 周期妊娠和分娩的报道极其有限，患者纳入条件和 AOA 方法的不同，使得文献报道的数据难以汇总。尽管现有文献无实施 ICSI-AOA 增加助孕结局不利方面的报道，但是，ICSI-AOA 对卵子增加的外界操作和刺激使卵子质量发生的巨大变化及其对安全性的影响不可忽视。因此，在患者充分知情的情况下，仍应该谨慎采用。

（刘卫卫　黄国宁）

参考文献

1. BUKULMEZ O. Diminished Ovarian Reserve and Assisted Reproductive Technologies. Switzerland: Springer Nature, 2020.

2. COTICCHIO G, DAL CANTO M, MIGNINI RENZINI M. Oocyte maturation: gamete~somatic cells interactions, meiotic resumption, cytoskeletal dynamics and cytoplasmic reorganization. Hum Reprod Update, 2015, 21 (4): 427-454.

3. ILEANA MATEIZEL GV, HILDE VAN DE VELDE, TOURNAYE H. Obstetric and neonatal outcome following ICSI with assisted oocyte activation by calcium ionophore treatment. J Assist Reprod Genet, 2018, 35: 1005-1010.

4. LV M, ZHANG D, HE X. Artificial oocyte activation to improve reproductive outcomes in couples with various causes of infertility: a retrospective cohort study. Reprod Biomed Online, 2020, 40 (4): 501-509.

5. NAGY ZP. In Vitro Fertilization. Switzerland: Springer Nature, 2019.

6. NEELKE DM, IBRAHIM EK, ANDREA A. Intracytoplasmic sperm injection is not superior to conventional IVF in couples with non-male factor infertility and preimplantation genetic testing for aneuploidies (PGT-A). Hum Reprod, 2020, 35 (2): 317-327.

7. PATEL B, PARETS S, AKANA M. Comprehensive genetic testing for female and male infertility using next~generation sequencing. J Assist Reprod Genet, 2018, 35 (8): 1489-1496.

8. RUBINO P, VIGANO P, LUDDI A. The ICSI procedure from past to future: a systematic review of the more controversial aspects. Hum Reprod Update, 2016, 22 (2): 194-227.

9. ZORRILLA M, YATSENKO AN. The Genetics of Infertility: Current Status of the Field. Curr Genet Med Rep, 2013, 1 (4): 247-260.

10. 黄学锋, 李燕. ICSI 完全受精失败的机制、原因及处理. 生殖医学杂志, 2019, 28 (11): 1259-1263.

11. 梁珊珊, 黄国宁, 孙海翔, 等. 卵胞浆内单精子注射 (ICSI) 技术规范. 生殖医学杂志, 2018, 27 (11): 1043-1047.

12. 刘卫卫, 韩伟, 黄国宁. 人工卵母细胞激活在 ICSI 受精失败周期中的应用. 生殖医学杂志, 2017, 26 (10): 1052-1056.

13. 孙青, 黄国宁, 孙海翔, 等. 胚胎实验室关键指标质控专家共识. 生殖医学杂志, 2018, 27 (9): 836-851.

14. DIRICAN EK, OZGÜN OD, AKARSU S. Clinical outcome of magnetic activated cell sorting of non-apoptotic spermatozoa before density gradient centrifugation for assisted reproduction [J]. Journal of Assisted Reproduction & Genetics, 2008, 25 (8): 375-381.

15. MURUGESU S, SASO S, JONES BP. Does the use of calcium ionophore during artificial oocyte activation demonstrate an effect on pregnancy rate? A meta-analysis. Fertil Steril, 2017, 108 (3): 468-482. e3.

16. MILLER N, BIRON-SHENTAL T, SUKENIK-HALEVY R. Oocyte activation by calcium ionophore and congenital birth defects: a retrospective cohortstudy. Fertil Steril, 2016, 106: 590-596.

17. OSTI E, MÉNÉZO Y. Gamete activation: basic knowledge and clinical applications. Hum Reprod Update, 2016; 22 (4): 420-439.

18. EBNER T, MOSER M, SOMMERGRUBER M, et al. Complete oocyte activation failure after ICSI can be overcome by a modified injection technique. Hum Reprod, 2004, 19: 1837-1841.

19. KASHIR J, HEINDRYCKX B, JONES C, et al. Oocyte activation, phospholipase C zeta and human infertility. Hum Reprod Update, 2010, 16: 690-703.

20. HEINDRYCKX B, DE GHESELLE S, GERRIS J. Efficiency of assisted oocyte activation as a solution for failed intracytoplasmic sperm injection. Reprod Biomed Online, 2008, 17: 662-668.

21. BALTACI V, AYVAZ OU, UNSAL E. The effectiveness of intracytoplasmic sperm injection combined with piezoelectric stimulation in infertile couples with total fertilization failure. Fertil Steril, 2010, 94: 900-904.

22. LIU Y, CAO YX, ZHANG ZG. Artificial oocyte activation and human failed-matured oocyte vitrification followed by in vitro maturation. Zygote, 2013, 21: 71-76.

23. SANG Q, LI B, KUANG Y. Homozygous Mutations in WEE2 Cause Fertilization Failure and Female Infertility. Am J Hum Genet, 2018, 102 (4): 649-657.

24. KIM KH, KIM EY, KIM Y. Gas6 downregulation impaired cytoplasmic maturation and pronuclear formation independent to the MPF activity. PLoS One, 2011, 6 (8): e23304.

25. CARDONA BARBERÁN A, BOEL A, VANDEN MEERSCHAUT F. Diagnosis and Treatment of Male Infertility-Related Fertilization Failure. J Clin Med, 2020, 9 (12): 955-959.

26. DAI J, ZHANG T, GUO J. Homozygous pathogenic variants in ACTL9 cause fertilization failure and male infertility in humans and mice. Am J Hum Genet, 2021, 108 (3): 469-481

27. XIN A, QU R, CHEN G. Disruption in ACTL7A causes acrosomal ultrastructural defects in human and mouse sperm as a novel male factor inducing early embryonic arrest. Sci Adv, 2020, 6 (35): 4796.

第十五章

胚胎体外培养

第一节 培养液的发展

培养液是培养体系中最重要的部分,是直接接触到胚胎的关键环节。和其他生物医学技术一样,培养液的发展也经过了一个飞速发展的过程。体外培养技术已有一百多年的历史,开始阶段发展进程比较缓慢,直到20世纪50年代后期,在各种生物医学技术进步的推动下,这项技术也广泛应用于生物学研究的各个领域,得到了快速的发展。

1956年,Whitten用含有葡萄糖和小牛血清白蛋白的碳酸氢盐培养液将小鼠8细胞胚胎培养到囊胚,这是体外培养技术首次应用于胚胎学的研究中。Mintz用含0.002%酚红和1.0mg/ml乳酸的50%小牛血清与50%Earle盐混合液成功地培养了嵌合体小鼠胚胎。其早期的工作成果包括为防止液滴中钙离子沉淀而将Krebs-Ringer碳酸氢盐缓冲液中的钙离子浓度从2.54mM降为1.71mM,这一改进,在目前应用的很多培养液的配方中依然采用。同时期,Brinster发现了乳酸可以支持2-细胞小鼠胚胎的发育,小鼠胚胎的首选能量来源是丙酮酸而非葡萄糖。Biggers等也随后证明,小鼠杂合子到2-细胞胚胎的发育过程依赖于丙酮酸,而葡萄糖则对4-细胞到8-细胞小鼠胚胎发育起支持作用。基于这些研究,开发出了BMOC培养液(Brinster's medium for ovum culture)。随后,在BMOC培养液的基础上,这些胚胎学家的先驱们先后开发了Whitten培养液和M16培养液,用于动物胚胎的培养。M16培养液可能是胚胎培养中应用最广泛的培养液,而含有HEPES(4-羟乙基哌嗪乙磺酸)的M16因可以在培养箱外在较短的时间内保持相对稳定的pH,后来被广泛用于体外受精的显微操作过程中。但是M16等这类常规使用的培养液,只适合个别近交系小鼠和F1杂交系小鼠的胚胎培养。而大部分近交系和远交系的小鼠胚胎,使用这些培养液,发育均阻滞在2-细胞阶段,如CF1种系等。

通常认为小鼠胚胎在发育中出现的2-细胞阻滞现象与卵母细胞而非与精子相关,而且这一阻滞是可以通过将胚胎移植到小鼠体内输卵管或体外培养的输卵管内来克服,也可能通过注射不具有2-细胞阻滞现象的F1杂交系小鼠卵母细胞的胞质或通过在培养液中加入EDTA(乙二胺四乙酸钠)等重金属螯合物来解决。在Whitten培养液中加入EDTA可以协助某些小鼠种系从合子发育到囊胚,由此EDTA在早期的培养液中得到应用。

这一系列的研究后,使多种用于小鼠inbred和F1杂交胚胎的培养液问世,如CZB、MTF、BMOC、MTF、CZ、M16、T6、Earle、CZB及KSOM等。除此之外,含有多种组分的支持体细胞培养的培养液如Ham F10也开始被用于胚胎培养中。这些动物胚胎培养用的培养液成为后来被用于生殖医学治疗中人胚胎培养的培养液的基础。

(孙正怡)

第二节 培养液的分类

根据培养液的组分,胚胎培养液可分为简单和复合两种培养液。

简单培养液的特点是成分比较简单明确，培养液中往往加有丙酮酸、乳酸，以及葡萄糖等胚胎发育所必需的能量物质，而不含氨基酸等复合成分。它们是 20 世纪 60 年代在鼠胚培养基础上发展而来的。这类培养液的代表有 Earle 平衡盐溶液（Earle's balanced salt solution，EBSS）、人类输卵管液（human tubal fluid，HTF）等，前者是由 Tyrode 溶液改良而成，而后者则是模仿人体内输卵管液的高钾环境配制所得，它们都可用于人类早期胚胎培养。Edward 在 1981 年发表于《自然》杂志的文章中，提到的早期用于人胚培养的培养液（Earle、HTF、IVF-30、P1 等）就是用于早期人胚胎培养的简单培养液。这些简单培养液需要添加血清或血清蛋白后使用，多用于合子到卵裂胚的培养（表 15-2-1）。

复合培养液由从体细胞培养液衍化而来，如 Ham F10、TCM 199、α-MEM、G1 和 G2 等。这些培养液除含必需的无机离子、碳水化合物及蛋白质外，还含有氨基酸、维生素、核苷酸、辅酶等成分。与 HTF 等简单培养液相比，复合培养液组分复杂。这些复合培养液也多需要添加血清蛋白等大分子物质后使用，多用于卵裂胚到囊胚的培养（表 15-2-2）。

目前多数的生殖中心，在人类体外受精实践中，使用的培养液常常根据培养方案的不同而分为单一培养液（mono-culture medium）和序贯培养液（sequential culture medium）两大类，使用序贯培养液的生殖中心多于使用单一培养液者。

单一培养液的研发基于"让胚胎自行选择"的理念。其研发者认为单一培养液配方可以支持从

表 15-2-1 胚胎培养中添加能量物质的简单培养液的组成（mM）

成分	Whitten (1957)	Brinster (1965)	Whitten and Biggers (1968)	M16 (1971)	Earle's[a] (1971)	HTF[a] (1981)	CZB (1985)	MTF[d] (1989)	KSOM (1993)	Basal XI HTF[a] (1995)	P1[a] (1998)
NaCl	118.46	119.23	68.49	94.66	116.30	101.60	81.62	114.19	95.00	97.6	101.6
KCl	4.74	4.78	4.78	4.78	5.36	4.69	4.83	4.78	2.50	4.69	4.69
KH_2PO_4	1.18	1.19	1.19	1.19	—	0.37	1.18	1.19	0.35	—	—
NaH_2PO_4	—	—	—	—	1.02	—	—	—	—	—	—
$CaCl_2 \cdot 2H_2O$	—	1.71	—	1.71	1.80	2.04	1.70	1.71	1.71	2.04	2.04
$MgSO_4 \cdot 7H_2O$	1.18	1.19	1.19	1.19	0.81	0.201.18	1.19	1.19	0.20	0.20	0.20
$NaHCO_3$	24.88	25.00	25.07	25.00	26.18	25.00	25.12	25.00	25.00	25.00	25.00
乳酸钙	2.54		1.71								
乳酸钠（D/L）		25.00	21.58	23.28		21.40	31.30	4.79	10.00	21.4	21.4
丙酮酸钠	—	0.25	0.33	0.33	0.10	0.33	0.27	0.37	0.20	0.33	0.33
葡萄糖	5.55	—	5.56	5.56	5.55	2.78	—	3.40	0.20	—	—
BSA（mg/ml）	1.00	1.00	4.00	4.00	b	5.00	5.00	4.00	1.00	b	c
Na/K 比	24.21	28.39	19.34	24.00	26.79	29.26	23.01	24.18	45.68	30.71	30.71
Ca/Mg 比	2.15	1.44	1.44	1.44	2.22	10.02	1.44	1.44	8.55	10.2	10.2
L/P 比		100	70.58	70.55	—	64.85	115.93	12.95	50.00	64.85	64.85

注：从合子期培养 48 小时后，CZB 含 110μM EDTA、1.0mM 谷氨酰胺和 5.5mM 葡萄糖。KSOM 含 10μM EDTA 和 1.0mM 谷氨酰胺。Basal XI HTF 含有 100μM EDTA 和 1.0mM 谷氨酰胺。P1 含有 50μM 牛磺酸和 0.5μM 柠檬酸。青霉素含量为 100U/ml，链霉素含量为 50μg/ml。庆大霉素的含量为 10μg/ml。[a] 用于临床 IVF；[b] 培养液添加人血清白蛋白；[c] 培养液添加合成血清替代物；[d] 培养液的改良包括添加特殊氨基酸组而达到显著改善培养的小鼠合子发育情况；[e] L- 乳酸。

缩略词：HTF，human tubal fluid L-Lactate，CZB，Chatot，Ziomek and Bavister；MTF，mouse tubal fluid，KSOM，potassium simplex optimized medium；EDTA，ethylenediaminetetraceticacid；IVF，体外受精

表 15-2-2　HTF 及 Ham F-10 培养液组成

HTF		Ham F-10			
成分	浓度(mM)	成分	浓度(mM)	成分	浓度(mM)
NaCl	101.60	NaCl	126.60	赖氨酸	0.20
KCl	4.69	KCl	3.82	甲硫氨酸	0.03
$MgSO_4 \cdot 7H_2O$	0.20	$MgSO_4 \cdot 7H_2O$	0.62	苯丙氨酸	0.03
KH_2PO_4	0.37	Na_2HPO_4	1.31	脯氨酸	0.10
		KH_2PO_4	0.61	丝氨酸	0.10
$CaCl_2 \cdot 2H_2O$	2.02	$CaCl_2 \cdot 2H_2O$	0.30	苏氨酸	0.03
		$CuSO_4 \cdot 5H_2O$	0.000 01	色氨酸	0.003
		$FeSO_4 \cdot 7H_2O$	0.003 0	酪氨酸	0.12
		$ZnSO_4 \cdot 7H_2O$	0.000 1	缬氨酸	0.03
$NaHCO_3$	25.00	$NaHCO_3$	14.28	生物素	0.000 1
丙酮酸钠	0.33	丙酮酸钠	1.00	泛酸钙	0.001 5
乳酸钙	21.40	乳酸钙	2.23	氯化胆碱	0.005
葡萄糖	2.78	葡萄糖	6.11	氰钴胺	0.001
		丙氨酸	0.10	叶酸	0.003
		精氨酸	1.21	肌醇	0.003
		天冬酰胺	0.11	烟酰胺	0.005
		天冬氨酸	0.10	吡哆醇	0.001
		半胱氨酸	0.26	核黄素	0.001
		谷氨酸	0.1	硫胺	0.003
		谷氨酰胺	1.0	次黄嘌呤	0.03
		甘氨酸	0.1	硫辛酸	0.001
		组氨酸	0.14	胸苷	3.00
		异亮氨酸	0.02	亮氨酸	0.10

合子到囊胚的发育过程,而胚胎可以在生长发育过程中自行从这一培养液中取舍所需要的营养物质。这种培养液是通过计算机程序分析一系列小鼠胚胎培养结果而完成的。当一个培养液配方确定下来之后,根据其配方配制的培养液就会用来做小鼠胚胎培养。用于该试验的胚胎来自 CF1 远交系母鼠和 F1 杂交系公鼠。在分析了其囊胚发育状况之后,这个计算机程序可以通过组合不同的组分而设计出数个培养液配方供下一轮小鼠胚胎培养试验。通过每次选择支持最佳囊胚发育的配方,经多次重复之后,该计算机程序最终筛选出最支持该种系小鼠囊胚发育的培养液配方。所选出的基础

培养液被称为 SOM(simplex optimized medium),而通过钾离子浓度的调节后衍化为 KSOM(potassium simplex optimized medium),最终添加氨基酸成分之后,最终确定为 KSOMAA。KSOMAA 被证明可以有效支持小鼠、牛、兔、猴等动物杂合子到囊胚阶段的培养。该培养液也被用于人囊胚培养,并报道其临床妊娠率与序贯培养液相似。该培养液用于从合子直接到囊胚——即第一天到第五天的胚胎培养。

序贯培养液的研发基于“接近自然”的理念,通过研究胚胎在着床前期不同发育阶段对营养物质等的不同需求及其在生殖道内的自然生理环境

而完成。从合子到囊胚的培养是一个动态变化的过程。在短短 5 天时间内,胚胎从一个未分化的单细胞转变为含有 100 多个细胞的生命体,其新陈代谢、遗传基因的表达等在桑葚胚融合前后呈现很大差异。最典型的变化便是卵裂早期和晚期的胚胎对能量物质和氨基酸的需求,以及这些物质在输卵管和子宫分泌物中的分布及含量。比如,合子和处于早期分裂阶段的胚胎代谢活动相对较弱,细胞的氧化及生物合成水平较低;而处于囊胚阶段的胚胎代谢活动则相当活跃,需要消耗大量营养物质以维持囊胚腔的形成和细胞分化,胚胎的生物合成水平显著上升。胚胎的这些生理代谢的变化主要表现为对营养物质利用的差异上。在体内环境下,合子及分裂早期阶段的胚胎位于输卵管中,自身利用葡萄糖能力较低的卵母细胞或合子可以利用周围卵丘细胞代谢葡萄糖产生的丙酮酸和乳酸作为其能量来源。随着胚胎自身基因的激活和持续发育,以及胚胎由输卵管到子宫的位移,胚胎对能量的需求迅速增加,此时已经可以直接利用葡萄糖维持其日益旺盛的代谢活动(表 15-2-3)。而这一需求正与输卵管和子宫内的能量物质含量相对应(表 15-2-4)。据此,用于序贯培养合子到桑葚胚的卵裂期胚胎培养液和序贯培养卵裂胚到囊胚的囊胚培养液便诞生了。最典型的续贯培养液为 G1 和 G2 培养液,前者用于合子到卵裂期胚胎的培养,后者则用于囊胚的培养(表 15-2-5)。

表 15-2-3　致密化前后胚胎生理的差异

致密化前	致密化后
生物合成活性低	生物合成活性高
呼吸商(QO_2)低	呼吸商(QO_2)高
丙酮酸为首选能量来源	葡萄糖为首选能量来源
非必需氨基酸	非必需氨基酸 + 必需氨基酸
母系基因组	胚胎基因组
单独的细胞	可运输物质的滋养层上皮细胞
一种细胞类型	两种不同的细胞类型(ICM 和 TE)

表 15-2-4　输卵管和子宫环境的差别

成分	输卵管	子宫
葡萄糖浓度	0.5mM[a]	3.15mM[a]
丙酮酸浓度	0.32mM[a]	0.10mM[a]
乳酸浓度	10.5mM[a]	5.2mM[a]
氧气浓度	8%[b]	1.5%[b]
二氧化碳浓度	12%[c]	10%[d]
pH	7.5[e]	7.1[e]
甘氨酸浓度	2.77mM[f]	19.33mM[g]
丙氨酸浓度	0.5mM[f]	1.24mM[g]
丝氨酸浓度	0.32mM[f]	0.80mM[g]

[a](Gardner and Lane et al.,1996);[b](Fischer and Bavister,1993);[c](Maas and Storey et al.,1977);[d](Garris,1984);[e](Dale and Menezo et al.,1998);[f](Iritani and Nishi kawa et al.,1971);[g](Miller and Schultz,1987)

表 15-2-5　序贯培养液 G1 和 G2 的组成

成分	浓度(mM)	成分	浓度(mM)
G1(卵裂期胚胎发育)			
氯化钠	90.08	丙胺酰谷氨酰胺	0.5
氯化钾	5.5	丙氨酸	0.1
磷酸二氢钠	0.25	天冬酰胺	0.1
硫酸镁	1.0	天冬氨酸	0.1
碳酸氢钠	25.0	谷氨酸	0.1
氯化钙	1.8	甘氨酸	0.1
		脯氨酸	0.1
葡萄糖	0.5	丝氨酸	0.1
乳酸钠	10.5	牛磺酸	0.1
丙酮酸	0.32		
		EDTA	0.01
G2(囊胚发育)			
氯化钠	90.08	精氨酸	0.6
氯化钾	5.5	半胱氨酸	0.1
磷酸二氢钠	0.25	组氨酸	0.2
硫酸镁	1.0	异亮氨酸	0.4
碳酸氢钠	25.0	亮氨酸	0.4
氯化钙	1.8	赖氨酸	0.4
		甲硫氨酸	0.1
葡萄糖	3.15	苯丙氨酸	0.2
乳酸钠	5.87	苏氨酸	0.4

续表

成分	浓度（mM）	成分	浓度（mM）
丙酮酸	0.10	色氨酸	0.05
		酪氨酸	0.2
丙胺酰谷氨酰胺	1.0	缬氨酸	0.4
丙氨酸	0.1		
大冬酰胺	0.1	氯化胆碱	0.007 2
天冬氨酸	0.1	叶酸	0.002 3
谷氨酸	0.1	肌醇	0.01
甘氨酸	0.1	烟酰胺	0.008 2
脯氨酸	0.1	泛酸	0.004 2
丝氨酸	0.1	吡哆醇	0.004 9
		核黄素	0.000 27

（孙正怡）

第三节　培养液的组成

典型的胚胎培养液包括：水；无机盐类；碳水化合物；氨基酸；维生素；核酸前体；螯合剂；抗氧化剂；抗生素；大分子物质；激素和生长因子；缓冲系统。

一、水

占培养液总体成分 99% 的水是培养液最基本的组成成分。配制培养液所用的水的纯度和质量会直接影响培养液的质量及表现，进而决定在该培养液中培养的胚胎的活力和命运。比如，2-细胞小鼠胚胎的发育在用经过三次蒸馏的水配制的培养液中培养效果优于用经过两次或一次蒸馏的水配制的培养液中的培养效果，这说明，水的质量对胚胎培养是有影响的。

目前常用的制造纯化水或注射用水的方法有蒸馏法、离子交换法、反渗透法及滤膜过滤法等。如果一个生殖中心的实验室要自行配制培养液或冷冻用液等胚胎处理液，为确保所用水的质量以避免对胚胎的不利影响，所选用的水最好是符合中国和国际药典规定的灭菌注射用水而不是单纯的纯化水。关于中国、美国和欧盟药典对纯化水和注射用水的标准，包括水的来源、性质、pH、重金属最大允许值、内毒素含量、总有机碳、电导率、微生物限度等（表 15-3-1，表 15-3-2）。

表 15-3-1　纯化水标准

项目	中国药典 2005	中国药典 2010	欧洲药典 6.0	USP31
来源	本品为蒸馏法、离子交换法、反渗透法或其他适宜方法制得	本品为蒸馏法、离子交换法、反渗透法或其他适宜的方法制得供药用的水，不含任何附加剂	为符合法定标准的饮用水经蒸馏、离子交换或其他适宜方法制得	由符合美国环保署、欧共体、日本法定要求或 WHO 饮用水指南的饮用水经适宜方法制得
性状	无色澄清液体，无臭，无味	无色澄清液体，无臭，无味	无色澄清液体，无臭，无味	/
酸碱度	符合规定	符合规定	/	/
氨	≤ 0.3μg/ml	≤ 0.3μg/ml	/	/
氯化物、硫酸盐与钙盐、亚硝酸盐、二氧化碳、不挥发物	符合规定	符合规定（删除氯化物、硫酸盐与钙盐，二氧化碳）	/	/
硝酸盐	≤ 0.06μg/ml	≤ 0.06μg/ml	≤ 0.2μg/ml	/
重金属	≤ 0.3μg/ml	≤ 0.1μg/ml	≤ 0.1μg/ml	/
铝盐	/	/	用于生产渗析液时方控制此项	
易氧化物	符合规定	符合规定	符合规定	/

续表

项目	中国药典 2005	中国药典 2010	欧洲药典 6.0	USP31
总有机碳（TOC）	/	不得过 0.50mg/L（与易氧化物二选一）	≤ 0.5mg/L（≤ 500 ppb 碳）	≤ 0.5mg/L（≤ 500ppb 碳）
电导率	/	符合规定（4.3us/cm@20℃ 5.1us/cm@25℃）	符合规定	符合规定（1.1us/cm@20℃ 1.3us/cm@25℃）
细菌内毒菌	/	/	≤ 0.25EU/ml（不是都要求）	/
无菌检查	/	/		只有灭菌纯化水才需要无菌检查，贮罐中的水只有微生物限度检查
微生物纠偏限度	≤ 100CFU/ml	≤ 100CFU/ml	≤ 100CFU/ml	≤ 100CFU/ml

表 15-3-2　注射用水标准

项目	中国药典 2005	中国药典 2010	欧洲药典 6.0	USP31
来源	本品为纯化水经蒸馏所得的水	本品为纯化水经蒸馏所得的水	为符合法定标准的饮用水或纯水经适当方法蒸馏而得	以符合美国环保署、欧共体、日本法定要求或 WHO 饮用水指南的饮用水为原水，经蒸馏或与蒸馏去除化学物质及微生物水平相当或更优的纯化工艺制得
性状	无色澄明液体，无臭，无味	无色澄明液体，无臭，无味	无色澄清液体，无臭，无味	/
pH	5.0~7.0	5.0~7.0	/	/
氨	≤ 0.2μg/ml	≤ 0.2μg/ml	/	/
氯化物、硫酸盐与钙盐、亚硝酸盐、二氧化碳、不挥发物	符合规定	符合规定（删除氯化物、硫酸盐与钙盐，二氧化碳）	/	/
硝酸盐	≤ 0.06μg/ml	≤ 0.06μg/ml	≤ 0.2μg/ml	/
重金属	≤ 0.3μg/ml	≤ 0.1μg/ml	≤ 0.1μg/ml	/
铝盐	/	/	用于生产渗析液时方控制此项	/
易氧化物	符合规定	/	/	/
总有机碳（TOC）	/	不得过 0.50mg/L（与易氧化物二选一）	≤ 0.5mg/L（≤ 500 ppb 碳）	≤ 0.5mg/L（≤ 500 ppb 碳）
电导率	/	符合规定（1.1us/cm@20℃ 1.3us/cm@25℃）	符合规定	符合规定（1.1us/cm@20℃ 1.3us/cm@25℃）
细菌内毒菌	0.25EU/ml	0.25EU/ml	≤ 0.25EU/ml	0.25EU/ml
微生物限度	≤ 10CFU/100ml	≤ 10CFU/100ml	≤ 10CFU/100ml	≤ 10CFU/100ml

二、无机盐类

无机盐的主要作用是使胚胎培养液维持合适的渗透压，维持 pH，提供细胞生理功能所必需的无机离子，主要的无机盐包括钠、钾、钙、镁、氯化物、磷酸盐、硫酸盐和碳酸盐等。

由于无机盐离子与氨基酸、蛋白质和碳水化合物，以及无机盐离子之间均存在相互作用，每一个单一离子组分对胚胎发育和活力的影响不易阐明。如小鼠胚胎在含 0.4~48mM 钾离子、0~9.6mM 镁离子、0.1~10.2mM 钙离子及 0~7.2mM 磷酸盐溶液中均可生长。仓鼠的胚胎也可以在不同浓度的钠、镁、钙和钾的环境中，从第一次卵裂或 2-细胞期开始一直发育成囊胚。但有很多的研究表明，高浓度氯化钠对小鼠囊胚形成有害，当将其浓度降至 85mM 时，小鼠卵裂期胚胎可以提高 mRNA 和蛋白质的合成率。

培养液中的镁离子参与构成细胞间质，但镁离子对 2-细胞胚胎至囊胚的培养似乎不起关键作用。钙离子对桑葚胚的致密化至关重要。两种离子除参与细胞的各种生理活动之外，还参与建立细胞间连接。目前，用于对卵裂期胚胎 PGD/PGS 的培养液设计即基于这个原理。这一培养液不含有钙、镁离子，将待进行 PGD/PGS 的卵裂期胚胎放入无钙、镁培养液进行短时培养后，卵裂球之间的密切连接可以变得松散，用活检针取出一个卵裂球时不易破坏邻近的卵裂球。当将胚胎转移至正常培养液中培养时，卵裂球间的连接蛋白又可以恢复正常功能使胚胎发生去致密化进而使胚胎正常发育。

关于培养液中的磷酸盐离子的作用则有过较多争议。含有钾离子的 HTF 和 Earle 培养液中的磷酸盐可以引起早期胚胎生长迟缓，但这种现象只在葡萄糖的存在下观察到，而且一些氨基酸可以阻止这种现象。磷酸盐对早期胚胎发育有抑制作用，但当胚胎的生理活动更接近体细胞时，磷酸盐又有利于胚胎发育。

研究证明，在渗透压波动范围较大的情况下胚胎也可以生存发育，如小鼠和仓鼠的胚胎可以在 200~350mOsm/kg 渗透压环境中生存。但更多的研究已经证明，有些渗透压调节物质如甘氨酸在培养液中可以减弱渗透压变化对胚胎所致的不利影响，使胚胎维持相对正常的新陈代谢并正常发育。对胚胎最有利的培养液渗透压，还有待于进一步探索。

胚胎细胞对离子动态平衡的调节失衡将直接导致胚胎失去发育活力，并影响胚胎的基因表达。培养液中的无机盐离子组分对细胞内的离子水平的调节起着重要的作用，从而影响细胞的正常活动。

三、碳水化合物

培养液中含有的碳水化合物主要有丙酮酸、乳酸和葡萄糖。胚胎培养早期，胚胎主要使用丙酮酸和乳酸作为主要能量来源，而在培养后期，其新陈代谢则主要依赖于葡萄糖。胚胎对能量物质的需求转换主要发生在桑葚胚的融合期。

培养液中丙酮酸的缺失会使胚胎在达到 8-细胞期，甚至达到 8-细胞期之前受到发育阻滞。而以丙酮酸作为唯一能量来源的培养液可使人胚胎从合子发育到囊胚。但也有研究表明，天冬氨酸和乳酸可使胚胎线粒体中的苹果酸-天冬氨酸穿梭保持活跃，使胚胎摆脱对丙酮酸的依赖。研究证明，小鼠杂合子可在丙酮酸缺失的情况下形成囊胚。

乳酸作为能量物质与丙酮酸有着协同作用。对培养液中的乳酸的最佳浓度曾有不同的看法，有些认为是 30mM，有些认为是 10mM，有些认为 20mM 时，8-细胞胚胎的活力比 4.79mM 时要高。但该研究也指出，当胚胎达到桑葚胚阶段后，胚胎活力在低乳酸环境中比在高乳酸环境中要低，证明不同发育阶段的胚胎对乳酸这一能量物质的需求也是不同的。

因为早期胚胎缺乏糖酵解能力，因而葡萄糖不能为 4-细胞/早期 8-细胞胚胎提供能量。而体内的卵母细胞和合子不直接接触葡萄糖，因为卵丘细胞会将葡萄糖转化为丙酮酸和乳酸供给卵母细胞。多种动物实验表明，含磷酸盐的简单培养液中的葡萄糖会阻碍早期胚胎的发育。而氨基酸、EDTA 及维生素可以缓解这种作用，说明培养液的各种组分之间有相互联系,也说明使用简单培养液对胚胎培养的潜在不利因素。因此有人建议在采用简单培养液进行人类胚胎培养时应将其中的葡萄糖成分去除。这种想法对于合子和早期胚胎培养有其合理的一面,但将葡萄糖从培养液中全部去除显然不符合胚胎自身的代谢特点。首先,葡萄糖是囊胚的主要能量来源。其次,葡萄糖参与不同的细胞内生物代谢、合成及调节。葡萄糖是磷脂及甘油合成的重要前体物质,同时也是蛋白多糖及糖蛋白的组成成分,经过磷酸戊糖途径产生的戊糖对于核酸及 NADPH 的合成必不可少,而后者对于胚胎细胞内谷胱甘肽的还原及抗氧化具有重要作用。另外,当培养液中缺乏葡萄糖时,胚胎会消耗自身储存的糖原,因而在血管形成之前的氧浓度很低的子宫内膜植入时,会因无法进行糖酵解而丧失植入能力。

致密化后的胚胎对葡萄糖有高度的依赖性,而这一特性被用于检测胚胎的植入能力。Gardner 等在用荧光显微测试法测量第四天和第五天囊胚的葡萄糖摄入能力后发现,导致临床受孕的囊胚的葡萄糖消耗量要比没有导致临床受孕的囊胚要高,而女性囊胚的葡萄糖消耗量又明显高于男性囊胚,说明作为能量物质的葡萄糖对囊胚期胚胎的移植前活力鉴定也可以起重要作用。

四、氨基酸

尽管有证据表明,人胚胎可以在缺少氨基酸的培养环境中生长,但在无氨基酸存在的条件下,人胚胎的活力可能下降。在胚胎培养液中添加氨基酸的理由至少有三点:第一,输卵管和子宫内分泌物中含有大量氨基酸;第二,卵母细胞和胚胎细胞膜均具有特异的氨基酸传递系统以维持细胞内源性氨基酸库(amino acid pool);第三,胚胎具有摄取和代谢氨基酸的能力。

氨基酸在胚胎培养中的作用可以归纳为以下几种:

1. 蛋白质类物质生物合成的前体。

2. 能量来源。

3. 参与调节胚胎的能量代谢。

4. 作为溶质维持胚胎细胞内生理渗透压。

5. 具有缓冲功能,可调节胚胎细胞内的 pH (pHi)。

6. 抗氧化作用。

7. 螯合作用。

8. 信息传递作用。

9. 参与调节胚胎分化过程。

10. 参与胚胎细胞的基因表达(表 15-3-3)。

表 15-3-3　哺乳动物早期胚胎发育中氨基酸的作用

作用	参考文献
生物合成前体	(Crosby and Gandolfi et al, 1988)
能量来源	(Rieger and Loskutoff et al, 1992)
能量代谢调节因子	(Gardner, 1998; Lane and Gardner, 2005)
渗透物	(Van Winkle and Haghighat et al, 1990)
细胞内 pH 缓冲物质	(Edwards and Williams et al, 1998)
抗氧化剂	(Liu and Foote, 1995)
螯合物	(Lindenbaum, 1973)
信号转导	(Wu and Morris Jr, 1998; Martin and Sutherland et al, 2003)
分化调节	(Lane and Gardner, 1997; Martin and Sutherland, 2001)

不同发育阶段的胚胎对氨基酸的需求有所不同。在 8- 细胞期前,胚胎主要消耗非必需氨基酸和谷氨酰胺,而这些氨基酸在输卵管中的浓度也最高。在 8- 细胞期后,非必需氨基酸和谷氨酰胺可以继续支持囊胚腔的形成和囊胚孵化,而必需氨基酸则刺激内细胞团的发育。更为重要的是,多种动物实验均证明,培养液中的氨基酸不仅可促进胚胎体外培养,还可以继续支持移植后的胚胎在子宫内的生长发育。据此,David K Gardner 对在体外培养中使用的非必需氨基酸和必需氨基酸的分类提出了独到的见解(表 15-3-4)。所谓非必需氨基酸,即支持卵裂期胚胎培养的氨基酸,应称为卵裂期氨基酸(cleavage amino acids, CAA);而必需氨基酸,即支持内细胞团发育的氨基酸,应称为内细胞团氨基酸(inner cell mass amino acids,ICMAA)。

胚胎培养液中的谷氨酰胺浓度高,且非常不稳定。将谷氨酰胺用较稳定的丙氨酸谷氨酰胺或甘氨酸谷氨酰胺所取代,可以很大程度上减少氨的产生。目前市场上见到的多数培养液均采用这种较为稳定的谷氨酰胺二肽。但是,这还不足以防止铵离子对胚胎的毒性作用。在使用含氨基酸的培养液时,应定期更换培养液以防铵离子在培养液中的胚胎周围积累。一般情况下,胚胎在 37℃中的培养时间不宜超过 48 小时。

表 15-3-4　非必需和必需氨基酸组分

非必需氨基酸	浓度(mM)	必需氨基酸 [a]	浓度(mM)
丙氨酸	0.1	精氨酸	0.6
天冬酰胺	0.1	半胱氨酸	0.1
天冬氨酸	0.1	组氨酸	0.2
谷氨酸	0.1	异亮氨酸	0.4
甘氨酸	0.1	亮氨酸	0.4
脯氨酸	0.1	赖氨酸	0.4
丝氨酸	0.1	甲硫氨酸	0.1
		苯丙氨酸	0.2
		苏氨酸	0.4
		色氨酸	0.05
		酪氨酸	0.2
		缬氨酸	0.4

[a] 谷氨酰胺被 Eagle 划分为必需氨基酸(1959),其使用浓度为 1.0mM

实验证明,把小鼠合子置入缺乏氨基酸的培养液中 5 分钟时,胚胎细胞内氨基酸库会完全消失,将合子重新放入含氨基酸的培养液中时,胚胎需要经过数小时才可以重新恢复细胞内氨基酸的蓄积量。因此与胚胎接触的所有溶液,包括取卵液和单精子注射过程中使用的显微操作液等最好都采用含有氨基酸的培养液。

培养液中的氨基酸对胚胎发育的作用固然十分重要,但是,在氨基酸的代谢会产生对胚胎有毒性的氨。胚胎培养中产生的氨来自两个方面:其一为胚胎自身的新陈代谢;其二为培养液中含有氨基酸的自发脱氨作用,而后者为氨的主要来源。产生的氨在培养液中通过质子化(或通过获得一个质子,H^+)而形成对胚胎有毒性的铵离子(NH^{4+})的积累。一般情况下,这种积累在处于动态平衡中的输卵管和子宫腔内是很少发生的。已有实验证明,输卵管内的铵离子浓度为零。胚胎培养液内铵离子的积累,已被证实对胚胎的发育和分化产生不利影响。当铵离子浓度达到 300μmol/L 时,还会影响胚胎在移植后的正常发育。而且,铵离子对胚胎的代谢、细胞内 pH 调节和基因表达均有影响。

五、维生素

维生素是在细胞代谢过程中起调控作用的生物活性物质,但其对胚胎培养的作用有待于进一步研究。动物实验证明,在 Ham F-10 和 MEM 中含有的水溶性维生素对小鼠合子到囊胚的形成有抑制作用,其中烟酰胺导致了小鼠囊胚细胞数目的降低,同时也抑制了移植后囊胚的生长。但当维生素与氨基酸同时存在时,维生素对胚胎的抑制作用则消失,说明培养液的不同组分之间有相互协同作用。维生素和氨基酸的协同作用可以阻止代谢干扰和不良培养条件所致的胚胎活力丧失,而 B 族维生素还直接参与碳水化合物和氨基酸的代谢活动。因此维生素对胚胎生长发育的作用,尤其是在氨基酸存在的条件下,是至关重要的。

六、螯合剂

在培养液中常用的螯合剂为乙二胺四乙酸(EDTA)。EDTA 可以提供 2 个氮原子和 4 个羧基氧原子与重金属离子配合形成稳定常数极高的重金属螯合物。

EDTA 对胚胎培养的影响已被多个研究所证实。培养液中适量的 EDTA(10~150μM)可以促进小鼠胚胎发育,过量的 EDTA(200μM)则对其有抑制作用。EDTA 在不含葡萄糖和磷酸盐的 HTF 培养液中,也可以促进合子到囊胚的发育(Quinn,1995)。值得注意的是,EDTA 的作用主要体现在卵裂期胚胎发育,而不是在胚胎致密化后期。当用含有 EDTA 的培养液培养致密化后期的胚胎时,移植后的胚胎发育受到明显抑制。动物实验证明,囊胚内细胞团发育的能量消耗依赖于葡萄糖的糖酵解,而 2- 细胞、8- 细胞和囊胚的 3- 磷酸激酶的活性可以被 $10\mu M$ 和 $100\mu M$ EDTA 所抑制,因此囊胚培养液中通常不含 EDTA。

螯合剂转铁蛋白也被证明可促进小鼠合子克服 2- 细胞发育阻滞并发育成囊胚。但当培养液中含有 EDTA、非必需氨基酸和谷氨酰胺时,转铁蛋白的存在并未进一步提高胚胎的发育潜力。因此,在含有 EDTA 和氨基酸的培养液中通常不加转铁蛋白。

七、抗氧化剂

自由基(free radicals)是含有未成对电子的分子,其中的未成对电子十分活跃,它随时可以损伤与其相接触的分子,也可以使它的受体分子转为自由基并使供体转为中性分子。生物系统中的自由基主要为活性氧(reactive oxygen species,ROS),一小部分为活性氮(reactive nitrogen species,RNS)。负氧离子、过氧化氢(H_2O_2)和羟基(-OH)等为典型的活性氧分子。在正常生物体内,活性氧和抗氧化剂是处于动态平衡状态的。如果活性氧的氧化作用超出抗氧化剂的拮抗范围时,就会导致氧化应激(oxidative stress)或氧化应激反应(oxidative stress reaction)。

在体外受精过程中,活性氧的来源有内源性和外源性两种。内源性活性氧主要来自精子(这与未成熟精子的离心、精液中的白细胞数目高于正常和缺少富含抗氧化剂的精囊腺液有关)、卵母细胞和胚胎。外源性活性氧则来自培养环境,比如培养箱中的 20% 的氧可以激活多种氧化酶而增加其生成,又如将小鼠胚胎短暂暴露在可见光下可引起小鼠胚胎细胞内过氧化氢的急剧增加。此外,有些培养液组分中含有的二价铁离子和二价铜离子还可以通过 Haber-Weiss 反应加速活性氧的产生。值得注意的是,在体外培养的胚胎活性氧产生能力高于在体内培养的胚胎。

研究证明,并非所有氧化应激都对胚胎生长有不良影响。在体内,如卵泡液中一定程度的活性氧水平和硒谷胱甘肽过氧化酶活性有利于提高妊娠率,但精液中形态异常的精子、未成熟精子和死精,以及因感染而致的精液中,白细胞都可以产生大量活性氧而导致氧化应激,进而损伤精子线粒体、细胞膜和 DNA。使用这种损伤的精子进行体外受精时,得到的胚胎也会因此而受到损伤。人胚胎实验研究证明,碎片多的胚胎内过氧化氢含量显著高于碎片少或无碎片的胚胎,而过氧化氢含量高的胚胎与细胞死亡有直接联系。人囊胚发育迟缓或阻滞也被证明为与活性氧浓度升高有关。在胞质内进行单精子显微注射后,在活性氧水平较高时第一天胚胎卵裂也受到抑制。总之,活性氧增高而导致的氧化应激反应对体外胚胎培养是不利的。

值得注意的是,常规受精时所产生的活性氧量高于显微受精法,因为在常规受精时,受精液中产生的活性氧来自卵母细胞(每个受精皿可含 4~5 个卵母细胞)、卵丘细胞(可达数千个)和用于受精的众多精子细胞。而显微受精用的卵母细胞却不与卵丘细胞和大量精子所接触。因此在常规受精时,缩短受精时间是拮抗氧化应激反应的手段之一。同时采用双层密度梯度法去除未成熟或 DNA 损伤的精子及白细胞,而不是单纯上游法或单层梯度离心法,也有助于避免活性氧对正常精子的损伤。

在生理条件下,胚胎或卵母细胞是通过其细胞内的保护体系和存在于输卵管及子宫等环境中的外保护体系来阻止活性氧的产生和修复氧化应激损害的。已证实,内保护机制主要由抗氧化酶发挥作用,包括超氧化物歧化酶(SOD)、谷胱甘肽过氧化物酶(GSH-Px)、过氧化物酶(POD)及过氧化氢酶(CAT)。这些酶促系统协同完成细胞内抗氧化作用,有效地消除细胞在新陈代谢过程中产生的超氧化物和过氧化物等自由基。外保护机制是通过抗氧化剂来实现的,人卵泡液和输卵管内就含有大量抗氧化剂,如维生素 C 和维生素 E、丙酮酸、谷胱甘肽、亚牛磺酸、牛磺酸和半胱胺(cysteamine,CSH)等。胚胎内外的这些抗氧化机制对胚胎的正常发育起重要作用。

在体外受精过程中,卵母细胞和胚胎所处的培养液内也含有不同的抗氧化剂,如牛磺酸、谷胱甘肽、丙酮酸等。这些抗氧化剂对体外胚胎培养的作用已有多篇报道。Van Winkle 等指出,在牛磺酸浓度极低的条件下(0.3μmol/L),人类胚胎就能够从环境中摄取牛磺酸以保护自己。在体外培养人卵母细胞和胚胎时,谷胱甘肽主要起还原环境中氧化物的作用,同时也充当抗氧化物酶——谷胱甘肽过氧化物酶的底物。培养液中的丙酮酸也可以降低胚胎细胞内的过氧化氢水平,有效防止过氧化引起的胚胎发育阻滞现象,当和乳酸一起添加到培养液中时,能明显阻止活性氧的产生。丙酮酸遇到过氧化氢分子时可以发生脱羧反应而生成乙酸、CO_2 和 H_2O,从而有效阻止过氧化氢对胚胎的毒害作用。

培养液中的有些金属离子可以直接参与活性氧的生成过程,如铁离子和铜离子等可以通过 Fenton and Haber-Weiss 反应加速氧自由基的生成,因此,在培养液中添加 EDTA 等螯合剂,可以增加其抗氧化作用。需要指出的是,培养液的大分子添加剂血清白蛋白具有很强的捕获自由基的能力,但是,作为添加剂的血清组分提取液(部分血清)则因含有高浓度的胺氧化酶,会导致培养液中过氧化氢浓度的提高。因此,血清白蛋白应为培养液的首选大分子添加剂。

还有一点应该注意,人早期胚胎在生长发育过程中具有潜在的抗氧化机制。早期胚胎的代谢所需的 ATP 大部分来源于糖酵解,只有少于 30% 的 ATP 是通过氧化磷酸化产生的。也就是说,早期胚胎的代谢主要是通过厌氧反应所进行的。这一代谢机制有利于减少胚胎线粒体产生活性氧,因为细胞在通过氧化磷酸化产生 ATP 时,至少在 5%~10% 的情况下会生成过量的过氧化氢而损伤线粒体或细胞膜。所以这种潜在的抗氧化机制有利于减少氧化应激所造成的胚胎损伤。

八、大分子物质

在体内正常生理环境下,卵泡腔内的卵母细胞及输卵管和子宫内的胚胎与白蛋白和黏多糖等大分子物质有直接接触。为了模拟生理环境,在胚胎培养中,曾添加过不同的大分子,如人婴儿脐带血、母体血清、人血清混合物、牛血清白蛋白、人血清白蛋白等。近年来,重组人血清白蛋白和透明质酸也被成功地应用于培养液和胚胎移植液中,并越来越受到关注。

九、血清

在生殖医学发展的早期,培养液最常用的大分子添加剂为人血清。血清不仅用于培养,也曾以全血清或与其他培养液混合作为胚胎移植液使用。用血清作为冷冻液添加剂的方法在部分实验室沿用至今。血清的主要作用可以概括如下:

1. **提供基本营养物质**　氨基酸、维生素、无机物、脂类物质、核酸衍生物等,是细胞生长必需的物质。

2. **提供激素和各种生长因子**　胰岛素、肾上腺皮质激素(氢化可的松、地塞米松)、类固醇激素(雌二醇、睾酮、孕酮)等。生长因子如成纤维细胞生长因子、表皮生长因子、血小板生长因子等。

3. **提供结合蛋白**　结合蛋白作用是携带某些重要的低分子量物质,如白蛋白携带维生素、脂肪及激素等,转铁蛋白携带铁。这些结合蛋白在细胞代谢过程中起重要作用。

4. **提供促接触和伸展因子**　使细胞贴壁免受机械损伤。

5. **对培养中的细胞起到某些保护作用**　有一些细胞,如内皮细胞、骨髓样细胞可以释放蛋白酶,血清中含有抗蛋白酶成分,起到中和作用。这种作用是偶然发现的,现在则有目的的使用血清来终止胰蛋白酶的消化作用。因为胰蛋白酶已经被广泛用于贴壁细胞的消化传代。血清蛋白增加了血清的黏度,可以保护细胞免受机械损伤,特别是在悬浮培养搅拌时,黏度起到重要作用。

血清还含有一些微量元素如硒等,它们在代谢解毒中起重要作用。

尽管如此,血清成分极为复杂,虽含有许多对培养有利的成分,但也含有对胚胎不确定或有害的成分,血清有明显的缺点:

正常生理条件下,精子、卵母细胞和胚胎从不直接暴露于血清中,血清对配子和胚胎而言是非生理性物质。

血清含一些对细胞产生毒性的物质,如多胺氧化酶,能与来自高度繁殖细胞的多胺(如精胺、亚精胺)反应形成有细胞毒性作用的聚精胺。补体、抗体、细菌毒素等都会影响细胞生长,甚至造成细胞死亡。

对小鼠、绵羊及牛胚胎的分析均表明,培养液当中的血清可引起囊胚的形态、代谢、遗传,以及其细胞超微结构的变化。令人担忧的是含有血清的培养液可以使在体外培养和移植的囊胚形成异常的巨型羊羔（large offspring syndrome）。而血清所致的这种危险可能与用于胚胎培养的血清中铵离子浓度增加相关。

血清个体差异很大，成分不一致，很难标准化。

如果筛选不当，有支原体、病毒等微生物感染的可能。

可以说，对于正在发育的着床前哺乳动物胚胎来说，血清是非常有害的。因此，血清不应用于生殖医学实验室培养液、移植液或冷冻液等的大分子添加剂。

十、人血清白蛋白

白蛋白是女性生殖道中最丰富的蛋白质。目前最常用的培养液大分子物质添加剂即为人血清白蛋白。

在培养液中，人血清白蛋白可防止配子和胚胎互相"黏着"，也可防止配子和胚胎因其表面改变而黏附到玻璃或塑料培养器皿的表面。白蛋白和其他大分子物质一样，通过改变表面张力简化了对配子和胚胎的操作。此外，白蛋白也有中和毒素和维持膜和胶体渗透压稳定的作用。

与血清相比，人血清白蛋白相对纯净，但白蛋白溶液中仍含有一些杂质。血清中的有些组分被认为对胚胎发育有利，如小分子脂肪酸对兔桑葚胚和囊胚发育的促进作用。但是，更多的杂质组分对胚胎发育则有着潜在的危险。比如，人血清白蛋白为培养液中细菌内毒素的主要来源。而且，尽管可能性极小，但是人血清白蛋白仍为肝炎病毒、艾滋病、朊病毒等潜在的感染源。值得注意的是，不同来源、不同批号的人血清白蛋白对胚胎的发育有不同的支持作用或毒性作用。因此对培养液制造者和使用者而言，筛选"无毒"人血清白蛋白作为培养液大分子添加剂便成为一个关键的步骤。而成功筛选的最好的方法便是采用可靠和敏感的综合检测方法，包括物理化学、生物和功能检测，其中，尤其值得关注的功能检测是采用远交系 1- 细胞鼠胚试验结合囊胚细胞数计数和胚胎移植后出生小鼠观察的方法。

十一、重组人白蛋白

重组人白蛋白在 2001 年被用于人类辅助生殖技术胚胎培养液和移植液中。重组人白蛋白和人血清白蛋白的区别，见表 15-3-5。

表 15-3-5　重组人白蛋白和人血清白蛋白比较

	人血清白蛋白	重组人白蛋白
来源	混合人血	经遗传工程改造后在酵母菌内表达
纯度	约 96%	≫ 远高于 99%
内毒素水平	1~2EU/ml	< 0.25EU/ml
可能感染	病毒（HIV、HBV、HCV）朊病毒（克雅氏病）	无
批次间差别	高	极低

超纯人白蛋白被用于受精和体外胚胎培养，而其对受精率、胚胎发育、着床率和妊娠结果的贡献与含人血清白蛋白的培养液没有差别。同时研究还发现，重组人白蛋白还能提高胚胎冷冻复苏后的生存能力。近年来，已经有越来越多的生殖中心在使用含有重组人白蛋白与另一大分子物质 - 透明质酸的胚胎移植液进行胚胎移植，在提高着床率的同时也避免病毒等交叉感染的可能性。

十二、聚乙烯醇

合成的大分子物质聚乙烯醇（polyvinylalcohol，PVA），曾被 Bavister 成功地用于取代血清白蛋白用于仓鼠胚胎培养。但 PVA 在其他动物种类如牛胚胎培养中的应用则受到质疑。这一合成大分子在人培养液中尚无应用。

十三、黏多糖—透明质酸

女性生殖管道中除白蛋白之外，也存在大量黏多糖和糖蛋白。透明质酸为黏多糖的一种，也大量存在于卵泡液、输卵管和子宫分泌物中。这是由两个双糖单位 D- 葡萄糖醛酸及 N- 乙酰葡糖胺为基本结构而构成［$(C_{14}H_{20}NNaO_{11})n$］的高分子聚合物，双糖单位为 2 000~25 000，在体内透明质酸的分子量可达 400 万道尔顿。

透明质酸作为大分子添加剂用于胚胎培养液中并非偶然。Carson 等在 1987 年发现，小鼠子宫内的透明质酸含量会在着床当日提高 5 倍，而在经过交配但未受孕的小鼠子宫分泌物中则没有变化。同时其他黏蛋白则未见相应增高，说明透明质酸浓度在着床期的变化是特异性的。

一系列研究表明，含透明质酸的培养液有助于小鼠和牛胚胎发育，同时其作为移植液的添加剂可以显著提高着床率。近年来发表的包含了 1 282 个 IVF 治疗周期的前瞻性临床对照试验证明，含有较高透明质酸浓度的移植液在第 3 天和第 5 天胚胎移植后均显著地提高了临床妊娠率和着床率。透明质酸的这一作用在如下特定患者群中表现得尤为突出：年龄大于 35 岁患者，移植时只有低质量胚胎而无高质量胚胎的患者，多次治疗失败患者及进行冷冻复苏胚胎移植患者。

2010 年发表的关于用于辅助生殖技术的胚胎移植液中黏附成分的 Cochrane 报告中分析了涉及 3 698 名患者的 16 项研究，其中除一项分析纤维蛋白胶外，其余均分析了胚胎移植液中透明质酸的作用。该报告指出，纤维蛋白胶并无治疗效果，但透明质酸却可以比对照组显著提高临床妊娠率（$P < 0.000\ 01$）和多胎妊娠率（$P < 0.000\ 01$），但其对活产率的影响则无统计学意义。但临床回顾性研究表明，移植液中的透明质酸可以显著提高活产率。在使用含透明质酸的移植液时，为避免多胎妊娠率的提高，应考虑进行选择性单胚移植。

透明质酸在作为胚胎培养液添加剂时，还可以提高在其中培养的胚胎冷冻复苏后活力的恢复。由此可知，透明质酸的这一作用对提高治疗累计妊娠率是非常有利的。

研究证明，透明质酸对胚胎发育的作用与透明质酸的受体 CD44 和 RHAMM 有关。CD44 和 RHAMM 存在于着床前牛、人和小鼠胚胎表面，而且在整个着床前阶段所有胚胎都有透明质酸受体的表达。子宫分泌物是一种黏稠的液体，而含有透明质酸的较为黏稠的移植液较容易融合，这显然对胚胎在子宫内膜的着床有利。透明质酸还可以通过其降解产物并与表皮生长因子的相互作用，从而促进血管形成。但是透明质酸对成功率的提高机制还有待于进一步阐明。

十四、激素和生长因子

（一）激素

尽管小鼠囊胚具有代谢外源性甾体类激素的能力，但激素对早期胚胎的研究结果很有限。研究证明，蛋白类激素胰岛素可以促进细胞对葡萄糖和氨基酸的摄取，相应地，早期盛行的一些囊胚培养液就含有胰岛素。孕激素则对早期小鼠胚胎的发育起毒害作用，而含有 300ng/ml 催乳素的培养液可以促进小鼠 2- 细胞至囊胚的发育。而在未成熟卵的培养中加入卵泡液、促卵泡激素、黄体生成素、人绒毛膜促性腺激素、雌激素等，被认为可以提高卵母细胞的成熟率、受精率和发育潜能。

（二）生长因子

生长因子无疑对胚胎培养起重要作用。已发现多种生长因子受体在早期着床前胚胎中表达，其中包括胰岛素样生长因子、血小板源性生长因子、表皮生长因子及生长激素等，这些生长因子通过自分泌或旁分泌调节胚胎的体外发育。着床前的早期胚胎具有对 TGF-α、HB-EGF、EGF、CSF、GM-CSF、PAF、PDGF、IGF-1、IGF-2、LIF 和激活素等的多种受体，而且所有这些受体的配体均在女性生殖管道分泌液中存在。一系列用动物模型所进行的研究证明，在培养液中添加胚胎营养因子是有益的，但在建议添加生长因子至人胚胎培养液之前，需要调查各种生长因子的最佳组合并评估其使用安全性。当然在培养过程中，即使不添加生长因子，胚胎仍然会被许多生长因子所包围，因为胚胎本身可以分泌 TGF-α、TGF-β、IGF-1、IGF-2、VEGF、PDGF、PAF、LIF、GH、HLA-G 和 PGE$_2$。大量的动物实验证明，将哺乳动物胚胎进行群体培养较单独培养能够获得更好的胚胎质量，同时将相同数目的胚胎培养在较大体积的液滴中培养效果比较小液滴差。这一方面证实生长因子确实对胚胎发育有作用，另一方面也说明培养液中生长因子的浓度会影响胚胎发育。

目前，大多数胚胎移植在受精后第 2 天或第 3 天而不是在囊胚期进行。多数学者认为，生长因子对于第 2 天或第 3 天移植的胚胎影响不明显，其对胚胎发育的明显促进作用更可能出现在囊胚形成阶段。因此,囊胚培养和囊胚移植在人类 IVF 中的推广和应用也许会成为进一步研究生长因子对胚胎作用的契机。

十五、抗生素

在体外胚胎培养中所使用的抗生素有青霉素和庆大霉素,也有联合使用青霉素和链霉素的培养液。常用抗生素的工作浓度、细胞毒性浓度、作用对象,见表 15-3-6。

表 15-3-6　抗生素常用浓度与作用对象

抗生素	浓度 µg/ml（其他规定除外）		作用对象
	工作浓度	细胞毒性浓度	
庆大霉素	50	>300	细菌,革兰氏阴性和革兰氏阳性,支原体
青霉素 -G	100U/ml	10 000U/ml	细菌,革兰氏阳性
链霉素	100	20mg/ml	细菌,革兰氏阴性和革兰氏阳性

青霉素主要通过干扰细胞壁中糖蛋白的合成而抑制细菌细胞壁的形成,链霉素和庆大霉素则通过干扰蛋白质的生物合成而抑制细菌生长。作为广谱抗生素的庆大霉素对革兰氏阴性和阳性细菌及支原体有抑菌或杀菌作用,近年来在培养液中广为采用。庆大霉素比青霉素更能有效地抑制和杀死精液中的细菌,而胚胎培养中的主要的感染源为精液。不仅如此,在小鼠胚胎试验中,含庆大霉素的培养液对胚胎的支持能力更加突出。

在培养液中使用抗生素是为了减少污染的机会。超净工作台的使用及严格的无菌操作技术,应该可以避免在培养液中使用抗生素,因为抗生素有诸多弊端,比如,抗生素可以促进抗药性有机体的生长,产生抗代谢效应,这种效应能够与胚胎细胞产生交叉反应并使无菌操作水平下降等。而且抗生素的生物半衰期和胚胎培养液有效期可比性很低,如青霉素的生物半衰期仅为 0.5~1 小时,其钾盐和钠盐的水溶液均很不稳定,而培养液的有效期则可以达到 12~24 个星期,甚至更长。也就是说,

至少在理论上,当培养液到有效期的时候,青霉素的活性所剩无几。而且青霉素和链霉素对实验室操作人员和患者还有引起过敏反应的危险,如关于因 IUI 移植液里含有青霉素而引起患者过敏反应已经有报道。因此,1998—1999 年间,曾经有相关企业试生产过不含抗生素的培养液。但随后数月的临床使用表明,尽管在空气环境较好的实验室也观察到一系列感染事件发生,而当将抗生素重新放入培养液中时,与培养液相关的感染事件也戛然而止。因而在目前的培养条件下,抗生素可能还会继续作为培养液的一个组分使用。

（孙正怡）

第四节　培养液的渗透压与 pH

在取卵、培养和移植的过程中,保持生理 pH 对胚胎培养极为重要,因为 pH 对大分子物质结构、细胞内各种酶的活性及正常胚胎的新陈代谢起作用,在生殖医学实验室里,胚胎操作都应该在生理范围的 pH 环境中进行,这是治疗成功的最重要前提之一。因此,选择合适的缓冲系统是极为重要的环节。参与缓冲系统的化学组分应该相对稳定,不宜与培养液的其他成分或培养中的胚胎发生反应,而且更为重要的是对胚胎无毒性并在温度变化的条件下能保持 pH 相对稳定。适合生物细胞培养的能维持生理范围 pH 6.8~7.5 的缓冲液,包括碳酸盐缓冲液、磷酸盐缓冲液,以及含正负两电荷的有机缓冲液 TES、HEPES 和 MOPS 等。

1. 碳酸盐缓冲系统　用于胚胎体外培养的缓冲系统主要是碳酸盐/碳酸氢盐缓冲系统。这也是胚胎在体内赖以生存的生理缓冲系统,受培养环境中的二氧化碳浓度的影响而改变溶液中的 pH。目前所用的大多数培养液,需要用 5%~7% 的二氧化碳平衡使培养液的 pH 达到 7.20~7.45 的水平。应注意的是,胚胎培养液中的碳酸和碳酸氢盐缓冲体系不一定是唯一左右培养液 pH 的系统,培养液中还存在其他的共轭酸碱对共同参与缓冲系统的平衡。

在进行胚胎培养时,不应该只把培养用的配子或胚胎才当做是活的和有生命的,而把培养液或

培养液滴只看做是含有很多化学物质的"一潭死水"。实际上,培养液滴中不停地发生着分子间的各种活动,如在培养环境中的温度和二氧化碳浓度发生变化时,上述反应式中的化学反应会随时向左或向右进行,一直到达到特定的温度和特定的二氧化碳浓度条件的 pH 平衡为止。这也是碳酸和碳酸氢盐缓冲体系的一个不足点。当培养液接触空气时,培养液中的二氧化碳会很快挥发,导致培养液中的 HCO_3^- 浓度增高,进而提高培养液 pH。严重的 pH 升高会引起胚胎发育阻滞或细胞死亡。因培养液中的 CO_2 挥发而导致的 pH 升高可以在以下测试中可以观察到:将 1ml 卵裂期胚胎培养液放入胚胎培养皿中,一组不覆盖培养油,另一组则覆盖 0.75ml 培养油。将培养皿在 37℃,6%CO_2 中过夜平衡之后,测试之前移出培养箱,并在无 CO_2 的 37℃ 培养箱中每分钟测试 pH 一次,每一测试点各重复测试两次。测试结果表明,在无培养油覆盖时,卵裂期胚胎培养液的 pH 会在第一分钟内达到 7.6,之后还持续上升。而在有培养油覆盖时,pH 可以在 7 分钟内持续保持在 7.4 水平,到 12 分钟时也只轻度上升至 7.5 的水平。因此,在条件允许的情况下,在体外培养时,应始终使用培养油,以保证培养环境中的 pH 的相对稳定。

2. 磷酸盐缓冲系统 为了避免由二氧化碳浓度变化所致的培养液的 pH 变化,含有磷酸盐缓冲系统的培养液被用来进行某些操作,如取卵等。但磷酸盐缓冲液被证明为对胚胎发育有害,而且这种有害作用在组分较简单的磷酸盐缓冲液(phosphate buffered saline,PBS)更为显著。当用磷酸缓冲系统作冷冻复苏液的缓冲系统时,因其有限的缓冲能力,复苏后的胚胎活力会受到负面影响。总之,在生殖医学实验室里,与配子和胚胎有接触的取卵液、培养液、冷冻液等,均应避免使用磷酸盐缓冲体系。

3. HEPES 缓冲液 乙磺酸(N-hydroxyethylpiperazine-N-ethanesulfonate,HEPES)可以避免缓冲液对二氧化碳的依赖性,这一缓冲系统在空气中可以维持生理 pH。小鼠胚胎在 HEPES 缓冲的培养液中能够正常发育至囊胚期,其具有使细胞膜稳定,不与金属离子结合等优点。自开始使用以来,

很快得到广泛应用。但 HEPES 缓冲系统对胚胎的毒性作用尚有许多争论。实验表明,在小鼠 ICSI 操作中,含有 HEPES 的培养液对卵母细胞的毒性作用比不含 HEPES 的培养液大一些。然而在该研究中并未提及所用 HEPES 浓度、处理时间和培养液的其他组分,因此,这一结果需要进一步研究阐明。

4. MOPS 缓冲系统 近年来,MOPS 缓冲液(3-morpholinopropanesulfonic acid)开始被用于取卵和胚胎处理过程。在比较 HEPES 和 MOPS 作用的研究中,含有相同浓度 HEPES 和 MOPS 的缓冲液对受精后 72 小时胚胎的培养结果没有表现差异,但在培养 96 小时时,发现 MOPS 可以显著促进囊胚孵化,而同浓度的 HEPES 则未发现有此作用。

在另一个用牛胚胎进行的研究中,对胚胎培养液中采用的 PBS、MOPS、TES(N-［tris(hydroxymethyl)methyl］-2-aminoethanesulfonic acid)和 PBS 等四种缓冲系统作了比较,结果表明,不同的缓冲系统对 DNA 转录和胚胎的发育有不同的影响。PBS 和 TES 的不良影响影响最大,HEPES 次之,而 MOPS 对其影响最小。况且,在 MOPS 缓冲系统中培养胚胎的两种基因 *Sod1* 和 *Prss11* 的表达与在体内生长胚胎的表达在同一个水平上。该研究说明,不同的缓冲系统对体外培养的牛胚胎的 mRNA 表达是有不同影响的。另外,与 HEPES 缓冲系统相比,MOPS 缓冲系统的潜在优点为在环境温度变化时,仍能保持其缓冲体系的 pH 稳定。

一、细胞内 pH(pHi)

培养环境的 pHe 对培养液中生物体的影响不同。如原生动物细胞就对培养液的 pH 变化不甚敏感,在 pHe 为 5.75~7.4 的培养液中可以维持 7.15 的 pHi。为了观察人卵母细胞对 pHe 的调节能力,Dale 等通过在胞浆内注射荧光 pH 指示剂 BCECF(bi-carboxyethylcarboxyfluorescein)发现,人卵母细胞在不同阶段的 pHi 均为 7.4。这一水平被认为是生理 pH。而且,将卵母细胞置于 pH 8.0、7.5 和 7.0 的培养液中时,其胞质内 pH 也随着 pHe 发生相应的变化。在 pH 8.0 和 7.5 培养液中的卵母细胞经过一段时间重新获得 pHi 7.4 水平时,pHe 7.0 中的

卵母细胞却一直保持了 pHi 7.0 水平。这一观察说明,人卵母细胞 pHi 随着 pHe 发生变化而且其对 pH 环境变化的能力有限,特别是对酸性环境无应对能力。继而在 2000 年,Philips 等做了一个被很多人认为是经典的一个研究,他们将人 2~8 细胞卵裂期胚胎在含有 pH 荧光指示剂 SNARF-1-AM 的培养液中平衡后观察到,其胞质内的平均 pHi 为 7.12 ± 0.008(n=199),不同阶段差异甚小。而且卵裂期胚胎对碱性环境的调节能力依赖于培养液中 Cl^- 的存在,说明细胞膜中存在 HCO_3^-/Cl^- 交换系统,而这个研究最值得注重的事实是这个交换系统启动的阈值为 7.2~7.3,也就是说,超过这个 pHi 时,细胞就会开始应对所谓的"碱性环境"了。而胚胎对酸性环境的调节则依赖于 Na^+/H^+ 和 Na^+/HCO_3^- 系统,启动阈值为 6.8~6.9,可以调节 pHi 到 7.1 的水平。总之,人卵裂期胚胎可以通过以上途径较准确地调整 pHi 使其保持在 7.1~7.2 的范围。

二、培养液的 pH(pHe)

在培养过程中,一个令人困扰的问题是确定最佳靶 pHe(target pHe)范围,即细胞 pHe 是否应该和 pHi 完全一致,或是否应该略高于或略低于胚胎细胞的 pHi。目前,多数研究者倾向于使用比胚胎细胞 pHi 略高的 pH 作为最佳靶 pHe。因为细胞膜的负电位会吸引培养液中的 H^+ 进入细胞膜,但更主要的是胚胎细胞内的代谢产物会降低 pHi 从而影响胚胎的正常新陈代谢。但平衡后的最高 pH 最好不超过 7.4,因此多数培养液的 CO_2 水平可以设置在 6%~7%,使得 pHe 保持 7.3 左右。

不同的培养液制造厂家所提供的培养液对 CO_2 浓度和 pH 标准有所不同。如有些培养液在 6% CO_2 中平衡后的 pH 标准为 7.20~7.34,有些标准为 pH 7.1~7.3(或 7.05~7.34),7.3~7.5(或 7.25~7.54),或者为 7.2~7.3(或 7.15~7.34)等。用于卵裂胚培养的产品 pH 标准间的这种差异代表了产品组分、制造过程和终端产品质量控制的严格程度。对一个生殖中心而言,检测 pH 的目的不仅是为了检查培养液的质量以确认 pHe 是否符合制造厂家所设定的标准,更重要的是了解并调整 pHe 使胚胎在所希望的 pH 环境中生长。

三、pH 测试

观察和测定 pH 的方法有多种。当培养液中含有酚红时,其颜色的改变可以指示培养液 pH 变化,因此,可以采用目测法观察 pH 变化。但是,观察一个试管中的培养液 pH 变化时,其最大敏感度只能达到 0.2pH 单位。因此,根据目测法常会影响 pH 的正常判断。

近年来,考虑到酚红为非生理性物质和对酚红的雌激素样结构的质疑等,很多培养液已不采用酚红作为培养液添加剂。

用常规 pH 测定仪测定 pH 比较经济,如果严格遵循正确的测试方法,可以相对准确地获得培养液或液滴中的 pH。使用 pH 测定仪时需要注意如下问题:

1. 应选用精密度较高的 pH 测定仪。

2. pH 电极在测试标准缓冲液时要符合标准电压要求。

3. 尽量使用一次性 pH 标准液,采用标准液 7.00 和 10.00 作校正,用标准液 8.00 确认校正结果。

4. 应该在 37℃ 条件下测试,如果在室温下测试,所得 pH 会有较大的差异。

5. 被测试培养液的预平衡时间和条件应该正确和充分。

6. 测试应该按争取的标准操作程序进行。

与 pH 测定仪相比,血气分析仪更适合测定培养液,特别是微滴的 pH 变化。这一方法的简单、准确且可靠,但有价格较高的缺点。

四、培养液 pH 的维持

为了维持碳酸盐缓冲系统的 pH 稳定,需要考虑到如下几点:第一,尽量缩短在培养箱外操作的时间;第二,用 MOPS 或 HEPES 缓冲系统做取卵和显微操作等操作;第三,在可能的情况下尽量使用培养油以减缓 CO_2 挥发;第四,选用婴儿培养箱进行体外操作。

五、渗透压

据报道,小鼠和仓鼠的胚胎可以在一个较大的渗透压范围(200~350mOsm/kg)生长。尽管多数培养液的渗透压在275~295mOsm/kg,小鼠胚胎可以在低于这个范围的渗透压下也可以良好发育。值得指出的是,这些研究中使用的培养多不含有氨基酸。目前使用的多数培养液均含有包括甘氨酸的多种氨基酸,这些氨基酸均有效参与胚胎的渗透压调节,以缓解和避免渗透压对胚胎正常发育所致的不良影响,也使胚胎在较大的渗透压范围中正常发育。目前使用的人胚胎培养液的常用渗透压在270~290mOsm/kg。

(孙正怡)

第五节　培养方式选择

一、体细胞共培养

随着培养液的不断改进,胚胎的体外发育率得到了很大提高。但由于脱离母体环境,胚胎的发育率及质量仍存在很多问题,胚胎体外培养过程仍有许多不解之谜,体外培养系统缺陷是影响临床妊娠率的重要瓶颈之一。采用共培养的方式培养胚胎,可改善胚胎体外生长环境,提高胚胎质量与发育潜能,从而建立更类似于体内环境的培养体系。

(一) 胚胎共培养的目的

人早期胚胎体外培养在4~8细胞阶段会出现发育阻滞的现象。随着人类辅助生殖技术的发展,一些研究者将胚胎与体细胞的共培养引入人类胚胎培养的临床工作中。共培养技术是20世纪80年代后期发展起来的,最初用于动物实验中以防止胚胎发育阻滞。该技术模拟早期胚胎在体内发育环境,将体细胞作为营养细胞与胚胎共同培养,其目的是为最大限度地满足胚胎在不同细胞期对物质的全面需求,尽可能使体外环境与体内环境相吻合,为早期胚胎营造一种理想的生存环境。将体细胞作为营养细胞与胚胎共培养,能在一定程度上克服胚胎体外发育阻滞,促进早期胚胎发育,提高胚胎质量,增加囊胚形成率以及胚胎种植率和妊娠率,特别是提高反复种植失败者的妊娠率。

人早期胚胎体外共培养体细胞种类哺乳动物早期胚胎的发育始于输卵管,然后进入子宫。最终在子宫发育为胎儿。胚胎在体内发育过程中,与生殖道之间有着极为密切的双向交流,生殖道上皮细胞及一些基质细胞分泌的细胞因子对胚胎发育有很大的影响。文献报道研究人员利用人的输卵管上皮细胞、子宫内膜细胞、卵丘细胞等作为辅助细胞与胚胎共培养均取得很好的效果。

(二) 输卵管上皮细胞共培养技术

人输卵管上皮细胞是最早应用于临床的共培养细胞。输卵管上皮细胞共培养比颗粒细胞共培养更适合体外胚胎发育。卵母细胞由卵巢排出后在输卵管壶腹部受精形成受精卵。输卵管可以分泌活性因子刺激胚胎发育,因此使用输卵管上皮细胞特别是输卵管壶腹部上皮与早期胚胎进行共培养,可以模拟体内的自然环境,有利于早期胚胎的生长发育,使更多的胚胎发育至囊胚阶段。动物实验显示,合成输卵管培养液对改善早期胚胎的体外发育不及输卵管上皮细胞共培养,而排卵期和黄体期的输卵管上皮细胞共培养更有利于早期胚胎体外发育。

(三) 子宫内膜细胞共培养技术

胚胎在输卵管发育很短时间后进入子宫,子宫是胚胎发育的最终场所。因此也有许多胚胎共培养体系以子宫内膜细胞为辅助细胞。子宫内膜可以分泌许多活性因子,如白血病抑制因子(UF)、表皮生长因子(EGF)及许多细胞因子和黏附分子,这些物质均能有效提高胚胎的发育率和质量。研究显示,利用人自体子宫内膜细胞(含基质细胞和上皮细胞)做饲养层与人IVF胚胎共培养与其在传统培养液中培养相比,胚胎细胞数显著增加,胞质碎片率明显下降,培养至囊胚阶段胚胎数增加,种植率和妊娠率提高。动物试验还显示:子宫内膜细胞共培养可增加囊胚内细胞团的细胞数,减少细胞凋亡,从细胞生物学水平证明共培养可以提高胚胎发育潜力。

共培养和序贯培养都是常用的人早期胚胎的体外培养方法,随着序贯培养液的出现,共培养技术有逐渐被替代的趋势。所谓序贯培养是根据体外培养的胚胎在不同发育时期代谢需求的不同,依次采用适合该时期营养需要的培养液进行培养,但与生理环境仍有差距。最近有研究显示,子宫内膜细胞共培养比序贯培养能提高囊胚形成率、胚胎种植率和临床妊娠率。说明共培养体系可以在体外为胚胎发育提供一种更类似于体内的环境。

(四)卵丘细胞共培养技术

卵母细胞调节颗粒细胞的新陈代谢,而其所需的营养物质依赖卵丘细胞提供,两者还通过缝隙连接进行信号转导,进而调节卵母细胞的生长和成熟。应用自体卵丘细胞与IVF得到的早期胚胎共培养,可改善胚胎质量,提高妊娠率。其理论依据:①颗粒细胞进入管腔后继续分泌生长因子辅助胚胎着床。②颗粒细胞生长发育形成树枝状结构固定胚胎,增加胚胎在宫腔内的黏着性。自体颗粒细胞共培养安全,易于获得,不增加创伤,操作程序相对简单。颗粒细胞共培养体系促进胚胎体外发育的作用已得到肯定。但卵丘细胞共培养的效果受诸多因素的影响,如卵丘细胞密度、成熟度等,其作用机制仍不十分清楚。

二、组培养和单一培养

(一)单胚胎培养

在一定条件下单个胚胎在体外培养系统中也能生存和增殖生长,有很强的独立性。在采用单胚胎培养比较便于观察,有连续性。在进行单个胚胎培养时应进行微滴培养,并且盖油。

(二)组培养

组培养是指在培养基内将多个胚胎放在一个培养液液滴中一起培养,培养液的量相对多,一般为30~50μl左右,内放置3~5枚胚胎。这种方式中由胚胎分泌的一些代谢物质会被稀释变得无害。单个胚胎虽然能生长繁殖,但不如组培养生存力强,胚胎量多时比少时易于培养。鼠胚试验已经证实当10个左右的胚胎一起培养,可以获得更好的卵裂率及囊胚形成率。6个月内,72名可获得9个及更多受精卵的患者参加了这项前瞻性研究,共936个受精卵被分成三个亚组(单独培养、相邻很近的单独培养及组合培养)。所有的均被置于30μl的液滴(第3天换培养液)中培养直到囊胚形成。第5天,进行单囊胚移植并且其他的高质量的囊胚玻璃化冷冻保存。IVF的受精率为69%,而卵细胞质内单精子注射(ICSI)的受精率为81%;囊胚形成率为

48%;单囊胚移植的临床妊娠率为54%。组培养与单独培养相比,在致密化率($P<0.01$)及囊胚形成率($P<0.01$)方面均更有优势。组培养组获得的囊胚质量更好($P<0.05$)。随之而来的是,组培养组的囊胚获得了更多的活产率。就目前所知,这是第一份证据证明组培养可以改善人类胚胎植入前发育并建议可以减少培养液的体积或增加胚胎的密度。

三、开放式培养和盖油培养

在胚胎培养中应用油的原因:在大气压下观察胚胎时有助于维持pH稳定,保护培养基无菌,防止蒸发,尤其是微量液滴时。另外,有或无油可能对培养基中的实际氧分压产生极深的影响。细胞的氧气利用率的维持部分依赖于培养系统中的O_2的溶解度和扩散率。如果油层限制了大气和培养基之间的气体交换,可能有助于在细胞周围维持一种有利的低氧(通过呼吸产生)的微环境。另外一种可能性就是油能够作为聚集于液体环境中的毒性物质的洗涤槽。与未盖油的培养基相比,囊胚形成率在盖油的微滴培养基中明显高。

平衡好的矿物油有特殊的作用:作为一个物理屏障,可阻断培养液微滴和环境以及空气传播的微粒和病原菌之间的结合,防止挥发和减慢气体的扩散,因此在配子操作过程中可以保持pH、温度和渗透压的稳定,防止胚胎所在微环境的过大波动。防止蒸发,高湿度和预平衡的矿物油也可以放在无湿度的培养箱中,更易于清洁和保持。

另外,矿物油能吸收培养基中的脂溶性毒物,有利于胚胎的发育。由于油的物理特性导致了气体的挥发缓慢,所以应该提前平衡,不提前平衡的油能够从培养基中吸收气体,造成偏碱的pH,对配子和胚胎有不利影响。覆盖有油的培养小皿必须放在培养箱内平衡1小时以上才能将配子或胚胎移入其中。

一般而言,商家提供的矿物油或液体石蜡本身就是无菌的,因而没有必要进行高压灭菌或过滤。气体在矿物油中扩散很慢,未经CO_2平衡的矿物油可能会吸收培养液中的气体造成培养液的碱性环境而影响胚胎发育,因此矿物油在使用前必须经过清洗和平衡。将100ml矿物油加入20ml不含蛋白

或血清的平衡盐溶液(如 Earle 平衡盐溶液)中(按 5∶1 比例),然后向其中通入 5%CO_2 约 5~10 分钟,反复用力摇匀并在室温中静置过夜,一般矿物油在使用前至少要在 CO_2 培养箱中平衡 7 小时以上。矿物油的清洗过程有利于去除水溶性毒素,一批矿物油在使用前尚需进行质量控制试验。在胚胎培养过程中矿物油的使用有如下好处:第一,作为胚胎培养液滴与外界环境之间的一道防护屏障,有利于将培养液与空气隔开,减少空气中尘粒及细菌的污染;第二,阻止液体挥发及延缓气体扩散,有利于保持培养液温度、pH 和渗透压的相对稳定,为胚胎培养营造一个稳定的环境;第三,吸收培养液中的脂溶性毒素,减少其对胚胎的毒性作用;第四,由于液滴上层的矿物油能有效地防止液体挥发,因而可以用干式培养箱进行胚胎培养,从而减少培养箱发生真菌污染的机会。

四、Time lapse 培养

近些年来,时差培养技术作为一种新的胚胎培养技术,越来越受到国内外辅助生殖领域临床医生与胚胎学家的青睐。时差培养技术依赖于培养箱的进步,近年来,多个生产商设计生产了多种易于操作,成像清晰的时差培养箱,时差培养技术应用于辅助生殖中的临床研究也逐渐增多。已经有相当多的研究使用了该技术,也证明了这项技术的安全有效性。

时差培养技术,利用时差成像系统,通常是在培养箱内安装摄像装置,对每一枚胚胎间隔固定时间进行照明、拍照,胚胎学家可以将一系列图片回放获得类似动态视频的效果。如果将培养箱与成像系统整合在一起,全过程在培养箱内即可完成,同时进行图像的处理和储存,则不必将胚胎取出培养箱,使得胚胎维持稳定的生长环境,避免了培养箱外环境改变对胚胎造成的应激。某些产品可以对不同焦平面采集数张图片,对胚胎的观察更加细致、全面。时差成像系统可以记录胚胎发育过程的动态变化,优化胚胎选择,可提高临床妊娠率。目前临床广泛采用的胚胎观察时间点以伊斯坦布尔共识为依据,在特定的时间点根据胚胎静态的形态学描述进行评级。但胚胎发育是一个连续的过程,选取特定的几个时间点虽然能了解胚胎发育的大致情况,但无法了解具体的发育详情,比如原核消失的时间、卵裂时间、卵裂模式等数据,而这些参数对评估胚胎发育潜能具有重要的指导意义。

从操作上讲,传统形态学观察,每次均需要打开培养箱取出胚胎,观察节点的设置越多,得到的信息越多,评价越准确;但每次观察都会给胚胎带来温度、湿度及气体等环境条件的改变,这使得传统的形态学难以获得最好的评价效果。另外,形态的评估必然受主观因素的影响,时差培养技术不仅保障了观察过程中胚胎所处环境的稳定,而且还能够自动保存复杂的数据和胚胎图像,用以分析卵裂模式、卵裂时间、卵裂同步性等传统形态学无法记录的信息,大大扩增了观察资料和分析的灵活性。卵裂模式的分析主要从卵裂均等性、卵裂倍增性(单细胞分裂后生成的细胞数量,正常单个细胞分裂后生成两个子代细胞)、卵裂球融合、卵裂停滞等方面对胚胎发育进行评价。

有研究发现,卵裂倍增异常的胚胎囊胚形成率(11.7%)和种植率(3.7%)较低,而流产率较高,可能是异常的卵裂模式造成非整倍性及多核率显著增高,甚至胚胎染色体异常,进而导致妊娠率降低及流产率升高的发生。卵裂停滞为胚胎出现 1 个或 1 个以上卵裂球的长时间停止分裂的现象,可能是由于调控胚胎发育的过程中出现了障碍,此类胚胎多为非整倍体或嵌合体胚胎。而卵裂球融合的出现也不利于胚胎的发育,此类胚胎囊胚形成率极低,发育潜能低下。在对胚胎多核性进行分析中发现,带有非正常核数的卵裂球多为非整倍体,胚胎移植潜能低,而该现象只有在卵裂特定时期才能观察到,常规的观察方法会大量遗漏掉,因此时差培养技术能够有效避免多核卵裂球胚胎的移植。卵裂时间主要研究卵裂期细胞数与对应培养时间的关系,以及处于某一细胞数所持续的时间,进而对两个常规形态学评级相同的胚胎可能观察到完全不同的发育过程。Meseguer 等的研究发现,卵裂球维持 2- 细胞状态的时间 ≤11.9 小时表明胚胎着床能力较高。在受精后(68±1)小时正常的胚胎细胞数应为 8 个,而其他细胞数的胚胎可能存在分裂异常、细胞融合、碎片化等问题,可能最终影响胚胎整体的发育潜能。

目前对时差培养技术的风险,主要是担心频繁的照明是否会对胚胎的发育造成不良影响,过多光照可能是诱发细胞膜上的不饱和脂肪酸与类脂产生氧化反应,从而导致细胞内活性氧簇(ROS)生成增多所致。但实际上每次成像的曝光时间可以很短,整个培养期间的曝光时间加在一起通常不超过数分钟,而且通过改进感光元件,能进一步降低光照的强度。

(孙正怡)

参考文献

1. 黄国宁, 孙海翔. 体外受精 - 胚胎移植实验室技术. 北京: 人民卫生出版社, 2012.

2. BALTZ JM. Media composition: salts and osmolality. Methods Mol Biol, 2012, 912: 61-80.

3. BIGGERS JD, Summers MC. Choosing a culture medium: making informed choices. Fertil Steril, 2008, 90 (3): 473-483.

4. QUINN P. Culture systems: sequential. Methods Mol Biol, 2012, 912: 211-230.

5. BALTZ JM. Osmoregulation and cell volume regulation in the preimplantation embryo. Curr Top Dev Biol, 2001, 52: 55-106.

6. HOUGHTON FD. Media composition: amino acids and cellular homeostasis. Methods Mol Biol, 2012, 912: 97-106.

7. MEINTJES M. Media composition: macromolecules and embryo growth. Methods Mol Biol, 2012, 912: 107-127.

8. ZANDER-FOX D, Lane M. Media composition: energy sources and metabolism. Methods Mol Biol, 2012, 912: 81-96.

9. HEGDE A, BEHR B. Media composition: growth factors. Methods Mol Biol, 2012, 912: 177-198.

10. KAWAMURA K, CHEN Y, SHU Y, et al. Promotion of human early embryonic development and blastocyst outgrowth in vitro using autocrine/paracrine growth factors. PLoS One, 2012, 7 (11): e49328.

11. COMBELLES CM, HENNET ML. Media composition: antioxidants/chelators and cellular function. Methods Mol Biol, 2012, 912: 129-159.

12. REED ML. Culture systems: embryo density. Methods Mol Biol, 2012, 912: 273-312.

13. SWAIN JE. Media composition: pH and buffers. Methods Mol Biol, 2012, 912: 161-175.

14. THOMAS T. Culture systems: air quality. Methods Mol Biol, 2012, 912: 313-324.

15. POOL TB, SCHOOLFIELD J, HAN D. Human embryo culture media comparisons. Methods Mol Biol, 2012, 912: 367-386.

16. MACHTINGER R, RACOWSKY C. Culture systems: single step. Methods Mol Biol, 2012, 912: 199-209.

17. MANTIKOU E, YOUSSEF MA, VAN WELY M, et al. Embryo culture media and IVF/ICSI success rates: a systematic review. Hum Reprod Update, 2013, 19 (3): 210-220.

18. KOVAČIČ B. Culture systems: low-oxygen culture. Methods Mol Biol, 2012, 912: 249-272.

19. VELKER BA, DENOMME MM, MANN MR. Embryo culture and epigenetics. Methods Mol Biol, 2012, 912: 399-421.

20. SOBRINHO DB, OLIVEIRA JB, PETERSEN CG, et al. IVF/ICSI outcomes after culture of human embryos at low oxygen tension: a meta-analysis. Reprod Biol Endocrinol, 2011, 9: 143.

21. BONTEKOE S, MANTIKOU E, VAN WELY M, et al. Low oxygen concentrations for embryo culture in assisted reproductive technologies. Mol Reprod Dev, 2000, 55 (3): 256-264.

22. MORBECK D, KHAN Z, BARNIDGE DR, et al. Washing mineral oil reduces contaminants and embryoboxicity. Fertil Steril, 2010, 94: 2747-252.

23. SIFER C, PONT JC, PORCHER R, et al. A prospective randomized study to compare four different mineral oils used to culture human embryos in IVF/ICSI treatments. Eur J Obstet Gynecol Reprod Biol, 2009, 147: 52-56.

24. RIENZI L, VAJTA G, UBALDI F. New culture devices in ART. Placenta, 2011, 3: 248-251.

25. SMITH GD, TAKAYAMA S, SWAIN JE. Rethinking in vitro embryo culture: new developments in culture platforms and potential to improve assisted reproductive technologies. Biol Reprod, 2012, 86 (3): 62.

26. SMITH GD, MONTEIRO DA, ROCHA A. Advances in embryo culture systems. Semin Reprod Med, 2012, 30 (3): 214-221.

第十六章

胚胎的评估与胚胎移植

第一节　卵母细胞的评估

在受精前对卵母细胞进行评估,通过观察卵冠丘复合体的形态以及周围细胞的扩散状态等,可以初步判断卵子的成熟度,为后期的受精操作提供参考。

女性的生殖细胞在 IVF 治疗结局中起着至关重要的作用,卵子的质量不仅受细胞核和线粒体基因组的影响,还与卵泡发展的微环境密切相关,由卵巢和排卵前卵泡提供的微环境,影响转录和翻译,因此可能会影响卵子的成熟度。相对于体内自然生长,控制性卵巢刺激(COS)方案会导致卵子发育过程中越过自然选择中只允许单个卵子发育成熟并排卵这一过程,而降低卵子的质量。1992 年 Van Blerkom 和 Henry 教授首次提出卵子胞质异常和缺陷可能会影响胚胎发育潜能,然后卵子的质量评估开始应用于 IVF-ET 治疗中,目前关于卵冠丘复合体的评估,一般是根据卵丘细胞、生殖泡、第一极体等进行成熟度分期,一般分成 Ⅰ～Ⅴ期。

Ⅰ期:卵母细胞非常不成熟,卵子外周被细胞紧密包围,部分卵母细胞在倒置显微镜下可观察到生殖泡。

Ⅱ期:卵母细胞不成熟,卵母细胞周围被放射冠细胞紧密包绕,整个复合体的直径大约在 600μm 左右,不能清晰观察到透明带,卵周隙内无第一极体排出。

Ⅲ期:卵周隙内可观察到第一极体,放射冠细胞呈放射状排列,卵丘细胞呈松散状,透明带清晰可见。

Ⅳ期:第一极体清晰可见,放射冠细胞聚堆或不完整,卵丘细胞大量分散,易脱落,但仍然有细胞结构,透明带清楚可见。

Ⅴ期:卵母细胞色泽暗淡,不太容易寻找,卵丘细胞已完全分散,这种卵母细胞通常难以受精成功。

由于 COS 周期中,卵子的成熟度与卵丘复合物卵丘细胞的扩展程度的平行关系,会因外源激素的注射而受到干扰,因此,卵丘复合物形态评估只能作为卵子成熟度判断的参考。目前的研究表明人类 MⅡ期卵母细胞的直径存在较大的差异,这些差异不会影响其受精以及后续的胚胎发育。Rosenbusch 等的研究表明,若卵子的直径大于正常卵子的 2 倍,这类卵子可能出于减数分裂前的 4 倍体状态,受精后可能会发育成 3 倍体胚胎,因此不能应用于移植。

此外,卵子质量的评估还会受到受精方式的影响,如 IVF 受精由于不需要进行卵丘细胞的拆除,目前评估卵子质量只能是通过观察卵丘复合物的形态,以及卵丘细胞的扩散程度等对卵子的质量和成熟度进行初步判断;相对于 IVF 受精,ICSI 受精可以在进行 ICSI 操作时通过卵子形态大小、胞质形态,以及纺锤体形态等评估卵子的质量。

(孙海翔)

第二节　合子评估

受精是指成熟卵母细胞完成第二次减数分裂并与精子融合形成受精卵,同时释放出第二极体的过程。目前受精的评估主要根据在适当时间观察第二极体和原核情况决定。

一、第二极体的观察

出现第二极体可以作为在早期判断受精的征

象。精子与卵母细胞共培养 4 小时后于倒置显微镜下观察,若有明显第二极体,说明卵细胞处于受精过程中;若没有明显第二极体则于加精 6 小时后再次观察,如果仍未见第二极体则判断为未受精。受精是一个过程,第二极体仅是一个征象,IVF-ET中受精的最终判断是通过受精后 16~18 小时的原核判断。

对卵母细胞变化的连续观察过程中发现,第二极体的排出是卵母细胞受精的最早表现。文献中关于第二极体的排出时间,报道结果尚不一致。研究发现 ICSI 后 22% 的卵母细胞在 2~3 小时后释放出第二极体,66% 的卵母细胞在 3~4 小时后释放出第二极体。而常规 IVF 中 92.9% 的受精卵在 6 小时内释放第二极体,可将此时间点作为早期受精判断的时间点。通常 ICSI 排出第二极体的时间早于常规 IVF。

二、原核的观察及评分

通过原核观察来评估受精是目前人类辅助生殖技术实验室评估受精所采用的金标准。原核评估通常在受精后 16~20 小时倒置显微镜下观察:正常受精卵有两个清晰原核(2 pronucleus,2PN)。只有 1 个原核的为 1PN 受精,≥3 个原核的为多 PN 受精(以 3PN 最多见),统称为异常受精。

正常受精卵的原核形态是判断受精卵质量及进行胚胎选择的重要参数。有学者认为对正常受精卵的原核形态进行评分不仅能预测胚胎发育停滞及异常卵裂的可能,还能显示其与染色体异常概率的关系。常用的原核期评分有 Scott 原核评分、O型原核评分及 Z 分级原核评分。

1. Scott 原核评分 1998 年 Scott 等率先在人类 IVF 临床中应用原核评分进行移植胚胎的选择,其注重胚胎发育速度。Scott 原核评分体系是在倒置显微镜下按照原核的位置、两原核连接处核仁的排列及胞质的状态进行评分。评分值越高,提示受精卵质量越高(表 16-2-1)。

2. O 型原核评分 1999 年,Tesarik 等将原核形态分为 O 型和非 O 型两种,着重强调两个原核的同步化。O 型原核是指核仁前体线性排列和有 7个以上的小核仁前体均匀散在分布于每个原核中,

此类原核形态最佳。其他类型均称为非 O 型原核。随后有学者将 O 型原核进一步评分,结果显示 OB型原核的妊娠率及种植率最高(图 16-2-1)。

3. Z 分级原核评分 是对 Scott 原核评分的改良,其将核仁前体的大小、数目、排列方式同第 3天胚胎的形态和发育到囊胚期的能力考虑在内。Scott 等研究显示:Z1 型原核的胚胎发育最快且囊胚种植率最高,Z2 型原核的胚胎发育明显减慢,而Z3 型原核的胚胎发育更慢。但是也有研究者通过Z 分级原核评分得出不同的结果:Z1 型和 Z3 型原核有相似的妊娠率,认为 Z 分级并不优于卵裂期胚胎的选择(图 16-2-2)。

表 16-2-1 原核评分体系(Scott,1998)

评分	原核排列	核仁排列	胞质
1	分散或大小很不一致		胞质有凹陷或变黑
2		分散	
3		开始排列	
4	紧密或线样	在原核连接处线样排列	不均匀,围绕边缘有一明显光晕,偶尔在中间围绕原核有一清晰的区域并且中间有一个变黑的光环

O型

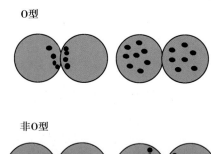

非O型

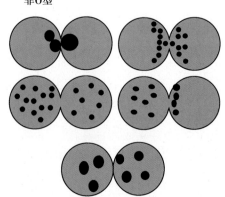

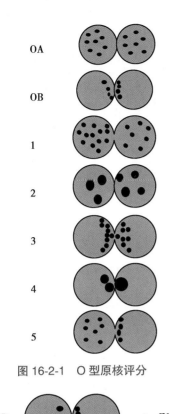

图 16-2-1 O 型原核评分

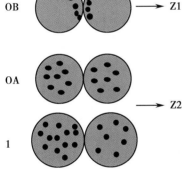

图 16-2-2 Z 分级原核评分

对比以上不同原核评分结果显示：OB 型原核相当于 Z1 型原核；OA 型及 1 型原核相当于 Z2 型原核；2~5 型原核相当于 Z3 型原核。认为临床上应当首先选择 OB 型 /Z1 型原核形成的胚胎进行移植。

由于第二极体可在观察前解裂成为碎片，而原核也可由于不同步的发育使得单一时间的观察不完全准确。也就是说在适当时间内未观察到原核，并不一定提示受精失败。研究显示受精后 18~27 小时约有 40% 的受精卵观察不到原核，这其中 41% 的受精卵在后续发育中可以观察到形态正常的胚胎，其卵裂速度和卵裂球形态与观察到原核的受精卵发育的胚胎没有差异。

因此，仅通过光学显微镜观察第二极体和原核

结果并不能完全准确判断卵母细胞的受精情况，更好的受精评估方法有待进一步探讨。

（孙海翔）

第三节 胚胎评估与选择

胚胎质量是影响临床妊娠结局的重要因素，移植和冻融胚胎的评估是胚胎实验室的重要工作。建立完善的胚胎评估方法，有利于准确预测胚胎的发育与种植潜能。挑选具有发育潜能的胚胎进行移植和冷冻，可以有效减少移植胚胎的数量，从而控制医源性多胎妊娠的发生比例，为实现健康单胎分娩的目标提供有力的保障。

依据胚胎分裂的规律，同时也为了促进胚胎评估的标准化，不同发育阶段的胚胎应在相应的恰当时间区段进行评估。2011 年 2 月伊斯坦布尔胚胎评估共识建议：分裂期胚胎的观测点分别在受精后 (44 ± 1) 小时、(68 ± 1) 小时，囊胚的观察时间点在受精后 (116 ± 2) 小时、(140 ± 2) 小时。冻融胚胎时，可以重复评估胚胎，以记录冷冻时间截点的胚胎发育状况，以及复苏后胚胎的存活与进一步分裂的能力。

一、分裂期胚胎形态学评估

（一）分裂期胚胎评估的重要参数

1. 分裂期胚胎评估的首要参数 卵裂球数目。

细胞数反映胚胎分裂的速度，是胚胎活力的重要指标之一。发育速度正常的胚胎在受精后 D3 达到 7~10 细胞，并且在过去 24 小时内分裂过。卵裂速度过快或者过慢，对于胚胎种植都是不利的，染色体异常的发生率在停滞胚胎、生长迟缓或发育过快胚胎中的发生概率较正常胚胎显著升高。

2. 胚胎形态学评估的主要参数 卵裂球均一度和胚胎碎片的数量与分布。

胚胎出现不均衡的分裂在体外培养过程中并不少见，不均衡的细胞分裂会导致卵裂球的大小不均。不均衡胚胎的定义早期是指卵裂球大小相差 1/3。由于卵裂球不均一与染色体畸变程度有关，不均衡分裂导致蛋白质、mRNA、线粒体分布不均，对

妊娠结局产生负面效应。目前不均衡胚胎的定义已经严格到卵裂球大小相差1/5。

胚胎出现碎片也是体外培养过程中的常见现象。碎片是细胞外膜包裹的胞质结构,在D2胚胎中直径小于45μm,D3胚胎中直径小于40μm。人类胚胎的碎片中观察到各种类型的坏死特征,但碎片产生的确切机制尚不明确,授精密度过高导致培养液中氧自由基含量上升、胚胎体外培养过程温度或pH的改变、胚胎技术人员的操作因素都有可能产生碎片。碎片的程度从5%的少量碎片到100%不等。碎片评级的百分比是基于碎片大小与胚胎的比较。对于4-细胞的胚胎,25%的碎片与一个卵裂球的体积相等。

依据碎片的数量,可将胚胎评为4级。1级胚胎无碎片,2级胚胎碎片少于20%,碎片在20%~50%的定为3级,碎片超过50%为4级胚胎。碎片可以集簇或散在分布。除了碎片的程度,碎片的类型也决定了胚胎发育能力。依据碎片的分布,可将胚胎分为5种类型。1型的碎片少于5%,位置局限。2型碎片大于5%,伴有5个或5个以上形态均匀的卵裂球,大多局限在某一位置。3型碎片散在分布,体积相近。4型碎片面积大而分散,大小不均,而卵裂球数目少。5型碎片分散,细胞边界不清,常伴胞质收缩和颗粒化。种植潜能最好的是1型和2型碎片,胚胎期10%碎片对着床率的影响可以忽略不计。3型、4型胚胎种植减少,但碎片不能作为判断胚胎质量的唯一形态标准。

3. 胚胎形态学评估的次要参数 包括多核现象、胚胎的色泽与胞质形态、透明带与卵周隙状态等。

卵裂球多核胚胎出现异常染色体概率较大,从而导致种植能力较低,影响妊娠与分娩结局。胞质中出现的一些特征性表现,如细胞颗粒粗或粗颗粒区域集聚、滑面内质网集聚、空泡等,对胚胎的发育潜能的影响也值得关注。

细胞分裂速度正常且质量好的胚胎往往显现出阶段特异性细胞分裂、卵裂球大小均等,无胞质碎片。通常D2的胚胎(受精后43~45小时)应有4个大小相等的卵裂球,并呈四面体排列,碎片小于10%。Day3的胚胎(受精后67~69小时)应有8个大小相等的卵裂球,碎片小于10%。

(二) Alpha Executive 和 ESHRE 胚胎学专业学组(2011年)的胚胎分级

1. 胚胎发育速度 有特定时间轴,最优卵裂速度:D2为4-细胞,D3为8-细胞。

2. 碎片分为三级 轻度(<10%)、中度(10~25%)和重度(>25%)。

3. 胚胎质量分为三级 一级良好、二级中等、三级不良。

(1)一级胚胎(良好):碎片在10%以内,细胞大小均匀,无多核。

(2)二级胚胎(中等):碎片10%~25%,大多数细胞呈现胚胎发育阶段性大小,没有多核的现象。

(3)三级胚胎(不良):碎片比例>25%,细胞严重不均一,存在多核现象。

(三) 临床常用的分裂期胚胎形态学评估分级标准

1. 5级胚胎评分法(不纳入细胞数)

(1)1级胚胎:卵裂球大小一致,无碎片、空泡。

(2)2级胚胎:卵裂球轻度不均,或均一性好,碎片10%~15%。

(3)3级胚胎:卵裂球均一性差、有小空泡等其他形态学特征,或轻度不均,碎片15%~25%。

(4)4级胚胎:卵裂球均一性差、有小空泡等其他形态学特征,碎片25%~50%。

(5)5级胚胎:碎片大于50%,均一性差或卵裂球24小时停止分裂。

其中1级胚胎评级最高。

2. 纳入细胞数的胚胎评估

(1)将细胞数、碎片、卵裂球均一度、胞质特征等指标整合在一个胚胎的评分中,并将观察指标量化。胚胎依据卵裂球数目,1个计为1分;有碎片(碎片小,局限在卵周隙)时减2分;细胞大小均匀,卵裂球扩张良好(卵周隙小),胞质没有空泡,细胞出现斑点,致密化征象,上述5项每项0.4分。从而得出胚胎的总分。

(2)将细胞数、碎片、卵裂球均一度三个指标标记在一个胚胎的评分中。细胞数依据卵裂球数目,标为1~14;碎片分为5个标记:无碎片标为0,碎片1%~9%为1,10%~25%为2,26%~50%为3,碎片在 50% 以上为 4；卵裂球均一度分为 3 个标记：均一的标为 0，部分不均为 1，严重不均为 2。如胚胎标为 "801" 可知胚胎形态为 8- 细胞、无碎片、部分不均。

（四）挑选胚胎用于移植或冷冻的标准

1. 根据胚胎等级顺序挑选优质胚胎用于移植和冷冻保存。

2. 分裂期胚胎移植挑选顺序依次为细胞数、碎片数量、均一性。

3. 复苏后胚胎以全部卵裂球存活定义为胚胎完整，以一半及以上卵裂球存活定义为胚胎存活。胚胎复苏后出现卵裂球溶解的，胚胎评分降级。

4. 建议 D3 细胞数在 6- 细胞以上胚胎用于移植，优先选择 8- 细胞胚胎用于新鲜周期胚胎移植。建议 7~12 细胞的 2 级以上胚胎用于冷冻。建议复苏后一半及以上卵裂球存活的胚胎用于冻融胚胎的移植。

二、囊胚期胚胎形态学评估

适宜的体外培养条件下，延长胚胎培养时长至囊胚阶段，可进一步筛选出有发育潜能的胚胎。

（一）囊胚期胚胎评估的重要参数

发育良好的种植前胚胎在获卵后 D4 从 16 细胞发展成致密的桑葚胚，细胞不完全至完全融合。获卵 D5 后形成囊腔，有致密的内细胞团和滋养层细胞。高质量囊胚的囊腔呈现扩张或完全扩张状态，内细胞团清晰完整，滋养层细胞多且结构致密。

1. **囊胚期胚胎评估的首要参数** 囊腔扩张程度。

2. **囊胚期胚胎评估的主要参数** 内细胞团和滋养层细胞形态。

3. **囊胚期胚胎评估的次要参数** 空泡、碎片等异常形态特征。

4. 如无囊胚形成时，评估细胞数或致密化情况，并追踪胚胎下一步的发育情况。

（二）囊胚形态学评估标准

囊胚质量的评估主要依据显微镜下的形态学观察。常用分级标准有两种。

1. **简易囊胚分级标准** 1993 年 Dokras 等提出依据囊胚发育速度，将囊胚分为三级：

（1）1 级：第 5 天或第 6 天形成的内细胞团和滋养层细胞清晰的扩张囊胚。

（2）2 级：比 1 级囊胚发育延迟 24~48 小时，第 6 天或第 7 天形成与 1 级囊胚形态相似的胚胎。

（3）3 级：体外培养 5~7 天形成的囊腔发育差、内细胞团与滋养层细胞内有退化区域的囊胚。

2. **人类囊胚分级系统** 1999 年 Gardner 等综合囊胚扩张状态、内细胞团和滋养层细胞的发育对囊胚的质量进行全面评定。

（1）根据囊胚腔的大小和是否孵出将囊胚的发育分为六个时期：

1 期：早期有腔室囊胚，囊胚腔体积小于胚胎总体积的 1/2。

2 期：囊胚腔体积大于或等于胚胎总体积的 1/2。

3 期：扩张囊胚，囊胚腔完全占据了胚胎的总体积。

4 期：囊胚腔完全充满胚胎，胚胎总体积变大，透明带变薄。

5 期：正在孵出，囊胚的一部分从透明带中溢出。

6 期：孵出囊胚，囊胚全部从透明带中溢出。

（2）处于 3~6 期的囊胚，还需对其内细胞团和滋养层细胞进行质量分级。

1）内细胞团分级

A 级（良好）：细胞数目较多，排列紧密，大小均匀，形态规则，融合，直径在 60μm 以上。

B 级（中等）：细胞数目中等偏少，排列松散，形态不规则，直径在 60μm 以上，细胞大小不匀，有相当一部分没有融合。

C 级（不良）：细胞数极少，明显小于正常大小。

2）滋养层细胞分级

A 级（良好）：细胞数目多，排列紧密，沿囊胚 "赤道面" 分布的细胞数明显超过 10 个，大小均匀，在囊胚底面的细胞全部形态清晰，大多数可见细胞核。

B 级（中等）：细胞数目偏少，排列松散，沿囊胚 "赤道面" 分布的细胞数 10 个左右，大小欠均匀，在囊胚底面的部分细胞形态清晰，部分可见细胞核。

C 级（不良）：细胞数极少，沿囊胚 "赤道面" 分布的细胞数明显少于 10 个,大小明显不均匀,滋养细胞与透明带之间有明显的碎片残留,囊胚底面的细胞难以辨认。

3. 两种分级方法的比较和囊胚分级系统的优化 两种囊胚评估方法,在选择有种植潜能囊胚用于移植,及限制移植囊胚数量以减少多胎妊娠方面,都有很好的实用性。Dokras 的分级系统在仅仅只有质量差的囊胚可用时,未妊娠结局的预测性更好。与 Dokras 的分级标准相比,Gardner 的分级系统细化了观察指标,根据囊胚发育阶段、内细胞团和滋养层细胞的综合情况来对囊胚质量进行评定,分级更细,可以更好地预测妊娠结局和多胎妊娠,尤其是移植优质囊胚时。

Rehman 等在 Gardner 的评分系统基础上做了量化改进。囊腔的扩张程度和孵化状态由数字 1~6 编码,内细胞团和滋养层细胞分级的字母等级也转化成数字形式:A=3,B=2,C=1。将囊胚评定等级的三个数值相乘得出囊胚的质量得分,从数值上突出优质囊胚。囊胚的形态学特征反映了胚胎发育能力,对临床妊娠结局有预示价值。囊胚分级系统提供的细节越多,对囊胚挑选越有利。

(三)囊胚移植或冷冻标准

1. 根据囊胚等级顺序挑选优质囊胚用于移植和冷冻保存。

2. 囊胚移植挑选顺序依次为囊腔扩张程度、滋养层细胞分级、内细胞团分级。

3. 建议 4 期以上非 CC 囊胚用于冷冻。

三、动态评估

胚胎的形态学评估是目前最常用的评价胚胎质量的方法。胚胎发育是动态的过程,胚胎在每一个发育阶段都有其特征,发育过程也有其速度和延续性。但是,多次观察在获得更多胚胎信息的同时为胚胎培养带来了不利因素。时差成像系统(time lapse system)将培养箱与成像系统相结合,可避免传统观察方法的弊端,保护胚胎培养环境的稳定。

通过培养箱内安装的内置摄像装置,每间隔一定时间可对胚胎进行自动摄像。时差成像系统的优势是可以记录胚胎发育过程中的关键事件,观察胚胎发育过程中的动态变化,如原核的形成和消失、细胞分裂的方式、细胞周期的间隔、碎片的形成和变化等。在经典的形态学评分基础上,加入卵裂方式和动态参数,可以丰富移植和冷冻胚胎选择的指标。时差成像系统可提供胚胎分裂模式的影像。胚胎没有经过 2- 细胞期,突然由受精卵直接分裂至 3- 细胞或更多细胞的胚胎,发育潜能低下。时间参数中,第一次细胞分裂的时间、从受精后发育至 5- 细胞的时间间隔等,都非常重要。

时差成像系统提供了先进的胚胎观察模式,实现了在稳定可控的环境中对胚胎进行实时观察其提供的动态参数对于胚胎活力的评估、预测胚胎发育潜能具有重要意义。但是由于时差成像系统价格昂贵,尚未得以广泛应用。同时,通过时差成像系统建立的时间参数评估方法,受临床方案和培养模式的影响,不同实验室有不同的参数标准。

(孙海翔)

第四节 胚胎移植技术

IVF 治疗能否成功受诸多因素的影响,主要包括子宫内膜的容受性、胚胎质量、胚胎移植技术。其中胚胎移植技术是 IVF-ET 过程中的关键步骤,Cohen 等认为 IVF 失败患者有 30% 与移植技术相关。

胚胎移植是将体外培养发育的胚胎通过移植管的介导送回母体子宫腔内的过程。它需要临床医生和胚胎学家合作完成,没有胚胎学家提供优质胚胎,胚胎移植显然难以成功,同样即便胚胎学家能提供具有最佳发育潜力的胚胎,缺少临床医生无创伤性的操作,移植结局仍然很差。一般取卵后 48~72 小时进行 8- 细胞以内的分裂期胚胎移植,取卵后 5~6 天进行囊胚移植。

移植优质胚胎并不一定能获得很好的妊娠结局,人们提出了许多可能因素来解释这种差异。目前植入胚胎的遗传异常和子宫容受性的缺陷被公认为导致这种差异的主要原因。然而,仍有许多无效胚胎移植源自胚胎移植技术本身,如移植导管选择不当、移植胚胎装载欠佳、推注速率过快、胚胎滞管、操作引起的子宫收缩、胚胎排出、损伤性操作、细菌污染等。非常认真细致的胚胎移植过程是

IVF成功的关键。围绕胚胎移植技术已有一系列回顾性研究,旨在找到引起移植结局差异的可变因素,从而指导临床更好地进行移植过程,提高移植技术,改善临床妊娠结局。

影响胚胎移植成功率的因素很多,包括移植胚胎数量、移植管的类型、移植液的选择、装管技术、推注速率、胚胎移植的难易程度等。

一、移植管的选择

胚胎移植导管主要是由没有毒性的塑料(和金属)组成,其品牌和型号众多。但是在长度、口径和远端的位置、硬度和柔韧性方面各有不同。生殖专家们对于移植管的选择各有偏好,多数选择软移植管。然而也有人认为,软管会遇到难以通过宫颈的情况,这样就需要一些对宫颈有损伤的操作,影响妊娠结局。行B超引导下胚胎移植时,可选用带有超声引导探头的胚胎移植导管。Marconi等在显微宫腔镜下观察比较不同移植管可能引起的创伤,发现Wallace移植管较Tomcat和Frydman移植管的创伤更小。Meta分析比较了软移植管(Cook或Wallace)和硬移植管(TDT、Frydman、Tomcat及Rocket)的临床妊娠情况,结果发现软移植管组临床妊娠率高于硬移植管组,硬移植管组中TDT组的妊娠率最低。而Cook和Wallace组间临床妊娠率无显著差异。

理想的移植管应充分柔软,操作相对轻柔,能最大程度降低对宫颈及子宫内膜的损伤风险,从而可以获得更好的临床结局。软移植管的使用对子宫损伤小,可以获得更好的临床妊娠率。为了保证能体现移植管柔软的优势,使用时应尽可能减少硬的外套管对宫颈和内膜的刺激,其使用距离应停止于宫颈。如果外套管过宫颈,"软"移植管将变成"硬"移植管。外套管过宫颈的刺激可以促使前列腺素的释放,引起子宫收缩。

二、移植液的选择

可供选择的移植培养液主要有胚胎培养液、囊胚培养液、添加特殊成分的培养液。胚胎移植过程中移植液的成分对移植过程非常重要。透明质酸作为一种天然的大分子物质被添加进移植培养液。

有研究者推测透明质酸增加了胚胎与子宫内膜上皮细胞及细胞与基质之间的黏附从而可能提高临床妊娠率。此外,透明质酸添加入移植液中增加了移植培养液的黏性,可以改善移植过程,防止胚胎排出子宫。这种黏附作用的推测仍未得到证明。白蛋白是大多数胚胎培养液中的主要大分子,其来源于血液,存在病毒感染的风险。传统的移植培养液中含有的大分子为白蛋白,近年来对透明质酸是否可以提高妊娠率,并成功替代移植液中的白蛋白成分进行了大量的研究。Gardner等将透明质酸添加进移植液中对小鼠胚胎移植进行研究,结果表明添加透明质酸组较无透明质酸组获得更高的胚胎种植率。近年来文献报道的临床应用结果不一致。Valojerdi等前瞻性的对815例IVF/ICSI周期移植患者进行了透明质酸添加的有效性研究,其中研究组417例,对照组398例。结果发现在反复种植失败的患者中,含透明质酸组胚胎种植率较高,与对照组相比较有显著性差异。而Loutradi等研究发现使用含透明质酸移植液对临床结局没有影响。

三、胚胎装载方法

胚胎移植的最终目标是将胚胎轻柔的移至子宫壁上,并创造胚胎植入内膜的最佳环境。各个生殖中心都有自己的胚胎装载方法,具体方法根据是否引入空气分为空气液体序贯装载及整段液体装载两种类型。荟萃分析比较了两种胚胎装载方法的临床妊娠率、胚胎种植率、出生率及流产率,结果发现两种方法的临床结局无显著性差别。整段液体装载法操作较为简便,将胚胎装载于整段液体的中段,不需要用空气隔开。由于其不含气泡,不能在B超下准确追踪位置,因此使用较多的为空气液体序贯装载法。空气液体序贯装载即按一定的顺序吸入小体积的空气和移植液体。由于子宫可以快速吸收空气,在移植液中间加入气泡可以有效保护胚胎,并进行移植中的胚胎定位。一般于移植前选择优质的种植前胚胎集中于同一培养皿中待移植。将移植专用注射器接上移植导管,检查气密性后先吸取一段移植液体,再吸入一段空气,然后将待移植的胚胎吸入移植管内芯。常用的三段液体法,即在装有胚胎的移植液段前后各有一段胚胎胶,各液段之间用小体积的空气隔开。这种空气与液体隔开的装管方法可以防止移植过程中胚胎黏附于移植管外壁上,也能保证胚胎被推注出移植管。在B超下可以追踪气泡位置,从而推断胚胎停留于宫腔内的位置。因此建议胚胎移植装载过程应吸入小体积的空气,根据B超下气泡的指示可以增加胚胎送达着床位点的机会。由于宫腔内容积有限,移植液体量的多少与胚胎在子宫腔内的位置紧密关联。

普遍认为移植液体总量应控制在少于20μl,体积过大超过60μl以及间隔的气泡过大都可能导致胚胎排出子宫或黏附于移植管外壁。去除间隔空气柱可能可以降低这种风险。Meldrum等报道减少吸入空气量并减少移植液总体积能导致妊娠率及种植率增高。

四、推注技术

胚胎移植过程一直以来被认为是辅助生殖技术中比较重要的一项技术。在过去的几年里,胚胎移植方法越来越受到关注,与移植相关的正相关因素,包括移植导管没有血和黏液、没有细菌污染、不接触子宫底部、B超下引导等。大量的研究表明环境因素对卵子和胚胎产生一些负面效应,如暴露于光照下、温度改变、气体浓度改变等。因此许多避免这些因素改变的设备及装置被设计出来并应用于配子处理及胚胎培养过程,从而减少对卵子及胚胎的损伤。

从胚胎被装进移植导管到胚胎植入子宫的条件改变是比较难以控制的过程。推测较长时间的间隔可能会导致妊娠率及种植率下降。胚胎装载与推注入子宫的时间间隔与妊娠结局相关。持续时间越长,妊娠率与种植率越低。持续时间为120秒之前,随时间的延长,妊娠率逐渐降低,当超过120秒后,妊娠率及种植率急剧下降。因此建议胚胎移植过程时间要尽可能短,最佳时间应为30秒以内,尽量不要超过120秒。

胚胎移植推注速率在移植过程中的重要性近年来颇受关注。应用计算机程序模拟移植过程对移植压力等做了系统研究,研究发现,移植管内压力在0.1秒内很轻易就达到155mmHg,这些强大的外压在移植推注过程中都将作用于移植管内的胚胎。另一项研究发现由于移植推注压力将引起小鼠囊胚的

形态学改变并可能导致细胞凋亡的发生。同样,不同推注速率对早期发育胚胎的影响也有实验进行了验证。推注速率过快将导致胚胎受到的外压瞬间增大,从而可能导致胚胎发育停滞及胚胎的细胞损伤。因此,在移植推注过程中建议推注速率应尽可能慢,这样使移植管内的胚胎受到的外压更小,从而保证胚胎质量,获得更为满意的临床结局。

胚胎在超声引导下被无损伤的送达子宫腔内的过程非常关键。移植困难、宫颈的处理、多次接触宫底等都会导致妊娠率的降低。其主要原因可能为这些操作刺激子宫收缩,不能让胚胎停留在移植位置,甚至导致胚胎排出或进入输卵管而增加宫外孕发生的风险。自体外受精技术应用以来,通常认为在移植导管撤离前在宫腔中停留30秒可以使子宫收缩重新稳定,有利于胚胎着床。

五、移植后检查及胚胎残留的处理

移植推注结束后实验室操作者应观察移植管顶端有无血迹及血迹多少,并立即于体视显微镜下检查是否有胚胎残留于移植管中。移植过程中宫颈黏液处理不当及子宫内膜受损伤而出血等都明显影响胚胎移植的结果。将胚胎移植管前端置于移植皿中,反复抽吸液体,冲洗移植管,如移植管内、外壁有血或黏液,应仔细检查其中是否有胚胎黏滞。胚胎残留发生的概率极低,随着辅助生殖技术的不断开展,其发生率从早期的10%降至1.41%。虽然移植后胚胎残留的发生概率极低,然而一旦发生,患者及临床医生都会因此受到困扰。如何正确处理残留于移植管中的胚胎并获得较好的临床结局,目前仍存在争议。移植过程中胚胎残留显著降低临床妊娠率,如立即再次移植可能影响植入的胚胎质量,建议将胚胎换入新鲜培养液中培养一天后再次移植。而多数学者认为胚胎残留并不代表妊娠结局一定较差,从患者方便的角度出发,推荐即刻再次移植。

(孙海翔)

───── 参考文献 ─────

1. ELDER K, COHEN J. Human Preimplantation Embryo Selection. Second Published. London: Informa Health-care, 2008.

2. FUJIMOTO VY, BROWNE RW, BLOOM MS, et al. Pathogenesis, developmental consequences, and clinical correlations of human embryo fragmentation. Fertil Steril, 2011, 95 (4): 1197-1204.

3. GARDNER DK, RIZK B, FALCONE T, et al. Human Assisted Reproductive Technology Future Trends in Laboratory and Clinical Practice. First Published. New York: Cambridge University Press, 2011.

4. GRYGORUK C, RATOMSKI K, KOLODZIEJCZYK M, et al. Fluid dynamics during embryo transfer. Fertil Steril, 2011, 96 (2): 324-327.

5. GRYGORUK C, SIECZYNSKI P, PIETREWICZ P, et al. Pressure changes during embryo transfer. Fertil Steril, 2011, 95 (2): 538-541.

6. KIRKEGAARD K, HINDKJAER JJ, GRØNDAHL ML, et al. A randomized clinical trial comparing embryo culture in a conventional incubator with a Time-lapse incubator, J Assist Reprod Genet, 2012, 29: 565-572.

7. LUENGO MA, LEDESMA MJ, PEYRIÉRAS N, et al. Image analysis for understanding embryo development: a bridge from microscopy to biological insights. Curr Opin in Genet Develop, 2011, 21: 630-637.

8. MACHTINGER R, RACOWSKY C. Morphological systems of human embryo assessment and clinical evidence. Reprod Biomed Online, 2013 26 (3): 210-221.

9. NICOLI A, CAPODANNO F, MOSCATO L, et al. Analysis of pronuclear zygote configurations in 459 clinical pregnancies obtained with assisted reproductive technique procedures. Reprod Biol Endocrinol, 2010, 8: 77.

10. PRIBENSZKY C, MATYAS S, KOVACS P, et al. Pregnancy achieved by transfer of a single blastocyst selected by Time-lapse monitoring. Reprod Biomed Online, 2010, 21: 533-536.

11. RACOWSKY C, VERNON M, MAYER J, et al. Standardization of grading embryo morphology. Fertil Steril, 2010, 94: 1152-1153.

12. RODRIGUEZ DB, TUR PR, et al. Elective single embryo transfer and cumulative pregnancy rate: five year experience in a Southern European Country. Gynecol Endocrinol. 2012, 28 (6): 425-428.

13. SCOTT L, ALVERO R, LEONDIRES M, et al. The morphology of human pronuclear embryos is positively related to blastocyst development and implantation. Hum Reprod, 2000, 15 (11): 2394-2403.

14. TESARIK J, GRECO E. The probability of abnormal preimplantation development can be predicted by a single static observation on pronuclear stage morphology. Hum Reprod, 1999, 14 (5): 1318-1323.

15. WELLS D, BERMÚDEZ MG, STEUERWALD N, et al. Association of abnormal morphology and altered gene expression in human preimplantation embryos. Fertil Steril, 2005, 84 (2): 343-355.

16. WONG CC, LOEWKE KE, BOSSERT NL, et al. Non-invasive imaging of human embryos before embryonic genome activationpredicts development to the blastocyst stage. Nat Biotechnol, 2010, 28: 1115-1121.

17. 黄国宁, 孙海翔. 体外受精-胚胎移植实验室技术. 北京: 人民卫生出版社, 2012.

18. 李媛. 人类辅助生育实验技术. 北京: 科学出版社, 2008.

19. GUERIF F, GOUGE A, GIRAUDEAU B, et al. Limited value of morphological assessment at days 1 and 2 to predict blastocyst development potential: a prospective study based on 4042 embryos. Hum Reprod, 2007, 22: 1973-1981.

20. GARDNER DK, STEVENS J, SHEEHAN CB, et al. Morphological assessment of the human blastocyst. In: Elder KT, Cohen J, eds. Analysis of the Human Embryo. London, Informa Healthcare, 2007.

21. HARDARSON T, CAISANDER G, SJOGREN A, et al. A morphological and chromosomal study of blastocysts developing from morphologically suboptimal human preembryos compared with control blastocysts. Hum Reprod, 2003, 18: 399-407.

第十七章

胚胎的辅助孵化

第一节　辅助孵化发展

透明带（zona pellucida，ZP）是卵母细胞的保护膜。它是一种细胞外的糖蛋白基质，以类晶体的三维网状结构包裹在卵母细胞周围，具有介导精子结合、诱导顶体反应、防止多精受精，以及保护胚胎直至着床等功能。人类卵母细胞透明带由四种丝状排列的高度糖基化的蛋白质所组成（ZP1、ZP2、ZP3、ZP4）。ZP1 在三维结构中起到桥梁的作用。ZP3 在 ZP4 的辅助下，负责精子的黏附和结合，并诱导顶体反应。ZP2 作为二级受体负责结合并激活精子的顶体酶原转化为顶体酶，后者是一种蛋白水解酶，使精子穿透透明带。精卵结合后，透明带的糖蛋白发生糖基化修饰（不易被蛋白水解酶溶解，也有称之为变"硬"）从而阻止其他精子进入，并对胚胎起到保护作用。

IVF 过程中对人类胚胎透明带进行辅助孵化较早的描述是 1988 年 Cohen 等利用显微操作针对卵子的透明带进行机械性部分切割（partial zona dissection，PZD），不过当时进行 PZD 的目的是提高因男性因素导致不育患者的体外受精率。但随后 Cohen 等发现行 PZD 的胚胎似乎可以获得更高的种植率，并认为除了卵泡生长的激素环境、内膜容受性、胚子/胚胎体内外发育条件、移植操作，以及胚胎本身染色体异常外，胚胎（囊胚）孵化能力的下降也是导致种植失败的一个重要因素，因此于 1990 年首次提出辅助孵化（assisted hatching，AH）的概念。

IVF 过程中引起囊胚孵化能力下降的普遍推测：实验证实，长时间体外培养的未受精小鼠卵子透明带抗蛋白水解酶（糜蛋白酶、胰蛋白酶或链霉蛋白酶）能力也有所增强，说明体外培养可诱发透明带自发"硬化"，尤其对于高龄（>38 岁）和基础 FSH 增高（>15mIU/ml）的患者，其卵子/胚胎透明带的物理或化学变化可能更为严重。囊胚滋养层细胞和/或宫腔分泌的透明带溶解酶参与胚胎的孵出，而硬化的透明带使溶解酶的水解能力相对下降，从而导致囊胚孵出失败。另外，冷冻复苏后卵子/胚胎的透明带可能会硬化加剧。非最佳的体外培养条件、胚胎冷冻复苏后细胞的损伤、广泛的碎片，以及透明带增厚导致胚胎分泌透明带溶解酶不足或相对不足（分泌量与透明带厚度比值减小），也会影响囊胚的正常孵出。

辅助孵化就是通过人工方式在透明带上开口或削薄透明带，促进并加快囊胚的孵出。Liu 等的研究结果表明，与对照组相比，接受 AH 治疗患者的胚胎着床时间明显提前。此外，尽管大多数分子都能穿过透明带，但其传输速率可能与 ZP 厚度相关，因此，AH 可能加速胚胎代谢产物和内膜生长因子在 ZP 开口（或薄化）处的双向转运，从而促进胚胎更早地与重要生长因子相交流，同时也可以加速培养液中的营养物质通过透明带，从而促进胚胎的生长发育。

常用的辅助孵化方法，主要包括机械法、化学法和激光法。20 世纪 90 年代 AH 主要以机械（显微操作针）和化学法（酸性 Tyrode 液）为主。1990 年首次提出 AH 概念的 Cohen 等就是利用显微操作针对透明带进行机械性切割。但随后，一方面发现透明带上切割的狭窄切口容易引起胚胎嵌顿；另一方面认为在操作过程中易导致胚胎的损伤,因此 Cohen 等并未将机械法做作为常规应用,而改用酸性 Tyrode 液行辅助孵化。由于酸剂具有潜在的胚胎毒性,也有学者利用链霉蛋白酶进行化学法 AH,1997 年首例利用酶消化去除囊胚透明带妊娠成功。虽然 1991 年 Tadir 等和 Palanker 等便开始利用激光法对胚胎进行辅助孵化,但由于大多数所用的激光波长(紫外)可能具有细胞毒性和增加基因突变的风险,因此仅限于动物实验。随后又出现了对 DNA 无损害的激光波长(红外),但或者需要激光光纤与胚胎直接接触(存在污染的风险),或者需要特殊材质(石英)的耗材(增加成本),因而也未能广泛应用于临床。1994 年 Rink 首次利用波长为 1.48μm(红外)的非接触激光对小鼠透明带进行 AH,该类激光完美解决了波长损害、直接接触和特殊耗材等临床应用的弊端。1995 年首例应用红外非接触激光行 AH 的婴儿诞生。随着各仪器厂商相继推出商品化的激光破膜仪,使得 IVF 实验室 AH 的操作更加简单、快捷,配子 / 胚胎暴露于外界的时间更短,故 2000 年以后(尤其近 10 年)利用激光法行 AH 得到了广泛临床推广和应用。

(王秀霞)

第二节　辅助孵化方法

(一) 机械法

早期的机械法就是用于辅助体外受精(男性因素)的部分透明带切割法(PZD),其利用显微切割针或显微注射针在透明带上切割出 30~40μm 的切口(图 17-2-1)。但随后的研究发现,传统的 PZD 所产生的狭窄切口容易导致囊胚的嵌顿及单卵双胎的发生(monozygotic twinning,MZT),因此衍生出改良的 PZD 方法。该方法在透明带上形成一个十字交叉的切口,称为三维部分透明带切割法(3D-PZD),并证实较传统 PZD 法可显著提高妊娠率。3D-PZD 方法实际上就是进行了两次传统的 PZD,当第一次 PZD 后,将胚胎沿着 Y 轴旋转 90°,当在 12 点钟位置看到第一次 PZD 的切口后再行第二次的 PZD。2005 年 Lyu 等发明了可控性透明带切割法(controlled zona dissection,CZD)。CZD

可以获得更长的切口,并根据裂口的长度分:胚胎直径的 2/5 为中等透明带切割法(moderate zona dissection,MZD)以及胚胎直径的 2/3 为长形透明带切割法(long zona dissection,LZD)。研究证实,应用 LZD 在 8- 细胞小鼠细胞胚行 AH 较 3D-PZD 可显著提高囊胚完全孵出率。在另一项玻璃化冷冻囊胚的 120 例(年龄 <38 岁)复苏周期移植研究中发现,LZD 较传统 PZD 可以获得更高的完全孵出率、种植率和妊娠率。CZD 与 PZD/3D-PZD 的不同是,后者穿刺过程中切割针始终保持水平穿透,如 1 点钟位置进针后从 11 点钟位置穿出。而 CZD 是从 5 点钟位置进针,经过胚胎沿 Z 轴的旋转(逆时针)可以从 8 点至 10 点钟任意位置穿透(这就是为什么称之为可控性切割法),并且利用皿底与针摩擦进行切割,从而形成一个较长的 S 形切口,可详见 Lyu 和 Alteri 的报道。

但由于机械法操作过程中可能造成机械损伤(如挤压或刺破细胞)、胚胎在外界暴露的时间较长,以及需要额外的耗材等弊端,因此目前已经很少有中心应用此技术进行 AH。

(二) 化学法

利用喷酸针代替穿刺针将 Tyrode 酸喷在卵周间隙大的透明带区域进行打孔或是透明带薄化,在操作结束后连续漂洗胚胎。该方法特点是操作简单,无须特殊的仪器设备。缺点是 Tyrode 酸可能会改变胚胎的培养环境而影响其发育潜能,同时其对胚胎的毒性作用也不容忽视。

(三) 辅助孵化激光法

辅助孵化激光法相对机械法和化学法更简单、安全、高效。尤其近年来激光系统的不断升级和优化,多个品牌厂家均推出了移动版激光,使得 AH 操作更加快捷、更加标准化,因此不同实验室人员操作的一致性也更高。目前,LAH 已基本成为辅助孵化的首选方法。激光有三个参数可对胚胎或配子产生影响:波长、功率和脉冲长度(作用时间),对于透明带的消融主要是通过后两项参数来实现。目前商品化的激光系统其波长均为 1 480nm 或 1 460nm 的非接触激光(相对更安全,前面已有讨论)。不同品牌激光的输出功率从 110~400mW 不等,虽然功率可调节但通常都设置为 100% 输出。

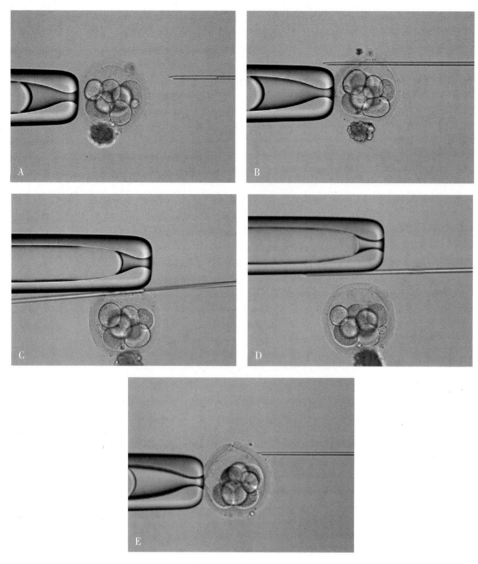

图 17-2-1　PZD 基本操作步骤

A. 用显微注射针(或专用切割针)旋转胚胎,使 12 点钟位置出现较大的卵周间隙;B. 注射针从 1 点钟位置附近刺入,11 点钟位置附近穿出,贯穿透明带;C. 注射针与固定针保持同一焦距并相互研磨(注射针上方的透明带);D. 胚胎从注射针脱落,说明成功切口;E. 如果进行 3D-PZD 操作,将胚胎沿 Y 轴旋转 90°(12 点钟位置可见切口),重复 A~D 的操作(图片由中国医科大学附属盛京医院提供)

因此日常操作主要是通过调节脉冲时间来实现单次激发后 ZP 消融孔径的大小(脉冲时间越长,孔径就越大)。但由于不同品牌激光输出功率(100% 输出)的不同,即使相同的脉冲时间,不同品牌激光产生的 ZP 消融孔径大小也是不同的,所以,要根据实际情况的需求来调节激光的参数。

激光法辅助孵化主要分为两种方式:透明带削薄和透明带开口。

1. 卵裂期胚胎的辅助孵化激光法　根据文献报道,卵裂期胚胎两种 AH 方式均有采用。透明带削薄通常是打掉透明带厚度的 50%~80%,而去除透明带的范围(或长度)两种方式均差异较大(15~40μm 或 ZP 周长的 1/4~1/2)。

透明带削薄与透明带开口的选择,有研究发现在新鲜周期透明带削薄较透明带开口具有更高的妊娠结局,作者将 AH 的方式分为三组:单孔透明带开口(孔径约 1.5 倍 ZP 厚度)、单孔透明带削薄(孔径约 1.5 倍 ZP 厚度)和 1/4 长度透明带削薄,结果发现三组的临床妊娠率分别为 5.2%、18.3% 和 22.1%,透明带开口组妊娠结局显著低于其他两组。

其原因：①ZP 内层打透使卵裂球直接暴露于宫腔内的免疫系统细胞，后者可能对胚胎造成伤害；②ZP 开口增加了卵裂球过早孵出的风险；③ZP 开口（较小）可能造成胚胎的嵌顿；④ZP 内层的改变可能影响胚胎的正常发育和孵出；⑤内环境的突然变化，使胚胎没有足够的时间适应；⑥激光本身的热效应等。Ghobara 等的研究也得到了相似的结果，发现在新鲜周期透明带削薄组（1/4）较透明带开口组（孔径约 1.5 倍 ZP 厚度）可以获得更高的临床妊娠率、种植率和活产率，尤其是在 38 岁以上患者中。另外，在一项 180 例双盲的随机对照研究中，比较了 LAT 和透明带开口在复苏周期的临床效果，结果发现透明带削薄组（1/4 长度）的种植率和持续妊娠率显著高于透明带开口组（30μm）。但研究同时也发现，74 名拒绝行 AH 的患者的妊娠结局与 LAT 组相似（且稍高），因此作者认为 AH 在复苏周期的作用尚存争议。虽然 2018 年的一项随机对照研究结果显示，在玻璃化冷冻复苏周期中（D2 胚胎），透明带削薄组（1/4 长度）和透明带开口组（40μm）的妊娠结局并没有差异，且按年龄和 ZP 厚度分组也同样无差异，但作者认为透明带削薄组结局有更好的趋势，相对更加安全。同样，2019 年 Lee 等回顾性分析了 509 例反复种植失败的体外受精周期，结果显示透明带削薄组与透明带开口组具有相似的妊娠结局。作者认为透明带削薄并不具有优势，并且对于经验不足的胚胎学家，为保证所去除 ZP 厚度的均匀一致可能需要更长的操作时间。但该研究中透明带削薄组的 ZP 消融范围约 10~15μm，相对较小。相反，在一项小鼠模型研究中使用延时成像系统（time lapse）进行观察，结果发现透明带削薄并不利于囊胚的孵出，会导致多点孵化和增加不完全孵出的发生率。另一项鼠胚研究结果显示，透明带开口组（20μm）的囊胚孵出率显著高于透明带削薄组（1/4）和对照组，但 LAO 组的囊胚细胞数（TE 和 ICM）却显著降低，而细胞数的减少可能会影响胚胎的着床或发育。目前对于卵裂期胚胎多以透明带削薄的方式为主。

对于 AH 削薄的长度，有学者认为扩大 AH 的范围，可能增加透明带削薄处对应上滋养层 zona-breaker 细胞的概率，而后者是诱导囊胚体外自然孵出的重要细胞。Zhang 等对比了复苏周期卵裂期胚胎 AH 削薄透明带 40μm 和 80μm 长度的妊娠结局，结果发现后者着床率和临床妊娠率更高，表明削薄的长度可能会影响临床结果。另一项前瞻性随机研究结果显示，对玻璃化冷冻复苏周期的卵裂期胚胎行 AH，削薄透明带 1/2 较 1/4 的范围具有更高的临床妊娠率和种植率，作者认为更大的削薄范围可能提高了囊胚的完全孵出率且并不增加流产率。该学者的另一项研究证实，利用 1 480nm 的非接触激光去除小鼠 8- 细胞胚胎的全部透明带，并不会刺激卵裂球热休克蛋白 hsp70i 表达的升高，即使是距离激光击打最近的卵裂球，说明扩大激光击打范围是相对安全的。同样，2016 年 Uppangala 等利用高分辨率磁共振和 time lapse 技术在人类胚胎的研究中发现，经辅助孵化激光法处理后至少在 24 小时内不会影响激光激发附近的卵裂球，以及胚胎的形态和代谢。但由于相关研究依然比较少，激光热效应对人类胚胎的影响仍不明确。因此，卵裂期胚胎是否扩大 AH 范围仍有待于进一步的长期随访与研究。

2. 囊胚的辅助孵化激光法　由于囊胚的透明带比较薄，因此囊胚的辅助孵化多采用透明带开口的方式，即使采用透明带削薄的方式也是在未完全扩张期囊胚（ZP 较厚）上进行或者削薄的范围比较小。并且近期的一项单囊胚复苏周期移植回顾性分析结果显示，囊胚透明带开口组（60~80μm）较 LAT 组（30~40μm）具有更高的种植率和活产率。但对于开口的大小和位置同样没有明确共识。

对于透明带开口的开口大小，Lyu 等在利用 CZD 法对新鲜周期囊胚行 AH 的研究中证实，MZD 的开口缝隙（55~65μm）较 LZD 的开口缝隙（>100μm）更容易造成具有较大 ICM 的囊胚嵌顿。Hiraoka 等对慢速冷冻复苏周期的细胞胚进行囊胚培养并对未孵出的囊胚行 AH，对比 40μm 的 ZP 开口和 50% 的 ZP 开口妊娠结局，结果发现后者可以获得更高的妊娠率、种植率和分娩率。2015 年 Watanabe 等将复苏后的囊胚根据辅助孵化激光法方式分为五组（1 组 50% 开口、2 组 30% 开口、3 组 12μm 开口、4 组削薄和 5 组未行辅助孵化激光法），利用 Time lapse 对孵出过程进行观察比较,结果发现:①与其他各组相比,4、5组开始孵化的时间明显延长,两组囊胚往往需要 1~3 次收缩才能开始孵化;②3 组的孵化持续时间显著延长,胚胎易被透明带的小孔卡住,在孵化过程中出现反复皱缩;③与 1 组和 2 组相比,3、4 和 5 组的完全孵出率显著降低;④3、4、5 组囊胚孵化结束前收缩频率较高;⑤1 组和 2 组之间没有显著性差异。研究最后表明,辅助孵化激光法可以提高囊胚孵出率并且开口应该至少达 30%。也有报道称,在进行碎片清除和活检等显微操作过程中发现,相对酸性Tyrode 液,激光法烧灼的 ZP 开口处更僵硬,增加了操作针移动的阻力。所以这可能也是小开口影响妊娠结局的原因之一。另外,开口过小可导致囊胚 8 字型孵出,从而使 ICM 发生嵌顿。有研究发现 8 字型孵出所引起的 ICM 嵌顿,可增加发生单卵双胎(monozygotic twinning,MZT)的风险。而在一项行 PGD/PGS 周期的研究中发现,ICM 的嵌顿并不会增加 MZT 的发生率,同时也不会影响妊娠结局。

对于 AH 的开口位置,有研究发现复苏周期囊胚靠近 ICM 处开口(20μm)较 ICM 对面开口囊胚孵出率更高和孵出速度更快。作者认为人类囊胚孵出过程是存在极性的:一方面某些透明带溶解酶是由 ICM 所分泌,因此囊胚多数从 ICM 附近孵化;另一方面存在物理特性(泊肃叶定律),即当 ICM 先孵出,囊腔仍然存留在透明带内,其较大的空间和较低的黏滞性可以产生足够大的流量将囊胚推出透明带。反之,当大部分囊腔先孵出而 ICM 留在透明带内就容易产生嵌顿。而另一项复苏周期囊胚 AH 的研究结果则显示,开口的位置并不会影响囊胚的孵出,其原因:①囊胚孵出除了囊腔内压的增加外,滋养层细胞分泌的透明带溶解酶、囊腔的不断收缩再扩张以及滋养层的 zona-breaker 细胞均参与囊胚的孵出过程。并且在动物实验中发现,宫腔内 ZP 是整体逐渐变薄至溶解,即使发育阻滞的胚胎,其透明带也仍会出现溶解现象,这说明宫腔本身可促进胚胎的孵出。②该研究中将透明带开口增加到 50μm,因此不易造成囊胚滞留 ZP内,同时也说明开口的大小可能影响孵出的过程。

③复苏周期囊胚与内膜同步性更好,弱化了孵出速度对结局的影响。

总的来说,对于卵裂期胚胎透明带削薄较透明带开口相对更安全,因其保持了透明带的完整性,可能更有利于胚胎的发育和囊胚的形成。对于复苏周期囊胚,由于辅助孵化通常是在囊胚皱缩的状态下进行,激光灼烧处与 TE/ICM 有一定的安全距离,因此可以适当扩大开口的范围,如打掉 ZP 的 1/4~1/5。对于新鲜周期的囊胚或者皱缩不是很明显的复苏囊胚,不建议扩大开口范围,以免造成细胞的过度灼伤。也有学者将囊胚放入 0.2mol/L 的蔗糖溶液中进行皱缩后再行 AH。

辅助孵化激光法具体操作步骤:① AH 操作要求在加热板上进行。②将预进行 AH 的胚胎转移至 37℃不通气平衡的含 HEPES 或 MOPS 缓冲液的微滴中,如果操作熟练也可以在培养微滴中进行。③先在倒置显微镜的低倍镜下找到胚胎,然后转换激光专用物镜。④根据 ZP 厚度及 AH 的范围调节合适的脉冲时间,移动载物台或通过电脑鼠标定位激发部位。⑤对于卵裂期胚胎,尽量选择透明带和卵裂球间隙较大的地方进行激光的击打。对于囊胚(皱缩的),尽量选择 TE/ICM 与透明带剥离距离较大的部位进行击打。较大范围的削薄或开口,可以沿着透明带的弧度依次进行激发。尤其对于透明带削薄的方式,要求 ZP 消融的厚度均匀一致。⑥ AH 后的胚胎在移植液中进行充分洗涤,最后转入移植皿等待移植。⑦辅助孵化激光法法的示意图和实例图见图 17-2-2 及图 17-2-3。

(四) 其他方法

除了常见的三种辅助孵化方法外,也有学者利用压电脉冲(Piezo)产生的高频振动进行透明带打孔,这与激光法本质是相似的,但需要额外的设备和耗材。而 Fang 等报道,利用显微注射针向复苏的 D3 胚胎注入含 HEPES 缓冲液,通过增加卵周间隙的静水压使 ZP 扩张拉伸而改变其超微结构,从而促进胚胎的孵化。虽然该技术更符合透明带在囊胚自然孵化过程中的扩张变化,但同样需要增加额外的耗材和操作时间,因此未能得到广泛应用。

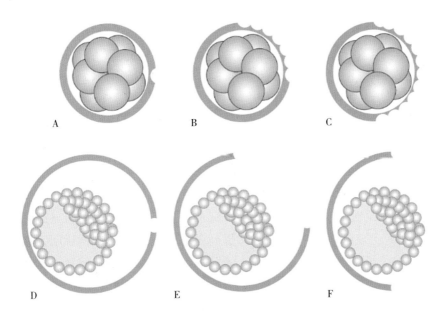

图 17-2-2　卵裂期胚胎透明带削薄法

A. 单孔削薄；B. 25% 削薄；C. 50% 削薄。囊胚透明带开口法：D. 单孔开口；

E. 25% 开口；F. 50% 开口

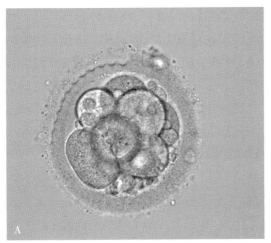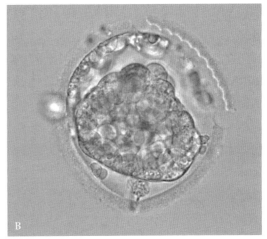

图 17-2-3　复苏后胚胎辅助孵化激光法实例

A. 细胞胚 LAT（约 1/4）；B. 囊胚透明带开口（约 1/4）

（图片由中国医科大学附属盛京医院提供）

（王秀霞）

第三节　辅助孵化应用

（一）AH 对预后不良患者的应用

随着辅助孵化的广泛应用，不同人群应用的有效性和安全性的相关研究报道也逐渐增多。2014 年美国生殖医学学会（American society for reproductive medicine，ASRM）和辅助生殖技术学会（Society for assisted reproductive technology，SART）发布了 AH 在体外受精中作用指南，其中提出：①没有足够的证据证明 AH 可以提高活产率；②但对于预后不良的患者 AH 可以适度提高临床妊娠率，这其中包括既往 IVF 种植失败、高龄、基础 FSH 升高，以及胚胎质量差（透明带增厚、细胞数少、碎片多）等；③AH 似乎与多胎妊娠风险增加有关，但没有足够的证据表明它与 MZT 的发生相关；

④在没有获得更多提高活产的有力证据前,以及可能增加多胎妊娠风险的情况下,对预后不良的患者行 AH 也应该谨慎。指南最后建议,不推荐对所有 IVF 周期的患者常规行 AH。而 2018 年的一项评估高龄(≥35 岁)夫妇行 AH 的荟萃分析(8 个随机对照试验,囊括 870 个周期)结果表明,AH 组与对照组的活产率、临床妊娠率、种植率、流产率和多胎妊娠率均无统计学差异,但作者也指出该研究尚存在一些局限性,比如样本量较小、所纳入研究大多数并未给出活产率,以及所纳入研究的 AH 方法和周期类型存在异质性,并建议应该对活产和子代安全做进一步的研究。而 2019 年 Tannus 等对 ≥40 岁的高龄患者首次行 IVF 周期的结局进行了回顾性分析,结果显示卵裂期胚胎行 LAH 其临床妊娠率和活产率均低于对照组,囊胚行 LAH 对结局没有影响。该研究认为,辅助孵化对高龄患者的生殖结局没有改善作用,单纯将高龄作为常规行 AH 的指征并不合理。同样,2019 年 McLaughlin 等回顾分析了美国 2007—2015 年 SART 发布的 152 271 例首次新鲜周期的数据,结果显示在接受 AH 治疗的预后良好和预后不良的患者中,活产率均较低,因此作者建议 ART 中 AH 的使用应该谨慎。

(二)AH 在不同受精方式周期的应用

2016 年 Li 等的一项纳入 36 个随机对照试验(囊括 6 459 名参与者)的荟萃分析结果表明,AH 可适度提高临床妊娠率以及显著提高多胎率,但没有证据提示 AH 可增加活产率和流产率。并且该研究对多个亚组进行了分析,其中发现相比 IVF,ICSI 可以适度提高临床妊娠率和明显提高多胎妊娠率。造成这个结果的可能原因:通常囊胚体外孵出有两种方式,一种是 TE 从 ZP 的较小开口一点点孵出,孵出过程的囊胚可呈"8"字型(I 型);另一种是囊胚的 ZP 突然出现较大的开口(通常发生在皱缩后),囊胚可以很快完全孵出,孵出过程囊胚可呈 U 形或花生样(II 型)。研究发现,ICSI 的囊胚通常以第一种方式孵出(很少出现第二种类型),可能是因为注射针在 ZP 上形成的穿刺孔,以及拆卵过程中引起的 ZP 损伤,导致 ICSI 来源的囊胚无法产生足够的静水压(扩张不足),从而改变了孵出方式。而相对 IVF,ICSI 的胚胎孵出更慢,

很难在观察时间内发现完全孵出。因此 AH 的干预,可能改变了 ICSI 胚胎的孵出方式并促进了其较快的孵出。Inoue 等的一项关于复苏囊胚孵化的研究中也得到类似的结果:①其中 75% 的 IVF 囊胚以 A 型(I 型)方式孵出,而 92.5% 的 ICSI 囊胚以 B 型(II 型)方式孵出;②完全孵出率 IVF 胚胎显著高于 ICSI 胚胎,分别是 67.9% 和 23.2%;③孵出失败率 IVF 胚胎则显著低于 ICSI 胚胎,分别是 17.9% 和 71.4%;④经过 AH 处理,IVF 和 ICSI 囊胚的完全孵出率均明显提高,但 ICSI 囊胚提高更加显著(77.8%)。这说明,虽然 ICSI 改变了囊胚的孵出方式,但 AH 似乎可以改善这种不利的影响。

(三)AH 在复苏周期的应用

研究发现冷冻解冻过程可能会影响透明带的弹性及薄化,并且玻璃化冷冻导致的 ZP 硬化可能更严重。2018 年 Zeng 等的荟萃分析(纳入 12 个随机对照试验,囊括 2 574 名参与者)结果提示,在复苏周期移植中使用 LAH 的方法可提高临床妊娠率、种植率和多胎妊娠率,但并不增加活产率和流产率。作者认为,对所有患者进行常规辅助孵化激光法治疗既不科学也不合适,有选择性地应用辅助孵化激光法可能会提高胚胎的孵出能力。2019 年 Lu 等的研究表明,对前次种植失败复苏周期患者的 D3 胚胎(玻璃化冷冻)进行透明带削薄(1/4 削薄)可显著提高临床妊娠率和种植率。但同时作者也认为,辅助孵化激光法是否能降低流产率或提高活产率依然不明确,而且是否会增加胎儿畸形率还有待进一步的大样本前瞻性随机临床试验研究。

(四)AH 在其他方面的应用

1. PGD/PGS 周期 PGD/PGS 周期的胚胎通常在 D3 或 D5/6 进行 AH,促使 TE 细胞从 AH 的孔中部分孵出便于活检。不过近期 Rubino 等对比了 D3 提前辅助孵化的活检方法与囊胚期直接 ZP 开口活检的方法,结果发现后者可以获得更高的复苏率、临床妊娠率、种植率和活产率,而前者复苏后的囊胚更易导致嵌顿现象。

2. 特殊透明带 棕色卵子(棕色透明带),多数同时伴随透明带增厚,并且研究发现,棕色卵子的胚胎质量也较低。而 Esfandiari 等对透明带增厚的棕

色卵子实施 AH，获得与正常卵子相同的妊娠结局。

3. 对污染胚胎的处理　Shu 等报道，对于发生污染的胚胎，利用激光完全去除囊胚透明带可以获得妊娠并活产。作者发现，对于 D3 污染的胚胎，随后几天的持续洗涤并不会完全消除污染，而去除透明带后的囊胚培养基中未再发现细菌生长。

尽管 AH 在人类胚胎的应用已有 30 多年的时间，但最初 AH 在 IVF 实验室的引入并未经过充分的动物和临床试验来论证其有效性和安全性，并且至今为止依然缺乏有力证据。目前辅助孵化激光法已成为首选方法，关于激光在分子水平上对胚胎的影响，虽然在动物模型和人类胚胎的相关研究中已提供了一些线索，但同样没有足够的证据证明激光操作对胚胎是否存在负面的临床效应。因此尚需要更多关于妊娠结局和子代健康的有力证据来支持 ART 中辅助孵化以及激光技术应用的长期有效性和安全性（表 17-3-1）。

表 17-3-1　主要推荐意见证据级别

项目及推荐内容	推荐级别
临床妊娠率	
辅助孵化能够适度提高临床妊娠率	B
相比 IVF，ICSI 可以适度提高临床妊娠率	A
相比激光法，化学法和机械法可以适度提高临床妊娠率	A
既往有不良 IVF 结局的新鲜胚胎移植可以适度提高临床妊娠率	B
既往无不良 IVF 结局的冻融胚胎移植可以明显提高临床妊娠率	A
活产率	
没有证据提示辅助孵化能够增加活产率	C
多胎妊娠率	A
辅助孵化可以明显提高多胎妊娠率	B
相比化学法和机械法，激光法可以明显提高多胎妊娠率	A
相比 IVF，ICSI 可以明显提高多胎妊娠率	B
相比冻融胚胎移植，新鲜胚胎移植可以明显提高多胎妊娠率	B
既往无不良 IVF 结局的新鲜胚胎移植可以显著提高多胎妊娠率	A
流产率	
没有证据提示辅助孵化能够增加流产率	C

〔王秀霞〕

参考文献

1. SOUSA M, et al. Embryological, clinical and ultrastructural study of human oocytes presenting indented zona pellucida. Zygote, 2015, 23 (1): 145-157.

2. ABBOTT AL, DUCIBELLA T. Calcium and the control of mammalian cortical granule exocytosis. Frontiers in bioscience: a journal and virtual library, 2001, 6: 792-806.

3. GARDNER AJ, EVANS JP. Mammalian membrane block to polyspermy: new insights into how mammalian eggs prevent fertilisation by multiple sperm. Reprod Fertil Dev, 2006, 18 (1-2): 53-61.

4. COHEN J, et al. Implantation of embryos after partial opening of oocyte zona pellucida to facilitate sperm penetration. The Lancet, 1988, 332 (8603): 162.

5. COHEN J, et al. Immunosuppression supports implantation of zona pellucida dissected human embryos. Fertility and sterility, 1990, 53 (4): 662-665.

6. COHEN J, et al. Impairment of the hatching process following IVF in the human and improvement of implantation by assisting hatching using micromanipulation. Human Reproduction, 1990, 5 (1): 7-13.

7. FELICI M, SIRACUSA G. "Spontaneous" hardening of the zona pellucida of mouse oocytes during in vitro culture. Gamete Research, 1982, 6 (2): 107-113.

8. FUKUDA A, ROUDEBUSH WE, THATCHER SS. Influences of in vitro oocyte aging on microfertilization in the mouse with reference to zona hardening. Journal of assisted reproduction and genetics, 1992, 9 (4): 378-383.

9. COHEN J, et al. Implantation enhancement by selective assisted hatching using zona drilling of human embryos with poor prognosis. Hum Reprod, 1992, 7 (5): 685-691.

10. GARDNER DK, et al. Textbook of Assisted Reproductive Techniques Fourth Edition: Volume 1: Laboratory Perspectives. CRC Press, 2012.

11. HAMMADEH ME, FISCHER-HAMMADEH C, ALI KR. Assisted hathing in assisted reproduction: a state of the art. J Assist Reprod Genet, 2011, 28 (2): 119-128.

12. Practice Committee of The American Society For Reproductive Medicine; Practice Committee of The Society For Assisted Reproductive Technology. Role of assisted hatching in in vitro fertilization: a guideline. Fertility & Sterility, 2014, 102 (2): 348-351.

13. LIU HC, et al. Assisted hatching facilitates earlier implantation. Fertil Steril, 1993, 60 (5): 871-875.

14. HERSHLAG A, FENG HL. Effect of prefreeze assisted hatching on postthaw survival of mouse embryos. Fertil Steril, 2005, 84 (6): 1752-1754.

15. BALABAN B, et al. A comparison of four different tech-

niques of assisted hatching. Hum Reprod, 2002, 17 (5): 1239-1243.

16. FONG CY, et al. Ongoing normal pregnancy after transfer of zona-free blastocysts: implications for embryo transfer in the human. Hum Reprod, 1997, 12 (3): 557-560.

17. TADIR Y, et al. Micromanipulation of gametes using laser microbeams. Hum Reprod, 1991, 6 (7): 1011-1016.

18. PALANKER D, et al. Technique for cellular microsurgery using the 193-nm excimer laser. Lasers Surg Med, 1991, 11 (6): 580-586.

19. KOCHEVAR IE. Cytotoxicity and mutagenicity of excimer laser radiation. Lasers Surg Med, 1989, 9 (5): 440-445.

20. OBRUCA A, et al. Fertilization and early embryology: Use of lasers in assisted fertilization and hatching. Human Reproduction, 1994, 9 (9): 1723-1726.

21. EBNER T, MOSER M, TEWS G. Possible applications of a non-contact 1.48 microm wavelength diode laser in assisted reproduction technologies. Hum Reprod Update, 2005, 11 (4): 425-435.

22. RINK K, et al. 1. 48 Mu-M Diode-Laser Microdissection of the Zona-Pellucida of Mouse Zygotes. 1994, 32 (4): 557-578.

23. GERMOND M, et al. Is assisted hatching of frozen-thawed embryos enhancing pregnancy outcome in patients who have several previous niation failures？J Reprod Fertil, 1995, 3: 41-42.

24. MONTAG MH, KLOSE R, Köster M, et al. Application of non-contact laser technology in assisted reproduction. Medical Laser Application, 2009, 24 (1): 57-64.

25. CIESLAK J, et al. Three-dimensional partial zona dissection for preimplantation genetic diagnosis and assisted hatching. Fertil Steril, 1999, 71 (2): 308-313.

26. LYU QF, et al. An improved mechanical technique for assisted hatching. Hum Reprod, 2005, 20 (6): 1619-2923.

27. SUN ST, et al. The effect of long zona dissection using ICSI pipettes for mechanical assisted hatching in vitrified-thawed blastocyst transfers. J Assist Reprod Genet, 2012, 29 (12): 1431-1434.

28. ALTERI A, et al. Revisiting embryo assisted hatching approaches: a systematic review of the current protocols. J Assist Reprod Genet, 2018, 35 (3): 367-391.

29. MARTINS WP, et al. Assisted hatching of human embryos: a systematic review and meta-analysis of randomized controlled trials. Hum Reprod Update, 2011, 17 (4): 438-453.

30. MANTOUDIS E, et al. A comparison between quarter, partial and total laser assisted hatching in selected infertility patients. Hum Reprod, 2001, 16 (10): 2182-2186.

31. GHOBARA TS, et al. Effects of assisted hatching method and age on implantation rates of IVF and ICSI. Reprod Biomed Online, 2006, 13 (2): 261-267.

32. NG EH, et al. Randomized double-blind comparison of laser zona pellucida thinning and breaching in frozen-thawed embryo transfer at the cleavage stage. Fertil Steril, 2008, 89 (5): 1147-1153.

33. LE MT, et al. Thinning and drilling laser-assisted hatching in thawed embryo transfer: A randomized controlled trial. Clin Exp Reprod Med, 2018, 45 (3): 129-134.

34. LEE JW, et al. Effects of laser-assisted thinning versus opening on clinical outcomes according to maternal age in patients with repeated implantation failure. Lasers Med Sci, 2019, 34 (9): 1889-1895.

35. SCHIMMEL T, et al. Laser-assisted zona pellucida thinning does not facilitate hatching and may disrupt the in vitro hatching process: a morphokinetic study in the mouse. Hum Reprod, 2014, 29 (12): 2670-2679.

36. CHAILERT C, et al. Effects of partial or complete laser assisted hatching on the hatching of mouse blastocysts and their cell numbers. Reprod Biol Endocrinol, 2013, 11: 21.

37. ZHAO YY, YU Y, ZHANG XW. Overall Blastocyst Quality, Trophectoderm Grade, and Inner Cell Mass Grade Predict Pregnancy Outcome in Euploid Blastocyst Transfer Cycles. Chin Med J (Engl), 2018, 131 (11): 1261-1267.

38. DAVIDSON LM, et al. Laser technology in the ART laboratory: a narrative review. Reprod Biomed Online, 2019, 38 (5): 725-739.

39. SATHANANTHAN H, MENEZES J, GUNA-SHEELA S. Mechanics of human blastocyst hatching in vitro. Reprod Biomed Online, 2003, 7 (2): 228-234.

40. ZHANG XJ, et al. Effect of the size of zona pellucida thinning by laser assisted hatching on clinical outcome of human frozen-thawed embryo transfers. Cryo Letters, 2009, 30 (6): 455-461.

41. HIRAOKA K, et al. Impact of the size of zona pellucida thinning area on vitrified-warmed cleavage-stage embryo transfers: a prospective, ranomized study. J Assist Reprod Genet, 2009, 26 (9-10): 515-521.

42. HARTSHORN C, ANSHELEVICH A, WANGH LJ. Laser zona drilling does not induce hsp70i transcription in blastomeres of eight-cell mouse embryos. Fertil Steril, 2005, 84 (5): 1547-1450.

43. UPPANGALA S, et al. Laser assisted zona hatching does not lead to immediate impairment in human embryo quality and metabolism. Syst Biol Reprod Med, 2016, 62 (6): 396-403.

44. DEBROCK S, et al. The effect of modified quarter laser-assisted zona thinning on the implantation rate per embryo in frozen/vitrified-thawed/warmed embryo transfer cycles: a prospective randomized controlled trial. Hum Reprod, 2011, 26 (8): 1997-2007.

45. HIRAOKA K, et al. Effect of the size of zona pellucida opening by laser assisted hatching on clinical outcome of frozen cleaved embryos that were cultured to blastocyst

after thawing in women with multiple implantation failures of embryo transfer: A retrospective study. Journal of assisted reproduction and genetics, 2008, 25: 129-135.

46. WATANABE H, et al. To what degree should the zona pellucida be cut open in assisted hatching for best clinical results? Fertility & Sterility, 2015, 104 (3): 185.

47. MALTER HE, SCHIMMEL T, COHEN J. Zona dissection by infrared laser: developmental consequences in the mouse, technical considerations, and controlled clinical trial. Reprod Biomed Online, 2001, 3 (2): 117-123.

48. YAN Z, et al. Eight-Shaped Hatching Increases the Risk of Inner Cell Mass Splitting in Extended Mouse Embryo Culture. PLoS One, 2015, 10 (12): e0145172.

49. GU YF, et al. Inner cell mass incarceration in 8-shaped blastocysts does not increase monozygotic twinning in preimplantation genetic diagnosis and screening patients. PLoS One, 2018, 13 (1): e0190776.

50. MIYATA H, et al. Relevance of the site of assisted hatching in thawed human blastocysts: a preliminary report. Fertil Steril, 2010, 946: 2444-2447.

51. REN X, et al. Effect of the site of assisted hatching on vitrified-warmed blastocyst transfer cycles: a prospective randomized study. J Assist Reprod Genet, 2013, 30 (5): 691-697.

52. NAKAYAMA T, et al. A new assisted hatching technique using a piezo-micromanipulator. Fertil Steril, 1998, 69 (4): 784-788.

53. FANG C, et al. Mechanically expanding the zona pellucida of human frozen thawed embryos: a new method of assisted hatching. Fertil Steril, 2010, 94 (4): 1302-1307.

54. HE F, et al. Assisted Hatching in Couples with Advanced Maternal Age: A Systematic Review and Meta analysis. Curr Med Sci, 2018, 38 (3): 552-557.

55. TANNUS S, et al. The Effect of Assisted Hatching on Live Birth Rate Following Fresh Embryo Transfer in Advanced Maternal Age. Reprod Sci, 2019, 26 (6): 806-811.

56. MCLAUGHLIN JE, et al. Does assisted hatching affect live birth in fresh, first cycle in vitro fertilization in good and poor prognosis patients? J Assist Reprod Genet, 2019, 36 (12): 2425-2433.

57. LI D, et al. Effect of assisted hatching on pregnancy outcomes: a systematic review and meta-analysis of randomized controlled trials. Sci Rep, 2016, 6: 31228.

58. KIRKEGAARD K, HINDKJAER JJ, INGERSLEV HJ. Hatching of in vitro fertilized human embryos is influenced by fertilization method. Fertil Steril, 2013, 100 (5): 1277-1282.

59. INOUE T, et al. Failure of complete hatching of ICSI-derived human blastocyst by cell herniation via small slit and insufficient expansion despite ongoing cell proliferation. J Assist Reprod Genet, 2019, 36 (8): 1579-1589.

60. ZENG M, SU S, LI L. The effect of laser-assisted hatching on pregnancy outcomes of cryopreserved-thawed embryo transfer: a meta analysis of randomized controlled trials. Lasers Med Sci, 2018, 33 (3): 655-666.

61. LU X, et al. Laser-assisted hatching and clinical outcomes in frozen-thawed cleavage-embryo transfers of patients with previous repeated failure. Lasers Med Sci, 2019, 34 (6): 1137-1145.

62. SCHOOLCRAFT WB, et al. Clinical application of comprehensive chromosomal screening at the blastocyst stage. Fertil Steril, 2010, 94 (5): 1700-1706.

63. CAPALBO A, et al. Implementing PGD/PGD-A in IVF clinics: considerations for the best laboratory approach and management. J Assist Reprod Genet, 2016, 33 (10): 1279-1286.

64. RUBINO P, et al. Trophectoderm biopsy protocols can affect clinical outcomes: time to focus on the blastocyst biopsy technique. Fertil Steril, 2020, 113 (5): 981-989.

65. SHI W, et al. Oocytes with a dark zona pellucida demonstrate lower fertilization, implantation and clinical pregnancy rates in IVF/ICSI cycles. PLoS One, 2014, 9 (2): e89409.

66. XU H, et al. High Serum FSH is Associated with Brown Oocyte Formation and a Lower Pregnacy Rate in Human IVF Parctice. Cell Physiol Biochem, 2016, 39 (2): 677-684.

67. SHU Y, et al. Transfer of IVF contaminated blastocysts with removal of the zona pellucida resulted in live births. J Assist Reprod Genet, 2016, 33 (10): 1385-1388.

第十八章

冷冻与复苏技术

组织细胞的冷冻与复苏是当今细胞生物学技术的重要支撑,已被应用于科学研究、临床医疗和企业生产中的活组织细胞保存。由于细胞生物学技术在临床医学中得以广泛应用,其在生殖医学领域中的重要性日益凸显。性腺组织、配子和胚胎的冷冻保存已经成为生殖医学不可或缺的技术。在冷冻与融化的物理化学原理基础上,结合被冷冻标本的生物学特征,设计合理优化的程序,是冷冻与复苏技术成功的基石。

第一节 概 述

细胞冷冻与复苏技术属于低温生物学的范畴。低温生物学是研究低温对生物的影响及低温技术应用的学科。通常将 −80℃ 以下称为深低温。在早期,低温生物学主要研究植物的冻害以及细菌和昆虫对低温的耐性等。进入 20 世纪后,开始了对生物和食品生物材料的低温处理研究。此后工作逐渐进入了细胞和分子的水平,研究成果被广泛应用于生物制品、畜牧业生产及组织细胞保存等领域。随着细胞生物学技术在医学领域的广泛应用,冷冻技术更凸显其重要性。在生殖医学领域,低温生物学的探索较为久远,应用广泛。生殖医学的低温生物学研究多在深低温范围,涉及配子、胚胎和生殖腺的冷冻保存。

一、精子冷冻的发展

在生殖领域里低温技术经历了较长时间的探索和开发。在精子被发现近 100 年后,1776 年,意大利生理学家 Lazaro Spallanzani 偶然发现人类精子在埋藏于 0℃ 以下冰雪的严寒环境,经恰当复温某些精子竟然仍然存活。此后许多学者对人、动物的精子冷藏进行了研究,试图低温冷冻动物的精子,从而促进畜牧业的发展,或建立"精子库"为将即将奔赴疆场的战士保存精液,以防一旦战死,仍有可能用冷冻保存的精子,来进行人工授精,合法延续后代。但这些努力终因缺乏对冷冻机理的深入了解,且受限于当时的条件,精子在冷冻复苏后存活有限,难以达到实际应用的要求。

1942 年,Hoagland H 用玻璃化冷冻法在液氮内(−196℃)急速冷冻精子,复温后得到 20%~40% 的存活率。在进一步优化操作后,精子复苏存活率也只能达到 67%。这使人们认识到精子在冷冻过程中会不可避免地受到损伤,需要找到在冻结过程中有效保护精子、预防损伤的冷冻保护剂,避免或减轻因低温造成的对精子的损害。

甘油是第一个用于精子冷冻的保护剂。1949 年英国科学家 Polge C 等在精液中添加适量的甘油,发现许多哺乳动物(包括人类)精子的抗冷冻能力大幅增强,而且液氮冷冻后对精子造成的损害大大降低。继而,1951 年用含 10%~20% 甘油的枸橼酸钠混合液冻存牛的精液取得了成功。

1953 年美国科学家 Sherman JK 用 10% 甘油为保护剂,使用 CO_2 干冰(常压下 56.6~78.5℃ 为液态)为制冷剂,冻存人的精液 3 个月后,复苏后精子的平均存活率为 67%,且首次将复苏后的精液用于临床人工授精并取得成功,1954 年诞生了世界上第一例冷冻精液人工授精的婴儿。这个结果证明了冻融精子具备正常受孕、胚胎发育的能力,且能够分娩出健康的婴儿。随着人们对冷冻损伤原理的深入研究和对冷冻损伤保护剂的探索，Sherman JK 在 1963 年设计了简便、高效的人类精子冻存方法。该方法以液氮为制冷剂，以 10% 甘油为冷冻保护剂，在精液标本置入液氮前，引入了"预冷"操作，即将含有 10% 甘油的精液标本悬于杜瓦口面与液氮面中间的液氮蒸汽中，以（-16~-25）℃/min 速率慢速降温全 -75℃，然后再浸于 -196℃液氮内冻存。此后尽管许多研究者对冷冻保护剂和降温程序进行了优化（如采用电脑控制降温过程），其基本原理还是与 Serman JK 的方案一致。

二、胚胎、卵母细胞和卵巢组织冷冻的发展

相比于精子的细胞结构（胞质很少）含胞质很少，功能单一。相比较下，卵子、胚胎和卵巢组织中细胞结构相对更为复杂，使其冷冻保存更为困难，所以技术发展较晚。在卵母细胞、胚胎和卵巢组织冷冻保存的发展过程中，对细胞膜冷冻保护剂和水的通透性的研究发挥了重要作用。通过充分认识了冷冻损伤和冷冻保护机制，科学家们逐渐认识到不同类型的细胞间，由于细胞膜和胞质的差异，对保护剂和冷冻程序的要求也不同，具备差异，需要"个体化"的冷冻保存方案优化。

（一）胚胎冷冻的发展

1972 年 Whittingham DG 等报道了通过冷冻的小鼠胚胎移植后冷冻得到了正常后代的事实。之后，冷冻胚胎移植相继已经在十多种哺乳动物中获得了成功妊娠。人类的冷冻胚胎技术发展的初期发展受到道德、伦理、法律乃至宗教的限制影响更为复杂。一旦理清了相关关系，则发展甚为迅速。1983 年，首例采用慢速冷冻的人类 8- 细胞冻融胚胎在澳大利亚妊娠成功；1984 年荷兰报道了首例冻融胚胎婴儿出生；1985 年囊胚冻融婴儿诞生；1987 年玻璃化冷冻引入人类胚胎冷冻，标志着胚胎冷冻技术的逐渐成熟。

经过近 40 年的发展，胚胎冻融技术已经成为体外受精胚胎移植术中的基本技术，在充分利用胚胎、为规避不利风险的延缓移植、避免多胎妊娠、支撑 PGD/PGS 技术方面得以广泛应用。目前主要应用慢速冷冻和玻璃化冷冻的方法在胚胎冷冻中的应用同样广泛，细胞期胚胎与囊胚均可冷冻。

（二）卵母细胞冷冻的发展

1959 年，虽然 Sherman J 和 Lin T 以甘油为冷冻保护剂将小鼠卵母细胞降温到 -10℃并复温存活，但冷冻过程对卵母细胞的功能损伤较大。但直到 1977 年，Whittingham T 将小鼠卵母细胞冻结于液氮后，复苏后通过体外受精技术诞生出生了首例小鼠，说明冷冻技术有了可喜的进步。由于人卵母细胞的冷冻保存一直以来受到较多的伦理限制和使用需求的限制。直到 1978 年随着首例人类体外受精胚胎移植术试管婴儿的诞生，该技术才有了飞速发展。1986 年才首次报道了首个应用人类慢速冷冻的卵母细胞通过体外受精胚胎移植的试管婴儿诞生。

（三）卵巢组织冷冻的发展

卵巢组织冻存和移植的动物模型研究起始于 20 世纪 50 年代。1953 年 Parkes A.S. 首次报道了小鼠卵巢组织冷冻并移植成功，1954 年 Deanesly R 报道了大鼠得到成功。当时甘油是仅有的保护剂，也没有程序控制的自动降温系统，早期卵巢组织冷冻的效果极为有限。到 20 世纪 90 年代，一些冷冻保护剂（如丙二醇、二甲亚砜、乙二醇）开始应用于卵巢组织冷冻并获得成功，如丙二醇、二甲亚砜、乙二醇，动物模型中冷冻、移植、生育恢复逐步取得成功。羊是大型动物，是人类卵巢组织冻存的理想模型。1994 年羊卵巢组织冷冻移植成功并生育，给人类卵巢组织冷冻保存奠定了坚实的基础。1996 年，Newton H. 将志愿者捐献的卵巢组织薄片进行慢速冷冻，2 个月后，在移植到免疫缺陷（SCID）型小鼠体内，可观察到 44%~84% 卵泡存活率。同年，用 DMSO、乙二醇和蔗糖组成的保护剂对冷冻 19 例人的卵巢组织进行冷冻，结果表明冷冻前后组织形态没有变化。2004 年，冷冻卵巢组织异位移植在猴和原位移植在人诞生了正常子代。此后，对保护剂、冷冻方式、卵巢组织薄片处理等方面进行了大量改进，使得卵巢冷冻保存技术得到了较大的发展。据系统分析报道，目前对进行了冷冻卵巢组织移植的患者进行统计分析发现中，70% 的患者卵巢组织移植后，可见卵巢内分泌变化功能活动和卵泡生长，52% 的患者获得了妊娠。尽管其有效性偏

低,但在临床上已经得到了迅速发展,成为女性生育力保存的重要手段之一。

(黄元华)

第二节　冷冻保护剂

组织细胞冻融包括冷冻、储存和复苏三个过程。将活的组织细胞降温冻结成固态,细胞代谢停止或处于极低代谢是冷冻;将冻结状态下的标本置于特定的低温下保存是储存;将冻结的组织细胞复温,重新恢复细胞代谢并保持原细胞功能是复苏。

在细胞层面,生命是一个复杂的化学反应体系。它以水溶液为反应场所,以细胞膜、细胞骨架为结构,以遗传分子为编程。实现组织细胞冷冻保存,冷冻和复苏是关键。在冻融过程中,必须控制细胞内液态水 - 固态水的转化,避免组织细胞周围和内部冰晶形成,从而损伤细胞结构,同时还必须避免操作过程中的物理化学机制对组织细胞造成的损伤。

一、组织细胞冻融的物理原理

水是生命活动的基本介质。细胞冻融过程本质上是细胞内、外水在液态与固态间的转换过程。控制这个过程以及在这个过程中避免组织细胞损伤是组织细胞冻融技术的核心。

(一)物质的液态、晶体与玻璃体

1. **物质的液态与固态**　物质有固态、液态和气态 3 种物态。液态物质(液体)具有流动性,分子间由范德华力约束。当范德华力被打破时,则变为气态;当分子间热运动减小,分子间化学键形成并在分子间占主导地位时,液态变为固态(固体)。除在极度高压、高温环境中,在通常条件下,液体和固体的体积受压力和温度的影响较小。

2. **晶体与玻璃体**　晶体与玻璃体是固态物质的两种形式,各具相应的物理特征和热动力学特征。晶体具有以下特点:①自范性,自然凝结的不受外界干扰而形成的晶体拥有整齐规则的几何外形;②固定的熔点和熔化热,在固定熔点物质吸收热量由晶体转化为液体,或释放热量由液体转化为晶体,物体温度始终保持不变,在液 - 晶体转化过程中释放和吸收的热量为熔化热;③单晶体有各向异性,物质的全部或部分化学、物理等性质随着方向的改变而有所变化,在不同的方向上呈现出差异。此外,晶体还有特定的 X 线衍射和晶面角守恒等特征。

玻璃体是固体物质的另一种形式。同样的纯物质,处于玻璃态与晶体时,有明显不同的物理特性。玻璃体具有以下特征:①没有自范性,在自然形成的过程中无特定的几何外形;②没有固定的熔点,物质的液体与固体转化在一定的温度范围内进行,是一个渐变的过程;③物质各向同性,当然,也就没有特征性的 X 线衍射和晶面角。

理论上讲,任何形成晶体的液态物质在特定条件下可以形成玻璃体。液态物质里是否溶解有其他物质(溶液),以及这些物质(溶质)的特性、物体降温速率是液态物质在冻结过程中形成晶体还是玻璃体的决定因素。

(二)水、冰晶和玻璃体水

液态水是生命活动的基本条件。要使细胞代谢停止并储存,须使组织细胞处于低温,停止分子运动,将水转化为固态。

1. **液态水**　一个大气压下,水在 0~100℃ 范围内是液态,在 0 时转化为冰并释放热量。在生物内,水作为各种生物化学反应的介质,以溶液的形式存在。水溶液的冰点与溶液浓度有关,对于溶质本身熔点高于水冰点的物质(如乙二醇),溶质质点当量增高,冰点将下降。

过冷水是液态水的一种特殊状态。当水中缺少凝结核(如灰尘、冰晶),或其他原因如流动,在冰点以下还保持着液态称为过冷水。水越纯,对应冰点过冷状态可达到的温度越低。纯水甚至可以在 -40℃ 下保持液态。过冷水继续降温到一定限度后也会发生快速冻结,并释放热量,使温度复升到冰点。过冷水及过冷水的凝结可以扰动水(冰)的降温过程,是控制水溶液降温过程必须考虑的因素。

2. **冰晶与玻璃体水**　当水分子的平均动能低于分子间的结合能时,将由液态转化为固态。冰晶和玻璃体是固态水的两种形式。在冰晶中每个分子都有较为固定的几何位置,分子间具有较低势能,水转化为固态多倾向于冰晶。但水分子占位形成冰晶需要时间。高降温速率和液体高黏滞性不利于冰晶形成,而利于玻璃体形成。

(1)冰晶:通常水的固态形式是晶体,即冰晶。其自范性和各向异性使得冰晶在成长中形成特定的几何形状,这将对细胞和细胞结构构成致命的损伤。

水通常情况下以溶液的形式存在。溶液在结冰的形成过程中,水逐步析出形成冰晶,溶质将继续以溶解的形式存在于剩下的溶液中。如果降温的速率足够慢(如0.1~0.2℃/min),水将依次形成冰晶,剩下的溶液浓度将逐步增高,冰点将逐步下降。水-冰转化的熔化热是334kJ/kg。

(2)玻璃体:玻璃体是固态水的另一种形式。当水(溶液)降温速率足够快,液体黏度高,水分子不能快速有序排列形成冰晶而冻结,则形成水的玻璃体。水形成玻璃体除了需要极高的降温速率外,水溶液中溶质浓度和溶质的物理特性也有巨大影响。纯水形成玻璃体的温度大约在-138℃,降温速率为每秒106℃。溶液的浓度越高,形成玻璃体的温度上升,对降温速率的要求降低。高分子化合物可以降低形成玻璃体对降温速率的要求。在一个大气压下,纯水形成玻璃体需要的温变速率大约是106℃/sec,常用生理液体是105℃/sec,一般细胞冷冻保护液是103℃/sec,玻璃化液是102℃/sec。

(三)生物标本降温、复温速率的决定因素

控制降温和复温的温变速率对生物标本的冻融至关重要。由于降温速率受物体热容量和热自然传导限制,且在标本冻融过程中具有决定性作用,控制降温速率十分关键。将一标本置入制冷剂如液氮,标本的降温速率取决于标本的热容量、标本-制冷剂的导热性、制冷剂的温度。

1. 热容量 热容量由比热和质量确定。标本的质量越大,比热越大,降温中需要释放的热量就越高,降温速率越低。水是高比重物质,小质量标本有利于获得高温变速率。

2. 导热性 标本的导热性、包装的导热性和制冷剂的导热性直接影响到温变速率。生物标本含有大量的水,但水和冰是热的不良导体;生物标本常常用塑料包装,塑料是热的不良导体;制冷剂

如液氮在常压下处于沸点(-196℃),任何高于其温度的标本置于其中,在标本与液氮之间将形成导热不良的气膜层,是限定标本降温速率的重要因素。改善冷冻体系中热扩散性能,需要:①减小标本体积。可以增大标本单位体积与制冷剂的接触面积,降低热传导距离。②改善标本包装的导热性。例如采用导热良好的包装材料,减小包装材料的厚度,或直接使标本与液氮接触。③过冷液氮系统。由于完全克服液氮气膜需要标本在液氮内快速运动,因此,其安全性存疑。

3. 制冷剂 干冰、氟利昂、液氮和液氦等都可以应用于低温生物学降温和保存。在实践中,考虑到安全性、可靠性、易得性和低成本等因素,组织细胞保存基本都是用液氮。

低于沸点的液氮称为过冷液氮。将液氮置于杜瓦,并将杜瓦放在密闭的容器内,将容器抽真空后恢复杜瓦的气压,即得到过冷液氮。标本以一定的速度在低于沸点的液氮内运动,降温过程中可以避免气膜产生,提高降温速率。但标本(特别是开放标本)在液氮内运动存在安全隐患。此外,液氮-氟利昂过冷体系也可以提高降温速率,同样也存在安全问题。

二、组织细胞冻融的基本过程

组织细胞的冻融体系中,冻结是关键,保存和复苏处理不当也可能造成致命损伤。这里重点介绍冻结过程。水冻结过程中形成冰晶是导致组织细胞损伤的关键因素,冷冻过程中各种措施的目的就在于避免组织细胞周围和细胞内水冰晶形成。冷冻保护剂和标本降温控制正是以避免组织细胞周围和细胞内冰晶形成为目的。

(一)冷冻保护剂

冷冻保护剂对细胞的保护机制主要有两种:一是降低水的冰点,提高溶液玻璃化转化温度,缩短水结冰到玻璃化转化温度的温差;二是液体黏滞性增加,抑制冰核形成和冰晶生长,延长溶液内水分形成冰晶所需要的时间,从而使溶液转化为玻璃体所需的降温速率下降,促进玻璃体形成。保护剂分为细胞内保护剂、细胞外保护剂和高分子保护剂。

1. 渗透性冷冻保护剂 渗透性保护剂(又称

细胞内保护剂)为低分子量化合物,可以自由通过细胞膜,且对细胞毒性小。可以渗透到细胞内,将细胞内的水分子替换转移到细胞外,在细胞内形成高渗透压和高黏滞细胞内液,并增加溶液结冰难度抑制冰晶形成。常用的细胞内保护剂有甘油(glycerinum)、乙二醇(ethylene glycol)、丙二醇(propylene glycol)和二甲亚砜(dimethylsulfoxide,DMSO)等。

2. 非渗透性小分子冷冻保护剂　非渗透性保护剂是毒性小、不能透过细胞膜、在细胞外形成高渗透压、使细胞脱水的小分子化合物。多为单糖、双糖或三糖,如葡萄糖(glucose)、果糖(fructose)、蔗糖(sucrose)、海藻糖(trehalose)等,蔗糖最为常用。它们不能自由进入细胞,又称细胞外保护剂。作用:①改变细胞外液的张力和黏滞性,影响溶液冻结中冰晶形成;②通过控制细胞外浓度,有效控制水进出细胞的速度,避免细胞在冻结前保护剂处理和复苏去除保护剂过程中的渗透压损伤。

3. 高分子冷冻保护剂　通常是指分子量在7万~8万的高分子化合物,如白蛋白(albumin)、聚乙二醇(polyethylene glycol)及抗冷冻蛋白(antifreezeprotein,AFP)等。除了具有较弱的改变细胞外液渗透压、协助细胞脱水的作用外,主要的作用是增加细胞外液体的黏滞性,增加溶液形成冰晶难度,抑制冰核形成。在生殖领域以白蛋白最为常用。

4. 冷冻保护剂配伍　依据不同组织细胞的特点,以及对冷冻的耐受特征,将不同保护机制的冷冻保护剂进行配伍,组成适用冷冻不同组织细胞的冷冻保护液,可以增强冷冻保护作用,降低冷冻保护剂的化学毒性,避免或减轻冷冻过程中的各种损伤。冷冻保护剂配伍中,通常含有1~2种细胞内保护剂、蔗糖、白蛋白等。

根据冷冻程序的不同,冷冻保护剂配伍分成程序化冷冻保护液和玻璃化冷冻保护液。前者用于程序化冷冻,保护剂渗透压相对较低,后者应用于玻璃化冷冻,保护剂渗透压高。表18-2-1为某商业性程序化冷冻液和玻璃化冷冻液中不同冷冻保护剂的终浓度配方。

表 18-2-1　胚胎程序化冷冻保护液与玻璃化保护液成分的比较

种类	程序冷冻保护液	玻璃化冷冻保护液
乙二醇	—	1.5M
丙二醇	0.75M	—
二甲亚砜	0.75M	1.5M
蔗糖	0.1M	—/0.3M
白蛋白	20%	20%

(二)组织细胞冻融的基本过程

在组织细胞冻融过程中,控制冷冻保护剂和水在细胞内外的转移,冰晶有序形成或玻璃化冻结是影响冷冻效果的关键。

1. 冻结

(1)冷冻前组织细胞的处理:冷冻前,必须要将冷冻的细胞内外都置于冷冻保护剂的环境中,不同的降温冻结方法需要不同的保护剂。为了便于冷冻保护剂在细胞内外的保护剂平衡,如果是组织,则需要将其切碎为1mm左右的组织块或厚度不超过1mm的小组织片。如果是细胞,可以是悬液或细胞团。

组织细胞与冷冻保护液间通过保护剂梯度溶液逐步处理,从而实现平衡。在这个过程中,细胞外处于高渗透压状态,水流出细胞的速度会快于保护剂流入细胞的速度,可以观察到细胞体积的变化。

(2)降温冻结:即使使用了冷冻保护剂,组织细胞冻结过程中仍然可以形成冰晶,产生损伤,还需要采取特定的物理学方法。降温冻结有程序化冷冻和玻璃化冷冻。无论是程序化冷冻,还是玻璃化冷冻,最终细胞周围和细胞内的水都将形成玻璃体。

1)程序化冷冻:程序化冷冻属于慢速冷冻的范畴,是极慢速冷冻。在生殖医学领域应用广泛。程序化冷冻使用的是程序化冷冻保护液。程序化冷冻中,在冷冻液冻结的温度范围内,通过控制降温速率,使液体内的水有序结晶(通常从远离组织细胞端开始),未冻结的细胞外液体和细胞内液体逐步失水,渗透压逐步增高,最终避免冰晶形成而冻结(图18-2-1)。

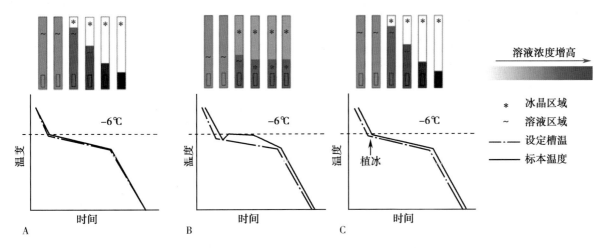

图 18-2-1　程序化冷冻中组织细胞脱水与冻结原理

A. 期望实现的理想降温：标本温度随槽温下降而稳步下降。标本包装中的水逐步形成冰晶,余下的溶液逐步浓缩,最后实现脱水,避免冰晶形成；B. 过冷状态降温：实际降温中由于缺乏冰核,在冰点不形成冰晶而成为过冷溶液,在降温到一定限度后溶液快速结冰并释放热量,降温速率改变,冰晶内含有溶质且细胞脱水不全；C. 植冰后的降温：在冰点时在标本远端认为制成冰核,避免过冷状态,使标本按设置的程序依次结冰,实现组织细胞脱水,避免冻结中形成冰晶

不同的组织细胞因其含水量、细胞通透性、细胞大小等差异,对降温程序有所不同。多数情况下程序降分 3 个阶段：a. 冰点前降温(室温 -7℃),降温速率大约 2~4℃/min；b. 脱水降温(-7~-35)℃,降温速率大约 0.1~0.3℃；c. 快速降温(-35~-196)℃,通常按 3℃/分降到 -75℃后,置于液氮内自由降温。

脱水降温中较慢的降温速率是水分有序结晶的关键,一般冷冻液发生有序结晶的降温速率要求小于 0.1~0.3℃。尽管降温速率可以通过电脑程序设置,但结冰的热力学特性使这种控制容易失控,问题发生在液体结晶前。由于标本内缺乏冰核,其液体在降温中会出现过冷态。如果继续降温,液体的过冷状态最终被打破并快速产生不可控制的冰晶形成,水结晶释放热量,标本温度上升。此后的降温速率会加速。由于液体过冷状态的扰动,标本内的细胞不能通过有序结晶脱水,在细胞内外形成冰晶,对细胞将构成致命损伤。

植冰是解决这一问题的重要手段。所谓植冰,就是在温度降到冰点时,人为在标本远离细胞端使冷冻液小范围结冰形成冰核,避免过冷状态。此后随着降温缓慢下降,标本内的水沿冰核有序结晶,实现冷冻保护。

程序化冷冻液相对渗透压较低,冷冻保护剂的化学毒性相对低,渗透压损伤风险小；程序化冷冻

操作可以标准化,有利于控制质量；也可以解决相对较大标本的冷冻问题。但程序冷冻耗时,增加低温损伤,且需要昂贵的设备。

2) 玻璃化冷冻：玻璃化冷冻是玻璃化冷冻,使用玻璃化冷冻液。将经玻璃化液处理后的标本,以超过结冰速度的降温速率降温,形成玻璃体实现冷冻保护。对于给定的玻璃化液,降温速率是形成玻璃体的关键。一般要求降温速率在 100℃/min以上。

为有利于玻璃体形成,需要做到以下：①标本尽可能小；②加快制冷剂(液氮)与标本间的导热。必要时可甚至使组织细胞与液氮直接接触,以提高降温速率。

玻璃化冷冻操作简单,省时,备受欢迎,但操作不易标准化,标本操作和投入液氮技巧对冷冻结果有影响。玻璃化液的渗透压很高,化学毒性高,在冷冻前处理和复苏过程中要避免渗透压损伤。

2. 冷冻标本储存　保存冻存的细胞有许多方法,如深低温冰箱、干冰、液氮、液氨等。液氮是最为常用的方法。将液氮储存于杜瓦内,再将标本放入其中,或浸泡,或置于液氮蒸汽(-196℃)。

3. 冷冻标本融化复苏

(1) 标本融化：在需要使用时,将冻存的组织细胞标本离开液氮环境即可融化。融化标本时,快速

通过冰点,避免标本发生"反结晶"是安全融化必须关注的环节。复温中如果速度较慢,已经融化的水再结晶形成冰也会对细胞产生致命损伤。复温中标本要快速通过(-60~0)℃温度区域。冷冻标本复温到接近这个区间后置于37℃水浴可以加快这个区间的复温速度,避免再形成冰晶。

(2)细胞复苏:复苏是指去除冷冻保护剂的标本恢复其正常生理功能的过程。去除保护剂是将组织细胞置于低浓度冷冻保护剂逐步过渡到没有冷冻保护剂的液体中洗涤平衡,细胞内保护剂扩散出细胞的过程。在去除冷冻保护剂的过程中,大量保护剂在细胞内形成高张力环境,且水透过细胞膜内流的速度要快于细胞内冷冻保护剂穿透细胞膜外流的速度,细胞易受到渗透压损伤。这就要求设计梯度复苏液逐步去除冷冻保护剂,并在复苏液中加入蔗糖控制水进入细胞内的速度。一般而言,冻存的组织细胞在去除冷冻保护剂后,在培养液内培养1~2小时即可复苏。

三、冷冻复苏过程中的损伤

在组织细胞冷冻保存的过程中,细胞处于完全不同于生理状态的物理化学环境,并经受人为非自然的操作。因此,认识和预防冻融过程中对细胞的损伤,是正确设计、应用细胞冻融技术的关键。细胞的冻融损伤主要来自冰晶、渗透压变化、保护剂化学毒性和低温。

(一)冷冻损伤

1. 冰晶损伤 冰是晶体,具有自范性。在冻融过程中,水形成固有形状冰晶不可避免地造成对细胞结构的破坏,导致细胞损伤甚至溶解。避免细胞冻融中形成冰晶是所有冷冻程序设计的最基本目标。

2. 渗透压损伤 冷冻液保护细胞的机制是在细胞内外形成高张力溶液环境,或者通过有序结晶脱水,或者通过快速降温形成玻璃体避免冷冻过程中在细胞周围和细胞内形成冰晶,避免损伤。细胞冻结前冷冻液的处理和融化后的复苏洗涤,均面临水分子和细胞内冷冻保护剂在细胞内外转移的过程。由于细胞内保护剂进出细胞膜的速度低于水的速度,保护剂和水分子在细胞内外转移过程中极

易构成渗透压损伤,甚至细胞溶解。

3. 化学损伤 化学损伤是冷冻保护剂对细胞的直接损伤,其中以细胞内保护剂受到较多关注。虽然在尽量选择细胞毒性小的化合物作为冷冻保护剂,但冷冻保护剂的化学毒性与其浓度有关,在高浓度下其毒性仍然不可忽视。考虑到冷冻保护效应与液体的总张力有关,多种保护剂组合应用的情况下,在可以达到冷冻保护液总张力要求的情况下,能够有效降低单一保护剂的浓度。

冷冻液的化学毒性的另一特征是毒性在温度高时较大,在26℃以下时较低。

4. 低温损伤 37℃是哺乳动物细胞活动的生理温度。在细胞冻结前,低温会对细胞造成损伤。有些细胞如卵母细胞、着床前胚胎细胞等,对温度很敏感,较长时间的低温可以造成不可逆的细胞器损伤。

(二)冷冻损伤的预防

冷冻损伤的预防是一个系统工程,须贯穿于细胞冻融的各个方面,包括体系设计和恰当的操作。

1. 科学合理的热动力学设计和操作 程序化冷冻和玻璃化冷冻是冷冻常用的方法,其热力学关注的关键点也有所不同。

(1)程序化冷冻:在程序化冷冻中,避免液体过冷状态,冰点附近的低降温速率是实现细胞外周和细胞内脱水、避免冰晶形成的关键。采用电脑控制降温速率是基本手段,在标本冰点附近植冰是极为重要的措施。

(2)玻璃化冷冻:对于给定的溶液,降温过程中是形成冰晶还是玻璃体的关键因素是降温速度。避免玻璃化冷冻中形成冰晶,应注意以下措施:①对标本进行小体积包装;②加快标本与制冷剂之间的导热,甚至采用开放性方式使标本直接与液氮接触,从而提高降温速率;③标本置入液氮要果断快速,实现降温速率最大化。

(3)融化:冷冻标本融化过程中可能出现反结晶。所谓反结晶就是溶液融化后,由于温度仍然低于水冰点,发生水再次结晶。标本复温快速通过(-70~0)℃是关键。常用的方法是将标本取出液氮后,自然复温到近-70℃(时间需要依据环境和标本探索),置入37℃冷冻保护液(开放包装)或水浴

（密封式包装）。

2. 优化冻结前标本冷冻液处理和融化后标本冷冻液洗涤的程序 冷冻前细胞冷冻保护剂处理充分，可以保障冷冻保护的效果。复苏过程中冷冻保护剂洗涤要完全，避免化学毒性。

为避免冷冻前冷冻保护液处理和复苏中冷冻保护液洗涤时，冷冻保护剂和水分了进出细胞速度不同导致的渗透压损伤，通常可行梯度溶液平衡处理。一般采用 2~3 个浓度梯度。特别是在复苏洗涤过程中，过快水分子进入细胞极易导致细胞裂解，在中间梯度洗涤液中加入适量蔗糖（细胞外保护剂），可以减缓水分子进入细胞的速度和量，有效保护这一过程。

3. 合理、优化的冷冻保护液配方设计 各种冷冻保护剂的保护机制不同，保护效果不同，毒性不同。单一使用难以得到满意的冷冻效果。多种保护剂联合使用可以从多个机制实现冷冻保护，提高冷冻保护效果，降低单一保护剂的使用浓度，明显降低其毒性。目前冷冻保护液多采用配伍方式。如应用高分子保护剂、细胞外保护剂和多种细胞内保护剂配制成冷冻保护液或玻璃化保护液。

由于不同细胞的生理功能不同，细胞大小、水分含量、细胞膜功能及细胞质成分差异极大，不同的细胞冷冻保护液需要进行不同的优化组合。

4. 熟练可靠的冷冻操作 熟练可靠的操作十分重要。熟练的操作可以保障细胞冻结前冷冻保护液处理和复苏中冷冻保护液洗涤达到液体平衡充分、可靠，缩短低温时间，减少冰晶、渗透压、化学毒性和低温损伤。

常用细胞内保护剂的毒性在 26℃以上时明显增加。冷冻前细胞冷冻保护剂处理和复苏中冷冻保护剂洗涤应在 26℃以下室温进行，从而减少冷冻保护剂的化学毒性。

5. 增强细胞的抗冻性能 细胞的抗冻性能可以通过添加特定化合物设置特定的培养条件得到提高。

细胞骨架稳定剂，如细胞松弛素 B、紫杉醇等，在成熟的卵子玻璃化冷冻时可减少微管的损伤和增强纺锤体微管的稳定性，这些添加剂是否增加卵子和胚胎玻璃化冷冻后存活率需要进行更多的研究证实。

在"低氧环境下"培养胚胎可以减轻体外氧化应激。抗氧化剂如维生素 E、谷胱甘肽、牛磺酸和 β 巯基乙醇等用于卵子和胚胎的培养，可提高囊胚形成率、降低氧化应激，有利于胚胎冻存。

此外，有些哺乳动物（如猪和牛）胚胎中脂质含量高，不利于其对冷冻过程的耐受。通过离心和物理方法去除过多的脂肪实现细胞内脂肪滴的极化作用、应用解脂剂如毛猴素刺激脂肪分解为三酰基甘油等措施，可改善冷冻胚胎的发育潜能。

细胞膜的流动性有利于细胞的抗冻性。在培养胚胎过程中添加亚油酸的异构体，如反 -10，顺 -12 十八碳烯酸，它们进入胚胎细胞膜，可增加其流动性，降低胚胎的冷冻敏感性。不饱和脂肪酸（如亚麻酸或花生四烯酸）添加到含有血清的胚胎或卵子的培养基中，有助于改善桑葚胚或囊胚解冻后的存活率。

（黄元华）

第三节 精子冷冻复苏

精子冷冻复苏技术是通过低温保存精子，并能在复苏后保持精子的功能，现主要应用程序冷冻法和玻璃化冷冻法两种方式。随着生殖医学中心的发展和成熟、精子库的建立和功能完善，精子冷冻复苏技术现已是生殖医学领域广泛应用的常规技术。

一、概述

（一）精子冷冻技术的发展

精子冻融技术在现今已相当成熟。追溯其起源，1866 年意大利医生 Mantegazza 首先发现人类精子在冬季室外的低温下基本失去运动能力，但是复温后可以部分地恢复运动能力，并且可能使女性怀孕。之后的科研进展，多数是动物精液的低温保存，且是在 0 以上的保存，而非真正意义的冷冻。直到 1949 年，Polge 研究指出甘油可以使精子在冷冻后复苏仍然具备活动能力，也是首次提出了"冷冻保护剂"的概念。1950 年后，Bunge 和 Shermen 等人对冷冻保护剂的应用进行了大量的研究，将甘油用于人类精子的冷冻保存。1953 年,《自然》发表了第一例患者接受冷冻精子并成功分娩的病例。

精子冷冻技术的发展史相对卵子或胚胎冷冻技术早了 20 年左右,在 20 世纪 70~90 年代,程序冷冻法和玻璃化冷冻法的技术都已基本确立。

(二) 精子冷冻的适应证

1. 精子库供者冻精。

2. 肿瘤患者放、化疗前。

3. 高危职业者预防生殖系统意外。

4. 少弱畸形精子症、隐匿性无精子症患者精液参数波动明显或呈下降趋势。

5. 不射精症或射精困难患者拟通过辅助生殖技术助孕。

6. 拟通过辅助生殖技术助孕的夫妻在手术当日,男方因各种原因无法到场。

二、程序冷冻法

(一) 原理

在程序冷冻法程序中的脱水阶段,细胞置于含有一定浓度渗透性冷冻保护剂的冷冻液中,此时细胞外的渗透压较高,细胞内水透过细胞膜流向细胞外,虽然渗透性冷冻保护剂也可以从高浓度的细胞外进入细胞内,但由于水的渗透速度更快,因此,在进入冷冻液的开始阶段,随着水快速渗出细胞外,细胞体积因脱水而出现明显的皱缩。但随着时间推移,细胞外的渗透性冷冻保护剂也逐渐进入细胞内,使细胞体积停止皱缩,转而逐渐膨胀,直至恢复接近原来的大小,也就出现了细胞"先变小、后变大"的现象,而这个过程的时间长短与细胞的大小、细胞膜的通透性、冷冻保护剂的种类及温度等因素均有关。较高的温度下,较小的细胞、渗透性强的冷冻保护剂可以达到更快的平衡。随后,通常将细胞转移至含有非渗透性冷冻保护剂的冷冻液中进一步增加细胞外的渗透压,使细胞持续脱水,体积进一步减小,以利于随后的冷冻过程中尽量减少冰晶的形成。脱水后开始程序降温,当温度降低到冷冻液的冰点以下时,需要进行植冰,诱导冰晶逐步形成,冰晶的形成伴随细胞外液体浓度的增加及细胞的进一步脱水,直至温度降到 -80℃左右,进入液氮。

(二) 设备、试剂、耗材

1. 材料和用具

(1) 无菌培养皿;

(2) 3ml 移液管;

(3) 微量移液器;

(4) 0.22μm 无菌过滤器;

(5) 精子计数板等;

(6) 尖底离心管;

(7) 巴斯德玻璃管;

(8) 冷冻保护液;

(9) 其他:纱布等备用。

2. 仪器设备

(1) 液氮罐;

(2) CO_2 培养箱;

(3) 超净工作台;

(4) 体视显微镜和生物显微镜;

(5) 计时器;

(6) 程序冷冻仪及其附属设备;

(7) 离心机;

(8) 载玻片(备用)。

(三) 冷冻方法

1. **场地与冷冻保护剂的准备**　精液冷冻前至少 30 分钟打开层流和超净工作台,将冷冻保护剂从 4℃冰箱取出,放置室温平衡至少 30 分钟。如冷冻频率较低,最好将冷冻保护剂按 1ml 每管分装。冷冻室室温应控制在 25℃左右。

2. **精液采集**

(1) 身份信息核对。

(2) 禁欲时间:应根据取精者的个体差异,个体化选择禁欲时间。绝大部分应间隔 3~5 天。

(3) 采集前准备:精液采集前嘱取精者排尿,清洁双手,用消毒棉球消毒手、阴茎包皮覆盖部及会阴局部,用生理盐水洗除消毒液。

(4) 取精:尽量采用手淫法取精,注意无菌操作,采集精液入一次性无菌容器。取精的原则是要收集完整全部精液,并最大限度降低被污染的可能性。

(5) 精液样本的接收:精液采集到一次性无菌容器后,应尽快传送至精子库检验人员,接收标本后应在容器上注明编号、采集时间、日期等,置于

37℃温箱等待液化。

（6）取精室要求：应提供安静、舒适和清洁的取精室，室温应控制在 20~30℃，取精者必须在取精室取精。

3. 精液显微镜检 按照《WHO 人类精液检查与处理实验室手册》第 5 版的标准，在精液液化后尽快显微镜检查。按照精液常规分析的步骤操作，注意无菌操作。详细记录精液的物理性状、精液浓度、活动力和形态分析。

4. 严重少弱畸形精子症或隐匿性无精子症患者需离心后去除精浆，根据具体情况留离心后沉淀加精浆总计 0.5ml 左右的样本。记录高倍镜下每视野活动精子的数量。

5. 保护剂的添加与精液分装 在超净工作台内将精液转移至尖底离心管，按冷冻保护剂使用说明，用 3ml 移液管将所需的冷冻保护剂从取精杯边缘注入精液，迅速轻轻旋转取精杯 10 次，将保护剂与精液按照 1:1 的比例混合，尽可能混匀。再用 3ml 移液管轻轻反复抽吸精液 10 次，抽吸时动作轻柔，以不起气泡为宜。将对应的冷冻管放置在分装台上，冷冻管上注明精液来源、冷冻日期、冷冻编号或者患者夫妻姓名。打开冷冻管盖，放置在一侧，按无菌操作要求，用 3ml 移液管按 0.5ml 或 1ml 每管进行分装，最后 0.2ml 单独分装，以备复苏用。根据冷冻保护剂的使用说明，精液和冷冻保护剂混匀后平衡一定的时间，15~30 分钟不等。这期间做好各种登记，如精液质量分析记录、液氮罐里冷冻位置的记录、操作者的记录和冷冻时间记录等。如果是精子库还需记录捐赠者的个人信息等。

6. 采用程序冷冻仪进行三阶段程序冷冻法 分装后的冷冻样本经适当平衡后，按：① 1℃/min 速度由室温降至 0℃；② 5~7℃/min 速度由 0℃降至 –30℃；③在 2 分钟内由 –30℃降至 –80℃三个温度阶段降温冷冻。

（四）复苏方法

1. 材料和用具

（1）无菌培养皿；

（2）3ml 移液管；

（3）微量移液器；

（4）0.22μm 无菌过滤器；

（5）精子计数板等；

（6）尖底离心管；

（7）巴斯德玻璃管；

（8）其他：纱布、记号笔等备用。

2. 仪器设备

（1）液氮罐；

（2）CO_2 培养箱；

（3）超净工作台；

（4）生物显微镜；

（5）离心机；

（6）水浴锅；

（7）镊子。

3. 试剂 梯度离心液、精子处理液。

4. 方法 根据冷冻位置在液氮罐内找到相对应的样本，迅速投入事先准备好的液氮里。再次核对记录和冻存管上的信息是否相符。之后迅速投入事先已准备好的 37℃的水浴锅内，用镊子固定冻存管变换水浴锅内不同的位置，目的是迅速复温，直到冻存管内的精液完全融化。用纱布擦干水，首先进行复苏后的精子计数，记录。然后按照精液处理方法的非连续密度梯度离心法的操作流程进行处理。冷冻前如果是严重少弱畸形精子症或者隐匿性无精子症患者的样本，复苏后直接按照精液处理方法的洗涤法进行操作。精液处理后做好处理后精子质量的分析记录。

三、玻璃化冷冻

（一）原理

玻璃化是液态物质在一定的降温速率下，由液相直接转变成为一种玻璃状的固态状态的过程，其内部没有晶体结构。对于保存配子或胚胎的溶液来说，这种玻璃化状态由于内部没有冰晶形成，能保持其溶液状态的分子和离子分布。由于在培养液玻璃化的过程中没有冰晶形成，因此在冷冻和解冻的过程中冷冻液也不会在液态和晶体形态之间来回转换，从而避免了冰晶对细胞的物理化学损伤，可望获得更好的冷冻效果。溶液要实现玻璃化状态和溶液的液体黏滞系数、降温速率及总体积相关。更高的液体黏滞系数、更快的降温速率、更小的总体积更容易实现玻璃化状态。

（二）设备、试剂、耗材

1. 材料和用具

（1）无菌培养皿；

（2）无菌离心管；

（3）10ml 移液管、1ml 移液管；

（4）冷冻架套管；

（5）冷冻载体（内径 200μm 麦管）；

（6）冷冻保护液；

（7）拇指管（冷冻载体套管）；

（8）记号笔。

2. 仪器设备

（1）液氮罐；

（2）CO_2 培养箱；

（3）超净工作台；

（4）体视显微镜；

（5）计时器；

（6）水浴箱；

（7）麦管移液器。

（三）冷冻方法

冷冻准备流程同程序冷冻法。玻璃化冷冻在降温阶段要求越快越好。一般待室温平衡后，将冷冻管放置在专门的冷冻架上，将冷冻架放置在密闭的液氮容器中，熏蒸后，浸入液氮中冷冻保存。将冷冻的相关信息记录在标签上，贴于冷冻载体上。

（四）复苏方法

在复苏前，首先应确认精子冷冻记录上的信息和复苏后精子的使用去向，然后从液氮罐的相应位置中取出精液冷冻管并迅速投入水浴箱快速复温。

四、冷冻精子的储存

1. 冷冻储存的方法　在精液冷冻时，需要注意储存方法或样本包装问题，以确保安全。目前的精液冷冻储存大致包括液氮蒸汽法和双层包装密封两个方法。

液氮蒸汽保存就是将精液保存在液氮蒸汽中，尽管理论上液氮蒸汽保存是减少感染性微生物的一种选择，但是有研究表明，在液氮罐中的蒸汽中也能检测到细菌性病原体，故二次包装可能更加经济实用。

2. 冷冻储存管理　应根据供精者的编码和血型将完成冷冻程序的精液样本储存于液氮储存罐的相应位置；记录样本的分装数、储存罐号、吊号、盒号，以及盒内放置位置。使用计算机信息管理系统保障冷冻储存精液的信息准确无误和信息安全。

建议三区分开管理：第一区为正在收集过程中的冷冻精液样本储存区，收集过程中如发现供精者有性传播疾病检测异常，或出现相关的临床表现，应立即放弃该供精者已冻存的精液样本；第二区储存完成收集过程进入 6 个月检疫等待时间的精液样本；第三区保存完成收集 6 个月后的供精者 HIV 检测阴性的冷冻精液样本。

五、精子冷冻方法的比较

玻璃化冷冻法相对程序冷冻法有对设备要求低、节省人力及复苏率更高的优势，因此相对在生殖医学中心的临床应用和深入研究更多。而玻璃化冷冻法技术要求较高，相对程序冷冻法，其操作时间更短，需要操作技术熟练，因此对人员的要求较高。另外，载体的应用也是一个问题，不论是封闭性载体还是开放性载体，目前均存争议，也不能令人完全满意，这也是玻璃化冷冻技术的研究方向之一。

另外，随着睾丸取精手术的进展，通过显微取精术获得的微量精子甚至单精子也对精子冷冻保存提出更高的要求。微量精子冷冻分为稀少精子冷冻和单精子冷冻。针对严重少弱畸形精子症或无精子症患者通过手术方式获得的精子，由于精子稀少，因而尤为珍贵。冷冻方法如上述，现多采用玻璃化冷冻法。在准备过程中对于稀少精子要将精子和冷冻保护剂的混合液尽量铺展开，制成一薄层；而单精子冷冻需要制备单精子冷冻皿，内做 PVP 滴与培养滴，矿物油覆盖，在无 CO_2 培养箱内平衡 2 小时，PVP 滴用于润洗显微操作针，培养滴用于添加处理后的精子。

六、质量控制

（一）精子冷冻的质量控制

1. 环境质量控制　冷冻精液的过程中，精子库应建立取精、检验、分装、冷冻和储存区域的环境质量控制制度,如所有工作人员须穿戴帽子、口罩、隔离衣和换鞋后方允许进入工作区,精子库内各物品按无菌区、一次性用品区、污物区分开放置,排列正确、整齐、干净,各种无菌物用按规定消毒并记录消毒日期,使用后的一次性无菌用物按规定进行处理(消毒→毁形→销毁);工作区域每天2次室内卫生清洁,每天2次室内空气消毒,每月1次空气培养,保证达到二类以上卫生标准;供精者用物每人一份。

2. 冷冻流程质量控制 建立从取精、检验、分装、冷冻到储存的技术规范,并在每个环节建立质量控制点,如冻前精子质量、冻后精子质量等,每月进行1次评估。不接受未经性传播疾病检验或检验不合格的精液冻存;建议每份样本都进行精液培养。

3. 生物安全质量控制 对所用吸头、注射器、各种容器均需要按医疗废物处理方法处理。工作人员在操作时应戴上一次性橡胶或塑料手套,穿上专门的无菌制服,以防感染。

(二)精子冷冻储存的质量控制

1. 精子储存室的质控 精子冷冻储存室为保证工作人员的安全,需要有良好的通风条件,并安装氧浓度监测仪。工作人员必须经过专门培训,严格遵守操作规程,必须配备安全防护面罩及防寒手套。精子储存室应安装液氮报警系统,防止长时间液氮漏加或冷冻储存罐真空层破损导致液氮大量蒸发而危及冷冻储存精子的安全。精子储存室地面应具有一定的承载能力。

2. 计算机管理系统与冷冻储存精子的管理

(1)检索和查询功能:包括冷冻精子储存位置的定位、冷冻储存精子相关的信息查询、统计等功能。

(2)精子出入库记录的自动化管理:由于一次冷冻的精液可能用于多次辅助生殖治疗,多次冷冻的精液也可能仅用于一次辅助生殖治疗,系统必须具备精子冷冻储存数量、信息的自动计算功能,自动统计某份精子的冻存管数、已使用数量及库存数量等。

3. 液氮的添加及管理 液氮除定时添加外,每个储存罐还需要每2~3天进行一次液氮实际高度的测定。液相液氮罐的高度应超过最顶层冷冻盒5cm为宜。气相罐因采用液氮高压罐自动供应,应根据使用说明按时更换确保液氮供应。

(三)冷冻精子复苏的质量控制

1. 冷冻精液复苏流程的质量控制 建立冷冻精液复苏的标准操作流程。原则上精液冷冻复苏要求快速复温,防止因慢速复苏造成的细胞内重结晶损伤精子。

2. 复苏率质控图的制作 根据前3个月每天的复苏率数据制成 X_{bar} 图。

3. 通过质控图对每天的复苏率进行监控 根据质控图的基本控制原则对结果进行分析。对失控的结果进行原因分析并作出相应处理。

(滕晓明)

第四节 睾丸组织的冷冻复苏

一、睾丸活检的方法

辅助生殖技术治疗过程中,一般是男科手术获得可用的精子,因而需要冷冻睾丸组织。当前男科针对无精子症的手术方式日益成熟,因而对于手术获得的稀少精子如何保存至关重要。以下简述目前临床通常获取精子的手术方式。

(一)附睾、睾丸穿刺术

对于相对明确的梗阻性无精子症,如CBAVD等,或不射精症的患者,可以通过附睾或睾丸穿刺获得精子。目前可以明确,附睾或睾丸穿刺可以为体外受精提供足够数量和质量的精子。

附睾穿刺术是固定睾丸及附睾后,经皮细针直接穿刺入附睾,负压抽吸附睾液后显微镜检。显微附睾精子抽吸术是指在手术显微镜下,在手术显微镜下干燥的微量吸管,通过虹吸作用,吸取附睾液。相对于传统的经皮附睾穿刺术,显微附睾精子抽吸术耗时更长,但可以尽量多地收集附睾液,理论上显微附睾精子抽吸术可以收集到25~50μl高度浓缩的附睾液,可能包含约7 500万精子,如果在第一个切口未能发现精子,或者只发现不活动精子,再或者获得的精子数量不够,则可以继续沿着附睾向近端作切口,甚至到睾丸输出小管,直到获得数量足够的活动精子。

睾丸穿刺术则是经皮细针穿刺入睾丸，负压抽吸后吸取少量睾丸组织，从中获取精子。细针穿刺在可以成功获取睾丸组织的情况下，手术损伤小于睾丸切开活检，且该方法已被证实可以为辅助生殖技术提供足够数量和质量的精子。另外，不射精或者术日取精困难的患者一般不建议行附睾穿刺，因为附睾管可能在穿刺后产生医源性梗阻，这类患者首先选择经皮睾丸穿刺。

1. **适应证**　①梗阻性无精子症或临床判断倾向于梗阻性无精子症；②梗阻性无精子症拟行 ICSI，或冷冻精子复苏后质量不佳；③不射精症或自慰取精困难的患者；④体外受精术日精液中无精子或无可用精子的患者可作为获得精子的备选方法。

2. **禁忌证**　①遗传因素，如 AZFa 或 AZFb 缺失、Klinefelter 综合征等；②显微镜下睾丸切开取精术后或近期睾丸穿刺术后；③生殖道炎症未得到控制；④不射精或者术日取精困难的患者不建议行附睾穿刺；⑤后期有输精管附睾复通治疗意愿的患者不建议行附睾穿刺；⑥手术并发症；⑦穿刺区域局部纤维化，附睾穿刺可能继发附睾管梗阻；⑧出血、阴囊血肿。

（二）睾丸切开活检

睾丸切开活检一般用于非梗阻性无精子症获取睾丸病理结果，也可以作为获取精子的手段。但细针穿刺相比切开活检侵入性更小，且穿刺已经证实可以为体外受精提供足够数量和质量的精子。因此睾丸活检作为附睾、睾丸穿刺未获得精子或未获得足够精子的备选式式。

一般在拟行活检的一侧睾丸表面阴囊皮肤作一 0.5~1cm 切口，分离皮下组织、肉膜、鞘膜至睾丸白膜，留置牵引线后，冷刀切开白膜，轻轻挤压获取睾丸组织，获取足够组织后牵引线交叉打结逐层缝合。

临床上，术前判断更倾向非梗阻性无精子症的患者可以考虑直接睾丸切开活检，便于在未找到精子的情况下，直接取睾丸组织获得病理确诊。而部分有阴囊手术史如隐睾下降固定术后的患者，由于睾丸经皮穿刺较难获得睾丸组织，应优先考虑切开

活检。

1. **适应证**　①非梗阻性无精子症明确病理诊断；②睾丸穿刺未获得精子或未获得足够精子；③不适宜睾丸穿刺或睾丸穿刺未获得精子的患者，如隐睾下降固定的患者。

2. **禁忌证**　①遗传因素，如 AZFa 或 AZFb 缺失、Klinefelter 综合征等；②附睾或睾丸穿刺即可获得足够精子用于辅助生殖技术的患者；③显微镜下睾丸切开取精术后或睾丸活检术后；④生殖道炎症未得到控制；⑤手术并发症；⑥出血、阴囊血肿；⑦切口感染。

（三）显微镜下睾丸切开取精术

尽管非梗阻性无精子症的患者精子发生存在缺陷，但研究证实不少非梗阻性无精子症的患者的睾丸内确实有精子生成。而在生精功能低下时，睾丸穿刺或活检的精子获取率较低。因此，显微镜下睾丸切开取精术是这类患者的最理想的手术方式。

为了鉴别出睾丸内所有具有潜在生精能力的区域，显微镜下睾丸切开取精术在必要时会对睾丸内所有的生精小管进行检测，以求获得精子。显微取精时手术显微镜放大的倍数越大，越易与鉴定哪些小管更大更正常。

显微镜下睾丸切开取精术一般取阴囊正中切口，以便探查双侧睾丸，在切开白膜后按区域搜索所有生精小管，直至对侧白膜。手术显微镜在放大 15~20 倍时，可以鉴别有可能存在精子的生精小管，若生精小管内有精子生成，其内所含的细胞比没有精子生成的生精小管所含的细胞要多，因此，相对于无精子发生的生精小管而言，有完整的精子发生的生精小管更加粗大，更不透明，睾丸显微取精术有助于鉴别精子生成的生精小管，从而提高精子的获取量，并减少需要取出的睾丸组织量。

1. **适应证**　①非梗阻性无精子症，如放化疗后的无精子症、Klinefelter 综合征等；②睾丸穿刺未获得精子或未获得足够精子。

2. **禁忌证**　①遗传因素，如 AZFa 或 AZFb 缺失；②附睾或睾丸穿刺即可获得足够精子用于辅助生殖技术的患者；③显微镜下睾丸切开取精术术后；④生殖道炎症未得到控制；⑤手术并发症；

⑥出血、阴囊血肿；⑦切口感染；⑧睾丸萎缩。

（四）附睾和睾丸活检组织的处理

从睾丸组织或附睾中获取的精子通常都要经过特殊的处理才能用于辅助生殖治疗。一般而言，附睾穿刺取精术通常适用于梗阻性无精子症患者，多数这类患者睾丸生精功能基本正常，因此，这种方法能获得较多的精子。附睾穿刺所引起的标本中的红细胞和非精子细胞的污染情况通常较少，活动精子的分离和优选相对更加简单。穿刺获取的附睾液置于倒置显微镜下观察，如果存在大量的活动精子，可采用密度梯度离心法有效制备精子；但如果精子的数目较少，则需要采用简单的离心洗涤处理后去除上清液留下少量浓缩沉淀。

睾丸精子可通过睾丸精子抽吸术、睾丸切开取精术和显微镜下睾丸切开取精术来获取。睾丸精子获取的最佳方法应该是最低限度地减少侵入性损伤和避免睾丸功能的破坏，同时不会由此而降低获取足够数量的精子用于辅助生殖技术治疗的概率。因为显微镜下睾丸切开取精术可以直接观察到睾丸内生精小管的状态，而生精小管的颜色和饱满程度通常与获得精子的数量有关，可以提高精子获取率同时最大限度地降低睾丸组织损失和术后并发症的发生，所以目前显微镜下睾丸切开取精术被广泛认为是最好的在非梗阻性无精子症中获取睾丸精子的方法，睾丸组织/精子标本不可避免地会携带非生殖细胞和大量的红细胞，因此需要额外的措施进行分离，并获得洁净的精子，为了分离附着在生精小管上的长形精子细胞，可以采用酶学或机械方法。

倘若非梗阻性无精子症患者的睾丸实质内有精子生成，那么这些精子则存在于生精小管内，充分有效地剪碎睾丸组织，可以使精子从生精小管内释放出来，并可以提高发现精子的概率。显微镜下睾丸切开取精术取出的组织量通常远少于睾丸多点活检术取出的组织量甚至不足其取出量的1/50，为了保证睾丸组织被充分碎裂为组织悬液，并保证在手术室中能最容易地识别出玻片上的精子，可以让睾丸组织悬液流经24号血管留置针导管，反复抽吸睾丸组织悬液，可以保证足够的睾丸组织悬液流经细管，让更多的精子可以从生精小管内释放出

来，这一方法可以使精子获取量显著增加。

二、睾丸组织的冷冻

相对于精子冷冻复苏技术，睾丸组织的冷冻复苏应用较少，一般情况下仅用于通过手术方式获得的睾丸组织。目前很多中心对于无精子症患者通过显微镜下睾丸切开取精术获得的睾丸组织，由于其精子稀少，会选择微量精子冷冻的方式，确保复苏时的精子数量。

（一）睾丸组织程序冷冻法

睾丸组织程序冷冻法流程：

（1）镜下观察睾丸组织性状和精子数量及活力。

（2）清洗睾丸组织，尽量去除血液，将组织清洗干净后，切成（2~5）mm³的组织块。

（3）将组织块放入预先加入冷冻保护剂的冷冻管，于4℃冰箱内放置30分钟后，用程序冷冻仪进行冷冻，冷冻起始温度为4℃。

（4）依据睾丸组织中细胞类型的不同，采用不同的冷冻程序。

（5）对于成年人的睾丸组织冷冻，目的是保护现有的精原细胞，程序为：1℃/分钟降温至0，保持5分钟；0.5℃/分钟降温至-8℃，-8℃保持10分钟；0.5℃/分钟降温至-40℃，-40℃保持10分钟；7℃/分钟降温至-70℃，直接放入液氮保存。

（6）如冷冻目的主要是保护青春期前的支持细胞，程序为：10℃/min速度降温至-8℃，-8℃保持10分钟；再10℃/min速度降温至-80℃，直接放入液氮保存。

（二）睾丸组织的玻璃化冷冻法

1. 睾丸组织玻璃化冷冻法流程

（1）和手术护士核对患者信息后，接收患者已穿刺出来睾丸的组织，在容器上注明左右侧和患者姓名。

（2）在体视显微镜和/或倒置镜下观察睾丸组织的性状（生精细胞的形态、组织的韧性等）。首先在体视显微镜下确认穿刺出来的组织是否混杂血块，如果有血块，务必用培养液冲洗几次，直到肉眼见不到血块。

（3）根据睾丸组织的量决定使用的培养液的

量,通常做 0.2~0.5ml 的大液滴盛放清洗后的组织,用两支 1ml 注射器在体视显微镜下互相撕扯睾丸组织,直到撕碎,摊开。

(4)拿到倒置镜下观察,记录组织的性状和是否有活动精子,计数活动精子的量。

(5)将所有组织及培养液转移至 5ml 小试管。

(6)所有培养液和组织的量最好不超过 0.5ml,如果组织量少,最好保持组织和培养液的量在 0.2ml 以内。与室温的等量冷冻保护液混匀,装载在精子冻存管,室温平衡 15~20 分钟。

(7)等待睾丸组织和冷冻保护液平衡的时间,登记患者夫妻的信息(日期、姓名、年龄、档案号、精子情况、液氮罐里的位置等)。

(8)准备液氮和钢尺,平衡好后在用钢尺标记液氮上方 5cm 处,平放装载睾丸组织和冷冻保护剂的冻存管 20~30 分钟。然后迅速投入液氮罐的指定位置。

(滕晓明)

第五节 稀少精子冷冻和单精子冷冻

随着睾丸取精手术的进展,通过显微镜下睾丸切开取精术获得的极少量精子,甚至单精子也对精子冷冻保存提出更高的要求。微量精子冷冻分为稀少精子冷冻和单精子冷冻。

一、冷冻

冷冻及解冻所需设备和耗材

设备:降温仪、倒置显微镜、镊子、培养箱、水浴箱。

耗材:专用冷冻片、冷冻管、巴斯德玻璃管、液氮及液氮盒、冷冻保护剂、单精子冷冻皿、10%SSS 的 m-HTF 培养液、显微注射针套装、矿物油、PVP。

1. 稀少精子冷冻

(1)将离心浓缩后的精子悬液与精子冷冻保护剂 1:1 混匀。

(2)每个冷冻片上装载 5μl 精子与冷冻剂混合液,尽量将其在冷冻片上铺展开,铺成一薄层。

(3)将装载好精子的冷冻片放入冷冻管中,拧紧盖子。

(4)将冷冻管固定在冷冻支架上,放于距液氮面 1~2cm 的液氮蒸汽内熏蒸 5 分钟。

(5)将冷冻管浸入液氮,冷冻保存。

2. 单精子冷冻

(1)单精子冷冻皿的准备:单精子冷冻皿内做 PVP 滴与数条含 10%SSS 的 m-HTF 培养滴,矿物油覆盖,无 CO_2 的培养箱内平衡 2 小时。PVP 用于润洗显微操作针,培养滴用于添加处理好的精子,在皿底标记患者姓名和 ART 号。

(2)精子冷冻液的准备:精子冷冻液以 1:1 的比例含 10%SSS 的 m-HTF 稀释。

(3)冷冻用液氮泡沫盒的准备:泡沫盒内添加液氮,液氮面离泡沫盒上沿 4cm。

(4)冷冻:核对处理好的精子与冷冻皿上的患者信息后,在精子冷冻载体上再次核对标记姓名和其他相关信息(侧边标记),加冷冻液 0.5μl,迅速转入冷冻皿内的卡槽位置,显微操作仪下逐条吸好精子转移至冷冻液微滴,每个冷冻片放置的精子数根据精子总数和女方预期获卵数综合考虑。

镊子取出冷冻载体,转移到纸上倾斜以吸干载体上的矿物油。然后用塑料镊子夹持载体置于液氮泡沫盒上沿 10cm 处开始熏蒸,经 3.5~4.5 分钟逐渐匀速下降至液氮蒸汽内(离泡沫盒上沿约 0.5cm,确认载体处于液氮蒸汽层内),至冷冻液微滴冻结(约需 10 秒)后再静置 30 秒,将载体投入液氮,在液氮内将载体置于 1.0ml 冻存管内长期保存。冷冻管上应事先做好标记,包括患者姓名、ART 号和该冷冻管内冻存的精子数目。

二、复苏

(一)冷冻及解冻所需设备和耗材

1. 所需设备
液氮罐、水浴箱、显微镜、培养箱。

2. 耗材和试剂
巴斯德玻璃管、尖底离心管、载玻片、盖玻片、5ml 试管、移液枪、枪头及精子处理液。

(二)程序冷冻法的复苏

睾丸组织及精子解冻:核对患者信息,液氮罐中取出冷冻管,迅速转移至 37℃ 水浴搅动至完全融化,将组织及保护剂移入尖底离心管中,注意无菌操作去除微量制片盖玻片,在高倍显微镜下观察精子复苏情况并记录活动精子的量,再加入 1.5~2ml 的精子处理液,离心 10 分钟,去除上清液,留 0.5ml 沉淀混匀,再次镜下观察活动精子的量。室温放置备用。

(三) 玻璃化冷冻的复苏

1. **睾丸组织及精子解冻**　液氮罐里取出冻存管,迅速转移至 37℃ 的水浴箱中持续搅动,至完全融化,将组织及保护剂移入尖底离心管中,注意无菌操作去除微量制片盖玻片,在高倍显微镜下观察精子复苏情况并记录活动精子的量,再加入 1.5~2ml 的精子处理液,离心 10 分钟,去除上清液,沉淀混匀,再次镜下观察活动精子的量。室温放置备用。

2. **微量或单精子冷冻的解冻**

解冻矿物油的准备:50ml 离心管内装 40~45ml 矿物油水浴加热至 39℃ 备用。

取出冻存管,核对患者信息,拧开冻存管帽子,用塑料镊子夹住冷冻载体柄,空气中停留 1~2 秒,迅速浸入事先准备好的 39℃ 矿物油中解冻,待冷冻液微滴融化后(约 5 秒),转入单精子注射皿,观察活动率,备 ICSI。

(滕晓明)

第六节　卵子冷冻复苏

卵母细胞冷冻及复苏

卵母细胞以卵泡的形式存在于卵巢中,伴随卵泡的发育成熟而发育成熟。始基卵泡经过初级卵泡、次级卵泡发育至窦前卵泡和小窦卵泡阶段。小窦卵泡在月经周期中经过募集、选择和优势化,最终发育为优势卵泡而成熟,并在 LH 峰的作用下排卵。在 LH 峰前,卵母细胞为初级卵母细胞,可见生殖泡。在 LH 峰发生后,卵母细胞开始恢复减数分裂,生殖泡消失。大约在 LH 峰 36 小时后排卵,

排卵前完成第一次减数分裂,排出第一极体并停留于第二次减数分裂中期,称为次级卵母细胞。人类成熟卵母细胞为次级卵母细胞,在精子穿入卵母细胞胞浆后,激活精子并完成第二次减数分裂。

本节将讨论从不同大小的窦卵泡中获得的卵母细胞冷冻。次级卵泡之前的冷冻见卵巢组织冷冻。临床上,用于冷冻的卵母细胞多通过超排卵获得。由于卵泡发育的差异,冷冻的卵母细胞有 GV 期、减数分裂 M Ⅰ 期和 M Ⅱ 期。前两者是初级卵母细胞,后者是次级卵母细胞。冷冻卵母细胞多用 ICSI 受精,其中不成熟卵母细胞冷冻复苏后,需要成熟培养后才能用于受精。不成熟卵母细胞冻存的效率差,有待于深入研究。

一、卵母细胞特征与冷冻指征

(一) 卵母细胞特征

卵母细胞在新生命发生中具有重要作用,主要表现:①为新生命提供了 50% 的核染色体、全部的线粒体、中心粒;②储备胚胎着床前(特别是囊胚前)的物质基础,包括能量物质和蛋白质;③提供胚胎基因组启动前,细胞功能活动所必需的酶和合成蛋白质的遗传因子;④提供基因组重编程为全能干细胞的能力,是胚胎正常发育的基础。从细胞冷冻的角度看,它具备以下特征:

1. **卵母细胞体积大**　人类卵母细胞直径约 120~150μm,呈球形,是体内最大的细胞,其单位体积的表面积明显低于其他细胞,这也是卵母细胞在冻融过程中,冷冻保护剂平衡处理时必须考虑的问题。

2. **卵母细胞骨架和细胞器处于动态调整中**　卵母细胞处于减数分裂中,细胞骨架和细胞器总是处于动态变化中。冻融的冷冻保护剂的处理平衡和复苏中去冷冻保护液的平衡过程中,细胞核和细胞器的巨大变化,易造成细胞骨架和一些重要细胞器的损伤。

3. **卵母细胞功能复杂**　卵母细胞胞质是完成受精中细胞激活、精子处理、原核形成的场所,对胚胎遗传基因表达进行重编程,控制和支撑胚胎发育。其冻融后不仅仅要求细胞是否是存活,其生殖功能是判断冷冻成功与否的标准,要求卵母细胞冻

融后仍然能够保持正常且安全的生殖潜能。

4. 卵母细胞的含水量　卵母细胞的含水量高,水分大约占据细胞80%以上的质量,而水是细胞冷冻中造成损伤的最重要因素。

5. 卵母细胞对低温敏感　哺乳动物的卵母细胞对低温敏感,低于34℃,超过2分钟即可造成细胞损伤如纺锤体碎裂等。低温是细胞冷冻不可回避的物理问题,冻结前应尽可能减少低温时间。

(二)卵母细胞冻存的临床指征

1. 生育力保存

(1)医学原因的生育力保存:主要用于恶性肿瘤和需要化疗、放疗的患者。在实施前保留其卵母细胞,待完成治疗、评估相对安全后再生育。由于卵母细胞冷冻多需要通过控制性超排卵,卵母细胞冷冻是否适合妇科恶性肿瘤,特别是性激素敏感性肿瘤尚存在争议。非MII卵母细胞冻存结合IVM有利于妇科恶性肿瘤,特别是性激素敏感性肿瘤的生育力保存,但其有效性尚待提高。

(2)高龄妇女的生育力保存:年龄较大的妇女因疾病和工作原因必须延迟生育,也可以进行卵母细胞冷冻保存。随着人们受教育年限和社会成长期限延长,社会创业竞争加剧,或受抚养子女支撑条件的限制,一些妇女出于人生规划和社会文化原因,结婚和生育年龄延迟,甚至高素质女性高龄单身的现象也有发生。卵母细胞冷冻在伦理、社会认识等方面还有争议,特别是未婚妇女的卵母细胞冷冻争议更大。主要的忧虑是在这些人群实施卵母细胞冷冻是否助推过晚的婚育,甚至使部分妇女失去生育的机会。

2. 辅助生殖技术中特殊情况处理

(1)IVF-ET中取精失败或取卵日丈夫因故不能取精的患者。

(2)富余卵子患者期望以卵母细胞形式冻存。

二、卵母细胞冻融和储存

程序化冷冻(极慢速冷冻)和玻璃化冷冻(快速冷冻)两种方法都用于卵母细胞冻存。尽管学者间存在争议,多数学者认为后者优于前者。目前临床上卵母细胞冷冻多采用玻璃化冷冻。不同的冷冻方式所用的冷冻保护液成分和张力各不相同,其冷冻前保护剂平衡和解冻复苏去保护剂的程序也就不同。每一种冷冻方法都必须有与之配对的解冻复苏方法。这里我们介绍不同冷冻方法的标本处理和冻结、保存、融化复苏的基本方法及原则。

(一)程序化冷冻

程序化冷冻的基本原理就是在含有卵母细胞的冷冻保护液中,在溶液冰点通过缓慢降温,使细胞外水有序结晶,细胞内水向细胞外转移,实现卵母细胞冻结储存,避免冷冻损伤。复苏时,逐步去除细胞内外冷冻保护剂。

1. 冷冻保护液与复苏液

(1)冷冻保护液:冷冻保护液通常由渗透性冷冻保护剂、非渗透性冷冻保护剂和高分子化合物依据一定配方组成。卵母细胞冷冻保护液以卵母细胞培养液(或磷酸缓冲液,PBS)为基液,通常含2种渗透性保护剂(如二甲亚砜、丙二醇等)、蔗糖和人体白蛋白。为实现冷冻前卵母细胞安全的保护剂平衡,常常配成递增浓度梯度的液体供冻前卵母细胞的平衡。保护剂终浓度通常为渗透性保护剂0.75M,蔗糖0.2M,人体白蛋白20mg/ml。

(2)复苏液:特定的冷冻保护液须配备特定的冷冻复苏液。复苏液以卵母细胞培养液(或磷酸缓冲液,PBS)为基液,成分与冷冻保护液相同。依据冷冻保护液的终浓度,配制成递减张力梯度溶液系列。复苏系列溶液中,首先降低渗透压保护剂张力,最后去除非渗透性保护剂如蔗糖,以避免渗透压损伤。

2. 卵母细胞冻前处理、装载和冻结

(1)卵母细胞收集与去颗粒细胞:卵母细胞可来源于自然周期卵泡或控制性超促排卵后。多数冷冻的卵母细胞通过超促排卵获得。获得卵母细胞后部分去除颗粒细胞(保留2~3层),孵育待用。

(2)冷冻保护剂平衡(脱水):通过将卵母细胞置于冷冻保护剂中平衡,使渗透性保护剂渗入到细胞内,细胞内水渗出细胞外,达到细胞内外渗透保护剂浓度一致。由于冷冻保护液张力高,为避免损伤,依据冷冻保护液的终浓度,平衡时多采用1~2步中间浓度液体,最终实现终浓度平衡。不同的冷冻保护剂配方其浓度梯度、平衡时间有差异,应按试剂说明书具体操作。

（3）装载：用于程序冷冻的卵母细胞装载应当与程序降温仪对标本装载的物理性状一致。多数医疗机构卵母细胞程序冷冻装载可用外径≤1mm、内径≤0.5mm、长度100mm的塑料麦管。卵母细胞按下图装载，并封口做好标签（标签应当防冻）。一般一根麦管内装载卵母细胞不超过3枚（图18-6-1）。

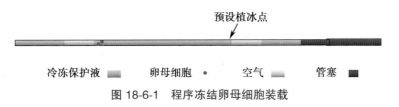

图 18-6-1　程序冻结卵母细胞装载

由于37℃下冷冻保护剂对细胞的毒性较大，冷冻保护剂平衡和装载在室温下进行（20~26℃）。

（4）卵母细胞降温冻结：卵母细胞降温在程序降温控制仪的控制下完成。常规使用液氮为制冷剂。此过程耗时分为以下几个阶段。每个阶段转换间有1~10分钟温度平衡时间。不同的冷冻保护剂配方可能存在差异，按试剂使用说明书具体操作。

1）冰点前降温：本阶段从室温降到冰点。一般程序冷冻保护液的冰点在（-6~-7）℃左右。降温速率较快，大约每分2~3℃。

2）植冰：植冰是重要的操作步骤，对预防形成过冷状态、避免细胞内及外周形成冰晶具有关键作用。植冰就是将少许液氮点在远离卵母细胞的冷冻保护液处，形成冰核，保障在降温的过程中冰晶由远及近地依次形成冰晶，实现卵母细胞的进一步脱水。植冰一般在-6~-7℃进行。

3）慢速降温：植冰后标本经过一个慢速的降温过程，一般以每分钟0.2~0.3℃速度降到-32℃左右。在这个过程中，保护液内水分从植冰冰核开始有序缓慢结冰，卵母细胞端液体逐步浓缩，卵母细胞脱水，直至全部冻结。

4）快速降温：当慢速降温结束、卵母细胞冻结后，以每分钟1~2℃速度降温到-70℃后，置入液氮内自由降温至-196℃，登记存储位置。

3. 冻结卵母细胞的存储　冻结的卵母细胞存储于-196℃的液氮内。储存过程中液氮要浸泡标本。为了标本存储安全，应配备液氮检测报警体系，制定操作规程，按时检查液氮，及时补充。

4. 冻结卵母细胞的解冻复苏　解冻复苏包括使冻结的卵母细胞标本解冻和通过一系列的递减梯度浓度的含保护剂的液体逐步平衡，去除保护剂，细胞复苏。

（1）解冻：解冻过程是一个十分关键的过程，溶解中再结冰会构成对细胞的严重损伤。再结晶一般发生在（-10~-30）℃范围，解冻中标本快速通过（-70~0）℃温度范围十分关键。通常将装载卵母细胞的麦管去除液氮，在室温空气中放置15分钟使其升温，然后迅速置入37℃水浴解冻。

（2）去冷冻保护剂：去冷冻保护剂过程及试剂的组成与冷冻保护液配方有关。由于渗透性保护剂张力很高，水进入细胞的速度大于渗透性保护剂进入的速度，在去保护剂平衡中极易发生渗透损伤甚至细胞溶解。一般采用含递减梯度保护剂的溶液减小渗透压差和非渗透性保护剂（如蔗糖）控制水分子进入细胞速度进行平衡，逐步降低保护剂直至全部去除。这个过程一般经过2~3步，每步大约平衡10′。最后转入培养液培养2小时，即实现复苏。为减少冷冻保护剂的毒性，在细胞培养液培养前均在室温下操作。不同的商品玻璃化冷冻液其解冻操作稍有差异，具体操作应按试剂使用说明书操作。

（二）玻璃化冷冻

玻璃化冷冻的基本原理就是卵母细胞经过高张力的玻璃化液处理后，通过快速降温使细胞内外的水分子在冻结过程中形成玻璃体而不是冰晶，从而达到冻存的目的。

1. 玻璃化液与复苏液

（1）玻璃化液：冷冻保护液以卵母细胞培养液（或磷酸缓冲液，PBS）为基液，通常与程序冷冻的保护剂成分相似,但各成分的张力远高于程序冷冻保护液的张力。为实现冷冻前卵母细胞安全的保护剂平衡,常常配成递增浓度梯度的液体供冻前细胞平衡。玻璃化液的终浓度通常含 1.5M 渗透性保护剂 2 种:蔗糖 0.3M 和人体白蛋白 20mg/ml。

(2)复苏液:特定配方玻璃化液须设计特定的冷冻复苏液。复苏液以卵母细胞培养液(或磷酸缓冲液,PBS)为基液,成分与冷冻保护液相同。依据冷冻液中各成分的浓度,配制成递减张力梯度的液体组成系列。在液体的梯度中,先降低渗透压保护剂张力,最后去除非渗透性保护剂如蔗糖,以避免渗透压损伤。

2. 卵母细胞冻结前准备、装载和冻结

(1)去颗粒细胞。

(2)玻璃化液平衡(脱水):原理详见本节卵母细胞程序化冷冻的冷冻保护液平衡(脱水),递增梯度溶液依据玻璃化液最终浓度设置。

(3)装载:玻璃化冷冻标本包装应当追求减小标本体积、增加热传导速率,以实现快速降温速率的热力学效果。多数装载采用开放式,使液氮直接与标本接触。常用的有毛细塑料管、尼龙环和尼龙钩(图 18-6-2)。毛细塑料管直径为外径 0.4mm,内径 0.2mm。装载卵母细胞后不封口,体积不超过1μl。尼龙钩和尼龙环直径大约为 1~1.5mm,浸于冷冻保护液取出后在环(钩)内形成液膜,将卵母细胞载与膜中。由于标本安全的原因,玻璃化冻结多采用毛细塑料管装载,尼龙环、尼龙钩应用较少。

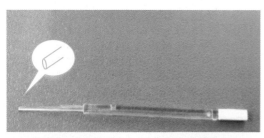
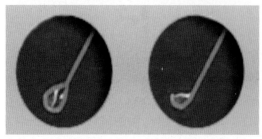

图 18-6-2　玻璃化冻结卵母细胞装载

(4)卵母细胞冻结:将装载的卵母细胞快速、平稳地浸入液氮内使其自由降温至 –196℃后冻结。浸入速度慢或迟疑将影响降温速率。但采用尼龙环或尼龙钩装载时,浸入速度过快有可能标本丢失,应当注意。卵母细胞装载后做好标记进行冻结。一般 1~3 个卵母细胞一起装载。

3. 冻结卵母细胞储存　方法详见本节卵母细胞的程序化冷冻的冻结卵母细胞的存储。

4. 冻结卵母细胞解冻和复苏

(1)解冻:与程序冷冻相同,解冻中标本快速通过(–70~0)℃温度范围是避免细胞内外水分子再结晶的关键。方法是将标本取出液氮后,立即置入 37℃的玻璃化液解冻。

(2)去冷冻保护剂:去冷冻保护剂过程和解冻剂配方与冷冻保护液配方有关。为避免渗透压损伤,一般采用递减梯度的保护剂的溶液减小渗透压差和非渗透性保护剂(如蔗糖)控制水分子进入细胞速度进行平衡,逐步减少冷冻保护剂直至全部去除。这个过程一般经过 3~4 个浓度梯度,每步大约平衡 3~5 分钟。最后将卵母细胞转入培养液培养 2 小时实现复苏。为减小冷冻保护剂毒性,细胞培养液培养前均在室温下操作。

三、卵母细胞冻存后的质量要求

卵母细胞功能极为复杂,其冻融的质量要求不但考虑到复苏后细胞的形态学存活,还要以复苏后卵母细胞的功能为参数,包括细胞存活率、受精率和胚胎情况。由于非成熟卵母细胞冷冻效率低,这里介绍初步得到共识的 MII 卵母细胞冷冻复苏后的质量要求。在实际工作中,质量不能达到要求者,应当优化技术,提高质量。

2011 年 11 月,生殖医学 alpha 科学家(Alpha Scientists in Reproductive Medicine)的临床胚胎学家们经调查、讨论,对卵母细胞冻存后的质量达成共识,现将共识介绍如下。

(一)形态学存活

在实际工作中,经过冻融,卵母细胞可能在形态上有一些变化,如细胞质色泽变化等,但这不意味着细胞丧失功能。形态学上,解冻复苏的卵母细胞具有完整的细胞结构,可以完成 ICSI 操作,视为存活的卵母细胞。以此为标准,程序化冷冻后卵母细胞复苏存活率一般在50%以上,期望目标质量是75%;玻璃化冷冻后卵母细胞复苏存活率70%以上,期望目标质量是85%。

(二)卵母细胞功能

1. 受精率 受精是卵母细胞的基本功能。解冻后实施ICSI的受精率是对卵母细胞功能最为直接的检验。无论是玻璃化冷冻还是程序化冷冻,在同一医疗机构内,与新鲜卵母细胞比较,以ICSI卵母细胞为基数,在ICSI后17小时冷冻卵母细胞的二原核率应相当新鲜卵母细胞ICSI后二原核率的90%以上。

2. 胚胎发育 人类胚胎的发育速度较为稳定,胚胎发育速度与胚胎质量密切相关。以ICSI时间为起点,(26 ± 1)小时发育到2-细胞,(44 ± 1)小时发育到4-细胞,(68 ± 1)小时发育到8-细胞,(92 ± 2)小时发育到桑葚胚,(116 ± 2)小时发育到囊胚。过快的发育和发育缓慢都不利于生育。在同一医疗机构内,以二原核受精卵为基数,玻璃化冷冻的卵母细胞胚胎发育应与新鲜卵母细胞一致,程序化冷冻的卵母细胞胚胎发育为新鲜卵母细胞胚胎发育的70%~90%以上。

3. 胚胎着床 胚胎着床是ART观察到的卵母细胞功能的最终表现。在同一医疗机构内,以移植胚胎数量为基数,无论是程序化冷冻还是玻璃化冷冻,胚胎着床率相当于新鲜卵母细胞胚胎着床率的70%~90%以上。

【附】卵母细胞玻璃化冻融操作步骤

这里介绍加藤商品玻璃化液试剂盒卵母细胞冷冻的操作程序。与试剂盒说明书比较,将冻结前卵母细胞平衡操作略有改变(操作步骤第⑤、⑥),以期平衡时卵母细胞内外渗透压梯度更加平缓。

(一)冷冻操作

1. 试剂和物品

(1)玻璃化冷冻试剂盒(供卵母细胞、胚胎玻璃化冷冻用):玻璃化冷冻液(vitrification solution,VS)、终浓度冻存液体、平衡液(equilibration solution,ES)。

(2)胚胎体外操作液:G-MOPS+缓冲液(GB)。

(3)卵母细胞载杆、体式显微镜、35mm培养皿适量、液氮及其容器、计时器、巴斯德吸管、镊子、冷冻支架等。

2. 操作步骤

(1)冻结前准备。

1)卵母细胞回收与去颗粒细胞。常规取卵,卵母细胞回收,去颗粒细胞后37℃、5%CO_2、95%湿度孵育待用。

2)冷冻操作前30分钟将冷冻液颠倒2次混匀,并将适量的ES、VS放在工作站,自然升温至室温。

3)将液氮倒入广口保温容器内待用。

4)取φ35mm培养皿盖1个,于内面底部滴4滴GB(20μl/滴),将卵母细胞依次在GB内清洗。

5)取φ35mm培养皿盖1个,于内面底部分别制作3液滴:①为GB液(20μl/滴),②、③为ES液(20μl/滴)。3液滴相距5mm呈等边三角形。将前面清洗后的卵母细胞放入液滴①内(图18-6-3)。

6)以巴氏吸管头端由液滴②划向液滴①形成两液滴相连,停留2分钟,使卵母细胞所在液体的渗透压逐步增高,并使细胞内外逐步平衡。同样再由液滴③划向液滴①与②连接段的中点,停留2分钟,使卵母细胞所在液体的渗透压进一步增高并细胞内外平衡。再将卵母细胞转入ES滴,平衡6分钟。

7)平衡操作结束前1分钟,取φ35mm培养皿盖1个,于内面底部滴4滴VS液滴(15μl/滴)。将ES中的卵母细胞吸至吸管的末端,转移到第1 VS液滴表面中央(尽量不带ES液)。

8)更换巴斯德吸管拉制的毛细管。将卵母细胞依次在第2、3 VS液滴洗涤后,转移到第4 VS液滴等待装载(步骤8在90″~120″内完成)。

(2)装载、冻结和储存:①将卵母细胞装载在卵母细胞载杆末端,挨近末端标记线。保持适量VS液(<0.1μl,盖过卵母细胞即可)。将载杆平稳快速浸入前面准备的液氮容器内。②在液氮液面下完成支架安装(保证载杆末端始终在液氮液面下)。③将标本置入标本储存罐保存。

(2)解冻操作

1. 试剂和物品

(1)解冻试剂盒:解冻液(thawing solution,TS)、稀释液(diluent solution,DS)、洗涤液1(washing solution 1,WS1)、洗涤液2(washing solution 2,WS2)。

(2)OC培养皿、体式显微镜、液氮及其容器、计

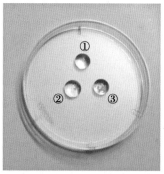
于35mm培养皿盖内面制作3液滴：①为GB液（20μl/滴），②、③为ES液（20μl/滴）。3液滴相距5mm呈等边三角形。将前面清洗后的卵母细胞放入液滴①内

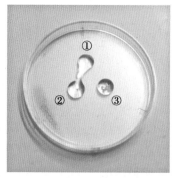
以巴氏吸管头端由液滴②划向液滴①形成两液滴相连，停留2分钟

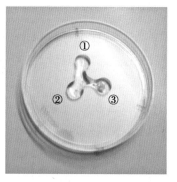
液滴③划向液滴①与②连接段的中点，停留2分钟

图18-6-3　玻璃化冻结卵母细胞冷冻保护液梯度平衡

时器、巴斯德吸管、移液器、镊子、卵母细胞培养液。

2. 操作步骤

（1）用品准备：①取 TS、DS、WS1、WS2，颠倒混匀2次待用。取 OC 培养皿1个，加入 TS 500μl，培养箱预热1小时以上待用。取 OC 培养皿3个，分别加入 DS、WS1 和 WS2 500μl 室温待用。②取出待解冻载杆放在液氮内，靠近实体显微镜的地方。

（2）解冻与复苏：①取出预热的 TS 液 OC 培养皿，体式显微镜观察下将载杆末端迅速放置在 TS 液中。观察并确保卵母细胞脱落至液体中。平衡1分钟。②将卵母细胞转移至 DS 液中，平衡3分钟。③卵母细胞皱缩后将其转移至 WS1 液中，平衡5分钟。④将卵母细胞转移到 WS2 中（尽量不带 WS1 液），37℃热台平衡5分钟。⑤将卵母细胞转移到其培养液中，2小时后待用（操作4~5在室温下进行，每次转移时更换吸管。）

（黄元华）

第七节　胚胎冷冻复苏

卵裂期胚胎
冷冻及复苏

囊胚期胚胎
冷冻及复苏

胚胎冷冻是辅助生殖技术的重要支撑技术。

ART 过程中限制移植胚胎数量以控制多胎妊娠、储存 IVF-ET 中产生的多余胚胎保存剩余资源、解决胚胎遗传学诊断等与胚胎移植着床的矛盾都需要以胚胎冷冻为基础。尽管受精后到着床前任何期间的胚胎都可以冷冻，在辅助生殖技术临床上，绝大多数胚胎冷冻都在第2~3日卵裂期胚胎和第5~6日囊胚进行。

一、冷冻胚胎的细胞学特征

辅助生殖技术中，冷冻的人类胚胎为着床以前胚胎。在3日龄以前，尽管有一些小的差异，但大体上每个细胞的发育分化潜能相同，称为全能干细胞。胚胎发育进入4日龄，外层细胞出现紧密连接，进入致密胚胎阶段，外层细胞具备极性，胚胎内外细胞的环境差异，这种差异是哺乳动物胚胎细胞分化的重要标志。5日龄胚胎形成囊胚，分化成滋养层细胞和内细胞团。此时的胚胎具有"囊胚结构"，细胞命运的潜能出现分化。外层为滋养层细胞，内层为内细胞团。内细胞团细胞是多潜能干细胞，分化为子代的各种体细胞。

从冷冻生物学的角度看，3日龄前胚胎和囊胚具有较大的差别。3日龄胚胎以前的胚胎卵裂球直接由受精卵分裂而来，都是全能干细胞。每个卵裂球的特征与卵母细胞相似：细胞体积大、骨架变化、功能复杂、含水较多、对低温敏感。而囊胚则有明显的特征：囊胚冷冻不仅仅是细胞冷冻，是具有结构生命体的冷冻。由于胚胎具有结构，细胞间形成

特定关系,水分的转移具有一定限制,水在胚胎内部形成一定分布。囊胚的滋养层细胞使胚胎内外水分子与冷冻保护剂转移有别于卵裂球期,囊腔和囊液是胚胎水分分布的特征。

二、临床上胚胎的冻存指征与质量要求

作为具有存在潜在风险的医学技术,临床上对冻存指征和有冷冻价值的胚胎需要评估,只有具备发育潜能的胚胎才具有冷冻价值。由于胚胎在体外发育过程中可能受一些不利因素的影响,如细胞防御反应、凋亡、增生补偿、胞噬作用等功能反应,通过一次显微镜形态学检查来判断胚胎发育潜能十分困难。目前专家间对胚胎冻融前的质量没有一个统一的共识,但有些看法趋向一致。这里我们讨论 2~3 日卵裂球期胚胎和 5~6 日囊胚的冷冻前的质量要求。

(一) 胚胎冷冻指征

1. **IVF-ET 中超过当前周期移植所需要的胚胎**　由于控制性超排卵技术在 IVF-ET 中广泛应用,产生多个胚胎。控制多胎妊娠和控制移植胚胎数量成为临床工作中必须关注的要点。胚胎冷冻技术正是这一临床策略的重要支撑,既有利于母儿安全,也有利于胚胎资源利用。

2. **预防 IVF-ET 中的并发症风险**　辅助生殖技术中,一些并发症常常在妊娠时加重,甚至威胁生命,如卵巢过度刺激综合征。取消胚胎移植将胚胎冻存是预防或减轻并发症的方法。在 IVF-ET 过程中发生其他医学问题和意外事件,移植可能增加母儿风险者,或移植不能实施(如外伤)者,也可以采取胚胎冻存。

3. **子宫内膜问题**　子宫内膜容受性受内分泌因素和子宫内膜病理因素的影响。移植前发现子宫内膜存在可能影响胚胎着床的改变或病变时,可行胚胎冻存,待改善内膜后移植。

4. **生育力储存**　因医学治疗原因影响生育(如化疗、高育龄妇女疾病治疗),需要延迟生育等情况,制备胚胎后冻存可作为生育力保存的措施。

5. **遗传学检查需要**　PGD/PGS 中,由于等待遗传结果不能实施胚胎移植,可将活检后胚胎冻存等待结果,可用胚胎实施 FET。

(二) 胚胎临床冻存前的质量要求

1. **卵裂球期胚胎**　冷冻卵裂期胚胎应当考虑以下因素:①具有正常遗传可能性。3 原核和大于 3 原核的胚胎不能冷冻。常规 IVF 形成的单原核胚胎需慎重冷冻。ICSI 形成的单原核胚胎不建议冷冻。②胚胎没有停止发育,24 小时内有胚胎细胞分裂。③细胞碎片超过 50% 不建议冷冻。

2. **囊胚**　冷冻囊胚应当考虑以下因素:①在卵裂球发育阶段观察到具有正常遗传的可能性(见卵裂球期胚胎);②冷冻前没有发育停止,24 小时内见囊胚发育演化过程;③严重的内细胞团或滋养细胞发育不良,如按 Garden 囊胚评价内细胞团或滋养细胞 "C" 者,不建议冷冻。

三、胚胎冻融和储存

2~3 日龄卵裂期胚胎和 5~6 日龄囊胚的冻融和储存有程序化冷冻和玻璃化冷冻两种方法,对于其优劣尚无定论。目前应用的结果显示,以临床妊娠率为判断指标,玻璃化冷冻优于程序化冷冻。

要注意的是,不同配方的冷冻保护液之间在冷冻前冷冻保护液平衡和融化后去冷冻保护液平衡的操作上存在细小差异。具体操作时应当依据具体的保护液,采用与冷冻保护剂相一致操作程序(商品化冷冻保护液常常附带),或依据实践结果适当调整。

(一) 卵裂球期胚胎冻融与储存

1. **程序化冷冻**

(1) 冷冻保护液与复苏液:卵裂期胚胎程序冷冻的冷冻保护液和解冻液的组成配方与卵母细胞冷冻保护液和解冻液相似,以胚胎培养液(或磷酸缓冲液,PBS)为基液,由渗透性保护剂、非渗透性保护剂和高分子保护剂组成。目前有多个用于卵母细胞冷冻和卵裂期胚胎的商业性慢速冻存试剂上市。

(2) 胚胎的冷冻液平衡和装载:为降低冷冻保护剂对细胞的毒性,胚胎的冷冻保护剂平衡和装载在 20~26℃进行。

确定冷冻保存的胚胎后,在冻结前,胚胎须进行冷冻保护剂平衡(脱水)。其基本过程与卵母细胞程序冷冻相似,最终达到卵裂球内外渗透保护剂

浓度一致。为避免渗透压损伤,多采用2~3步中间浓度液体过渡,最终实现终浓度平衡。

平衡后的胚胎按本章卵母细胞程序化冷冻操作中介绍的方法装载,一根麦管内装载胚胎不超过2~3枚。

(3)胚胎降温冻结:胚胎降温以液氮为制冷剂,由程序降温控制仪控制完成。其降温过程程序与卵母细胞冷冻基本相同。其关键仍然是(-6~-7)℃的植冰和植冰后的慢速稳定的降温控制。完成程序降温后,置入液氮内自由降温至-196℃。

(4)冻结胚胎的存储:将胚胎置于液氮杜瓦内保存,登记存储位置。常规检查液氮,及时补充。

(5)冻结胚胎的解冻复苏:包括使冻结的胚胎解冻和通过一系列含递减梯度保护剂的液体逐步平衡,去除保护剂,细胞复苏。其过程与冷冻储存的卵母细胞解冻复苏相似,可参见本章卵母细胞冷冻所表示内容。去除冷冻保护剂后的胚胎在培养液中经5%CO_2、37℃孵育2小时即可完成复苏。

2. 玻璃化冷冻

(1)玻璃化液与复苏液:玻璃化液和玻璃化冷冻复苏液与卵母细胞玻璃化冻存液体相似,可以互用。液体以胚胎培养液(或磷酸缓冲液,PBS)为基液,依据冻结和融化复苏的需要,由不同张力的渗透性保护剂、非渗透性保护剂和高分子保护剂组成。目前有多个用于卵母细胞和卵裂球期胚胎玻璃化冻存的商业性玻璃化冻存试剂上市。

(2)胚胎准备

1)冷冻液平衡(脱水):原理详见本章卵母细胞玻璃化冷冻的冷冻保护液平衡(脱水)。递增梯度溶液依据玻璃化液最终浓度设置。卵裂球期胚胎的细胞体积小于卵母细胞,平衡速度较卵母细胞快。

2)装载:胚胎装载方法同卵母细胞玻璃化冷冻的装载。胚胎装载后做好标记进行冻结。一般一个装载器装载1~3个胚胎。

(3)胚胎冻结:将装载的胚胎快速、平稳地浸入液氮内使其自由降温至-196℃冻结,使其以最快的速率降温。

(4)冻结胚胎的储存:方法详见本节胚胎慢速冻结后的存储。

(5)冻结胚胎的解冻和复苏

1)解冻:解冻的关键是标本快速通过(-70~0)℃温度,避免细胞内外水分子再结晶。将标本取出液氮后,立即置入37℃的玻璃化液解冻,使其快速融化。

2)去冷冻保护剂:基本过程与卵母细胞玻璃化冷冻的复苏过程一致。由于卵裂期胚胎细胞体积小于卵母细胞,平衡速度略快于卵母细胞的平衡速度。平衡中采用递减梯度(一般2~3个梯度)的保护剂的溶液以减小渗透压差,采用非渗透性保护剂(如蔗糖)控制水分子进入细胞速度进行平衡。去除保护剂后,转入胚胎培养液37℃、5%CO_2培养2小时移植或继续培养。

(二)囊胚冻融与储存

囊胚阶段的胚胎细胞发生了首次分化,并形成一定的结构:外部滋养层细胞组成的囊壁将发育成个体的内细胞团和充满液体的囊腔。细胞大小与通常的体细胞一致。

随着体外胚胎技术的发展成熟和PGD/PGS技术应用的增加,囊胚冷冻日益增加。程序化冷冻和玻璃化冷冻都可以用于囊胚的冻存,其操作和注意事项与卵裂期胚胎冻存基本一致。

由于囊胚具有囊腔结构,里面充满液体,脱水不完全易导致冰晶损伤,不利于冻存。胚胎冻结前处理中用机械刺破或激光局部方法烧灼破坏囊壁和透明带,使囊液与冷冻保护液相通,有利于提高囊胚冻融质量。

由于囊胚是经过发育选择的胚胎,其着床率高于卵裂期胚胎。为防止多胎或胚胎浪费,在囊胚装载时,一个装载包装放1~2个囊胚。

四、胚胎冻存后的质量要求

胚胎冻存复苏后的质量要考虑胚胎形态和功能两个方面,包括细胞存活率、胚胎发育、着床、临床妊娠和获婴。冷冻胚胎功能不但受胚胎冻融技术的影响,还受胚胎冻结前的发育和质量、复苏后的实验室、临床技术水平和患者状态的影响。通常胚胎冻融保存的质量需要与同机构的新鲜胚胎的功能对比。2011年11月生殖医学alpha科学家(Alpha Scientists in Reproductive Medicine)对胚冻存后的质量形成共识。

（一）卵裂期胚胎冻存的质量要求

1. 形态学存活

（1）对于程序冷冻，解冻复苏后的胚胎基本要求是全部卵裂球存活的胚胎超过 40%，50% 以上卵裂球存活的胚胎超过 60%。期望目标质量是全部卵裂球存活的胚胎超过 55%，50% 以上卵裂球存活的胚胎超过 85%。

（2）对于玻璃化冷冻，解冻复苏后的胚胎基本要求是全部卵裂球存活的胚胎超过 70%，50% 以上卵裂球存活的胚胎超过 85%。期望目标质量是全部卵裂球存活的胚胎超过 85%，50% 以上卵裂球存活的胚胎超过 95%。

2. 胚胎功能　无论是玻璃化冷冻还是程序化冷冻，解冻复苏后的胚胎基本要求是其进一步卵裂、囊胚形成率和着床率不低于新鲜胚胎的 90%。期望目标质量是以上指标与新鲜胚胎相同。

（二）囊胚冻存的质量要求

1. 形态学存活　对于程序冷冻，解冻复苏后的胚胎 75% 细胞存活、2 小时内扩张的胚胎超过 70%，达到移植标准的胚胎超过 70%。期望目标质量都达到 85%；对于玻璃化冷冻，解冻复苏后的胚胎 75% 细胞存活、2 小时内扩张的胚胎超过 80%，达到移植标准的胚胎超过 80%。期望目标质量都达到 95%。

2. 胚胎功能　无论是玻璃化冷冻还是程序化冷冻，解冻复苏后的胚胎着床率不低于新鲜胚胎的 90%。期望目标质量是与新鲜胚胎移植的着床率相同。

五、胚胎冷冻的子代风险

由于伦理因素，冷冻对人类胚胎遗传的影响研究不多。一些来自动物胚胎、人类卵母细胞和胚胎冷冻研究提示了冷冻可能导致的遗传改变。纺锤体对冻存较为敏感。在玻璃化冷冻的囊胚中，观察到细胞纺锤体形态异常，但在人类的对照研究中，应用 DNA 指纹技术，卵母细胞玻璃化冻存不增加胚胎非整倍体的发生率，不降低囊胚的形成率。玻璃化短时增加小鼠卵母细胞 DNA 断裂，在散在位点改变 CpG 的甲基化，胚胎冷冻可以使一些涉及细胞存活（BAX）、应激、滋养层形成、多能干细胞维持（GAS5、SOX2、NANOG、CDX2）、基因组激活、转录启动、生殖细胞和卵母细胞功能（EIF1AX、NLRP5、ZAR、ZSCAN1、TSC2）的基因表达明显改变。3 日胚胎经 DMSO 程序化冷冻使 de novo DNMT 的表达由第 5 日延迟到第 7 日。此外，还有一些其他基因的表观遗传修饰如 DNA 甲基化、组蛋白修饰等也受到关注。现有证据表明胚胎冷冻不产生大的基因和表观遗传风险，但进一步研究明确卵母细胞 / 胚胎冻存对基因组印记的影响十分重要。

研究也观察到了胚胎冻存对子代的影响。动物实验中，没有观察到冷冻胚胎出生的小鼠明显的异常，但观察到冻存胚胎小鼠出生体重和出生后体重增长明显高于自然出生小鼠，性成熟后体脂增加。冷冻胚胎的体重问题和其他风险也受到了临床上的关注。在一项新鲜胚胎与冻融胚胎移植对照研究的荟萃分析中，与新鲜胚胎移植比较，在涉及子代的指标中，冷冻复苏胚胎移植的活产率、子代出生体重和出生缺陷均没有差异，但流产率高于新鲜胚胎移植。

囊胚移植相对于卵裂期胚胎移植影响孕周、胎儿体重和妊娠结局。在鲜胚移植中，囊胚的 <37 周早产率和 <32 周早产率明显高于卵裂期胚胎移植。但这个差异在冻融胚胎移植中消失。在鲜胚移植中，囊胚与卵裂期胚胎的小于胎龄儿和大于胎龄儿发生率没有差异，但冻融囊胚移植小于胎龄儿发生下降，而大于胎龄儿的发生增加。囊胚冻融移植围产儿死亡率高于卵裂期胚胎冻融移植。无论是囊胚还是卵裂期胚胎的冻融移植，其早产、胎儿体重异常和围产儿死亡率没有差异。

子代的观察的资料显示胚胎冷冻对于子代相对安全。但其对遗传的影响预示着该技术仍然存在潜在风险，需要进一步研究和观察。

【附录】卵裂球胚胎程序冻结操作步骤

1. 仪器、试剂和用品

（1）仪器设备：程序降温仪（胚胎冷冻用）。

（2）试剂：PBS、丙二醇、二甲亚砜（DMSO）、蔗糖和人血白蛋白（表 18-7-1）。

表 18-7-1　卵裂球期胚胎程序冻结保护液和复苏液组成

程序	丙二醇（M）	DMSO（M）	蔗糖（M）	白蛋白 mg/ml
Ⅰ	0	0	0	20
Ⅱ	0.75	0.75	0	20
Ⅲ	0.75	0.75	0.1	20
Ⅳ	0	0	0.5	20
Ⅴ	0	0	0.2	20

（3）用品：麦管（100×1mm）、体式显微镜、35mm 培养皿适量、液氮、计时器、巴斯德吸管、镊子、冷冻支架等。

2. 冷冻步骤

（1）胚胎脱水与包装。以下操作在室温下进行：①取Ⅰ、Ⅱ和Ⅲ液各 0.5~1ml；②转移待冷冻胚胎于溶液Ⅰ中洗涤；③转移至溶液Ⅱ中停留 10 分钟；④转移至溶液Ⅲ中停留 3 分钟。

装入直径 1mm 冷冻麦管。气泡段约 0.5~1cm，胚胎液段约 3cm。做好标记，放入程序冷冻仪内。

（2）胚胎降温：将程序降温仪按以下设置降温程序，并启动。注意，如果程序降温仪没有自动植冰装置，需要人工植冰（表 18-7-2）。

表 18-7-2　卵裂期胚胎程序冻结中降温程序

步骤	起始温度	降温速率	终点温度	停留时间	操作
1	24℃	2℃	-6℃	1mim	植冰
2	-6℃	0℃	-6℃	9mim	
3	-6℃	0.3℃	-32℃		
4	-32℃	0.2℃	-36℃	2mim	
5	-36℃	1℃	-75℃	1mim	
6	-75℃	自由降温	<-100℃		液氮罐内

3. 胚胎保存　程序运行结束后，立即将胚胎投入液氮保存并登记放置的位置。

4. 胚胎解冻复苏

（1）取 35mm 培养皿 4 个。1 号、2 号皿分别加Ⅳ、Ⅴ液各 0.5ml，3、4 号皿各加Ⅰ液 4 滴（每滴约 50μl），编号 1~8。

（2）取出胚胎冷冻，空气中停留 15′后，在 30~35℃水浴中摆动 1′。

以下在室温下操作。

（3）剪断冷冻麦管，将胚胎依次移入 1 号皿平衡 10′，2 号皿平衡 10′。每次平衡后转移胚胎时须更换吸管。

（4）将胚胎转移到 3、4 号皿，按编号依次洗涤，每次 1′。每次洗涤后转移胚胎时须更换吸管。

（5）将胚胎转移到胚胎培养液内，放置于 5% CO₂、37℃平衡待用。

胚胎移植可以在解冻后 2 小时后进行。移植方法同新鲜胚胎移植。

5. 冷冻胚胎评估与注意事项

（1）每种冷冻试剂须有相应的解冻试剂匹配。

（2）胚胎冻结操作时，建议将Ⅰ液在培养箱内平衡后与胚胎同时取出培养箱进入室温操作，以保持胚胎温度平稳下降到室温。

（3）程序冷冻中，应保障降温过程按设定的程序进行，不得在降温中改变程序，确保电源不中断。

（黄元华）

第八节　卵巢组织的冷冻复苏

卵巢组织冷冻复苏技术是将卵巢组织通过低温冷冻的方法进行保存，当女性需要生育时将冻存组织解冻复苏后移植，帮助患者重新获得生育能力或内分泌功能，并孕育健康后代。此技术作为女性生殖力保存的一种新方法，是目前辅助生殖领域的研究热点。随着医疗水平的不断提高，肿瘤患者远期生存率也不断延长，这些患者的生育力保存受到了越来越多的关注。研究已经证实，接受放、化疗后的青春期前女孩，成年后卵巢早衰（premature ovarian failure, POF）的发生风险是其同胞姐妹的 10 倍；而育龄期妇女将有 1/3 不育。而卵巢组织冷冻复苏技术是青春期前女孩保存生育力的唯一选择，也是急需治疗的恶性肿瘤育龄期妇女保存生育力的最佳选择，有广泛的应用前景。

一、卵巢组织冷冻的历史及现状

卵巢组织冷冻早在 18 世纪就在人类和动物

模型中试用,但效果不理想。1948 年伦敦 Audrey Smith 实验室首次发现冷冻保护剂——甘油,使这项技术有了突破性进展。Parkes 于 1950 年采用慢速冷冻的方法,将大鼠的整个卵巢及卵巢组织切片冷冻保存在 –79℃的甘油盐水混合液中,迅速解冻后进行自体移植,移植后的卵巢恢复卵泡生长并具有分泌激素的能力。1960 年,Parrtott 报道了小鼠移植冻融卵巢后成功妊娠。20 世纪 90 年代后相继出现一些新技术,如卵巢组织低温冷冻技术、免疫抑制技术和利用血管生长因子促进新植入组织血管再生技术等,促进了卵巢移植技术的快速发展。自 2004 年 Donnez 等第一次报道人类卵巢组织冷冻移植并安全分娩以来,至今全球共有一百多例成功分娩的报道。而且人体卵巢组织库也已在世界各大医学中心逐渐建立。总之,经过几十年的发展历程,卵巢组织冷冻复苏技术已由单纯的实验室研究进入了临床研究。但是,此技术还有许多问题尚未解决,在许多生殖医学中心尚不能作为临床常规技术应用。

二、卵巢组织冷冻的优势

与胚胎及卵母细胞冷冻相比,卵巢组织冷冻有以下优势:

(1)可保存青春期前女孩的生育力。

(2)可保存(如乳腺癌等)肿瘤患者的生育力,能同时保存女性生育和生殖内分泌功能。

(3)不受年龄和婚姻状况的限制,可随时进行而不会延迟肿瘤本身的治疗。

三、卵巢组织冷冻的主要适应证

卵巢组织冷冻复苏技术主要适用于以下育龄期和青春期前女性患者:

1. 恶性肿瘤 ①血液系统疾病(白血病、霍奇金淋巴瘤、非霍奇金淋巴瘤等);②乳腺癌;③肉瘤;④一些妇科肿瘤(如子宫内膜癌、宫颈癌患者等)。但应排除卵巢恶性肿瘤或卵巢转移高危患者。

2. 非恶性疾病 ①自身免疫性疾病、血液病,和其他需要放疗、化疗或干细胞移植的全身性疾病(如再生障碍性贫血、地中海贫血及系统性红斑狼疮等);②交界性卵巢肿瘤;③严重且复发的子宫内膜异位症;④家族史或基因检测 POF 高风险者;⑤伴有卵巢储备的 Turner 综合征。

四、卵巢组织的冷冻和复苏

主要步骤:卵巢组织获取和运输;卵巢组织冷冻;卵巢组织解冻复苏;卵巢组织移植;随访与监测。

(一)卵巢组织获取和运输

卵巢组织一般通过腹腔镜手术获取。最佳的手术方式是完整切除单侧卵巢,而剩余的一侧卵巢可继续发挥内分泌和生育功能,也是今后卵巢组织原位移植的最佳场所。如果有特殊情况,至少应切除单侧卵巢的 1/2 或 1/2 以上(根据患者情况个体化),以保证足够多的组织进行冷冻。术中应注意:采用冷冻手术刀尽量保持卵巢组织的完整;应尽量避免黄体期;禁止使用能量设备以减少对卵巢的损害。

获取的卵巢组织应立即放入冷冻保存中心提供的无菌培养液中,置于始终保持 4~8℃的专用中转箱内,运输到冷冻保存中心进行冷冻,但是运输时间不能超过 24 小时。

(二)卵巢组织冷冻

卵巢组织冷冻分为卵巢皮质冷冻和全卵巢冷冻。目前采用最多的是卵巢皮质冷冻。卵巢组织在冷冻前应先将组织块置于磷酸盐缓冲液中清洗 2~3 次,去掉髓质部分,一般将皮质部分切成组织进行冷冻保存。冷冻方法主要包括程序慢速冷冻法、快速冷冻法和玻璃化冷冻。

1. 程序慢速冷冻法 是早期卵巢组织冷冻的主要方法。应用最广泛的是以下方案(Oktay,1998 年):4℃条件下,1.5M 二甲基亚砜(DMSO)+0.1M 蔗糖冷冻液中渗透平衡 30min;程序冷冻仪:0℃以 2℃/min 的速度下降至 –7℃;植冰且平衡 10min;0.3℃/min 的速度从 –7℃降至 –40℃;再以 10℃/min 的速度降至 –140℃,投入液氮。该法不仅已在动物实验取得成功,2004 年已有经此法将冷冻的人卵巢组织自体异位移植至腹部皮下,利用其产生的卵子通过体外受精成功获得胚胎随后移植至宫腔成功自然受孕后诞生一例女婴的报道。但是,程序慢速冷冻法因操作复杂并且耗时较长且程序冷冻仪的成本较高,有一定局限性,已经不是目前的主要方法。

2. 快速冷冻法 将卵巢组织置于含低钠浓度(1.5mol/L)的冷冻保护剂中,在液氮蒸汽中放置超过 12 小时,之后投入液氮中。研究证实该法可有效地保存大鼠卵巢组织中的卵泡,但是对于其他动物及人卵巢的冷冻研究报道很少。

3. 玻璃化冷冻 研究显示玻璃化冷冻复苏的卵巢组织中 70% 具有正常的生殖和内分泌功能。Isachenko 等研究发现用 40% 乙二醇(EG)+5% 蛋黄 +0.35M 蔗糖作为冷冻保护剂玻璃化冷冻人卵巢组织,70%~85% 卵泡的形态正常。也有学者将冷冻的人卵巢组织移植入重度联合免疫缺陷病鼠的皮下,结果显示卵巢组织坏死区没有增加。目前,玻璃化冷冻技术已经被实验室广泛采用,应用此方法冷冻的卵巢组织的婴儿已经出生。但是,玻璃化冷冻卵巢组织还没有统一的冷冻方法,理想的冷冻液配制方案还有待进一步研究。

(三)卵巢组织解冻复苏

卵巢组织解冻复苏目前尚无标准化的方案。以国内成功移植为例,复苏程序:①从低温保存箱中取出冷冻瓶,复查患者信息;②将冷冻保护剂溶于 37℃ 水浴中;③取出组织块,置于不同浓度梯度的复苏液中,摇匀;④复苏与手术室准备同时进行,完全复苏后在最短时间内将卵巢组织送至手术室,重新移植入患者体内。

(四)卵巢组织移植

解冻后的卵巢组织移植方式包括自体移植和异体移植。考虑到移植的卵巢中可能存在肿瘤细胞,自体移植是最优选择。同时自体移植也可以避免免疫排斥反应,且不涉及伦理问题。但是自体移植后,卵巢血管内血栓的形成常常导致移植失败。近年来的研究显示将卵巢组织冷冻 - 移植技术与卵泡体外培养、卵母细胞体外成熟及 IVF-ET 等辅助生殖技术结合,可以获得较好的临床结局。

(五)随访与监测

每月观察卵巢生殖和内分泌功能的恢复情况。如果更年期症状明显减轻或消失,并且卵泡刺激素低于 25IU/L,这被认为是成功的移植和卵巢功能的恢复。卵巢功能恢复后,每 3~6 个月随访一次。

监测指标:①实验室内分泌参数,包括 FSH、AMH(可选)、LH、雌二醇、孕酮等;②月经周期恢复;③超声监测卵泡发育。

五、影响卵巢组织冻融的因素

影响卵巢组织冷冻效果的主要因素:冷冻保护剂及其性质;渗透平衡的时间和温度;冷冻速率及植冰温度;不同类型卵泡的比例;患者的选择和组织切片大小。

(一)冷冻保护剂及其性质

冷冻保护剂是影响冷冻效果的关键因素,不同的冷冻保护剂对卵巢组织的冷冻效果也不同。DMSO 与丙三醇(PROH)被认为是目前对卵巢组织冷冻最有效的冷冻保护剂。Newton 等采用 DMSO、EG、PROH 作为冷冻保护剂,卵泡存活率在 44%~84%,而采用甘油作为冷冻保护剂,其存活率仅为 10%。Gook 等采用 PROH 为冷冻保护剂,比较了不同冷冻方法及不同浓度 PROH(1.5M、3.M 及 4.0M)和蔗糖(0.1M,0.2M),以及不同脱水方法(一步法和两步法),结果显示 1.5M PROH+0.1M 蔗糖,增加脱水时间持续脱水 90 分钟后,进行慢速冷冻可获得最多完整的前颗粒层细胞和正常卵母细胞(74%,91%),但周围皮质保存效果较差。提示这种冷冻方法保存的组织仅适用于通过卵泡培养获得卵母细胞,而不适用通过移植方法获得卵母细胞。

(二)渗透平衡的时间和温度

不同冷冻保护剂的渗透性不同,渗透平衡的温度、时间和方法也有所不同。最佳的渗透平衡时间应该使冷冻保护剂达到最充分的渗透,又要避免毒性或使损伤达到最小。渗透平衡的时间取决于冷冻保护剂的种类与温度,当平衡温度下降时,平衡的时间也应该延长。目前大多研究都采用 0~4℃ 或室温下平衡 30 分钟的方法。

(三)冷冻速率及植冰温度

选择最佳的冷冻速率,是慢速冷冻法获得卵巢组织低温保存最佳存活率的关键。植冰是指在慢速冷冻到一定温度时,协助细胞外冰晶的形成。植冰可以减少冰核形成时的温度变化,对于慢速冷冻是必要的过程。植冰的温度主要取决于冷冻保护剂的性质、浓度和冷冻速率。Newton 等通过比较小鼠卵巢组织冷冻后分离的卵母细胞体外培养后的卵泡存活率，得出 1.5M 的 DMSO 在 –5℃时植冰，卵泡的存活率要高于 –7℃和 –9℃。

（四）不同类型卵泡的比例

人卵巢组织冷冻保存还可选择部分卵巢良性肿瘤及 PCOS 卵巢的皮质。由于目前对人卵巢组织中卵泡分布规律的认识有限，很难正确估计卵巢标本中的卵泡数量。有报道称冷冻后卵巢正常形态的始基卵泡比例无明显改变，而存活的初级卵泡比例下降明显，表明冷冻对始基卵泡与初级卵泡的保存效果存在差异。也有文献报道慢速冷冻法尤其适合保存卵泡中体积小、代谢率低、缺乏细胞器及皮质颗粒的始基卵泡。初级卵泡代谢较始基卵泡强，对冷冻敏感的颗粒细胞增多增大，冻存时易发生冷冻损伤，但冷冻前后始基与初级卵泡总的存活比例无明显差别。原因可能：卵巢组织中始基卵泡含量远远大于初级卵泡，而冷冻对始基卵泡的存活率无显著影响；另外，尽管冷冻前后形态正常的初级卵泡出现差异，但 P 值接近 0.05，对两种卵泡总的存活比例影响不大。研究结果表明慢速冷冻法对成人卵巢组织中不同类型卵泡的保存率不同，但对卵巢组织不同类型卵泡的内分泌功能影响不明显。

（五）患者的选择

卵巢组织在冻融的过程中会损失大约 7% 的卵泡，而移植后新的血供重新建立还会丧失 60% 以上的原始卵泡，因此冷冻卵巢组织应取材于年轻、卵巢储备充分的妇女。随着患者年龄的增加，卵巢中各级卵泡的平均密度不断下降，对于 35 岁以上的患者不推荐冷冻卵巢组织。而且对冻融前后卵巢组织形态观察发现：对高剂量化疗或卵巢功能丧失的患者建议不进行卵巢组织冷冻。

（六）组织切片的大小

冷冻卵巢的组织块厚度会影响冷冻保护剂的渗透，从而减弱冷冻过程中的保护作用。目前，对于组织切块的处理大多数剪成厚约 1mm，表面积 $1mm^2$ 至 $1cm^2$ 大小。但是，也有不同的报道，Elisabeth 等通过冷冻过程中对卵巢冷冻进行灌注，研究结果显示卵巢皮质切片（$5mm^2$）对冻融前后的

卵泡数目变化没有影响。

六、冻融卵巢组织的功能研究现状

尽管目前已开展了很多关于卵巢组织冷冻的研究，但是对冻存后卵巢组织的活力和功能方面的研究进展却较少。大多数研究显示解冻后的卵巢组织有较高的卵泡存活率，但对这些卵泡的进一步发育潜能未描述。目前常用卵巢移植（自体移植和异种移植）及卵泡培养作为评价冷冻卵巢组织的生长发育潜能。

（一）卵巢移植

移植部位对保存移植后卵巢功能的恢复及存活至关重要。人卵巢移植部位多选用乳房外侧、腹壁下、腹股沟部及腋窝内，这些部位较为隐蔽，皮下脂肪丰富、疏松，易容纳移植物，移植物受压小，并且便于随访观察。在颈部及肾被膜下，其最终生长发育情况无明显差异，但是肾被膜下方对卵巢供血和功能恢复更有利。卵巢组织移植后产生的局部缺血可导致卵泡的损失及凋亡，而提高移植卵巢血管化程度可获得较好的移植效果并提高卵泡存活率。

移植方法主要有卵巢血管吻合法和非血管吻合法，这两种方法都是可行的移植方式。卵巢经血管吻合法和非血管吻合法移植后能否存活及是否具有内分泌的功能关键在于卵巢组织能否及时恢复血液和氧的供给。而一些细胞因子，如血管内皮生长因子（VEGF）等有助于提高血管形成速度，促性腺激素可调节卵巢内血管生长因子水平。VEGF 等的合成应在移植前达到有效浓度，并维持一定时间，以诱导新血管形成，减轻局部缺血缺氧的发生。

移植方式包括自体移植和异种移植。自体移植常选择正常卵巢位置或异位（如前臂皮下）移植。目前已有人自体卵巢组织冻存和移植的成功病例，标志着这一技术开始进入临床应用阶段。异种移植大多指将人卵巢组织移植于重症联合免疫缺陷小鼠体内，以了解卵巢组织的生长发育潜能。在异种移植研究中发现，不同部位的同种异体移植在有大量血液供应和血管因子出现的情况下，其移植的成功率大幅度提升。也有研究报道，利用体外冷冻保存的胎儿卵巢组织，由于其免疫原性相对较弱，

在临床上可以用来异种移植。

(二) 卵泡培养方法

对恶性肿瘤患者来说，卵巢移植存在着残留恶性肿瘤细胞播散的危险，体外培养卵巢组织是另一种选择。但由于其生长周期长，且缺乏有关人卵母细胞生长发育成熟的合适条件的相关知识，目前仍停留在研究阶段。体外培养方法目前有两种，即直接将小块含卵泡的卵巢皮质进行培养和离体卵泡培养。大量研究显示卵泡培养的困难在于如何在培养过程中保持原卵泡结构的稳定性，由于人体内多种激素共同调控着人卵巢生殖细胞的生长、发育和成熟，以及缺乏对卵泡生长启动机制的了解，导致该方面研究进展缓慢。

(三) 冷冻卵巢组织移植面临的挑战

1. 卵巢组织移植后缺血缺氧损伤　冻融的卵巢组织移植后缺血缺氧损伤所导致的大量卵泡丢失与原始卵泡激活及生长发育障碍是阻碍移植成功率提高的重大障碍。冻融卵巢组织切片移植后，移植物在血运重建之前，将经历持续 3~5 天的缺氧和局部缺血的阶段，通常从第 7 天开始才出现功能性血管。在该时间段内发生的缺血再灌注损伤会导致细胞因子和自由基的释放，血小板活化和细胞凋亡。此外还有其他因素，如卵巢髓质中现有的血管网络，也影响血管重建率。因此，在移植和血管再生之间的初始缺血间隔中，会导致许多卵泡丢失。目前，关于改善卵巢组织移植后缺血缺氧损伤的大多数研究都是在体外培养实验的基础上，其安全性尚不确定，还需进一步研究证实。

2. 卵巢组织移植后再次植入恶性细胞的风险　尽管育龄期女性好发的大多数类型的肿瘤不会向卵巢转移，但是对于某些恶性肿瘤患者，卵巢组织冷冻与移植后有再次植入恶性细胞的风险。研究者通过 PCR 显示急性白血病患者的卵巢组织中有超过 50% 的患者恶性细胞呈阳性。乳腺癌患者卵巢移植也存在中等的风险。因此，有学者建议通过无创肿瘤检测技术检查可移植的皮质卵巢片段，以最大程度地降低这些患者通过卵巢组织自体移植重新植入肿瘤细胞的风险。也有研究报道尤因肉瘤或骨肉瘤等骨癌，只有少数病例报道恶性细胞通过后再次植入。对于其他类型的肿瘤，根据现

有文献得出结论的难度更大。因此，今后需要更深入的研究来探索不同疾病不同阶段的肿瘤患者卵巢组织自体移植后肿瘤复发的风险。

3. 原始卵泡激活障碍　因卵巢功能衰退而进行卵巢组织冷冻的患者，卵巢组织复苏后原始卵泡的激活是保证卵巢组织功能正常发挥的前提。在大多数情况下，卵泡发育发生在移植后 4~5 个月内，但观察到很大的变异性。Jacques Donnez 等研究发现在移植的最初阶段，移植片段中观察到的初级和次级卵泡数量明显高于新鲜组织。但由于移植后内分泌功能持续时间有个体差异，而卵巢组织内有一些内因子对卵巢组织中的休眠状态的卵泡具有激活作用(如血管内皮生长因子及白血病抑制因子等)，导致冻融卵巢组织移植后原始卵泡激活障碍。因此，对于此类患者卵巢组织冷冻复苏后原始卵泡激活是今后的研究重点。

七、卵巢组织冷冻的新进展

(一) 人造卵巢

人造卵巢是指将分离的卵泡、卵巢基质细胞封装于生物支架内，然后将支架移植至患者的原位或异位，以恢复卵巢的内分泌功能并保持患者的生育能力的技术。由于卵泡细胞与毛细血管、白细胞和神经突起之间没有直接的相互作用，人造卵巢可显著降低恶性细胞重新植入的风险。

人造卵巢技术主要包括：①卵泡的分离：通常采用机械法和酶组织分离法来分离卵巢组织中的卵泡。②加入卵巢基质细胞与内皮细胞：基质细胞和内皮细胞可以为卵泡提供合适的旁分泌环境，促进移植后新生血管形成。③离体卵泡输送支架的设计：为了将上述离体细胞自体移植回患者体内，需要使用合适的支架来包裹、保护和维持卵泡的三维结构。目前，用来构建人造卵巢的材料有天然聚合物，如胶原、纤维蛋白、血浆凝块和海藻酸钠等。近来，也有报道应用 3D 打印技术构建人工卵巢的研究。④评估与监测：可通过观察炎症免疫反应、测量血清激素水平、观察月经周期恢复情况以及超声评估卵泡发育来对移植卵巢进行随访和评估。总之，人造卵巢不仅为无法接受冷冻解冻卵巢组织移植的恶性肿瘤患者提供了一种保存生育能力的

方法,还有助于卵泡的形成同时还可用于进行生殖毒理学的研究,而且卵巢细胞支架的开发研究也可以促进构建其他人工器官来替代不同组织的研究。因此,人造卵巢有可能成为辅助生殖领域和组织器官工程领域的又一里程碑。

(二)减轻性腺毒性治疗的影响

癌症治疗最具有破坏力的后果之一是对年轻女性卵巢损害,导致生育能力下降。因此,开发减轻化疗和/或放射性腺毒性治疗对卵巢不良影响的缓解策略,将为恶性肿瘤患者提供更多保存生育能力的选择。关于此方面的新进展:①纳米技术的应用促进了药物输送系统的发展。研究发现将化疗药物与高分子纳米颗粒包裹在一起,可以使化疗药物更好地在肿瘤部位聚集,不仅增强了抗癌效果,还降低了全身毒性,可避免对性腺造成损害。②调控凋亡相关途径可能被认为是化学预防的一种新的治疗途径。鞘脂如血源性化学信号 1- 磷酸鞘氨醇(sphingosine-1-phosphate,S1P)可以减少培养的人卵巢中原始卵泡的死亡,并阻断卵巢细胞的凋亡。然而,S1P 疗法的临床应用目前仍然存在问题。③抗氧化剂的使用为接受放射治疗的患者提供另一种保护卵巢功能的选择。白藜芦醇是一种天然抗氧化剂,研究显示白藜芦醇可增加细胞中抗氧化酶的活性。但是如何应用白藜芦醇或其他抗氧化剂来保护接受放射治疗的年轻患者的卵巢功能,尚需进一步的研究。④促性腺激素释放激素激动剂(GnRH-a)可抑制垂体 - 性腺轴,在化疗过程中可使性腺保持静止状态,降低卵巢对化疗药物的敏感性。但是目前关于 GnRH-a 的使用仍存在较大争议。

(三)全卵巢冷冻保存与移植

卵巢组织的冷冻保存主要包括卵巢皮质冷冻和全卵巢冷冻。目前采用的最多的为卵巢皮质冷冻,但是由于皮质移植后血供的恢复需要待新生血管形成,易引起卵巢组织的缺血损伤,导致较多卵泡损失。而全卵巢冷冻移植可即刻恢复移植物血供,可以最大程度地减少移植物缺血损伤,同时全卵巢含有更多的原始卵泡,在理论上全卵巢冷冻保存与移植可能是更好的选择。但是仅有个例报道通过血管吻合移植技术实现了人完整卵巢移植并

获得活产女婴的报道。而且冻融后完整卵巢移植的成功率非常低,较多的研究也都在动物模型中进行。但是人全卵巢冷冻仍然存在着许多难题(如伦理问题,解冻过程中因卵巢体积过大而出现的热质传递问题等)。因此,到目前为止,这项技术还没有获得与卵巢皮质组织冷冻和移植一样的成功。

(四)体外激活结合

体外激活是卵巢功能障碍及癌症患者保留生育能力的研究热点。有研究者将原发性卵巢功能不全患者玻璃化冻存的卵巢皮质组织解冻后置于激活剂中处理 2 天后自体原位移植并结合 IVF-ET 技术,已经获得了健康婴儿出生。目前,认为体外激活的主要生物学基础是 Hippo 和 Akt 信号通路。研究发现 PI3K 激活剂和 mTOR 激活剂,两者对原始卵泡都表现出类似的促进作用。联合使用这两种刺激物后,对卵泡发育表现出协同作用。但是,体外激活技术仍处在发展阶段,体外激活剂和分子机制还有待更深层次的研究和优化。

八、展望

冷冻保存的卵巢组织可以保存大量原始卵泡,并且结构完整,具有活力及发育能力,而且已经直接用于临床并获得妊娠,因此,将冻存卵巢组织作为保存生殖能力的方法具有广阔前景,将为卵巢移植提供方便,为卵巢早衰、恶性肿瘤等患者的治疗开辟一条新的途径,也为生物的多样化、种族资源的保护提供了一个有效方法。但是如何优选冻存方案,并改进评价冻存后卵巢组织生殖发育潜能的方法,以及如何更好地运用这些冷冻卵巢组织获得成熟卵母细胞,进而获得健康后代,其安全性还需进行大量研究。

(孙莹璞)

—————— 参考文献 ——————

1. POLGE C, SMITH AU, PARKES AS. Revival of spermatozoa after vitrification and dehydration at low temperatures. Nature, 1949, 164 (4172): 666.

2. SHERMAN JK, BUNGE RG. Observations on preservation of human spermatozoa at low temperatures. Soc Exp Biol Med, 1953, 82 (4): 686-688.

3. SHERMAN JK. Improved methods of preservation of human spermatozoa by freezing and freeze drying. Fertil Steril, 1963, 14: 49-64.

4. WHITTINGHAM DG, LEIBO SP, MAZUR P. Survival of mouse embryos frozen to-196 ℃ and-269 ℃ . Science, 1972, 178: 411-414.

5. TROUSON A, MOHR L. Human pregnancy following cryopreservation, thawing and transfer of an eight-cell embryo. Nature, 1983, 305: 707-709.

6. ZEILMAKER GH, ALBERDA AT, VAN GENT I, et al. Two pregnancies following transfer of intact frozen thawed embryos, Fertil. Steril, 1984, 42 (2): 293-296.

7. COHEN J, SIMONS RF, FEHILLY CB, et al. Birth after replacement of hatching blastocyst cryopreserved at expanded blastocyst stage, Lancet, 1985, 1 (8429): 647.

8. TROUNSON A, PEURA A, KIRBY C. Ultrarapid freezing: a new low cost and effective method of embryo cryopreservation, Fertil. Steril, 1987, 48 (5): 843-850.

9. CHEN C. Pregnancy after human oocyte cryopreservation, Lancet, 1986, 1 (8486): 884-886.

10. PALERMO G, JORIS H, DEVROEY P, et al. Pregnancies after intracytoplasmic injection of single spermatozoon into an oocyte, Lancet, 1992, 340 (8810): 17-18.

11. KULESHOVA L, GIANAROLI L, MAGLI C, et al. Birth following vitrification of a small number of human oocytes: case report, Hum. Reprod, 1999, 14 (12): 3077-3079.

12. PARKES AS, SMITH AU. Regeneration of rat ovarian tissue grafted after exposure to low temperatures. Proc R Soc Lond B Biol Sci, 1953, 140: 455-470.

13. DEANESLY R. Immature rat ovaries grafted after freezing and thawing. J Endocrinol, 1954, 11: 197-200.

14. GREEN SH, SMITH AU, ZUCKERMAN S. The numbers of oocytes in ovarian autografts after freezing and thawing. J Endocrinol, 1956, 13: 330-334.

15. PARKS AS. Factors affecting the viability of frozen ovarian tissue. J Endocrinol, 1960, 17: 337-343.

16. PARROTT DMV. The fertility of mice with orthotopic ovarian grafts derived from frozen tissue. J Reprod Fertil, 1960, 1: 230-241.

17. GOSDEN RG, BAIRD DT, WADE JC, et al. Restoration of fertility to oophorectomized sheep by ovarian autografts stored at-196℃ . Hum Reprod, 1994, 9: 597-603.

18. NEWTON H, AUBARD Y, RUTHERFORD A, et al. Low temperature storage and grafting of human ovarian tissue. Hum Reprod, 1996, 11: 1487-1491.

19. LEE DM, YEOMAN RR, BATTAGLIA DE, et al. Live birth after ovarian tissue transplant. Nature, 2004, 428: 137-138.

20. SHESHPARI S, SHAHNAZI M, MOBARAK H, et al. Ovarian function and reproductive outcome after ovarian tissue transplantation: a systematic review. J Transl Med, 2019, 17: 396.

21. 李聚源 , 张耀君 . 普通化学简明教程 . 北京 : 化学工业出版社 , 2005.

22. 朱建国 . 固体物理学 . 北京 : 科学出版社 , 2005.

23. PEGG DE. Principles of cryopreservation. Methods Mol Biol, 2007, 368: 39-57.

24. RAJAN R, MATSUMURA K. Development and Application of Cryoprotectants. Adv Exp Med Biol, 2018, 1081: 339-354.

25. YUAN HH, WU C, WU F. Traveling wave solution of heat transfer for small sample moving in the subcooled liquid nitrogen. Inter J Eng Sci, 2002, 40: 673-691.

26. ARAV A. Cryopreservation of oocytes and embryos, Theriogenology, 2014, 81 (1): 96-102.

27. BEST BP. Cryoprotectant Toxicity: Facts, Issues, and Questions. Rejuvenation Res, 2015, 18 (5): 422-436.

28. MARQUES CC, BAPTISTA MC, VASQUES MI, et al. Effect of polyunsaturated fatty acids (PUFA) on bovine oocyte in vitro maturation and subsequent embryo development and freezability. Reprod Dom Anim, 2007, 42: 108-109.

29. ARAV A, YAVIN S, ZERON Y, et al. New trends in gamete's cryopreservation. Mol Cell, Endocrinol, 2002, 187: 77-81.

30. FUCHINOUE K, FUKUNAGA N, CHIBA S, et al. Freezing of human immature oocytes using cryoloops with Taxol in the vitrification solution. J Assist Reprod Genet, 2004, 21: 307-309.

31. AMSTISLAVSKY S, MOKROUSOVA V, BRUSENTSEV E. Influence of Cellular Lipids on Cryopreservation of Mammalian Oocytes and Preimplantation Embryos: A Review. Biopreserv Biobank, 2019, 17 (1): 76-83.

32. SHARMA RK, AZEEM A, AGARWAL A. Spindle and chromosomal alterations in metaphase Ⅱ oocytes. Reprod Sci, 2013, 20 (11): 1293-1301.

33. ALBERTINI DF, OLSEN R. Effects of fertility preservation on oocyte genomic integrity. Adv Exp Med Biol, 2013, 761: 19-27.

34. HUSSEIN RS, KHAN Z, ZHAO Y. Fertility Preservation in Women: Indications and Options for Therapy. Mayo Clin Proc, 2020, 95 (4): 770-783.

35. Alpha Scientists In Reproductive Medicine. The Alpha consensus meeting on cryopreservation key performance indicators and benchmarks: proceedings of an expert meeting. Reprod Biomed online, 2012, 25: 146-167.

36. ROQUE M, NÓBREGA B, VALLE M, et al. Freeze-all strategy in IVF/ICSI cycles: an update on clinical utility. Panminerva Med, 2019, 61 (1): 52-57.

37. RIENZI L, GRACIA C, MAGGIULLI R, et al. Oocyte, embryo and blastocyst cryopreservation in ART: systematic review and meta-analysis comparing slow-

freezing versus vitrification to produce evidence for the development of global guidance. Hum Reprod Update, 2017, 23 (2): 139-155.

38. CHATZIMELETIOU K, MORRISON EE, PANAGI-OTIDIS Y, et al. Cytoskeletal analysis of human blastocysts by confocal laser scanning microscopy following vitrification. Human Reproduction, 2012, 27 (1): 106-113.

39. FORMAN EJ, XINYINGLI X, FERRY KM, et al. Oocyte vitrification does not increase the risk of embryonic aneuploidy or diminish the implantation potential of blastocysts created after intracytoplasmic sperm injection: a novel, paired randomized controlled trial using DNA fingerprinting Fertility and Sterility, 2012, 98 (3): 644-649.

40. TRAPPHOFF T, HAJJ N, ZECHNER U, et al. DNA integrity, growth pattern, spindle formation, chromosomal constitution and imprinting patterns of mouse oocytes from vitrified preantral follicles. Hum Reprod, 2010, 25 (12): 3025-3042.

41. SHAW L, SNEDDON SF, BRISON DR, et al. Comparison of gene expression in fresh and frozen thawed human preimplantation embryos. Reproduction, 2012, 144 (5): 569-582.

42. PETRUSSA L, VAN DE VELDE H, DE RYCKE M. Dynamic regulation of DNA methyltransferases in human oocytes and preimplantation embryos after assisted reproductive technologies. Mol Hum Reprod, 2014, 20 (9): 861-874.

43. 周经委, 吴蓉花, 郭里, 等. 玻璃化冷冻胚胎与新鲜胚胎移植对子代小鼠生长发育的影响. 医学研究生学报, 2015, 28 (6): 569-673.

44. WONG KM, VAN WELY M, MOL F, et al. Fresh versus frozen embryo transfers in assisted reproduction (Review). Cochrane Database of Systematic Reviews, 2017, 3: CD011184.

45. ALVIGGI C, CONFORTI A, CARBONE IF, et al. Influence of cryopreservation on perinatal outcome after blastocyst vs cleavage stage embryo transfer: systematic review and meta-analysis. Ultrasound Obstet Gynecol, 2018, 51 (1): 54-63.

46. GINSTROM EE, BERGH C, KHATIBI A, et al. Neonatal and maternal outcome after blastocyst transfer: a population based registry study. Am J Obstet Gynecol, 2016, 214: 378. e1-378. e10.

47. MARTINEZ F. Update on fertility preservation from the Barcelona International Society for Fertility Preservation ESHRE ASRM 2015 expert meeting: indications, results and future perspectives. Hum Reprod, 2017, 32 (9): 1802-1811.

48. VAN DER VEN H, LIEBENTHRON J, BECKMANN M, et al. Ninety-five orthotopic transplantations in 74 women of ovarian tissue after cytotoxic treatment in a fertility preservation network: tissue activity, pregnancy and delivery rates. Hum Reprod, 2016, 31 (9): 2031-2041.

49. SIEBZEHNRBL E, KOHL J, DITTRICH R, et al. Freezing of human ovarian tissue not the oocytes but the granulosa is the problem. MoL Cell Endocrinol, 2000, 169 (12): 109-111.

50. GOOK DA, EDGAR DH, STERN C. Effect of cooling rate and dehydration regimen on the histological appearance of human ovarian cortex following cryopreservation in 1, 2-propanediol. Hum Reprod, 1999, 14 (8): 2061-2068.

51. ISACHENKO E, ISACHENKO V, RAHIMI G, et al. Cryopreservation of human ovarian tissue by direct plunging into liquid nitrogen. Eur J Obstet Gynecol Reprod Biol, 2003, 108 (2): 186-193.

52. DONNEZ PJ, DOLMANS M, DEMYLLE D, et al. Live birth after orthotopic transplantation of cryopreserved ovarian tissue. Lancet, 2004, 364 (9443): 1405-1410.

53. DONNEZ J, DOLMANS MM, PELLICER A, et al. Restoration of ovarian activity and pregnancy after transplantation of cryopreserved ovarian tissue: a review of 60 cases of reimplantation. Fertility and sterility, 2013, 99: 1503-1513.

54. KOLUSARI A, OKYAY AG, KOÇKAYA EA. The Effect of Erythropoietin in Preventing Ischemia Reperfusion Injury in Ovarian Tissue Transplantation. Reproductive sciences, 2018, 25: 406-413.

55. ALMODIN CG, ALMODIN PM, RADAELLI MR. The First Ovarian Tissue Transplant between Monozygotic Twin Sisters Discordant for Ovarian function in Latin America. JBRA assisted reproduction, 2015, 19: 29-32.

56. MAY PP, BOUCRET L, CHAO DE, et al. Ovarian ageing: the role of mitochondria in oocytes and follicles. Human reproduction update, 2016, 22: 725-743.

57. SAĞSÖZ N, KISA U, APAN A. Ischaemia reperfusion injury of rat ovary and the effects of vitamin C, mannitol and verapamil. Human reproduction, 2002, 17: 2972-2976.

58. DÍAZ GARCÍA C, HERRAIZ S, SUCH E, et al. Dexamethasone does not prevent malignant cell reintroduction in leukemia patients undergoing ovarian transplant: risk assessment of leukemic cell transmission by a xenograft model. Human reproduction, 2019, 34: 1485-1493.

59. DOLMANS MM, MASCIANGELO R. Risk of transplanting malignant cells in cryopreserved ovarian tissue. Minerva ginecologica, 2018, 70: 436-443.

60. DEVOS M, GROSBOIS J, DEMEESTERE I. Interaction between PI3K/AKT and Hippo pathways during in vitro follicular activation and response to fragmentation and chemotherapy exposure using a mouse immature ovary model. Biology of reproduction, 2020, 102: 717-729.

61. SUZUKI N, YOSHIOKA N, TAKAE S, et al. Successful fertility preservation following ovarian tissue vitrification

in patients with primary ovarian insufficiency. Human reproduction, 2015, 30: 608-615.

62. KAWAMURA K, ISHIZUKA B, HSUEH AJW. Drug free in vitro activation of follicles for infertility treatment in poor ovarian response patients with decreased ovarian reserve. Reproductive biomedicine online, 2020, 40: 245-253.

63. SOARES M, SAHRARI K, AMORIM CA, et al. A Evaluation of a human ovarian follicle isolation technique to obtain disease free follicle suspensions before safely grafting to cancer patients. Fertility and sterility, 2015, 104 (3): 672-680.

64. LARONDA MM, RUTZ AL, XIAO S, et al. A bioprosthetic ovary created using 3D printed microporous scaf-folds restores ovarian function in sterilized mice. Nature communications, 2017, 8: 15261.

65. CAMPBELL BK, HERNANDEZ MJ, ONIONSET V, et al. Restoration of ovarian function and natural fertility following the cryopreservation and autotransplantation of whole adult sheep ovaries. Hum Reprod, 2014, 29 (8): 1749-1763.

66. KAWAMURA K, CHENG Y, SUN YP, et al. Ovary transplantation: to activate or not to activate. Hum Reprod, 2015, 30 (11): 2457-2460.

67. ZHAI J, YAO GD, DONG FL, et al. In Vitro Activation of Follicles and Fresh Tissue Auto transplantation in Primary Ovarian Insufficiency Patients. J Clin Endocrinol Metab, 2016, 101 (11): 4405-4412.

第十九章

胚胎植入前遗传学诊断／筛查

胚胎的植入前遗传学诊断／筛查(preimplantation genetic diagnosis/screening,PGD/PGS)技术是通过对配子或植入子宫前阶段的早期胚胎可能携带的遗传性疾病进行分子遗传学的检测,选择正常或没有疾病表型的胚胎移植入子宫,从而避免遗传病胎儿的妊娠。PGD/PGS 是在胚胎的最早期实现的产前诊断形式,是不断发展的分子遗传学检测技术应用于辅助生殖技术领域而产生的崭新技术体系。PGD/PGS 技术的应用得以在妊娠建立之前就实现了优生的目的,有效避免了既往一些优生技术因需要选择性流产而产生的伦理冲突或带来的并发症,影响患者的身心健康,从而明显缩短了遗传性疾病携带者获得表型正常的妊娠的时间(timetopregnancy,TTP)。

第一节 概 述

对植入前的胚胎进行特定的遗传学特征检测的概念最早见于 1967 年英国 Robert G.Edwards 与 Richard Gardner 的工作,他们完成了兔子囊胚活检后的性别鉴定。直至 1990 年,Alen Handyside 成功地在人类实现了这一目标,诞生了全球首例采用 PGD 技术的健康女婴。他活检了植入前的卵裂期人类胚胎,针对 X 连锁隐性遗传病肾上腺脑白质营养不良(ALD)进行 PGD,采用单细胞 PCR 技术对 Y 染色体上一个特异序列进行检测,从而明确胚胎的性别,据此间接对 X 连锁隐性遗传病在种植前的胚胎进行诊断。当时这一技术被称为胚胎的植入前遗传学诊断(preimplantation genetic diagnosis,PGD)技术,也是该技术的首次临床应用。此后技

术不断地更新迭代,1992 年开启了单基因遗传性疾病(成 CFTR)的 PGD,1993 年实施胚胎的植入前遗传学筛查(preimplantation genetic screening,PGS),1998 年进行染色体易位的 PGD,2001 年先后对迟发性遗传性疾病基因携带者实施 PGD/PGS 同时检测胚胎的人类白细胞抗原系统(HLA)配型,2002 年完成对肿瘤易感基因携带者的 PGD。整个技术体系不断完善,效率不断提高,应用不断得到拓展,其适应证也相应地扩大。

2000 年 4 月、7 月中山大学第一附属医院生殖中心先后诞生了国内第一例和第二例 PGD 健康婴儿,分别采用荧光原位杂交(fluorescence in situ hybridization,FISH)方法对血友病和 PCR 方法对 α 地中海贫血进行 PGD,填补了当时国内的技术空白。随后,国内跟随国际 PGD 技术发展趋势,发展了一系列的新技术的研发和临床应用,多个中心先后首报了不同的遗传性疾病的 PGD。2011 年中山大学第一附属医院生殖中心在世界上首次完成了 α 地中海贫血复合 β 地中海贫血携带夫妇的 PGD,2012 年分娩了国内首例地中海贫血的 PGD 同时进行胚胎的 HLA 配型,在国内开启了多遗传基因同时诊断的探索。此外,我国 PGD/PGS 的服务规模近年也得到大幅提高,据中国疾控中心报道,截止至 2019 年 5 月,我国先后建立 39 个 PGD/PGS 中心,共完成了 8 976 个 PGD/PGS 治疗周期,总体妊娠率为 38.1%。

值得注意的是,鉴于原有相关概念中胚胎植入前遗传学筛查(preimplantation genetic screen,PGS)的筛查一词不能准确反映在 PGS 操作过程中对胚胎侵入的性质,2016 年 ICMART 和 WHO 生

殖医学词汇表中将 PGD 和 PGS 统称为植入前遗传学检测 PGT（preimplantation genetic testing）技术。其中，PGT-A（PGT for aneuploidies）为胚胎的非整倍体检测，与此前的 PGS 类同，PGT-SR（PGT for chromosomal structural rearrangements）为胚胎的染色体结构重排的检测，而 PGT-M（PGT for monogenic defects）为胚胎的单基因病检测。以此理解，过去的 PGD 其实包含了新概念的 PGT-SR 和 PGT-M。

至今这一技术仍然需要两个关键的步骤：其一是获得用于检测的反映胚胎遗传学性状的生物样本，主要是通过对卵母细胞的极体或对胚胎进行活检；其二是对获得的遗传物质进行目标遗传学性状的检测。

活检的第一个步骤是进行透明带打孔。最先使用的方法是机械法打孔，其操作难度大，不易掌握。后广泛使用 Tyrode 酸进行化学打孔，目前激光打孔法基本取代了前述方法，在显微激光仪的辅助下，操作简单，易学易掌握，准确性高。透明带打孔后可通过显微活检针获取反映胚胎遗传性状的胚胎生物样本。最早广泛使用的技术是活检受精后第 3 天的卵裂期胚胎的卵裂球细胞。由于此阶段胚胎总细胞数只有 8 个左右，因此只能活检 1 或 2 个胚胎细胞，供检测的 DNA 模板极少。为了获得更多的胚胎遗传物质以提高后续的遗传性状检测的准确性，后来把活检推迟到囊胚阶段活检囊胚滋养外胚层细胞，这时允许活检更多的细胞，模板量更多；由于活检胚胎的细胞或多或少地可能造成对胚胎的影响，基于认为极体是对胚胎发育意义不大的结构，后来又出现了在一些可行的病种（如母源性遗传病）进行极体活检的技术，这被认为是对胚胎而言无创性的活检方法。但其实极体活检操作也可能会产生对卵母细胞的扰动，因为一方面是由于显微操作本身的影响，另一方面在特定的时期内卵母细胞的纺锤体与极体之间仍然可能存在细胞骨架连接。

近年来胚胎培养液和囊胚培养液中游离 DNA（cell free DNA，cfDNA）的发现为无创检测胚胎遗传学物质提供了可能。2016 年国际上首次采用 MALBAC 技术对囊胚培养液中基因组 DNA 片段进行全基因组扩增，通过二代测序分析胚胎染色体的非整倍性，结果显示囊胚培养液中游离 DNA 样本与胚胎细胞源 DNA 样本存在高度关联性。通过该技术检测胚胎培养液核型正常的胚胎移植后，成功诞生了全球首例通过胚胎培养液进行无创 PGT 检测后出生的试管婴儿。也有部分学者对该技术提出质疑，认为胚胎培养液和囊胚腔液中 DNA 的敏感性、特异性、阳性预测值和阴性预测值均不能满足临床检测的需求，与常规的滋养层活检技术数据还是存在差距。

目前对早期胚胎 cfDNA 的来源仍不明确，推测其主要来自凋亡或坏死的细胞，而采用凋亡或坏死细胞来源的 cfDNA 进行遗传学分析时，其分析结果可能会出现偏差，这些片段往往并不能完全代表胚胎的真实遗传情况。胚胎培养液也可能存在外源性的 DNA 污染，主要包括培养基的污染、母源性卵丘细胞或极体污染、父源性精子污染等，这些不同来源 DNA 的存在会对检测结果的准确性造成一定程度的干扰。而由于 cfDNA 浓度较低，也更易产生扩增中的基因脱扣导致的假阴性结果，且胚胎染色体的嵌合效应也会对诊断结果带来影响，造成极大的潜在临床应用风险。因此，目前对胚胎培养液中 cfDNA 的检测仅属于遗传学辅助筛查，并非诊断，还需要在规模化的临床应用前，进行大量的技术改进和机制研究。

对反映胚胎遗传学性状的遗传物质进行目标遗传学性状的检测是 PGT 非常关键的步骤。PGT 的基础技术奠定后，正是遗传学检测技术不断地迅速发展的年代，与此同时，新的有效的遗传学检测技术不断被引入 PGT，也引起 PGT 技术体系飞跃发展。

以解决模板量过少的问题为例，广泛应用了聚合酶链式反应 PCR 技术，几乎新的 PCR 技术一旦产生，都会被尝试用于 PGT，先后有巢式 PCR、PEP-PCR、多重 PCR、缺口 PCR、等位基因特异 PCR、实时荧光定量 PCR、数字 PCR 等技术应用于 PGT。

对获得的胚胎遗传物质目标遗传性状检测的技术的发展可谓日新月异。早期 PGT 技术多采用单纯的 PCR 产物的检测（1989）和荧光原位杂交技术（1991 年）并持续了相当长的时间。随着新的遗传检测技术的引入，先后出现多色FISH、微阵列比较基因组杂交（array comparative genomic hybridization，Array-CGH）、单核苷酸多态性微阵列（single nucleotide polymorphism arrays，SNP arrays），以及一代、二代、三代测序等技术应用于PGD。

技术的发展，实现了从对单个、数个染色体倍性的检测发展到可以对全套染色体进行检测。从染色体的倍性检测到可以进行染色体结构的检测，从单基因检测到可以同时对多基因进行检测；技术的发展，可以在明确致病遗传缺陷的同时进行单体型分析〔采用短串联重复序列（short tandem repeat，STR）连锁分析、SNP Karyomapping技术〕，进行相互验证以明显降低检测误差导致的误诊或漏诊；技术的发展，使实践中的难题一个一个地得到解决，早期的设想一个一个地得以实现，技术体系的宽度、效率、质量、可靠性、易用性、成本的经济性都得到空前的提高。基于遗传学检测技术仍然在不断地发展和认识，我们有理由相信，技术体系的上述特性，必将获得更进一步的完善。

（周灿权）

第二节　PGD/PGS应用和进展

PGD/PGS的适应证：①单基因性疾病；②染色体病；③非整倍体筛查。PGD/PGS适应证也可分为疾病和非疾病两大类。疾病PGD/PGS是指由于遗传性疾病因素进行胚胎的诊断，非疾病PGD/PGS是指没有明确遗传性疾病基础而对胚胎进行诊断，如对高龄患者进行PGS，以及对胚胎进行HLA配型，从而为先证者提供HLA配型相符的脐血或骨髓等。另外，PGD/PGS还可对迟发疾病如Huntington病，或者乳腺癌、卵巢癌等遗传性肿瘤高风险的患者进行胚胎筛查。

一、单基因性疾病的植入前遗传学检测PGT-M

既往80%的PGT-M集中于10种疾病，包括常染色体隐性遗传性疾病如β地中海贫血、纤维囊性变、脊肌萎缩症、镰刀细胞病，常染色体显性遗传性疾病如亨廷顿病、强直性肌营养不良症和腓骨肌萎缩症，以及性连锁性疾病如脆性X染色体综合征、进行性肌营养不良和血友病等。随着人类基因组计划的完成，人们对各种疾病的遗传定位日益清晰，越来越多的单基因疾病的遗传背景被阐明，这也极大地拓宽了PGT-M的适用范围。目前只要遗传背景清晰明确的单基因病，都可以尝试进行PGT-M。

（一）PGT-M的早期诊断策略

最早用于PGT-M的技术是使用单细胞PCR对单个卵裂球的目标基因进行扩增。单个卵裂球仅有一套约6pg的DNA模板，挑战了PCR技术的极限，也带来了相应的问题，如扩增效率低、污染和等位基因脱扣（allele drop-out，ADO）三方面。单细胞PCR的扩增效率比常规PCR的扩增效率低5%~10%，其原因可能与单细胞的转移过程、核的降解及细胞的裂解方法等有关，所以胚胎的植入前遗传学诊断不能建立在阴性结果上；在扩增过程中，外源性DNA包括精子、颗粒细胞和既往巢式PCR的扩增产物等容易污染而造成误诊；单细胞PCR面临的另一大问题是优势等位基因扩增和ADO。优势等位基因扩增是指一对等位基因中的一个扩增效率高于另一个，当两者的差异大于10倍，通过常规的PCR检测方法不能检测出非优势等位基因的情况下，容易判断为ADO。ADO特指一对等位基因中的一个扩增失败，ADO的发生率约为5%~15%，其原因可能与细胞裂解不全、DNA降解、胚胎卵裂球染色体嵌合型，以及单亲二体性染色体等有关。在PGD中已有数例由于ADO造成误诊的报道。

在人们认识到单细胞PCR的局限性后，开始进行技术的改良，如使用巢式PCR和荧光PCR等技术。荧光PCR用荧光染料标记引物，敏感性比普通PCR高出一千倍以上，可鉴别1~2bp的差异。荧光PCR中单次扩增的产物已可供检测，因此无须进行巢式PCR，可避免两次扩增中污染的可能性。荧光PCR的高敏感性可以在一定程度上鉴别优势等位基因扩增和真正的ADO。

（二）PGT-M技术的常规策略

虽然荧光PCR技术和巢式PCR等技术提高了诊断的敏感性，但PGT-M中仍然面对高ADO率和污染的影响,以及不能满足同时对多种疾病诊断或者同时进行胚胎非整倍体筛查的需求。

为了增加诊断准确率和判断是否发生 ADO 和污染,2005 年 ESHRE 的 PGD 协助组建议在靶基因上下游各增加至少一个紧密连锁的短串联重复序列(short tandem repeat,STR)位点。STR 由 2~6 个碱基对构成核心序列,呈串联重复排列,是一类广泛存在于人类基因组中的 DNA 多态性基因座。STR 基因位点长度一般在 100~300bp 之间,因个体间 DNA 片段长度或 DNA 序列差异而成高度多态性。然而,在单细胞的 PCR 体系中进行多重 PCR 困难较大,还需要反复优化体系。

2014 年,ESHRE 的 PGD 协助组对来自 6 个 PGD 中心的 940 个单基因病 PGD 周期中未移植胚胎重新进行分析,结果显示以 PCR 技术为主的 PGD 的准确性、敏感性(真阳性率)和特异性(真阴性率)分别为 93.7%、99.2% 及 80.9%。59 个误诊胚胎中 54 个假阳性,5 个假阴性。假阳性减低了可移植胚胎数,其主要原因有胚胎嵌合型、ADO 和污染,其中胚胎嵌合型占 53.7%,ADO 占 31.5%。5 个假阴性会直接造成漏诊,分析原因均为胚胎嵌合型导致的。

(三) PGT-M 技术的最新进展

20 世纪初引入 PGT 的全基因组扩增技术为 PGT-M 的发展带来变革。全基因组扩增(WGA)是以最小的扩增偏倚、非选择性扩增整个基因组序列,从而增加微量 DNA 分析的遗传信息量,为实现微量 DNA 多基因位点分析和重复检测提供可能。WGA 克服了 PGT 中单个 DNA 模板的瓶颈问题,拓宽了 PGT-M 的适用范围,使得在单细胞中同时进行多个基因位点的检测成为可能,也满足了新技术如比较基因组杂交技术、SNP 芯片技术和二代测序技术对模板的要求。目前已有多种全基因组扩增的方法应用于 PGD 中。

近年来在 PGT-M 中最广泛应用的新技术是二代测序技术。通过二代测序技术可实现对致病基因的直接测序,同时分析胚胎的 SNP 单体型,判断胚胎是否遗传了携带致病基因的染色体,以及对胚胎进行非整倍体的排查。

SNP 在人类基因组中广泛存在,平均每 500~

1 000 个碱基对中就有 1 个,估计其总数可达 300 万个甚至更多。由于二代测序技术可对致病基因的上下游 1~2Mb 的 SNP 点进行海量的数据分析,因此可有效避免 ADO 或基因重组导致误诊的风险。另外,通过低深度的测序,二代测序技术还可进行全染色体核型分析,避免由于胚胎染色体异常导致的流产。中山大学附属第一医院的 PGT-M 数据显示,进行非整倍体排查将首次胚胎移植的植入率提高 1.874 倍,活产率提高 2.07 倍。

在应用二代测序进行 PGT-M 中,还需要强调基因变异的致病性确定。由于目前缺乏中国人群的基因变异大数据,很多基因突变报告对不明确致病性的变异评估为临床意义未明,并且报告复杂,包含多个可能致病的变异,需要查阅海量文献、生物信息学数据库和相关软件判断其致病性和相关表型,通过家系中分离比对家系成员中基因型和表型的关系,某些变异,比如深度内含子变异,甚至要经过功能学或 RNA 组学验证其致病性。另外,在某些突变如位于端粒和近着丝粒的基因突变、缺失片段大的突变,以及位于 Y 染色体的突变,较难进行单体型分析,容易发生误诊,需要提前与患者沟通好。

近年来兴起的另一种新技术是核型定位芯片技术。应用核型定位芯片在不直接检测突变位点的情况下,通过鉴定胚胎是否含有致病基因的染色体来间接判断胚胎是否有致病基因型,即其基本原理是单体型分析。核型定位芯片具有方便、简捷、无须预实验等优越性,但芯片上的 SNP 点是预先设计的,因此必须有先证者进行单体型的分析,且不适用于新生突变,以及存在基因重组导致误诊等的风险。另外,我们在临床实践中发现,在 X 连锁性疾病中可能存在 X 染色体上有效 SNP 位点不足的问题。

PGT-M 中还有其他新技术,如三代测序技术等尚需在临床上进一步验证,以及面临广泛使用时成本过高等问题。

二、染色体病的植入前遗传学检测 PGT-SR

染色体病主要指染色体相互易位和罗氏易位,

以及部分染色体倒位和插入等。采用 PGT 技术后妊娠可显著降低染色体易位携带者的自然流产率。

(一) PGT-SR 的早期诊断策略

荧光原位杂交技术 FISH 是最早用于染色体病 PGT 的检测方法,其原理是对易位的两条染色体着丝粒或重复片段用探针进行杂交,以判断易位染色体的数目是否正常。采用着丝粒的探针不能区分正常与平衡,也不能鉴别其他染色体有无数目的异常。为了进一步分析胚胎是否携带易位染色体,也有学者尝试用全染色体涂抹探针和跨越断裂点的探针,以及核移植技术从而获得整套染色体,但这些技术都有其限制性未能得到广泛使用。

(二) PGT-SR 的常规策略

目前染色体病中常规使用的策略是应用全染色体筛查技术如 SNP 芯片、aCGH 和低通量 NGS 等进行整倍性筛查,选择整倍体移植。由于这些技术的高通量特性,使得移植的胚胎得到全面的筛查,避免了易位染色体正常而其他染色体异常导致的流产风险,但子代可能正常,也可能为携带者。另外,由于易位断裂点的位置,如位于端粒或者着丝粒附近以及位于性染色体上,可能增加误诊或难以判断的风险。

(三) PGT-SR 的最新进展

大约 6% 的易位携带者可能存在断裂点附近区域基因的破坏而导致的不同程度的临床表型,因此进行正常与携带者的鉴别临床意义很大。近年来,我国学者在该领域进行了前沿技术上的探讨,如尝试通过断裂点区域的深度测序,直接检测断裂点以鉴别正常二倍体和携带者胚胎,但断裂点区域深度测序方法难度大,且需要预实验。由于二代测序的读长较短,有研究尝试用读长约 6kb 的三代测序的方法进行正常与携带者的鉴别。在有染色体易位携带者的家系中,还可使用 SNP 芯片进行单体型分析,以鉴别正常二倍体和携带者胚胎,当没有先证者时,可在缺失型胚胎中先找到断裂点,然后进行断裂点上下游的 SNP 点分析,建立单体型。SNP 芯片的方法较简单,不需要复杂的预实验,在没有先证者时,可通过胚胎来倒推,或者通过极体或精子建立单体型,但使用该技术不能直接检测断裂点的基因有无受到破坏,也存在由于基因重组导致误判或者诊断失败的可能。

三、非整倍体的植入前遗传学检测 PGT-A

随着年龄的增加,卵子非整倍体也明显增加。因此,理论上来说,筛查胚胎的染色体,移植整倍体胚胎有利于高龄妇女提高胚胎植入率,降低流产率。然而,时至今日 PGT-A 仍然存在较大争议。一般来说,PGT-A 的适应证包括高龄、复发性流产,以及反复种植失败。近年来,也有观点认为严重男方因素也可进行 PGT-A。

(一) PGT-A 的早期筛查策略

PGT-A 即 PGS 在 20 世纪 90 年代中开始临床应用,主要策略是对卵裂期胚胎活检单个卵裂球进行荧光原位杂交,以筛查 5~13 条染色体的数目是否异常。在随后的十余年时间内,PGS 的应用迅速增加,但一直缺乏随机对照临床试验对其有效性进行评估。直至 2007 年,Mastenbroek 等在《新英格兰医学杂志》上发表多中心双盲随机对照临床试验的结果,证实在卵裂期胚胎应用 FISH 技术进行 PGS 并不提高高龄妇女的临床妊娠率,反而会降低临床妊娠率。2008—2009 年先后有 9 篇随机对照临床试验的文章发表,证实 Mastenbroek 等的结论,即在卵裂期胚胎应用荧光原位杂交技术进行 PGS 弊大于利。

事实上,人类卵裂期胚胎存在高比例的染色体嵌合现象,进行 PGS 的活检时机和检测技术都可能存在问题,活检的安全性也缺乏大样本的临床试验。国际组织如 ASRM 和 ESHRE 也先后否定了在卵裂期胚胎应用 FISH 技术进行 PGS 的有效性。

(二) PGT-A 的常规策略和进展

目前 PGT-A 的趋势是在囊胚期活检,再运用高通量的全套染色体分析技术进行胚胎的染色体筛查。PGT-A 的技术包括 aCGH、SNP 芯片及 NGS 等。NGS 和 SNP 芯片的分辨率大约都在 4Mb 左右。NGS 难以诊断单亲二体或无拷贝数变异的杂合性缺失,但在判断染色体嵌合比例方面准确率高于 SNP 芯片。

PGT-A 也加深了人们对早期胚胎嵌合型的认识。目前的 PGT-A 的数据显示,囊胚存在约

4.8%~30% 的染色体嵌合率。囊胚嵌合的现象对检测仍有影响,尤其是在内细胞异常而滋养外胚层正常的胚胎中,嵌合型直接导致误诊,反之则导致胚胎的浪费。

PGT-A 在各个年龄段的总体有效性还有待证实。2018 年美国 ASRM 发表共识,尽管有研究证实 PGT-A 有利于选择单个胚胎移植,但目前还不能确定 PGT-A 的价值,不推荐在所有不育患者中进行囊胚活检和非整倍体检测。在特发性复发性流产中,我们的数据显示年轻患者的胚胎非整倍体率显著高于进行 PGT-M 的对照组,但即使移植了整倍体胚胎,复发性流产患者妊娠后的流产率仍达20%,说明 PGT-A 并不是解决特发性复发性流产的最终手段,在进行该项技术前,必须先排除导致流产的其他各种因素。在反复种植失败中,PGT-A 的意义在于判断胚胎因素的比重。

(周灿权)

第三节 胚胎活检

囊胚活检过程

活检技术是 PGT 技术的基本程序之一。可活检的遗传物质:①卵子的第一极体和 / 或第二极体;②卵裂期胚胎的卵裂球;③囊胚滋养外胚层细胞;④游离 DNA。每种遗传物质的活检都有其优缺点。极体活检的最大优越性是不减少胚胎的细胞和可供诊断的时间长,可以进行新鲜胚胎的移植。但极体仅能反映母方的遗传性状,不能反映来自父方的遗传性状。卵裂期活检虽然可以反映父母双方的遗传性状,但是由于活检得到的遗传物质很少,同时卵裂球的嵌合率较高,所以给诊断造成了较大的难度。囊胚活检则可提供更多的细胞供诊断,提高诊断的效率和准确性。因只有部分卵裂期胚胎能发育致囊胚,所以平均需要的活检操作少,但通常必须冷冻保存胚胎等待检测的结果。随着冻融胚胎技术的成熟,囊胚活检已渐成趋势,

经过近些年的临床应用已成为最常用的胚胎活检技术。

胚胎的活检主要包括透明带打孔、取样(极体、卵裂球或滋养外胚层细胞的吸取)和样本的固定或装管等步骤。

一、透明带打孔

PGT 技术以体外受精与胚胎移植技术为基础,无论是极体或卵裂球还是囊胚滋养外胚层细胞活检,通常都需要对选定的卵子或胚胎的透明带进行打孔。先后曾出现三种打孔方法。

1. 机械透明带打孔法 显微操作下的固定针固定胚胎后,用透明带切割针选取透明带间隙大的部位进针,穿出对侧,然后用透明带切割针将胚胎移到固定针下方磨穿透明带,形成透明带裂口。机械透明带打孔法的缺点是难度大,对显微操作技术要求高,难以熟练掌握。此外,操作时间相对长,有可能影响胚胎的细胞骨架。其优势是避免化学透明带打孔法的化学物质或激光透明带打孔法的热效应对胚胎的负面影响。

2. 化学透明带打孔法 利用微量 Tyrode 酸将透明带消化,形成缺口。虽然操作简便,但由于 Tyrode 酸可能造成胚胎的损伤,因此目前很少采用。

3. 激光法透明带打孔法 利用显微激光仪以适当能量的微激光束消融透明带形成裂口,激光束不与胚胎直接接触。其最大的优势是操作简便,易学易掌握,可以调节消融的透明带孔洞的大小。缺点是激光的热效应有可能对胚胎造成负面影响。

二、生物样本的取样

透明带打孔后,在显微操作仪下根据检测的需要可用平口取细胞针缓慢吸出第一极体和 / 或第二极体或有核完整的卵裂球细胞。吸取极体时使用内径稍小(约 20μm)的细针吸取,卵裂期胚胎活检球时须使用内径稍大(约 30~40μm)的细针。常用吸出法进行活检,将胚胎活检针沿透明带破口进入卵子或胚胎内,通过活检针内正压吸取。吸取时可完全将目的细胞吸入活检针后再退出透明带,对于那些卵裂球间已经无黏着的完全去融合胚胎,也可

以部分吸取目的细胞后就退出。吸取卵裂球时要有足够的耐心,在活检针进入胚胎后应缓慢加压,待 1/4 体积的卵裂球进入活检针后才能开始试图将卵裂球从透明带破口拉出。有主张透明带打孔后用平口针吸的方法以减少胚胎的损伤。有报道指出吸取卵裂球可造成对胞质的损伤,损伤导致胞质不分裂的同时细胞内的遗传物质发生复制分裂,从而出现多核卵裂球的现象,后者在发育停滞的胚胎中常见。但也有报道指活检第一极体,联合活检第一、二极体,甚至联合两极体和卵裂球的多重活检,皆不影响胚胎的囊胚形成率。吸取细胞时注意恰当控制压力,避免吸出多个细胞,造成胚胎损害。如果卵裂球之间连接致密,可采用无钙、镁离子培养液短暂处理,可松散目标卵裂球与其他细胞的连接,有利于操作。滋养层细胞活检可在胚胎第 5 或第 6 天囊胚形成后进行,用 20~30μm 细针吸住滋养外胚层,然后向外拉薄滋养外胚层,可使用激光切断牵拉至最薄细的细胞连接。

游离 DNA 取样一般是通过收集培养胚胎一定时间的废弃培养液或/及囊胚腔液。将 ICSI 来源的无颗粒细胞残余的胚胎转入 15~25μl 囊胚培养滴中单胚胎培养一定时间。培养间隔时间可根据具体实验特点而定,较多研究选用胚胎发育 D3/D4~D5/D6,培养时间从 24 小时至 72 小时不等。将囊胚从培养液中移走后收集胚胎培养液,每个胚胎和对应的培养滴使用一个专用玻璃细管,不可交叉使用,避免 cfDNA 交叉污染。然后使用移液枪头吸取对应培养编号的培养液(10~20μl),转移入标记好的采集管中,于 –20℃ 保存,等待检测。有的研究中,在转移囊胚之前用激光对囊胚进行人工皱缩,使囊胚腔液混入培养液中。这样就可以同时收集到囊胚腔液和培养液中的 cfDNA,提高培养液中的 cfDNA 的浓度。在 cfDNA 的取样过程中,排除外源 DNA(特别是母源的颗粒细胞来源的 DNA)的干扰和避免交叉污染是最关键的(图 19-3-1)。

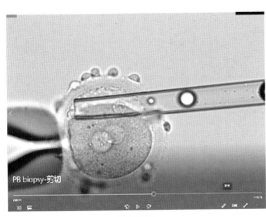

极体活检

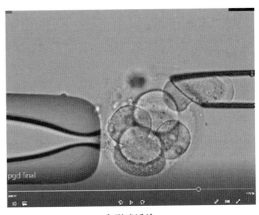

卵裂球活检

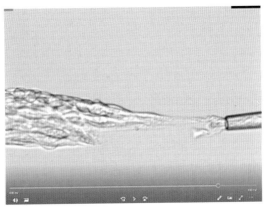

囊胚活检

图 19-3-1　不同胚胎活检方式

在实践中,究竟采取哪一种胚胎遗传物质取样的技术体系及取样的时机,必须根据需要实施PGT夫妇所需要检测的遗传性状如不同病种的PGT-M、PGT-SR或PGT-A或不同的检测技术平台、实施PGT机构的经验、胚胎的数目和质量等因素综合考量后决定。实施PGT机构必须逐步完善相应的策略和技术方案,建立稳定的技术体系。必须重视活检技术体系的效率并加以持续改进。一般而言,活检后胚胎的存活率应高于95%,胚胎的继续分裂率应高于70%,妊娠率>30%。此外,应结合剩余胚胎的囊胚形成率、孵出率、植入率,以及新生儿随访等多项指标综合评估机构技术体系的质量,在胚胎植入前遗传学诊断效率上,基因性疾病和染色体病胚胎诊断的检出率不低于96%。而获得持续妊娠者,产前诊断结果与胚胎检测结果符合率应该>98%(表19-3-1)。

表 19-3-1　各种活检方法的特点

项目	极体活检	卵裂期胚胎活检	囊胚期胚胎活检	游离 DNA
遗传物质的来源	母方	父母双方	父母双方	父母双方
诊断的时间	充裕	较充裕	有限	有限
活检的难度	D0 +D1 活检:中 D1 活检:中至高	中	D3 孵化策略:低到中 桑椹胚孵化策略:低到中同日孵化及活检策略:低到中透明带打孔 TE 活检同步策略:中至高	低
细胞数目	1 或者 2	1 或 2	5~10	不确定
嵌合型比例、非整倍体率、基因不稳定性	相对高	相对高	相对低	高
细胞来源	非胚胎细胞	胚胎细胞可能性高	滋养外胚层	游离 DNA
活检胚胎细胞比例	0	12.5%~33%	3.3%~10%	0
可能对胚胎的伤害	低	相对高	相对低	无
是否可新鲜移植	可	可	通常不可以	通常不可以
遗传性状检测可靠性	较高	较高	高	待评估
活检和检测工作量	很大	大	相对小	相对小
减数分裂错误评估	只评估能母源性	可以	可以	可能可以
有丝分裂错误评估	不可以	不可以	可能可以	未知
不确定性诊断	~10%	~10%	<5%	可能很高

通常只有约50%的卵裂球胚胎可发育至囊胚阶段,因此对同一个取卵周期而言,选择囊胚期活检的体系需要进行活检和后续的检测工作量明显减少。由于卵裂球胚胎活检与囊胚期胚胎活检上述表中所列优缺点的差异,越来越多的中心倾向于采用囊胚期胚胎活检的体系。游离DNA取材的技术体系的有效性和稳定性仍在探索和完善的过程中,目前仍未成为常规的技术。

被活检后的胚胎迅速用胚胎培养液洗涤并转移到培养皿中置入培养箱,必须严格操作程序,有效并严格标记活检的样本及其相应胚胎,将活检样本正确与进行遗传学检测的操作者交接,杜绝样本混淆造成误诊。

(周灿权)

第四节　活检生物材料的DNA扩增

活检细胞DNA是很微量的，需要进行全基因组扩增，大幅增加DNA量，以利于后续的遗传学分析。全基因组扩增（whole genome amplification，WGA）是一种对微量细胞的基因组DNA进行非选择性扩增的技术，在相对没有序列倾向性的前提下大幅增加DNA拷贝数。常用的WGA方法根据扩增原理可以分为两大类：第一类是基于PCR的WGA，以引物延伸预扩增（primer extension preamplification，PEP）和简并寡核苷酸引物扩增（degenerate oligonucleotide primed PCR，DOP-PCR）为代表；第二类是非PCR原理的WGA，包括多重置换扩增（multiple displacement amplification，MDA）及多重退火环状循环扩增（multiple annealing and looping-based amplification cycles，MALBAC）。

一、引物延伸预扩增技术

引物延伸预扩增技术是较早出现的一种WGA方法，该方法于1992年Zhang等使用15个碱基的寡核苷酸作为随机引物，在50个循环中完成变性（92℃）、长时间退火（37℃）和以0.1℃/s缓慢升温至55℃，并维持4分钟进行延伸。扩增产物约有78%的基因序列能扩增30倍以上。PEP曾用于多种单基因病PGT中，但是，覆盖度较低、高度多态性微卫星重复序列非均一性扩增，从而产生等位基因脱扣（allele drop-out，ADO），导致结果的误判，影响PEP的广泛应用。

二、简并寡核苷酸引物扩增技术

1992年，Telenius等设计了简并寡核苷酸引物PCR（DOP-PCR），引物序列为5′-CCGACTCGAG-NNNNNNATGTGG-3′，3′端的ATGTGG序列是一种频率极高的DNA短序列，退火时起引导作用，中央6个随机序列起加固引物与DNA的结合作用，5′端的CCGACTCGAG序列则用于末端修饰。引物在较低退火温度下（3℃）先进行3~5个循环预扩增，与DNA模板结合；随后升温至62℃，引物25~35个循环中完成特异性连接延伸。相比PEP，DOP-PCR法可以产生质量更好的DNA产物。该技术早期在各种DNA分析技术中得到应用，如SNP分型、微卫星检测、CGH、aCGH和单链构象多态性（SSCP）分析等。然而，扩增片段较短、均一性差、基因组覆盖度低，不适宜于单基因病的PGT分析（图19-4-1）。

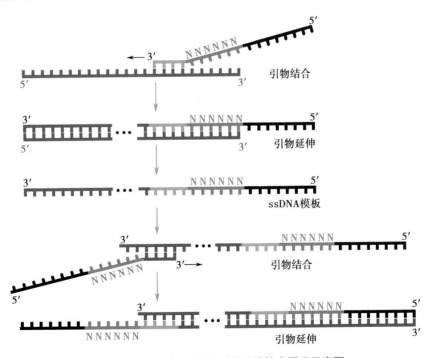

图19-4-1　简并寡核苷酸引物扩增技术原理示意图

三、多重置换扩增技术

多重置换扩增技术（MDA）出现于1998年，由耶鲁大学Lizardi等人设计，基于环状滚动扩增原理，采用经过硫代磷酸修饰、具有抗核酸内切酶活性的六核苷酸随机引物，在30℃恒温条件下与基因组随机退火，并在噬菌体phi29DNA聚合酶作用下发生双链DNA置换扩增反应。噬菌体phi29DNA聚合酶对模板具有很强的结合能力及矫正活性，因此可持续合成长达50~100kb的产物，能够将DNA合成的错配率降至10^{-6}~10^{-7}，确保扩增的高保真性和较低的ADO发生率。MDA法扩增产量高且产量稳定，基因组DNA经过30℃反应4~16小时，MDA扩增达到高峰后维持在一个稳定水平，使所有反应的DNA产量几乎相等。随着活检细胞数的提高，扩增基因组覆盖率明显增高。然而MDA仍存在等位基因优势扩增（preferential amplification，PA）和ADO问题。由于MDA敏感性高、模板量少，扩增体系极易污染、对细胞DNA要求很高、无法扩增降解DNA，可能产生一定非特异扩增的现象。多重置换扩增法目前广泛应用于PGT检测，与SNP/STR单体型分析方法相结合，检测染色体病、单基因病、HLA分型，提高临床诊断准确性（图19-4-2）。

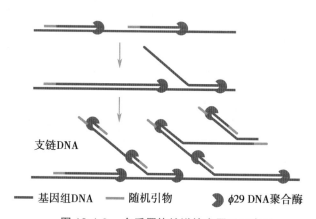

支链DNA

━━ 基因组DNA　━━ 随机引物　🌑ϕ29 DNA聚合酶

图19-4-2　多重置换扩增技术原理示意图

四、多次退火环状循环扩增技术

多次退火环状循环扩增（MALBAC）技术出现于2012年，由谢晓亮研究团队首次报道，是一种全新的WGA方法。MALBAC法采用半链扩增，引物由一段位于5′末端27个核苷酸序列的通用引物序列和位于3′末端8个核苷酸随机引物序列组成。单细胞被分选及裂解后，基因组DNA在94℃下熔解成单链。8个碱基的随机引物在0退火到单链DNA分子多个位点上，65℃时在聚合酶置换作用下延伸，产生半扩增子（semi amplicon）。以半扩增子和单链DNA分子为模板又可生成更多的半扩增子和全扩增子（full amplicon），因全扩增子的3′端与5′端互补杂交形成DNA环，从而有效阻止全扩增子被当成模板，由此达成基本线性的扩增。在五个线性预扩增循环后，仅全扩增子应用27个碱基通用序列引物进行PCR，产物呈指数级放大。MALBAC扩增反应时间短，约4小时即可获得高质量的扩增产物，尤其是在AT-GC富集区可以得到准确、高度重复的连续扩增结果。近年来MALBAC扩增越来越多地应用于PGT领域，尤其是囊胚液游离DNA的扩增、检测（图19-4-3）。

Na Li等人比较了DOP-PCR（Sureplex）-MALBAC-MDA（REPLI-g）方法，发现DOP-PCR和MALBAC方法在拷贝数变异（CNV）检测上优于MDA方法。MALBAC方法对GC含量高的序列有扩增偏好，但通过生物信息学方法矫正后也可准确地分析拷贝数变异（CNV），对于GC含量较高的物种可以选择该种方法。MDA方法操作简单，扩增随机，对GC含量没有偏好性，在SNP的研究中具有优势，特别是在样本量较少的情况下（图19-4-4）。

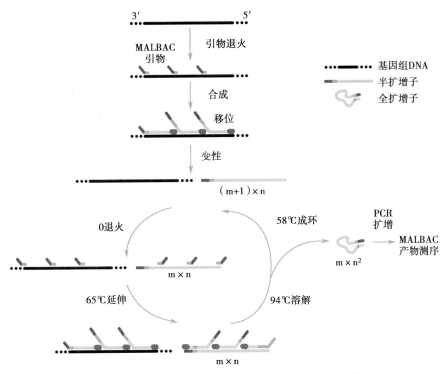

图 19-4-3   多次退火环状循环扩增技术原理示意图

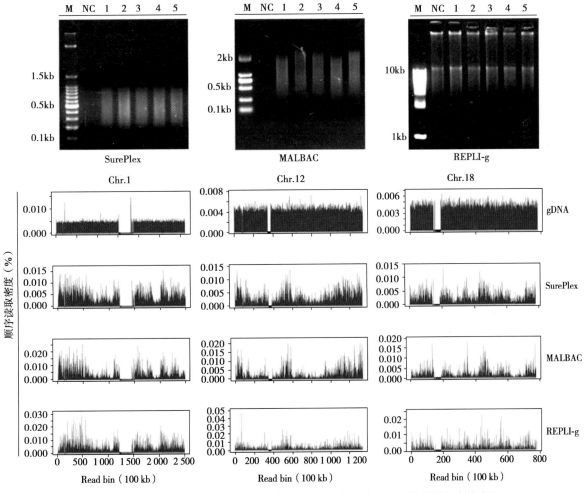

图 19-4-4   全基因组扩增和下一代测序在染色体异常植入前遗传学诊断中的应用

（周灿权）

第五节 遗传学诊断

目前,针对不同的 PGT 的适应证,用于 PGT 的遗传学诊断技术主要有 FISH、PCR、arrayCGH、SNP array 和 NGS。需要综合考虑检测的目标、各种技术的特点、技术的难度、适用范围、准确率和误诊风险,甚至检测成本等多方面选择合适的 PGT 技术。

一、荧光原位杂交

FISH 是 20 世纪 70 年代末、80 年代初开始发展起来的一种重要的非放射性原位杂交技术,原理是采用直接带有荧光标记的寡核苷酸探针与染色体或间期核上的互补 DNA 序列结合,探针与特异结合的 DNA 片段形成的杂交分子能在荧光显微镜的荧光激发下直接显示荧光信号,通过观察荧光信号的数目以推算探针所在的染色体或者染色体片段的数目,实现检测的目的。

由于在杂交过程中,受到荧光染料种类、荧光发射波长及后期分析系统的限制,一次 FISH 分析中使用的探针数一般不超过 5 个。因此,在实际应用中,特别是需要进行胚胎非整倍体检测(PGT-A)或需要检测的染色体片段数目 >5 个时,需要进行多重 FISH。

针对染色体结构异常(PGT-SR)的检测需求,关键是选择合适的探针。选择探针的依据是减数分裂模式,需要能区分全部的非平衡胚胎,同时兼顾可存活的非平衡染色体可能误诊的情况。理论上,在每一条染色体上选择一个探针,就可以用于罗氏易位的 PGT。平衡易位的 PGT 需在平衡易位对应的两条易位染色体的着丝粒远端各选一个亚端粒探针,另选一个相应易位染色体的着丝粒探针。对于倒位以及其他的染色体结构异常,也都可以根据减数分裂的模式选择合适的探针。

1. 优缺点 FISH 具有直观、简单、低成本、实验重复性强等诸多优点,不需要长时间的复杂的细胞遗传学技能的培训,特别适用于染色体数目或者结构异常的 PGT。但是 FISH 技术在 PGT 应用中局限性较多,目前越来越少使用,主要原因有:

(1)所使用的探针有限,不能检测所有的染色体异常。

(2)受固定失败、探针质量达不到要求、信号弱或者信号重叠、信号弥散、背景信号过高等因素的影响,单细胞 FISH 技术容易出现假阳性或者假阴性。

(3)FISH 技术用于染色体结构异常的 PGT,不能区分正常胚胎与携带者胚胎。

2. 适用范围 FISH 技术是以制备的染色体片段或者基因探针为基础的技术,在 PGT 中,FISH 技术适用于以下情况:

(1)染色体平衡易位、罗氏易位和倒位等染色体结构异常的携带者进行胚胎特定染色体异常的检测。

(2)用于针对高龄、反复植入失败、反复自然流产等女性进行植入前染色体非整倍体的筛查。

(3)针对不能进行植入前胚胎基因分析的性连锁遗传病,FISH 技术也可通过性别鉴定的方式,避免妊娠性连锁遗传病胎儿。

(4)针对大片段缺失的单基因病(如杜氏肌营养不良 DMD 基因片段缺失),也可应用 FISH 技术进行检测。

二、聚合酶链式反应(PCR)

PCR 是依据 DNA 碱基互补配对的原理,在体外通过变性、退火、延伸三个阶段的不断循环,将特定的微量 DNA 片段扩增数百万倍以供进一步的遗传分析的技术。由于植入前胚胎活检细胞数限制,可供检测的材料极其稀少,因此,基本上所有的单基因病的 PGT,都依赖于扩增 DNA 的方式。世界上第一例 PGT 技术的实施是基于 PCR 扩增 Y 染色体上的特异性序列,以鉴别胚胎的性别。

根据 PCR 技术原理发展的荧光 PCR 技术是广泛应用于 PGT 的技术。对 PCR 引物的 5′ 端用荧光分子进行标记,扩增的产物便可由激光分析系统进行检测,从而实现对细胞的 DNA 定量。荧光 PCR 可以用于单基因病的检测,如利用 Gap-PCR 和荧光标记引物检测 α 地中海贫血的东南亚型缺失。

荧光定量也可检测染色体异常。其原理是扩

增短串联重复序列(STR),STR 是高度多态性位点,由许多不同的 2~5bp 重复单位构成。许多物种的 DNA 包括重复序列,重复几次或很多次,最终形成不同长度序列。同源染色体同一位点的重复单位拷贝数不同,便形成了杂合子,这些微卫星 STR 可以用于特异染色体异常的检测。

1. 优缺点　PCR 技术具有扩增目的片段明确、快速的优点,扩增片段的保真度高,实验方法稳定。但是,对单细胞进行 PCR 扩增,对实验条件的要求高,易污染。同时,目前单细胞的 PCR 始终无法克服等位基因脱扣(allele drop out,ADO)的问题。

2. 适用范围　PCR 是检测单基因病的最常用方法,也是单基因病 PGT 的首选方法。

(1)几乎所有的单基因病,包括线粒体病,都需要应用到 PCR 技术。由于在 PCR 基础上衍生了很多技术,具体选择何种 PCR 技术须依据实际情况决定。

(2)HLA 配型。

(3)选择特定的 STR 位点,应用荧光 PCR 技术可用于染色体异常的 PGT,如染色体结构异常的携带者,或者常见染色体数目异常的检测。

三、染色体芯片技术

新一代的植入前遗传学检测技术,在全基因组扩增的基础上,发展了比较基因组杂交微阵列(array based comparative genomic hybridization, arrayCGH,aCGH)和单核甘酸多态性芯片(Single Nucleotide Polymorphisms microarray,SNP array)两种芯片技术。

aCGH 的原理是将不同标记的待测 DNA 和参照 DNA 以探针的形式在芯片上进行竞争性杂交。经过全基因组扩增之后,待检细胞 DNA 与参照 DNA 得到均匀放大,通过酶学反应将两者分别标记上红色或绿色荧光素,与具有固定探针的 CGH 芯片进行杂交。基于人类基因组序列信息,每个探针对应不同染色体特定区域。全染色体组约含 6 000 余探针,染色体的缺失或重复通过每个杂交点的颜色显示出来(红色与绿色荧光的比例)。通过扫描仪读取芯片上每条探针信号强度,经过数据分析,可对染色体重复或缺失做出判断。arrayCGH 的前身是中期染色体比较基因组杂交(metaphase comparative genomic hybridization,mCGH)。自 2001 年起,应用于植入前遗传学筛查,分辨率可达到 5Mb 左右。随着技术的进步,后续逐渐被 SNP array 取代。

SNP array 虽然也是运用探针排列进行微阵列,但并非是待测基因组与参照基因组竞争杂交对比分析,而是由待检基因组与芯片上固有探针进行原位杂交的方式,获得检测数据与标准正常人群参照数据库比对评估分析。染色体拷贝数通过两种方式计算:一种是将每个 SNP 位点的等位基因与亲本对比,显示哪条亲本染色体被遗传至胚胎,若遗传了三条独立的亲本染色体表示三体,而所有位点的纯合性表示该染色体单体或单亲二体;另一种计算方法是对比待检与对照标本的杂交荧光密度,待检标本的杂交信号相对较强则为三体,相对较弱则为单体。SNP array 技术的应用优势在于检测片段重复缺失或非整倍体同时还可检测单倍体以及多倍体异常,还可提供胚胎亲缘鉴定分析以及单亲二体的检测相关数据。SNP array 应用的是单核苷酸多态性检测,基因组水平上单个核酸的变异使得 DNA 序列具有多态性,因此检测 SNPs 可以得到基因分型结果。胚胎正常染色体拷贝数为 2,只需判定染色体拷贝数变异(copy number variation,CNV)即可分辨胚胎是否发生了染色体的重复或缺失。这一技术 2008 年首次在 PGT-A 中应用并取得成功。

Karyomapping 芯片技术是基于 SNP array 的技术原理,采用连锁分析技术来检测单基因遗传病,通过对希望生育健康子代的父母和一位已知该单基因遗传病状态的近亲(如子代)作为参照,在全基因组范围内进行 SNP 位点的信息分析,确定与致病基因位点连锁的 SNP 单体型及与正常等位基因连锁的 SNP 单体型,再通过对活检胚胎细胞的 SNP 位点信息进行分析,进行胚胎植入前单体型分析(preimplantation genetic haplotype analysis, PGH),判断胚胎所遗传的相应区段染色体的亲代来源。Karyomapping 技术提供了一个全面的单基因遗传病的分析方法,而无须对特定的疾病和患者设计相应的检测方法。

1. 优缺点 芯片技术应用于植入前遗传学检测相对于 FISH 技术优势明显,此类技术的特点是除了对易位或倒位染色体的夫妇进行植入前诊断之外,还能对其他染色体非整倍体异常进行筛查,且芯片实验有标准流程,是基于基因组水平分析的技术,能够得到软件标准分析结果,降低人为判读误差。aCGH 可在 48 小时之内完成分析,可实施鲜胚移植,但 aCGH 技术无法区分单倍体或三倍体的整倍性变异。SNP array 探针较 aCGH 间隔密,总探针数达几十万甚至上百万条。SNP array 技术的应用优势在于检测片段重复缺失或非整倍体的同时可检测单倍体以及多倍体异常,还可提供胚胎亲缘性分析以及单亲二体的检测相关数据,随着探针密度的增加,灵敏度也增加,已报道过的最小分辨率在 2.6Mb。但 SNP array 技术检测时间约需 3 天,即使针对单卵裂球检测,也需要结合胚胎玻璃化冷冻技术进行冻胚周期移植。Karyomapping 技术无须针对病例进行检测方案的个体设计,覆盖广泛,除位于染色体末端的致病基因,基因一端可利用的位点少和染色体重组,可能导致误诊风险增大,几乎适用于所有存在家系先证者的单基因遗传病,也可以通过易位断裂点附近区域的连锁分析区分易位携带与正常胚胎。但不论哪种芯片使用成本都较高,患者经济负担较重。

2. 适用范围 芯片技术不同类型有不同的探针密度,可对应不同病例选择不同的芯片。

(1)两种芯片技术均可用于染色体罗氏易位、相互易位和倒位等染色体结构异常的携带者等高危人群,进行胚胎染色体异常的筛查。目前 Karyomapping 技术已可利用断裂点附近的 SNP 位点,进行单体型构建区分携带与正常胚胎。

两种芯片技术均适用于高龄、反复植入失败、反复自然流产等女性进行植入前胚胎染色体非整倍性筛查。

(2)SNP array 技术应用领域相对更广,包括亲缘性分析或单亲二体分析等,可提供更多的信息及临床指导。

四、二代测序技术

尽管以双脱氧链终止测序法为代表的第一代测序技术在人类基因组计划和人类疾病的研究中发挥了重要作用,但低测序速度和测序通量明显地限制了其大规模的应用。基因组学的迅速发展对更快速、更低廉、更精确的测序技术需求越来越大,这一需求催生了 NGS 技术发展与革新。2005 年以后,NGS 技术相继问世。这些测序技术主要通过大规模并行测序的手段,即同时对数以百万计的短 DNA 片段测序,以边合成边测序为核心特征,获得海量的序列信息,然后利用强大的生物信息学工具进行分析。NGS 技术的出现,为基因组学研究和生物医学领域带来了巨大的进步。

2012 年,通过全外显子深度测序检测单细胞基因获得成功。2013 年,对植入前胚胎活检细胞全基因组扩增的产物进行大规模平行测序的 PGT 技术获得成功。NGS 中测序深度和有效的生物信息学算法的结合不仅可用于基因的检测,也可用于计算 DNA 拷贝数。NGS 这种特性是用于早期胚胎非整倍体筛查的关键。以往对于染色体平衡易位的患者,PGT 主要通过微阵列技术确定可供移植的整倍体胚胎。目前,已有研究 NGS 技术与复杂的生物信息学算法联合应用。Wang 等开发出一种适用于单细胞分析的高分辨率拷贝数变异测序方法(copy number variation sequencing,CNV-Seq),通过回顾性临床试验和双盲检测,比较 CNV-Seq 和 arrayCGH 与对相同的单个卵裂球细胞 WGA 产物的检测效果,以验证 CNV-Seq 的检测效能。评估结果显示,CNV-Seq 在检测染色体整倍体、非整倍体以及非平衡性易位方面具有高度的灵敏性和特异性。

1. 优缺点 NGS 应用于植入前遗传学检测相对于以往技术优势明显,除了能对基因变异检测外,还可以对染色体结构异常进行诊断,也能对其他染色体非整倍体进行筛查;成本相对染色体芯片较低;流程可不断优化;灵敏度可比芯片高,可以检出嵌合体并计算比例、线粒体拷贝数变异;可以结合其他技术,对染色体结构异常实施 PGT 的夫妻的胚胎区分正常胚胎与携带者胚胎。但是,NGS 技术固有的技术性测序错误使其在 PGT 的应用中变得有点复杂。首先,由于测序深度不足,可能导致假阳性或假阴性的判定结果;其次,活检细胞仅有痕量 DNA 用于 NGS 也是限制其在 PGT 应用中的一个因素。由于单个细胞仅含有 6pg 基因组 DNA,需要通过 WGA 产生足量的 DNA。与单基因遗传病的其他 PGT 解决方案一样,基于 NGS 的 PGT 最大的问题也是 WGA 带来的 ADO。杂合等位基因的一个等位基因通常有 5%~10% 的可能性不能被检出。这不仅是由于 WGA 效率不高,也可能是由于诊断待检位点的引物结合不充分发生的随机问题。由于 ADO 造成的误诊在常染色体显性遗传疾病中尤为突出,如果 ADO 发生在显性突变等位基因,那么检出结果只能看到正常的等位基因,在临床上会发生假阴性的结果。单细胞全基因组扩增诊断仍不能完全避免 ADO 问题,因此相关指南推荐采用构建单体型连锁分析的方法进行 PGH。主要原理是通过检测胚胎的突变位点及其两侧的多态性标记位点,结合家系单倍型进行连锁分析,类似于针对致病基因个性化定制的目标区域高密度探针的 Karyomapping 芯片。理论上一个单倍型包含突变等位基因及其连锁的多态性标记,另一个单倍型包含正常等位基因。如果 ADO 发生在突变位点,研究者仍可根据与之连锁的多态性单倍型推断该突变位点是否存在,从而可规避 ADO 的问题。NGS 技术的出现加速了 PGH 的技术革新。利用目标序列捕获体系,结合 NGS 技术快速筛选与致病变异连锁的单倍型信息,通过整合受检胚胎的致病变异信息和连锁 SNP 信息,可有效规避单细胞 WGA 过程中 ADO 造成的误诊或漏诊的影响,提高 PGT 的准确率。

2. 适用范围　NGS 是目前在 PGT 中应用最广的技术,几乎可适用于各种适应证。

(1)可用于染色体罗氏易位、平衡易位和倒位等染色体结构异常的携带者等高危人群,进行染色体异常的胚胎筛选,包括结合其他技术(染色体显微切割、环化建库等)区分正常胚胎与携带者胚胎。

(2)适用于高龄、反复植入失败、反复自然流产等女性进行植入前胚胎的非整倍体筛查。

(3)可用于各种单基因相关疾病,包括线粒体病、遗传性肿瘤的 PGT,以及胚胎的 HLA 配型等。

(周灿权)

第六节　安　全　性

胚胎植入前遗传学诊断 / 筛查(PGD/PGS)技术可在妊娠建立前于体外检测胚胎的单基因遗传病、染色体结构和数目变异等,选择没有致病风险的胚胎进行移植,从而达到优生的目的。其作为在最早期的胚胎实施的产前诊断方式,减少了传统的羊膜腔穿刺术、脐带穿刺和绒毛活检带来的流产、感染等风险并避免了选择性终止妊娠。近二十年来,PGD/PGS 技术得到了突飞猛进的发展,已广泛应用于辅助生殖技术中,帮助越来越多的有生育遗传学疾病风险的家庭获得了健康的子代。

随着胚胎活检技术、胚胎玻璃化冷冻技术的成熟,以及单细胞遗传学检测技术的发展和新的遗传学诊断技术的引入,PGD/PGS 的应用范围不断扩大,周期数日益增多。然而,PGD/PGS 均涉及一系列对胚胎的非生理性干预,如卵细胞质内单精子注射、延长的胚胎体外培养时间、卵裂球或囊胚活检、冷冻保存及解冻。这些操作对胚胎发育、种植潜能及未来子代的近期及远期并发症影响尚无法预知。因此,胚胎植入前遗传学诊断技术的安全性越来越受到关注。

一、PGD/PGS 技术的受精方式及安全性

比起传统的体外受精(IVF),ICSI 可避免来自卵丘颗粒细胞带来的母源性遗传物质的污染及滞留透明带的精子造成的父源性遗传物质的污染,在保证受精率的同时增加了遗传分析的准确性,是 PGD/PGS 首选的受精方式。当前人们对 ICSI 的安全性顾虑主要基于以下两点:首先,此种受精方式需对卵母细胞进行机械穿孔,可能导致卵母细胞损伤或裂解。其次,ICSI 中使用的精子是人为挑选,绕过了精子的自然选择的机制,可能因此存在一定的缺陷。特别是对于结合显微镜下附睾精子抽吸术(MESA)和睾丸附睾取精术(TESE)的 PGD/PGS,使用的精子还可能存在老化或未完全成熟的风险,对胚胎的发育及子代的健康均有可能造成影响。

虽然有部分研究显示,ICSI-PGD/PGS 后的先天性异常率与 IVF、单纯 ICSI 或自然受孕的儿童无显著差异。此外,ICSI-PGD/PGS 后出生的儿童在心理、社会功能、神经发育结果或认知发育方面与单纯 ICSI 后出生的儿童或自然受孕的儿童相比,均无显著差异。然而,有资料回顾过去 25 年 ICSI 对子代健康的随访研究,ICSI 产生的子代不论是先天畸形、表观遗传疾病、染色体异常、癌症,还是心理和神经发育迟缓等风险均较自然妊娠的子代增加。未来的研究还需不断优化 ICSI 操作流程及精子人工选择方式,提升 ICSI 技术本身的安全性。

二、PGD/PGS 技术的活检方式及安全性

为了获得进行遗传性状鉴定所需要的 DNA 模板,PGD/PGS 需要对配子或者胚胎进行活检。目前用于 PGD/PGS 的活检主要通过获取以下四个不同发育阶段的配子或胚胎中的物质来实现,且可以结合多项进行检查:卵母细胞的第一极体、双原核胚胎的第二极体、卵裂期胚胎的卵裂球或囊胚期胚胎的滋养外胚层细胞。

1. 极体活检　极体活检虽不损失胚胎细胞,对胚胎后续发育影响极小或者没有影响,对胚胎细胞的完整性来说算是无创的方法。但该方法从理论上会破坏透明带的完整性,可能会影响胚胎的孵化形式,此外,胚胎仍有可能受激光透明带切割时热损伤及活检时机械损伤的影响。有部分研究显示 PB 活检对卵母细胞激活率和胚胎发育无明显负性影响。基于 PB 活检的 PGD/PGS 后的新生儿结局也与采用基于卵裂分期的方法获得的新生儿结局相当。相反,有研究显示与对照相比,在进行 PB 活检的第 3 天,胚胎碎片率更高,胚胎质量更低,卵裂停止率更高。由于当前尚无充分有力的研究证据发表,且缺乏对 PB 活检后胚胎植入潜能的影响评估,极体活检的安全性问题仍存争议。

此外,极体活检技术本身存在着一定的适用性缺陷。其只适用于母源遗传异常的检测,不能检测父源性的异常,也不能诊断发生在受精期间或者受精后胚胎发育所产生的遗传异常,同时由于分裂过程中的染色体重组,导致分析判断的准确率不够,

极大限制了极体活检的应用。因此极体活检仅被少数 PGD/PGS 中心使用。目前,大部分的临床中心使用囊胚期活来进行 PGD/PGS。

2. 卵裂球活检　作为曾经主导方式的卵裂球活检是对 6~8 个细胞的卵裂期胚胎活检 1~2 个细胞,细胞的丢失率约为 12.5%~33%。在卵裂球时期胚胎发生的重要事件有配子基因组激活、与胚胎极性相关蛋白的表达、致密化的发生、黏附分子的表达,以及细胞间信号沟通的建立等,因此在卵裂球时期进行活检很有可能存在潜在风险,例如导致后代表观遗传的改变。Scott 等发现卵裂期活检胚胎的种植率明显低于对照未活检组。

在动物实验中,发现卵裂球活检可导致小鼠体重增加和记忆减退,并且可能导致神经退行性疾病。卵裂球活检有可能推后细胞致密化时间,从而导致胚胎时期关键事件各节点的推后,并且卵裂球活检改变了胚胎孵化的方式,导致妊娠中母体 - 胎盘 - 胎儿的类固醇代谢异常,导致胎盘功能异常(氧化应激及炎症反应),这可能解释了 PGT 及辅助生殖中出生胎儿低出生体重的原因;此外,卵裂球活检还可能对雌性后代的生育能力也会造成一定的影响。

此外,PGT-A 仍面临的挑战之一是胚胎中高比例存在嵌合现象,其通常是由于胚胎卵裂期有丝分裂的错误引起。据文献报道,在卵裂期胚胎嵌合现象的发生率为 15%~90%(囊胚 30%~40%)。这导致了对胚胎真实染色体状态的正确诊断存在困难,有可能使非整倍体胚胎误判为整倍体胚胎而被错误移植或与此相反,使整倍体胚胎误判为非整倍体胚胎而放弃移植,令 PGT-A 诊断的准确性和安全性带来了一定的风险或造成胚胎的浪费。

3. 囊胚活检　囊胚活检的优势在于其较高的技术和生物学的稳健性。其只活检最终发育成胎盘组织的滋养外胚层细胞,并不活检最终发育成胎儿的内细胞团,从表面上看不会对胎儿造成影响。由于在 100~150 个细胞的囊胚中仅活检 5~10 个细胞,囊胚活检的细胞损失率大大降低(3.3%~10%),与卵裂期活检相比安全性显著增加。已有随机对照研究显示,囊胚活检对胚胎种植潜能的影响远小于卵裂期活检。此外,囊胚活检可为遗传学检测提

供更多的 DNA 模板,帮助增加单细胞分析的可靠性,减少误诊风险。

2007 年,Masternbroek 等的多中心随机双盲随机对照试验提示,在卵裂期活检结合 FISH 技术进行 PGT-A 是一项存在负面效应的操作,其并不能提高高龄妇女的临床妊娠率。这直接导致了美国生殖医学协会(ASRM)、英国生殖医学协会(British Fertility Society)和欧洲人类生殖与胚胎协会(ESHRE)相继宣布在卵裂期活检应用 FISH 技术进行 PGT-A 在提高临床妊娠率方面没有效果。然而,时至现今依赖于高效、准确的基因检测平台的发展,近期一系列 I 类证据的随机临床试验证明,基于结合囊胚活检及全基因组分析技术如新一代测序技术(next generation sequencing,NGS)的"PGT-A 2.0"可以显著改善患者的临床结局,有着较大的应用前景。

然而,囊胚活检仍可造成胚胎细胞的丢失。近期有学者们推测,移除滋养层细胞可能会导致胎盘变小,从而引起胚胎异常发育及子代畸形。此外,对于 TE 评分较差的囊胚,胚胎着床率可随着活检滋养外胚层细胞数量的增加而降低。当活检的滋养层细胞数目 ≥10 时,还可对胚胎的人绒毛促性腺激素分泌造成负性影响。囊胚活检操作过程中激光释放的热量有可能会对胚胎造成热损伤,所以直接对囊胚细胞进行活检也有可能对后代产生不可预知的影响。当然,囊胚活检也存在嵌合体的问题,影响了诊断的准确性。

三、PGD/PGS 技术的胚胎培养及保存相关的安全性

相比于卵裂球活检,囊胚活检的胚胎在体外培养的时间明显延长,前者是 5~6 天,后者是 3 天。有研究显示某些特定胚胎培养基的使用会影响子代的重要生理参数,如子代的出生体重。此外,随着培养时间的延长,可见光的暴露也随之增加,而可见光已被发现可对胚胎发育造成负性影响。囊胚培养过程使胚胎更长时间的处于非生理性的培养条件,由此带来的风险值得人们警惕。

相比于单纯 IVF/ICSI,PGD/PGS 胚胎需要更多的涉及低温保存和冻融操作。低温保存技术为

遗传学检测检测争取了时间和便利,极大促进了 PGT 的发展与应用。然而该技术对子代的安全性也越发引起人们的关注。2013 年,一项大型的人群队列研究显示,与新鲜胚胎移植相比,冷冻胚胎移植后的单胎妊娠与巨大儿和新生儿死亡的发生风险显著增高。随后继续有研究支持,FET 周期与大于胎龄儿、妊娠高血压疾病的发生相关。2017 年,Cochrane 一项针对随机临床试验的系统评价和荟萃分析显示,冷冻胚胎移植(FET)妊娠并发症的发生率较高,在累计活产率方面,FET 与新鲜胚胎移植无统计学差异。当前辅助生殖研究者们还在继续针对胚胎冷冻保存技术及体外培养条件进行优化,相信与之带来的 PGD/PGS 安全性问题在未来将得到进一步的改善。

四、PGD/PGS 技术的子代安全性

辅助生殖技术在中国各地得到了越来越广泛的普及和运用,仅在 2016 年,中国由 ART 所产生的子代已超过 300 000,占全国总出生婴儿数的 1.69%。辅助生殖技术出生的子代健康情况是当前越来越值得讨论和研究的话题。尽管有大量关于 IVF 和 ICSI 后新生儿预后的研究,但这些数据和结论不能外推和用于 PGD/PGS,因为 PGD/PGS 技术相比与 IVF/ICSI 技术,增加了额外的胚胎活检、培养时间延长、更多的冻融操作及可能的误诊风险。因此,十分有必要对针对 PGT 出生后代的近期围生期结局及远期生长、发育的潜在影响进行长期的随访及评估。

(一)对围产期结局的影响

欧洲人类生殖与胚胎学会(ESHRE)2012 年发布了 10 年的 PGT 数据总结,称 PGT 后的妊娠和婴儿与 ICSI 治疗后的妊娠和婴儿相似。同年,Desmytter 等人发表了一项关于 995 名在卵裂球活检后出生的 PGD 新生儿结局的研究,显示 PGD/PGS 和 ICSI 新生儿在胎龄、出生体重、围产儿死亡或主要畸形方面没有差异,并且 PGT 后的多胎妊娠发生、低体重儿的风险较 ICSI 减少。2014 年,Eldar Geva 等人的一项前瞻性队列研究分析了 242 名卵裂球活检的 PGD/PGS 子代,发现他们宫内生长受限或低出生体重的风险与自然妊娠并无差异,

由此认为胚胎活检本身对妊娠结局没有显著影响。然而，2010 年 Liebaers 等分析了 581 名卵裂球活检的 PGD/PGS 子代，发现其出生孕周、出生体重及主要的畸形率与 ICSI 出生后的婴儿无差别，在单胎妊娠中 PGD/PGS 与 ICSI 的婴儿围产期死亡率相近，而在多胎妊娠中 PGD/PGS 的婴儿围产期死亡率明显高于 ICSI（11.72% 和 2.54%）。2019 年一项随访 1 721 名囊胚活检 PGD/PGS 子代的回顾性研究显示，囊胚活检后 PGD/PGS 的围产儿出生孕周、出生体重、早产率、低体重儿和巨大儿等参数也与 IVF/ICSI 无显著差异。

（二）对子代的远期影响

Desmyttere 等人的研究显示 PGD/PGS 后出生的儿童与 ICSI 出生儿童在出生前两年的健康和生长数据（包括体重、身高、头、臂和腰围）相似。即使对于 5~6 岁的学龄前儿童，PGD/PGS 子代的体格发育及血压等健康情况也与 ICSI 子代无异。Schendelaar 等前瞻性研究显示，PGD/PGS 不影响 4 岁单胎儿童的神经系统、认知功能及行为发育，但是对于 PGD/PGS 双胎而言，其神经系统发育受到影响。Winter 等人研究显示 PGD/PGS 出生 5~6 岁学龄前儿童与自然妊娠或 ICSI 出生的同龄儿童有着相同的认知发展和心理社会成熟过程。Kuiper 等人的前瞻性队列研究显示，对于 9 岁的卵裂期活检 PGT-A 子代，其精神发育情况对 IVF 同龄子代无显著差异。

因此，仅基于现有的证据，尚不能认为胚胎活检或活检方式的不同对 9 岁以下儿童的健康情况有不良影响。还需要大样本、前瞻性随机对照研究对 PGD/PGS 的安全性进行更加准确的评估。此外，由于 PGD/PGS 起步至今仅有二十余年，在未来仍有必要进一步追踪 PGD/PGS 子代青少年、成人及老年时期的疾病特点及社会功能情况，以期为患者提供更加准确的遗传咨询与医疗决策。

总而言之，传统的 PGD/PGS 仍是一种有创性的胚胎选择方式，可导致胚胎种植潜能下降，且胎儿出生后的近期及远期安全性尚无定论。一方面，临床工作者中需要严格把控 PGD/PGS 的适应证，并向患者对 PGD/PGS 可能的安全性问题提供详细咨询。另一方面，科研工作者还需继续致力于优化胚胎的培养、冷冻保存及显微活检方法，进一步提升 PGD/PGS 的安全性。值得注意的是，近年来基于胚胎培养基或囊胚液游离 DNA 检测的无创 PGD/PGS 研究正逐步兴起。该技术是一种真正意义上的胚胎非侵入性检测方法，在真正运用于临床之前，其还需克服母源性 DNA 污染及极低起始 DNA 模板量等问题。相信在未来，PGD/PGS 无疑会向更高的准确性及安全性迈进。

（周灿权）

---参考文献---

1. KEYMOLEN K, STAESSEN C, VERPOEST W, et a1. Preimplantation genetic diagnosis in female and male carriers of reciprocal translocations: clinical outcome until delivery of 312 cycles. Eur J Hum Genet, 2012, 20: 376-380.
2. KULIEV A, RECHITSKY S, VERLINSKY O, et a1. Preimplantation diagnosisand HLA typing for haemoglobin disorders, Reprod Biomed Online, 2005, 11 (3): 362-370.
3. GOOSSENS V, TRAEGER SYNODINOS J, et a1. ESHRE PGD Consortium data collection XI: cycles from January to December 2008 with pregnancy follow up to October 2009. Hum Reprod, 2012, 27 (7): 1887-1911.
4. LIZARDI PM, HUANG X, ZHU Z, et a1. Mutation detection and single molecule counting using isothermal rolling circle amplification. Nat Genet, 1998, 19 (3): 225-232.
5. LLEDO B, TEN J, RODRIGUEZ A, et al. Preimplantation genetic diagnosis of X-linked retinoschisis. Reproductive Biomedicine Online, 2008, 16 (6): 886-892.
6. HARTON GL, HARPER JC, COONEN E, et a1. ESHRE PGD consortium best practice guidelines for fluorescence in situ hybridization based PGD Hum. Reprod, 2011, 26: 25-32.
7. HANDYSIDE AH, KONTOGIANNI EH, HARDY K. Pregnancies from biopsied human preimplantation embryos sexed by Y-specific DNA amplification. Nature, 1990, 344 (6268): 768-770.
8. HANDYSIDE AH, LESKO JG, TARIN JJ, et al. Birth of a normal girl after in vitro fertilization and preimplantation diagnostic testing for cystic fibrosis. N Engl J Med, 1992, 327: 905-909.
9. HARTON GL, HARPER JC, COONEN E, et al. European Society for Human Reproduction and Embryology (ESHRE) PGD Consortium. ESHRE PGD consortium best practice guidelines for fluorescence in situ hybridization based PGD. Hum Reprod, 2011, 26 (1): 25-32.
10. MASTENBROEK S, TWISK M, VAN ECHTEN AJ, et al. In vitrofertilization with preimplantation genetic screening.

N EnglJ Med, 2007, 357 (1): 9-17.

11. TAN K, FEN DY, CHENG DH, et al. Chromosome copy analysis by single cell comparative genomic hybridization technique based on primer extension preamplification and degenerate oligonucleotide primed PCR, CHINESE JOURNAL OF MEDICAL GENETICS, 2010, 27 (4): 387-392

12. VAN UUM CM, STEVENS SJ, DREESEN JC, et al. SNP array based copy number and genotype analyses for preimplantation genetic diagnosis of human unbalanced translocations. Eur J Hum Genet, 2012, 20 (9): 938-944.

13. ZONG C, LU S, CHAPMAN AR, et al. Genome Wide Detection of Single Nucleotide and Copy Number Variations of a Single Human Cell. SCIENCE, 2012, 338: 1622-1626.

14. MONTAG M, LIMBAEH N, SABARSTINSKI M, et al. Polar body biopsy and aneuploidy testing by simultaneous detection of six chromosome, Prenat Diagn, 2005, 25 (10): 867-871.

15. MONTAG M, VAN DERVEN K, DORN C, et al. Outcome of laser assisted Polar body biopsy and aneuploidy testing. Reprod Biomed Online, 2004, 9 (4): 425-429.

16. GRAEE J, TOUKHY T, SERIVEN P, et al. Three hundred and thirty cycles of preimplantation genetic diagnosis for serious genetic disease: elinieal considerations affecting outcome. BJOG, 2006, 113 (12): 1393-1401.

17. GRIFO J, TALEBIAN S, KEEGAN D, et al. Ten year experience with preimplantation genetic diagnosis (PGD) at the New York University School of Medicine Fertility Center. Fertil Steril, 2007, 88 (4): 978-981.

18. MCARTHUR SJ, LEIGH D, MARSHALL JT, et al. Pregnaneies and live births after trophectoderm biopsy and preimplantation genetic testing of human blastoeysts. Fertil Steril, 2005, 84 (6): 1628-1636.

19. DE BOER KA, CATT JW, JANSEN RP, et al. Moving to blastocyst biopsy for preimplantation genetic diagnosis and single embryo transfer at Sydney IVF. Fertil Steril, 2004, 82 (2). 295-298.

20. MAGLI MC, GIANAROLI L, SABARSTINSKI M, et al. The combination of Polar body and embryo biopsy does not affect embryo viability. Hum Reprod, 2004, 19 (5): 1163-1169.

21. MAGLI MC, GIANAROLI L, GRIEEO N, et al. Cryopreservation of biopsied embryos at the blastocyst stage. Hum Reprod, 2006, 21 (10): 2656-2660.

22. VERLINSKY Y, CIESLAK J, IVAKLMENKO V, et al. Preimplantation diagnosis of common aneuploidies by the first and second polar body FISH analysis. J Assist Reprod Genet, 1998, 15 (5): 285-289.

23. STROM CM, STROM S, LEVINE E, et al. Obstetric outcomes in 102 pregnancies after preimplantation genetic diagnosis. Am J Obstet Gynecol, 2000, 182 (6): 1629-1632.

24. STROM CM, LEVIN R, STROM S, et al. Neonatal outcome of preimplantation genetic diagnosis by polar body removal the first 109 infants. Pediatrics, 2000, 106 (4): 650-653.

第三篇

应用进展篇

第二十章

卵母细胞受精失败的人工辅助激活技术

辅助生殖技术（assistant reproductive technology，ART）诞生以来，已经帮助成千上万的不育家庭获得了自己的后代，发达国家约有 7% 的新生儿来自该技术。目前 ART 技术中实现配子体外结合的两种主要方法是常规体外受精（in vitro fertilization，IVF）和卵细胞质内单精子注射（introcytoplasmic sperm injection，ICSI），其中卵细胞质内单精子注射可以使重度少弱畸形精子症和睾丸穿刺取精的患者获得健康的后代。成功受精是精卵结合后发育成胚胎的必要前提，受精失败会直接导致 ART 助孕的失败，如果发生常规 IVF 受精失败，医生往往会建议患者采取补救 ICSI 或在下一个治疗周期直接采取 ICSI 法受精。ICSI 技术可以使受精率达到 70% 左右，但仍有 1%~3% 的 ICSI 周期出现完全受精失败（total fertilization failure，TFF），这其中大约有 20% 左右的 ICSI-TFF 是由于 ICSI 后的精子从卵胞质中排出而导致的，而大多数的 ICSI-TFF 是由于精子注射进卵母细胞胞质后，不能诱发胞质内产生钙振荡从而导致卵母细胞激活失败（oocyte activation failure，OAF）。根据导致 OAF 的来源，可以把 OAF 分为精子因素（sperm related factors）和卵子因素（oocyte related factors）两种类型，鼠卵激活实验（mouse oocyte activation test，MOAT）可以用来鉴别是哪种类型的 OAF。而卵母细胞人工激活（artificial oocyte activation，AOA）是目前最常用的解决精子相关 OAF 的技术，AOA 的方法有很多，目前全世界已有多例通过该技术获得成功妊娠的报道，但 AOA 并不是对所有的 ICSI 受精失败都起作用。近十几年来，越来越多的研究表明，精子特异性蛋白 PLC zeta（phospholipase C zeta）是精子

激活卵母细胞的关键因子。虽然目前的报道大多倾向于 AOA 技术不增加胚胎染色体异常的概率和胎儿出生缺陷的风险，但大多数学者还是认为该技术应该谨慎地应用于有需求的病例中。本文从受精激活的生物学机制、ICSI 受精失败机制及分类、AOA 技术的临床应用及其安全性等方面进行阐述。

一、受精激活与钙振荡

受精前，人类的卵母细胞处于第二次减数分裂的中期（MⅡ），细胞内的能量代谢、基因转录和翻译、蛋白的表达都处于比较低的水平。精子特异性磷脂酶 C zetaξ（phospholipase C zeta，PLCzeta）被认为是受精时激活卵母细胞的关键蛋白，在质膜融合时 PLC zeta 被释放入卵母细胞胞浆激活磷脂酰肌醇信号通路，将 4,5-二磷酸肌醇（phosphatidylinositol 4,5-bisphosphate，PIP2）水解成 1,4,5-三磷酸肌醇（inositol 1,4,5-triphosphate，IP3）和甘油二酯（diacylglycerol，DAG）。使卵母细胞胞质内 IP3 浓度升高，IP3 与内质网膜上的 InsP3R 受体结合，促使内质网中的 Ca^{2+} 脉冲式释放，形成"钙振荡"从而激活卵母细胞，诱发皮质反应，之后启动母源 RNA 募集，蛋白表达及一系列细胞事件，使卵母细胞离开 MⅡ期完成减数分裂，并排出第二极体形成两原核。在常规 IVF 中，第一次钙离子峰发生在精卵质膜融合后的几分钟内，随后继发一系列的钙离子小幅升高，每次持续 1~3 分钟，每 3~5 分钟发生一次，直到原核形成才彻底消失。但在 ICSI 受精时，"钙振荡"的第一次钙离子峰出现在注射精子后的大约 30 分钟。由于钙振荡

是卵母细胞受精激活中的一个标志性的起始事件，其发生模式不仅影响到受精的结果，还对胚胎后期的基因表达和发育有着深远的影响。

二、精子因素的 OAF

目前，大多数研究认为，精子因素是导致 OAF 的主要原因，而精子特异性蛋白 PLC zeta 的异常表达则是引起精子因素 OAF 的主要原因。人类 PLC zeta 蛋白定位于顶体后部的赤道段，该位置与其激活卵母细胞的功能相适应，因为精子正是在这一部位与卵母细胞发生了质膜融合，释放卵激活因子进而引起钙振荡的。作为 PLC 家族蛋白中最小的成员，人类 PLC zeta 蛋白的平均分子量仅有 70.4kD，具有典型的磷脂酶结构，包括四个 EF 手相结构域，一个 X 和 Y 催化功能核心区和一个 C2 功能区。其中 EF1 和 EF2 区对维持蛋白活性很重要，而 EF3 区主要负责高度的 Ca^{2+} 敏感性，C2 区则表现出对 IP3 的高亲和性。与其他 PLC 家族成员不同的是，PLC zeta 缺乏 PH 结构域，PH 结构域通常发挥与 PIP2 结合的功能，而 PLC zeta 中这一区域被一个 X-Y 连接区所替代。

PLC zeta 在精子中的表达和男性的生育能力密切相关，该基因的突变、不表达、表达量下降或者在精子上的定位发生变化都可能引起 ICSI 后卵母细胞激活失败。2009 年 Heytens 就报道了精子形态正常的患者 PLC zeta 基因发生了点突变，位于 Y 结构域内第 398 位的组氨酸被脯氨酸取代（H398P），导致该蛋白结构域构象改变，酶活性丢失从而发生 OAF，用人工构建的 PLC zetaH398P 突变体 cRNA 注射小鼠卵母细胞不能引起钙振荡，而注射 PLC zeta 的野生型 cRNA 则可以使发生 OAF 的小鼠卵母细胞恢复钙振荡。2012 年 Kashir 又发现 PLC zeta 基因的 H233L 突变体，这一突变位于 X 结构域内，也会导致 OAF 的发生。另外，PLC zeta 的表达具有单个精子的差异性，同一份精液中的不同精子可能表达不同水平的 PLC zeta 蛋白，而精子激活卵母细胞的能力与 PLC zeta 的表达量也密切相关，因此 ICSI 注射同一患者的精子标本可以在不同的卵母细胞里产生不同模式的钙振荡和受精结局，与正常生育能力的男性相比，生育力低下的

男性精液中能正常表达 PLC zeta 蛋白的精子比例也更少。因此，反映到临床上就会出现 OAF 患者的精子参数具有多样性的现象，即不仅患有少弱畸形精子症的患者可以发生 OAF，正常精液参数和形态的患者也可能发生 OAF。正因为这样，对于原发不育的患者，仅仅通过精子的形态学分析，往往不能很好的预测 OAF 的发生，所以既往的受精率被认为是选择 AOA 技术的一个重要参考指标。但圆头精子症（globozoospermia）则被认为可以从 ICSI-AOA 中受益的，虽然圆头精子症患者可以通过常规 ICSI 技术得到成功的妊娠，但 ICSI 受精率仍比较低，因此多数研究者更倾向于根据圆头精子症的诊断而直接选择 ICSI-AOA 技术。

除了 PLC zeta 基因的表达差异，其他的男性因素也被认为和 OAF 有关。如 Nasr-Esfahani 和 Razavi 都发现精子鱼精蛋白（protamine）缺陷也能导致受精失败，在 ICSI-TFF 的患者精子中异常鱼精蛋白的比例较高。Nasr-Esfahari 发现鱼精蛋白缺陷可以引起精子过早染色体凝聚（premature chromosome condensation, PCC），从而导致受精失败。另外，精子的中心粒（centrosome）和蛋白酶体（proteasomes）异常也会导致 ICSI 受精失败。

三、卵子因素的 OAF 和 MOAT 实验

根据以往的报道来看，发生 ICSI-TFF 的人类卵母细胞往往存在细胞结构异常、基因表达异常、染色体异常、MⅡ卵母细胞的成熟异常和纺锤体异常等问题，这些都有可能造成 ICSI 后的 OAF，但这些报道大多是个案报道，卵子因素导致 OAF 的分子机制并不清楚。有学者认为，由于精子释放 PLC zeta 进入卵母细胞质后启动激活程序的下游因子均由卵母细胞提供，理论上这一反应链条上的任何一个因子出问题都会导致 OAF，因此 PIP2、InsP3R 和 PKC 等都是潜在的卵来源 OAF 因子，但至今并没有在卵母细胞上找到像 PLC zeta 这样明确而特异的卵母细胞激活相关基因。临床上对于卵子因素 OAF 的描述均是建立在对精子因素排除的基础上的，即通过鼠卵激活实验（mouse oocyte activation test, MOAT）来判断导致 OAF 的原因是来自精子还是卵母细胞。但根据 MOAT 实验结果的划分，

AOA 技术并不能挽救所有卵因素的 OAF，因此研究者们认为 AOA 可能对卵母细胞胞质功能缺陷导致的 OAF 有效，而对细胞骨架缺陷导致的 OAF 无效。

Heindryckx 建议的 MOAT 实验通常包括一个实验组和三个对照组：实验组，用 ICSI-TFF 患者的精子对小鼠 M Ⅱ 期的卵母细胞行 ICSI 注射；阳性对照组，用已经证明具有受精能力的捐献者精子对小鼠 M Ⅱ 期的卵母细胞行 ICSI 注射；阴性对照组，仅用操作培养液对小鼠 M Ⅱ 期的卵母细胞进行假注射；空白对照组，不对小鼠 M Ⅱ 期的卵母细胞行 ICSI 注射，仅观察其自发激活的比率，每组注射大约 30 枚小鼠卵母细胞。之后，在对小鼠注射 HCG 后的 44 小时检查各组的 2- 细胞胚胎形成率（即 2- 细胞胚胎数 /ICSI 存活卵母细胞数）。实验结果判断：阳性对照组 2- 细胞胚胎形成率应 >90%，而阴性对照和空白对照组 2- 细胞胚胎形成率应 <10%，这样的实验结果才可被认为是可靠的。如果被试精子的 MOAT 激活率小于 20%，则认为是精子因素的 OAF。如果 MOAT 激活率在 20%~85%，则认为是精子或其他原因的 OAF。如果 MOAT 激活率大于 85%，则提示是卵子因素的 OAF。

四、AOA 的方法及临床应用

临床医生和胚胎学家一直在设法挽救或者预防 ICSI-TFF，卵母细胞人工激活（artificial oocyte activation，AOA）技术是目前解决该问题最有效的方法。AOA 的方法有很多，基本原理都是以增加卵母细胞内钙离子浓度为目的从而模拟受精时的卵母细胞胞质内的生理变化。比如机械激活法，Tesarik 介绍的这种改良的 ICSI 方法是通过反复抽吸卵母细胞胞质改善患者的受精结局并获得妊娠，作者认为这样做可以增加溶液中钙离子进入细胞内的概率，而且可以破坏胞质中的内质网系统，从而增加内源钙离子的释放。电激活法则通过对卵母细胞施加直流电使细胞膜产生微孔，引起溶液中的钙离子流入卵母细胞胞质内部。Mansor 通过电激活的方法帮助 10 位有受精失败历史患者得到了正常受精的胚胎，并且使 4 位患者成功妊娠。不过，机械法容易在反复抽吸卵母细胞胞质时

造成卵母细胞死亡，而电激活法则需要专业的电激活设备，因此临床上应用较少。而使用钙离子载体处理卵母细胞既无须进行侵入性操作也不用购置昂贵的电激活设备，因而更受临床胚胎学家的青睐。常用的钙离子载体有 A23187 和离子霉素（ionomycin），A23187 可以携带溶液中的钙离子进入卵细胞胞质中，目前也有以其为主要成分的即用型商品化激活剂，仅需将 ICSI 注射后的卵母细胞置于激活剂中培养 15 分钟即可完成激活操作。而离子霉素不仅可以将溶液中的钙离子转运到细胞内，还可以将细胞内质网中的钙离子释放到胞质内。Nikiforaki 用小鼠和人卵测试了两种激活剂的激活效率，发现离子霉素可以引起卵母细胞胞质内更高的钙离子浓度峰值，虽然没有统计学差异，但其激活率略高于 A23187。另外，也有使用氯化锶（$SrCl_2$）进行卵母细胞激活并获得成功妊娠的案例，Kyono 用 10mmol/L 的 $SrCl_2$ 培养 ICSI 后的胚胎 1 小时，平均受精率从 21.7% 提高到 64.5%，成功地帮助 6 位 ICSI-TFF 的患者怀孕。

然而，以上这些激活方式都无法完全模拟自然受精状态下的钙振荡的频率和振幅。Nomikos 将重组人 PLC zeta 蛋白注射到激活失败的人卵母细胞中，不仅可以诱发自然受精激活样的钙振荡图谱还可以使其囊胚形成率达到 60%，为今后研发临床可用的高效卵母细胞激活试剂提供了新的思路。

五、AOA 的临床应用指征

AOA 技术主要用来预防或挽救 ICSI 受精失败及低受精率，因此需要选择有合适指征的患者应用，目前主要的应用指征：①有 ICSI 受精失败史；②圆头精子症；③特发性 ICSI 受精失败。

根据既往受精史来判断是否采用 AOA 技术是临床上比较常用的依据，其使用标准如受精率低到多少时应该使用该技术目前国际上并没有形成共识。Meerchaut 的研究认为，对于前次 ICSI-TFF 的周期应该在下一次治疗时对全部卵母细胞行 ICSI-AOA，而当前次 ICSI 受精率低于 33.3% 时应对一半的同胞卵母细胞（sibling oocytes）进行 ICSI-AOA，以鉴别是特发性低受精（low fertilization，LF）还是卵子因素 OAF，因为 AOA 技术并不能使

所有的卵子因素 OAF 的患者受益。Montag 将有 ICSI-TFF 或 ICSI-LF 史的患者按照既往受精率分成三组进行 AOA：组 1 为既往受精率为 0；组 2 为既往受精率为 1%~29%；组 3 为既往受精率为 30%~50%，结果发现 AOA 对于既往 ICSI 受精率小于 30% 的患者具有较好的疗效。

圆头精子症（globozoospermia）在不育的男性患者中的发生率小于 0.1%，分为完全型（100% 为圆头精子）和部分型，其主要精子形态学特征为缺乏顶体或严重的顶体畸形。圆头精子的 PLC zeta 蛋白表达水平明显较正常精子低，常规 ICSI 受精结局往往较差，ICSI-AOA 的治疗效果相对明显。Kuentz 等人研究发现，对无 *DPY19L2* 基因缺陷的圆头精子症患者进行 ICSI-AOA 治疗，可以使受精率从 31.3% 提高到 64.4%。特发性 ICSI 受精失败后进行 AOA，一般是指无受精失败病史的患者行 ICSI 后发现未受精再进行 AOA，由于目前大多数中心的受精检查在 ICSI 后的 16~18 小时进行，发现受精失败时卵母细胞也会出现一定程度的老化，因此虽然 AOA 可以明显改善受精率和胚胎分裂率，但最后得到妊娠的病例极少。

六、AOA 的安全性

虽然 AOA 可以改善部分受精失败患者的治疗结局，但作为一项辅助生殖领域的新技术，其安全性也是人们关注的焦点。Capalbo 用 AOA 技术对捐赠的人类卵母细胞进行了孤雌激活，并用比较基因组杂交（array based comparative genomic hybridization，aCGH）和单核苷酸多态性基因分型（single nucleotide polymorphisms genotyping，SNP Genotyping）技术检测了这些卵母细胞的染色体状态，发现 AOA 并不会广泛增加第二次减数分裂时染色体的分离错误。另外，一些对 AOA 技术出生儿童的健康随访研究发现，这些儿童在出生体重、

性别比例、出生缺陷率和缺陷类型、智力发育、语言能力及社会行为等方面均与常规 ICSI 所出生的儿童无统计学差异，但由于 AOA 技术本身应用的病例较少，出生儿童的数量就更少，导致目前的研究都属于小样本量研究。另外，目前大多数 AOA 技术不能完全模拟自然受精时的钙振荡模式，即便是使用重组人 PLC zeta 蛋白可以高度模拟自然受精时卵母细胞的钙振荡，AOA 对人类胚胎早期基因表达以及表观遗传学的影响仍然缺乏研究，因此学者们普遍认为 AOA 技术的安全性仍然需要更多的数据来证实，目前仅适合用于有明确治疗指征的患者。

七、展望

AOA 技术的应用为 ICSI 完全受精失败的治疗提供了新的解决方案，成功地帮助一些有特殊需要的患者获得了健康的后代。但是 ICSI 受精失败的分子机制较为复杂，既有精子因素也有卵因素，目前的研究主要集中在精子因素引起的 OAF，认为 *PLC zeta* 基因表达异常是导致精子因素 OAF 的主要原因，此类患者可以从 AOA 的治疗中受益。而对卵因素导致的 OAF 和 AOA 的疗效并不显著。一方面，此类患者的数量太少，限制了临床和基础研究的开展。另一方面，对卵母细胞受精的分子机制还有待进一步的研究。应用方面，虽然 AOA 技术越来越受到重视，但国际上仍然缺乏相关的临床应用指南和共识，各生殖中心的 AOA 方法也没有统一的操作标准，治疗规范性有待提高。试剂方面，虽然激活方法和激活剂的种类有很多，但目前只有一种商品化的激活试剂盒，其主要成分 A23187 的激活效果并不是最理想。随着更多研究的开展，未来期待有更高效、安全、特异性更好的卵母细胞激活剂或激活方法问世。

（刘　平）

第二十一章

原始卵泡激活技术

一、简述

(一) 背景

近年我国患有不育的育龄夫妇数量逐年增加,其中大约 1% 的育龄女性是由于卵巢早衰(pre-mature ovarian failure,POF)导致不育。原始卵泡池过度激活导致原始卵泡会加速消耗、卵巢储备提前耗尽,或者原始卵泡的激活受抑制导致成熟卵泡的数量严重不足以及原始卵泡丢失,都会导致卵巢早衰的发生。POF 也称为原发性卵巢功能不全(primary ovarian insufficiency,POI),是指 40 岁之前因卵巢功能衰竭而出现闭经。POI 是多因素诱发的,诱发因素包括遗传缺陷、自身免疫及医源性损伤等。卵巢手术、放射治疗和化疗干预等破坏了生殖细胞以及破坏卵巢内原始卵泡的储备从而引发 POI。除此之外,高龄产妇卵巢中缺乏能够响应激素的卵泡,也面临着同类问题,即目前仍缺乏对其有效的治疗手段,传统的辅助生殖治疗手段已不适用于原始卵泡不能正常地激活并且不能提供成熟卵子的 POF 患者或高龄女性的治疗。因此考虑到疾病预后差以及卵巢组织冷冻保存和自体移植后癌症有复发风险的后果,亟须开发一种新的有效的技术来解决此类问题,并且达到治疗卵巢早衰以及高龄导致不育的目的。于是,科学家们把目光转移到了此类患者卵巢中残余的休眠原始卵泡上,随后在此背景下产生了原始卵泡激活技术。体外激活(IVA)技术是治疗 POF 等导致的不育及保存生育力的潜在技术,但是由于机制的不明晰和操作技术的安全性等问题,IVA 仍在发展阶段。

(二) 原始卵泡激活技术概念

原始卵泡向初级卵泡的转变过程,即单个原始卵泡离开休眠阶段并进入生长阶段的过程被称为原始卵泡激活,也被称为卵泡的始动募集。原始卵泡体外激活(in vitro activation,IVA)是利用人工手段在体外激活女性体内的残余的休眠原始卵泡,使其生长至可接受激素刺激的阶段并且可以进行受精。

(三) 理论基础

哺乳动物卵巢在出生时由一定数量的卵泡组成,发挥生殖功能的基本单位是卵泡,而其中的原始卵泡是卵泡发育的起点。原始卵泡分布于卵巢的皮质区域,由处于减数分裂阻滞状态的休眠卵母细胞和原始卵泡颗粒细胞(primordial follicle Granulosa Cells,pfGCs)组成。卵巢中大多数原始卵泡处于休眠状态,在每个月经周期只有极少数的原始卵泡被选择性激活,发育成熟至排卵,并且参与繁衍下一代的过程。而当一个优势卵泡到达排卵期时,其他卵泡在卵泡期或直接从休眠期进入闭锁状态。原始卵泡的休眠和激活之间的平衡有利于维持女性的生殖寿命。原始卵泡激活后,前体颗粒细胞增殖并转化为立方上皮,同时卵母细胞体积增大,并伴随由转录相对不活跃状态转变为转录活跃的状态。pfGCs 从鳞状转为立方形并开始围绕着卵泡进行多层增殖被视为原始卵泡激活的标志变化。人类原始卵泡的形成和原始卵泡池的建立发生在胚胎发育晚期或出生前,因此卵泡储备有限,即依赖于原始卵泡数量,且在成年期不可再生。而原始卵泡激活的时间对于人来说则是青春期开始直到生殖期限结束。

女性的生育能力很大一方面取决于储备卵泡的数量。出生时,人类的每个卵巢大约有 200 万个原始卵泡,青春期还剩下 40 万个,绝经期仍保留约 1 000 个卵泡,最后原始卵泡逐渐耗尽。老年女性的生育力显著下降是原始卵泡的耗竭导致的。而 POF 等生殖疾病的发生是卵泡的异常激活导致的。在某些情况下,如果卵泡激活的平衡被提前打破,将导致卵泡停止发育或原始卵泡消耗加速,使卵巢储备提前耗尽,最终导致 POF 的发生。并且已有实验证明,无论是高龄还是 POF 导致的女性生育力降低不育疾病,如果可以成功激活原始卵泡并获得成熟卵母细胞,这些女性仍有机会正常生育。而现在要解决的最大问题是如何激活原始卵泡。

二、研究进展及应用

原始卵泡的激活是多种信号通路、细胞因子及细胞互作的综合调控下的卵泡启动生长发育关键事件。

(一) 调控通路

1. PI3K/PTEN 信号通路　PI3K 信号通路在原始卵泡激活过程中发挥了核心作用。磷脂酰肌醇 -3- 激酶(phosphatidylinositol-3-kinase,PI3K)是一种胞内磷脂酰肌醇激酶,具有丝氨酸 / 苏氨酸(Ser/Thr)激酶的活性。原始卵泡颗粒细胞分泌产生的 KL 通过结合生殖细胞上的受体 c-kit,激活 PI3K 信号通路。PI3K 下游最常见的靶蛋白是蛋白激酶 B(Protein kinase B,PKB),又称 Akt,是丝氨酸 / 苏氨酸蛋白激酶当 PI3K-AKT 信号系统激活后,能够将脂质第二信使磷脂酰肌醇二磷酸(phosphatidyl inositol bisphosphate,PIP2)诱导转化为磷脂酰肌醇三磷酸(phosphatidyl inositol triphosphate,PIP3),磷酸肌醇依赖性蛋白激酶 phosphoinositide-dependent proteinkinase-1,PDK1)通过活化的 Pi3k 的 $T_{3}08$ 残基磷酸化,结合 PI3k 生成的 3,4,5- 三磷酸(Pip3)共同激活 Akt,然后使得叉头蛋白转录因子 O3a(forkhead box group O3a,FOXO3)发生磷酸化并从核内向核外细胞质转运,当 FOXO3 去磷酸化时,FOXO3 又重新回到细胞核中。因此,FOXO3 也作为判断卵泡是否被活化的一个标志。而人第 10 号染色体上缺失的磷酸酶及张力蛋白同源基因(phosphatase and tensin homolog deleted on chromosome10,PTEN)对 PI3K 具有拮抗作用,是磷脂酰肌醇 3 激酶(PI3K)的负调节剂通过阻碍 PIP2 向 PIP3 的转化来达到抑制原始卵泡激活的目的。同时,KL 可以促进的 FOXO3 磷酸化从而解除了 FOXO3 对生殖细胞生长的抑制作用,进而促进生殖细胞的生长和发育。

鉴于 PTEN 和 PI3K 对原始卵泡激活的作用,调节 PI3K/AKT 信号通路的激动剂或者抑制剂有临床应用潜能。PTEN 抑制剂(bpV)和 PI3K 激活剂(740Y-P)体外处理可促进小鼠原始卵泡激活,结合体外受精胚胎移植可获得健康子代。此技术应用到人中,PTEN 抑制剂(bpV)体外处理卵巢肿瘤患者的皮质片并移植入免疫缺陷小鼠的肾被膜,培养发现卵泡发育。利用过氧化物酶体增殖物激活的受体 γ(PPARγ)激动剂在体外诱导 PTEN 表达并抑制 AKT 磷酸化的特点,使用 PPARγ 抑制剂(包括环状磷脂 cPA)可促进新生小鼠原始卵泡的体外激活。

2. mTORC1 信号转导　mTOR 信号为卵泡激活过程中相关性最高的信号通路。mTORC1 是一种丝氨酸 / 苏氨酸激酶,有 mTORC1 和 mTORC2 两种,受结节性硬化症复合物 1(tuberous sclerosis complex1,TSC1)和结节性硬化症复合物 2(tuberous sclerosis omplex2,TSC2)所组成的结节性硬化综合征(tuberous sclerosis complex,TSC)蛋白的负向调节。雷帕霉素(mTOR)可以通过激活 Akt 来作用。mTORC1 信号通路通过 S6K1-rpS6 信号通路来增强卵母细胞的蛋白转录、核糖体的合成和自噬等过程从而发挥作用。

研究发现激活 mTORC1 信号通路,会导致小鼠原始卵泡的广泛激活及 POF 表型的出现;mTOR 激活剂可促进原始卵泡的激活,并刺激次级卵泡的生长;而卵母细胞中 *Tsc1* 或 *Tsc2* 基因缺乏的小鼠会休眠的原始卵泡自发激活的表现。也有研究发现,营养摄入可通过 mTORC1 信号转导途径影响女性生育力。高脂肪饮食诱导的肥胖增强了大鼠卵巢中的 mTORC1 信号转导,加速了卵巢原始卵泡向初级卵泡转变,而限制卡路里摄入可以抑制成年大鼠原始卵泡的激活、卵泡发育和损失;膳食补充 omega-3 脂肪酸或辅酶 Q$_{10}$ 可以延长小鼠的卵巢寿命；早期新生小鼠饥饿会增加伴随自噬激活的原始卵泡的数量、促进原始卵泡的形成，而自噬主要是通过抑制哺乳动物雷帕霉素靶标（mTOR）发挥作用的，当自噬必不可少的 Atg7 和 Becn1 基因的缺失时会导致新生小鼠卵巢原始卵泡的过度损失；与之前研究对应的，热量限制（CR）或二甲双胍主要通过抑制 mTORC1 发挥作用，可以减慢与啮齿动物年龄相关的不育症。以上研究均表明，休眠卵母细胞中 mTORC1 信号的过度激活加速了原始卵泡的活化，但此作用对于生理性卵泡激活不是必需的。

并且，研究发现，与单突变小鼠相比，Tsc1 和 PTEN 的双重缺失导致协同增强的原始卵泡激活。这表明细胞内 PTEN/PI3K 途径和 mTOR 途径以协同方式调节卵泡活化，并且在维持原始卵泡静止时，Tsc/mTORC1 信号转导和 PTEN/PI3K 信号转导没有上游和下游排列之分。

鉴于 mTOR 信号对原始卵泡激活的作用，mTOR 激活剂和抑制剂有临床应用潜力。研究发现，使用 mTOR 信号抑制剂雷帕霉素可减少原始卵泡的激活和过度丢失；mTOR 刺激剂 PA 和 PRO 可激活原始卵泡；mTORC1 的激活剂磷脂酸（phosphatidic acid, PA）和普萘洛尔促进新生小鼠和成年小鼠卵巢内的原始卵泡激活，结合体外受精胚胎移植后可获得健康子代。并且 mTORC1 信号通路激活剂和 PI3K 信号通路激活剂联合使用，可使原始卵泡的激活效果更加明显，可在体外激活人类卵巢组织皮质区存在的原始卵泡。

3. LKB1-AMPK 信号通路 LKB1 又名丝氨酸/苏氨酸激酶 11（serine/threonine kinase11, STK11）是一种多功能激酶，编码基因为 Lkb1。研究发现，原始卵泡卵母细胞特异性敲除 Lkb1 基因的小鼠，原始卵泡过度激活，提前激活的卵泡发育异常或大量死亡，导致原始卵泡库过早耗竭而引发卵巢早衰。LKB1 的作用是通过 LKB1-AMPK 信号通路发挥的，LKB1 磷酸化 AMPK 的 α- 亚基的 Thr172 位点。而这条信号通路不依赖于 AKT 的参与，可能是通过调控 mTORC1 来起作用。

近年研究发现，添加 AMPK 抑制剂复合物 C

进行小鼠卵巢体外培养并移植入受体鼠体中后，进行超排处理可以得到更多的成熟卵泡及健康子代，并且直接向小鼠卵巢原位注射复合物 C 也会得到类似结果。

4. Hippo 信号通路 已有研究表明，卵巢碎片化通过抑制 Hippo 信号通路促进卵泡生长。卵巢的碎片化导致球状肌动蛋白（G- 肌动蛋白）聚合为丝状形式（F- 肌动蛋白），F- 肌动蛋白增加，Hippo 信号转导被破坏，YAP 的磷酸化减少（Hippo 信号通路可以磷酸化和灭活转录共激活因子 Yes 相关蛋白 -YAP，使其运送出核），核中 YAP 增加，进而导致 CCN 生长因子增加，从而激活周围的原始卵泡，促进了卵泡生长。在鼠和人类的卵巢中，都发现了不同时期卵巢卵泡中关键的 Hippo 信号转导基因（YAP、TAZ、MST1/2、SAV1 和 LATS1/2）的表达。并且，用 Jasplakinolide 或鞘氨醇 -1-磷酸增加 G- 肌动蛋白向 F- 肌动蛋白的转化以达到促进卵泡生长的作用的实验，以及 Verteporfin（一种抑制 YAP 和 TEAD 转录因子相互作用的小分子）验证实验都证明了 Hippo 信号通路卵泡生长中的重要作用。

此原理可应用于 IVA 中。在临床操作中，卵巢的机械损伤如卵巢楔形切除和卵巢打孔术可刺激卵泡的生长。Kawamura 等人结合使用了 PTEN 抑制剂（bpV）、PI3K 激活剂（740Y-P）以及卵巢组织破碎的方法，并将卵巢组织移植回患者，给予 FSH，观察到卵泡迅速发育，在进行 IVF 和胚胎移植后获得了活产。相类似的还有 Suzuki 等人的研究。由于用 PI3K 激活剂治疗可刺激休眠的原始卵泡，而卵巢分裂可刺激继发性卵泡生长（促进了次级卵泡的生长），因此卵巢裂解和 PI3K 激活剂治疗相结合可激活 POF 患者卵巢中的残留卵泡。

（二）颗粒细胞对原始卵泡激活的影响

颗粒细胞在原始卵泡激活中发挥重要作用。原始卵泡的激活是从 pfGCs 开始的。pfGCs 是指几个包围在原始卵泡周围扁平的体细胞，在小鼠卵巢中，当扁平的 pfGCs 分化并增殖成立方形颗粒细胞时，卵母细胞才开始发育。pfGCs 和休眠卵母细胞之间的联系与 KITL-KIT 信号转导有关。C-Kit 是一种酪氨酸激酶受体，被其配体 KL 激活。当 pfGCs 中 mTORC1 信号转导增强时，KITL 的表达也增强,同时 KITL 与休眠卵母细胞膜上的 KIT 受体结合,然后激活休眠卵母细胞中的 PI3K 信号通路,完成原始卵泡的激活过程。在前颗粒细胞与卵母细胞之间存在的信号交流介导了卵母细胞与前颗粒细胞的协同发育。在这方面,已观察到缝隙连接蛋白连接蛋白 37(CX37)的表达在卵泡活化后增加,并且可促进 GC 与卵母细胞之间的交流联系,并且 GC 分泌的因子也可能支持体外条件下的卵泡活化。GC 产生各种生长因子,包括激活素、表皮生长因子(EGF)、白血病抑制因子、KitL、碱性成纤维细胞生长因子、集落刺激因子、胰岛素样生长因子、EGF、转化生长因子 -β、类固醇,以及细胞因子白介素 1 和 6 等,这些因子都可能有助于原始卵泡的激活。此外,pfGCs 中 mTORC1 信号转导的破坏不仅影响 pfGCs 本身的分化,也阻断了休眠卵母细胞的激活。由此可判断,原始卵泡中的 pfGCs 可以控制休眠卵母细胞的激活,可能是原始卵泡激活或休眠的决定因素。

(三) 调控原始卵泡激活的其他因子或因素

1. TGF-β 家族

(1)抗米勒管激素(AMH):AMH 有抑制原始卵泡激活的作用,AMH 基因敲除小鼠表现为 PFGA 加速,其特征是在不同的产后时间点,原始卵泡数目减少,而生长的卵泡增加。而此作用可能与物种特异性、使用剂量大小、胎儿发育阶段,以及培养基成分有关。在人类原始卵泡中已经检测到 AMH mRNA 和 / 或蛋白质,但是 AMH 对原始卵泡的具体作用机制目前尚不完全清楚。大量研究结果表明新生动物卵巢的生长卵泡颗粒细胞可分泌 AMH。Pankhurst 等研究发现,AMH 通过降低颗粒细胞对卵泡刺激素(follicle stimulating hormone,FSH)的敏感性来抑制卵母细胞活化,促进原始卵泡的休眠。

并且,AMH 对原始卵泡活化的抑制作用可能具有临床价值,可提供潜在的治疗靶点以调节原始卵泡池储备。

(2)生长分化因子 -9(growth differentiation factor 9,GDF-9):GDF-9 通过与丝氨酸 - 苏氨酸受体结合,激活 MAPK 系统而发挥活性。GDF-9 可通过直接作用或者拮抗 FSH 促进颗粒细胞的增殖和分化。研究发现,GDF-9 能促进早期初级卵泡的发育,而对原始卵泡的发育没有影响。然而,促进初级卵泡的发育可以使原始卵泡激活的数量增加,可见 GDF-9 是通过促进初级卵泡的发育来发挥诱导原始卵泡的激活的作用。

(3)骨形成蛋白(bone morphogenetic protein,BMP):研究发现,BMP-4 和 BMP-7 有促进原始卵泡向初级卵泡转变的作用。BMP-4 处理的大鼠卵巢,生长卵泡显著增多而原始卵泡显著减少,并且加入 BMP-4 抗体以拮抗内源性的 BMP-4 进行培养后,原始卵泡的丢失显著增多。大鼠体内注射 BMP-7 后,初级卵泡、腔前卵泡和有腔卵泡增多,且体外培养时,BMP-7 促进了小有腔卵泡颗粒细胞的增殖,提示 BMP-7 可能通过促进初级卵泡的发育诱导原始卵泡募集。BMP-15 由卵母细胞分泌,可以促进颗粒细胞的增殖,然后再反向调节卵母细胞的生长。此外,BMP-15 单独使用不影响颗粒细胞分泌类固醇激素,且于 FSH 联合使用时可显著降低 FSH 诱导的孕酮分泌,但对雌激素的分泌没有影响。

(4)转化生长因子 -β(transforming growth factor-β,TGF-β):研究发现,TGF-β1 处理新生 0 天的大鼠卵巢后原始卵泡的数量显著减少,TGF-β1 和 FSH 联合培养新生 4 天的大鼠卵巢后卵泡的发育显著抑制且凋亡增加,提示 TGF-β 调控鼠卵巢卵泡发育。有实验表明 TGF-β 信号通路不影响 AKT、FOX03a 的磷酸化变化,但是 TGF-β1 可以显著下调 TSC/mTROC 下游的 S6K1/rpS6 信号通路中的 p-S6K1(T389)、p-rpS6(S235/6)和 p-rpS6(5240/4)的磷酸化水平,而 TGF-β 信号通路抑制剂 SD208 可显著上调上面三种蛋白的磷酸化水平,提示 TGF-β 信号通路通过调节 TSC/mTROC 信号通路来调控小鼠原始卵泡的激活,并且 TSC/mTROC 信号通路的特异性抑制剂雷帕霉素(Rapamycin)可以部分逆转 SD208 促进原始卵泡生长激活的作用。

2. 生殖细胞特异表达转录因子

(1)Sohlh1 精卵生成特异性 HLH 因子 1/2(spermatogenesis and oogenesis specific basic helix-loop-helix1,Sohlh1):是睾丸及卵巢中的编码早期精卵发生的特异基因,在原始卵泡生成、激活过程中有

着关键作用。研究发现,Sohlh1、Sohlh2敲除小鼠卵巢中原始卵泡的激活都出现异常,卵母细胞体积增大但颗粒细胞分化受阻。Sohlh1敲除小鼠可能通过下调Kit后抑制Kit/PI3K/AKT通路进而影响小鼠卵巢原始卵泡的激活。Sohlh1、Sohlh2处于原始卵泡激活调控的上游位置,Sohlh1缺失导致Figlα、Nobox和Lhx8的表达下调,Sohlh2缺失导致Sohlh1、Nobox、Lhx8、Gdf9、Zp1、Zp3、Kit及Zar1的表达下调,显示这些因子原始卵泡激活中的共同作用。

(2)LIM同源盒蛋白因子8(LIM homeobox protein 8,LHX8):是卵母细胞特异转录因子。研究发现,LHX8敲除鼠中原始卵泡向初级卵泡转化异常,卵母细胞大量丢失;原始卵泡卵母细胞LHX8特异性敲除鼠卵巢中原始卵泡被提前激活。LHX8对原始卵泡激活的影响可能与以下途径有关:LHX8的转录通过E-Box被SOHLH1调控,LHX8又可以调控Nobox基因的表达。也有研究显示LHX8信号通路与PI3K-AKT信号通路在调控原始卵泡激活的生理事件上既相互独立又相互协同。

(3)NOBOX卵子发生同源框(NOBOX oogenesis homeobox,NOBOX):是卵母细胞特异转录因子。研究发现,NOBOX敲除鼠原始卵泡形成受阻,并且出现已形成的原始卵泡激活异常的现象。NOBOX的缺失可导致与原始卵泡发育相关蛋白GDF9、BMP15及OCT4等显著下调,在OCT4、GDF9和BMP15的启动子上具有NOBOX的结合位点,并且结合GDF9和BMP15双敲的小鼠卵巢中原始卵泡的激活异常的实验,提示NOBOX可能是通过调控GDF9和BMP15的表达来调控原始卵泡激活的。

(4)转录因子FOXO3(fork-head box O3,FOXO3):有维持原始卵泡的休眠的作用。研究发现,FOXO3敲除小鼠出生2~3周后原始卵泡就会全部被激活,最终导致小鼠POF表型的出现;当从原始卵泡的卵母细胞中特异性敲除FOXO3时,卵巢中原始卵泡过度激活。前面已述FOXO3通过PI3K信号通路调节原始卵泡激活,当原始卵泡处于休眠期,FOXO3在卵母细胞的细胞核中表达。而当原始卵泡激活后,FOXO3磷酸化并且从核转到胞质中,从

而解除了对原始卵泡激活的抑制。

3. 颗粒细胞特异表达转录因子FOXL2 研究发现,FOXL2敲除雌鼠的原始卵泡的前颗粒细胞不能转化为立方颗粒细胞,导致原始卵泡无法正常激活,表明FOXL2通过调节颗粒细胞的分化来调控原始卵泡激活。人类的*FOXL2*突变会导致卵巢早衰。

4. C-Jun途径 c-Jun-N末端激酶(c-Jun-N-terminal kinase,JNK)途径是丝裂原活化蛋白激酶家族的成员,可调控细胞周期和增殖。研究表明,c-Jun磷酸化抑制剂对原始卵泡激活起到抑制的作用。但尚不清楚此抑制剂的作用机制,既有可能是通过卵母细胞作用,又有可能是通过体细胞作用,或者两者都有。有报道表明,抑制JNK途径可抑制FOXO3a从肌肉细胞核中转移,将此理论用于原始卵泡可表明抑制JNK途径可导致卵母细胞中残留高水平的FOXO3a,从而抑制原始卵泡的活化。

5. *Rela*基因 *Rela*基因可能为卵泡激活相关基因。研究发现,体外上调小鼠卵巢Rela及NF-kB会导致原始卵泡的激活增加,而下调Rela则会抑制卵泡激活。推测Rela及NF-kB可能通过影响Pten信号来调控原始卵泡的激活,Rela被证实与PI3K-PTEN-AKT信号通路密切相关,通过作用于AKT控制原始卵泡激活过程的平衡,而Rela也可能通过调控卵细胞及颗粒细胞的凋亡从而影响原始卵泡的闭锁。

6. 成纤维细胞生长因子

(1)碱性成纤维生长因子(basic fibroblast growth factor,bFGF):是一类直接促进原始卵泡募集的生长因子,可促进猪、牛、人、猫和啮齿类的颗粒细胞增殖。在人类原始卵泡中,bFGF的表达主要见于卵母细胞,颗粒细胞未见表达,而颗粒细胞中表达bFGF受体。研究发现,bFGF在原始卵泡激活中的作用是通过卵母细胞产生的bFGF作用于周围的颗粒细胞以促进原始卵泡生长和向初级卵泡转化实现的,并且这种作用可被bFGF受体拮抗剂部分抑制。

(2)表皮生长因子(epidermal growth factor,EGF):研究发现,卵巢基质分泌的EGF作为一种促细胞

分裂因子刺激颗粒细胞 DNA 合成,从而促进颗粒细胞增殖分化,进而影响原始卵泡生长的启动,并且 EGF 能介导 TGF-β 对颗粒细胞的影响。EGF 可促进静息细胞表达 PCNA,引导细胞周期改变,促进细胞增殖,使原始卵泡进入生长相。

(3)角质细胞生长因子(keratinocyte growth factor, KGF):研究发现,KGF 促进原始卵泡向初级卵泡的转变。KGF(膜细胞前体的首个标记蛋白)由新产生的膜细胞前体分泌,主要作用于周围的颗粒细胞,提示膜细胞前体可能参与原始卵泡发育。

7. 白血病抑制因子(leukemia inhibitory factor, LIF) 研究发现,LIF 在原始卵泡的颗粒前细胞中表达,通过旁分泌和自分泌途径调节原始卵泡的活化;LIF 信号促进了培养的颗粒细胞中 Kit 配体的表达,可通过 Kit 配体 - 磷酸肌醇 3- 激酶(PI3K)/ Akt 信号转导途径对原始卵泡激活产生作用;LIF 也可能通过促进颗粒细胞产生干细胞生长因子(stem cell factor),间接启动原始卵泡的募集,促进原始卵泡向初级卵泡转化。最近的研究发现,在激活颗粒细胞时,Lif 可刺激细胞因子信号转导(Socs)信号通路中的 Janus 激酶(Jak)/ 信号转导和转录(Stat)/ 抑制剂(此通路是唯一确定的与卵泡募集相关的体细胞胞内信号转导途径)。Lif 激活 Jak,促进募集的卵泡颗粒细胞中的 StaT₃ 激活,上调 Stat 反应性 Socs4。Socs4 可与 Poly(rC)结合蛋白 1(Pcbp1)、苹果酸脱氢酶 1(Mdh1)和心肌营养因子样细胞因子(Clc)结合。加入 Lif 后 Pcbp1 表达增加,Pcbp1 与 Socs4 的相互作用,是原始卵泡激活的负性抑制因子;Mdh1 表达增加,调节线粒体颗粒细胞中的代谢反应;Clc 表达增加,促进原始卵泡的活化,并在负反馈回路中与 Socs4 相互作用。

8. 神经生长因子(nerve growth factor,NGF) 神经生长因子即促神经生长素(NT)。研究发现,NGF 主要表达于颗粒细胞,而其受体 Trk 受体蛋白表达于卵母细胞,结合 NGF 基因缺失小鼠颗粒细胞增殖减少、初级和次级卵泡显著减少,而原始卵泡无明显变化的研究结果,提示 NGF 可能通过促进颗粒细胞增殖来启动原始卵泡的生长。

9. 胶质细胞源性神经营养因子(glial-derived neurotrophic factor,GDNF) 大鼠研究发现,GDNF 可以促进原始卵泡的激活,并且这种激活作用可能是通过自分泌的形式调控。另外有文献报道,GDNF 可以激活 PI3K 信号通路。

10. 周期蛋白依赖性激酶抑制物 1B(the cyclin dependent kinase inhibitor 1B,p27) p27 是细胞周期进程的负调控因子。小鼠卵巢中,p27 在颗粒细胞中一直表达,而在卵母细胞中呈现阶段性表达。研究发现,*p27* 基因敲除小鼠原始卵泡被提前激活,出现卵巢的早衰表型。p27 可能调控了原始卵泡形成时期前颗粒细胞的增殖以及卵泡募集时颗粒细胞的增殖,进而影响原始卵泡形成的数量以及原始卵泡的激活。也有研究发现,原始卵泡中休眠卵母细胞和前颗粒细胞中的 p27 通过抑制细胞周期蛋白依赖性激酶 2 的 A 和 E 复合体(cyclin dependent kinase 2-cyclin A/E,CDK2-cyclin A/E)的激酶活性来抑制原始卵泡激活,此时原始卵泡的卵母细胞一直被阻滞在减数分裂一期的双线期。p27 Kip1-CDK 系统与 PTEN-PI3K-FOXO3 信号通路在调控原始卵泡激活时是相互独立的。

11. SCF(干细胞因子) SCF(干细胞因子)在原始卵泡的前颗粒细胞和颗粒细胞中表达。研究发现,c-kit 是 SCF 的酪氨酸激酶受体,提示 SCF 通过 c-Kit 途径参与原始卵泡的激活。

12. 趋化因子基质细胞衍生因子 1 趋化因子是涉及免疫反应的关键因子,SDF1 是趋化因子 CXC 家族的成员。围生期小鼠研究发现,SDF1 及其受体 CXCR4 的自分泌表达抑制了原始卵泡的激活,SDF1 培养组相比于对照组原始卵泡数量更多、卵母细胞直径更小,证明 SDF1 可以将原始卵泡保持在休眠状态。并且,用 SDF1 拮抗剂治疗会导致卵泡活化增加。此外,在人类中发现,*SDF1* 基因的多态性与女性原发性卵巢功能不全密切相关,进一步强调了 SDF1 在调节原始卵泡激活中的潜在作用。

13. 血管活性肠肽(VIP) 研究发现,VIP 可以促进新生大鼠卵巢中原始卵泡激活,诱导颗粒细胞增殖并抑制卵母细胞凋亡。此作用可以被 VIP 受体的拮抗剂 VIP6-28 抑制。VIP 通过 ERK-mTOR 信号通路激活新生大鼠原始卵泡,从而提出了一种体外原始卵泡募集的策略。与细胞膜上的特异性受体 VPAC 结合后，VIP 通过环状单磷酸腺苷（cAMP）- 蛋白激酶 A（PKA）信号通路使丝裂原激活的蛋白激酶（MAPK）之一的 ERK1/2 磷酸化，而 ERK1/2 调节 mTORC1 在原始卵泡活化中的活性。VPAC 既存在于颗粒细胞中，又存在于卵母细胞中。有研究表明 VIP 可能首先激活了颗粒前细胞中的 mTOR 信号转导途径，随后又导致卵母细胞中 PI3K/AKT 信号转导途径的激活。

14. **Cx37** Cx37 属于缝隙连接蛋白的连接蛋白家族。在卵巢中，CX37 在卵母细胞和 GC 之间的细胞间通讯中发挥重要的作用，促进卵母细胞与周围体细胞之间的双向信号传递，以此维持卵泡正常发育。在卵泡发育过程中，CX37 间隙连接的数量显著增加，提示了 Cx37 可影响卵泡发育以及有用于体外培养时增强卵泡活化的潜能。

此外，有研究发现体外培养时，卵泡可能会暴露于超生理氧浓度（20%），因为活性氧（ROS）的增加导致卵泡发育被破坏。由此，多种抗氧化剂如硒、α- 生育酚、抗坏血酸和茴香脑被添加到培养基中以减少 ROS 的产生，降低氧化应激，并以此改善体外培养时原始卵泡的存活和激活。以茴香脑为例，其潜在机制可能是增加细胞内谷胱甘肽过氧化物酶的水平，并抑制脂质过氧化。而谷胱甘肽过氧化物酶可以与 H_2O_2 和多种脂质氢过氧化物反应，保护细胞膜免受氧化损伤。

三、总结与展望

体外激活（IVA）治疗为 POF 患者、老年女性及青春期癌症患者提供了一种潜在的治疗不育方法。POF 患者的卵巢中仍然含有残留的休眠卵泡，利用 IVA，可以使 POF 患者通过激活残余的休眠卵泡来使用自己的卵进行受孕。对于老年女性和癌症幸存者也可有效治疗。

体外激活（IVA）此技术已存在多年，然而还未在临床中开展，是因为它仍存在一些局限性以及问题，如效率、安全问题等。首先，IVA 虽然具有增加成熟卵母细胞数量的潜力，但仍不能改善与年龄相关的卵母细胞质量下降问题。其次，进行 IVA-IVF-ET 后患者怀孕的概率很低，IVA 的效率比较低。再次，选取卵巢组织进行体外激活时对卵巢组织的选取时随机的，不能确定其中原始卵泡数量是否充足以及原始卵泡质量如何，并且从卵巢皮质组织中分离存活的未成熟卵泡和之后的处理在技术上仍具有挑战性中。目前治疗取患者部分甚至全部卵巢组织，因此限制了治疗的次数以及进行其他潜在治疗的可能中。最后，此技术是否安全需要进一步探讨，如需考虑合成的 PTEN 抑制剂可能会损害正在生长的卵泡的发育的问题，并且仍需进一步研究此技术是否会对后代产生不利影响、产生何种不利影响如致畸等；目前对原始卵泡激活的机制仍不清楚，也和由于伦理限制无法在健康人体上研究有一定关系。因此，围绕机制、安全及效率等问题还需展开更多的研究以促进此技术应用于临床。

随着对雌性动物在性成熟期仅有少数原始卵泡被激活的原因及原始卵泡的调控机制、具体调控通路和因子的探索的加深，在生殖和分子遗传技术的需求驱动下，相信体外激活（IVA）技术会得到快速的发展，并越来越适用于临床。

（刘 平）

第二十二章

干细胞技术

干细胞(stem cells,SCs)是一类具有分化为各种类型细胞潜能的特殊细胞。干细胞可在体外诱导条件下分化为早期生殖细胞、卵母细胞样细胞及精子样细胞,根据来源,干细胞可分为胚胎干细胞(embryonic stem cells/induced pluripotent stem cells,ESCs/iPSCs)、新生儿附属物干细胞(neonatal-derived stem cells,NDSCs)、成体间充质干细胞(adult stem cells,ASCs)、组织干细胞及诱导多能干细胞等。干细胞研究之所以受到科学家和公众的广泛关注有其必然性。在基础研究领域,可以通过研究生殖细胞早期发育了解生殖细胞发育的调控机制,为探索人类发育过程提供很好的研究模型。在药物研发领域,干细胞及其衍生物由于在毒理学、病理学等方面的特性与目前常用的动物模型更接近人类正常组织,目前已逐渐成为新药筛选的一种新模式。最近的研究显示,干细胞可以分化为生殖细胞,不仅为人类研究不育的发病机制等提供丰富的理论基础,还为不育的治疗提供了一个新的途径。

一、ESCs/iPSCs 的生殖细胞分化潜能

ESCs 来源于囊胚内细胞团,是一种全能干细胞,具有分化为三胚层来源所有细胞类型的潜能。iPSCs 通过将转录因子 OCT3/4、SOX2、KLF4及 C-MYC 转染成体细胞重编程而获得,其形态特征、分化潜能均与 ESCs 类似。诱导性多能干细胞(iPSCs)是通过外源导入基因或转录因子等方法,诱导已分化的成熟的体细胞重编程为具有 ESCs 性质、有多向分化潜能的细胞。Takahashi 等于2006 年首次报道通过在 ES 细胞培养条件下转入OcT3/4、Sox2、c-Myc 和 Klf4 四种因子,成功诱导

出来自小鼠胚胎或成纤维细胞的多能干细胞。近年来,辅助生殖技术在治疗不育方面得到了广泛的应用,但是针对缺乏成熟生殖细胞导致的不育,辅助生殖技术暂时还无法进行治疗。目前,干细胞尤其是 ESCs/iPSCs 体外分化为生殖细胞为无精子症患者和由于卵巢功能无法获得成熟卵母细胞的患者进行治疗提供了可能。因此,研究人类干细胞向生殖细胞的发育分化,能为不育患者提供可以携带自身遗传物质的生殖细胞生育后代的机会,具有巨大的临床应用价值。

(一) ESCs/iPSCs 体外分化为雄性生殖细胞

目前,国内外研究者在利用 ESCs/iPSCs 体外诱导分化为雄性生殖细胞已经取得了可喜的技术突破。

2003 年,Toyooka 等首次报道了小鼠 ESCs 可以体外向精子分化,他们将经体外分化并分选的细胞移植入不育小鼠的睾丸曲细精管,可以获得高度分化的类似精子的细胞。2004 年,Geijsen 等研究发现小鼠 ESCs 在分化中出现了少量可以表达精子顶体蛋白的单倍体精母细胞。他们将这些类精母细胞进行 ICSI 注射后,大约 50% 的受精卵可发生卵裂并发育至 2-细胞胚胎,其中约有 20% 的受精卵发育到囊胚。2012 年,Charles 等研究发现,人 ESCs 和 iPSCs 两种干细胞体外诱导能够产生一些关键性细胞,如精原干细胞、精母细胞,以及精子的前体圆形精子等,该研究为体外研究精子发生提供了新策略。2016 年,Wang 等用来自猪的诱导性多能干细胞诱导出原始生殖细胞样细胞,并将这些原始生殖细胞样细胞体外进一步分化为精原干细胞样细胞,且可发生减数分裂。2016 年,Zhou 等将

小鼠 ESCs 诱导为 PGCs 进行体外培养,发现了由胚胎干细胞来源的原始生殖细胞样细胞体外减数分裂的完整过程,并获得了精子细胞样细胞,将其移植入小鼠卵巢内,可生成活的具有生育能力的子代,该发现为体外研究减数分裂机制和人类单倍体精子提供了良好的技术平台。

(二) ESCs/iPSCs 体外分化为雌性生殖细胞

2003 年,Hubner 等报道首次证实小鼠 ESCs 能在体外诱导分化为卵母细胞样细胞,这些配子样细胞甚至可以产生后代。然而,体外分化只能获得早期配子样细胞且效率非常低,原因很可能是无法完成正常的减数分裂。后来,Yu 等的研究发现 DAZL 基因是调控生殖细胞成熟的一个关键基因,Wang 等发现 GASZ 基因能够显著促进原始生殖细胞的生成,且 GASZ 与 DAZL 相互作用。最近,Hayashi 等利用阶梯式培养方法从 mESCs 及 iPSCs 获得了卵母细胞,且经体外受精获得了健康后代。该方法分化率高,且避免了过多体外诱导步骤可能导致的遗传突变。2017 年 Esfandiari 等研究发现,在 ESC 分化为 GC 期间,将载有骨形成蛋白4(bone morphogenetic protein 4,BMP4) 的微粒掺入聚集体内后发现,载有 BMP4 的 MPs 从 ESC 中增加 GC 分化至少两倍。2013 年 Hayashi 等报道利用 mESCs 分化为原始生殖细胞,并将该类原始生殖细胞与 12.5 天的雌性胚胎性腺细胞共培养,再将共培养细胞团移植至小鼠卵巢包膜下,最终发现该类原始生殖细胞分化发育为胚泡期卵母细胞。

虽然目前利用 ESCs/iPSCs 体外诱导分化为生殖细胞的研究已经取得了重要进展,但是距离完全了解人类生殖细胞发育的具体机制还很遥远。尽管已经证明了生殖细胞可以通过体外分化体系得到,但如何使其正确减数分裂仍然是一个重要的挑战。目前,尽管已有多种减数分裂调控相关基因被筛选出,但其具体的调控机制还不明确,特别是生殖细胞特化过程,这种调控机制如何进行还需要更深入的研究。另一个重要的问题是生殖细胞分化过程中的表观遗传变化。在生殖细胞特化过程中,当到达生殖嵴后,原始生殖细胞经历 DNA 去甲基化,基因组印迹被抹除。表观遗传信息的抹除对于激活一些沉默基因的表达是十分重要的,而这些基因的表达对生殖细胞最终的分化至关重要,在随后的发育过程中,基因组将重新获得甲基化修饰。在精子发生过程中,重新甲基化发生在减数分裂启动前,而在卵母细胞发生过程中,重新甲基化则发生在减数分裂启动后。尽管在整个人类基因组中,印迹基因的数量仅有 5% 左右,但其对于胎儿生长发育的调控至关重要。正确的印迹对配子发生及受精合子的正确发育和功能获得是必需的。印迹异常已经被证明与胎儿发育异常及一些疾病密切相关,如 Prader-Willi、An-gelman、Beckwith-Wiedemann 和 Russell-Silver 综合征。因此,在 ES 细胞分化形成生殖细胞的研究中,必须重视表观遗传及印迹对于生殖细胞发育的调控作用,其可能对于生殖细胞的后续发育潜能及获得子代的健康具有重要影响。

二、成体干细胞的生殖细胞分化潜能

成体干细胞主要来源于机体内各个器官和组织,根据不同来源可以分为造血干细胞、骨髓间充质干细胞、神经干细胞、卵巢干细胞等多个细胞类型。相比于胚胎干细胞,成体干细胞具有来源范围广、数量众多、伦理局限小等优势。目前研究认为,卵巢干细胞和骨髓间充质干细胞具有分化为卵母细胞的能力,在女性不育和生殖力保持方面应用前景广泛。

骨髓间充质干细胞与生殖细胞形成研究表明,骨髓间充质干细胞(bone marrow mesenchymal stem cell,BM-MSCs) 可能同样具有促进形成生殖细胞的潜力。1994 年,Salooja 等研究发现,经过高剂量化疗从而导致卵巢功能早衰的患者,经过骨髓移植,可以在一些育龄妇女中恢复卵巢功能及生育力。随后,多个研究小组均报道了这种临床治疗手段和结局。2004 年,Tilly 教授研究团队发现在一些品系的小鼠中,卵巢内卵泡数量下降的比例与原始卵泡凋亡的比例是不符的,提示可能存在某些机制,可以在出生后补偿卵巢内卵母细胞储备。基于这些研究成果,其研究团队提出假设,认为卵巢外的某些祖细胞可能具有迁移回卵巢,从而形成新的卵母细胞的能力。

2005 年,Johnson 等首先发现骨髓(bonemarrow,BM) 细胞中存在着生殖细胞标志物。通过尾静脉将 BM 注射到经过化疗药物处理的不孕小鼠和基因突变缺陷型小鼠(不能产生卵母细胞)体内,结果发现这些小鼠在处理后 24 小时和 36 小时卵母细胞的生成能力得以恢复;而以外周血(pe-ripheral blood)为材料的移植实验也得到了类似结果。上述研究结果表明,BM 和外周血作为一种潜在的生殖细胞资源能够维持成年小鼠卵母细胞的产生。2007 年,Lee 等的实验也得到了相同的研究结果。

2006 年,Eggan 等为了研究循环系统中的细胞是否能够转变为成熟的卵母细胞,利用外科手术将野生型小鼠和能表达 GFP 的突变小鼠连接构成连体小鼠,使其共用一个循环系统。该连体小鼠在 4~8 周龄时被连接在一起,并且在连体持续 6~8 个月后进行排卵处理,结果在野生型小鼠中没有发现 GFP 阳性的卵母细胞,GFP 小鼠中也没有发现 GFP 阴性的卵母细胞。另一个实验中,预先用化疗药物处理连体小鼠中的野生型小鼠,同样发现没有 GFP 阳性细胞交叉进入野生型小鼠中发育成为成熟卵母细胞。最后研究人员将 GFP 转基因小鼠的骨髓移植给预先用化疗药物或者低剂量全身辐射处理过的野生型小鼠,结果在其体内发现了 GFP 阳性血液细胞而未见 GFP 阳性卵母细胞,从而推论骨髓或是外周血中不可能存在雌性生殖干细胞。

三、干细胞及组织工程在技术应用于子宫生殖功能障碍重塑

在胚胎着床时子宫内膜上皮细胞与基质细胞发生一系列的变化过程以满足胚胎定位、黏附、侵入的需要,这种允许胚胎种植子宫内膜的状态称之为子宫内膜容受性。由于宫腔操作史、感染史、内分泌紊乱、年龄、慢性疾病等因素使得子宫内膜受损、发育不良、再生修复障碍致子宫内膜过薄、缺失,甚至瘢痕化纤维形成宫腔粘连。而子宫内膜过薄其厚度低于妊娠时所需的最低厚度就会导致子宫内膜容受性差,导致胚胎着床失败,造成不育。

目前,用于子宫内膜修复的干细胞主要为骨髓间充质干细胞、子宫内膜干细胞和脐带间充质干细胞等。

2011 年,有印度学者对干细胞修复子宫内膜进行了个案报道,将单核干细胞中 CD9[+]、CD44[+]、CD90[+] 的内膜血管源性细胞植入 1 例重度宫腔粘连患者宫腔距离宫底 0.5cm 位置。辅以激素替代治疗,冻胚移植后获得妊娠。再有印度研究者对 6 例难治性宫腔粘连患者进行单核干细胞移植的前瞻性病例研究,将单核干细胞植入子宫内膜下区域(子宫底部、前壁、后壁多点注射),辅以激素替代治疗,结果显示 6 例子宫内膜厚度显著增加,其中 5 例月经恢复。我国学者对 7 例重度宫腔粘连患者进行自体经血来源间充质干细胞移植的实验性、非对照、前瞻性临床研究,患者宫腔轻微搔刮后行自体经血来源间充质干细胞宫腔内原位移植,辅以激素替代治疗,5 例内膜厚度显著增加;4 例进行了冻胚移植。2 例成功妊娠,1 例在经过 2 次经血来源间充质干细胞移植后自然妊娠。

组织工程技术是指将干细胞接种于具有良好生物相容性、可降解性和可吸收的生物材料上形成细胞。材料复合物植入机体的组织或器官病损部位后,生物材料在体内逐渐被降解和吸收,附着的干细胞不断增殖并发挥旁分泌作用,以修复创伤和重建功能。

将骨髓源性间充质干细胞与胶原支架复合修复部分宫壁缺损的大鼠子宫取得了良好的疗效,表现为子宫内膜厚度增加、肌细胞增生、微血管再生增加、内膜容受性增加,且新生组织可支持胚胎生长。在体外研究的基础上,我国学者在 5 例重度宫腔粘连患者中进行干细胞复合胶原支架的治疗,具体为分离宫腔粘连,搔刮分离后的宫腔至微出血状态,植入自体骨髓单核细胞复合胶原支架,术后辅以激素替代治疗,术后 3 个月经周期行第 2 次宫腔镜探查,胶原支架在 8 周后自行降解;1 例自然妊娠,4 例冻胚移植后妊娠,其中 1 例经过 2 次干细胞胶原支架移植治疗。该团队进一步的前瞻性非对照 I 期临床研究纳入了 26 例患者,将脐带间充质干细胞复合于胶原支架上,在患者宫腔粘连分离术后立即进行宫腔内移植。术后 3 个月进一步评估发现:患者内膜厚度增加,宫腔粘连评分下降,内膜细胞增殖分化以及发生良性血管化;随访 30 个月后,10 例妊娠,8 例正常分娩,均无胎盘粘连或植入,1 例处于孕晚期,1 例早孕期自然流产。

干细胞治疗与组织工程技术有望成为继药物

治疗、手术治疗后的第三种治疗途径。目前我国已经通过国家卫生健康委和国家药品监督管理局备案的干细胞再生修复子宫内膜相关的临床研究项目多项,基于干细胞及组织工程技术修复子宫内膜临床研究还在陆续增加,通过一定研究数据累积并建立临床标准化规程,有望转化为临床应用。

　　虽然近年来用干细胞在体内外诱导培养生殖干细胞及子宫内膜修复取得了较大进展,为常规治疗难以解决问题的不育患者获得生物学后代提供希望,但是将干细胞应用于生殖医学仍面临许多难题。首先,干细胞诱导得到的生殖细胞临床应用的安全性仍不能保证。安全性是将干细胞应用于临床生殖医学的前提,然而研究显示:生殖细胞在体外诱导分化过程中一些基因会发生错误的表观遗传学修饰;ESCs 和 iPSCs 等多能干细胞具有形成畸胎瘤的潜能;自体移植的人 iPSCs 是否仍存在免疫排斥可能性还具有争议。其次,低效性亦是制约其临床应用的一大障碍。一方面,目前很难在体外诱导培养条件下形成的具有正常功能的成熟配子,其中最重要的障碍就是减数分裂。另一方面,目前研究多局限于动物模型,虽然性发育在不同哺乳动物间是保守的,但是还是存在较多差异,因此将动物实验应用于人类还受到较多限制。

(韩树标　黄国宁)

参考文献

1. VIRANT KI, ZECH N, ROZMAN P, et al. Putative stem cells with an embryonic character isolated from the ovarian surface epithelium of women with no naturally present follicles and oocytes. Differentiation, 2008, 76: 843-856.

2. FOWLER PA, FLANNIGAN S, MATHERS A, et al. Gene expression analysis of human fetal ovarian primordial follicle formation. J. Clin. Endocrinol. Metab, 2009, 94: 1427-1435.

3. LIU T, HUAN Y, GUO L, et al. CD44+/CD105+ Human Amniotic Fluid Mesenchymal Stem Cells Survive and Proliferate in the Ovary Long Term in a Mouse Model of Chemotherapy Induced Premature Ovarian Failure. Int. J. Med. Sci, 2012, 9: 592-602.

4. WHITE YA, WOODS DC, TAKAI Y, et al. Oocyte formation by mitotically active germ cells purified from ovaries of reproductive-age women. Nat. Med, 2012, 18: 413-421.

5. QIU P, BAI Y, PAN S, et al. Gender dependent potentiality of differentiation of human umbilical cord mesenchymal stem cells into oocyte like cells in vitro. Cell Biochem. Funct, 2013, 31: 365-373.

6. LIU T, HUANG Y, BU Z, et al. Induction of E-cadherin+ human amniotic fluid cell differentiation into oocyte like cells via culture in medium supplemented with follicular fluid. Mol. Med. Rep, 2014, 10: 21-28.

7. LIU T, HUANG Y, ZHANG J, et al. Transplantation of human menstrual blood stem cells to treat premature ovarian failure in mouse model. Stem Cells Dev, 2014, 23: 1548-1557.

8. LATIFPOUR M, SHAKIBA Y, AMIDI F, et al. Differentiation of human umbilical cord matrix derived mesenchymal stem cells into germ like cells. Avicenna J. Med. Biotech, 2014, 6: 218-227.

9. ASGARI HR, AKBARI M, ABBASI M, et al. Human Wharton's jelly derived mesenchymal stem cells express oocyte developmental genes during co-culture with placental cells. Iran. J. Basic Med. Sci, 2015, 18: 22-29.

10. HU X, LU H, CAO S, et al. Stem cells derived from human first-trimester umbilical cord have the potential to differentiate into oocyte-like cells in vitro. Int. J. Mol. Med, 2015, 35: 1219-1229.

11. LAI D, GUO Y, ZHANG Q, et al. Differentiation of human menstrual blood-derived endometrial mesenchymal stem cells into oocyte like cells. Acta Biochim. Biophys. Sin, 2016, 48: 998-1005.

12. QING T, SHI Y, QIN H, et al. Induction of oocyte like cells from mouse embryonic stem cells by co-culture with ovarian granulosa cells. Differentiation, 2007, 75: 902-911.

13. DYCE PW, LIU J, TAYADE C, et al. In vitro and in vivo germ line potential of stem cells derived from newborn mouse skin. PLoS ONE, 2011, 6: 20339.

14. DYCE PW. Differentiation of newborn mouse skin derived stem cells into germ like cells in vitro. J. Vis. Exp. 2013, 77: 50486.

15. BAHMANPOUR S, ZAREI FARD N, TALAEI KHOZANI T, et al. Effect of BMP4 preceded by retinoic acid and co-culturing ovarian somatic cells on differentiation of mouse embryonic stem cells into oocyte like cells. Dev. Growth Differ, 2015, 57: 378-88.

16. TAN H, WANG JJ, CHENG SF, et al. Retinoic acid promotes the proliferation of primordial germ cell like cells differentiated from mouse skin derived stem cells in vitro. Theriogenology, 2016, 85: 408-418.

17. PARVARI S, YAZDEKHASTI H, RAJABI Z, et al. Differentiation of mouse ovarian stem cells toward oocyte like structure by co-culture with granulosa cells. Cell Reprogram, 2016, 18: 419-428.

18. LIU J, SHANG D, XIAO Y, et al. Isolation and characterization of string-forming female germline stem cells from ovaries

of neonatal mice. J. Biol. Chem, 2017, 292: 16003-1613.

19. DYCE PW, WEN L, LI J. In vitro germline potential of stem cells derived from fetal porcine skin. Nat. Cell Biol, 2006, 8: 384-391.

20. DYCE PW, SHEN W, HUYNH E, et al. Analysis of oocyte like cells differentiated from porcine fetal skin derived stem cells. Stem Cells Dev, 2011, 20: 809-819.

21. SONG SH, KUMAR BM, KANG EJ, et al. Characterization of porcine multipotent stem/stromal cells derived from skin, adipose, and ovarian tissues and their differentiation in vitro into putative oocyte-like cells. Stem Cells Dev, 2011, 20: 1359-1370.

22. PARK BW, SHEN W, LI J. Deleted in azoospermia-like enhances in vitro derived porcine germ cell formation and meiosis. Stem Cells Dev, 2013, 22: 939-950.

23. COSTA JJN, SOUZA GB, BERNARDO JMP, et al. Expression of markers for germ cells and oocytes in cow dermal fibroblast treated with 5-azacytidine and cultured in differentiation medium containing BMP2, BMP4 and follicular fluid. Zygote, 2017, 25: 341-357.

24. DE SOUZA GB, COSTA J, DA CUNHA EV, et al. Bovine ovarian stem cells differentiate into germ cells and oocyte-like structures after culture in vitro. Reprod. Domest. Anim, 2017, 52: 243-250.

25. SUN R, SUN YC, GE W, et al. The crucial role of Activin A on the formation of primordial germ cell like cells from skin derived stem cells in vitro. Cell Cycle, 2015, 14: 3016-3029.

26. SUBRAMANIAN A, FONG CY, BISWAS A, et al. Comparative characterization of cells from the various compartments of the human umbilical cord shows that the Wharton's Jelly compartment provides the best source of clinically utilizable mesenchymal stem cells. PLoS ONE, 2015, 10: e0127992.

27. ULLAH I, et al. In vitro comparative analysis of human dental stem cells from a single donor and its neuronal differentiation potential evaluated by electrophysiology. Life Sci, 2016, 154: 39-51.

28. BHARTI D, SHIVAKUMAR SB, PARK JK, et al. Comparative analysis of human Wharton's jelly mesenchymal stem cells derived from different parts of the same umbilical cord. Cell Tissue Res, 2018, 372: 51-65.

29. SRIRAMAN K, BHARTIYA D, ANAND S, et al. Mouse ovarian very small embryonic like stem cells resist chemotherapy and retain ability to initiate oocyte specific differentiation. Reprod. Sci, 2015, 22: 884-903.

30. LAI D, WANG F, DONG Z, et al. Skin derived mesenchymal stem cells help restore function to ovaries in a premature ovarian failure mouse model. PLoS ONE, 2014, 9: e98749.

31. LIU J, ZHANG H, ZHANG Y, et al. Homing and restorative effects of bone marrow derived mesenchymal stem cells on cisplatin injured ovaries in rats. Mol. Cells, 2014, 37: 865-872.

32. BADAWY A, SOBH MA, AHDY M, et al. Bone marrow mesenchymal stem cell repair of cyclophosphamide induced ovarian insufficiency in a mouse model. Int. J. Womens Health, 2017, 9: 441-447.

33. KIM TH, CHOI JH, JUN Y, et al. 3D-cultured human placenta derived mesenchymal stem cell spheroids enhance ovary function by inducing folliculogenesis. Sci. Rep, 2018, 8: 15313.

34. LIU R, ZHANG X, FAN Z, et al. Human amniotic mesenchymal stem cells improve the follicular microenvironment to recover ovarian function in premature ovarian failure mice. Stem Cell Res. Ther, 2019, 10 (1): 299.

35. SILVESTRIS E, CAFFORIO P, D'ORONZO S, et al. In vitro differentiation of human oocyte like cells from oogonial stem cells: Single-cell isolation and molecular characterization. Hum. Reprod, 2018, 33: 464-473.

36. CLARKSON YL, MCLAUGHLIN M, WATERFALL M, et al. Initial characterization of adult human ovarian cell populations isolated by DDX4 expression and aldehyde dehydrogenase activity. Sci. Rep, 2018, 8: 6953.

37. ZHANG Y, YANG Z, YANG Y, et al. Production of transgenic mice by random recombination of targeted genes in female germline stem cells. J. Mol. Cell Biol, 2011, 3: 132-141.

38. ZHOU L, WANG L, KANG JX, et al. Production of fat-1 transgenic rats using a post-natal female germline stem cell line. Mol. Hum. Reprod, 2014, 20: 271-281.

39. ZARATE-GARCIA L, LANE SI, MERRIMAN JA, et al. FACS sorted putative oogonial stem cells from the ovary are neither DDX4 positive nor germ cells. Sci. Rep, 2016, 6: 27991.

40. WOODS DC, WHITE YAR, TILLY JL. Purification of oogonial stem cells from adult mouse and human ovaries: An assessment of the literature and a view toward the future. Reprod. Sci, 2013, 20: 7-15.

41. GUAN K, WOLF F, BECKER A, et al. Isolation and cultivation of stem cells from adult mouse testes. Nat. Protoc, 2009, 4: 143-154.

42. YAMANAKA S, BLAU HM. Nuclear reprogramming to a pluripotent state by three approaches. Nature, 2010, 465: 704-712.

43. MA T, XIE M, LAURENT T, et al. Progress in the reprogramming of somatic cells. Circ. Res, 2013, 112: 562-574.

第二十三章

自动化与人工智能技术

第一节　精子识别和选择

根据有效数据显示,近年来中国育龄夫妇的不育发病率逐年升高,已从 20 年前的 2.5% 左右升高至近年的 12.5% 左右,其中单纯由男方因素引起的约占 40%。因环境污染、饮食习惯、生活方式改变,以及精神心理等各方面因素,全球男性平均精子数量正以每年 1%~2% 的速度在减少,精子活力及精子正常形态率也在逐年下降,男性生育力呈普遍下降趋势。

有鉴于此,针对单纯男性因素不育症的治疗,除了药物、手术及中医药等,近几十年来 ART 发挥了重要作用。精液各种参数的异常是单纯男性因素不育症最主要的原因,而决定其正确诊断和治疗的最重要的技术就是常规精液检测和精子优化技术。

目前《WHO 人类精液检查与处理实验室手册》第 5 版推荐使用的常规精液检测方法是改良 Neubauer 血细胞计数板人工计数法,该方法准确率较高、系统误差小,但操作复杂、检测效率低;对于精子优化技术,目前临床上常规使用的方法是直接上游法(direct swim up)与非连续密度梯度离心法(discontinuous density gradient centrifugation)。 直接上游法操作简单快捷,但有标本污染及后续离心操作造成精子损伤的缺点;非连续密度梯度离心法虽然较直接上游法大大降低了标本污染的风险,但在操作过程中容易造成精子损伤。随着患者数量的增长,常规使用的方法已不足以支持临床工作的需求。那么如何提高精液检测效率与准确性,减少操作过程对于精子质量的影响,是目前亟须解决的问题。

近年来,自动化与人工智能(artificial intelligence,AI)技术在医学相关领域中发展迅速。随着医学领域各项数据爆炸式增长,自动化与 AI 技术在数据分析和结果判定等方面发挥着重要作用,极大提高了工作效率,降低了人员主观因素造成的误差。目前,在精子方面的研究及应用主要分为四类:精液常规检测、精子形态学检测、精子优选技术及精子受精能力评估。

一、精液常规检测

精液常规检测是辅助生殖技术中基础的检查,对于男性不育的诊断及后续手术方式的选择有重要作用。传统的精液检测主要由人工镜检,操作复杂,耗时较长且具有很大的主观性,标准掌握不一,检测结果一致性差,难以教学。近年来,随着自动化与 AI 技术的发展,检测成本降低、效率提高,计算机辅助精液分析(computer assisted semen analysis,CASA)系统与精子质量分析仪(sperm quality analyzer,SQA)广泛应用于精液常规检测。

(一)计算机辅助精液分析系统

CASA 系统将摄影系统与显微镜连接,录制单个精子的活动轨迹,设定了精子运动的方向、距离、尾部摆动频率、精子大小、长宽比例,以及灰度等相关参数,对采集到的图像进行动态处理分析,并给出结果。CASA 系统既可定量分析精子浓度、活力,又可以分析精子运动速度和轨迹等特征。

CASA 系统相比于传统方法具有快速、准确的特点,且能避免人员因素影响,但对于精液中杂质细胞的区分、剔除存在不足,需要人为剔除或添加。同时,结果也受标本制备、摄像机帧率、精子浓度和计数池深度,甚至摄影环境震动等因素的影响。故而,特殊情况下仍需要使用显微镜直接检测。

(二) 精子质量分析仪

SQA 利用光电检测原理,即利用光电检测器件收集光穿过物体时光信号的变化,放大并转化为电信号输出,从而进行物体分类。当光束通过液化的精液时,精液中的不同成分和精子的运动都会引起光密度频率和振幅的改变,从而区分杂质细胞和精子,并通过光密度信号的改变来分析精子浓度、活力、活率和精子形态等来反映精子质量。频率、振幅变化越大,精子质量越好;反之,精子质量越差。

SQA 操作简单、客观性强、准确度和精密度较高,能够简便、快速地分析精液质量。但由于外界温度、湿度对光电器件有一定影响,故而实验室检测环境的波动对检测结果有一定影响,另外,SQA在极度少精症的检测方面仍有部分局限性,不能完全替代显微镜检测;在死精症检测方面差异性较大,仍需进行人工精子存活率检测。

此外,不同厂家的仪器系统参数设置不同,故而目前没有统一的 CASA 系统与精子质量分析仪的质控品和校准品,且因为精子存活特性和患者精液质量的波动性,无法自制稳定的质控品用于每日仪器状态的监测。目前,只能定期使用改良牛鲍式计数板人工计数,进行系统、设备参数的校对。系统、设备参数的标准统一仍然是目前准确度提高的关键。随着自动化程度的提高与 AI 算法的完善,各种精子质量分析设备的检测速率、检测精密度与检测准确度都有很大的提升。但总体而言,目前的算法可以一致且高效地预测精子形态,但不能改善对精子活力的预测。如果将时间纳入深度学习模型中,会比现有的机器学习算法获得更好地预测活力的性能。有效地分析长视频是一个挑战,未来的工作应集中在如何结合时间、影像和患者数据的不同方式上。

二、精子形态学检测

人类精液标本中含有多种畸形精子,精子形态学异常的发生和男性生殖系统的病变常常与精子畸形率升高有关。畸形精子通常同时具有多种异常类型,且一般都伴有受精潜能低下,这取决于精子畸形的类型,也可能有遗传物质的异常。对所有畸形精子进行分类,有助于临床医生的诊断和手术的选择。传统的精子形态学检测方法是利用染液将精液涂片染色后使用显微镜油镜下分类计数,并给出报告。该方法耗时较长、缺乏客观性、不同人员之间判读差异较大且检出的正常形态精子并不能用于后续手术。

Ghasemian 等开发了一套精子形态分析算法,检测和分析人精子的不同部位,该算法在消除图像噪声的同时增强了图像的对比度,算法模型能够识别出精子的不同部位,分析每个部位的大小和形态,最后将精子分类为正常精子或者异常精子。该算法可用于低分辨率和非染色图像,计算时间短,理论上讲,通过此技术可以确定并挑选出正常形态精子用于后续 ART 流程,有助于提高手术成功妊娠率。

此外,也有研究将大量染色后的精子形态数据,利用 AI 的深度学习能力与数据处理能力进行分析,使 AI 对精子形态分析能力提高到接近人工分析的水平。但由于不同人员对于异常形态数据定义不同,故 AI 仍然需要大量学习不同人员之间精子形态分析数据,降低误差,甚至有望降低人员之间的差异水平,统一精子形态学分析标准。

三、精子优化技术

在辅助生殖技术中,如何尽可能多地收集到优质精子对于受精结果至关重要,中文习惯称“精子优化”,英文“sperm preparation”。目前临床上常用的精子优化方法主要为直接上游法与非连续密度梯度离心法。在精液处理过程中,冷冻、孵育和离心等操作均会造成精子功能损伤。随着微流控技术的出现,能够极大地减少外界机械损伤对精子的影响。微流控芯片已开始应用于精子的筛选。

微流控(microfluidics)芯片分析是以芯片为操作平台,以分析化学为基础,以微机电加工技术为依托,以微管道网络为结构特征的微全分析系统,主要应用于生命科学。微流控芯片具有高度自动化与可控性,通过设计针对待检样本中不同成分的微通道,利用层流效应,实现高度还原生理环境,同时集加样、反应、检测和分离等功能的一体化微芯片实验室,能够缩短反应时间,降低成本,同时提高目标产物产量。目前已应用于分子、细胞等领域分析。目前已有微管道筛选机制、介电电泳力筛选以及层流效应筛选。

Schuster 等人从实践上证明了微流控芯片的低损伤功能,他们利用层流效应筛选精子,不仅提高了精子活力,还提高了具有正常形态的精子的比例。近期有研究表明,利用微流控芯片技术对精液原液进行分选,可筛选出几乎无 DNA 碎片且临床可用的高活性精子。但对于极度少弱畸形精子的挑选,微流控芯片技术目前无法解决,仍需离心处理后人工镜下挑选,或使用计算机辅助降噪算法辅助精子形态学的挑选。

此外,微流体芯片技术利用对微观流体可控的特点,在精子冷冻保存领域也有所研究。

四、精子受精能力的评估

在 ICSI 操作中,胚胎学家能否挑选具有较高受精潜能的优质精子直接影响受精情况和胚胎质量的好坏。目前,主要靠 ICSI 操作人员在显微镜下凭经验挑选形态较好的精子用于 ICSI 手术。此方法受设备与人员经验影响较大,无法给出客观评估。近年来,人工智能技术逐步出现在 ICSI 受精情况评估的研究中。

以数据为中心的 AI 范式适应了医学大数据时代的需求,通过细分精子临床特征,收集卵子质量,受精情况以及胚胎质量等相关信息,结合相应算法,建立 AI 模型,回顾性分析大量数据同时深度学习,从而根据目标精子特征预测受精情况。数据的处理是分析准确性的关键,越复杂的数据越能提高模型的预测性能。

利用 AI 模型为 ICSI 操作过程中挑选的精子预测受精结果,进而选择最优的精子进行手术。

随着自动化与人工智能 AI 技术的更加深入的研究,大量算法被开发,人们可以了解精子的各种特征,分析精子发育潜能,预测男性生育力甚至遗传物质变化,为临床医生提供更多的信息。

（靳　镭）

第二节　卵　子

在 IVF 中选择合适的卵子进行受精及选择合适的胚胎移植,对 IVF 的成功起着关键性作用。早期,有研究人员提出卵子质量的评分系统,用于选择最有潜力的卵子进行受精。然而人工选择存在操作者的主观性,十分依赖于胚胎学家的经验,因此借助人工智能来帮助胚胎学家选择合适的卵子进行下游的流程,可以避免这一缺陷并获得理想的成功率。此外,在某些国家或地区,由于宗教、法规等原因不能冷冻胚胎。因此,卵子的质量评估和选择显得尤为重要。

一、人工智能技术在卵子质量评估中的应用

哺乳动物卵子的染色质在被荧光染料剂 hoechst 33342 染色后,可将其核型分为"包围核"(surrounded nucleolus type,SN)和"非包围核"(non surrounded-nucleolus type,NSN),而只有 SN 型染色质的卵子才能正常发育。研究表明,细胞质运动速度(cytoplasmic movement velocities,CMVs)的延时观察可被用于判断小鼠和人类受精卵的发育能力。

基于上述原理,通过特殊的平台可识别具有发育能力的小鼠卵子。该平台基于三步对卵子做出选择:第一步,将卵子分为 SN 型和 NSN 型;第二步,拍摄每个卵子从 GV 期到 M Ⅱ 期转变过程中的 CMV 时移图像,并用粒子成像仪(PIV)进行分析;第三步,使用前馈人工神经网络(FANN)来分析 PIV 获得的数据并进行分类,平均准确率为 91.03%。该系统同样适用于人类卵子质量评估。

近年来,由于从给定的图片中提取纹理描述符的能力的技术快速增长,使得胚胎学家在 IVF 中使用人工智能技术进行卵子或胚胎质量的评分和选择的兴趣日益浓厚。

这里介绍的人工智能系统是被称为 Levenberg Marquardt 的神经网络系统。该系统基于纹理描述符(局部二进制模式)学习,从而对卵子的质量进行预测。该系统基于三步完成对卵子的质量评估:首先,对卵子图片进行预处理;接着,提取所得卵子图

片中卵子纹理特征的描述符;最后,学习系统存储的图片数据,对卵子的图片进行分类。通过对104位女性269个卵母细胞和相应的269个胚胎的数据进行学习和测试,并于其他机器进行比较,其结果显示明显优于现有方法。虽然只是得出了初步的结果,不过该系统为胚胎学家提供了一个智能、客观和非侵入性卵子质量评估平台。

二、自动化在卵母细胞中的应用

数十年来,应用于辅助生殖领域的物理工具基本保持不变,例如去除颗粒细胞工具是目前普遍采用传统的手动方式。接下来,介绍一种自动化去除颗粒细胞技术,该技术涉及微流体学技术中的物理学原理,包括布朗运动、牛顿流体运动力学,以及较大表面积与体积比具有更强黏附性的优势。

该装置使用的第一步,是由胚胎学家将获得的卵冠丘复合体(oocyte corona cumulus complex,OCCC)放置于该装置的漏斗形入口,入口处的OCCC在液体压力和重力的驱动下,向下移动。然后在化学(酸处理去除透明带)和机械操作(抽吸去除卵丘细胞)的作用下,去除卵母细胞周围颗粒细胞(图23-2-1)。

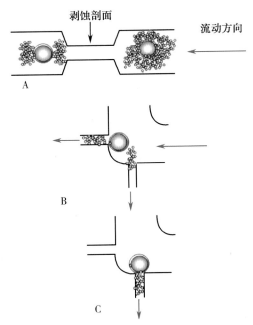

图 23-2-1 自动去除颗粒细胞装置
A. OCCC通过狭窄区域,颗粒细胞处于卵子的两极;B 施加向左的吸力,除去其一极的颗粒细胞;C. 施加向下的吸力,除去剩下的颗粒细胞

该设备只允许单个OCCC自由通过,在OCCC通过狭窄通道后,颗粒细胞会处于卵子的两极。OCCC在经过90°的拐角时,通过对不同方向的端口施加吸力,每个端口就像一个微型的真空吸尘器吸走颗粒细胞,保留卵子。虽然该设备简单,但是整个过程耗时且可能需要重复操作,其临床效应也尚未得到验证。

此外,在卵子冷冻中,自动化微流体技术可以有效减少在冷冻操作中渗透压变化作用带来的损伤,可以提高卵子低温冷冻的质量。

尽管目前大部分IVF实验室都在胚胎质量评估上花费了大量精力,而很少对卵子进行质量评估。但是随着辅助生殖技术的发展,以及法律法规对这一领域监管的力度进一步加强,整个辅助生殖领域对于其每一步操作会管控越来越严苛和精细化。这可能导致我们不能采用先获得尽可能多的受精卵,再对培养的胚胎进行评估,最后选择最有价值的胚胎移植这样一种方案来获得较高的卵子利用率。这也使得卵子质量评估变得越来越重要,并迫使研究者们开发和研究更好的操作方案。在上文中提到的应用人工智能技术对卵子进行评估,并选出最有潜力的卵子用于下游流程,可以很好地解决这一问题。自动化和人工智能技术应用于辅助生殖领域可有效避免人为操作的主观性和失误,确保理想的IVF结局。因此,自动化和人工智能技术在辅助生殖领域的应用会越来越广泛。

(靳 镭)

第三节 胚胎评估与选择

如何评价胚胎的质量,并正确选择具有发育潜力的胚胎移植是辅助生殖技术的重要课题。目前对体外培养胚胎质量的评价仍然依赖形态学,即根据胚胎发育规律,胚胎学家通过光学显微镜在特定的时间点进行观察,并根据相应形态学对胚胎进行主观评分。近年来出现的基因组学、转录与蛋白质组学等多种胚胎质量评估方法,尚处于研究阶段,评估效果有待证实。

"时差成像系统"(time lapse system,TLM)记录的胚胎海量发育影像数据结合胚胎发育时间动力学参数(时差动力学参数)使得人工智能评估胚胎成为可能。TLM融合了胚胎体外培养及计算机控制的实时观察技术。TLM诞生伊始仅作为记录胚胎发育基础数据的培养系统,2011年后随着对体外胚胎形态学参数、时差动力学参数逐渐被认知(表23-3-1),TLM进入了一个快速发展的阶段。与传统IVF技术比较,TLM能实时连续记录胚胎从受精、卵裂、囊胚形成的各项图像细节并记录下传统观察胚胎技术不能发现的细节,为胚胎筛选提供依据。

表23-3-1 常用时差技术培养术语

术语名称	解释
t0	受精开始时间(IVF或ICSI)
t2pb	第二极体排出时间
tPNa(pronuclear appearance)	原核出现时间
tPNf(pronuclear fading)	原核消失时间
t2, T3, T4…t12	卵裂到2-细胞,3-细胞,4-细胞……12-细胞的时间
tc(start of compaction)	胚胎融合开始时间
tm(formation of morula)	桑葚胚形成时间
tSB(start of blastulation)	囊胚形成时间
tB(time to full blastocyst)	完全扩张期囊胚形成时间
cc2(duration of the second cell cycle)	第二细胞周期时间,T3~T2
s2(synchrony in divisions from a two blastomere embryo to a four~blastomere embryo)	胚胎从2-细胞期卵裂到4-细胞期的同步性,T4~T3
s3(synchrony in divisions from a four blastomere embryo to a eight blastomere embryo)	胚胎从4-细胞期卵裂到8-细胞期的同步性,T8~T5

目前,对于胚胎AI评估主要有两个方向发展:一是"暗箱算法"(dark box algorithm,DBA);二是"专家经验-特征学习"(expert experience training,EET)。"暗箱算法"的建立类似病例图像AI的策略,输入图像序列所属结局类别(一般为2变量结局)利用卷积神经网络(convolution neural network,CNN)算法进行特征值提取,分类比较并建立模型。报道显示AI评估软件iDAScore无须人工标注胚胎发育参数,实现了智能化胚胎评估,快速提供形成胎心潜力的评估结果,简化了人工胚胎评估

流程,并缩短了操作时间。"专家经验-特征学习"采用人工标注的方法输入胚胎各项形态学参数,如KIDScore D3/D5需标注胚胎时差动力学参数。

对于两种方法的比较,"暗箱算法"数据标注集工作量小,"专家经验-特征学习"前期需要完成大量的人工标注工作,随着机器学习提升持续输入标注数据。LiuZihan等首次利用多任务深度学习与动态规划(multitask deep learning with dynamic programming,MTDL-DP)的方法对TLM产生的海量胚胎图像进行胚胎发育阶段的自动分类,结果发现在四种不同的分类框架中,"一对多"的MTDL框架可以最大限度满足较高的分类准确性(85%以上)和较低的运算成本。Khosravi等利用大于50 000张胚胎图像对AI模型进行训练,获得的模型可以准确预测囊胚质量,对于一个独立的数据集,其曲线下面积(area under curve,AUC)高达0.98,并且该模型应用于其他IVF机构的胚胎图像时,同样具有很高精准度。华中科技大学同济医学院附属同济医院对一万多个胚胎数据进行AI模型构建,将胚胎图像与活产结局对应,建立AI预测模型,其预测能力较报道的显著提升(AUC>0.96),为将来AI应用于胚胎选择提供了新的可能(数据待发表)。

囊胚评估过程中,囊胚的滋养层(trophectoderm,TE)厚薄不一,内细胞团(inner cell mass,ICM)形态各异,各结构间相互联系,图像对比度低。胚胎学家进行评分时需要借助经验对胚胎各部分结构进行辨别,主观性大。而AI技术可以根据胚胎各部分固有的纹理特征,对图像进行自动识别和分割,从而更加精确地对胚胎分级评分,减少主观判断。例如Saeedi等根据生物、物理相关的纹理信息,利用逻辑算法,对人类第5天的囊胚图像进行TE和ICM的自动分割,研究结果显示该方法对TE自动识别准确性达到86.6%,而识别ICM的准确性更是高达91.3%。对于无创基因检测的预测,Barash等利用机器学习算法于第5或第6天对活检胚胎的PGD结果进行分析,探索AI预测胚胎染色结果的可能性。该研究总共纳入320个原始参数(包括与胚胎发育相关的175个临床参数和145个形态动力学参数),结果显示AI可准确预测胚胎PGD结

果,其 AUC 达 0.81。"暗箱算法"快速建立的优势也带来了相应的顾虑:

1. 数据集的不完整性,囊胚期暗箱建模基于移植胚胎去向的数据源所得,但临床实际情况中会有部分胚胎无法发育至囊胚期;发育至囊胚期但无法达到移植标准的胚胎均被认为阴性结局,但这部分被判断为阴性的胚胎并不是移植过后完全没有种植的可能,因此存在不可避免的数据源偏倚。

2. 针对与囊胚期胚胎移植的标准并无定论,卵裂期胚胎移植与囊胚移植的特点并无专家共识及标准。对于囊胚培养造成的延迟暴露可能会导致子代的表观遗传改变。而早期判定胚胎发育潜能对患者保存胚胎有利,避免囊胚培养带来的浪费。

3. 暗箱算法无可解释性,即不能告诉胚胎学家为什么选择了这类胚胎。胚胎学交叉了细胞生物学、发育生物学、胚胎学、遗传学等众多学科,"暗箱算法"与胚胎学家借助形态学评估胚胎质量产生分歧,"暗箱算法"指导专业人员评估胚胎尚待进一步依据证明。

4. 胚胎体外发育受很多因素影响,如患者年龄、促排(COS)方案、实验室培养条件等。而时差培养箱所获的胚胎图像仅反映整个治疗流程中某一时段信息,存在溯源问题。

"专家经验 - 特征学习"则需要庞大的标注工作,特别是卵裂期胚胎,标注质量要求高,需专业团队建立标准数据集 / 库。早期胚胎发育过程中卵裂球非静止而是动态变化的,出现了卵裂异态(非椭圆形态)及部分遮挡现象,影响细胞期胚胎标准的精度。目前,受精至 4- 细胞期胚胎卵裂球计数准确率约为 88% 左右,而 5- 细胞至 8- 细胞期胚胎准确率为 60% 左右,6- 细胞至 8- 细胞卵裂期胚胎卵裂球识别困难导致"专家经验 - 特征学习"研究进展缓慢,今后可能借助卵裂球"3D"及"伪彩着色"等技术取得突破。

时差动力学参数搭建的"专家经验"模型已进入临床验证阶段,但时差动力学参数仅能反映胚胎发育速度这一特性,对胚胎的整体及各项细节评价均无体现,因此以时差动力学参数为框架搭建的算法缺失了"专家经验 - 特征学习"中胚胎特征值等

关键因素。重庆市妇幼保健院生殖中心研究团队对受精至第 3 天卵裂期胚胎建立了近 20 万帧的胚胎特征值标注集,采用掩膜 - 区域 - 神经卷积网络(Mask-Region-Convolution Neural Network,Mask-R-CNN)的方法分别对合子及胚胎的卵周隙、原核、卵裂球、碎片、桑葚球、内细胞团及滋养层细胞进行了深度学习,并建立了 AI 胚胎辅助评估软件,从中提取的"跳变值"(jump value)。"跳变值"为分裂期胚胎卵裂球观察的偏倚计数,"跳变值"(jump value)来源于 AI 计数卵裂球过程中的胚胎碎片干扰、卵裂球运动,实际表现为前后图像中卵裂球计数的差异,可能推论该胚胎发育质量,结果显示:"跳变值"与胚胎碎片率呈正相关,与胚胎时差动力学参数、胚胎人工评分、囊胚形成率等胚胎形态学评级呈负相关。该团队在胚胎 AI 无创基因评估的方面也进行了探索性的研究,结果显示:第一次有丝分裂发生在合子原核消失后的很短时间内,卵裂球持续运动至子细胞内细胞核的形成,此时卵裂球的轮廓才会相对稳定,期间部分胚胎会有碎片产生和与其他卵裂球融合的现象。结果发现 TLM 记录的合子分裂特征为"有序"及"无序"运动两种类型,即"有序"为合子"迅速、利索、干净"的分裂为两细胞;而无序为合子"迟疑、扭转甚至你卵裂"的分裂。对两种模式的二细胞胚胎进行基因检测,结果为:第一次卵裂"有序"胚胎,胚胎碎片少,卵裂球染色体非整倍性及缺失 / 重复呈一致性,而"无序"胚胎碎片较多、卵裂球染色体非整倍性及缺失 / 重复呈互补性或混乱性(如大量染色体丢失至胚胎碎片)。可能原因为第一次卵裂有序、较有序运动的胚胎染色体错误来源于卵母细胞或精子,而无序运动胚胎染色体错误来源于第一次有丝分裂过程中的染色体分离异常。卵裂球染色体非整倍性及缺失 / 重复呈互补性或混乱性的胚胎(无序运动胚胎)发育成嵌合体胚胎的可能性大,共聚焦图像也记录了胚胎碎片含有微核的可能性,这些微核在后续的发育过程中可能借助融合机制在无核卵裂球中重分布。

对于"专家经验 - 特征学习"的持续研究显示,形态学评估效果欠佳可能是相关的细节参数缺失、定性指标多与定量指标少造成的,如不借助 AI

分析,人工量化及观察胚胎发育细节可能性小。未来,胚胎学家将交由机器识别胚胎的各项特征值,通过动态量化分析揭示其与胚胎发育的相关性。虽然"暗箱算法"目前仅为影像资料分类而相应的生物学知识缺失,但当数据量庞大到机器能够自我总结胚胎发育规律时,其效率可能会超越标记工作繁重的"专家经验-特征学习"。

(靳 镭　黄国宁)

第四节　AI 与临床决策

AI 在辅助生殖领域临床应用尚处于发展阶段,多数处于基础研究或者小范围应用阶段。一般都是通过收集大量数据,让机器进行深度学习,通过训练寻找特征集并构建模型,对模型进行校正并最终用于预测一些关键指标,为临床医生提供参考。

有研究通过 AI 从之前的周期记录数据来构建模型并预测结果,该模型通过对纳入 20 个关键因素进行研究,发现妇女年龄、所获胚胎数和血清雌二醇水平这三个指标是临床妊娠结局最佳的预测特征,并且年龄在 38 岁以上的女性怀孕的概率较低,这为临床医生在制定治疗方案时提供了很好的参考依据。

在另一项研究中,研究人员借助 TLM 系统,通过将胚胎的图像信息和女性的年龄信息联合来训练 AI,由此构建出来的模型可以客观地评估胚胎质量并预测胚胎发育潜能,结果显示,该模型可以预测不同年龄组内每个胚胎发育潜能的大小,在选择哪个胚胎移植时将有最大的单胎妊娠可能性方面有效。这种通过预测不同年龄段患者的胚胎发育潜能的模式,为未来的个性化 IVF 治疗奠定了基础。此外,华中科技大学附属同济医院报道:在基于患者体检信息的基础上利用 AI 来预测 IVF 累计妊娠率,研究纳入了 11 190 对不育患者的基本体检信息,随机抽出 2/3 的数据用于训练 AI,余下 1/3 的数据用于验证模型。采用聚类、SVM 和 C-SVM 三种机器学习方法,选择的特征参数包括年龄、BMI、不育时间、AFC、AMH、FSH,以及五个致病因素,发现 C-SVM 是有效预测模型,可降低预测累计妊娠率需要的时间,有助于对患者做出结局判断。该模型对患者获得一个理想妊娠结所需周期数,冷冻必要性及卵巢储备状态等提供一定的参考价值。

除临床研究外,也有研究报道了能够用于辅助生殖领域的 AI 技术,如利用 AI 实现精子和卵子的自动化检测、鉴定和筛选,提高受精率;同时还能够进行自动化、标准化的流程操作,可减少由于人为主观因素带来的操作失误率,在提升安全的前提下也显著减少了患者的成本。目前的内部测试数据显示,对于精子检测的准确率达到了 97%。

目前已有不少研究利用 AI 构建预测 IVF 结局的模型,通过纳入不同的影响因素、运用不同的算法,构建出多种预测模型,结果的准确率也从 59% 升至 84.4%。尽管预测的准确性正在逐步提高,但是仍然存在问题,各模型受其训练数据质量、大小及代表性的限制,会限制模型的应用价值。患者的临床结局受很多因素的干扰和影响,如患者基线、卵巢储备功能及子宫内膜条件、COS 反应性等,需全部纳入 AI 模型评估。TLM 系统记录的胚胎影像资料为体外培养胚胎的阶段性数据,并不能反映患者条件、卵/精质量等其他因素,因此,全流程数据的建模可能成为发展方向。

未来,随着机器算法的不断优化和数据梳理方案的改进,目前遇到的问题可能都会得到解决。辅助生殖技术有望借助于 AI 技术,实现个体化诊疗,更好地帮助患者、服务患者,最终为不育夫妇和社会和谐带来福音。

(靳 镭　黄国宁)

参考文献

1. RIENZI L, UBALDI FM, IACOBELLI M, et al. Significance of metaphase II human oocyte morphology on ICSI outcome. Fertility & Sterility, 2008, 90 (5): 1692-1700.

2. WILDING M, MATTEO LD, D'ANDRETTI S, et al. An oocyte score for use in assisted reproduction. J Assist Reprod Genet, 2007, 24 (8): 350-358.

3. TAN JH, WANG HL, SUN XS, et al. Chromatin configurations in the germinal vesicle of mammalian oocytes. Molecular Human Reproduction, 2009, 15 (1): 1-9.

4. AZUSA I, RUI N, MASAO N, et al. Contribution of the oocyte nucleus and cytoplasm to the determination of

meiotic and developmental competence in mice. Human Reproduction, 2008, 23 (6): 1377-1384.

5. SWANN K, WINDSOR S, CAMPBELL K, et al. Phospholipase C-ζ-induced Ca^{2+} oscillations cause coincident cytoplasmic movements in human oocytes that failed to fertilize after intracytoplasmic sperm injection. Fertility & Sterility, 2012, 97 (3): 742-747.

6. THAKUR & ANKITA. Feed Forward Artificial Neural Network: Tool for Early Detection of Ovarian Cancer. Scientia Pharmaceutica, 2011, 79 (3): 493-505.

7. ANTONINO L, MARIA LG, FRANCESCO RF, et al. On Training Efficiency and Computational Costs of a Feed Forward Neural Network: A Review. Computational Intelligence & Neuroscience, 2015.

8. FEDERICA, et al. A Neural Network~Based Identification of Developmentally Competent or Incompetent Mouse Fully Grown Oocytes. Journal of Visualized Experiments Jove, 2018, 133: e56668.

9. MANNA C, NANNI L, LUMINI A, et al. Artificial intelligence techniques for embryo and oocyte classification. Reproductive Biomedicine Online, 2013, 26 (1): 42-49.

10. TEJERA A, HERRERO J, SANTOS MJDL, et al. Oxygen consumption is a quality marker for human oocyte competence conditioned by ovarian stimulation regimens. Fertility & Sterility, 2011, 96 (3): 618-623.

11. ZERINGUE HC, BEEBE DJ. Microfluidic Removal of Cumulus Cells from Mammalian Zygotes. Methods in molecular biology (Clifton, N. J.), 2004, 5 (1): 86-90.

12. GLASGOW IK, ZERINGUE HC, BEEBE DJ, et al. Handling individual mammalian embryos using microfluidics. IEEE Transactions on Bio Medical Engineering, 2001, 48 (5): 570-578.

13. MESEGUER M, KRUHNE U, LAURSEN S. Full in vitro fertilization laboratory mechanization: toward robotic assisted reproduction? Fertility & Sterility, 2012, 97 (6): 1277-1286.

14. CURCHOE CL, BORMANN CL. Artificial intelligence and machine learning for human reproduction and embryology presented at ASRM and ESHRE 2018. Journal of Assisted Reproduction & Genetics, 2019, 36 (4): 591-600.

15. SAEEDI P, YEE D, AU J, et al. Automatic Identification of Human Blastocyst Components via Texture. IEEE Transactions on Biomedical Engineering, 2017, 64 (12): 2968-2978.

16. LIU Z, HUANG B, CUI Y, et al. Multi-Task Deep Learning with Dynamic Programming for Embryo Early Development Stage Classification from Time-lapse Videos. IEEE Access, 2019, 7: 122153-122163.

17. ZANINVIC N, ELEMENTO O, ROSENWAKS Z. Artificial intelligence: its applications in reproductive medicine and the assisted reproductive technologies. Fertil Steril, 2019, 112 (1): 28-30.

18. UENO S, BERNTSEN J, ITO M, et al. Pregnancy prediction performance of an annotation-free embryo scoring system on the basis of deep learning after single vitrified-warmed blastocyst transfer: a single-center large cohort retrospective study. Fertil Steril, 2021, 7: S0015-0282 (21) 00495-7.

19. ZHANG X, YANG J, HAN W, et al. Blastomere movement correlates with ploidy and mosaicism in early-stage human embryos after in vitro fertilization. Zygote, 2021, 19: 1-15.

第二十四章

无创/微创 PGD/PGS

一、有创 PGD/PGS 临床应用局限

植入前遗传学诊断/筛查（PGD/PGS）技术是在体外受精胚胎移植术（in vitro fertilization and embryo transfer，IVF-ET）的基础上，在胚胎植入子宫前对胚胎进行遗传学检测，选择正常或者不致病胚胎移植的技术。目前该技术的标本采集是一种有创活检方法，临床应用可能存在以下问题：

（一）安全性

活检操作分为透明带开孔和活检。各生殖中心多以激光法进行透明带开孔，简便、快速、精准，而激光束对胚胎带来的热效应及冲击效应是否影响细胞的分化和发育值得关注。

活检取材主要来源包括极体、卵裂球及囊胚滋养外胚层细胞。LEVIN 等研究显示，极体活检后的胚胎卵裂阻滞率高、碎片多、囊胚形成率低。KIRKEGAARD 等报道，经过卵裂球活检的胚胎形成桑葚胚、囊胚的时间延长，透明带厚度增加，形成囊胚的直径减小。SCOTT RT 等的研究发现，卵裂球活检的胚胎着床能力比未活检胚胎下降了 39%。YAO 等研究发现，小鼠卵裂球活检后，胎盘的细胞凋亡率增加，胎盘转运功能受损，出生的仔鼠体重下降。WU 等的动物实验也发现，有创活检可能会造成胚胎早期发育的表观遗传重编程障碍，从而导致子代的神经退行性病变。以上研究均说明卵裂球活检有可能损害胚胎后续发育潜能及子代安全。而在囊胚期，滋养外胚层细胞活检后的胚胎与未活检胚胎着床能力差别不大。然而，囊胚的滋养层细胞活检虽然可获得更多的细胞供诊断，嵌合率也显著降低，但囊胚的培养技术要求较高，加之卵裂球发育的自我淘汰，使得囊胚形成率目前只有 40%~60% 左右。体外培养时间延长也可能对印记基因有一定的影响。

（二）准确性

更为重要的是，活检细胞的遗传学信息不能完全代表发育为胎盘的滋养外胚层细胞的全部信息，更不能完全反映发育为胎儿的内细胞团的状况，会导致一些可以发育为健康胎儿的胚胎被丢弃，目前已有诊断为非整倍体或嵌合体的胚胎出生健康婴儿的多个报道。

（三）其他

另外，活检取样需要特定的仪器设备，对操作人员技术要求较高，对于形态学评分为 C 的囊胚难以取材，这些均限制了有创 PGD/PGS 的临床推广应用。

因此，寻求一种无创/微创且更精准预测胚胎发育潜能的方法用于胚胎筛选成为目前国内外生殖医学界的研究方向。

二、人类基因组胞外 DNA 的一般特征及临床应用价值

（一）胞外 DNA 的一般特征

脱氧核糖核酸（deoxyribonucleic acid，DNA）是位于细胞核和线粒体内的大分子物质。存在于细胞核内的 DNA 称为核 DNA（genomicDNA，gDNA），大量聚集在染色体上；人类基因组内除核 DNA 外还存在一套独立的能够自我复制的基因组 DNA，即线粒体 DNA（mitochondrial DNA，mtDNA）。1953 年，Watson 和 Crick 首先提出 DNA 的分子结构，即由两条线体相互盘绕组成双螺旋结

构。每条线体由戊糖(脱氧核糖)和磷酸盐分子团交替构成,每个戊糖分子团上附有一个有机碱基。碱基配对的顺序构成遗传密码,这种密码控制着生物特性的遗传。

胞外DNA泛指一切存在于胞外环境中的DNA(extracellular occurring DNA,eoDNA),也多被描述为 cell free DNA、circulating DNA、circulating-free DNA 和 extracellular DNA。 早 在 1948 年,Mandel 等就发现了外周血中有游离核酸,但在当时因核酸是否是遗传物质还没有被定论而没有引起人们的关注。随后,在人和其他脊椎动物的血液、脑脊液、滑膜液、唾液等体液中均发现该物质,甚至在尿液和植物的胞外循环中也有发现。

1. **存在形式**　eoDNA 在体外能否稳定存在与其存在形式相关。eoDNA 可以单链或双链形式存在,多数是以微囊泡、微粒体、凋亡小体、外泌体、组蛋白复合物,以及病毒体形式存在的双链 DNA。DNA 酶Ⅰ和Ⅱ广泛分布于人体液中,能降解清除体液 cfDNA,从而使其在循环系统或体液中存在的时间从 15 分钟到几个小时不等,多经肾脏或肝脏被降解,单链相对双链更容易被降解,链状分子比环状更易降解,平均半衰期为 16.3 分钟。

2. **浓度**　eoDNA 浓度受多种因素影响,与产生 eoDNA 的细胞种类、细胞数量、细胞代谢与更新速度、DNA 酶活性,以及肝、脾、肾 DNA 清除速率有关,同一个体不同体液浓度有差异,不同个体相同体液相同生理或病理状态下浓度有差异,同一个体相同体液不同生理和病理状态下浓度也有一定差异。

3. **来源与产生机制**　目前,普遍认为的可能机制有凋亡机制、坏死机制和自分泌机制。

凋亡机制:细胞在某些因素的诱导下,由细胞内在的有规律的机制引起生理性自杀,在这一过程中 DNA 发生片段化以凋亡小体的形式释放到胞外。该机制最大的证据是多位研究者于实验中发现 eoDNA 有类似"凋亡梯"的现象,其次是每天都有大量 DNA(1~10g)通过凋亡被降解的事实,可能是正常机体 eoDNA 的主要来源。

eoDNA 产生的另一种可能的机制是坏死细胞经过巨噬细胞酶解消化后进入体液或循环系统中,坏死可能是机体发生急性或恶性病理变化时的重要来源机制。

另外,少量经细胞主动释放的 DNA 可能是一种基因转移或信号传递因子。早在 1977 年就有学者提出,新合成的核酸会被细胞自发释放到胞外。MADINE 等也认为,细胞从快速增殖阶段向静止阶段转化过程中会有多余 DNA 的释放。GAHAN 等的研究显示,eoDNA 片段要比一般的基因组基因片段小,其来源机制可能是机体为了快速获得大量 mRNA 而产生的剩余基因拷贝(代谢 DNA)被降解排出细胞造成的。

(二)人类基因组胞外 DNA 在生殖领域的临床应用价值

eoDNA 浓度水平和基因的改变与疾病的发生、发展有很好的相关性,由此可作为一种生理或病理标记物,为非侵入性的预测评估、疾病的无创诊断,以及疗效监测等提供可能。

1997 年,Lo 等通过实时 PCR 从一孕男胎妇女的血液中游离 DNA 扩增出胎儿 Y 染色体特异序列,首次证实孕妇血浆(清)中存在游离胎儿 DNA(cell free fetal DNA,cffDNA),并将其用于性连锁遗传病的产前诊断,提供了无创产前诊断的新途径。2004 年,CHOU 等通过毛细血管电泳,发现精浆中 cffDNA 含量与精子的形态、快速前向运动率、获能指数及曲线速率均呈明显正相关,认为 cffDNA 可作为预测精子质量的标记物。2014 年,SCALICI 等发现卵泡液中的 cffDNA 也可作为卵子,甚至未来胚胎质量衡量的生物标志物。上述研究均显示,体液中的 cffDNA 有望成为一种非侵入性的新的生物分子标记物,在生殖领域具有良好的临床应用前景。

三、基于囊胚腔液游离 DNA 的微创 PGT 的研究及应用现状

(一)囊胚腔液游离 DNA 的获取与可能来源

囊胚液(blastocoelic fluid,BF)存在于胚胎囊胚腔中,可以通过激光法或机械法吸取获得,虽然需要通过对囊胚的滋养层做微穿孔来吸取囊胚腔液,但这种操作与玻璃化冷冻的穿刺引流过程相同,不会造成不良影响,基本符合无创操作的目的。

囊胚腔液中是否存在 cffDNA？2013 年 PALINI 等首次报道在囊胚腔液中检测到 cffDNA，在 90% 的囊胚腔液样本中成功扩增了位于 17 号染色体上的 *TBC1D3* 基因，证实囊胚液中存在核基因。

对于囊胚腔液 cffDNA 的可能来源，除胚胎主动释放的可能性外，主要存在两种观点。一种可能的来源是胚胎细胞受损，囊胚穿刺取样时会在胚胎上形成微小的穿孔，虽然其破坏性极微，且囊胚穿刺本身不太可能引起胚胎细胞的裂解，但取样之前已损伤或部分溶解的细胞所释放的物质可能会被吸出并分离出来；另一种可能是来源于污染物质，例如颗粒细胞或精子等。为了避免精子污染，大多数研究选择卵细胞质内单精子注射（intracytoplasmic sperm injection，ICSI）这样的受精方式来避免影响；而颗粒细胞可以在 ICSI 之前用透明质酸酶消化吹打去除，为避免长时间暴露于透明质酸酶损害卵母细胞的发育潜能，一些紧密黏附在透明带上的颗粒细胞可以在培养到第 3 天时采用机械法清除，在培养液滴里反复吹打胚胎，剥离胚胎透明带上的残余颗粒细胞。

（二）微创 PGD/PGS 的应用

2013 年，PALINI 等不仅证实了囊胚腔液中存在核基因，而且对位于 17 号染色体上的 *TBC1D3* 及位于 Y 染色体上的 *TSPY1* 这两种多拷贝基因进行分析，在成功扩增 TBC1D3 的样本中，65% 的样本检出了 TSPY1，表明这些胚胎携带有 Y 染色体，证明可从囊胚腔液直接鉴定胚胎性别。

确认囊胚腔液中的 DNA 是否具备胚胎基因组代表性十分重要。随后有学者进行验证，2014 年 GIANAROLI 等将囊胚腔液与同胚胎来源的极体、卵裂球或滋养层细胞活检中分离出的核 DNA 相比对，DNA 分析使用微阵列比较基因组杂交（array comparative genomic hybridization，aCGH）技术，在成功进行全基因组扩增（whole genomic amplification，WGA）的囊胚腔液样本中，有 95% 的染色体整倍性与极体或卵裂球活检一致，97% 与滋养层细胞一致。这一研究为抽吸囊胚腔液微创取样检测胚胎遗传学物质，即微创 PGT 方法的建立提供了实验依据。

然而，另有研究得出不同的结论，2015 年

TOBLER 等报道，对捐献的冷冻卵裂期胚胎和囊胚共 96 个进行卵裂球活检和 BF 抽吸，成功扩增的囊胚液样本（63%）中，52% 的 BF 样本与被抽吸囊胚液后剩余的胚胎 ICM-TE（inner cell mass and trophectoderm）样本之间的染色体核型不一致，由此并不建议使用 BF-DNA 进行种植前基因检测。

2016 年，MAGLI 等使用纵向队列研究，以 51 对接受胚胎植入前基因筛查或诊断夫妇的囊胚作为研究对象，对 116 个已经通过极体活检或是卵裂球活检明确了染色体性状的囊胚，提取囊胚液和滋养外胚层（trophectoderm，TE）细胞进行 WGA 和 aCGH 比较诊断结果，得出 BF 较好地反映了囊胚染色体状态，可能成为胚胎染色体检测的首选 DNA 来源的结论。该研究团队在 2019 年后续报道，对 91 例 TE 细胞活检非整倍体植入前基因检测患者的 256 个囊胚提取囊胚腔液，分析 BF 扩增情况与囊胚植入临床结局的关系，扩增成功的 BF（71%）结果与相应的 TE 细胞的结果比较，倍性一致性为 93.6%，但 53 个 TE- 整倍体囊胚移植后，BF 扩增失败组临床妊娠率为 77%，扩增成功组临床妊娠率为 37%，同样的趋势也出现在持续妊娠率上（68% *vs.* 31.5%），结果提示 BF 中基因组 DNA 的存在可能反映了植入前胚胎与非整倍体状态的斗争，在囊胚形成过程中，非整倍体细胞可能会被选择性排除到胚胎细胞外，BF 的扩增成功与否可以作为预测囊胚植入临床结局的一个新指标。

综上，由于受到囊胚腔液本身 DNA 含量及来源等因素的限制，不同研究中扩增、测序方法的不同，生物信息学分析平台的不同，不同胚胎囊胚腔液 DNA 的扩增水平差异较大，存在部分甚至全部基因无法扩增或达不到可检测的水平；而对于已成功进行 DNA 扩增的样本，其得到的扩增产物 DNA 分析结果与滋养外胚层活检细胞、相应囊胚的检测结果之间的一致性也有所不同。另外，与单细胞扩增同样面临着不均等扩增和等位基因脱扣等问题。因此，微创 PGD/PGS 的临床应用还需要进一步的研究探讨。

（三）微创 PGD/PGS 的操作

1. 囊胚腔液的收集

（1）激光法：是利用激光破膜仪，选择在扩张囊

胚的滋养层细胞连接处远离内细胞团的位置将透明带击穿,促使囊胚腔皱缩释放囊胚腔液,将囊胚转移后,收集含有囊胚腔液的操作液滴置于含有细胞裂解液的保存管中(图24-0-1~图24-0-3)。

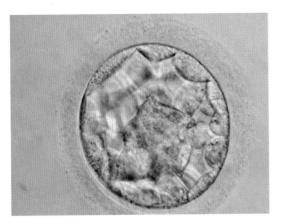

图 24-0-1　扩张囊胚图

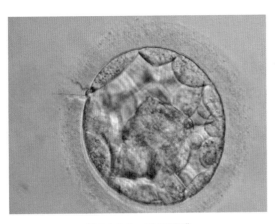

图 24-0-2　激光破膜

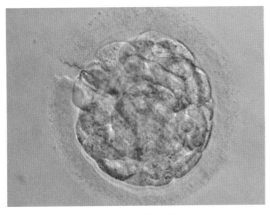

图 24-0-3　囊胚皱缩

(2)机械法:是利用显微操作系统,将显微操作针经扩张囊胚的滋养层细胞连接处远离内细胞团

的位置进针,吸取囊胚腔液,待囊胚皱缩后,退出注射针,收集注射针中的囊胚腔液置于含有细胞裂解液的保存管中(图24-0-4~图24-0-7)。

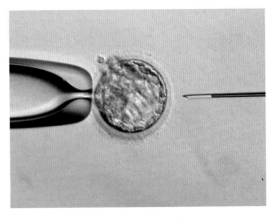

图 24-0-4　扩张囊胚

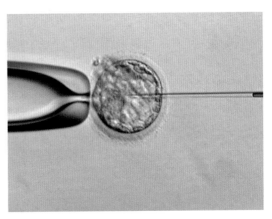

图 24-0-5　显微注射针进针

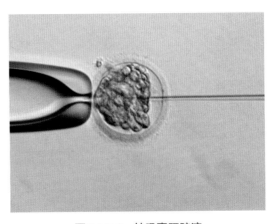

图 24-0-6　抽吸囊胚腔液

2. 囊胚腔液的遗传学检测　将收集的囊胚腔液,按照国家有关 PGD/PGS 的检测标准进行规范操作,完成扩增、DNA 片段化、文库构建、测序、数据分析和报告的流程。

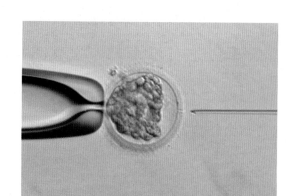

图 24-0-7　囊胚皱缩

四、基于胚胎培养液游离 DNA 的无创 PGD/PGS 的研究及应用现状

（一）胚胎培养液游离 DNA 的发现与可能来源

早在 2004 年，Morozkin 等就已发现体外培养的真核细胞可释放核酸进入培养液。长期体外培养的 HeLa 细胞及 A431 细胞可释放 DNA 及 RNA 到细胞表面和培养液中。胚胎培养液是胚胎在体外培养过程中赖以生存的液体环境，能够为胚胎提供各种生长发育所需的必要物质。那么，胚胎在培养过程中是否也会向培养液中释放核酸成分？2013 年，STIGLIANI 等首次证实卵裂期胚胎培养液中同时存在 gDNA 和 mtDNA。对收集的 166 份 D2 培养液和 634 份 D3 培养液进行浓缩与纯化，将得到的 gDNA 作为模板，以非转录 DNA 上的单拷贝区域为目标扩增区设计特异引物进行扩增，通过实时定量 PCR 的方法（qPCR）对培养液中的 gDNA 进行定量检测。在 63%（205/326）的胚胎培养液中检测到 gDNA，含量从 41pg 到 1.8ng 不等，片段长度分布为 100~1 000bp，平均大小为 400bp；98.8%（322/326）的胚胎培养液中检测到 mtDNA，含量高于 gDNA。结果显示：DNA 片段的释放过程早在胚胎培养第 2 天（D2）就开始活跃，在第 2 天和第 3 天的释放速率相似；且年龄会影响 DNA 在培养基中的释放，对于 >35 岁女性所产生的胚胎，碎片化、dsDNA 和 mtDNA 含量之间存在正相关关系，但年轻组和老龄组的胚胎碎片发生率几乎相同（44% vs. 43%，P=0.8）。这个研究结果提示了采用培养液进行基因检测的可能性，但也让我们去思考培养液中 cfDNA 的来源。

在人类胚胎体外培养过程中，碎片化是最常见的特征。碎片被定义为从受精卵或是早期胚胎中排出的由细胞膜包裹的没有细胞核的胞质结构。CHAVEZ 等报道，动态观测胚胎碎片的产生能够帮助区分整倍性与非整倍性的胚胎，且碎片中含有染色体，来源于胞质内的微核。当然，碎片化是一个动态现象，在胚胎的分裂过程中，可通过胚胎自身溶解或吸收而消失，并且碎片的位置、分布等可随卵裂球的运动而发生改变，这个过程的机制仍然不是很清楚，但大量的研究表明胚胎碎片的产生与细胞凋亡存在一定关联，培养液中 cfDNA 可能来自凋亡或坏死的细胞。BOLTON 等的嵌合小鼠模型研究显示，来自 ICM 和 TE 的非整倍体和整倍体细胞都经历凋亡，无论是非整倍体细胞还是整倍体细胞，与 TE 细胞相比，ICM 凋亡细胞占比高得多（非整倍性细胞：41.4% vs. 3.3%；整倍性细胞：19.5% vs. 0.6%）。由此推测：培养液中 cffDNA 应该来自凋亡的 ICM 和 TE 两类细胞，且以 ICM 来源为主。然而，由于在有些碎片少的胚胎培养液中也可检测到 cffDNA，那么 cffDNA 也可能来自胚胎有丝分裂过程中的细胞主动释放。总之，目前对培养液 cffDNA 的来源仍不是十分清楚。

（二）无创 PGD/PGS 的应用

1. 无创 PGD/PGS 应用于不同层面的尝试　在 2013 年发现胚胎培养液中存在 gDNA 之后就有学者尝试在临床应用。2014 年，ASSOU 等利用来自胚胎的培养基，通过检测 cfDNA 中的 Y 染色体特异性序列来区分女性和男性胚胎，开创了无创 PGD/PGS 的先河，这是在单染色体水平的检测应用尝试。

2015 年，WU 等利用胚胎培养基样本检测单基因疾病 α 地中海贫血，结果显示胚胎培养基诊断效率为 88.61%，介于卵裂球活检（82.10%）及囊胚活检（100%）的诊断效率之间，这是在基因位点水平的检测应用尝试。

2016 年，SHAMONKI 等采用 7 例患者的 57 枚胚胎，进行滋养外胚层细胞活检 PGS，并收集相应的培养液进行检测，经过 2 小时扩增后，有 55 个样本可检测到游离 DNA，其扩增产物浓度为 2~642ng/μl，取其中浓度最高的 6 个样本（52~642ng/μl）进行 aCGH

检测,符合检测质控指标的培养液样本结果与活检结果一致,从而得出结论:废弃培养液中存在胚胎游离DNA,且与滋养外胚层活检结果一致。这是在全23对染色体水平的检测应用尝试。但是文中指出,基于多重链置换扩增(multiple displacement amplification,MDA)反应的Qiagen扩增试剂盒为非线性扩增,将会导致严重的PCR偏好性,从而使染色体拷贝数变异(copy number variations,CNV)的分析不够准确。倘若在IVF患者的培养液游离DNA收集、扩增和检测方面进一步改进,可能使未来的PGS无须活检。

2. 无创PGD/PGS应用于染色体筛查的技术改进 胚胎培养液中的DNA含量极微,甚至少于一个单细胞的含量,且DNA的状态存在片段化和碎片化的情况。这些均对全染色体筛查提出了很大的挑战,特别是在对微量样本进行全基因组扩增,可能存在以下几个问题:①扩增偏倚:如使用传统的全基因组PCR扩增或MDA扩增,因为扩增的偏向性,再加上扩增过程中指数放大效应,会导致结果严重的覆盖不均一,影响染色体倍性判读;②基因组覆盖:运用常规的扩增方法,因为扩增偏倚的问题严重,导致起始DNA中有很大一部分无法被扩增,在后续的测序过程中会造成准确性下降;③扩增效率及成功率:由于起始DNA量极低对WGA过程的困扰,需要比传统WGA更稳定的技术,对于皮克级(pg level)甚至是亚皮克(sub-pg level)的起始量均能达到稳定、均一的扩增,以保证临床样本检测成功率。

2016年,XU等报道采用多次退火环状循环扩增(multiple annealing and looping based amplification cycles,MALBAC)技术,利用独特的具有链置换活性的DNA聚合酶,使得扩增子的结尾互补而成环,降低PCR扩增偏倚,使基因组测序的模板需求量从μg降至pg级水平,并达到最高90%以上的覆盖度和高扩增效率(单次扩增产物达2~4μg),对42枚胚胎同时进行了胚胎培养液全基因组和相应囊胚样本的CNV检测,灵敏度(sensitivity)为88.2%(15/17),特异性(specificity)为84.0%(21/25);阴性结果的检测正确率(阴性预示值,negative predictive value)达91.3%(21/23),阳性预测值(positive predictive

value,PPV)为78.9%(15/19)。紧接着,使用该方法对男方平衡易位46,XY,t(14;15)(q22;q24)的夫妇形成的囊胚培养液进行了检测,选择检测正常的胚胎移植获得妊娠,于2016年3月5日成功分娩,预示着无创染色体筛查(Noninvasive chromosome screeing,NICS)方法的建立。

2017年,LIU等采用该方法通过对7对夫妇的88枚胚胎及对应的培养液样本中WGA的效率、染色体的一致性和HBB等位基因*IVSII654*进行分析,发现培养液中cffDNA的检测成功率为90.90%,平均浓度为26.15ng/μl,活检细胞与其对应培养液在D3检测的一致率为64.52%,D5/6囊胚期检测结果的一致率达90.00%,并通过对*IVSII654*基因突变位点和单核苷酸多态性(single nucleotide polymorphism,SNP)分析,进一步证实培养液中的cffDNA起源于胚胎细胞,可以被用来扩增并进行后续的基因分析,可进行非整倍性筛查。

2019年,FANG等为45对复发性流产或反复种植失败的夫妇,利用该技术进行整倍体胚胎筛选,总体临床妊娠率为58%,共获得27个活产儿。

3. 无创PGD/PGS的研究现状 无创PGD/PGS临床应用中关注的一个关键环节是样本收集。因胚胎培养液中来源于精子和颗粒细胞的DNA以及操作的过程均可导致cffDNA污染,从而影响培养液中cffDNA的结果分析和判断;卵冠丘复合体之间存在紧密连接,无法确认常规剥离卵丘颗粒细胞后是否会将其彻底剥离干净。因此,虽然目前采用ICSI的受精方式,但依然有文献提示存在母源污染及培养液本底的干扰。

另外,由于在体外培养过程中大多进行单个胚胎培养,一个胚胎的培养液滴仅20~30μl,液滴中含有的核酸成分极其微量,而微量游离核酸的提取和分析是困难的,虽可通过全基因组扩增增加DNA含量用于后续遗传学分析,但敏感度仍有待提高,且仍存在基因脱扣导致的假阴性结果。目前各实验室采用的扩增方法不同,扩增成功率不一,扩增失败率从0~18.2%均有报道。

由于胚胎发育的特殊性,遗传物质正常的胚胎由于染色体的嵌合现象也可能导致cffDNA的改变,从而使培养液样本检测出现假阳性结果,其特异度也有待提高。检测平台的不同,报出标准的不同,检测准确性评价结果不一,现有的文献将基于培养液样本的基因检测结果与整个胚胎、极体和滋养外胚层活检细胞的检测结果进行比较,其一致性跨度为33%~87.5%。胚胎植入前遗传学诊断国际学会(Preimplantation Genetic Diagnosis International Society,PGDIS)曾于2016年建议在报告PGS胚胎检测结果时,将低于20%的嵌合比例认为是整倍体,超过80%的嵌合比例是非整倍体,20%~80%范围内是嵌合体。国内《胚胎植入前染色体非整倍体检测试剂的质量控制技术评价指南(高通量测序法)》中针对TE活检细胞PGS也分别设置了70%和30%的嵌合比例样本。然而,目前并没有针对基于胚胎培养液样本进行基因检测的行业标准。2019年,HUANG等通过比较52个样本培养液和滋养外胚层细胞(TE)活检样本,以

及从整个胚胎基因测序得到的真实倍性结果,通过使用严格的程序设置嵌合阈值以便最小化假阴性率和假阳性率,选择60%作为区分非整倍体和整倍体胚胎的阈值,证明利用胚胎培养液进行PGT-A检测比细胞活检具有更高的准确性和可靠性。

上述研究的结果表明,虽然胚胎培养液中cffDNA的来源还不是很清楚,但确实客观存在,并且来自ICM和TE这两个细胞系,其浓度可以满足基因层面的检测要求,敏感度、特异性、阳性及阴性预测值也证实其应用于PGT的可行性。样本采集的改进、检测平台的升级,以及数据分析的优化,将进一步提高检测的准确性,从而进一步推动无创PGT的临床应用。

(三) 无创 PGD/PGS 的操作

1. 胚胎培养液的收集 去除卵周颗粒细胞避免母源污染,确保无颗粒细胞附着(图24-0-8)。

拆除前 拆除后

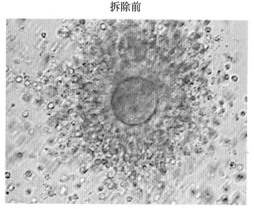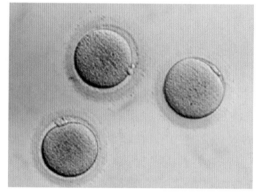

拆除卵周颗粒细胞,在体式显微镜下观察颗粒细胞是否拆除干净

注:此步骤尽量将颗粒细胞拆除,如遇个别拆除困难的卵母细胞,可延迟拆除

图 24-0-8 去除颗粒细胞

胚胎经过常规体外培养至第3天,进一步去除颗粒细胞(图24-0-9),将单个胚胎逐个经过充分的清洗后转移入囊胚培养液滴里行单胚胎培养。选取发育达到4级及以上的可利用囊胚,收集囊胚培养液置于含有细胞裂解液的保存管中(图24-0-10)。

2. 囊胚腔液的遗传学检测 将收集的囊胚腔液,按照有关PGD/PGS的检测标准进行规范操作,完成扩增、DNA片段化、文库构建、测序、数据分析和报告的流程(图24-0-11)。

五、无创 / 微创 PGD/PGS 的展望

目前,基于囊胚腔液cffDNA的微创PGT和基于胚胎培养液的无创PGD/PGS,尤其是无创PGD/PGS,最大的优势在于能在不损伤胚胎的前提下进行染色体及基因层面的遗传学检测,避免了细胞有创活检对胚胎卵裂、发育潜能及临床结局的潜在影响;并且取材方便,不需要特殊设备,不需要专业技术人员,降低了技术平台;不限于形态学高评分胚胎,为评分较低胚胎因取材困难带来检测机会,

D3去除颗粒细胞后胚胎展示图

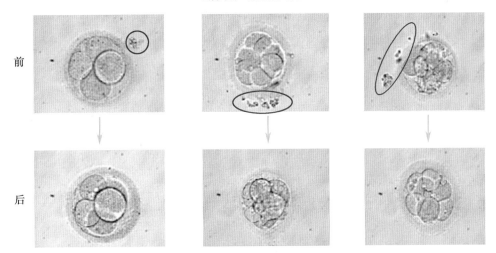

图 24-0-9　D3 进一步去除颗粒细胞

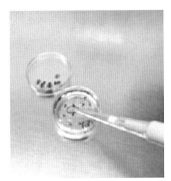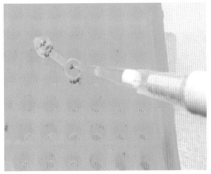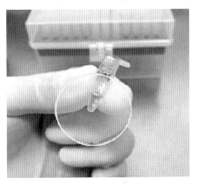

图 24-0-10　收集囊胚培养液

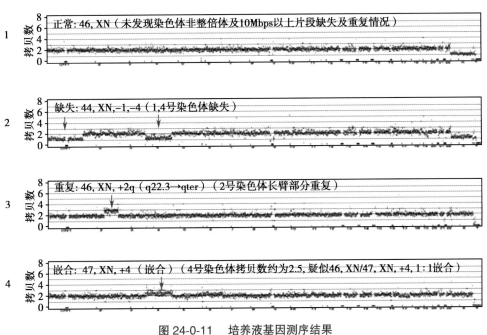

图 24-0-11　培养液基因测序结果

从而能够真正实现选择性单胚胎移植,降低多胎妊娠的发生率;帮助高龄、反复流产和反复种植失败患者选择遗传物质正常的胚胎移植,改善其临床结局。

当然,由于cffDNA的来源还不是十分清楚,囊胚腔液中的cffDNA与培养液中的cffDNA是否一致也并不清楚,还需要进行严谨的研究来充分阐明cffDNA的确切来源及主要机制。在利用cffDNA进行遗传学检测时,其分析结果可能会出现偏差,这些片段可能并不能完全代表胚胎的真实遗传情况。而且,目前的遗传学分析方法尚不能检测出染色体的平衡易位。因此,无创/微创PGT仍需要结合后续的产前诊断进行综合评估。

另外,其在改善IVF结局、提高活产方面的作用仍需多中心大样本的前瞻性随机对照临床研究进行验证。其远期安全性对于子代的影响,也需要后续的追踪观察。

然而,基于cffDNA在PGD的巨大优势及应用前景,其已得到越来越多学者的认可。我们有理由相信,随着对cffDNA更加深入地了解,以及遗传学技术的不断完善与发展,无创/微创PGT将在临床发挥更大的作用。

(姚 兵)

参考文献

1. LEVIN I, ALMOG B, SHWARTZ T. Effects of laser polarbody biopsy on embryo quality. Fertil Steril, 2012, 97 (5): 1085-1088.

2. KIRKEGAARD K, HINDKJAER JJ, INGERSLEV HJ. Human embryonic development after blastomere removal: a Time-lapse analysis. Hum Reprod, 2012, 27 (1): 97-105.

3. SCOTT RT, UPHAM KM, FORMAN EJ. Cleavage-stage biopsy significantly impairs human embryonic implantation potential while blastocyst biopsy does not: a randomized and paired clinical trial. Fertil Steril, 2013, 100 (3): 624-630.

4. YAO Q, CHEN L, LIANG Y. Blastomere removal from cleavage-stage mouse embryos alters placental function, which is associated with placental oxidative stress and inflammation. Sci Rep, 2016, 6 (1): 25023.

5. WU Y, LV Z, YANG Y. Blastomere biopsy influences epigenetic reprogramming during early embryo development, which impacts neural development and function in resulting mice. Cell Mol Life Sci, 2014, 71 (9): 1761-1774.

6. GARVIN SE, CHATZICHARALAMPOUS C, PUSCHECK E. Reflections on preimplantation genetic testing for aneuploidy and mosaicism: how did we get here, and what does it mean clinically ? Fertil Steril, 2019, 111 (1): 45-47.

7. BISCHOFF FZ, LEWIS DE, SIMPSON JL. Cell free fetal DNA in maternal blood: kinetics, source and structure. Hum Reprod Update, 2005, 11 (1): 59-67.

8. JIANG N, REICH CF, PISETSKY DS. Role of macrophages in the generation of circulating blood nucleosomes from dead and dying cells. Blood, 2003, 102 (6): 2243-2250.

9. MADINE MA, SWIETLIK M, PELIZON C. The roles of the MCM, ORC, and Cdc6 proteins in determining the replication competence of chromatin in quiescent cells. J Struct Biol, 2000, 129 (2): 198-210.

10. GAHAN PB, ANKER P, STROUN M. Metabolic DNA as the origin of spontaneously released DNA ? Ann N Y Acad Sci, 2008, 1137: 7-17.

11. CHOU JS, JACOBSON JD, PATTON WC. Modified isocratic capillary electrophoresis detection of Cell free DNA in semen. J Assist Reprod Genet, 2004, 21 (11): 397-400.

12. SCALICI E, TRAVER S, MOLINARI N. Cell free DNA in human follicular fluid as a biomarker of embryo quality. Hum Reprod, 2014, 29 (12): 2661-2669.

13. PALINI S, GALLUZZI L, DE STEFANI S. Genomic DNA in human blastocoele fluid. Reprod Biomed Online, 2013, 26 (6): 603-610.

14. TOBLER KJ, ZHAO Y, ROSS R. Blastocoel fluid from differentiated blastocysts harbors embryonic genomic material capable of a whole-genome deoxyribonucleic acid amplification and comprehensive chromosome microarray analysis. Fertil Steril, 2015, 104 (2): 418-425.

15. MAGLI MC, POMANTE A, CAFUERI G. Preimplantation genetic testing: polar bodies, blastomeres, trophectoderm cells, or blastocoelic fluid ? Fertil Steril, 2016, 105 (3): 676-683.

16. MAGLI MC, ALBANESE C, CRIPPA A. Deoxyribonucleic acid detection in blastocoelic fluid: a new predictor of embryo ploidy and viable pregnancy. Fertil Steril, 2019, 111 (1): 77-85.

17. STIGLIANI S, ANSERINI P, VENTURINI PL. Mitochondrial DNA content in embryo culture medium is significantly associated with human embryo fragmentation. Hum Reprod, 2013, 28 (10): 2652-2660.

18. CHAVEZ SL, LOEWKE KE, HAN J. Dynamic blastomere behaviour reflects human embryo ploidy by the four-cell stage. Nat Commun, 2012, 3: 1251.

19. BOLTON H, GRAHAM SJL, VANDER AA. Mouse model of chromosome mosaicism reveals lineage-specific depletion of aneuploid cells and normal developmental potential. Nat Commun, 2016, 7: 11165.

20. ASSOU S, AHMED O, MESSAOUDI S. Non-invasive pre-implantation genetic diagnosis of X-linked disorders. Med Hypotheses, 2014, 83 (4): 506-508.

21. WU H, DING C, SHEN X. Medium-based noninvasive preimplantation genetic diagnosis for human alpha-thalassemias-SEA. Medicine (Baltimore), 2015, 94 (12): 669.

22. SHAMONKI MI, JIN H, HAIMOWITZ Z. Proof of concept: preimplantation genetic screening without embryo biopsy through analysis of cell free DNA in spent embryo culture media. Fertil Steril, 2016, 106 (6): 1312-1318.

23. XU J, FANG R, CHEN L. Noninvasive chromosome screening of human embryos by genome sequencing of embryo culture medium for in vitro fertilization. Proc Natl Acad Sci U S A, 2016, 113 (42): 11907-11912.

24. LIU W, LIU J, DU H. Non-invasive pre-implantation aneuploidy screening and diagnosis of beta thalassemia IVSII654 mutation using spent embryo culture medium. Ann Med, 2017, 49 (4): 319-328.

25. HUANG L, BOGALE B, TANG Y. Noninvasive preimplantation genetic testing for aneuploidy in spent medium may be more reliable than trophectoderm biopsy. Proc Natl Acad Sci USA, 2019, 116 (28): 14105-14112.